Terapia Cognitivo-Comportamental na Prática Psiquiátrica

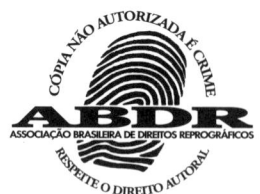

T315 Terapia cognitivo-comportamental na prática psiquiátrica / organizado por Paulo Knapp – Porto Alegre : Artmed, 2004.

ISBN 978-85-363-0289-8

1. Terapia cognitivo-comportamental – Psiquiatria. I. Knapp, Paulo. II. Título.

CDU 615.851.1:616.89

Catalogação na publicação: Mônica Ballejo Canto – CRB 10/1023

Paulo Knapp
e colaboradores

Terapia Cognitivo-Comportamental na Prática Psiquiátrica

Reimpressão 2008

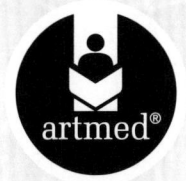

2004

© Artmed Editora S.A., 2004

Design de capa:
Flávio Wild

Assistente de design:
Gustavo Demarchi

Tradução:
Daniel Bueno (Apresentação e Capítulos 2, 7, 25, 26 e 33)
Daisy Moraes (Capítulo 30)

Preparação de original:
Priscila Michel

Leitura final:
Daniela de Freitas Ledur

Supervisão editorial:
Cláudia Bittencourt

Editoração eletrônica:
AGE – Assessoria Gráfica e Editorial Ltda.

Reservados todos os direitos de publicação, em língua portuguesa, à
ARTMED® EDITORA S.A.
Av. Jerônimo de Ornelas, 670 - Santana
90040-340 Porto Alegre RS
Fone (51) 3027-7000 Fax (51) 3027-7070

É proibida a duplicação ou reprodução deste volume, no todo ou em parte,
sob quaisquer formas ou por quaisquer meios (eletrônico, mecânico, gravação,
fotocópia, distribuição na Web e outros), sem permissão expressa da Editora.

SÃO PAULO
Av. Angélica, 1091 - Higienópolis
01227-100 São Paulo SP
Fone (11) 3665-1100 Fax (11) 3667-1333

SAC 0800 703-3444

IMPRESSO NO BRASIL
PRINTED IN BRAZIL

Lista de autores

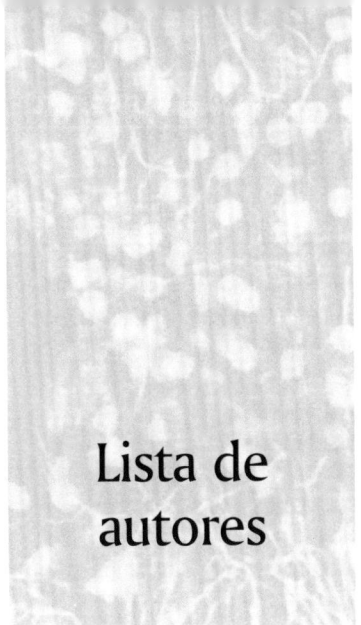

Aaron T. Beck – Psiquiatra. Professor do Departamento de Psiquiatria na University of Pennsylvania. Diretor do Beck Institute, Philadelphia, Pennsylvania.

Alexander Moreira de Almeida – Psiquiatra. Doutorando pelo Departamento de Psiquiatria da Faculdade de Medicina da Universidade de São Paulo (FMUSP). Diretor clínico do Hospital João Evangelista.

André Palmini – Neurologista. Professor adjunto de Neurologia da Pontifícia Universidade Católica do Rio Grande do Sul (PUCRS). Coordenador do Ambulatório de Neurologia do Comportamento do Hospital São Lucas da PUCRS. Responsável pela disciplina de Neurologia do Comportamento do Curso de Pós-graduação em Clínica Médica da PUCRS.

Aristides Volpato Cordioli – Psiquiatra. Professor adjunto do Departamento de Psiquiatria e Medicina Legal da Universidade Federal do Rio Grande do Sul (UFRGS). Doutor em Psiquiatria pela UFRGS.

Bernard Rangé – Psicólogo. Doutor em Psicologia pela Universidade Federal do Rio de Janeiro (UFRJ). Professor do Programa de Pós-graduação em Psicologia e do Departamento de Psicologia Clínica, Instituto de Psicologia da UFRJ.

Carolina Blaya – Médica psiquiatra. Mestranda do Programa de Pós-graduação em Ciências Médicas: Psiquiatria da UFRGS.

Christine A. Padesky – Psicóloga. Professora do Departamento de Psiquiatria e Comportamento Humano na University of California, Irvine. Diretora do Center of Cognitive Therapy, Newport Beach, California.

Daniel Fenster – Psicólogo clínico. Diretor do Centro de Psicologia Cognitiva, Florianópolis.

Daniela Carim – Psicóloga. Pós-graduada em Psicoterapia Breve pela Pontifícia Universidade Católica do Rio de Janeiro (PUCRJ). Supervisora do setor de Neuropsiquiatria Infanto-juvenil da Santa Casa de Misericórdia do Rio de Janeiro.

Daniela Zippin Knijnik – Psiquiatra. Mestra em Psiquiatria pela Universidade Federal do Rio Grande do Sul (UFRGS). Terapeuta cognitiva pelo Beck Institute, Philadelphia. Coordenadora do Grupo de Fobia Social do Programa de Atendimento dos Transtornos de Ansiedade (PROTAN-HCPA).

Eliane Falcone – Psicóloga. Doutora em Psicologia Clínica pela Universidade de São Paulo (USP). Professora adjunta do Instituto de Psicologia da Universidade do Estado do Rio de Janeiro (UERJ).

Elisabeth Meyer – Terapeuta ocupacional. Mestranda em Psiquiatria pela Universidade Federal do Rio Grande do Sul (UFRGS). Assistente de pesquisa do Centro de Pesquisa em Álcool e Drogas da UFRGS.

Eliza Martha de Paiva Barretto – Psiquiatra. Pós-graduanda do Programa de Pós-graduação em Psiquiatria da Faculdade de Medicina da Universidade de São Paulo (FMUSP). Ex-estagiária de Pesquisa em Psiquiatria do Massachusetts General Hospital, Cognitive Behavioral Therapy Department.

Elizeth Heldt – Enfermeira do Serviço de Enfermagem em Saúde Pública do Hospital de Clínicas de Porto Alegre (HCPA), com especialização em Enfermagem Psiquiátrica pela Escola de Enfermagem da Universidade Federal do Rio Grande do Sul (UFRGS). Mestra em Psiquiatria pela Faculdade de Medicina da UFRGS.

Ernani Luz Junior – Psiquiatra. Coordenador da Unidade de Dependência Química do Hospital Mãe de Deus, Porto Alegre.

Lista de autores

Fernando Ramos Asbahr – Psiquiatra. Professor de Pós-graduação do Departamento de Psiquiatria da Faculdade de Medicina da Universidade de São Paulo (FMUSP). Coordenador do Ambulatório de Ansiedade na Infância e Adolescência do Instituto de Psiquiatria do Hospital das Clínicas da FMUSP.

Flávio Kapczinski – Psiquiatra. Professor adjunto do Departamento de Psiquiatria e Medicina Legal da Universidade Federal do Rio Grande do Sul (UFRGS).

Francisco Lotufo Neto – Psiquiatra. Professor associado do Departamento de Psiquiatria da Faculdade de Medicina da Universidade de São Paulo (FMUSP).

Frank M. Dattilio – Psicólogo. Clínico associado do Center for Cognitive Therapy da University of Pennsylvania e professor convidado do Departamento de Psiquiatria da Harvard Medical School.

Giovanni Kuckartz Pergher – Psicólogo. Mestrando em Psicologia Social e da Personalidade pela Pontifícia Universidade Católica do Rio Grande do Sul (PUCRS). Bolsista do CNPq-Brasil.

Gisele Gus Manfro – Médica psiquiatra pela Universidade Federal do Rio Grande do Sul (UFRGS). Psiquiatra do Serviço de Psiquiatria do Hospital de Clínicas de Porto Alegre. Professora do Programa de Pós-graduação em Ciências Médicas: Psiquiatria da UFRGS. Doutora em Ciência Biológicas: Bioquímica pela UFRGS.

Helene Shinohara – Psicóloga. Mestra em Psicologia Clínica. Professora do Departamento de Psicologia e supervisora do Serviço de Psicologia da Pontifícia Universidade Católica do Rio de Janeiro (PUCRJ). Terapeuta cognitiva. Membro da diretoria da Sociedade Brasileira de Terapias Cognitivas (SBTC).

Helio Elkis – Psiquiatra. Professor associado do Instituto e Departamento de Psiquiatria da Faculdade de Medicina da Universidade de São Paulo (FMUSP). Coordenador do Programa de Pós-graduação em Psiquiatria da FMUSP. Coordenador do Projeto Esquizofrenia (Projesq) do Instituto de Psiquiatria do Hospital das Clínicas da FMUSP. Pós-doutorado, Case Western Reserve University, Cleveland/EUA.

Irismar Reis de Oliveira – Psiquiatra. Professor titular de Psiquiatria da Universidade Federal da Bahia (UFBA).

Iván Izquierdo – Professor titular do Centro de Memória, Departamento de Bioquímica do Instituto de Ciências Básicas da Saúde, Universidade Federal do Rio Grande do Sul (UFRGS).

Jesse H. Wright – Psiquiatra. Professor do Departamento de Psiquiatria e Ciências Comportamentais da University of Louisville School of Medicine, Louisville, Kentucky.

Josué Bacaltchuk – Psiquiatra do Programa de Orientação e Assistência a Transtornos Alimentares (PROATA) do Departamento de Psiquiatria da Universidade Federal de São Paulo (UNIFESP-EPM). Professor orientador da Pós-graduação de Psiquiatria da UNIFESP-EPM.

Kathleen A. Mooney – Psicóloga. Diretora do Center for Cognitive Therapy, Newport Beach, California.

Keith S. Dobson – Psicólogo. Professor de Psicologia Clínica da University of Calgary, Canadá.

Lígia M. Ito – Psicóloga. Doutora em Psicologia Clínica pela University of London.

Lisiane Lykowski – Psicóloga. Colaboradora na área de Terapia Cognitivo-Comportamental do Programa de Déficit de Atenção/Hiperatividade do Serviço de Infância e Adolescência do Hospital de Clínicas de Porto Alegre.

Lucas de Castro Quarantini – Psiquiatra do Serviço de Psiquiatria do Departamento de Neuropsiquiatria da Universidade Federal da Bahia (UFBA).

Luis Augusto Rohde – Psiquiatra. Mestre e doutor em Medicina pela Universidade Federal do Rio Grande do Sul (UFRGS). Professor adjunto de Psiquiatria da Infância e Adolescência do Departamento de Psiquiatria e Medicina Legal da UFRGS. Coordenador do Programa de Déficit de Atenção/Hiperatividade do Serviço de Psiquiatria da Infância e Adolescência do Hospital de Clínicas de Porto Alegre.

Margareth da Silva Oliveira – Psicóloga. Doutora em Ciências pela Universidade Federal de São Paulo (UNIFESP). Professora de Graduação e Pós-graduação em Psicologia da Pontifícia Universidade Católica do Rio Grande do Sul (PUCRS).

Maria Jesús Irurtia Muñiz – Doutora em Psicologia, Universidade de Valladolid, Espanha.

Mariangela Gentil Savoia – Psicóloga. Doutora em Psicologia pela Universidade de São Paulo (USP). Coordenadora do Curso de Aprimoramento em Terapia Cognitiva e Comportamental do Ambulatório de Ansiedade do Instituto de Psiquiatria da Faculdade de Medicina da USP. Coordenadora do Setor de Psicologia do Centro de Atenção Integrada à Saúde Mental da Irmandade da Santa Casa de Misericórdia de São Paulo.

Mário Francisco Juruena – Psiquiatra. Mestre em Psicobiologia pela Universidade Federal de São Paulo (EPM-UNIFESP). Curso de Terapia Cognitiva pelo Beck Institute, Philadelphia. PhD em Psiquiatria no Institute of Psychiatry, University of London.

Martin C. Scherrer – Psicólogo. Doutorando do Programa de Pós-graduação em Psicologia Clínica da University of Calgary, Canadá.

Martín Cammarota – Professor visitante do Centro de Memória, Departamento de Bioquímica do Instituto de Ciências Básicas da Saúde, Universidade Federal do Rio Grande do Sul (UFRGS).

Maurício Silva de Lima – Psiquiatra. Professor adjunto da Universidade Federal de Pelotas (UFPel) e da Universidade Católica de Pelotas (UCPel). Pesquisador II-A CNPq.

Melanie Pereira – Psiquiatra pela Universidade Federal do Rio Grande do Sul (UFRGS). Formação em Psicoterapia Cognitiva pelo Beck Institute, Philadelphia.

Muniya S. Chouldhury – Psicóloga, Child and Adolescent Anxiety Disorders Clinic, Temple University, Philadelphia.

Neil A. Rector – Psiquiatra. Center for Addiction and Mental Health, Clarke Institute of Psychiatry, University of Toronto, Ontário, Canadá.

Neri Maurício Piccoloto – Psiquiatra. Professor do Curso de Psicologia da Universidade Luterana do Brasil (Ulbra), Torres-RS. Professor do Curso de Pós-gradução em Psicoterapia Cognitiva da Universidade do Vale do Rio dos Sinos (Unisinos).

Patrícia Picon – Psiquiatra. Professora assistente do Departamento de Psiquiatria e Medicina Legal da Faculdade de Medicina da Pontifícia Universidade Católica do Rio Grande do Sul (FAMED-PUCRS). Mestra em Epidemiologia pela Harvard School of Public Health. Doutoranda do Programa de Pós-graduação em Psiquiatria da Universidade Federal do Rio Grande do Sul (FAMED-UFRGS). Curso de Terapia Cognitiva pelo Beck Institute, Philadelphia.

Paulo Knapp – Psiquiatra. Mestre em Clínica Médica pela UFRGS e doutorando do Programa de Pós-graduação em Psiquiatria da Universidade Federal do Rio Grande do Sul (UFRGS). Coordenador do Curso de Psicoterapia Cognitiva do Centro de Estudos Luis Guedes (Celg-UFRGS). Formação em Terapia Cognitiva no Beck Institute, Philadelphia.

Pedro Antônio Schmidt do Prado Lima – Psiquiatra. Mestre e doutor em Clínica Médica pela Universidade Federal do Rio Grande do Sul (UFRGS).

Philip C. Kendall – Psicólogo. Professor de Psicologia e diretor da Child and Adolescent Anxiety Disorders Clinic, Temple University, Philadelphia.

Phillipa J. Hay – Psiquiatra. Professora de Psiquiatria, University of Adelaide, Austrália.

Regina Margis – Psiquiatra. Mestra em Bioquímica pela Universidade Federal do Rio Grande do Sul (UFRGS).

Renato M. Caminha – Psicólogo. Mestre em Psicologia. Professor pesquisador e coordenador da especialização em TCC da Universidade do Vale do Rio dos Sinos (Unisinos). Membro fundador da Sociedade Brasileira de Terapias Cognitivas (SBTC).

Renato Zamora Flores – Psicólogo. Mestre e doutor em Genética. Professor do Departamento de Genética de Universidade Federal do Rio Grande do Sul (UFRGS).

Ricardo Wainer – Psicólogo. Mestre e doutor em Psicologia. Professor da Faculdade de Psicologia da Pontifícia Universidade Católica do Rio Grande do Sul (PUCRS).

Ronaldo Laranjeira – Psiquiatra. Doutor em Psiquiatria pela London University. Professor adjunto do Departamento de Psiquiatria da Universidade Federal de São Paulo (UNIFESP).

Vera Tess – Psiquiatra. Assistente do Instituto de Psiquiatria do Hospital das Clínicas da Faculdade de Medicina da Universidade de São Paulo. Mestra em Medicina pela Universidade de São Paulo (USP). Especialista em Terapia Sexual pelo Maudsley Hospital da University of London.

Vicente E. Caballo – Psicólogo. Doutor em Psicologia. Professor de Psicologia na Universidade de Granada, Espanha.

Prefácio

Mais de quarenta anos depois que Aaron T. Beck e Albert Ellis delinearam os fundamentos da abordagem psicoterápica hoje denominada amplamente de terapia cognitivo-comportamental (TCC), a pesquisa clínica e experimental, conduzida desde então, continua comprovando sua eficácia em diversos transtornos psiquiátricos. Com o objetivo de embasar suas conceituações e aplicações clínicas em evidências científicas, a TCC se tornou a modalidade de tratamento psicossocial mais pesquisada e validada em todo o mundo. Seu desenvolvimento no Brasil não é diferente, haja vista o número de reconhecidos autores brasileiros que contribuíram com este livro, e inúmeros outros que não puderam figurar nesta obra.

Renomados autores internacionais também nos deram o prazer e o privilégio de colaborarem com seus textos, demonstrando o quanto o trabalho que todos nós vimos empreendendo neste País está sendo valorizado. O próprio Aaron Beck, um modelo de cientista e ser humano a ser seguido, nos brindou com um texto que, certamente, se tornará um clássico na literatura específica.

Terapia cognitivo-comportamental na prática psiquiátrica demonstra a teoria e a aplicação da TCC na prática clínica em uma ampla variedade de problemas psicológicos. A primeira parte do livro busca delinear os fundamentos teóricos do modelo cognitivo e sua trajetória histórica. Com base nos atuais conhecimentos da genética e das neurociências, são fornecidas algumas vinculações entre as mudanças cognitivo-comportamentais empreendidas pelo tratamento e suas repercussões neurobiológicas observáveis.

Na segunda parte, são apresentadas as técnicas cognitivas e comportamentais mais utilizadas, bem como os planos e os protocolos de tratamento nos diferentes transtornos psiquiátricos, considerando as indicações e as contra-indicações da abordagem. Foi solicitado aos autores que demonstrassem seu próprio jeito de fazer terapia cognitivo-comportamental na prática diária.

A terceira parte do livro enfoca populações e aspectos específicos da abordagem cognitivo-comportamental. E, como é inerente à natureza de continuado desenvolvimento do modelo desde os seus primórdios, o livro encerra com a contribuição de um texto que reafirma a vocação da TCC de permanente evolução de sua teoria e prática.

Gostaria de agradecer a todos os autores pela inestimável colaboração na edição deste livro. Vários outros clínicos e pesquisadores, autores que têm contribuições significativas para o campo das terapias cognitivo-comportamentais poderiam ter sido incluídos, mas infelizmente as restrições de tempo e espaço foram limitadoras.

Nossas famílias foram privadas de nosso convívio enquanto tomávamos o já escasso tempo para a elaboração dos textos, merecendo, portanto, nossa homenagem e nosso agradecimento pelo apoio e compreensão.

Por fim, mas não menos importante, gostaria de prestar uma homenagem e agradecimentos a todos os nossos pacientes, que nos ensinam a corrigir nossos pressupostos distorcidos e a aprimorar nossa prática clínica.

PAULO KNAPP

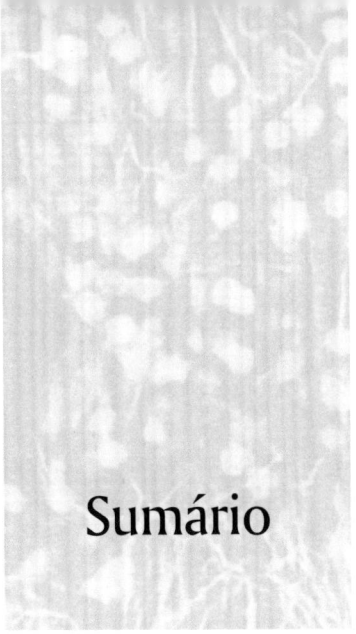

Sumário

Apresentação 15
AARON T. BECK

Parte 1
FUNDAMENTOS CIENTÍFICOS

1 Princípios fundamentais da terapia cognitiva 19
   PAULO KNAPP

2 História e futuro das terapias cognitivo-comportamentais 42
   KEITH S. DOBSON, MARTIN C. SCHERRER

3 A extinção das memórias no processo terapêutico 58
   IVÁN IZQUIERDO E MARTÍN CAMMAROTA

4 Neurobiologia do comportamento 63
   RENATO ZAMORA FLORES

5 O cérebro e a tomada de decisões 71
   ANDRÉ PALMINI

6 Psicologia e terapia cognitiva: da pesquisa experimental à clínica 89
   RICARDO WAINER, GIOVANNI KUCKARTZ PERGHER, NERI MAURÍCIO PICCOLOTO

7 Um modelo cognitivo de alucinações 101
   AARON T. BECK, NEIL A. RECTOR

Parte 2
PRÁTICA CLÍNICA

8 Principais técnicas 133
   PAULO KNAPP

9 Indicações e contra-indicações 159
   ALEXANDER MOREIRA DE ALMEIDA, FRANCISCO LOTUFO NETO

10   Depressão 168
     Maurício Silva de Lima, Paulo Knapp, Carolina Blaya, Lucas de Castro Quarantini,
     Irismar Reis de Oliveira, Pedro Antônio Schmidt do Prado Lima

11   Transtorno obsessivo-compulsivo 193
     Aristides Volpato Cordioli

12   Transtorno de ansiedade generalizada 209
     Flávio Kapczinski, Regina Margis

13   Transtorno de pânico 217
     Gisele Gus Manfro, Elizeth Heldt, Helene Shinohara

14   Fobia social 226
     Patrícia Picon, Daniela Zippin Knijnik

15   Fobias específicas: aspectos diagnósticos, etiológicos, mantenedores e terapêuticos 248
     Neri Maurício Piccoloto, Giovanni Kuckartz Pergher, Ricardo Wainer

16   Transtorno de estresse pós-traumático 267
     Renato M. Caminha

17   Dependência química 280
     Ernani Luz Junior

18   Terapia cognitivo-comportamental dos transtornos alimentares 299
     Josué Bacaltchuk, Phillipa J. Hay

19   Transtornos da personalidade 311
     Melanie Pereira

20   Transtorno afetivo bipolar 317
     Mário Francisco Juruena

21   Esquizofrenia 328
     Eliza Martha de Paiva Barretto, Helio Elkis

22   Disfunções sexuais 340
     Vera Tess, Mariangela Gentil Savoia

23   Crianças e adolescentes com transtornos de ansiedade 351
     Philip C. Kendall, Fernando R. Asbahr, Lígia M. Ito, Muniya S. Chouldhury

24   Crianças e adolescentes com transtorno de déficit de atenção/hiperatividade 358
     Luis Augusto Rohde, Paulo Knapp, Lisiane Lykowski, Daniela Carim

Parte 3
TÓPICOS ESPECIAIS

25   Casais e famílias 377
     Frank M. Dattilio

26   Tratamento associado de terapia cognitiva e farmacoterapia 402
     Jesse H. Wright

27 Terapia cognitivo-comportamental na clínica médica 421
   Lígia M. Ito

28 Reeducação alimentar 430
   Elisabeth Meyer

29 Terapia racional-emotivo-comportamental 439
   Bernard Rangé, Daniel Fenster

30 Treinamento em habilidades sociais 454
   Vicente E. Caballo, Maria Jesús Irurtia

31 Teoria e prática da entrevista motivacional 468
   Margareth da Silva Oliveira, Ronaldo Laranjeira

32 A relação terapêutica 483
   Eliane Falcone

33 Construindo possibilidades e tolerando a dúvida e a ambigüidade 496
   Kathleen A. Mooney, Christine A. Padesky

Índice 509

Apresentação

É um prazer escrever esta apresentação para *Terapia cognitivo-comportamental na prática psiquiátrica*. O Dr. Knapp fez treinamento no Instituto Beck há muitos anos e está especialmente bem qualificado. *Terapia cognitivo-comportamental na prática psiquiátrica* fornece informações concisas sobre intervenções terapêuticas explícitas que serão valiosas tanto para estudantes como para profissionais que desejam obter uma melhor compreensão das intervenções cognitivo-comportamentais aplicadas a uma ampla gama de problemas psiquiátricos em diferentes contextos clínicos.

Os capítulos foram preparados por especialistas nos diversos transtornos, oferecendo ao leitor um excelente apanhado geral de como a terapia cognitiva é aplicada em uma grande diversidade de transtornos psicológicos. Juntamente com os autores brasileiros que escreveram seus capítulos, fico particularmente satisfeito de que muitos dos autores internacionais que contribuíram para este livro com seu conhecimento trabalharam comigo anteriormente. Embora todos sejam terapeutas cognitivos, eles tratam seus pacientes de maneira própria e individualizada, refletindo o fato de que a terapia cognitiva não é redutível a um livro de receitas, mas exige a capacidade de incorporar ao trabalho terapêutico a individualidade tanto do terapeuta quanto do paciente.

A ampla gama de tópicos abordados neste livro reflete admiravelmente a vitalidade e o espectro da terapia cognitiva contemporânea. Além do trabalho pregresso com transtornos depressivos e de ansiedade, a fundamentação empírica da terapia cognitiva tem sido comprovada por um fluxo constante de pesquisas que também indicam sua eficácia, com ou sem medicação, nos transtornos mais graves e difíceis de tratar, tais como transtornos da personalidade, depressão crônica grave, anorexia nervosa, transtorno bipolar e esquizofrenia. Eu destacaria, em especial, as novas abordagens cognitivas para tratar pacientes com traços psicóticos, um transtorno mental que tem atraído minha atenção em anos mais recentes. Minha contribuição para o presente livro é um modelo cognitivo das alucinações, o qual, espero, possa interessar o leitor e ser testado em futuras investigações empíricas.

Embora eu tenha originado e desenvolvido um modelo de terapia cognitiva, existem muitos terapeutas e estudiosos que têm dado contribuições significativas e inventivas para o campo em uma série de perspectivas, com uma profundidade terapêutica e uma versatilidade clínica que caracterizam todo o escopo da terapia cognitiva na atualidade. Hipóteses derivadas da terapia cognitiva foram testadas em centenas de estudos clínicos e têm sido avaliadas em dezenas de pesquisas de resultado. Dentre as abordagens psicoterápicas existentes, a terapia cognitiva tornou-se a mais estudada e mais bem validada. Embora a pesquisa clínica e experimental tenha estendido e desenvolvido a teoria além de meu trabalho inicial, suas fundações permanecem inalteradas.

Desde suas origens, a teoria de que as distorções de pensamento subjacentes influenciam e mantêm os transtornos emocionais tornou-se objeto de intensas investigações em centros acadêmicos de todo o mundo. Essas pesquisas têm explorado muitos aspectos da abordagem cognitiva, incluindo as dimensões cognitivas da personalidade e dos transtornos psiquiátricos, o processamento tendencioso e idiossincrático do pensamento e a evocação dessas informações nesses transtornos, a relação entre vulnerabilidade e estresse, dentre outras tantas questões clinicamente úteis. Antecipo o surgimento de uma psicoterapia que se refinará para uma ampla gama de problemas psicológicos em pacientes nas áreas de saúde mental e física, numa grande diversidade de contextos culturais.

Ainda há muito trabalho a fazer, e, à medida que os estudos com populações brasileiras formarem um corpo de pesquisas, espero que, num futuro próximo, os pesquisadores, estudiosos e terapeutas cognitivos brasileiros também possam acrescentar novos desenvolvimentos à característica de constante evolução e inovação da terapia cognitiva.

AARON T. BECK, MD

Parte 1

FUNDAMENTOS CIENTÍFICOS

Princípios fundamentais da terapia cognitiva

1

PAULO KNAPP

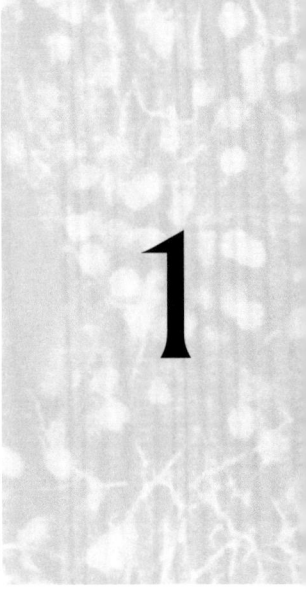

O que perturba o ser humano não são os fatos, mas a interpretação que ele faz dos fatos.

Epitectus – Século I

Neste capítulo abordaremos os princípios teóricos e práticos essenciais da terapia cognitiva (TC), os fundamentos da conceitualização cognitiva, a incorporação dos princípios cognitivos na estrutura da sessão e a utilização adequada dos métodos de intervenção; terminaremos relacionando alguns mitos e concepções equivocados acerca da terapia cognitiva.

O modelo que iremos adotar neste capítulo é o de Aaron Beck, um psiquiatra com formação psicanalítica tradicional que desenvolveu e cunhou o termo terapia cognitiva no início dos anos 1960, na Filadélfia, onde ainda trabalha. As idéias e os conceitos aqui apresentados derivam de textos encontrados na literatura de autores como Aaron e Judith Beck, Leahy, Dobson, Neenan e Dryden, Freeman e vários outros. Apesar da tentativa de ser fiel aos textos originais, neste capítulo muitas vezes transparece uma forma individual e específica de pensar e agir no processo terapêutico, advinda da prática clínica do autor.

Terapia cognitivo-comportamental é um termo genérico que abrange uma variedade de mais de 20 abordagens dentro do modelo cognitivo e cognitivo-comportamental (Mahoney e Lyddon, 1988). Os primeiros escritos importantes e as primeiras abordagens cognitivo-comportamentais para o tratamento dos transtornos emocionais começaram a surgir nos anos 1960 e 1970 com autores como Aaron Beck (1963,1967; Beck et al.,1979), Albert Ellis (1962), Lazarus (1966), Meichenbaum (1973) e Mahoney (1974), entre outros.

Todas as terapias cognitivo-comportamentais derivam de um modelo cognitivo prototípico e compartilham alguns pressupostos básicos, mesmo quando apresentam diferentes abordagens conceituais e estratégicas nos diversos transtornos. Três proposições fundamentais definem as características que estão no núcleo das terapias cognitivo-comportamentais (Dobson, 2001):

1. A atividade cognitiva influencia o comportamento.
2. A atividade cognitiva pode ser monitorada e alterada.
3. O comportamento desejado pode ser influenciado mediante a mudança cognitiva.

O desenvolvimento da terapia cognitiva se deu em um momento histórico em que as abordagens dominantes eram a psicanálise, o behaviorismo e, em menor escala, o humanismo (Dobson, Backs-Dermott, Dozois, 2000). Algumas características diferenciam a escola cognitiva e seu método terapêutico. Contrariamente à escola psicanalítica, por exemplo, o material trazido à consulta não é interpretado pelo terapeuta, mas elaborado em conjunto com o paciente num trabalho de identificar, examinar e corrigir as distorções do pensamento que causam sofrimento emocional ao indivíduo. A TC focaliza seu trabalho em identificar e corrigir padrões de pensamento conscientes e inconscientes (que não estão imediatamente acessíveis à consciência). O levantamento das possíveis hipóteses de por que as coisas na vida do paciente são como são e a testagem empírica quanto à acurácia e/ou validade de cada uma dessas hipóteses fazem parte do processo terapêutico. Diferente do comportamentalismo, que enfatiza o determinismo ambiental, a TC propõe que a testagem da realidade seja dirigida ao pensamento do paciente, e não a seu comportamento encoberto.

A abordagem beckiana, originalmente desenvolvida para o tratamento da depressão unipolar (Beck, 1967), é aplicada hoje em uma grande variedade de transtornos e populações, incluindo transtornos de ansiedade (Beck, Emery, Greenberg, 1985; Clark, 1989; Salkovskis e Kirk, 1989), dependências químicas (Beck et al., 1993), transtornos da personalidade (Beck et al., 1990), transtornos alimentares (Fairburn, 1997), transtorno bipolar (Basco e Rush, 1996; Newman et al., 2002), casais (Dattilio e Padesky, 1990) e famílias (Dattilio, 1998), crianças e adolescentes (Reinecke, Dattilio, Freeman, 1996), entre outros.

PRINCÍPIOS TEÓRICOS

O modelo cognitivo de psicopatologia

A terapia cognitiva baseia-se na premissa de que a *inter-relação entre cognição, emoção e comportamento* está implicada no funcionamento normal do ser humano e, em especial, na psicopatologia. Um evento comum do nosso cotidiano pode gerar diferentes formas de sentir e agir em diferentes pessoas, mas não é o evento em si que gera as emoções e os comportamentos, mas sim o que nós pensamos sobre o evento; nossas emoções e comportamentos estão influenciados pelo que pensamos. Nós sentimos o que pensamos (Burns, 1989). Os eventos ativam os pensamentos, os quais geram, como conseqüência, as emoções e os comportamentos. Segundo Beck (1976), "quando o indivíduo é capaz de preencher o espaço faltante entre um evento ativador e as conseqüências emocionais e comportamentais, então suas reações se tornam compreensíveis". Exemplificando, se um fóbico social interpreta uma situação qualquer (um evento social, digamos) como uma possível ameaça ("não saberei o que falar e serei humilhado"), conseqüentemente irá sentir emoções (ansiedade, medo) e terá um comportamento (escapar do evento), além de possíveis reações físicas, como aumento dos batimentos cardíacos.

Na Figura 1.1, apresentaremos o modelo cognitivo de forma esquemática.

Outra premissa tem como base a observação de que as distorções do pensamento, isto é, as *distorções cognitivas,* são bastante prevalentes em diferentes transtornos. Distorções cognitivas são vieses sistemáticos na forma como indivíduos interpretam suas experiências. Se a situação é avaliada erroneamente, essas distorções podem amplificar o impacto das percepções falhas. As distorções cognitivas podem levar o indivíduo a conclusões equivocadas mesmo quando sua percepção da situação está acurada. O objetivo da terapia cognitiva é corrigir as distorções do pensamento.

Mas a TC não é um modelo linear em que "as situações ativam pensamentos, que geram uma conseqüência com resposta emocional, comportamental e física". Há uma *interação recíproca* de pensamentos, sentimentos, comportamentos, fisiologia e ambiente. É reconhecido que as emoções podem influenciar os processos cognitivos e que os comportamentos também podem influenciar a avaliação de uma situação pela modificação da própria situação

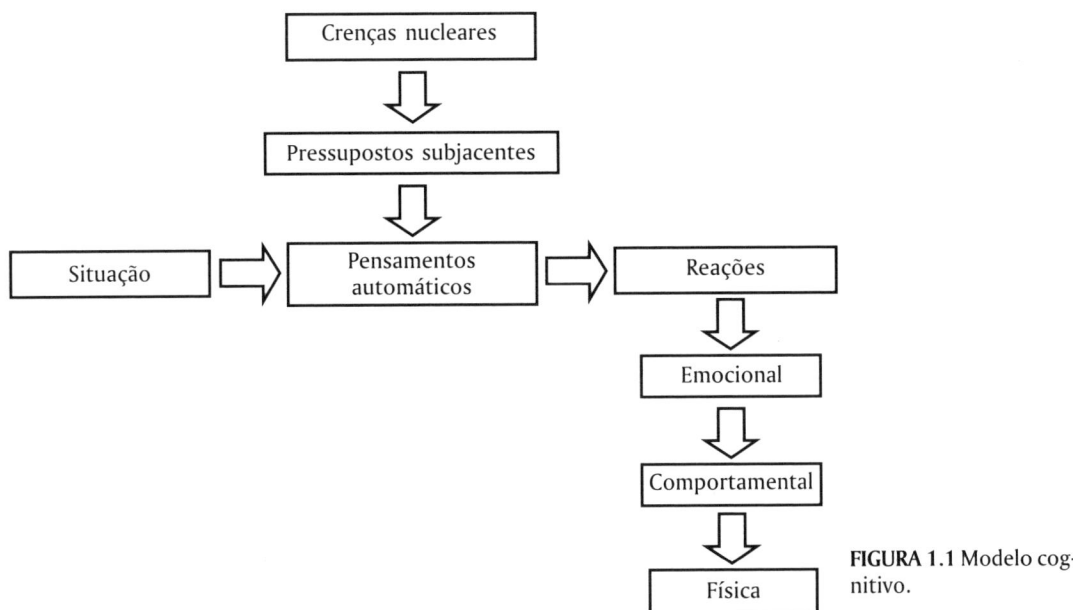

FIGURA 1.1 Modelo cognitivo.

ou por evocar respostas de outras pessoas (Freeman et al., 1990).

A mudança em qualquer um desses componentes pode iniciar modificações nos demais. Usualmente, o trabalho da TC inicia com a avaliação e modificação dos pensamentos, porque a alteração destes pode gerar um impacto em todos os outros componentes; porém, há situações, como na depressão severa, em que a primeira abordagem é a ativação comportamental, ficando o trabalho cognitivo para mais adiante no processo terapêutico.

O *processamento de informações*, tanto consciente quanto inconsciente, refere-se à transformação, governada por regras, das representações mentais. Fundamentada no modelo de processamento de informações, a abordagem beckiana propõe que, nos problemas psicológicos, o pensamento do indivíduo torna-se não somente mais distorcido, como também mais rígido; os julgamentos tornam-se absolutos e generalizados; e suas crenças fundamentais, mais inflexíveis (Weishaar, 1993). Por conseguinte, um dos trabalhos básicos da TC é não só ensinar o paciente a identificar, examinar e modificar as distorções do pensamento para retomar um processamento de informações mais preciso, mas torná-lo mais flexível e não-absoluto na avaliação dos eventos (Neenan e Dryden, 2000).

Na *hipótese da especificidade de conteúdo*, Beck e colaboradores (1987) propõem que os transtornos emocionais têm um conteúdo cognitivo específico, ou seja, uma temática própria de cada transtorno. Por exemplo, a temática em torno da desvalorização e da perda seria própria da depressão; perigo e ameaça seriam a temática encontrada na ansiedade; perigos específicos situacionais, nas fobias; intrusão de pensamentos involuntária e ameaçadora, na paranóia; e assim por diante (Quadro 1.1).

O interjogo de vários fatores – genéticos, ambientais, culturais, físicos, familiares, de desenvolvimento e personalidade – predispõe o indivíduo à *vulnerabilidade cognitiva*. As interações e interfaces de todos esses fatores entram em jogo na formação das crenças e dos pressupostos idiossincráticos de si mesmo, das pessoas e do mundo, determinando quais eventos de vida irão acionar reações mal-adaptativas.

Beck e colaboradores (1987) descreveram dois *tipos de personalidade* – a do tipo *sociotrópico* e a do tipo *autônomo* – que são influenciadas de formas diferentes no surgimento dos transtornos emocionais. A orientação de per-

QUADRO 1.1 Perfil cognitivo dos transtornos psiquiátricos

> **Depressão** – Visão negativa de si, dos outros e do futuro.
> **Hipomania ou episódios maníacos** – Visão inflada de si, dos outros e do futuro.
> **Comportamento suicida** – Desesperança e conceito autodesqualificador.
> **Ansiedade generalizada** – Medo de perigos físicos ou psicológicos.
> **Fobia** – Medo de perigos em situações específicas, evitáveis.
> **Pânico** – Medo de um perigo físico ou mental iminente.
> **Estado paranóide** – Visão dos outros como manipuladores e mal-intencionados.
> **Transtorno conversivo** – Idéia de anormalidade motora ou sensória.
> **Transtorno obsessivo-compulsivo** – Pensamentos continuados sobre segurança; atos repetitivos para precaver-se de ameaças.
> **Anorexia ou bulimia** – Medo de ser gordo e não-atraente.
> **Hipocondria** – Preocupação com doença insidiosa.

sonalidade sociotrópica valoriza relações interpessoais íntimas e é dependente de gratificações sociais, com ênfase em ser aceito e amado pelos outros. Já a orientação de personalidade autônoma reflete um alto investimento em independência pessoal, obtendo sua satisfação na liberdade de escolha, conquistas e aquisição pessoal (Blackburn e Twaddle, 1996).

Um indivíduo com boa saúde mental refletiria uma combinação equilibrada dos dois tipos de personalidade, pois tanto os altamente sociotrópicos quanto os exageradamente autônomos têm maior vulnerabilidade para problemas emocionais, por razões diferentes. As pessoas sociotrópicas estão mais propensas a desenvolver depressão, por exemplo, quando percebem uma perda na interação social; já o indivíduo autônomo pode ficar deprimido numa situação de perda de independência pessoal, controle ou mobilidade (Beck et al., 1987).

Beck também sugere que há um *continuum* entre as reações emocionais/comportamentais "normais" e as exageradas encontradas nos transtornos emocionais (Weishaar, 1993). Reações emocionais normais e exageradas foram classificadas por Beck e colaboradores (1979), respectivamente, em pensamento maduro (flexível) e pensamento primitivo (absoluto). Explicar ao paciente o *continuum* das reações cognitivo-emotivo-comportamentais aos eventos da vida é ajudá-lo a "normalizar" o que ele sente (Padesky e Greenberger, 1995).

A estrutura organizacional do pensamento

A TC identifica e trabalha três níveis de cognição (Figura 1.2): pensamentos automáticos (PA), pressupostos subjacentes e crenças nucleares. Todos nós temos crenças, pressupostos e PA tanto positivos quanto negativos, mas normalmente, quando falamos nesses conceitos, estamos nos referindo aos disfuncionais.

Crenças nucleares

Crenças nucleares (*core beliefs*) são as nossas idéias e conceitos mais enraizados e fundamentais acerca de nós mesmos, das pessoas e do mundo. As crenças são *incondicionais*, isto é, independente da situação que se apresente ao indivíduo, ele irá pensar do mesmo modo consoante com suas crenças.

As crenças nucleares vão se construindo e formando desde as experiências de aprendizado mais primevas e se fortalecem ao longo da vida, moldando a percepção e a interpretação dos eventos, modelando o nosso jeito psicológico de ser. No caso de não haver ações

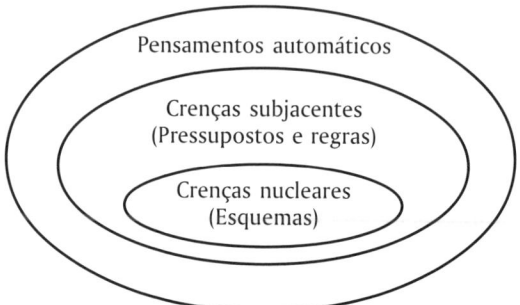

FIGURA 1.2 Níveis de cognição.

corretivas das crenças nucleares disfuncionais, o indivíduo irá cristalizá-las como verdades absolutas e imutáveis. Para alcançar mudanças duradouras na psicopatologia do indivíduo, as crenças nucleares disfuncionais devem ser modificadas; e este é o objetivo último da terapia cognitiva.

Judith Beck (1995) propôs que as crenças nucleares disfuncionais podem ser colocadas em dois grandes agrupamentos, expandidos agora para três. A seguir, alguns exemplos:

1. *Crenças nucleares de desamparo (Helplessness)*:
   Crenças sobre ser impotente, frágil, vulnerável, carente, desamparado, necessitado.
2. *Crenças nucleares de desamor (Unlovability)*:
   Crenças sobre ser indesejável, incapaz de ser gostado, incapaz de ser amado, sem atrativos, imperfeito, rejeitado, abandonado, sozinho.
3. *Crenças nucleares de desvalor (Unworthiness)*
   Crenças sobre ser incapaz, incompetente, inadequado, ineficiente, falho, defeituoso, enganador, fracassado, sem valor.

Os indivíduos também têm crenças nucleares disfuncionais acerca dos outros (p. ex., as pessoas são más, desleais, traiçoeiras, só querem se aproveitar, tirar vantagens, etc.) e a respeito do mundo (p. ex., o mundo é injusto, ameaçador, perigoso, etc.) (J. Beck, 1995). As crenças nucleares são mais abstratas e gerais, constituindo um nível mais aprofundado de representação dos pensamentos.

As crenças nucleares disfuncionais são absolutistas, generalizadas e cristalizadas; podem permanecer latentes todo o tempo, sendo ativadas nos transtornos emocionais. Com a ativação, o processamento de informação torna-se tendencioso, no sentido de extrair da realidade apenas as informações que confirmam a crença disfuncional, negligenciando ou minimizando as informações que possam desconfirmar as evidências contrárias. Uma vez passado o desequilíbrio emocional – pela correção das crenças disfuncionais ou pela supressão dos fatores precipitantes (p. ex., o indivíduo que fora despedido do emprego foi convidado para trabalhar em outra empresa) –, as crenças podem retornar ao seu estado de latência e somente ressurgir quando e se ocorrerem situações semelhantes no futuro. Nos traços e transtornos da personalidade, no entanto, os indivíduos têm suas crenças disfuncionais ativadas na maior parte do tempo.

Esquemas

Na literatura, os conceitos de crenças nucleares e esquemas com freqüência são usados indistintamente, mas aqui, pelo propósito clínico, optaremos pela diferenciação: esquemas são estruturas, crenças são o conteúdo dos esquemas.

A idéia de esquema foi introduzida por Bartlett há cerca de 80 anos, expandida por Piaget nos anos 1930 e usada extensivamente pela psicologia cognitiva e social nos anos 1970 (Leahy, 1997). Beck (1964, 1967) utilizou não apenas o termo esquema, mas também o conceito que fora desenvolvido, definindo:

Esquemas são

estruturas internas de relativa durabilidade que armazenam aspectos genéricos ou prototípicos de estímulos, idéias ou experiências, e também organizam informações novas para que tenham significado, determinando como os fenômenos são percebidos e conceitualizados.

Esquemas são estruturas cognitivas com conteúdos (crenças). Como estruturas mentais que

contêm armazenadas as representações de significados, esquemas são fundamentais para orientar a seleção, codificação, organização, armazenamento e recuperação de informações de dentro do aparato cognitivo. Além do mais, esquemas têm uma estrutura interna consistente que ordena novas informações que entram no sistema cognitivo. (Williams, 1997)

Portanto, o conteúdo dos esquemas são as representações internas (crenças) abstraídas dos dados recebidos do sistema de processamento de informações, que provêem a base para a interpretação das experiências de vida. O esquema dá à experiência sua forma e significado e também provê a estabilidade (estrutura) dos sistemas cognitivo, afetivo e comportamental ao longo do tempo e dos eventos (Clark, Beck, Alford, 1999).

Correlacionados com os esquemas cognitivos, temos os esquemas afetivo, fisiológico, comportamental e motivacional, os quais correspondem a diferentes funções ou aspectos do sistema biopsicossocial do organismo e também estão em constante operação na estrutura mental do indivíduo (Beck, 1996; Beck et al., 1990; Clark, Beck, Alford, 1999). Além do conteúdo, os esquemas têm uma variedade de propriedades ou características: carga (valência afetiva) maior ou menor, tamanho (mais amplo ou mais estreito), flexibilidade ou rigidez. Portanto, temos esquemas com conteúdos acerca de todas as coisas, nossas e das outras pessoas, de todas as emoções ("apaixonar-se é bom" ou, ao contrário, "paixão traz sofrimento"), da realidade física ("gosto quando faz frio" ou "detesto frio"), de cadeiras e sapatos, de comidas e viagens ("adoro conhecer lugares exóticos" ou "em viagem não gosto de passar trabalho"), enfim, de tudo. Descritos de forma simples, esquemas são padrões ordenadores da experiência que ajudam os indivíduos a explicá-la, mediar sua percepção e guiar suas respostas (Young, Klosko, Weishaar, 2003). A "arquitetura" dos esquemas faz o indivíduo ser como é.

Young, Klosko e Weishaar (2003) desenvolveram o conceito de *esquemas primitivos mal-adaptativos*, definidos como

> um padrão abrangente e pervasivo, composto de cognições, emoções, memórias e sensações corporais, em relação a si mesmo ou na relação com os outros, desenvolvido durante a infância ou adolescência, elaborado ao longo do curso da vida, e disfuncional em um grau significativo.

Segundo os autores, esquemas mal-adaptativos são:

1. Verdades *a priori* acerca de si mesmo e/ou do ambiente.
2. Resistentes à mudança, pois há uma crença associada de que é impeditivo mudar.
3. Ligados a altos níveis de afeto, quando ativados.
4. Freqüentemente desencadeados por alguma mudança ambiental, como perda de um emprego ou o fim de um relacionamento.
5. Geralmente resultantes de uma interação do temperamento inato da criança com experiências de desenvolvimento disfuncionais com pessoas significativas.
6. Autoperpetuáveis.

Os esquemas primitivos mal-adaptativos perpetuam-se por três formas principais (Young, Klosko, Weishaar, 2003):

– *Manutenção do esquema:* pensar e se comportar de maneiras que reforçam o esquema. Acontece nos casos de "profecia autoconfirmatória": a pessoa tem um esquema relacionado com, digamos, ser abandonada; acaba agindo de uma forma que provoca os outros a abandonarem-na, confirmando, assim, sua "profecia" de que seria abandonada.
– *Evitação do esquema:* procurar maneiras de evitar a ativação dos esquemas e o sofrimento associado. Exemplo: com o esquema de ser vulnerável, o indivíduo tenta manter controle obsessivo sobre as coisas.
– *Compensação do esquema:* agir aparentemente de forma a contradizer o esquema. Exemplo: com o esquema de ser inadequado (e, portanto, incapaz de ser amado), o indivíduo acaba se relacionando com muitas mulheres (mas com nenhuma integralmente).

Pressupostos subjacentes

São construções cognitivas disfuncionais, subjacentes aos pensamentos automáticos. São regras, padrões, normas, premissas e atitudes que adotamos e que guiam a nossa conduta. Pressupostos subjacentes – também chamados pressupostos condicionais, crenças subjacentes ou crenças intermediárias (J. Beck, 1995) – são *transituacionais*, encontram-se presentes em inúmeras, se não em todas, situações existenciais.

Os pressupostos são crenças normalmente identificadas quando na forma condicional (Se..., então...). Essas crenças pressupõem que, desde que determinadas regras, normas e atitudes sejam cumpridas (p. ex., "Se eu fizer o que os outros esperam, então irão gostar de mim"), não haverá problemas, e o indivíduo se mantém relativamente estável e produtivo (Fennell, 1997). No entanto, se, por alguma circunstância (p. ex., perda de emprego), os pressupostos (p. ex., "Devo sempre sacrificar-me pelo bem-estar dos outros") não estão sendo cumpridos, o indivíduo torna-se vulnerável ao transtorno emocional quando as crenças nucleares negativas (p. ex., "Sou um fracassado, incapaz de ser amado") são ativadas.

As regras são usualmente expressas na forma de afirmações do tipo "tenho que", "devo": "Tenho que ser perfeito em tudo o que faço"; "Não devo me mostrar como sou, pois verão que sou incompetente". Embora o indivíduo construa e mantenha os pressupostos subjacentes como tentativa de lidar com suas crenças nucleares disfuncionais, eles as acabam confirmando e reforçando.

Estratégias de enfrentamento ou estratégias compensatórias (J. Beck, 1995) são os *comportamentos* que o indivíduo utiliza na tentativa de lidar com suas crenças. Esses comportamentos de enfrentamento têm correlação direta com as regras e os pressupostos disfuncionais e também acabam por reforçar ainda mais as crenças. Os pressupostos condicionais modelam a relação entre as estratégias comportamentais e as crenças nucleares.

Para exemplificar, podemos imaginar que um indivíduo fóbico social com a crença nuclear "Sou incapaz de ser amado" tem o pressuposto "É muito perigoso interagir com as pessoas, pois elas não irão gostar de mim" e a regra "Para não ter problemas, eu não devo interagir com as pessoas". Sua provável estratégia de enfrentamento será não se expor a alguma situação em que a interação social seja necessária. Falando com a terminologia cognitiva, o paciente diria algo como: "Se eu me engajar em minha estratégia compensatória, estarei bem; se não, minha crença nuclear ficará evidente ou se mostrará verdadeira. Portanto, se eu me afastar dos outros, eles ficarão longe e não tentarão me fazer mal, caso contrário, eles irão me machucar".

Pensamentos automáticos

A todos nós ocorrem milhares de pensamentos diariamente, a grande maioria dos quais não é percebida conscientemente, pois acontece de forma rápida, involuntária e automática (daí o nome). Pensamentos automáticos que são exagerados, distorcidos, equivocados, irrealistas ou disfuncionais têm um papel importante na psicopatologia, porque moldam tanto as emoções como as ações do indivíduo em resposta aos eventos da vida. A modificação de PA melhora o humor do paciente, já a modificação da crença nuclear melhora o transtorno.

Pensamentos automáticos são *situação-específicos*, podendo ser ativados por eventos externos (por exemplo, estar esperando um telefonema) ou eventos internos (por exemplo, lembrar-se de algo). PA são as cognições mais fáceis de acessar e modificar, porém podem não ocorrer em forma de pensamento, mas em forma de imagens. Quando o paciente encontra dificuldades de identificar seus PA, a forma de evocá-los é por aquilo que pode estar imaginando (isto é, pensando em imagens); por exemplo, um indivíduo, ao ser convidado para dar uma palestra, tem a imagem de estar encolhido num canto, com o rosto vermelho, enquanto toda a platéia está rindo de alguma bobagem que ele imagina ter falado na palestra.

Em relação à validade e utilidade dos pensamentos automáticos, eles podem ser de três tipos (J. Beck, 1995):

1. Distorcidos, ocorrendo apesar das evidências em contrário.
   Ex.: "Se me separar, nunca mais serei feliz."
2. Acurados, mas com a conclusão distorcida.
   Ex.: "Meu filho não me telefonou até agora, deve estar incomodado comigo."
3. Acurados, mas totalmente disfuncionais.

QUADRO 1.2 Características dos pensamentos automáticos

- Coexistem com o fluxo de pensamentos manifestos
- Aparecem espontaneamente, e não como resultado de reflexão ou vontade
- São, usualmente, aceitos como verdadeiros, sem avaliação crítica
- Se não monitorados, passam completamente despercebidos; a emoção associada é mais freqüentemente reconhecida
- Estão associados com emoções específicas, consoante seu conteúdo e significado
- São, usualmente, breves, rápidos e fugazes, de forma telegráfica
- Podem ocorrer em forma verbal ou como imagens
- Pode-se aprender a identificar pensamentos automáticos
- Pode-se avaliá-los quanto à sua validade e/ou utilidade

Ex.: "Com esta lesão articular, a vida perdeu a graça, pois nunca mais poderei jogar tênis."

PRINCÍPIOS PRÁTICOS

Afeto, comportamento, pensamento

Embora a TC seja fortemente identificada com intervenções desenhadas para modificar pensamentos, essa é apenas uma de muitas formas de intervenção. Se as emoções não forem trabalhadas, o tratamento cognitivo pode tornar-se apenas uma troca intelectual, o que não teria sentido terapêutico. Sem a presença do afeto, a reestruturação cognitiva do paciente não acontece. Além disso, temos que considerar que os padrões de comportamento também retroalimentam a disfunção emocional e cognitiva e, portanto, também precisam ser trabalhados. O fóbico social, por exemplo, cada vez que utiliza o comportamento de fuga de situações sociais (interpretadas equivocadamente como ameaçadoras à sua integridade moral), retroalimenta sua convicção distorcida ("Não passei vergonha porque saí antes que algo acontecesse") e cultiva o alívio das emoções, o qual é provocado pelo escape das situações temidas. Toda vez que o indivíduo foge de uma situação temida (para aliviar suas emoções), o temor àquela situação aumenta.

Pensamentos automáticos, pressupostos subjacentes, crenças nucleares e o impacto do humor na cognição combinam-se para configurar um ciclo autoperpetuador observável em todos os transtornos. Como foi dito, um indivíduo pode ter crenças disfuncionais que o predispõem para a psicopatologia mesmo sem ter algum efeito perceptível, até que surge uma situação relevante que ativa essas crenças. Estas, por sua vez, ativam os PA, evocando um humor correspondente, cuja natureza depende deles. Esse humor, então, leva o indivíduo a tendenciar as memórias de tal forma que ele experiencia mais PA disfuncionais, intensificando seu humor disfuncional. Com a intensificação do humor, aumenta a tendência a recordações e percepções distorcidas, num ciclo autoperpetuador (Freeman et al., 1990). Na depressão, por exemplo, o paciente vê a si mesmo, as pessoas à sua volta e o futuro de uma forma distorcidamente negativa, o que, por sua vez, o faz recordar viciadamente apenas as vivências que corroboram seu estado de humor depressivo, mantendo e magnificando sua sintomatologia depressiva.

Se os PA disfuncionais foram evocados por eventos externos ou internos negativos, ou se o humor foi desencadeado por mudanças bioquímicas, não importa, o mesmo ciclo estará presente. De qualquer forma, independente do ponto onde o ciclo começou, a cognição tem papel importante e é o foco fundamental para a intervenção.

A visão cognitiva de psicopatologia, que inclui o modelo de interações entre cognição, humor e comportamento, sugere uma variedade de possíveis pontos de intervenção, envolvendo aquelas desenhadas para a modificação do afeto, para alcançar mudança comportamental, bem como intervenções focadas primariamente em cognições. Comumente, o objetivo inicial da TC será quebrar o ciclo que perpetua e amplifica os problemas do indivíduo. Isso pode ser feito por meio de técnicas para a modificação dos PA, para a melhora no seu humor, para a eliminação do impacto da tendenciosidade no humor (trabalhando suas

QUADRO 1.3 Terapia cognitiva

O paciente aprende a:
- Identificar e modificar sua forma distorcida de pensar
- Identificar e modificar as emoções que esses pensamentos provocam
- Identificar e modificar os comportamentos que são tomados como conseqüência desses pensamentos e emoções
- Utilizar formas alternativas, mais funcionais, de pensar e se comportar diante das situações
- Reestruturar crenças nucleares
- Solucionar problemas
- Construir estratégias de enfrentamento
- Construir habilidades necessárias ao enfrentamento
- Prevenir a recaída

memórias e percepções) ou para a modificação dos comportamentos do paciente. Uma combinação dessas intervenções pode quebrar o ciclo que perpetua os problemas e, assim, aliviar os sintomas mais imediatos do paciente.

No entanto, se o terapeuta trabalhar apenas as cognições no nível mais superficial (PA), o paciente pode correr o risco de uma recaída quando experienciar eventos similares aos que precipitaram o episódio em curso. Para adquirir resultados duradouros, é também importante modificar as crenças e os pressupostos que o predispõem aos problemas e ajudá-lo a planejar estratégias eficazes para lidar com situações futuras que podem precipitar uma recaída.

Conceitualização cognitiva

É a formulação do caso, embasada na concepção cognitiva dos transtornos emocionais do paciente. O foco primário são os fatores cognitivo-comportamentais que mantêm as dificuldades emocionais, as crenças, os pressupostos, as vulnerabilidades da personalidade, os traumas e as amplas experiências de vida que predispuseram o indivíduo a vivenciar seus problemas atuais. Passado e presente interagem na produção do quadro clínico idiossincrático dos problemas em curso (Neenan e Dryden, 2000).

A conceitualização cognitiva é a habilidade clínica mais importante que o terapeuta cognitivo precisa dominar, pois, para um planejamento adequado e eficaz da terapia, um bom entendimento das distorções cognitivas e dos conseqüentes comportamentos maladaptativos do paciente é crucial (Persons, 1989). Sem o entendimento cognitivo do paciente, todo o tratamento será apenas a aplicação de um punhado de técnicas cognitivas e comportamentais com um resultado pobre, quando não ineficaz (Knapp e Rocha, 2003).

Portanto, o objetivo principal da formulação cognitiva é melhorar o resultado do tratamento, auxiliando o terapeuta e o paciente na obtenção de uma concepção mais ampla e profunda dos mecanismos cognitivos e comportamentais do paciente, em vez de simplesmente vê-lo como uma coleção de sintomas e diagnósticos psiquiátricos (Persons, 1989). Além disso, auxilia o terapeuta na escolha das intervenções terapêuticas e das tarefas a serem realizadas. E mais, reforça o entendimento e o trabalho produtivo da própria relação terapêutica, bem como ajuda a entender e lidar com potenciais problemas e fracassos do tratamento.

Para uma boa concepção cognitiva do caso, o terapeuta deve questionar e investigar no seu paciente diversos aspectos (Quadro 1.4).

Após mapear esses primeiros aspectos, o terapeuta levanta hipóteses sobre como o pacien-

QUADRO 1.4 Aspectos da conceitualização cognitiva

1. O diagnóstico clínico
2. Os problemas atuais e os fatores estressores precipitantes que contribuíram para seus problemas psicológicos ou interferiram em sua habilidade para resolvê-los
3. As aprendizagens e experiências antigas que contribuem para seus problemas atuais
4. As predisposições genéticas e familiares
5. Seus pensamentos automáticos
6. Suas crenças subjacentes (incluindo atitudes, expectativas, regras e pressupostos)
7. Suas crenças nucleares
8. Os mecanismos cognitivos, afetivos e comportamentais que ele desenvolveu para enfrentar suas crenças disfuncionais
9. Como ele percebe a si mesmo, os outros e o mundo

te desenvolveu o transtorno que o motivou a buscar tratamento (J. Beck, 1995). O terapeuta inicia a construção da conceitualização cognitiva desde seu primeiro contato com o paciente e continua complementando esse processo até a última sessão. Ele deve ir formulando o caso mentalmente ("pensar cognitivamente o paciente") desde a primeira entrevista até o final, na preparação para o término do tratamento, num processo continuado de concepção do caso. Como foi dito, a conceitualização é uma hipótese de trabalho, não a verdade absoluta; portanto, à medida que aparecem novos dados, terapeuta e paciente colaborativamente modificam e refinam sua formulação, confirmando algumas hipóteses e abandonando outras.

Nesse processo continuado de conceitualização, no início do tratamento o terapeuta dirige mais a tarefa, enquanto o paciente ainda está aprendendo a se perceber cognitivamente. Mais adiante, quando novos dados importantes vão sendo descobertos e a concepção cognitiva vai se refinando, então o paciente tem participação fundamental. Como em qualquer outra intervenção terapêutica produzida no modelo da abordagem colaborativa, quando da construção e apresentação da conceitualização cognitiva, o terapeuta deve estar aberto ao fato de que suas hipóteses conceptuais estão sujeitas à modificação e rejeição pelo paciente.

Um sinal importante de que a conceitualização do caso necessita ser revisada é o resultado pobre do tratamento, sendo uma indicação de que a dupla terapêutica pode estar trabalhando com hipóteses equivocadas (Persons,1989). Aliás, na TC, quaisquer possíveis erros do terapeuta, em qualquer ponto de todo o processo terapêutico, podem e devem ser sempre admitidos abertamente, o que só ajudará a reforçar a relação terapêutica. A solicitação periódica de *feedback* do paciente como rotina no tratamento facilita que estas avaliações críticas e necessárias correções de rumo sejam efetuadas o mais precocemente possível.

Dada a abrangência de intervenções possíveis e a complexidade dos casos clínicos, a TC é mais eficaz quando o terapeuta pensa estrategicamente cada caso específico e as intervenções correspondentes. Esse processo envolve formular a equação cognitiva específica do indivíduo, que será a fundação do plano terapêutico e a base para selecionar os alvos de intervenção mais produtivos e as intervenções técnicas mais apropriadas. O terapeuta cognitivo busca sempre o desenvolvimento de uma estratégia de tratamento individualizado para cada caso, tendo como base o entendimento cognitivo do paciente.

A configuração afetivo-cognitivo-comportamental do paciente pode ser resumida no Diagrama de Conceitualização Cognitiva, segundo o modelo de Judith Beck (1995) e Leahy (1996) (ver Figura 1.3).

Métodos terapêuticos

Embora o modelo cognitivo utilize uma ampla variedade de intervenções, muitas das quais desenvolvidas por clínicos e pesquisadores de outras orientações terapêuticas, a TC não é uma abordagem "eclética", nem um punhado de técnicas usadas aleatoriamente. O processo terapêutico está embebido em vários métodos terapêuticos próprios da abordagem cognitiva. Alguns princípios da prática clínica são fundamentais, como os seguintes.

Empirismo colaborativo

Na TC, terapeuta e paciente trabalham em conjunto no empreendimento terapêutico, como uma equipe de trabalho. O terapeuta tem um papel ativo e diretivo no tratamento, da mesma forma que o paciente, que se envolve de forma pró-ativa no processo de solução de problemas. Ambos buscam empiricamente, por meio de experimentos, as evidências necessárias para confirmar ou refutar as hipóteses levantadas colaborativamente. Para Beck e colaboradores (1979), terapeuta e paciente trabalham como dois cientistas, levantando hipóteses e testando empiricamente cada uma delas.

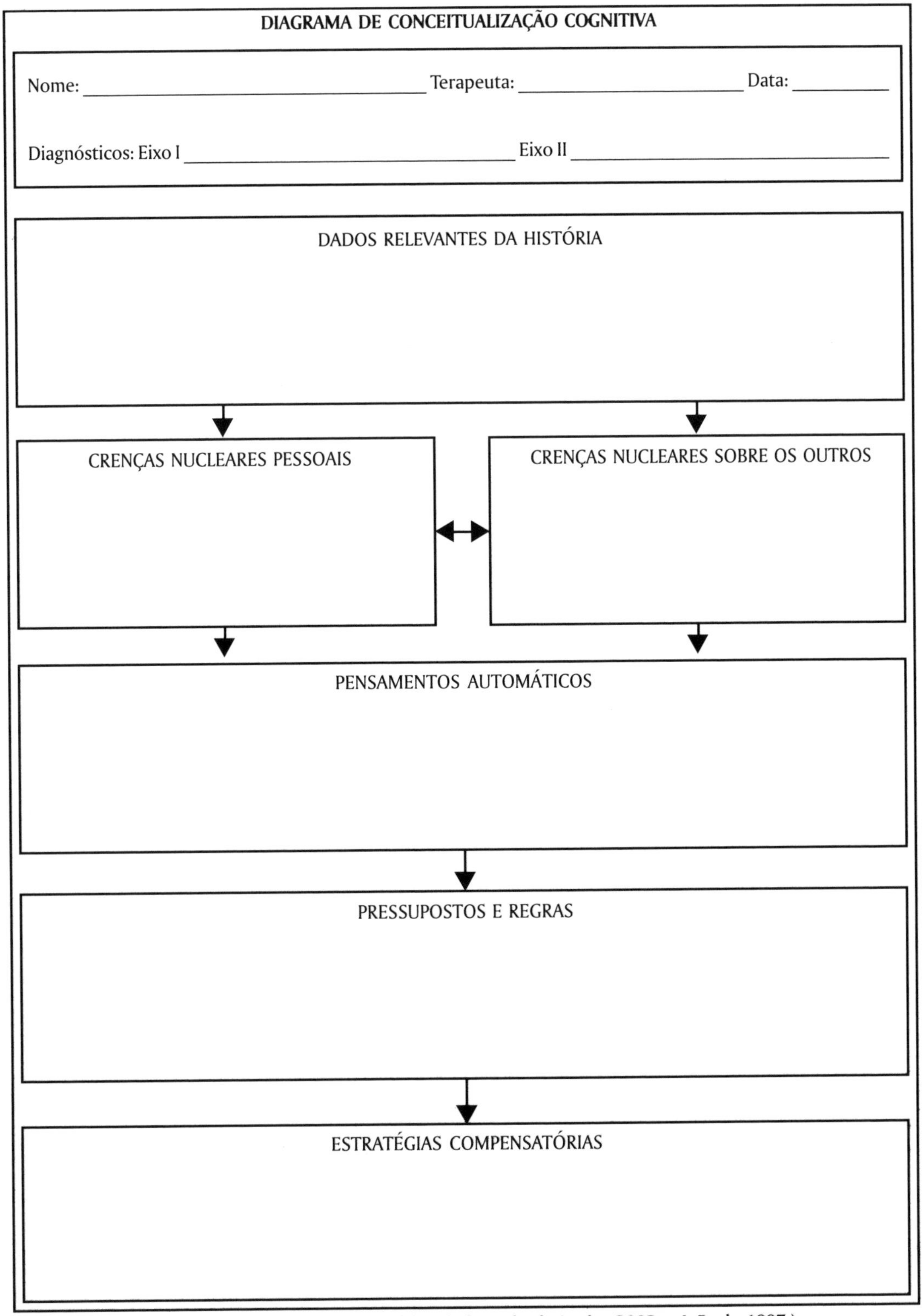

DIAGRAMA DE CONCEITUALIZAÇÃO COGNITIVA

Nome: _____ Terapeuta: _____ Data: _____

Diagnósticos: Eixo I _____ Eixo II _____

DADOS RELEVANTES DA HISTÓRIA

CRENÇAS NUCLEARES PESSOAIS ⟷ **CRENÇAS NUCLEARES SOBRE OS OUTROS**

PENSAMENTOS AUTOMÁTICOS

PRESSUPOSTOS E REGRAS

ESTRATÉGIAS COMPENSATÓRIAS

FIGURA 1.3 Diagrama de conceitualização cognitiva. (Adaptado de Leahy, 2002; e J. Beck, 1997.)

Esse modelo pretende ser mais efetivo na consecução das mudanças, e não apenas um estilo passivo e não-diretivo de intervenção, próprio de outras escolas psicoterápicas. Porém, para que a dupla terapêutica trabalhe afinada, uma boa relação entre terapeuta e paciente é de fundamental importância. Como em todas as escolas terapêuticas, o objetivo primeiro é estabelecer uma fundação sólida para a relação terapêutica, e isso depende de uma série de fatores, tais como empatia, interesse, confiança, genuinidade e outras variáveis não-específicas. Pelo trabalho colaborativo que o terapeuta desenvolve desde o início do tratamento, ele também constrói ativamente a relação terapêutica, em vez de esperar que ela se desenvolva ao longo do tempo. A própria relação terapêutica pode e deve ser usada como laboratório para construir experimentos visando a modificação interpessoal, pois é um excelente veículo de mudanças. Além disso, e como conseqüência, a ocorrência de resistência fica minimizada.

Desde o primeiro contato com o paciente até a elaboração da lista de problemas e metas de tratamento, preparação da agenda, prescrição das tarefas, feitura dos resumos da sessão, enfim, em todo o processo terapêutico perpassa o conceito de um trabalho colaborativo. Alguns métodos para a melhora do empirismo colaborativo estão no Quadro 1.5.

Descoberta guiada e questionamento socrático

Na TC, o terapeuta não provê as soluções nem persuade o paciente da incorreção dos pensamentos. Em vez de qualquer debate ou confronto direto para desfazer as cognições distorcidas (como é usual na terapia racional-emotivo-comportamental de Ellis), na TC o terapeuta vai guiando o paciente para a descoberta. Por meio de simples questionamentos – perguntas com respostas abertas, como era o método de ensino do filósofo Sócrates –, o terapeuta vai orientando o paciente de forma que ele entenda seu problema, explore possíveis soluções e desenvolva um plano para lidar com as dificuldades. Beck e colaboradores (1979) afirmam: "A maior premissa na TC é conversar sobre os dados objetivos, e não convencer o paciente através da força dos argumentos".

Exemplos de questionamento socrático:
Durante a sessão, a paciente diz "Sinto que não sou uma boa mãe, pois gritei com meu filho quando ele não estava se comportando bem". Escolhendo uma ou mais das formulações seguintes, o terapeuta pode questionar a paciente socraticamente, a fim de guiá-la à descoberta de evidências que comprovem se esta afirmação é verdadeira ou não:

QUADRO 1.5 Empirismo colaborativo

- Trabalhar conjuntamente, como uma equipe investigativa
- Promover variáveis essenciais e "não-específicas" do terapeuta (p.ex., empatia, gentileza, genuinidade, atitude otimista)
- Ajustar nível de atividade terapêutica consoante a gravidade da doença e fase do tratamento
- Adaptar individualmente as intervenções terapêuticas
- Estimular no paciente o automonitoramento e a auto-eficácia
- Desenvolver estratégias para lidar com perdas e déficits reais
- Reconhecer e manejar a transferência e contratransferência
- Solicitar e oferecer *feedback* regularmente
- Utilizar humor gentil

- "O que é mesmo ser uma boa mãe? Dessas características, enumeradas por você, do que é ser uma boa mãe, quais você possui?"
- "Quem você considera uma boa mãe? Por que [essa pessoa] é considerada uma boa mãe?"
- "O que uma boa mãe faz após ter gritado com o filho e se sentido mal com isso?"
- "O que você acha que estava sentindo antes de gritar com seu filho? O que você acha que estava pensando antes de gritar com seu filho?"
- "As habilidades que uma pessoa necessita para ser uma boa mãe já nascem com

ela, ou a pessoa pode aprender a ser uma boa mãe?"

A seguir, exemplos de questionamento não-socrático, na mesma situação:

- "E daí se você grita com seus filhos? Todo mundo faz isso."
- "Por que você está sendo tão dura consigo mesma?"
- "Seus pais nunca gritaram com você?"

A descoberta guiada maximiza o envolvimento do paciente nas sessões e no processo terapêutico e minimiza a possibilidade de o terapeuta impor suas próprias idéias e conceitos. Além disso, essa formulação socrática torna possível ao paciente aprender o método de entendimento e solução de seus problemas, equipando-se com as habilidades necessárias para lidar com problemas no futuro.

Com o aumento, por parte do paciente, das habilidades de solução de problemas, o terapeuta fica cada vez menos ativo em guiar o tratamento. Um bom tratamento prevê que o paciente possa ser seu próprio terapeuta. Isso acontece com o processo colaborativo da descoberta guiada, em que o paciente sai da posição passiva e adota uma postura pró-ativa.

QUADRO 1.6 Questionamento socrático

- Questionamento sistemático, orientado para a descoberta
- Estimula exame, ponderação, avaliação e síntese de diversas fontes de informação
- O objetivo é a avaliação independente e racional dos problemas e de suas soluções (raciocínio autônomo)
- É utilizado para trazer informações à consciência do paciente *(insight)*
- Não corrige respostas, pois não há "certo" ou "errado"
- Se realizado corretamente, tem forte impacto sobre a organização cognitiva do paciente
- Toma tempo e requer paciência
- Ensina o paciente sobre "como aprender a aprender"
- Converte o sofrimento psíquico do paciente em auto-exploração inquisitiva
- Progride do questionamento orientado para o *insight* para um questionamento orientado para a mudança

Lista de problemas e metas do tratamento

Para que trabalhem colaborativamente de forma efetiva, é necessário que terapeuta e paciente concordem em relação às metas de tratamento. Assim, concomitantemente à avaliação inicial e formulação de uma primeira conceitualização cognitiva, o profissional trabalha com seu paciente para especificar as metas para a terapia e a prioridade de cada uma delas. Esses objetivos incluem listar cada um dos problemas que o paciente espera superar e as mudanças positivas que quer fazer prosperar. Problemas podem ser vistos como desafios.

A lista de problemas deve ser a mais objetiva e clara possível. Grandes problemas devem ser divididos em partes menores. Cada um deles precisa ser explicitado de forma específica, de tal maneira que objetivos vagos e abstratos, como "Quero ser feliz com a minha mulher", sejam detalhados objetivamente até que o paciente possa formular um plano concreto do que significa "ser feliz" para ele. Uma lista bem objetiva de problemas torna muito mais fácil a seleção de intervenções mais adequadas e permite, também, que se possa monitorar, a qualquer momento, os progressos do tratamento.

Uma vez que as metas estejam claras, é necessário que a dupla terapêutica decida quais delas focalizar primeiro. A priorização das metas deve levar em consideração vários fatores, entre os quais as preferências do paciente sobre que problemas trabalhar primeiro, a conceitualização cognitiva do caso, os problemas que parecem ser mais passíveis de responder às primeiras intervenções e quaisquer considerações de ordem prática que possam ser relevantes. Há considerável vantagem em trabalhar inicialmente um problema que pareça ser bem manejável, mesmo que não seja o problema mais importante do paciente (Freeman et al., 1990). Se for possível demonstrar o progresso num objetivo previamente determinado, o paciente se sentirá motivado, aumentando as chances de um engajamento ainda maior na busca de soluções de seus problemas mais difíceis.

Familiarização com o modelo cognitivo

Uma das primeiras intervenções usadas na TC é ensinar o paciente a identificar os pensamentos automáticos que ocorrem em situações problemáticas, a reconhecer os efeitos que eles produzem em suas emoções e comportamentos e a responder de forma eficaz a esses pensamentos que causam dificuldade. Os pensamentos negativos, autodepreciativos, exagerados e errôneos são parte habitual da vida do paciente; aparecem e voltam a aparecer constantemente sem que o paciente tenha ciência de sua presença e da relação deles com o seu problema.

Embora a apresentação do modelo cognitivo possa ser feita como uma explicação didática ao paciente, geralmente é mais fácil e mais eficaz usar a descoberta guiada e basear a explicação dos pensamentos, sentimentos, comportamentos e suas correlações em uma situação vivenciada pelo paciente. Quando este não tem uma clara memória de seus pensamentos e sentimentos em uma situação qualquer, é possível usar os pensamentos e sentimentos que ele está tendo durante a sessão, ou que teve quando estava na sala de espera, antes da sessão.

Quando é necessária uma explanação mais didática, a melhor opção é usar exemplos de situações presenciadas pelo terapeuta durante a sessão. Como no exemplo seguinte (Freeman et al., 1990), em que o terapeuta pode afirmar:

> Nós temos milhares de pensamentos diariamente, muitos dos quais passam totalmente despercebidos, porque não estamos conscientes deles. Constantemente interpretamos e avaliamos as situações que ocorrem conosco. Quando as pessoas têm problemas, algumas vezes é porque elas interpretam os eventos inadequadamente e, em conseqüência, reagem de uma forma inadequada. Outras vezes, a pessoa enxerga a situação de uma forma acertada, mas não sabe lidar com ela de maneira adequada. Na Terapia Cognitiva, nosso trabalho é principalmente identificar os pensamentos que passam na cabeça da pessoa, descobrir se as avaliações e interpretações que ela dá para as situações estão acertadas e se é útil pensar e olhar para as coisas da forma como a pessoa olha. Se o indivíduo está interpretando incorretamente as situações, um objetivo terapêutico é ele aprender a reconhecer quando a interpretação está equivocada e olhar para a situação de uma forma mais acertada. Se a pessoa está vendo a situação de forma clara e, de fato, aquilo que ela está interpretando está correto, então o objetivo terapêutico é aprender formas mais adequadas de lidar com a situação que se apresenta.
>
> Por exemplo, Dona Maria, eu notei, aqui na sessão, que quando a senhora falou sobre as dificuldades que estava tendo com seu marido, a senhora se emocionou e chorou. A senhora lembra o que estava passando no seu pensamento no momento em que se emocionou?

O trabalho psicoeducativo também pode ser feito por meio do Modelo ABC, de Ellis (1962), do Registro de Pensamentos Disfuncionais de Beck (Beck et al., 1979; J. Beck, 1995) ou mesmo do Registro de Pensamentos de Greenberger e Padesky (1995). O uso desses instrumentos está detalhado no Capítulo 8.

Avaliar criticamente as distorções cognitivas

O próximo passo leva, naturalmente, à idéia de corrigir os PA e as crenças e construir pensamentos alternativos mais funcionais, capazes de gerar uma melhora no estado de humor do paciente. Nos estágios iniciais da terapia, pode-se usar os pensamentos e sentimentos que ocorrem na sessão, ao vivo ou evocados a partir de técnicas como a dramatização (*role-play*).

No Quadro 1.7, listamos as distorções cognitivas mais comumente observadas, modificadas a partir de outros autores (Beck et al., 1979; J. Beck, 1995; Leahy, 1996; Neenan e Dryden, 2000; Freeman et al., 1990). Normalmente, as distorções cognitivas têm intersecções e sobreposições, por isso o indivíduo provavelmente irá apresentar, concomitantemente, mais de uma distorção numa mesma situação.

QUADRO 1.7 Lista de distorções cognitivas

1. **Catastrofização** – Pensar que o pior de uma situação irá acontecer, sem levar em consideração a possibilidade de outros desfechos. Acreditar que o que aconteceu ou irá acontecer será terrível e insuportável. Eventos negativos que podem ocorrer são tratados como catástrofes intoleráveis, em vez de serem vistos em perspectiva.
   Exemplos: *Perder o emprego será o fim da minha carreira. Eu não suportarei a separação da minha mulher. Se eu perder o controle, será meu fim.*

2. **Raciocínio emocional (emocionalização)** – Presumir que sentimentos são fatos. "Sinto, logo existe". Pensar que algo é verdadeiro porque tem um sentimento (na verdade, um pensamento) muito forte a respeito. Deixar os sentimentos guiarem a interpretação da realidade. Presumir que as reações emocionais necessariamente refletem a situação verdadeira.
   Exemplos: *Eu sinto que minha mulher não gosta mais de mim. Eu sinto que meus colegas estão rindo nas minhas costas. Sinto que estou tendo um enfarto, então deve ser verdadeiro. Sinto-me desesperado, portanto, a situação deve ser desesperadora.*

3. **Polarização (pensamento tudo-ou-nada, dicotômico)** – Ver a situação em duas categorias apenas, mutuamente exclusivas, em vez de um *continuum*. Perceber eventos ou pessoas em termos absolutos.
   Exemplos: *Deu tudo errado na festa. Devo sempre tirar a nota máxima, ou serei um fracasso. Ou algo é perfeito, ou não vale a pena. Todos me rejeitam. Tudo foi uma perda de tempo total.*

4. **Abstração seletiva (visão em túnel, filtro mental, filtro negativo)** – Um aspecto de uma situação complexa é o foco da atenção, enquanto outros aspectos relevantes da situação são ignorados. Uma parte negativa (ou mesmo neutra) de toda uma situação é realçada, enquanto todo o restante positivo não é percebido.
   Exemplos: *Veja todas as pessoas que não gostam de mim. A avaliação do meu chefe foi ruim* (focando apenas um comentário negativo e negligenciando todos os comentários positivos).

5. **Adivinhação** – Prever o futuro. Antecipar problemas que talvez não venham a existir. Expectativas negativas estabelecidas como fatos.
   Exemplos: *Não irei gostar da viagem. Ela não aprovará meu trabalho. Dará tudo errado.*

6. **Leitura mental** – Presumir, sem evidências, que sabe o que os outros estão pensando, desconsiderando outras hipóteses possíveis.
   Exemplos: *Ela não está gostando da minha conversa. Ele está me achando inoportuno. Ele não gostou do meu projeto.*

7. **Rotulação** – Colocar um rótulo global, rígido em si mesmo, numa pessoa ou situação, em vez de rotular a situação ou o comportamento específico.
   Exemplos: *Sou incompetente. Ele é uma pessoa má. Ela é burra.*

8. **Desqualificação do positivo** – Experiências positivas e qualidades que conflituam com a visão negativa são desvalorizadas porque "não contam" ou são triviais.
   Exemplos: *O sucesso obtido naquela tarefa não importa, porque foi fácil. Isso é o que esposas devem fazer, portanto, ela ser legal comigo não conta. Eles só estão elogiando meu trabalho porque estão com pena.*

9. **Minimização e maximização** – Características e experiências positivas em si mesmo, no outro ou nas situações são minimizadas, enquanto o negativo é maximizado.
   Exemplos: *Eu tenho um ótimo emprego, mas todo mundo tem. Obter notas boas não quer dizer que eu sou inteligente, os outros obtêm notas melhores do que as minhas.*

10. **Personalização** – Assumir a culpa ou responsabilidade por acontecimentos negativos, falhando em ver que outras pessoas e fatores também estão envolvidos nos acontecimentos.
    Exemplos: *O chefe estava com a cara amarrada, devo ter feito algo errado. É minha culpa. Não consegui manter meu casamento, ele acabou por minha causa.*

11. **Hipergeneralização** – Perceber num evento específico um padrão universal. Uma característica específica numa situação específica é avaliada como acontecendo em todas as situações.
    Exemplos: *Eu sempre estrago tudo. Eu não me dou bem com mulheres.*

12. **Imperativos ("deveria" e "tenho-que")** – Interpretar eventos em termos de como as coisas deveriam ser, em vez de simplesmente considerar como as coisas são. Afirmações absolutistas na tentativa de prover motivação ou modificar um comportamento. Demandas feitas a si mesmo, aos outros e ao mundo para evitar as conseqüências do não cumprimento dessas demandas.
    Exemplos: *Eu tenho que ter controle sobre todas as coisas. Eu devo ser perfeito em tudo que faço. Eu não deveria ficar incomodado com minha esposa.*

13. **Vitimização** – Considerar-se injustiçado ou não entendido. A fonte dos sentimentos negativos é algo ou alguém, havendo recusa ou dificuldade de se responsabilizar pelos próprios sentimentos ou comportamentos.
    Exemplos: *Minha esposa não entende meus sentimentos. Faço tudo pelos meus filhos e eles não me agradecem.*

14. **Questionalização (E se?)** – Focar o evento naquilo que poderia ter sido e não foi. Culpar-se pelas escolhas do passado e questionar-se por escolhas futuras.
    Exemplos: *Se eu tivesse aceitado o outro emprego, estaria melhor agora. E se o novo emprego não der certo? Se eu não tivesse viajado, isso não teria acontecido.*

À medida que o paciente aprende a identificar e nomear as distorções cognitivas, a dupla terapêutica trabalha no desenvolvimento de respostas alternativas para contrapor o impacto negativo dessas interpretações disfuncionais. Após aprender a modificar os pensamentos na sessão, o paciente começa a desenvolver e incrementar essa habilidade entre as sessões, por meio dos exercícios de automonitoramento e de outras tarefas prescritas. Uma planilha de atividades, bem como o Registro de Pensamentos Disfuncionais (RPD, Beck et al., 1979) são algumas das possíveis técnicas de automonitoramento.

Exercícios, experimentos e tarefas

A forma mais efetiva de promover mudanças é pela experimentação. A TC é um tratamento pró-ativo em que a consolidação das mudanças se dá pelo constante monitoramento de pensamentos, emoções e comportamentos e pela conseqüente modificação. Durante todo o curso do tratamento, o paciente exercita seus aprendizados nas sessões e, principalmente, entre as sessões, na vida real. É evidente que se o paciente põe em prática o que foi trabalhado na terapia, ele atinge resultados melhores e mais rápidos do que se esperasse para trabalhar apenas durante as sessões. Além disso, no curso da sua vida o paciente está em melhor posição para coletar dados e testar os efeitos de mudanças na cognição e no comportamento, o que seria mais difícil nas sessões.

Só se aprende a fazer fazendo. A maior parte das tarefas objetiva o aprendizado das estratégias e habilidades necessárias para o enfrentamento das situações disfuncionais, para que o indivíduo saia de sua posição de vítima passiva de seu comportamento e torne-se agente de seu crescimento. Para isso, ele necessita aumentar sua *auto-eficácia*, isto é, a percepção de sua habilidade de desempenhar, de forma eficaz e com sucesso, uma tarefa específica (Bandura, 1977). Toda vez que o indivíduo evita lidar com uma situação temida, aumenta o seu temor daquela situação. Só há um jeito de enfrentar os temores: expondo-se a eles e, com planos estratégicos estabelecidos e habilidades adequadas, superando-os.

As tarefas não são prescritas apenas pelo terapeuta, devem ser uma prescrição colaborativa. No decorrer da sessão, a dupla terapêutica vai, de forma natural e consoante com o que está sendo trabalhado, construindo exercícios e tarefas que são percebidos como uma possibilidade de aprendizado. A não-aderência à tarefa, mesmo com todos os cuidados de uma prescrição conjunta, freqüentemente acontece. E isso ocorre especialmente quando o terapeuta, na sessão seguinte, não solicita a revisão da tarefa prescrita, fazendo o paciente acreditar que ela é de somenos importância no tratamento. No entanto, mais do que um problema, a não-aderência à tarefa pode constituir uma possibilidade de aprendizado, quando se buscam colaborativamente as possíveis razões embutidas nesse comportamento, especialmente as que estão relacionadas com a relação terapêutica e/ou com possíveis bloqueios do paciente por tudo aquilo que uma tarefa de casa pode conter de pressupostos subjacentes (Neenan e Dryden, 2000).

Prevenção da recaída

Mesmo com a modificação efetiva de PA e de suas fontes (os esquemas), o paciente não fica imune a futuras dificuldades. Por isso, na fase final de tratamento, a TC trabalha explicitamente na preparação do paciente para possíveis problemas. Esse trabalho, com base na pesquisa em prevenção da recaída de Marlatt e Gordon (1985), consiste em ajudar o paciente a tornar-se ciente de situações de risco, a identificar sinais prodrômicos de recaída e a desenvolver planos explícitos para lidar com as situações de risco.

É especialmente importante explorar com o paciente as expectativas relacionadas com futuros problemas e trabalhar quaisquer expectativas irrealistas. Freqüentemente, pacientes que superaram seus problemas por meio de terapia têm expectativas de nunca mais encontrarem dificuldades. Se o paciente tem alta do tratamento sem que essas expectativas de "imunidade existencial" tenham sido abordadas, ele interpretará equivocadamente futuras dificuldades e poderá reagir com idéias de que "o tratamento foi um fracasso", por culpa dele e/ou do terapeuta. O paciente deve adotar a visão mais realista de que todos encontramos problemas de tempos em tempos, pois a TC equipou-o com as habilidades necessárias para lidar eficazmente com os problemas, mas que isso não significa imunidade.

Término do tratamento

A decisão de dar por encerrado o tratamento é tomada quando o paciente atingiu seus objetivos da lista de problemas montada colaborativamente no início da terapia, tendo sido verificado o seu progresso em diversas situações de vida e por tempo suficiente. Feito o trabalho de prevenção da recaída, a dupla terapêutica decide ir diminuindo o número de sessões da periodicidade semanal para bimensal, depois mensal, e assim por diante. Dessa forma, o final do tratamento não é tão abrupto, permitindo à dupla uma oportunidade de descobrir quão bem o paciente lida com os problemas sem a ajuda direta do terapeuta, além de possibilitar a revisão de alguma questão adicional que ainda ficou por ser trabalhada.

Se o paciente desejar, pode retornar ocasionalmente para sessões de reforço. E, em qualquer momento, pode voltar ao tratamento para mais um conjunto de sessões, a fim de abordar novas questões e aprofundar seu entendimento cognitivo-comportamental.

A estrutura da sessão

Cada elemento da estrutura da sessão de TC é desenhado para maximizar a colaboração entre paciente e terapeuta enquanto trabalham eficientemente na resolução dos problemas listados. Alguns autores preferem fazer a revisão do humor e da semana como parte da agenda. Nós optamos por seguir o modelo de Beck e colaboradores (1979):

1. Revisão do humor, revisão da semana
2. Ponte com a última sessão
3. Revisão das tarefas
4. Fazer a agenda
5. Trabalhar itens da agenda
6. Resumos periódicos e resumo final
7. *Feedback* da sessão

Revisão do humor e revisão da semana

Tanto na prática clínica como em ambientes de pesquisa, faz-se necessário monitorar regularmente o humor do paciente, por meio de medidas objetivas como o Inventário de Depressão Beck (BDI) e o Inventário de Ansiedade Beck (BAI), validados para a língua portuguesa (Cunha, 2001). Mas, na prática clínica diária, pode-se registrar as evoluções do paciente fazendo uma rápida revisão do humor, atribuindo uma nota em cada dia de sessão, com a pergunta: "De 0 a 10, sendo 0 o equivalente a nenhuma depressão (ou ansiedade) e 10 muita depressão (ou ansiedade), qual nota você dá para o seu humor hoje?" Também a simples pergunta "Em relação à semana passada, você está se sentindo: melhor, pior ou na mesma?", ou apenas "Como você está se sentindo esta semana?", já dará alguma estimativa da evolução do estado de humor do paciente.

Vinculada a isso, a revisão dos acontecimentos, bons e ruins, do período de tempo desde a última sessão possibilita ao terapeuta o monitoramento do progresso terapêutico e a identificação de alguma questão mais prioritária a ser trabalhada na agenda. É desnecessário dizer que questões mais urgentes (por exemplo, perda de um emprego, morte de um familiar) que podem surgir no decorrer de um tratamento, mesmo que não estivessem previamente contempladas na lista inicial de problemas, ganham precedência sobre todas as outras.

Ponte com a sessão anterior

Cada sessão está associada e interligada com as outras, dando um sentido de continuidade ao trabalho. "O que você lembra de importante da nossa última sessão?" e "Fazendo uma revisão da nossa última sessão, o que você levou de mais importante?" são perguntas que auxiliam essa noção e dão seguimento a um plano de trabalho terapêutico continuado.

É aconselhável que o paciente traga sempre consigo material de escrita (caderno, pasta, folhas em branco) para anotar o que de mais importante foi trabalhado e descoberto durante a sessão. Muitas vezes a tarefa de casa pode ser a leitura das anotações da sessão. Pacientes que costumam trazer seu próprio "caderno de terapia" têm mais facilidade em fazer a ponte com a sessão precedente.

Revisão da tarefa

A consolidação do aprendizado se dá pelas tarefas e pelos exercícios extra-sessão. A revisão da tarefa permite a confirmação de que a direção e a marcha do trabalho terapêutico estão adequadas, ou de que, ao contrário, ainda se faz necessário incrementar as habilidades e auto-eficácia do paciente. Uma tarefa que não deu o resultado esperado é uma excelente fonte de informações.

O paciente somente colocará em prática uma nova tarefa prescrita se for dada importância à tarefa anterior. Quando o terapeuta não revisa a tarefa e não extrai dela todo o aprendizado possível, tenha ela dado certo ou não, estará reforçando no paciente a idéia de que a tarefa não é importante, sendo, portanto, desnecessário e inútil fazê-la. A não-aderência à tarefa pode ser um importante item a ser trabalhado na agenda.

Agenda

A TC tem uma sessão estruturada, no início da qual se estabelece uma agenda, como numa reunião de trabalho. O objetivo maior da agenda é o foco nos problemas a serem trabalhados e nas suas possíveis soluções, evitando a tergiversação.

A prática de fazer conjuntamente uma agenda no início da cada sessão com o(s) tópico(s) que ambos consideram mais importantes para serem trabalhados naquele momento específico possibilita extrair o máximo proveito de cada sessão. Uma agenda de comum acordo, no entanto, não previne que o paciente tente adotar mecanismos de resistência ao trabalho terapêutico, como fazer digressões inúteis e despropositadas ao objetivo do tratamento e ao foco da sessão. O terapeuta deve, de forma gentil mas firme, ajudar o paciente a retornar ao foco da pauta proposta no início da sessão. Quando um tópico importante, que não é emergencial, aparece apenas no final da sessão, quando não há mais tempo (o que também é uma forma de resistência), o assunto é anotado para ser lembrado na elaboração da agenda na próxima sessão.

A pergunta explícita no começo da sessão "O que você (ou nós) gostaríamos de trabalhar na sessão de hoje?" cria no paciente o hábito de já pensar antecipadamente naquilo que irá tratar na sessão.

Para que a sessão seja produtiva como uma boa reunião de trabalho, também é possível usar uma planilha, como a do Quadro 1.8, modificado de McMullin (2000) e J. Beck (1995). Peça ao paciente que a preencha por escrito (ou mentalmente, depois de fazê-la por escrito algumas vezes) antes da sessão de terapia. Essa planilha é particularmente útil para pacientes que evitam pensar sobre a terapia entre as sessões ou que têm dificuldade em retomar a temática da semana.

Resumos

A cada item abordado ou a cada descoberta *(insight)* importante na sessão, o paciente é estimulado a fazer um resumo do que foi trabalhado, sendo ajudado eventualmente pelo terapeuta. Os resumos têm o intuito de entender o que foi descoberto e fortalecer a memória do que foi aprendido.

Além dos resumos capsulares realizados ao longo da sessão, ao final de cada uma, é feito o resumo das principais descobertas. Uma pergunta regularmente feita para ajudar no resumo é: "O que você está levando da sessão de hoje?" O resumo final não é uma simples repetição dos itens que foram trabalhados, mas a relação das descobertas e aprendizados que ocorreram, com

QUADRO 1.8 Preparando-se para uma sessão de terapia cognitiva

1. Em qual problema eu quero trabalhar hoje?
2. Como estou me sentindo esta semana, em comparação com as outras semanas?
3. O que aconteceu esta semana que meu terapeuta deveria saber?
4. O que trabalhamos na última sessão? O que eu aprendi?
5. Alguma questão ficou em aberto?
6. Alguma coisa me incomodou na última sessão?
7. Estou com dificuldade de contar alguma coisa ao terapeuta?
8. O que eu fiz como tarefa/exercício? O que eu aprendi com a tarefa?

conclusões e possíveis experimentos que irão confirmar e fortalecer tais aprendizados.

Feedback

Ao solicitar regularmente o *feedback* do paciente de como foi para ele a sessão, o terapeuta aumenta as chances de identificar algum problema em curso na relação terapêutica. Mesmo que não haja aparente dificuldade, as expectativas, contrariedades ou insatisfações do paciente com o terapeuta ou com a sessão são solicitadas explicitamente: "Há alguma coisa que eu disse ou fiz na sessão de hoje que você não gostou?"; "Alguma questão da sessão não está bem entendida?"

O *feedback* não deve ser obtido apenas ao final da sessão, mas a qualquer momento da mesma. Além disso, regularmente deve-se obter o *feedback* de como está o tratamento, o que o paciente está sentindo e pensando acerca do processo e do progresso terapêutico. Essas informações pontuais e em todo o percurso terapêutico podem corrigir o rumo da terapia.

MITOS E CONCEPÇÕES EQUIVOCADAS SOBRE A TERAPIA COGNITIVA

Para finalizar o capítulo, relacionamos uma série de mitos e concepções acerca da TC encontrados freqüentemente:

1. A *Terapia Cognitiva é baseada no "poder do pensamento positivo"*. A TC é baseada no "poder do pensamento realista" (Beck et al., 1979). Um visão irrealisticamente otimista pode ser tão prejudicial e mal-adaptativa quanto uma visão irrealisticamente negativa. Uma "abordagem Poliana", de que tudo pode ser cor-de-rosa, é, no mínimo, enganadora, e não auxilia o paciente a lidar de forma eficaz com os problemas reais encontrados na vida. O objetivo da TC não é o pensamento positivo, mas a correção dos pensamentos distorcidos ou disfuncionais, promovendo formas mais adaptativas de lidar com os problemas reais.

2. A *teoria cognitiva de psicopatologia propõe que os pensamentos negativos distorcidos causam a psicopatologia*. Embora os pensamentos distorcidos façam parte do ciclo vicioso da psicopatologia, eles não são o único fator importante. Os desequilíbrios bioquímicos, os eventos de vida e as relações interpessoais são elementos que interagem conjugadamente, formando a psicopatologia. Os ciclos que perpetuam os transtornos podem iniciar-se em qualquer ponto, mas, uma vez iniciados, as cognições têm um papel importante e provêem uma possibilidade de intervenção valiosa.

3. A *Terapia Cognitiva é simples e apenas utiliza o senso comum*. Embora a teoria que embasa a TC pareça bastante simples e fácil de entender, a prática da TC é menos fácil (Freeman et al., 1990). As pessoas são complexas, e intervenções efetivas podem ser bem complicadas, apesar da relativa simplicidade da teoria. Embora o senso comum possa ser utilizado, na maior parte do tempo a dupla terapêutica tem muito trabalho em desvendar as complexas interações cognitivo-afetivo-comportamentais do paciente. Além do mais, o terapeuta cognitivo precisa ser um bom estrategista.

4. A *TC convence as pessoas a sair dos seus problemas*. A TC não comunga do estilo argumentativo utilizado no modelo racional-

emotivo-comportamental de Albert Ellis, em que as crenças irracionais dos pacientes são debatidas e contestadas. Apesar das similaridades teóricas entre os dois modelos, a TC aplica a descoberta guiada, e não o debate. Na TC, o terapeuta guia o paciente para que ele próprio faça descobertas, ao observar criticamente suas distorções, diminuindo, assim, suas resistências e estimulando o desenvolvimento de habilidades necessárias para futuramente analisar por si mesmo seus problemas.

5. A *TC ignora as emoções*. Embora as cognições sejam o alvo principal da TC, o sucesso terapêutico é medido pela correspondente melhora na emoção e no comportamento. Por vezes, a forma mais adequada de examinar os pensamentos é pelas emoções. Como apontaram Freeman e colaboradores (1990), a TC poderia se chamar terapia cognitivo-comportamental-emocional.

6. A *meta da TC é eliminar as emoções*. A meta da TC é ajustar a emoção à situação e ajudar o paciente a ser capaz de lidar adaptativamente com a emoção. Nos transtornos emocionais, o indivíduo geralmente está "inundado" de emoções, razão mesma pela qual ele apresenta o transtorno; fica tão engolfado pela emoção que não consegue pensar sem distorção. Na TC, o objetivo é o equilíbrio emocional, não a supressão da emoção. Em muitas situações, o objetivo é regular as reações emocionais exageradas; por outro lado, em pessoas rígidas, supercontroladas, que não expressam emoções, o produto final será a capacidade de entrar em contato com suas emoções, mesmo que tal problema não fosse reconhecido e não estivesse na lista de problemas original.

7. A *TC é a aplicação de uma variedade de técnicas*. A terapia cognitiva desenvolveu uma ampla variedade de técnicas específicas e também emprestou-as livremente de outras terapias. No entanto, o profissional que focaliza apenas a aplicação de técnicas como se fosse um livro de receitas não estará sendo eficaz. O uso estratégico das intervenções terapêuticas deve estar embasado na conceitualização do caso, isto é, no entendimento cognitivo do paciente e da sua problemática específica.

8. A *terapia cognitiva ignora o passado e se interessa apenas pelo presente*. É mais adequado dizer que a TC presta atenção no passado tanto quanto necessário. Sempre se investiga, na história do sujeito, quando se estabeleceu, a partir de que experiências, a forma de interpretar os eventos atuais. As experiências prévias representam a fundação dos problemas do paciente, mas é possível resolver a fonte dos problemas focalizando primariamente o presente. O foco não é tanto o que foi, mas o que é e o que mantém ou reforça o comportamento disfuncional (Dattilio e Freeman, 1992).

9. A *TC é superficial*. A afirmação pressupõe que a TC se ocupa apenas das cognições que estão na superfície, os pensamentos automáticos, negligenciando o tratamento das crenças subjacentes aos PA e das crenças nucleares. A TC não se propõe a trabalhar *automaticamente* mudanças maiores de personalidade, a não ser que essa seja ou venha a ser a meta de quem busca tratamento. A TC pode trabalhar mais na superfície ou mais profundamente, dependendo dos objetivos do indivíduo e dos problemas a serem tratados, e o paciente é quem toma a decisão final sobre o grau de mudança que quer atingir. É verdade que a TC focaliza a aquisição de metas específicas do paciente, e o que parece uma mudança superficial para quem vê de fora pode significar grandes mudanças para o paciente.

10. A *relação terapêutica não é importante na TC*. Uma boa relação terapêutica é essencial para o trabalho colaborativo na TC; sem ela o tratamento não acontece. Embora a relação transferencial não seja estimulada como em outras abordagens, a relação interpessoal da dupla terapêuti-

ca (com a presença de transferência e contratransferência) é usada como um poderoso instrumento de identificação e resolução de problemas interpessoais do paciente.

11. *A TC tem um limite de 15 a 25 sessões ou menos*. Por razões metodológicas, algumas pesquisas de resultados com TC limitaram a duração do tratamento a 12 a 25 sessões. A TC tende a obter resultados terapêuticos relativamente rápidos, mas a duração do tratamento depende da natureza dos problemas do paciente (traços e transtornos da personalidade, por exemplo) e seu nível de motivação para aprofundar o entendimento de suas questões. A TC pode variar de algumas sessões até vários anos.

12. *Fazer TC significa não usar medicação*. A TC é totalmente compatível com o uso de psicofármacos. Em algumas situações, o paciente só estará disponível para um tratamento cognitivo quando estiver compensado bioquimicamente (via medicação), em especial nas depressões graves, no transtorno bipolar, em psicoses e mesmo nos transtornos de ansiedade mais debilitantes. A TC pode ser um complemento à psicofarmacoterapia, e vice-versa.

13. *A TC é apropriada apenas para pessoas articuladas, com boa capacidade intelectual*. O benefício de intervenções com base em olhar criticamente os pensamentos disfuncionais não é privilégio apenas de pessoas inteligentes. É evidente que é mais fácil trabalhar com pacientes com boa capacidade de raciocínio, cultos, com sólida formação educacional, algum conhecimento psicológico e bem motivados para o tratamento, mas isso é verdade para qualquer abordagem terapêutica. J. Beck (1995) relata "pesquisas que demonstram que a TC é efetiva para pacientes com diferentes níveis de escolaridade, renda e cultura". A TC precisa ser desenhada para as necessidades das pessoas, e não estas serem encaixadas no modelo. Com pessoas não-alfabetizadas, com dificuldades de raciocínio abstrato e mesmo com disfunções cognitivas, a TC trabalha menos com intervenções puramente verbais e mais com intervenções comportamentais para atingir as mudanças desejadas.

14. *A TC não é eficaz em pacientes com transtornos mentais graves*. Embora, originalmente, a TC tenha sido desenvolvida com pacientes ambulatoriais, ela pode ser usada de forma eficaz para pacientes com transtornos mentais graves, mesmo hospitalizados. O maior interesse de Aaron Beck, no momento, é estudar o modelo cognitivo e a eficácia de intervenções cognitivas em pacientes psicóticos (vide Capítulo 8 neste livro).

RESUMO

Os princípios teórico-práticos fundamentais da TC, abordados neste capítulo, podem ser assim resumidos (modificado de J. Beck, 1995):

1. É um modelo de psicoterapia que requer uma boa relação terapêutica.
2. É uma psicoterapia focal fundamentada no modelo teórico que estipula que estão envolvidas cognições disfuncionais nos transtornos psicológicos.
3. Focaliza seu trabalho no exame e na correção de distorções nos três níveis de cognição: pensamentos automáticos, pressupostos subjacentes e crenças nucleares (esquemas).
4. O tratamento envolve a conceitualização específica de cada caso.
5. É colaborativa: terapeuta e paciente formam uma dupla terapêutica ativa.
6. Utiliza a descoberta guiada: o terapeuta guia o paciente para as descobertas por meio do questionamento socrático.
7. Usa o método empírico para examinar e testar a veracidade e utilidade das cognições.
8. É psicoeducativa: o paciente aprende a ser seu próprio terapeuta.
9. A sessão é estruturada, com metas terapêuticas claras e objetivas, e focada na solução de problemas.

10. Utiliza uma variedade de técnicas cognitivas e comportamentais para modificar pensamentos, humor e comportamentos.

REFERÊNCIAS BIBLIOGRÁFICAS

BANDURA, A. Self-efficacy: toward a unifying theory of behavioral change. *Psychological Review*, v.84, p.191-215, 1977.

BASCO, M.R.; RUSH, A.J. *Cognitive-behavioral therapy for bipolar disorder*. New York: Guilford, 1996.

BECK, A.T. Thinking and depression: 1. Idiosyncratic content and cognitive distortions. *Archives of General Psychiatry*, v.9, p.36-46, 1963.

_____. Thinking and depression: 2. Theory and therapy. *Archives of General Psychiatry*, v.10, p.561-71, 1964.

_____. *Depression*: causes and treatment. Philadelphia: University of Pennsylvania, 1967.

_____. *Cognitive therapy and the emocional disorders*. New York: International Universities, 1976.

_____. Beyond belief: a theory of modes, personality and psychopathology. In: SALKOVSKIS, P.M. (Ed.). *Frontiers of cognitive therapy*. New York: Guilford, 1996.

BECK, A.T.; EMERY, G.; GREENBERG, R.L. *Anxiety disorders and phobias*: a cognitive perspective. New York: Basic Books, 1985.

BECK, A.T. et al. *Cognitive therapy of depression*. New York: Guilford, 1979. Em português, *Terapia cognitiva da depressão*. Porto Alegre: Artmed, 1997.

BECK, A.T. et al. *Cognitive therapy of personality disorders*. New York: Guilford, 1990. Em português, *Terapia cognitiva dos transtornos de personalidade*. Porto Alegre: Artmed, 1993.

BECK, A.T. et al. *Cognitive therapy of substance abuse*. New York: Guilford, 1993.

BECK, A.T. et al. Differentiating anxiety and depression: a test of the cognitive content-specificity hypothesis. *Journal of Abnormal Psychology*, v.96, p.179-83, 1987.

BECK, J.S. *Cognitive therapy*: basics and beyond. New York: Guilford, 1995. Em português, *Terapia cognitiva*: teoria e prática. Porto Alegre: Artmed, 1997.

BLACKBURN, I.M.; TWADDLE, V. *Cognitive therapy in action*. London: Souvenir, 1996.

BURNS, D.D. *The feeling good handbook*. New York: William Morrow, 1989.

CLARK, D.M. Anxiety states. In: HAWTON, K. et al. (Eds.). *Cognitive therapy for psychiatric problems*. Oxford: Oxford University, 1989.

CLARK, D.A.; BECH, A.T.; ALFORD, B.A. *Scientific foundations of cognitive theory and therapy of depression*. New York: John Wiley, 1999.

CLARK, D.M.; FAIRBURN, C.G. (Eds.). *Science and practice of cognitive therapy*. Oxford: Oxford University, 1997.

CUNHA, J.Á. *Manual da versão em português das Escalas Beck*. São Paulo: Casa do Psicólogo, 2001.

DATTILIO, F.M. Cognitive-behavioral family therapy. In: _____. (Ed.). *Case studies in couple and family therapy*. New York: Guilford, 1998.

DATTILIO, F.M.; FREEMAN, A. Introduction to cognitive therapy. In: FREEMAN, A.; DATTILIO, F.M. (Eds.). *Comprehensive casebook of cognitive therapy*. New York: Plenum, 1992.

DATTILIO, F.M.; PADESKY, C.A. *Cognitive therapy with couples*. Sarasota: Professional Resource Exchange, 1990. Em português, *Terapia cognitiva com casais*. Porto Alegre: Artmed, 1995.

DOBSON, K.S. (Ed.). *Handbook of cognitive-behavioral therapies*. 2.ed. New York: Guilford, 2001.

DOBSON, K.S.; BACKS-DERMOTT, B.J.; DOZOIS, D. Cognitive and cognitive-behavioral therapies. In: SNYDER, C.R.; INGRAM, R.E. (Eds.). *Handbook of psychological change*: psychotherapy processes and practices for the 21st century. New York: Wiley, 2000. p.409-28.

ELLIS, A. *Reason and emotion in psychotherapy*. New York: Stuart, 1962. Revised and updated edition: Secaucus: Carol, 1994.

FAIRBURN, C.G. Eating disorders. In: CLARK, D.M.; FAIRBURN, C.G. (Eds). *Science and practice of cognitive therapy*. Oxford: Oxford University, 1997.

FENNELL, M.J.V. Low self-esteem: a cognitive perspective. *Behavioural Cognitive Psychotherapy*, v.25, n.1, p.1-25, 1997.

FREEMAN, A. The development of treatment conceptualizations in cognitive therapy. In: FREEMAN, A.; DATTILIO, F.M. (Eds.). *Comprehensive casebook of cognitive therapy*. New York: Plenum, 1992.

FREEMAN, A. et al. *Clinical aplications of cognitive therapy*. New York: Plenum, 1990.

GREENBERGER, D.; PADESKY, C.A. *Mind over mood*: a cognitive therapy treatment manual for clients. New York: Guilford, 1995. Em português, *A mente vencendo o humor*. Porto Alegre: Artmed, 1999.

KNAPP, P.; ROCHA, D.L.B. Conceitualização cognitiva. In: CAMINHA, R.M. et al. *Psicoterapia cognitivo-comportamental*. São Paulo: Casa do Psicólogo, 2003.

LAZARUS, R.S. *Psychological stress and the coping process*. New York: McGraw-Hill, 1966.

LEAHY, R.L. *Cognitive therapy*: basic principles and aplications. Northvale: Jason Aronson, 1996.

_____.(Ed.). *Practicing cognitive therapy*. Northvale: Jason Aronson, 1997.

MAHONEY, M.J. *Cognitive and behavior modification*. Cambridge: Ballinger, 1974.

MAHONEY, M.; LYDDON, W. Recent developments in cognitive approaches to counseling and psychotherapy. *Counseling Psychology*, v.16, p.190-234, 1988.

MARLATT, G.A.; GORDON, J.R. *Relapse prevention*. New York: Guilford, 1985. Em português, *Prevenção da recaída*. Porto Alegre: Artmed, 1993.

MCMULLIN, R.E. *The new handbook of cognitive therapy techniques*. New York: Norton, 2000. Em português,

Manual de técnicas de terapia cognitiva. Porto Alegre: Artmed, 2003.

MEICHENBAUM, D.H. Cognitive factors in behavior modification: modifying what clients say to themselves. In: FRANKS, C.M.; WILSON, G.T. (Eds.). *Annual review of behavior therapy*: theory and practice. New York: Brunner/Mazel, 1973. p.416-32.

NEEDLEMAN, L.D. *Cognitive case conceptualization*: a guide for practioners. London: Lawrence Erlbaum, 1999.

NEENAN, M.; DRYDEN, W. *Essencial cognitive therapy*. London: Whurr, 2000.

NEWMAN, C.F. et al. *Bipolar disorder*: a cognitive therapy approach. Washington: American Psychological Association, 2002.

PADESKY, C.A. Schema change processes in cognitive therapy. *Clinical Psychology and Psychotherapy*, v.1, n.5, p.267-78, 1994.

PADESKY, C.A.; GREENBERGER, D. *Clinician's guide to mind over mood*. New York: Guilford, 1995.

PERSONS, J.B. *Cognitive therapy in practice*: a case formulation approach. New York: W.W. Norton, 1989.

REINECKE, M.A.; DATTILIO, F.M.; FREEMAN, A. *Cognitive therapy with children and adolescents*. New York: Guilford, 1996. Em português, *Terapia Cognitiva com Crianças e Adolescentes*. Porto Alegre: Artmed, 1999.

SALKOVSKIS, P.M.; KIRK, J. Obsessional disorders. In: HAWTON, K. et al. (Eds.). *Cognitive therapy for psychiatric problems*. Oxford: Oxford University, 1989.

WEISHAAR, M.E. *Aaron T. Beck*. London: Sage, 1993.

WILLIAMS, J.M.G. Depression. In: CLARK, D.M.; FAIRBURN, C.G. (Eds.). *Science and practice of cognitive therapy*. Oxford: Oxford University, 1997. p.259-83.

YOUNG, J.E. *Cognitive therapy for personality disorders*: a schema-focused approach (revised edition). Sarasota: Professional Resource Press, 1994. Em português, *Terapia cognitiva para transtornos da personalidade*: uma abordagem focada no esquema. Porto Alegre: Artmed, 2003.

YOUNG, J.E.; BECK, A.T.; WEINBERGER, A. Depressão. In: BARLOW, D.H. (Ed.). *Clinical handbook of psychological disorders*. New York: Guilford, 1993. Em português, *Manual clínico dos transtornos psicológicos*. Porto Alegre: Artmed, 1999.

YOUNG, J.E.; KLOSKO, J.S.; WEISHAAR, M.E. *Schema therapy*: a practioner's guide. New York: Guilford, 2003.

História e futuro das terapias cognitivo-comportamentais

2

Keith S. Dobson, Martin C. Scherrer

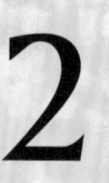

Desde sua introdução, há algumas décadas, as terapias cognitivo-comportamentais (TCCs) aumentaram de escopo e popularidade, adquirindo sua atual condição de "paradigmas dominantes" na área da psicologia clínica (Dobson e Khatri, 2000). Embora a proliferação das técnicas cognitivo-comportamentais durante a segunda metade do século XX tenha sido notável, ela também foi marcada pela dificuldade em definir com clareza seu escopo (Dobson, Backs-Dermott, Dozois, 2000; Dobson e Dozois, 2001). As primeiras terapias cognitivo-comportamentais começaram a surgir no início dos anos 60, embora os primeiros textos importantes sobre "modificação cognitiva do comportamento" tenham aparecido na década de 70 (Kendall e Hollon, 1979; Mahoney, 1974; Meichenbaum, 1977). Esse período intermediário, refletindo a "revolução cognitiva" que havia ocorrido na disciplina da psicologia (Mahoney, 1977), testemunhou um dramático aumento da atenção dedicada à aplicação da teoria cognitiva à mudança de comportamento. Diversos teóricos e clínicos aplicaram uma variedade de perspectivas à revolução cognitiva na psicologia clínica, situação que, por fim, resultou na ampla gama de modelos teóricos e técnicas terapêuticas cognitivo-comportamentais atualmente disponível.

Concentrando-se em sua introdução e primeiras conceitualizações no período que vai do início da década de 60 a meados da década de 70, este capítulo analisa alguns dos principais desenvolvimentos na história das terapias cognitivo-comportamentais. Após uma breve definição do escopo do modelo de TCC e uma discussão sobre sua natureza essencial, o desenvolvimento histórico das terapias cognitivo-comportamentais será discutido em termos dos diversos fatores contextuais favoráveis. Algumas TCCs serão então analisadas, com especial ênfase naquelas que exerceram uma influência mais significativa e generalizada; a partir dessa discussão, surgirão diversas semelhanças, e também diferenças, importantes entre as numerosas terapias examinadas. Finalmente, especularemos sobre o futuro das terapias cognitivo-comportamentais, enfatizando sua posição no âmbito da idéia cada vez mais evidente e influente dos tratamentos baseados em evidências (TBE).

CARACTERÍSTICAS DEFINIDORAS DAS TERAPIAS COGNITIVO-COMPORTAMENTAIS

Três proposições fundamentais foram identificadas como estando no cerne das terapias cognitivo-comportamentais: primeira, que a atividade cognitiva influencia o comportamento; segunda, que a atividade cognitiva pode ser monitorada e alterada; e terceira, que o comportamento desejado pode ser influenciado mediante mudança cognitiva (Dobson e Dozois,

2001). A primeira proposição é, essencialmente, uma reafirmação do modelo mediacional básico, que afirma que as avaliações cognitivas dos fatos podem influenciar a resposta a esses fatos (Mahoney, 1974). Embora questões sobre a legitimidade teórica e empírica do modelo mediacional tenham sido levantadas na história de desenvolvimento das TCCs, sua base está agora firmemente estabelecida. Fortes evidências esmagadoras apóiam o modelo mediacional não apenas no nível teórico, mas também prático, bem como no sentido de que o valor clínico de modificar o conteúdo das avaliações cognitivas foi demonstrado (p. ex., Dobson, Backs-Dermott, Dozois, 2000; Granvold, 1994; Hollon e Beck, 1994). O grau e a natureza exata das avaliações feitas por um indivíduo em diferentes contextos continuam sendo objeto de controvérsia (comparar Coyne, 1999 e Held, 1995), mas "a realidade da mediação não é mais vigorosamente contestada" (Dobson e Dozois, 2001, p.5).

A segunda proposição fundamental da TCC – de que a atividade cognitiva pode ser monitorada e alterada – contém diversos corolários implícitos que precisam ser discutidos. Supõe-se, por exemplo, que podemos ter acesso à atividade cognitiva, o que implica adicionalmente que as cognições são conhecíveis e avaliáveis. Entretanto, diversas linhas de pesquisa indicam que o acesso às cognições não é perfeito (p. ex., Nisbett e Wilson, 1977); embora estratégias de avaliação cognitiva confiáveis e válidas estejam sendo documentadas (p. ex., Merluzzi, Glass, Genest, 1981; Segal e Shaw, 1988; Blankstein e Segal, 2001), mais pesquisas, sem dúvida, precisam ser realizadas nessa área (Clark, 1997). Presume-se também que a *avaliação* da atividade cognitiva é um prelúdio para a sua *alteração*. Embora o conteúdo e os resultados das cognições tenham sido enfatizados pela maioria das estratégias de avaliação cognitiva (Mischel, 1981; Shaw e Dobson, 1981; Segal e Cloitre, 1993), o *processo* de cognição não foi, em sua maior parte, examinado. Como assinalado por Dobson e Dozois (2001), é pelo exame não apenas do processo de cognição, mas também da interdependência entre os sistemas cognitivo, comportamental e afetivo que nossa compreensão da mudança terá mais chances de aumentar; assim, mais pesquisas nessa área do monitoramento cognitivo têm clara justificativa.

Enquanto a primeira proposição subjacente à TCC fundamentalmente reafirma o modelo mediacional, a terceira – a de que o comportamento desejado pode ser influenciado mediante mudança cognitiva – resulta diretamente de sua adoção. Uma conseqüência dessa proposição é que os autores cognitivo-comportamentais enfatizam o papel da cognição na mudança de comportamento, sendo que os esforços para documentar uma influência mediacional da cognição sobre o comportamento têm sido numerosos. Por exemplo, muitos estudos demonstraram a importância dos processos de avaliação cognitiva em uma série de contextos laboratoriais e clínicos (Bandura, 1997). A suposição de que mudanças na cognição medeiam mudanças no comportamento é extraordinariamente difícil de documentar, pois, para isso, a mudança cognitiva precisa ser avaliada independentemente do comportamento. Conseqüentemente, a inferência da atividade cognitiva adquiriu maior aceitação do que o pressuposto adicional da mediação cognitiva do comportamento (Dobson e Dozois, 2001).

O ESCOPO DAS TERAPIAS COGNITIVO-COMPORTAMENTAIS

Utilizando a definição de terapia cognitivo-comportamental delineada há pouco, podemos identificar diversos pontos em comum entre as abordagens terapêuticas que se situam no âmbito da TCC. Teoricamente, as abordagens da TCC partilham da premissa básica de que existe um processo interno e oculto de cognição, e também de que a mudança de comportamento pode ser mediada por eventos cognitivos. A mudança cognitiva não precisa envolver mecanismos cognitivos complexos, e a intervenção terapêutica não necessita se concentrar exclusivamente nas apreciações e avaliações cognitivas; uma vez que a cognição *deve* alterar o comportamento, segundo a hipótese mediacional, a mudança de comportamento pode não apenas ser o foco de intervenção, mas também servir como indicador indireto de mudança cognitiva. Na verdade, terapeuticamente, embora outros indicadores, como mudanças emocionais e fisiológicas, possam ser empregados em algumas situações, os dois principais indicadores de mudança são cognição e comportamento (Dobson e Dozois, 2001).

Ao definirem-se os esforços terapêuticos que se situam no âmbito das terapias cognitivo-comportamentais, também é importante identificar aqueles que estão fora do domínio das TCCs. Por exemplo, toda abordagem estritamente dedicada à modificação de comportamento, como as que adotam um modelo de estímulo-resposta, não é cognitivo-comportamental. De modo semelhante, qualquer terapia que só se concentre na mudança cognitiva, tal como as que se atêm às lembranças de um evento traumático na tentativa de lidar com o transtorno presente, não é cognitivo-comportamental. O que coloca essas formas de terapia fora do âmbito das terapias cognitivo-comportamentais é a ausência da proposição do papel de mediação da cognição, que é essencial às TCCs. De fato, como afirmam Dobson e Dozois, "somente nos casos em que a mediação cognitiva pode ser demonstrada, e onde a mediação cognitiva é um componente importante do plano de tratamento, pode-se aplicar a denominação 'cognitivo-comportamental'" (2001, p.7).

HISTÓRIA EVOLUTIVA DA TERAPIA COGNITIVO-COMPORTAMENTAL

Até aproximadamente os anos 70, três abordagens principais dominavam o campo da psicoterapia: psicanálise, behaviorismo e humanismo (Dobson, Backs-Dermott, Dozois, 2000). O desenvolvimento das terapias cognitivo-comportamentais, o qual pode ser situado aproximadamente no início dos anos 70 (Mahoney, 1974; Meichenbaum, 1977), representa o que já foi descrito como a "quarta força" na psicoterapia (Dobson, Backs-Dermott, Dozois, 2000).

Surgindo a partir da terapia comportamental tradicional, a qual, por sua vez, se desenvolveu em reação ao behaviorismo radical, a terapia cognitivo-comportamental pode ser distinguida de seus antecessores pela adoção da perspectiva mediacional, como discutimos anteriormente. Ainda que diversas abordagens da TCC tenham adotado a perspectiva mediacional em diferentes épocas, o final dos anos 60 e início dos 70 testemunharam o auge desse fenômeno (Kazdin, 1978); diversos fatores históricos e contextuais específicos que fizeram do desenvolvimento das terapias cognitivo-comportamentais não apenas algo possível, mas uma necessidade lógica, serão adicionalmente discutidos (Dobson e Dozois, 2001).

Primeiramente, a insatisfação com os modelos estritamente comportamentais do comportamento humano era cada vez mais evidente no final dos anos 60. Por exemplo, as descrições de aprendizagem vicária de Bandura (1965, 1971), o trabalho de Mischel (Mischel, Ebbesen, Zeiss, 1972) sobre retardo na gratificação e evidências na área de desenvolvimento da linguagem (p. ex., Vygotsky, 1962) desafiavam as explicações comportamentais tradicionais e indicavam as limitações de uma abordagem não-mediacional para explicar o comportamento humano (Breger e McGaugh, 1965; Mahoney, 1974).

Um segundo fator que facilitou o desenvolvimento da terapia cognitivo-comportamental foi que, à medida que a insatisfação com o modelo restrito não-mediacional de estímulo e resposta do comportamento aumentava, o modelo psicodinâmico de personalidade e de terapia, que mantinha a posição de perspectiva alternativa mais forte, continuava sendo rejeitado. Os primeiros escritos sobre terapia cognitivo-comportamental (p. ex., Beck, 1967; Ellis, 1973, 1979a) revelaram divergências filosóficas com diversos princípios básicos dos modelos psicodinâmicos, e a eficácia da psicoterapia tradicional estava sendo cada vez mais questionada por revisões de pesquisas de resultados (p. ex., Eysenck, 1969; Rachman e Wilson, 1971, 1980). Avaliações como as de Rachman e Wilson (1980), afirmando que "ainda não há indícios aceitáveis que sustentem a visão de que a psicanálise é um tratamento eficaz" (p.76), por fim encorajaram abordagens psicoterapêuticas alternativas.

Além de a eficácia das técnicas psicanalíticas ser cada vez mais questionada, um terceiro fator na formação inicial das terapias cognitivo-comportamentais foi o fato de que as intervenções comportamentais ou não-cognitivas eram irrelevantes para alguns problemas, tais como o pensamento obsessivo. O enfoque em sintomas comportamentais para mudança nesses transtornos não era inadequado ou ineficaz; entretanto, problemas inteiros ou seus principais componentes ficavam sem tratamento. Assim, o desenvolvimento das TCCs, como assinalado por Dobson e Dozois, "ajudou a preencher uma lacuna nas técnicas de tratamento clínico" (2001, p.9).

O quarto fator foi a crescente atenção dada aos aspectos cognitivos do funcionamento humano na psicologia em geral, com desenvolvimento, pesquisa e estabelecimento de diversos conceitos mediacionais na psicologia experimental (Neisser, 1967; Paivio, 1971). Os laboratórios de pesquisas da cognição começaram a apoiar modelos que eram explicitamente mediacionais, e modelos de processamento de informações eram cada vez mais aplicados em construtos clínicos (p. ex., Hamilton, 1979, 1980; Ingram e Kendall, 1986; Neufeld e Mothersill, 1980). Alguns pesquisadores foram além dos modelos cognitivos gerais para realizar pesquisas básicas sobre mediação cognitiva em construtos clinicamente relacionados, tais como a documentação da mediação cognitiva na ansiedade, fornecida por Lazarus e colaboradores (Lazarus, 1966; Lazarus e Alfert, 1964; Lazarus e Averill, 1972; Lazarus et al., 1965; Lazarus e Folkman, 1984; Monat, Averill, Lazarus, 1972; Nomikos et al., 1968). Essencialmente, as crescentes evidências tanto da psicologia cognitiva em geral quanto da "psicologia cognitiva aplicada" desafiavam os modelos comportamentais a explicar esses dados pela incorporação de fenômenos cognitivos (Dobson e Dozois, 2001).

Um quinto fator contextual no desenvolvimento da TCC foi a crescente identificação de diversos terapeutas e teóricos como de orientação "cognitivo-comportamental". Entre os primeiros proponentes fundamentais de uma perspectiva cognitivo-comportamental estavam Beck (1967, 1970), Cautela (1967, 1969), Ellis (1962, 1970), Mahoney (1974), Mahoney e Thoresen (1974) e Meichenbaum (1973, 1977), cuja autodenominação explícita como cognitivo-comportamentais resultou em um *zeitgeist* que chamava cada vez mais a atenção para o campo crescente da TCC (Dobson e Dozois, 2001). Além disso, o lançamento, em 1977, da revista científica *Cognitive Therapy and Research* oportunizou um fórum em que os pesquisadores e terapeutas puderam apresentar idéias e descobertas de pesquisa para um vasto público, aumentando a disseminação do florescente modelo cognitivo-comportamental.

Um sexto e último fator histórico que contribuiu para o renovado interesse na perspectiva cognitivo-comportamental e seu desenvolvimento pode ser identificado nas pesquisas de resultados geralmente positivos das intervenções cognitivo-comportamentais, as quais se mostraram igualmente ou mais eficazes do que as abordagens estritamente comportamentais. A polêmica inicial em relação à eficácia das TCCs (p. ex., Ledgewidge, 1978; Mahoney e Kazdin, 1979) foi seguida por numerosas análises que demonstram seu impacto clínico (Berman, Miller, Massman, 1985; Dobson e Craig, 1996; Dush, Hirt, Schroeder, 1983; Miller e Berman, 1983; Shapiro e Shapiro, 1982); em relação a um recente desenvolvimento no campo da psicoterapia, as TCCs estão bem representadas entre as terapias empiricamente embasadas identificadas atualmente (Chambless et al., 1996; Chambless e Hollon, 1998). A superioridade das TCCs em relação às intervenções estritamente comportamentais continua sendo questionável, particularmente à luz da evidência de metanálises de eficácia terapêutica (Berman, Miller, Massman, 1985; Glogcuen et al., 1998; Miller e Berman, 1983); conseqüentemente, espera-se que as futuras pesquisas possam fornecer respostas não somente sobre a eficácia das TCCs, mas também sobre a eficácia relativa das diferentes intervenções cognitivo-comportamentais.

PRINCIPAIS TERAPIAS COGNITIVO-COMPORTAMENTAIS CONTEMPORÂNEAS

Diversos fatores contribuíram para o desenvolvimento e incrível crescimento das TCCs durante os últimos 35 anos. Embora todas as formas de terapia cognitivo-comportamental compartilhem de diversas características fundamentais, também existe considerável diversidade de princípios e procedimentos entre elas. Essa diversidade pode ser explicada, pelo menos em parte, pelas diferentes orientações teóricas iniciais de figuras pioneiras no desenvolvimento das intervenções cognitivo-comportamentais. Por exemplo, enquanto Albert Ellis, que desenvolveu a terapia racional-emotivo-comportamental, e Aaron Beck, o criador da terapia cognitiva, são provenientes da psicanálise, outros, como Goldfried, Meichenbaum e Mahoney, adotaram a TCC após treinamento em modificação de comportamento.

Seguindo aproximadamente a seqüência cronológica do desenvolvimento das formas específicas de terapia cognitivo-comportamental, as seções a seguir recapitulam algumas das TCCs mais importantes. Mais do que oferecer uma exaustiva catalogação e explicação de todas as terapias cognitivo-comportamentais, a discussão que segue visa examinar sucintamente algumas das características centrais das TCCs que estimularam considerável pesquisa e/ou aplicação clínica. Após uma análise daquelas que possivelmente se tornaram as duas modalidades mais influentes de terapia cognitiva – a terapia racional-emotivo-comportamental de Ellis e a terapia cognitiva de Beck –, algumas outras serão sucintamente analisadas, concluindo-se com os recentes desenvolvimentos no campo.

Terapia racional-emotivo-comportamental

Muitos consideram a terapia racional-emotivo-comportamental (TREC), criada por Albert Ellis há mais de 40 anos, como o principal exemplo de abordagem cognitivo-comportamental. A TREC (anteriormente chamada de terapia racional emotiva, TRE) nasceu das dúvidas de Ellis sobre a eficácia e eficiência do método psicanalítico clássico. Com extenso treinamento e experiência em psicanálise, Ellis foi se desencorajando progressivamente pelas limitações do método psicanalítico e começou a fazer experiências com técnicas mais ativas e diretivas. Enfatizando uma abordagem prática para lidar com os problemas da vida, a TREC foi surgindo gradualmente por um processo clínico de tentativa e erro. Embora os métodos de Ellis fossem considerados heréticos pelos defensores da teoria analítica, o contexto da década de 60, que incluiu o advento da terapia do comportamento e uma crescente aceitação do papel das cognições no comportamento, promoveu uma aceitação mais geral do modelo de Ellis.

O pressuposto de que pensamento e emoção humanos estão significativamente inter-relacionados é central à TREC, como evidenciam as bases teóricas da abordagem terapêutica de Ellis. Por exemplo, o modelo ABC de Ellis propõe que sintomas ou conseqüências neuróticas (C) são determinados pelos sistemas de crença do indivíduo (B) sobre determinadas experiências ou fatos ativadores (A). Doze crenças irracionais básicas, que assumem a forma de expectativas irrealistas ou absolutistas subjacentes à perturbação emocional, foram identificadas por Ellis (1970). O objetivo básico da TREC, então, é identificar e contestar essas crenças irracionais; como se pressupõe que as pessoas têm tendências inatas e adquiridas de pensar e se comportar irracionalmente, o indivíduo deve constantemente monitorar e contestar seus sistemas de crenças básicas para manter um estado de saúde emocional.

A TREC propõe que as pessoas tendem a preservar vigorosamente seus padrões de pensamento irracionais; conseqüentemente, métodos vigorosos de intervenção são necessários para efetuar mudanças significativas e duradouras. Sendo uma abordagem multidimensional, a TREC incorpora técnicas cognitivas, emotivas e comportamentais a seu repertório, com determinados exercícios que incluem, por exemplo, automonitoramento dos pensamentos, biblioterapia, imagens racional-emotivas, métodos de relaxamento e treinamento de habilidades (Ellis, 1979b). Entretanto, para auxiliar os indivíduos a abandonarem suas crenças irracionais, a ferramenta terapêutica básica continua sendo um "método lógico-empírico de questionamento, contestação e discussão científicos" (Ellis, 1979a, p.20).

A TREC se distingue das outras abordagens cognitivo-comportamentais por sua ênfase filosófica, particularmente numa filosofia racional. Ellis (1980) identificou como principais metas da TREC o interesse por si mesmo, o interesse social, a auto-orientação, a tolerância consigo mesmo e com os outros, a flexibilidade, a aceitação da incerteza, o comprometimento com interesses vitais, a auto-aceitação, o pensamento científico e uma perspectiva não-utópica sobre a vida, os quais refletem uma visão distintamente filosófica. Por fim, os indivíduos que adotam esse tipo de filosofia racional, supõe a TREC, experimentarão um mínimo de perturbação emocional.

A TREC não sofreu nenhuma reformulação importante, em termos de teoria ou prática, desde sua introdução; assim, *Reason and emotion in psychotherapy* (1962), livro em que Ellis apresenta a conceitualização original da terapia racional-emotiva, continua sendo uma referência básica para essa abordagem. A TREC produziu um volume considerável de publicações (Dryden e Ellis, 1988, 2001); entretanto, o que falta são dados objetivos sobre sua validade e utilidade (Mahoney, 1979). Embora a maioria dos artigos publicados sobre TREC no passado tenha sido escrita por seus expoentes, uma literatura emergente indica que a TREC está começando a receber um exame empírico objetivo (Haaga e Davison, 1995; Kendall e Bemis, 1983).

Terapia cognitiva

Como Ellis, Aaron Beck, o principal autor da terapia cognitiva, originalmente fez treinamento psicanalítico e começou a questionar cada vez mais o método psicanalítico no início da década de 60. Beck observou que, embora a psicanálise enfatizasse conceitualizações afetivo-motivacionais da depressão e, em grande medida, ignorasse fatores cognitivos associados com o transtorno, uma pesquisa por ele realizada sobre o conteúdo temático das cognições de pacientes psiquiátricos demonstrou a importância da cognição nas neuroses (Beck, 1963). Beck descobriu que pacientes com transtornos neuróticos comuns, incluindo depressão, apresentavam distorções sistemáticas e consistentes em seus padrões de pensamento. Com base nessa observação, ele desenvolveu uma tipologia das distorções cognitivas que identificava e descrevia esses erros sistemáticos. A tipologia de Beck inclui os conceitos hoje conhecidos de abstração seletiva, inferência arbitrária, hipergeneralização, maximização e minimização.

O modelo de Beck foi aperfeiçoado em diversos textos (Beck, 1967, 1976; Beck et al., 1979). Ao longo desses desenvolvimentos, entretanto, as características essenciais da terapia cognitiva foram mantidas. O modelo cognitivo enfatiza especialmente a influência negativa do pensamento distorcido e das avaliações cognitivas irrealistas dos fatos sobre nossos sentimentos e comportamentos; assim pressupõe-se que o modo como um determinado indivíduo estrutura a realidade determina a condição afetiva desse indivíduo. O modelo de Beck propõe ainda um relacionamento recíproco entre afeto e cognição, em que o crescente comprometimento emocional e cognitivo pode resultar do reforço de um sobre o outro (Beck, 1971).

Igualmente fundamental à terapia cognitiva é o sugerido papel dos esquemas, sendo definidos como "*estruturas internas relativamente duradouras de características genéricas ou prototípicas armazenadas de estímulos, idéias ou experiências que são utilizadas para organizar novas informações de um modo significativo, deste modo determinando como os fenômenos são percebidos e conceitualizados*" (Clark, Beck, Alford, 1999, p.79, itálicos no original), no transtorno psicológico. Os esquemas são hipoteticamente adquiridos cedo no desenvolvimento de um indivíduo e atuam como "filtros" pelos quais são processadas as informações e experiências correntes. Os esquemas de indivíduos bem adaptados possibilitam avaliações realistas, enquanto os de indivíduos desadaptados levam à distorção da realidade, promovendo transtorno psicológico (Beck, 1976). Na depressão, por exemplo, os processos esquemáticos do indivíduo supostamente são dominados por uma tríade cognitiva negativa, em que o indivíduo deprimido vê a si mesmo, o mundo e o futuro de forma negativa (Hollon e Beck, 1979).

Como reflexo do modelo no qual ela se baseia, o objetivo da terapia cognitiva é promover avaliações realistas e adaptativas dos fatos da vida em lugar de distorções. Utiliza-se uma abordagem colaborativa psicoeducacional de tratamento, na qual experiências de aprendizagem específicas visam ensinar os clientes a: primeiro, monitorar os pensamentos automáticos; segundo, reconhecer as relações entre cognição, afeto e comportamento; terceiro, testar a validade dos pensamentos automáticos; quarto, substituir os pensamentos distorcidos por cognições mais realistas; e quinto, identificar e alterar as crenças, pressupostos ou esquemas subjacentes aos padrões errôneos de pensamento (Kendall e Bemis, 1983).

Um volume considerável de pesquisas avaliou empiricamente a teoria cognitiva da psicopatologia e as técnicas cognitivas de Beck, grande parte delas apoiando a eficácia da terapia cognitiva (Clark, Beck, Alford, 1999; Ingram, Miranda, Segal, 1998). A terapia cognitiva para depressão atualmente é vista como uma alternativa viável para as intervenções comportamentais ou bioquímicas (DeRubeis, Tang, Beck, 2001; Hollon e Beck, 1979; Hollon, DeRubeis, Evans, 1996); no tratamento da ansiedade, demonstrou-se que a terapia cognitiva é mais eficaz do que a farmacoterapia. Ainda que a terapia cognitiva tenha sido aplicada a uma ampla gama de transtornos mentais, a generalização da teoria e da terapia de Beck precisa ser mais pesquisada (Clark, Beck Alford, 1999). Desde seu princípio, há aproximadamente 40 anos, a terapia cognitiva de Beck tem tido um impacto significativo tanto entre pesquisadores quanto clínicos, o que provavelmente continuará acontecendo por algum tempo (Dobson e Khatri, 2000).

Outras formas de terapia cognitivo-comportamental

Embora a terapia racional-emotivo-comportamental de Ellis e a terapia cognitiva de Beck possivelmente sejam as formas mais conhecidas e influentes de TCC, elas certamente não são as únicas abordagens cognitivo-comportamentais. Numerosas variantes da TCC surgiram com o passar dos anos, alcançando graus variados de aplicação e êxito (Dobson e Dozois, 2001). A presente discussão fará uma breve análise de algumas das formas mais influentes, com o intuito de destacar tanto a diversidade quanto a semelhança entre as terapias cognitivo-comportamentais.

Uma TCC que surgiu na década de 1970 é a reestruturação racional sistemática (RRS) de Marvin Goldfried (Goldfried, Decenteceo, Weinberg, 1974). Goldfried, como um número cada vez maior de clínicos e pesquisadores de orientação comportamental desse período, defendia a incorporação dos processos cognitivos nos modelos de comportamento humano. Contrastando o modelo de contracondicionamento de Wolpe (1958), Goldfried conceitualizou uma dessensibilização sistemática em termos de um modelo mediacional geral, em que a dessensibilização era vista como uma capacidade de auto-relaxamento que poderia ser ensinada aos clientes; a RRS se desenvolveu a partir da orientação de habilidades de enfrentamento de Goldfried.

Presumindo que repertórios de enfrentamento mais efetivos podem ser adquiridos se o indivíduo aprender a modificar conjuntos cognitivos inadaptativos empregados automaticamente diante de situações causadoras de ansiedade, a RRS visa ensinar os clientes a perceber indicadores situacionais com mais precisão. Utilizando técnicas tais como métodos de relaxamento, ensaio comportamental, tarefas *in vivo*, modelagem e biblioterapia (Goldfried e Davison, 1976), o objetivo final da RRS, como abordagem de habilidades de enfrentamento, é auxiliar os clientes a enfrentar as futuras dificuldades da vida de maneira independente, fornecendo-lhes recursos pessoais adequados para isso. Em comparação com alguns outros programas de treinamento de habilidades de enfrentamento, a RRS tem recebido pouca atenção dos pesquisadores, situação que, espera-se, possa mudar com trabalhos futuros.

Mais ou menos na mesma época em que Goldfried (1971) propôs sua reconceitualização da dessensibilização sistemática, Suinn e Richardson (1971) apresentaram seu programa de treinamento do manejo da ansiedade (TMA). Em resposta às diversas falhas identificadas nas técnicas de dessensibilização, a TMA foi desenvolvida como uma abordagem não-específica para o controle da ansiedade, oferecendo aos clientes um breve programa de treinamento das habilidades de enfrentamento, o qual pode ser aplicado a uma ampla gama de áreas problemáticas. O objetivo da TMA é ensinar os clientes a controlar seus sentimentos de ansiedade pela utilização de habilidades de relaxamento e de competência. O tratamento consiste em um treinamento inicial em relaxamento muscular, seguido de visualização de cenas causadoras de ansiedade e prática das habilidades de relaxamento e/ou resposta competente imaginada pelo cliente (Suinn, 1972). Embora existam algumas evidências da eficácia dessa estratégia de enfrentamento (Suinn, 1995), a carência geral de pesquisas empíricas sem dúvida prejudicou o desenvolvimento dessa abordagem cognitivo-comportamental em relação às outras.

O treinamento de auto-instrução, desenvolvido por Donald Meichenbaum nos anos 70, é uma terceira variante da TCC. Meichenbaum executou um programa de pesquisas a longo prazo para investigar o papel dos fatores cognitivos na modificação do comportamento (Meichenbaum, 1973, 1977), com foco especial na relação entre auto-instrução verbal e comportamento. Para verificar a proposição de que comportamentos ocultos operam de acordo com os mesmos princípios e são receptivos às mesmas estratégias de modificação que os comportamentos explícitos (Meichenbaum, 1973), Meichenbaum desenvolveu um programa de treinamento auto-instrucional (TAI), o qual posteriormente se mostrou eficaz no tratamento das deficiências mediacionais de crianças impulsivas (Meichenbaum e Goodman, 1971). O TAI, conseqüentemente, tem sido aprimorado e aplicado em diversos transtornos psicológicos, tais como fobia, esquizofrenia e ansiedade para falar em público e fazer provas (Mahoney, 1974). Por sua ênfase em tarefas graduadas, modelagem cognitiva, treinamento mediacional dirigido e auto-reforço, o TAI, sem dúvida, reflete a origem comportamental de Meichenbaum. O paradigma básico de tratamento é flexível e pode ser adaptado a determinadas populações clínicas, sendo que muitos trabalhos comprovam a utilidade do TAI para uma variedade de transtornos psicológicos. Não obstante, a atenção ao TAI pode começar a diminuir, devido ao recente interesse de Meichenbaum por abordagens alternativas de tratamento.

O treinamento de inoculação de estresse, outra terapia cognitivo-comportamental que apareceu nos anos 70, surgiu a partir do interesse pela possível eficácia terapêutica das abordagens de habilidades de enfrentamento com múltiplos componentes. Após uma análise da literatura então disponível sobre estresse, Meichenbaum (1977) enfatizou a importância de aprender a lidar com níveis moderados de estresse como modo de facilitar a manutenção e generalização do tratamento; o treinamento de inoculação de estresse se baseia na premissa teórica de que, ao aprenderem a lidar com níveis moderados de estresse, os clientes ficam essencialmente "inoculados" contra níveis incontroláveis do mesmo. O tratamento que utiliza essa abordagem foi operacionalizado com três etapas que empregam uma gama de exercícios comportamentais e habilidades cognitivas (Meichenbaum e Cameron, 1973); desde sua introdução, em 1973, a técnica tem sido aplicada a diversos problemas, incluindo ansiedade, raiva e dor (Meichenbaum e Deffenbacher, 1988; Meichenbaum e Jaremko, 1983; Meichenbaum e Turk, 1976). Elaborou-se um manual clínico detalhado (Meichenbaum, 1985), e muitos estudos foram realizados (vide Meichenbaum, 1993, para uma análise). Apesar de existirem alguns problemas e lacunas na base de dados disponível, muitos consideram o treinamento de inoculação de estresse uma maneira útil de desenvolver habilidades gerais de enfrentamento.

A terapia de resolução de problemas (TRP) também surgiu na década de 70. Em 1971, D'Zurilla e Goldfried propuseram a aplicação da teoria e da pesquisa de resolução de problemas à modificação do comportamento; a terapia de resolução de problemas foi conceitualizada como uma variante do treinamento de autocontrole, em que se enfatizava a importância de treinar o cliente para funcionar como seu próprio terapeuta. O tratamento visa a uma mudança comportamental "generalizada" e envolve treinar os clientes em habilidades básicas de resolução de problemas, que subseqüentemente são aplicadas a situações problemáticas reais. Embora os dados disponíveis realmente sustentem a relação entre habilidades de resolução de problemas e psicopatologia (D'Zurilla e Nezu, 1982; Spivack e Shure, 1974), a importância das habilidades de resolução de problemas individuais continua em discussão. De qualquer forma, as TRPs têm sido desenvolvidas e utilizadas em uma variedade de situações, tais como prevenção e manejo do estresse (D'Zurilla, 1990), manejo da raiva (Crick e Dodge, 1994), depressão (Nezu, 1986) e enfrentamento de câncer (Nezu et al., 1998). A flexibilidade e o pragmatismo dessas abordagens, juntamente com a recém elaborada segunda edição de uma abordagem geral de resolução de problemas (D'Zurilla e Nezu, 1999), sem dúvida contribuirão para o contínuo interesse pelas terapias de resolução de problemas, especialmente por parte de terapeutas que buscam programas de tratamento abrangentes.

Finalmente, a década de 1970 também testemunhou o desenvolvimento da terapia de autocontrole (Fuchs e Rehm, 1977). Esta abordagem terapêutica baseou-se no modelo de autocontrole da depressão de Rehm (1977). A terapia de autocontrole se fundamenta na aplicação seqüencial de três processos de auto-regulação – automonitoramento, auto-avaliação e auto-reforço – originalmente propostos por Kanfer (1970, 1971) e adaptados por Rehm para explicar a natureza multivariada da sintomatologia depressiva. Cada um dos seis déficits de autocontrole são abordados ao longo do tratamento, inclusive como eles se relacionam causalmente com a depressão e como podem ser remediados, o que visa ensinar aos clientes habilidades de autocontrole por meio de diversas estratégias, como tarefas comportamentais, automonitoramento, discussão em grupo e utilização de modelagem. Embora o modelo de autocontrole de Rehm pareça ter potencial como modelo geral de psicopatologia, sua generalidade além da depressão infelizmente ainda não foi pesquisada (Rokke e Rehm, 2001), situação a ser melhorada por futuras investigações.

Desenvolvimentos recentes: terapias estruturais e construtivistas

Uma abordagem cognitiva estrutural na psicoterapia foi introduzida por Guidano e Liotti no início dos anos 80. Observando que a teoria da aprendizagem tinha limitado potencial explicativo, os autores realizaram 10 anos de pesquisa clínica e uma extensa investigação em uma ampla variedade de áreas de conhecimento, que incluíam epistemologia evolucionista, teoria da aprendizagem social, psicologia cognitiva, teoria psicodinâmica, terapia comportamental e terapia cognitiva, o que culminou em seu livro *Cognitive processes and emotional disorders* (1983). Fundamental à concepção de transtorno emocional e psicoterapia desses autores é a ênfase dada ao desenvolvimento e ao papel ativo do conhecimento do indivíduo sobre si mesmo e sobre o mundo. Fortemente fundamentado na teoria do apego de Bowlby (1977), eles afirmaram que um autoconceito distorcido ou rígido, que pode ser atribuído aos primeiros relacionamentos importantes na vida, resulta em uma incapacidade de assimilar as experiências da vida, o que, por sua vez, provoca desajustamento, subseqüente sofrimento emocional e disfunção cognitiva. Postula-se que diferentes síndromes clínicas correspondem a diferentes padrões anormais de apego.

Escritos subseqüentes de Guidano (1987, 1991) expandiram a formulação original e enfatizaram a idéia de que a organização cognitiva de um indivíduo, incluindo teorias causais, pressupostos básicos e regras tácitas de inferência que determinam o conteúdo dos pensamentos, desempenha papel causal nos comportamentos problemáticos. Assim, a psicoterapia procura mudar essas estruturas cognitivas disfuncionais, processo que começa com a identificação e modificação de estruturas cognitivas superficiais e, posteriormente, de estruturas cognitivas profundas, ou seja, as teorias causais implícitas mantidas pelo paciente. Os terapeutas estruturais estimulam seus pacientes a adotar a abordagem de resolução de problemas empírica do cientista; a terapia envolve uma variedade de técnicas comportamentais e cognitivas, tais como inundação mental, dessensibilização sistemática, treinamento em habilidades de resolução, procedimentos de resolução de problemas e reestruturação racional. Uma "revolução pessoal" (Mahoney, 1980; Guidano, 1991), em que o paciente rejeita sua visão anterior de si mesmo e do mundo em favor de um sistema de crenças mais adaptativo, é o objetivo final e a conclusão do processo terapêutico.

Estratégias terapêuticas como a identificação e a modificação de estruturas cognitivas são apenas um dos paralelos entre os escritos daqueles que defendem uma perspectiva cognitivo-comportamental, como Beck, Rush, Shaw, Emery (1979), Ellis (1962) e Mahoney (1977), e aqueles alinhados com a abordagem estrutural na terapia, como Guidano (1991). Entretanto, existem diferenças importantes entre a primeira perspectiva, que pode ser chamada de abordagem racional, e a segunda, que pode ser considerada uma abordagem pós-racional (Mahoney, 1995). Por exemplo, o pressuposto filosófico de que realmente existe um mundo externo, que pode ser percebido correta ou incorretamente, seria mantido por Beck e autores afins, mas não o seria por Guidano, o qual, principalmente em seus escritos posteriores, expressou estar cada vez mais interessado no "valor de *validade*" das estruturas cognitivas, mais do que em seu "valor de *verdade*".

A psicoterapia construtivista amplia ainda mais a distinção entre as abordagens racional e pós-racional (Mahoney, 1995; Neimeyer, 1993, 1995; Neimeyer e Raskin, 2001). Na medida em que o indivíduo é visto como um cientista pessoal imperfeito que compreende a partir das experiências e organiza as escolhas no mundo utilizando construtos cognitivos, a terapia construtivista se concentra em identificar preferências no comportamento e compreender como se dá significado à experiência. Enfatiza-se o processo de dar significado e fazer conexões entre as experiências, em oposição ao conteúdo do que está sendo pensado; como resultado, a terapia consiste em exercícios facilitadores que enfatizam o processo de pensamento e a produção de significado, em vez de exercícios corretivos em torno do conteúdo do pensamento.

Embora a terapia construtivista em geral tenha uma estreita afinidade com as escolas filosóficas da hermenêutica e com as abordagens narrativa e discursiva na psicologia, é importante reconhecer que, no construtivismo, as terapias podem ser consideradas dimensionais e colocadas em um *continuum,* dependendo do grau em que "são mais novas, ou mesmo radicalmente divergentes de uma perspectiva tradicional de terapia cognitiva" (Neimeyer e Raskin, 2001, p.396). A análise crítica do discurso, por exemplo, pode ser colocada em um ponto de vista extremo, sustentando a posição epistemológica de que a realidade *só* existe na mente do indivíduo. A coerência da mentalidade de um indivíduo é o único determinante da saúde mental, e, uma vez que as pessoas são vistas contextualmente, conceitos predeterminados de saúde e doença – inclusive a nomenclatura diagnóstica – tornam-se irrelevantes. Conseqüentemente, o tratamento deixa de ser um processo de recuperação de um determinado diagnóstico.

A relação entre as terapias construtivistas e cognitivo-comportamentais claramente começa a se romper em extremos como a análise crítica do discurso. A compatibilidade teórica entre os modelos construtivista e cognitivo-comportamental tem sido questionada (p. ex., Neimeyer e Raskin, 2001); enquanto alguns dos antes defensores das terapias cognitivas e cognitivo-comportamentais mais tradicionais adotaram, em graus variados, tratamentos com base em princípios construtivistas (p. ex., Mahoney, 1991; Meichenbaum, 1994; Young,

1994), outros, ao sugerirem que as terapias precisam "voltar à realidade" (Held, 1995), criticaram mais diretamente o movimento de aproximação ao construtivismo. "O capítulo final das abordagens construtivistas na psicoterapia", assinalou-se, "ainda precisa ser escrito"; e também é preciso determinar o grau em que estas abordagens se alinharão com as terapias cognitivo-comportamentais, ou se serão consideradas abordagens alternativas ou mesmo antagônicas (Dobson e Dozois, 2001, p.26).

CARACTERÍSTICAS COMUNS E DISTINTAS DAS TERAPIAS COGNITIVO-COMPORTAMENTAIS

Como evidenciado pela discussão anterior, muitas abordagens terapêuticas de uso comum são de natureza cognitivo-comportamental, sendo possível identificar diversas características importantes por elas compartilhadas. Conforme já discutido, uma das características definidoras das abordagens cognitivo-comportamentais é a adoção da posição mediacional e dos pressupostos fundamentais associados de que a atividade cognitiva influencia o comportamento, podendo ser monitorada e alterada, e de que o comportamento desejado pode ser influenciado por meio de mudança cognitiva (Dobson e Dozois, 2001). O legado comportamental das TCCs é, evidentemente, mais um ponto comum no sentido de que muitas abordagens cognitivo-comportamentais utilizam princípios e técnicas comportamentais para conduzir a terapia e avaliar sua evolução.

Além desses pressupostos centrais e definidores, outras semelhanças teóricas podem ser identificadas entre as abordagens cognitivo-comportamentais. Adicionalmente, sugeriram-se diversos pontos em comum entre conjuntos limitados de TCCs. Por exemplo, um esquema útil para a identificação tanto de semelhanças quanto de diferenças entre as diversas terapias cognitivo-comportamentais foi sugerido por Kendall e Kriss (1983), que propõem que as TCCs podem ser caracterizadas utilizando-se cinco dimensões: a orientação teórica da abordagem e o objetivo teórico da mudança, as características do relacionamento cliente-terapeuta, as metas cognitivas da mudança, o tipo de evidência utilizado para avaliação cognitiva e o grau em que se enfatiza o autocontrole do cliente.

Além disso, as diversas terapias cognitivo-comportamentais têm alguns pontos em comum que não são teoricamente essenciais (Dobson e Dozois, 2001). Primeiro, em contraste com a terapia psicanalítica de longo prazo, a maioria das TCCs têm tempo limitado, sendo que muitos manuais de tratamento recomendam de 12 a 14 sessões (Chambless et al., 1996). Em segundo, quase todas as TCCs são aplicadas a problemas ou transtornos específicos, o que reflete o legado da terapia comportamental e explica, em parte, sua característica de tempo limitado. Mais do que implicar uma limitação das TCCs, sua focalização em problemas reflete o desejo constante de documentar efeitos terapêuticos, permite a determinação de limites terapêuticos e, possivelmente, poderia possibilitar a seleção da terapia mais eficaz para um determinado problema.

As TCCs também têm um terceiro ponto em comum, o pressuposto do controle do paciente, que enfatiza o indivíduo como sujeito atuante em sua própria vida. Esse pressuposto torna-se possível pelos tipos de problemas que as terapias cognitivo-comportamentais normalmente tratam, os quais incluem situações e transtornos mais leves, problemas de autocontrole e capacidade de resolução de problemas. Relacionada com o pressuposto do controle do paciente, existe uma quarta semelhança, a de que muitas TCCs têm, explícita ou implicitamente, uma natureza educativa, em que o paciente pode aprender o modelo terapêutico e ter acesso à fundamentação de intervenção, o que se coloca em nítido contraste com outras abordagens, como a da terapia psicanalítica tradicional (Blanck, 1976; Kohut, 1971). Uma extensão direta do processo educativo é o quinto ponto em comum, o de que a maioria das TCCs tem por objetivo que o paciente, no decorrer da terapia, aprenda sobre o processo terapêutico. Além de superar o problema que o trouxe à terapia, o paciente adquire algumas habilidades terapêuticas que ele mesmo pode aplicar caso seu problema volte a ocorrer no futuro.

Sem dúvida, as terapias que podem ser identificadas como de orientação cognitivo-comportamental compartilham diversas semelhanças teóricas e práticas. Entretanto, como evidenciado até no breve apanhado das TCCs mais importantes feito neste capítulo, existe também uma diversidade muito concreta de modelos e técnicas específicas. Na verdade, basta examinar os capítulos de um livro como *Handbook of cognitive-behavioral therapies* (Dobson, 2001) para entender a observação de que "afirmar que existe apenas uma abordagem cognitivo-comportamental é tão adequado quanto dizer que existe uma terapia psicanalítica monolítica" (Dobson e Dozois, 2001, p.29). A identificação de diferenças entre terapias específicas é fortalecida pela aplicação de uma estrutura semelhante à fornecida por Kendall e Kriss (1983).

Embora a existência de diversidade entre elas seja inegável, não há, na atualidade, uma taxonomia adequada para as terapias cognitivo-comportamentais, cujo desenvolvimento beneficiaria de inúmeras formas o campo (Dobson, Backs-Dermott, Dozois, 2000). Pelo menos duas áreas que necessitam de teoria e pesquisa adicionais para ajudar a melhor diferenciar as TCCs foram identificadas: a inclusão da definição de fenômenos cognitivos tanto em termos de construto quanto de processo e a sobreposição procedural atualmente existente entre as diversas TCCs (Dobson e Dozois, 2001).

Desde sua introdução, há aproximadamente 40 anos, o campo da terapia cognitivo-comportamental tem-se desenvolvido dramaticamente; atualmente, existem à disposição diversos modelos cognitivo-comportamentais comprovadamente eficazes (Chambless et al., 1996; Dobson, Backs-Dermott, Dozois, 2000). É notável que as TCCs estejam adquirindo ascendência com as recentes tendências em favor de terapias empiricamente comprovadas, e também com o que foi chamado de prática baseada em evidências (Chambless e Ollendick, 2000; Norcross, Hedges, Prochaska, 2002).

Na verdade, visto que os sistemas de saúde em diversas partes do mundo se esforçam para conter custos e melhorar a relação custo-benefício dos vários tratamentos de saúde mental, parece provável que a terapia cognitivo-comportamental continuará se destacando entre as diversas modalidades psicoterapêuticas oferecidas. Assim, embora inúmeras áreas continuem necessitando de mais investigações, se tomarmos como indicação o constante progresso na pesquisa e na prática evidenciado ao longo da história das TCCs, o futuro desse campo irá, sem dúvida, testemunhar um progresso contínuo.

REFERÊNCIAS BIBLIOGRÁFICAS

BANDURA, A. Vicarious processes: a case of no-trial learning. In: BERKOWITZ, L. (Ed.). *Advances in experimental social psychology*. New York: Academic Press, 1965. v.2.

_____. Vicarious and self-reinforcement processes. In: GLASER, R. (Ed.). *The nature of reinforcement*. New York: Academic Press, 1971.

_____. *Self-efficacy:* the exercise of control. New York: W.H. Freeman & Company, 1997.

BECK, A.T. Thinking and depression: 1. Idiosyncratic content and cognitive distortions. *Archives of General Psychiatry*, v.9, p.36-46, 1963.

_____. *Depression:* causes and treatment. Philadelphia: University of Pennsylvania, 1967.

_____. Cognitive therapy: nature and relation to behavior therapy. *Behavior Therapy*, v.1, p.184-200, 1970.

_____. Cognition, affect, and psychopathology. *Archives of General Psychiatry*, v.24, p.495-500, 1971.

_____. *Cognitive therapy and the emotional disorders*. New York: International Universities, 1976.

BECK, A.T. et al. *Cognitive therapy of depression*. New York: Guilford, 1979.

BERMAN, J.S.; MILLER, R.C.; MASSMAN, P.J. Cognitive therapy versus systematic desensitization: is one treatment superior? *Psychological Bulletin*, v.97, p.451-61, 1985.

BLANCK, G. Psychoanalytic technique. In: WOLMAN, B.J. (Ed.). *The therapist's handbook*. New York: Van Nostrand Reinhold, 1976.

BLANKSTEIN, K.R.; SEGAL, Z.V. Cognitive assessment: issues and methods. In: DOBSON, K.S. (Ed.). *Handbook of cognitive-behavioral therapies*. 2. ed. New York: Guilford, 2001. p.40-85.

BOWLBY, J. The making and breaking of affectional bonds: 1. Etiology and psychopathology in the light of attachment theory. *British Journal of Psychiatry*, v.130, p.201-10, 1977.

BREGER, L.; MCGAUGH, J.L. Critique and reformulation of "learning-theory" approaches to psychotherapy and neurosis. *Psychological Bulletin*, v.63, p.338-58, 1965.

CAUTELA, J.R. Covert sensitization. *Psychological Reports*, v.20, p.459-68, 1967.

_____. Behavior therapy and self-control: techniques and implications. In: FRANKS, C.M. (Ed.). *Behavior therapy*: appraisal and status. New York: McGraw-Hill, 1969.

CHAMBLESS, D.; HOLLON, S.D. Defining empirically supported therapies. *Journal of Consulting and Clinical Psychology*, v.66, p.7-18, 1998.

CHAMBLESS, D. et al. An update on empirically validated therapies. *Clinical Psychologist*, v.49, p.5-18, 1996.

CHAMBLESS, D.; OLLENDICK, T.H. Empirically supported psychological interventions: controversies and evidence. *Annual Review of Psychology*, v.52, p.685-716, 2000.

CLARK, D.A. Twenty years of cognitive assessment: current status and future directions. *Journal of Consulting and Clinical Psychology*, v.65, p.996-1000, 1997.

CLARK, D.A.; BECK, A.T.; ALFORD, B.A. *Scientific foundations of cognitive theory and therapy of depression*. New York: Wiley, 1999.

COYNE, J.C. Thinking interactionally about depression: a radical restatement. In: JOINER, T.; COYNE, J.C. (Eds.). *The interactional nature of depression*. Washington: American Psychological Association, 1999. p.365-92.

CRICK, N.R.; DODGE, K.A. A review and reformulation of social information-processing mechanisms in children's social adjustment. *Psychological Bulletin*, v.115, p.73-101, 1994.

DERUBEIS, R.J.; TANG, T.Z.; BECK, A.T. Cognitive therapy. In: DOBSON, K.S. (Ed.). *Handbook of cognitive-behavioral therapies*. 2. ed. New York: Guilford, 2001. p.349-392.

DOBSON, K.S. (Ed.). *Handbook of cognitive-behavioral therapies*. 2. ed. New York: Guilford, 2001.

DOBSON, K.S.; CRAIG, K.S. (Eds.). *Advances in cognitive-behavioral therapy*. Thousand Oaks: Sage, 1996.

DOBSON, K.S.; DOZOIS, D.J.A. Historical and philosophical bases of the cognitive-behavioral therapies. In: DOBSON, K.S. (Ed.). *Handbook of cognitive-behavioral therapies*. 2. ed. New York: Guilford, 2001. p.3-39.

DOBSON, K.S.; KHATRI, N. Cognitive therapy: looking backward, looking forward. *Journal of Clinical Psychology*, v.56, p.907-23, 2000.

DOBSON, K.S.; BACKS DERMOTT, B.J.; DOZOIS, D. Cognitive and cognitive-behavioral therapies. In: SNYDER, C.R.; INGRAM, R.E. (Eds.). *Handbook of psychological change*: psychotherapy processes and practices for the 21st century. New York: John Wiley & Sons, 2000. p.409-28.

DRYDEN, W.; ELLIS, A. Rational-emotive therapy. In: DOBSON, K.S. (Ed.). *Handbook of cognitive-behavioral therapy*. New York: Guilford, 1988. p.214-72.

_____. Rational emotive behavior therapy. In: DOBSON, K.S. (Ed.). *Handbook of cognitive-behavioral therapies*. 2. ed. New York: Guilford, 2001. p.295-348.

DUSH, D.M.; HIRT, M.L.; SCHROEDER, H. Self-statement modification with adults: a meta-analysis. *Psychological Bulletin*, v.94, p.408-22, 1983.

D'ZURILLA, T.J. Problem-solving training for effective stress management and prevention. *Journal of Cognitive Psychotherapy: An International Quarterly*, v.4, p.327-55, 1990.

D'ZURILLA, T.J.; GOLDFRIED, M.R. Problem-solving and behavior modification. *Journal of Abnormal Psychology*, v.78, p.107-126, 1971.

D'ZURILLA, T.J.; NEZU, A. Social problem solving in adults. In: KENDALL, A.C. (Ed.). *Advances in cognitive-behavioral research and therapy*. New York: Academic Press, 1982. v.1.

_____. *Problem-solving therapy*: a social competence approach to clinical intervention. 2. ed. New York: Springer, 1999.

ELLIS, A. *Reason and emotion in psychotherapy*. New York: Stuart, 1962.

_____. *The essence of rational psychotherapy*: a comprehensive approach to treatment. New York: Institute for Rational Living, 1970.

_____. *Humanistic psychotherapy*. New York: McGraw-Hill, 1973.

_____. The basic clinical theory of rational emotive therapy. In: ELLIS, A.; WHITELEY, M.M. (Eds.). *Theoretical and empirical foundations of rational-emotive therapy*. Monterey: Brooks/Cole, 1979a.

_____. The practice of rational emotive therapy. In: ELLIS, A.; WHITELEY, J.M. (Eds.). *Theoretical and empirical foundations of rational-emotive therapy*. Monterey: Brooks/Cole, 1979b.

_____. Rational-emotive therapy and cognitive-behavior therapy: similarities and differences. *Cognitive Research and Therapy*, v.4, p.325-40, 1980.

EYSENCK, H. *The effects of psychotherapy*. New York: Science House, 1969.

FUCHS, C.Z.; REHM, L.P. A self-control behavior therapy program for depression. *Journal of Consulting and Clinical Psychology*, v.45, p.206-15, 1977.

GLOGCUEN, V. et al. A meta-analysis of the effects of cognitive therapy in major depression. *Journal of Affective Disorders*, v.49, p.59-72, 1998.

GOLDFRIED, M.R. Systematic desensitization as training in self-control. *Journal of Consulting and Clinical Psychology*, v.37, p.228-34, 1971.

GOLDFRIED, M.R.; DAVISON, G.C. *Clinical behavior therapy*. New York: Holt, Rinehart & Winston, 1976.

GOLDFRIED, M.R.; DECENTECEO, E.T.; WEINBERG, L. Systematic rational restructuring as a self-control technique. *Behavior Therapy*, v.5, p.247-54, 1974.

GRANVOLD, D.K. (Ed.). *Cognitive and behavioral treatment: methods and applications*. Belmont: Wadsworth, 1994.

GUIDANO, V.F. *Complexity of the self*. New York: Guilford, 1987.

_____. *The self in process*. New York: Guilford, 1991.

GUIDANO, V.F.; LIOTTI, G. *Cognitive processes and emotional disorders*: a structural approach to psychotherapy. New York: Guilford, 1983.

HAAGA, D.A.F.; DAVISON, G.C. An appraisal of rational-emotive therapy. *Journal of Consulting and Clinical Psychology*, v.61, p.215-20, 1995.

HAMILTON, V. An information processing approach to neurotic anxiety and the schizophrenias. In: HAMILTON, V.; WARBURTON, D.M. (Eds.). *Human stress and cognition*: an information processing approach. Chichester: Wiley, 1979.

_____. An information processing analysis of environmental stress and life crises. In: SARASON, I.G.; SPIELBERGER, C.D. (Eds.). *Stress and anxiety*. Washington: Hemisphere, 1980. v.7.

HELD, B.S. *Back to reality*: a critique of postmodern theory in psychotherapy. New York: W.W. Norton & Company, 1995.

HOLLON, S.D.; BECK, A.T. Cognitive therapy of depression. In: KENDALL, P.C.; HOLLON, S.D. (Eds.). *Cognitive-behavioral interventions*. New York: Academic Press, 1979.

_____. Cognitive and cognitive-behavioral therapies. In: BERGIN, A.E.; GARFIELD, S.L. (Eds.). *Handbook of psychotherapy and behavior change*. 4. ed. New York: Wiley, 1994. p.428-66.

HOLLON, S.D.; DERUBEIS, R.J.; EVANS, M.D. Cognitive therapy in the treatment and prevention of depression. In: SALKOVSKIS, P.M. (Ed.). *Frontiers of cognitive therapy*. New York: Guilford, 1996. p.293-317.

INGRAM, R.E.; KENDALL, P.C. Cognitive clinical psychology: implications of an information processing perspective. In: INGRAM, R.E. (Ed.). *Information processing approaches to clinical psychology*. London: Academic Press, 1986. p.3-21.

INGRAM, R.E.; MIRANDA, J.; SEGAL, Z.V. *Cognitive vulnerability to depression*. New York: Guilford, 1998.

JANOV, A. *The primal scream*. New York: Dell Books, 1970.

KANFER, F.H. Self-regulation: research issues and speculations. In: NEURINGER, C.; MICHAEL, L.L. (Eds.). *Behavior modification in clinical psychology*. New York: Appleton Century-Crofts, 1970.

_____. The maintenance of behavior by self-generated stimuli and reinforcement. In: JACOBS, A.; SACHS, L.B. (Eds.). *The psychology of private events*: perspectives on covert response systems. New York: Academic Press, 1971.

KAZDIN, A.E. *History of behavior modification*: experimental foundations of contemporary research. Baltimore: University Park, 1978.

KENDALL, P.C.; BEMIS, K.M. Thought and action in psychotherapy: the cognitive-behavioral approaches. In: HERSEN, M.; KAZDIN, A.E.; BELLACK, A.S. (Eds.). *The clinical psychology handbook*. New York: Pergamon, 1983.

KENDALL, P.C.; HOLLON, S.D. (Eds.). *Cognitive-behavioral interventions*. New York: Academic Press, 1979.

KENDALL, P.C.; KRISS, M.R. Cognitive-behavioral interventions. In: WALKER, C.E. (Ed.). *The handbook of clinical psychology*: theory, research, and practice. Illinois: Dow Jones-Irwin, 1983.

KOHUT, H. *The analysis of the self*. New York: International Universities, 1971.

LAZARUS, R.S. *Psychological stress and the coping process*. New York: McGraw-Hill, 1966.

LAZARUS, R.S.; ALFERT, E. Short-circuiting of threat by experimentally altering cognitive appraisal. *Journal of Abnormal and Social Psychology*, v.69, p.195-205, 1964.

LAZARUS, R.S.; AVERILL, J.R. Emotion and cognition: with special reference to anxiety. In: SPIELBERGER, C.D. (Ed.). *Anxiety*: current trends in theory and research. New York: Academic Press, 1972. v.2.

LAZARUS, R.S.; FOLKMAN, C. *Stress, appraisal and coping*. New York: Springer, 1984.

LAZARUS, R.S. et al. The principle of short-circuitry of threat: further evidence. *Journal of Personality*, v.33, p.622-35, 1965.

LEDGEWIDGE, B. Cognitive behavior modification: a step in the wrong direction? *Psychological Bulletin*, v.85, p.353-75, 1978.

LURIA, A.R. *The role of speech in the regulation of normal and abnormal behavior*. New York: Liveright, 1961.

MAHONEY, M.J. *Cognition and behavior modification*. Cambridge: Ballinger, 1974.

_____. Personal science: a cognitive learning therapy. In: ELLIS, A.; GRIEGER, R. (Eds.). *Handbook of rational psychotherapy*. New York: Springer, 1977.

_____. A critical analysis of rational-emotive theory and therapy. In: ELLIS, A.; WHITELEY, J.M. (Eds.). *Theoretical and empirical foundations of rational-emotive therapy*. Monterey: Brooks/Cole, 1979.

_____. Psychotherapy and the structure of personal revolution. In: _____. (Ed.). *Psychotherapy process*. New York: Plenum, 1980.

_____. *Human change processes*. New York: Basic Books, 1991.

_____. The continuing evolution of the cognitive sciences and psychotherapies. In: NEIMEYER, R.A.; MAHONEY, M.J. (Eds.). *Constructivism in psychotherapy*. Washington: American Psychological Association, 1995. p. 39-65.

MAHONEY, M.J.; KAZDIN, A.E. Cognitive-behavior modification: misconceptions and premature evacuation. *Psychological Bulletin*, v.86, p.1044-9, 1979.

MAHONEY, M.J.; THORESEN, C.E. *Self-control*: power to the person. Monterey: Brooks/Cole, 1974.

MEICHENBAUM, D.H. Cognitive factors in behavior modification: modifying what clients say to themselves. In: FRANKS, C.M.; WILSON, G.T. (Eds.). *Annual review of behavior therapy, theory, and practice.* New York: Brunner/Mazel, 1973.

_____. *Cognitive behavior modification.* New York: Plenum, 1977.

_____. *Stress inoculation training:* a clinical guidebook. New York: Pergamon, 1985.

_____. Stress inoculation training: a twenty-year update. In: WOOLFOLK, R.L.; LEHRER, P.M. (Eds.). *Principles and practice of stress management.* New York: Guilford, 1993.

_____. *A clinical handbook/ practical therapist manual for assessing and treating adults with post-traumatic stress disorder.* Waterloo: Institute Press, 1994.

MEICHENBAUM, D.H.; CAMERON, R. Training schizophrenics to talk to themselves. *Behavior Therapy,* v.4, p.515-35, 1973.

MEICHENBAUM, D.H.; DEFFENBACHER, J.L. Stress inoculation training. *Counseling Psychologist,* v.16, p.69-90, 1988.

MEICHENBAUM, D.H.; GOODMAN, J. Training impulsive children to talk to themselves. *Journal of Abnormal Psychology,* v.77, p.127-32, 1971.

MEICHENBAUM, D.; JAREMKO, M. (Eds.). *Stress management and prevention:* a cognitive-behavioral perspective. New York: Plenum, 1983.

MEICHENBAUM, D.; TURK, D. The cognitive-behavioral management of anxiety, anger, and pain. In: DAVIDSON, P. (Ed.). *The behavioral management of anxiety, depression, and pain.* New York: Brunner/Mazel, 1976.

MERLUZZI, T.; GLASS, C.; GENEST, M. *Cognitive assessment.* New York: Guilford, 1981.

MILLER, R.C.; BERMAN, J.S. The efficacy of cognitive behavior therapists: a quantitative review of the research evidence. *Psychological Bulletin,* v.94, p.39-53, 1983.

MISCHEL, W. A cognitive-social learning approach to assessment. In: MERLUZZI, T.; GLASS, C.; GENEST, M. (Eds.). *Cognitive assessment.* New York: Guilford, 1981.

MISCHEL, W.; EBBESEN, E.B.; ZEISS, A. Cognitive and attentional mechanisms in delay of gratification. *Journal of Personality and Social Psychology,* v.21, p.204-18, 1972.

MONAT, A.; AVERILL, J.R.; LAZARUS, R.S. Anticipating stress and coping reactions under various conditions of uncertainty. *Journal of Personality and Social Psychology,* v.24, p.237-53, 1972.

NEIMEYER, R.A. Constructivism and the problem of psychotherapy integration. *Journal of Psychotherapy Integration,* v.3, p.133-57, 1993.

_____. Constructivist psychotherapies: features, foundations and future directions. In: NEIMEYER, R.A.; MAHONEY, M.J. (Eds.). *Constructivism in psychotherapy.* Washington: American Psychological Association, 1995. p.231-46.

NEIMEYER, R.A.; RASKIN, J.D. Varieties of constructivism in psychotherapy. In: DOBSON, K.S. (Ed.). *Handbook of cognitive-behavioral therapies.* 2. ed. New York: Guilford, 2001. p.393-430.

NEISSER, U. *Cognitive psychology.* New York: Appleton-Century-Crofts, 1967.

NEUFELD, R.W.J.; MOTHERSILL, K.J. Stress as an irritant of psychopathology. In: SARASON, I.G.; SPIELBERGER, C.D. (Eds.). *Stress and anxiety.* Washington: Hemisphere, 1980. v.7.

NEZU, A.M. Efficacy of a social problem solving therapy approach for unipolar depression. *Journal of Consulting and Clinical Psychology,* v.54, p.196-202, 1986.

NEZU, A.M. et al. *Helping cancer patients cope:* a problem-solving approach. Washington: American Psychological Association, 1998.

NISBETT, R.E.; WILSON, T.D. Telling more than we can know: verbal reports on mental processes. *Psychological Review,* v. 84, p.231-59, 1977.

NOMIKOS, M.S. et al. Surprise versus suspense in the production of stress reaction. *Journal of Personality and Social Psychology,* v.8, p.204-8, 1968.

NORCORSS, J.C.; HEDGES, M.; PROCHASKA, J.O. The face of 2010: a Delphi poll on the future of psychotherapy. *Professional Psychology: Research & Practice,* v.33, p.316-322, 2002.

PAIVIO, A. *Imagery and verbal processes.* New York: Holt, Rinehart, & Winston, 1971.

RACHMAN, S.J.; WILSON, G.T. *The effects of psychological therapy.* Oxford: Pergamon, 1971.

_____. _____. 2. ed. Oxford: Pergamon, 1980.

REHM, L. A self-control model of depression. *Behavior Therapy,* v.8, p.787-804, 1977.

ROKKE, P.D.; REHM, L.P. Self-management therapies. In: DOBSON, K.S. (Ed.). *Handbook of cognitive-behavioral therapies.* 2. ed. New York: Guilford, 2001. p.173-210.

SEGAL, Z.V.; CLOITRE, M. Methodologies for studying cognitive features of emotional disorder. In: DOBSON, K.S.; KENDALL, P.C. (Eds.). *Psychopathology and cognition.* San Diego: Academic Press, 1993. p.19-50.

SEGAL, Z.V.; SHAW, B.F. Cognitive assessment: Issues and methods. In: DOBSON, K.S. (Ed.). *Handbook of cognitive-behavioral therapies.* New York: Guilford, 1988. p.39-84.

SHAPIRO, D.A.; SHAPIRO, D. Meta-analysis of comparative therapy outcome studies: a replication and refinement. *Psychological Bulletin,* v.92, p.581-604, 1982.

SHAW, B.F.; DOBSON, K.S. Cognitive assessment of depression. In: MERLUZZI, T.; GLASS, C.; GENEST, M. (Eds.). *Cognitive assessment.* New York: Guilford, 1981.

SPIVACK, G.; SHURE, M.B. *Social adjustment of young children.* San Francisco: Jossey-Bass, 1974.

SUINN, R.M. Removing emotional obstacles to learning and performance by visuomotor behavior rehearsal. *Behavior Therapy,* v.3, p.308-10, 1972.

_____. Anxiety management training. In: CRAIG, K.D.; DOBSON, K.S. (Eds.). *Anxiety and depression in adults and children.* Thousand Oaks: Sage, 1995. p.159-79.

SUINN, R.M.; RICHARDSON, F. Anxiety management training: a nonspecific behavior therapy program for anxiety control. *Behavior Therapy,* v.2, p.498-510, 1971.

VYGOTSKY, L.S. *Thought and language.* Cambridge: M.I.T., 1962.

WOLPE, J. *Psychotherapy by reciprocal inhibition.* Stanford: Stanford University, 1958.

YOUNG, J. *Cognitive therapy for personality disorders:* a schema-focused approach. Sarasota: Professional Resource, 1994.

A extinção das memórias no processo terapêutico

3

Iván Izquierdo e Martín Cammarota

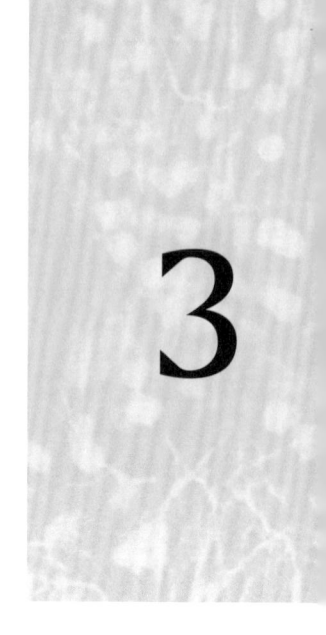

MEMÓRIA

A memória consiste na aquisição, armazenamento e evocação de informações pelo sistema nervoso central (Izquierdo, 2002). O armazenamento é produto de uma longa fase de consolidação, que envolve várias cascatas bioquímicas no hipocampo e em outras estruturas ao longo de pelo menos seis horas (Izquierdo e Medina, 1997). A maioria dessas cascatas é iniciada pela ativação de receptores glutamatérgicos do tipo NMDA (Cammarota et al., 2000). Co-participam nessa fase inicial da consolidação receptores glutamatérgicos AMPA e metabotrópicos (Izquierdo e Medina, 1997). A transmissão nervosa glutamatérgica é a principal forma de transmissão nervosa excitatória.

As informações que geram memórias podem ser provenientes do meio externo, do meio interno ou da evocação de memórias preexistentes no indivíduo (McGaugh, 2000). A maioria das memórias obedece a processos associativos: um estímulo ou conjunto de estímulos associa-se com outro(s) estímulo(s) ou resposta(s). Por exemplo, uma "dica" ou um estímulo sensorial proveniente do meio externo associa-se com outro de índole interna (um mal-estar abdominal, Berman e Dudai, 2001) ou externa (um choque elétrico, McGaugh, 2000; Vianna et al., 2001), estabelecendo um elo entre ambos, de tal maneira que uma nova apresentação do primeiro estímulo gera uma resposta característica do segundo. Este fenômeno é conhecido desde o início do século passado e denomina-se reflexo condicionado (Pavlov, 1956). A "nova" resposta ao estímulo condicionado denomina-se resposta condicionada: ela está, de fato, "condicionada" à prévia associação entre ambos os estímulos (Izquierdo, 2002).

Muitos neurocientistas concebem a geração de memórias como decorrente de reflexos condicionados. Embora isso seja possível, muitas vezes não é prático; principalmente em termos psiquiátricos. Por um lado, existem memórias não-associativas, com mecanismos bioquímicos diferentes dos das associativas: a habituação ou inibição gradual das reações a um estímulo "novidoso" e sem conotação emocional quando este não se associa com outro (Vianna et al., 2000). Por outro lado, na memória humana muitas vezes é difícil distinguir um estímulo do outro, particularmente em se tratando de memórias complexas ou de memórias que abrangem outras memórias.

EXTINÇÃO

Há quase um século, Pavlov (1956) demonstrou que, nas memórias associativas, a omissão de estímulo incondicionado causa uma inibição progressiva da resposta condicionada. Por exemplo, um cachorro condicionado a associar o som de uma campainha à apresentação subseqüente de carne aprende a salivar em resposta à campainha. A omissão da carne em testes sucessivos faz com que o animal segregue cada vez menos saliva à campainha. Um rato condicionado a não descer de uma plataforma, porque ao fazê-lo recebe um choque elétrico no assoalho da caixa de treino, passará a descer cada vez mais rapidamente se em algum dos testes o choque for omitido. Esta perda da evocação causada pela falta do estímulo incondicionado (a carne, o choque) denomina-se extinção (Izquierdo, 2002).

A extinção é uma forma de aprendizado: o animal passa a associar o estímulo condicionado (campainha, plataforma) com *a falta* do estímulo incondicionado (a carne, o choque). Não é um simples esquecimento; é um ato aprendido. A inibição da evocação não consiste numa perda do aprendido anteriormente; consiste num processo ativo pelo qual o animal organiza uma nova associação em detrimento da anterior. A resposta original pode reaparecer mediante um breve reaprendizado (Izquierdo, 2002) ou reaparição do estímulo incondicionado (Vianna et al., 2001; Izquierdo et al., 2002). A formação desta nova associação (estímulo condicionado – nada) requer expressão gênica e síntese protéica (Berman e Dudai, 2001; Vianna et al., 2001, 2002), tal como ocorre com a consolidação ou formação de qualquer aprendizado associativo novo (Izquierdo e Medina, 1997; Izquierdo et al., 2002; Vianna et al., 2001). Requer também, como estas, a ativação de receptores glutamatérgicos do tipo NMDA no hipocampo e de várias cascatas enzimáticas (Izquierdo e Medina, 1997; Szapiro et al., 2002). Os requerimentos neuroquímicos da extinção são semelhantes no caso de memórias não-mediadas pelo hipocampo mas pelo córtex do lobo da ínsula, como a memória que associa um estímulo inicialmente neutro com um mal-estar intestinal (Berman e Dudai, 2001).

Os processos moleculares subjacentes à extinção são semelhantes aos da consolidação das memórias originais, mas não idênticos, principalmente no que se refere a seu *timing* (Berman e Dudai, 2001; Vianna et al., 2002; Szapiro et al., 2002).

Contrariamente à extinção, o simples esquecimento obedece à perda da função neuronal referente à memória que for esquecida. Isso pode ocorrer pela simples falta de uso das sinapses (Eccles, 1964), pela perda de sinapses (Ramón y Cajal, 1893) ou pela perda de neurônios (ver Harlow et al., 1971). A primeira é a causa mais comum; tanto, que McGaugh chegou a afirmar que "o esquecimento é o fenômeno mais saliente da memória" (Harlow et al., 1971). Borges (1949), num conto célebre e notavelmente heurístico ("Funes o memorioso"), analisou um sujeito fictício, Funes, que tinha desenvolvido uma memória perfeita, da qual nada conseguia esquecer. Assim, Funes podia relembrar (evocar) um dia inteiro de sua vida, em todos os detalhes. Mas, para fazê-lo, requeria outro dia inteiro de sua vida, segundo por segundo; isso o tornava, paradoxalmente, incapaz de aprender. Como tantas vezes, a realidade imitou a ficção: poucos anos depois, Luria (1968) descreveu um paciente real, S., com uma capacidade de evocação enorme. Como Funes, S. levava uma vida intelectualmente pobre; vivia, por assim dizer, obturado pelo excesso de memórias.

Como demonstraram Borges e Luria, a memória absoluta é uma impossibilidade. Apóiam esta conclusão os numerosos estudos recentes indicando que os mecanismos utilizados pelo cérebro para formar ou evocar memórias são rapidamente saturáveis, tanto no referente ao uso global de determinadas estruturas cerebrais (o hipocampo) para fazer ou evocar memórias, como, certamente, no relativo à disponibilidade bioquímica dessas estruturas. A formação e a evocação de memórias utilizam mecanismos moleculares saturáveis e, portanto, limitados (Izquierdo, 2002).

Até que ponto pode a extinção ser completa?

Nos experimentos de extinção, raras vezes o processo é seguido até a desaparição completa da resposta aprendida (ver, p. ex., Izquierdo et al., 1999; Vianna et al., 2001, 2002; Szapiro et al., 2002). Quando isso é feito, geralmente a resposta volta ao normal depois de um certo tempo, de maneira espontânea ou após um breve reaprendizado (Pavlov, 1956; Izquierdo, 2002).

É, de fato, impossível estabelecer de forma terminante que uma extinção seja completa e total. Ainda que a execução da resposta aprendida chegue a zero, o fato de que a resposta original pode ser recuperada mediante procedimentos simples sugere que a memória extinguida pode não ter sido completamente apagada, sendo que fragmentos seus podem persistir por longos períodos.

Recentemente, trabalhos realizados em nossos laboratórios demonstraram um procedimento de extinção aparentemente muito eficaz, em ratos, em que a memória extinguida não só atinge um nível de evocação muito baixo, senão que a reaquisição da memória original requer novamente expressão gênica e síntese protéica no hipocampo (como se fosse um aprendizado novo) (Figura 3.1). Esta memória não consegue ser reativada nem por tratamentos de índole molecular dados no próprio hipocampo (um estimulante de proteína cinase A [Sp-cAMPs], um agonista de receptores dopaminérgicos D_1 [SKF38393], um agonista colinérgico muscarínico [oxotremorine]) ou por via sistêmica (ACTH$_{1-24}$) (Figura 3.2). Essas substâncias promovem um aumento considerável da evocação em animais normais (Izquierdo et al., 1997; Barros et al., 2000), inclusive em ratos de quase dois anos de idade em que a evocação da tarefa estudada (esquiva inibitória) encontra-se praticamente abolida (Izquierdo et al., 2002).

O procedimento de extinção aparentemente "completa" utilizado nos experimentos das Figuras 3.1 e 3.2 envolve só um aspecto diferente da extinção habitual dessa tarefa utilizada em trabalhos anteriores (Izquierdo et al., 1999; Vianna et al., 2001, 2002; Szapiro et al., 2002). Em vez de retirar o rato da caixa de treino logo depois de sua descida da plataforma, após cada teste, deixamos o animal permanecer no assoalho da caixa durante 30 segundos, de forma que tivesse oportunidade de explorá-lo amplamente e verificar que realmente a permanência nele não mais se associava com choques.

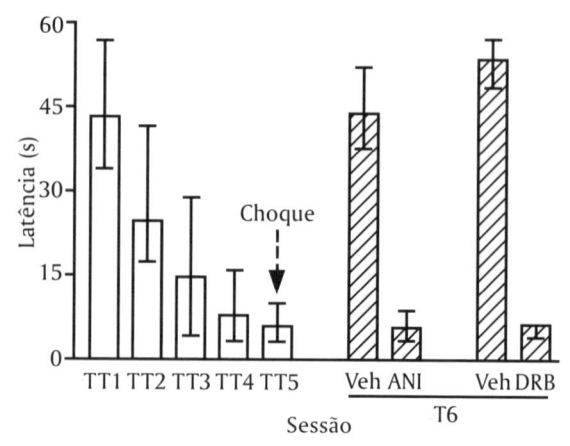

FIGURA 3.1 Desempenho de ratos numa tarefa de esquiva ativa adquirida numa sessão. Os animais foram treinados da seguinte maneira: foram colocados sobre uma plataforma de 2,5 cm de altura, 7 de largura e 25 de comprimento, diante de um assoalho constituído por uma grelha eletrificável. Mediu-se o tempo que levaram para descer da plataforma colocando as quatro patas no assoalho, onde receberam um choque de 0,5 mA, 1s. A latência para executar essa resposta, no treino, foi de < 10s. Começando no dia seguinte, os animais foram testados sem choque, durante seis dias seguidos (TT1-TT5). Logo após descerem da plataforma, nos testes, foi-lhes permitido explorar o assoalho da caixa durante 30s. Os dados são expressos como medianas (desvio interquartil). A latência para descer no TT1, TT2 e TT3 foi significativamente maior que no treino ($p < 0,02$ em testes U de Mann-Whitney). Decresceu gradativamente ao longo dos testes, até ser indistinguível da latência do treino no TT5. Nesse teste, em vez de explorar a caixa, os animais receberam um choque igual ao do treino assim que desceram da plataforma (retreino). Alguns animais receberam, por cânulas hipocampais bilaterais, veículo (DMSO 2%), DRB (80 μg/lado), salina ou anisomicina (80 μg/lado) num volume de 0,5 μl 10 minutos antes do TT5. No dia seguinte (TT6), observou-se que os animais tratados com o inibidor da expressão gênica DRB ou com o inibidor da síntese protéica anisomicina não reaprenderam. Os tratados com veículo ou salina reaprenderam no mesmo nível que tinham tido em TT1. A reaquisição depois da extinção requer, portanto, expressão gênica e síntese protéica no hipocampo.

A extinção é desejável?

Certamente sim, pelas razões discutidas anteriormente e expostas por Borges e Luria. Sem dúvida, do ponto de vista adaptativo, a extin-

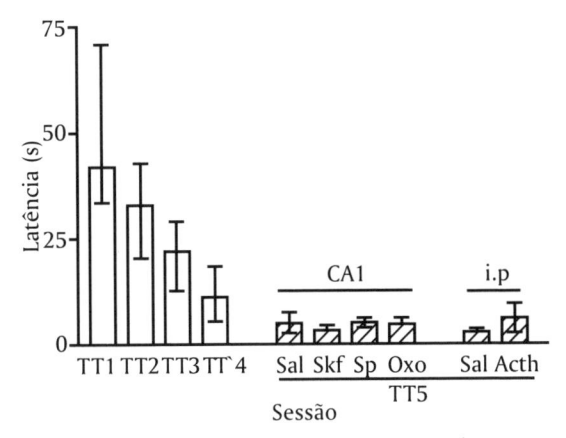

FIGURA 3.2 Como na Figura 3.1, só que aqui as sessões de extinção foram quatro. No TT4, o desempenho foi semelhante ao do treino (não mostrado). O TT5 foi realizado 10 minutos após a injeção intra-hipocampal bilateral de salina, do agonista dopaminérgico sobre receptores D_1, Skf (SKF38393, 2,5 µg/lado), do estimulador da proteína cinase A, Sp-cAMPs (Sp, 0,5 µg/lado), ou do agonista muscarínico oxotremorine (Oxo, 0,3 µg/lado), em volumes de 0,5 µl, ou da injeção intraperitoneal de salina ou de $ACTH_{1-24}$ (2 µg/Kg), em volume de 1 ml/Kg. As drogas normalmente aumentam consideravelmente o desempenho nos testes de evocação (Izquierdo et al., 1997; Barros et al., 2000). Não o fizeram aqui, depois da extinção.

ção cumpre um papel fisiológico superior ao do esquecimento. Não é útil nem adaptativo lembrar todas as experiências cognitivas, aversivas ou prazenteiras cada vez que devemos recordar alguma delas, nem é útil lembrar todos os detalhes de cada uma delas. Mas é melhor tê-las à disposição, na nossa memória, em pelo menos algum detalhe, para podermos escolher uma estratégia de pensamento ou comportamento que nos facilite a interação com o meio.

A extinção pode ser útil?

A extinção é usada em psicoterapia desde 1927, quando Freud e seu discípulo Ferenczi aplicaram-na à terapia das fobias. Na época, denominaram-na "habituação", porque pensaram que o estímulo que dava origem às fobias era incondicionado.

Porém, a resposta fóbica trata-se de um fenômeno condicionado (aprendido) pelo qual o paciente cria uma associação errônea entre o estímulo ou situação ansiogênicos (a altura, um ambiente fechado, um ambiente aberto, uma aranha, uma cobra, um inseto, o ato de falar em público, etc.) e o contexto, a situação ou qualquer estímulo presente. O fato de a associação corresponder a uma visão errada ou exagerada do potencial ansiogênico do estímulo ou situação correspondentes não quer dizer que essa visão não seja aprendida, pelo contrário. Ninguém nasce agorafóbico ou claustrofóbico: adquire-se essa condição pela associação das situações ou dos estímulos correspondentes a algum tipo de experiência, o qual constitui a definição da formação da memória (McGaugh, 2000; Izquierdo, 2002).

A prática da extinção como terapia é geralmente bem-sucedida, sendo esse o motivo pelo qual seu uso tem sido tão corriqueiro nos últimos 75 anos.

É possível que um aprendizado de extinção fortalecido e prolongado (como o do exemplo em ratos, ilustrado na Figura 3.1) permita a aplicação da técnica não só a fobias, mas também a outras modalidades de aprendizado aversivo muito mais graves, como a do estresse pós-traumático. Em eventos ou situações que podem produzir estresse pós-traumático, os melhores "sobreviventes" (aqueles que conseguem levar adiante uma vida mais saudável e adaptativa) são justamente aqueles que conseguem extinguir melhor a experiência traumática (Van Minnen et al., 2002). Não necessariamente esquecê-la, mas sim extingui-la.

Os cuidados com a reexposição de pacientes com estresse pós-traumático a cenas ou relatos referentes ao evento traumático devem ser extremos. A ênfase deve ser colocada na desvalorização da experiência traumática, indicando claramente ao paciente que esta não gera conseqüências dignas de temor; não na simples reexposição à experiência. Assim como no experimento da Figura 3.1, em que a ênfase estava na possibilidade de explorar a caixa de treino sem receber choque.

A exposição simples pode levar o paciente a reviver a experiência e causar terror e descompensação extrema. A extinção do fenômeno deve ser acompanhada de algum elemento psicoterápico que possa fortalecê-la, como foi feito no estudo experimental da Figura 5.1. Seguramente, a posição do psicoterapeuta deve ser encarada nesse sentido, por meio de comentários ou expressões que efetivamente facilitem a mudança da associação inicial (evento/trauma) para outra (a exposição ao evento não mais produz trauma), enfatizando esta última (Walker e Davis, 2002; ver Beckett, 2002). Evidentemente, pode-se cogitar o emprego de medicamentos de ação ansiolítica (Van Minnen et al., 2002), mas a experimentação animal sugere que o elemento central do tratamento deva ser psicoterápico, no sentido de facilitar a extinção da experiência traumática.

REFERÊNCIAS BIBLIOGRÁFICAS

BARROS, D.M. et al. Molecular signalling pathways in the cerebral cortex are required for retrieval of one-trial avoidance learning in rats. *Behav. Brain Res.*, v.114, p.183-92, 2000.
BECKETT, W.S. Post-traumatic stress disorder. *N. Engl. J. Med.*, v.346, p.1495-8, 202.
BERMAN, D.E.; DUDAI, Y. Memory extinction, learning anew and learning the new: dissociations in the molecular machinery of learning in the cortex. *Science*, v.291, p.2417-9, 2001.
BORGES, J.L. Funes el memorioso. In: ____. *Ficciones*. Buenos Aires: Emecé, 1949.
CAMMAROTA, M. et al. Learning-associated activation of nuclear MAPK, CREB and Elk-1, along with Fos production, in the rat hippocampus after a one-trial avoidance learning: abolition by NMDA receptor blockade. *Mol. Brain Res.*, v.76, p.36-46, 2000.
ECCLES, J.C. *The physiology of synapses*. Berlin: Springer, 1964.
FREUD, S. Obsessions and phobias. In:____. *The standard edition of the complete works of Sigmund Freud*. London: Hogarth Press, 1962. v.3.
HARLOW, H.; McGAUGH, J.L.; THOMPSON, R.F. *Psychology*. San Francisco: Albion, 1971.

IZQUIERDO, I. *Memória*. Porto Alegre: Artmed, 2002.
IZQUIERDO, I; MEDINA, J.H. Memory formation: the sequence of biochemical events in the hippocampus and its connection to activity in other brain structures. *Neurobiol. Learn. Mem.*, v.68, p.285-316, 1997.
IZQUIERDO, I. et al. Memory retrieval and its lasting consequences. *Neurotox. Res.*, 2002. No prelo.
IZQUIERDO, I. et al. Novelty causes time-dependent retrograde amnesia for one-trial avoidance in rats through NMDA receptorand CaMKII-dependent mechanisms in the hippocampus. *Eur. J. Neurosci.*, v.11, p.3323-8, 1999.
IZQUIERDO, L.A. et al. Systemic administration of ACTH or vasopressin in rats reverses the amnestic effect of posttraining β-endorphin but not that of intrahippocampal infusion of protein kinase inhibitors. *Neurobiol. Learn. Mem.*, v.68, p.197-202, 1997.
LURIA, A.L. *The mind of a mnemonist*. New York: Basic Books, 1968.
McGAUGH, J.L. Memory: a century of consolidation. *Science*, v.287, p.248-51, 2000.
PAVLOV, I.P. *Conditioned reflexes*. New York: Dover, 1956.
RAMÓN, Y.; CAJAL, S. Neue Darstellung vom histologischen Bau des Zentralnorvös System. *Arch. Anat. Physiol. (Anat.)*, p. 319-428, 1893.
SZAPIRO, G. et al. *The role of NMDA glutamate receptors, PKA, MAPK and CAMKII in the hippocampus in extinction of conditioned fear*. Hippocampus, 2002. No prelo.
VAN MINNEN, A.; ARNTZ, A.; KEIJSERS, G.P. Prolonged exposure in patients with chronic PTSD: prediction of treatment outcome and dropout. *Behav. Res. Ther.*, v.40, p.439-57, 2002.
VIANNA, M.R.M. et al. Memory extinction requires gene expression in rat hippocampus. *Neurobiol Learn. Mem.*, v.77, 2002. No prelo.
VIANNA, M.R.M. et al. Memory retrieval of a fear-motivated task initiates extinction requiring protein synthesis in rat hippocampus. *Proc. Nat. Acad. Sci. U.S.A.*, v.21, p.12251-4, 2001.
VIANNA, M.R.M. et al. Role of hippocampal signaling pathways in long-term memory formation of a nonassociative learning task in the rat. *Learn. Mem.*, v.7, p.333-40, 2000.
WALKER, D.L.; DAVIS, M. The role of amygdala glutamate receptors in fear learning, potentiated startle and extinction. *Pharmacol. Biochem. Behav.*, v.71, p.379-92, 2002.

Neurobiologia do comportamento

4

RENATO ZAMORA FLORES

A proposta de interpretar o comportamento humano por meio de uma abordagem biológica não é nova, mas nem por isso deixa de ser audaciosa, pois se trata de uma abordagem essencialmente reducionista que entra em conflito explícito com propostas alternativas, usualmente originadas nas ciências sociais e humanas, que se utilizam de descrições em níveis maiores de complexidade.

Há um conflito importante em andamento entre as áreas do conhecimento científico: a idéia de dividir para estudar é confrontada com a proposta de que só pelo exame do todo podemos abordar certos problemas, como a mente humana.

É possível identificar três tipos de reducionismo aplicáveis à abordagem neurobiológica do comportamento. O reducionismo ontológico, cuja posição metodológica é a de hierarquizar as estruturas, como, por exemplo, o modelo científico generalizado de que moléculas são feitas de átomos, que, por sua vez, são feitos de partículas subatômicas e assim por diante. O reducionismo metodológico, o qual propõe um método para a exploração de sistemas mais complexos, desmembrando-os em sistemas mais simples até que se encontre um conjunto de sistemas simples o suficiente para serem descritos e explicados. Por fim, o reducionismo teórico, que se refere a qualquer tentativa de descrever e explicar um campo do conhecimento unicamente ou principalmente dentro do paradigma de outro campo, hipoteticamente mais fácil de abordar (Galanter, 2000). Como se verá, é difícil para aqueles que estudam a mente com uma abordagem biológica não serem enquadrados como reducionistas, já que se utilizam de todos os tipos mencionados.

Na corrente da filosofia contemporânea, denominada pós-modernismo, tem havido uma dura crítica à capacidade do reducionismo de lidar com a complexidade. Para os filósofos pós-modernos, o reducionismo é um monstro, deformador de raciocínios e pensamentos, que precisa ser "desconstruído", como mito de cientificidade (Norris e Papastephanou, 2002). Uma ciência reducionista, nesta perspectiva, utiliza-se de narrativas míticas e lendas como se fossem verdadeiras. Redes de neurônios, funções cerebrais e evolução darwiniana são exemplos destas narrativas, tão válidas como o conceito de alma imaterial e imortal.

O que as ciências biológicas que estudam o sistema nervoso fazem é procurar entender os mecanismos físicos das capacidades psicológicas. Essas ciências são denominadas, em conjunto, neurociências. O termo tem duas conotações. Uma define a abordagem essencialmente biológica, estudando a estrutura e função do neurônio, de conjuntos de neurônios e de redes de neurônios. Ela inclui a neuroanatomia, neurofisiologia, genética e bioquímica do neurônio e do sistema nervoso. Outra, mais ampla, agrega aspectos mais cognitivos: refere-se a um substrato conceitual biológico acrescido de alguns métodos da psicologia e das ciências sociais (Gold e Stoljar, 1999).

Dependendo da complexidade do comportamento observado, a independência de conceitos sociológicos – como o papel social do indivíduo no grupo, seu *status* ou suas crenças – será maior ou menor. Já faz mais de um século que o físico tcheco Ernst Mach (1897) descreveu um novo sentido, que não havia sido mencionado por Aristóteles e que era, até então, desconhecido: aquele que fornecia a percepção da verticalidade em função da gravidade. Ele descreveu, como órgão que produz essa percepção, os canais semicirculares do ouvido interno, os quais eram responsáveis, também, pela percepção de movimento do corpo. O fenômeno sempre existiu na vida dos seres humanos, independente de a cultura ter percebido sua existência ou não. Sua correta explicação, entretanto, era tão mecanicista que pôde ser descrita por um físico.

No outro extremo da variação, há fenômenos estudados pelas neurociências que são dificilmente interpretados sem a utilização de conceitos sociais, como, por exemplo, a violência. Ainda que a contribuição de um grande contingente de estudos genéticos, evolucionistas, neurológicos e paleontológicos sobre a natureza da violência humana seja de conhecimento público, freqüentemente encontram-se críticas muito explícitas à contribuição da biologia aos estudos das formas de violência que ocorrem nas sociedades humanas. A dicotomia natureza *versus* cultura, talvez a controvérsia mais longa da história da ciência, continua muito viva na maneira de pensarmos sobre como são os seres humanos (Flores, 2002).

A violência pode ser estudada por meio de um conceito correlato, a agressão, sem a necessidade de recorrer-se a níveis de complexidade maiores. Nelson e Chiavegatto (2001) analisam a agressão como um fenômeno primariamente devido a variações de serotonina e seus receptores, sendo modulado por dezenas de outras moléculas, de hormônios esteróides a enzimas como a monoaminoxidase A (MAOA).

Entretanto, o excesso de reducionismo pode levar à perda de informações importantes. O efeito da MAOA no comportamento violento não é nem direto nem gratuito. Conforme um sofisticado estudo de Caspi e colaboradores (2002), o papel desta enzima é importante para o desenvolvimento de comportamentos violentos e de condutas anti-sociais apenas em crianças que sofreram maus-tratos na infância. Aparentemente era o medo, mediado pela presença de catecolaminas, que se tornava muito duradouro nos indivíduos com uma forma lenta da enzima.

Uma posição mais parcimoniosa sobre o grau de reducionismo adequado para as neurociências foi proposta, entre outros, por Patrícia Churchland (1995), quando examina como o reconhecimento de uma face conhecida de um músico *pop* ou noções bem humanas, como crença ou desejo, podem emergir de uma rede de neurônios. Crenças e desejos não resultam de uma estrutura neural simples. Como o comportamento de cada neurônio não é linear, o comportamento de um conjunto deles nunca será, simplesmente, a soma das partes. O todo apresentará algumas propriedades novas que são próprias da rede e que podem ser descritas por funções eventualmente muito complexas.

Como há vários níveis de organização do sistema nervoso central, de moléculas à mente, as hipóteses sobre um nível de explicação coevoluem, na medida em que corrigem e informam as hipóteses científicas sobre outros níveis de estudo. Uma descoberta sobre polimorfismos de receptores de um neurotransmissor pode mudar a interpretação de testes psicológicos. Diferenças psicológicas, detectadas por testes ou entrevistas, orientam a procura de mecanismos neurais ou genéticos subjacentes (Churchland, 1995).

Uma reflexão alternativa interessante foi proposta por Lazebnik (2002). Para ele, a falta de uma estrutura matemática formal, como a encontrada na matemática aplicada à engenharia, cria, entre os biólogos, uma falsa sensação de complexidade. Assim, para que a engenharia reversa[1] da mente, proposta por Pinker (1998), possa ter sucesso, uma linguagem mais

---

[1] Trata-se do método de descobrir como um equipamento funciona e para que serve desmontando-o.

quantitativa e precisa do que aquela atualmente usada pelos biólogos será necessária.

Este mesmo problema causaria a falta de exatidão que observamos nos discursos de analistas econômicos quando opinam sobre taxas de juros ou mercado de capitais. A dificuldade, medida em anos de estudos, para adquirir habilidades em cálculo e em programação computacional afasta os biólogos destas áreas. Como conseqüência, a biologia é levada a um modelo relativista e indeterminado de explicações, no qual, paradoxalmente, mais informações levam a menos entendimentos dos processos.

Mesmo sem uma linguagem adequada para os fenômenos que aborda, talvez seja impossível a um neurocientista livrar-se do reducionismo, devido a alguns pressupostos metafísicos de sua ciência.

QUATRO PRESSUPOSTOS METAFÍSICOS

As proposições gerais que delimitam o campo de investigação de uma ciência apóiam-se em pressupostos metafísicos não-científicos, pois não podem ser provados. São simplesmente aceitos como verdadeiros. Para muitos críticos da ciência, isso é uma falha grave.

Entretanto, pode não ser tão grave assim. Pode ser, apenas, uma característica do pensamento científico. Caso um cientista natural – categoria da qual os neurocientistas fazem parte – abandonasse tais pressupostos, provavelmente veria o edifício de seu conhecimento científico desabar de maneira ruidosa.

Dentre muitos desses pressupostos basilares da ciência, quatro são muito importantes para a neurobiologia:

1. Naturalismo: é a visão metodológica pela qual, na medida das possibilidades, o melhor entendimento sobre o mundo – e, de modo específico, sobre a mente – é fornecido pelas ciências empíricas, e não por outras formas de conhecimento. Explicitamente, isso significa que a filosofia e o pensamento religioso não são considerados adequados para abordar os fenômenos da natureza e da mente humana. Mais do que isso, significa que as correntes da psicologia que se baseiam exclusivamente na introspecção não são consideradas uma forma válida de ciência (Flores, 2003).
Assim, conforme Churchland (1995), não parece haver outra hipótese, sustentável empiricamente, além da de que todos os fenômenos psicológicos são fenômenos neurobiológicos.
2. Determinismo: na filosofia contemporânea, é a tese de que, para qualquer fenômeno que ocorra – incluindo-se ações, decisões, emoções e sentimentos humanos – há um conjunto de causas que o determinaram e, se repetidas as mesmas condições, que levaram a um determinado desfecho e não a outros, um dado evento se repetiria (Walter, 2001). Em termos mentais, o determinismo psíquico é o modelo, defendido até por Sigmund Freud, de que os atos mentais têm causas, não havendo, como regra, lugar para fenômenos aleatórios.
Não se trata de discutir se todas as causas de um fenômeno mental estão, ou estarão algum dia, acessíveis à ciência; e o mais provável é que não estejam. Assim, determinismo não é sinônimo de previsibilidade. Igualmente, porém, não sabemos explicar de onde poderia surgir a indeterminação, ou seja, como, no tipo de universo em que vivemos, poderia haver algo que não fosse conseqüência de eventos anteriores.
O determinismo pode ser visto como uma conseqüência metafórica de uma predisposição biológica. Desde os estudos de animais simples como a lesma do mar (*Aplysia californica*) sabe-se que a precisão temporal é fundamental para o condicionamento clássico, a forma mais simples de aprendizado. Nestes organismos, uma diferença de meio segundo entre os dois estímulos cria um condicionamento. Ou seja, nesse intervalo, o animal identifica causa e efeito. Esta forma de aprendizado está presente em todos os animais estudados

(Squire e Kandel, 2003). Identificar deterministicamente causas e efeitos tem um substrato biológico bastante antigo.

O conceito de determinismo é fundamental na construção do conhecimento científico, pois nele está embutido o conceito de causa. Sem este conceito, não há ciência.

3. Unicidade da natureza: a natureza – entendida como tudo aquilo que é acessível aos métodos das ciências empíricas – é sempre a mesma e há apenas uma, que inclui a natureza da espécie humana. Assim, há uma outra convicção igualmente profunda de que pode haver apenas um único conjunto coerente de conhecimentos sobre a natureza. Há diferentes modos e caminhos para se obter experiências subjetivas sobre o mundo (arte, religião, etc.), mas há somente uma verdade científica sobre a natureza. As contradições existentes tenderão a desaparecer com o avanço do conhecimento. É para isso que os cientistas naturais trabalham (Marki, 2002).

4. Materialismo: este pressuposto metafísico já foi mais polêmico no passado do que atualmente. Neste caso, é o modelo no qual estados psicológicos, eventos ou processos mentais são estados, eventos e processos do cérebro. Não há dualismo de substância na relação da mente com o corpo – as neurociências apenas consideram o corpo. A mente é vista como resultado do funcionamento do cérebro: estados mentais são estados funcionais do cérebro. Ela não é uma coisa, é um processo (Kendler, 2001).

Com o avanço dos conhecimentos sobre o funcionamento do cérebro, atualmente nenhum indivíduo medianamente informado irá propor que a mente seja algo separado do cérebro. Entretanto, para muitos estudiosos dos fenômenos mentais, especialmente filósofos, aceitar um estrito determinismo cerebral seria excessivamente reducionista. O rótulo "materialismo não-reducionista" foi criado, então, para definir uma posição um tanto vaga, que inclui a crença em propriedades emergentes ou a crença de que não há relação direta entre estados mentais e cerebrais (Walter, 2001).

COMO O CÉREBRO SE ORGANIZA

As vicissitudes do desenvolvimento produzem, em cada cérebro, padrões únicos de neurônios. Mesmo os gêmeos univitelinos com genes idênticos, não terão cérebros iguais no nascimento: os detalhes finos de circuitos corticais serão completamente diferentes.

Estudos, nos últimos 30 anos, levaram ao desenvolvimento de um modelo selecionista sobre a organização, o desenvolvimento e o funcionamento do cérebro. Este modelo é conhecido como "teoria da seleção de grupos neuronais" e é, abreviadamente, chamado de darwinismo neural ou neuronal (Edelman, 1995, 1998; Edelman e Tononi, 2000).

O processo de seleção natural produziu diversos sistemas no corpo dos seres humanos, os quais, durante o desenvolvimento e crescimento do indivíduo, passam por um processo de seleção darwiniana. São conhecidos como sistemas evolutivos somáticos. O sistema imunológico e o sistema nervoso são exemplos desse fenômeno. Eles repetem os mesmos princípios do processo de seleção darwiniana na organização somática de um indivíduo: variação genética entre membros da população, com um diferencial reprodutivo entre esses membros, levando à modificação do conjunto genético da população com o passar do tempo.

É mais fácil entender o modelo examinando a diversidade de linfócitos T e B. Durante o desenvolvimento intra-uterino, uma grande diversidade de recombinações somáticas do DNA produz uma variedade populacional que sofre, inicialmente, um processo de seleção negativa, mediada pelo timo, e, posteriormente, várias etapas de seleção positiva, cada vez que o indivíduo é exposto a um antígeno.

Já o modelo do sistema nervoso envolve uma teoria bem mais complexa, mas cujos três princípios básicos são fáceis de entender. O primeiro deles é a ocorrência de uma seleção darwiniana no desenvolvimento do cérebro.

A formação da anatomia inicial do cérebro é condicionada geneticamente. Há, porém, um processo de seleção somática. O genoma provê a estrutura geral, mas o ajustamento detalhado é feito pela eliminação de neurônios e sinapses. Após um período inicial de crescimento explosivo no número de sinapses, há um período de eliminação de cerca de 40% das células. O fenômeno se passa como se o cérebro soubesse que experiências muito importantes aconteceriam nas primeiras semanas de vida. Prepara-se para elas com uma superprodução de neurônios e sinapses, das quais, seletivamente, apenas uma parte será mantida. O resultado desse processo seletivo chama-se repertório primário.

O segundo princípio básico também é uma seleção, porém causada pelas experiências vividas. Ela forma o repertório secundário e se sobrepõe, temporalmente, à seleção de desenvolvimento, especialmente durante a infância. Ocorre por meio do enfraquecimento ou fortalecimento seletivos de populações de sinapses, conforme a quantidade de estímulos recebidos ou, mais simplesmente, conforme o seu uso.

Esse processo é modulado pela atribuição de diferentes valores aos estímulos recebidos, ou seja, os estímulos que chegam ao cérebro – externos ou internos – são tratados com importância diferente: a sensação causada pela destruição da pele de um animal recebe um valor bem maior do que uma simples pressão na mesma área. De igual forma, estímulos externos que identificam alimentos recebem um valor maior do que um equivalente não-alimentar. Cada espécie tem o seu sistema de valores, o qual inclui informações do seu corpo e informações do ambiente por meio dos sentidos. O sistema de valores identifica os sinais mais salientes. Morcegos, cobras e peixes elétricos são exemplos de animais que utilizam informações que seres humanos não percebem.

Como os diferentes sistemas cerebrais são interconectados, o cérebro tem a capacidade de categorizar os estímulos, conforme a sua importância. Esse é um dos aspectos ainda pouco entendidos do processo de organização cerebral. Entretanto, já se sabe como o indivíduo percebe estes valores: como sentimentos e emoções. Assim, eles fazem parte do conjunto de heurísticas e algoritmos que o cérebro usa no processamento de informações, como veremos adiante.

O terceiro aspecto básico chama-se cartografia reentrante ou, abreviadamente, reentrada. Quando um determinado estímulo se apresenta, ele pode ser identificado por muitos detectores. Uma imagem visual pode estimular diversos grupos de neurônios: para cores, movimentos, formas, etc. Esses grupos são reciprocamente interconectados. Eles estão interconectados também com outros grupos de neurônios que são representações internas do meio externo, como memórias.

Para entender melhor, é preciso ter em conta que uma idéia, do ponto de vista cerebral, pode ser descrita como um grupo de neurônios que são estimulados em conjunto. Esse conjunto constitui um mapa anatômico. Tais mapas são fundamentais no funcionamento do cérebro, pois estabelecem a relação entre os neurônios em contato com o meio externo (retina, pele, etc.) e aqueles relacionados a aspectos internos, como memória, centros motores, centros sensitivos, etc.

Convém notar que esses mapas são bastante degenerados. Biologicamente, degeneração significa a capacidade de sistemas diferentes executarem a mesma função ou produzirem a mesma resposta. A degeneração é a principal fonte da complexidade, sendo encontrada, também, no metabolismo (diferentes rotas levando a um mesmo produto), na alimentação (diferentes dietas podem ter o mesmo valor nutricional), no comportamento (diferentes estratégias comportamentais levam a um mesmo resultado, como na obtenção de parceiros sexuais) e na comunicação (diferentes, talvez infinitos, modos de transmitir a mesma mensagem) (Edelman e Gally, 2001).

Um exemplo mais concreto: o conceito "minhoca" é formado por conjuntos de neurônios com a imagem do animal, outros com o som da palavra, outros com as experiências, arquivadas na memória, nas quais minhocas tiveram relevância. As ligações entre diferentes conjuntos de neurônios tornam-se cada vez mais profundas à medida que mais informações são incorporadas simultaneamente: ver, ouvir, tocar, etc.

Para se ter uma idéia da complexidade do cérebro, estima-se que uma imagem visual, no cérebro dos macacos, é composta por mais de 30 componentes, estimados pelos mapas detectados no córtex visual. Alguns detectam o sentido do movimento; outros, a cor, os contornos, etc. (Edelman, 1995).

Uma definição formal das reentradas é a de correlações espaciotemporais de eventos, que selecionam, no sentido darwiniano, os vínculos entre determinados mapas. Os repertórios primário e secundário se organizam por meio de mapas.

Imagine, agora, que alguém participe de uma refeição exótica, na qual sejam servidas minhocas, e que, para horror dos convidados, a situação é tal que recusar seria uma grande gafe. A partir dessa data, o sabor minhoca, ou o conjunto de neurônios que o representa, passará a ser estimulado sempre que a palavra vier à mente, ou quando ocorrer a visão do animal. Quanto mais o comensal pensa no assunto, mais os conjuntos de neurônios se tornam vinculados: visão de minhocas → aquele tal jantar → lembrança do gosto de minhocas.

Eventos distintos, em diferentes mapas, podem se correlacionar no espaço e no tempo, como o aroma e a imagem de um saboroso prato de comida. Isso ocorre por meio de um grande número de conexões recíprocas e paralelas entre diferentes mapas, neste caso, olfativos e visuais. Esses mapas se tornam ligados em circuitos capazes de fornecer respostas coerentes. As respostas podem estar vinculadas, por exemplo, às lembranças de sua mãe servindo o alimento, que, por sua vez, podem estar ligadas a outras lembranças da infância, num ciclo sem fim. Talvez por isso seja tão difícil, senão impossível, parar de pensar. Conforme Edelman (1995), o cérebro está mais em contato consigo mesmo do que com qualquer outra coisa.

O darwinismo neural propõe que as unidades de seleção, no cérebro, não são os neurônios, mas sim os mapas e as relações entre eles, o que, como vimos, denomina-se reentrada.

CONSCIÊNCIA

O estudo da consciência humana é um dos problemas mais usados como exemplo, pelos estudiosos da complexidade, de como uma abordagem reducionista não seria útil. O argumento típico é como este: "Eu simplesmente não posso imaginar como ver a cor azul ou sentir dor se resuma, apenas, a um determinado padrão de atividades de um conjunto de neurônios!" Note, entretanto, que há uma considerável distância entre "não conseguir imaginar" e "ser impossível de existir" (Churchland, 1995).

Conforme Flores (2003), cada vez que avançamos nessa área do conhecimento, os conceitos se tornam menos intuitivos e mais difíceis de serem aceitos. Mas, por que deveriam ser intuitivos?

A consciência é, epistemologicamente, subjetiva. Por isso é de difícil acesso por uma metodologia neurobiológica. "Difícil" não significa impossibilidade, significa apenas a necessidade de um melhor uso de engenho e arte.

Consciência é aquilo que se perde ao ir dormir e se recobra ao acordar. É definida por um conjunto de processos cerebrais, como percepção sensorial, imagens, pensamentos, sentimentos, familiaridade, etc. Em outras palavras, é uma parte da mente. É pessoal, no sentido de que só eu possuo e tenho acesso direto à minha própria consciência (Flores, 2003).

Duas partes do cérebro são fisicamente mais importantes que as demais para a existência da consciência, o tálamo e o córtex cerebral. Nestas áreas, a cada momento, um conjunto diferente de neurônios gera em frações de segundo a consciência. Edelman e Tononi (2000) denominam esse processo contínuo de interação entre neurônios nessas duas regiões do cérebro de "núcleo dinâmico".

O estudo do comportamento animal mostra que a consciência não surge de maneira abrupta nos seres humanos, como um sopro divino. Organismos mais simples, como insetos, não apresentam sinais de consciência. Mesmo mamíferos, como os ratos de laboratório, não parecem apresentá-la.

Inicialmente, podemos identificar uma forma mais simples, a consciência primária. É o estado no qual o animal está percebendo o mundo e construindo representações mentais do seu presente. Não inclui uma representação interna de si mesmo, mas permite interpretar o cenário a sua volta. Está presente em aves, mamíferos e alguns répteis. Pepperberg e Lynn (2000) denominam essa categoria de "consciência de percepção", que se define pela capacidade de ser consciente de suas percepções sensoriais. Pombos, por exemplo, podem aprender regras e segui-las. Não sabemos se eles estão cônscios de estar seguindo a regra (de ver uma luz vermelha e executar um comportamento), mas como podemos, com alguma facilidade, modificar a regra (ver a luz vermelha e executar o comportamento oposto), podemos concluir que, pelo menos, estão cônscios da regra.

Pepperberg e Lynn (2000) consideram que a consciência é uma ou mais de uma forma de cognição e que diferentes tipos de consciência refletem habilidades cognitivas de maior ou menor complexidade. A divisão em dois tipos de consciência entre os animais é mais uma conseqüência de nossa precariedade de informações sobre a cognição animal do que uma evidência empírica.

Posteriormente, em termos evolutivos, emerge uma forma mais sofisticada, a consciência ampliada ou consciência reflexiva: inclui um modelo pessoal de passado e futuro, permitindo interpretações generalizadas. Com ela, surgem dois tipos novos de memória: a memória conceitual e a memória de planos para o futuro (Edelman, 1995). Pelo menos chipanzés, orangotangos, gorilas e alguns psitacídeos, além do *Homo sapiens,* apresentam esta forma mais sofisticada de processamento mental (Pepperberg, 2002).

Temos, todos, uma sensação de continuidade mental, de fluxo serial de pensamento, a qual não é percebida com as técnicas atuais de imagens funcionais do cérebro, como tomografias ou *scans,* que ainda são muito lentas para a velocidade dos fenômenos cerebrais. A sensação de fluxo corresponde, porém, à evolução temporal dos pulsos elétricos de grupos de neurônios do "núcleo dinâmico".

Para Sacks (1994), o modelo do darwinismo neural para a mente e para a consciência é a primeira teoria biológica consistente da individualidade e da autonomia. Mesmo que o futuro possa mostrar que necessita de correções, ela já terá sido um marco teórico por permitir experimentação e promover discussão.

CONCLUINDO

Nosso cérebro é um órgão moldado pela evolução para solucionar os problemas de sobrevivência de nossos ancestrais. Lamentavelmente, decifrar o funcionamento do cérebro não foi um deles. Conforme Pinker (1998), o cérebro não é um conduto direto para a verdade, e não lhe é possível qualquer tipo de pensamento. Ainda que as vantagens adaptativas da consciência sejam evidentes, pela economia que acarreta na escolha de ações sobre o mundo, a construção de um modelo neural eficiente da mente humana ainda vai demandar um grande empenho teórico e experimental (Changeux e Ricoeur, 2000).

É possível que muitos outros aspectos da realidade sejam inacessíveis a cérebros como o nosso. Mesmo que a realidade seja esta, certamente é por meio das ciências empíricas que podemos chegar mais longe na estrada do conhecimento, bem mais longe do que pelas estradas da introspecção ou do pensamento pós-moderno, apenas para citar alguns exemplos.

Por isso, a presunção culturalista de que todos os tipos de pensamentos são possíveis talvez traduza mais um desejo do que uma realidade. Assim, é viável calcular um sistema de quatro eixos ortogonais entre si, mas não é possível visualizá-los mentalmente. Também é incorreta a presunção de que todos os pensamentos possíveis têm a mesma chance de ocorrer. É bem mais fácil odiar os inimigos do que amá-los ou perdoá-los, e isso, independente da opção moral de cada um, é uma realidade decorrente da seleção natural.

Não há mistérios, há problemas a solucionar.

REFERÊNCIAS BIBLIOGRÁFICAS

CASPI, A. et al. Role of genotype in the cycle of violence in maltreated children. *Science*, v.297, n.5582, p.851-4, 2002.

CHANGEUX, J.P.; RICOEUR, P. *What makes us think?* Princeton: Princeton Univ., 2000.

CHURCHLAND, P.S. Can neurobiology teach us anything about consciousness? In: MOROWITZ, H.J.; SINGER, J.L. *The mind, the brain, and complex adaptative systems*. Reading: Addison-Wesley, 1995. p. 99-117.

EDELMAN, G.M. *Biologia da consciência*: as raízes do pensamento. Lisboa: Instituto Piaget,1995.

_____. Building a picture of the brain: Daedalus. *J. Academy of Arts and Science*, v.127, p.68-89, 1998.

EDELMAN, C.M.; GALLY, J.A. Degeneracy and complexity in biological systems. *PNAS*, v.98, n.24, p.13763-8, 2001.

EDELMAN, G.M.; TONONI, G. *A universe of consciousness*. New York: Basic Books, 2001.

FLORES, R.Z. Biologia na violência. *Ciência e Saúde Coletiva*, v.7, n.1, p.197, 2002.

_____. Neurociências: as conseqüências da valorização do neurônio. In: MOTA, R. et al. *Método científico e fronteiras do conhecimento*. Santa Maria: CESMA, 2003. p. 141-56.

GALANTER, P. *Against reductionism*: complexity science, complexity art, and complexity studies, 2002. Disponível em: <www.http://isce.edu/site/Galanter.pdf.>. Acesso em 03 jul. 2003.

GOLD, I.; STOLJAR, D. A neuron doctrine in the philosophy of neuroscience. *Behavioral and Brain Sciences*, v.22, n.5, p.809-33, 1999.

KENDLER, K. A psychiatric dialogue on the mind-body problem. *American Journal of Psychiatry*, v.158, n.7, p.989-1000, 2001.

LAZEBNIK, Y. Can a biologist fix a radio? Or, what I learned while studying apoptosis. *Cancer Cell*, v.2, p.179-82, 2002.

MACH, E. A new sense. In: BLAIRE, E.B. *Galileo's commandment*: an anthology of great science writings. New York: W.H. Freeman, 1997. p. 22-39.

MARKI, H.D. Man's place in nature: evolutionary past and genomic future. *J. Mol. Biology*, v.319, p.869-76, 2002.

NELSON, R.F.; CHIAVEGATTO, S. Molecular Basis of Agression, *Trends in Neurosciences*, v.24, n.12, p.713-719, 2001.

NORRIS, C.; PAPASTEPHANOU, M. Deconstruction, anti-realism and philosophy of science: an interview with Christopher Norris. *Journal of Philosophy of Education*, v.36, n.2, p.265-89, 2002.

PEPPERBERG, J.M. In serach of king Solomon's ring: cognitive and communicative studies of grey parrots (Psitacus erithacus). *Brain, Behavior and Evolution*, v.59, p.54-67, 2002.

PEPPERBERG, J.M.; LYNN, S.K. Possible levels of animal consciousness with reference to grey parrots (Psitacus erithacus). *Amer. Zool*, v.40, p.893-901, 2000.

PINKER, S. *Como a mente funciona*. São Paulo: Cia. das Letras, 1998.

SACKS, O. A new vision of the mind. *Annual Review of Neurobiology*, p.347-68, 1994.

SQUIRE, L.A.; KANDEL, E.R. *Memória*: da mente às moléculas. Porto Alegre: Artmed, 2003.

WALTER, H. *Neurophilosophy of free will*. Cambridge: MIT, 2001.

O cérebro e a tomada de decisões

5

ANDRÉ PALMINI

INTRODUÇÃO: VOCÊ NÃO É BICHO, OU AO MENOS É UM BICHO ESPECIAL

Atingir o mais alto grau na escala filogenética trouxe uma série de imposições aos seres humanos, e o cérebro teve de evoluir para fazer frente a essas novas demandas. Talvez a mais clara imposição de uma vida em sociedades humanas seja a necessidade de modular o comportamento para adequá-lo a regras e contextos sociais, os quais muitas vezes se opõem a impulsos e instintos biológicos básicos. Esses impulsos e instintos não são pouca coisa: são eles que têm permitido a preservação da vida animal por milhões de anos (Panksepp, 1998; Rolls, 1999). Entretanto, a necessidade humana de adequar constantemente a resposta a impulsos e instintos não veio acompanhada de uma menor representação cerebral desses impulsos. Ao contrário, a evolução do cérebro foi na direção de sempre: desenvolvimento de novas estruturas e circuitos para manter sob alguma forma de controle as estruturas e os circuitos filogeneticamente mais antigos. Sendo mais específico, nossa evolução para seres-humanos-como-seres-sociais deve-se ao desenvolvimento de estruturas cerebrais que modulam nossas respostas aos múltiplos estímulos que "falam" diretamente aos nossos instintos e impulsos biológicos básicos, adequando-as ao contexto de cada indivíduo, em cada situação humana. Estar vivo e acordado é estar sendo bombardeado por estímulos de todos os lados: sejam originados no mundo exterior, no nosso próprio corpo (nossas vísceras, nossas necessidades biológicas que precisam ser saciadas) ou na nossa mente, no nível de idéias, preocupações, etc. Para cada estímulo, nosso cérebro gera uma resposta, um comportamento. Cada comportamento (resposta a um estímulo) gerará uma conseqüência. De acordo com a conseqüência (o resultado futuro da nossa resposta ao estímulo), experimentaremos sentimentos positivos ou negativos (valências positivas ou negativas – lembram da "tabela periódica"?) em nível mental e somático, na dependência de como este resultado nos serviu – naquela circunstância e naquele contexto específico. Foi vantajoso ter decidido daquela maneira? Ou o resultado foi marcado pelo gosto amargo de uma punição? E cada ciclo *estímulo-resposta (comportamento) -conseqüência-valência afetiva da conseqüência* gera novos comportamentos, interações sociais, preocupações, estímulos, respostas, e assim por diante.

A rigor, embora exista um amplo leque de opções de resposta (comportamentos) à grande maioria dos estímulos que recebemos continuamente, é fundamental que se entenda que qualquer que seja a resposta ela terá dois níveis distintos de impacto em uma escala temporal: um impacto em termos imediatos e outro a médio e longo prazo (Barkley, 1997). Além disso, na maioria das vezes, a valência afetiva do impacto imediato é oposta àquela do impacto a médio e longo prazo, colocando o indivíduo no dilema de tomar uma decisão visando obter a conseqüência ditada pela valência imediata ou pela valência no futuro. Estes vetores são opostos e muitas vezes excludentes. Geralmente não há como contemporizar. Ou decidimos visando a uma recompensa imediata, não nos importando muito com as conseqüências do ato a médio e longo prazo, ou agimos visando a um retorno no futuro, deixando de lado a busca de uma satisfação ou recompensa imediata. Esse dilema é estudado há séculos por diversas correntes de pensamento literário, filosófico e psicológico. Mais recentemente, as neurociências passaram a pedir um lugar entre as disciplinas que estudam esse dilema fundamental da vida humana. Este capítulo tratará de discutir como faz o cérebro humano para receber um estímulo, analisá-lo e elaborar uma resposta visando a uma conseqüência com o máximo de vantagens adaptativas e contextualizadas *para aquele indivíduo, naquele momento da sua vida*. Vamos entrar no cérebro e sair dele em direção aos contextos e às conseqüências sociais dos atos humanos. E vamos tentar integrar uma visão neurobiológica com uma visão mais prevalente, psicológica (moral), de determinismo do comportamento humano no que tange ao processo de tomada de decisões.

O CONCEITO DE TEMPO NO PROCESSO DE TOMADA DE DECISÕES: CONSEQÜÊNCIAS DE SER HUMANO

Imagine uma equação que explique e determine o comportamento e as conseqüências desse comportamento: seja no homem, nos outros primatas ou nos mamíferos inferiores, cada comportamento inicia a partir de um estímulo (gerado externa ou internamente), o qual leva a uma resposta (um ato motor de busca, de aproximação, de fuga, de dizer algo, de realizar algo, de *não fazer* algo, enfim...). Essa resposta leva a uma conseqüência que será sentida, vivida, experimentada no futuro. Seja no segundo seguinte ou 10 anos depois, a conseqüência de um ato que nós ou os animais realizamos no presente será sempre sentida no futuro. Entretanto, existe uma grande diferença entre o que é futuro para o homem e para os outros animais. Os animais respondem ao ambiente de forma impulsiva e instintiva, com uma perspectiva totalmente centrada no momento presente, visando apenas a conseqüência no *futuro imediato*, em termos práticos, no "aqui e agora" (Panksepp, 1998; Rolls, 1999). Predar é para matar a fome *agora*, ou no instante seguinte. Fugir do predador é para salvar-se *agora*. Ou seja, agressão e defesa têm por objetivo resultados imediatos, necessários para saciar necessidades básicas dos animais, como alimentar-se ou sobreviver a ameaças instantâneas, assim, não cabem ponderações sobre conseqüências mais longínquas. No máximo, pode-se dizer que os animais adaptam seus atos visando a um resultado imediato, possivelmente guiados por experiências passadas, vividas ou transmitidas atavicamente. A idéia de futuro é sempre o momento seguinte, e o vislumbre deste futuro imediato como determinante do comportamento animal é sempre instintivo e condicionado pela experiência ou pela genética. Com humanos, entretanto, o assunto é bem mais complexo.

Na orquestração comportamental humana entra de forma muito mais nítida o componente tempo (Barkley, 1998). Especificamente, entra o tempo variável entre o estímulo e a resposta (tempo 1) e entre a resposta (decisão, ato, comportamento) e a conseqüência desse comportamento no futuro (tempo 2).

As respostas que damos aos estímulos que recebemos constantemente podem ser *mais* impulsivas ou *menos* impulsivas. Quanto mais impulsivas, mais direcionadas à satisfação de necessidades ou vontades para as quais queremos um resultado positivo imediato (uma recompensa imediata). Entretanto, o aspecto complexo representado pelo componente *tempo* nesse processo de tomada de decisões é que, muitas vezes, um resultado imediato com valência positiva (ou seja, uma recompensa imediata) implica um resultado a médio ou longo prazo com valência oposta, desfavorável (uma punição tardia). Assim, o conjunto de conseqüências dos nossos atos exerce um *feedback* contínuo no processo de tomada de decisões, e isso leva, em condições normais, à maturação progressiva da capacidade de tomar decisões visando a maior probabilidade de conseqüências positivas no contexto social do indivíduo (Barkley, 1997). Isto muitas vezes vai implicar uma valência menos positiva ou realmente negativa em *termos imediatos*, mas um maior retorno, contextualizado para a vida do indivíduo, em *termos futuros*. O grande tema que quero abordar, e no qual entra verdadeiramente o que de mais fascinante tem o cérebro humano, é que o *futuro* na verdade não existe, exceto como uma representação cerebral em cada um de nós. Assim, o que espero realmente discutir aqui é como o cérebro faz para regular o nosso comportamento visando a um resultado positivo (uma recompensa) em um *tempo que não existe na prática*, apenas como um conceito hipotético, uma representação neural: o futuro.

Pense no seguinte cenário, muito comum à sua volta: uma moça bonita e vaidosa está bem acima do seu peso ideal e decide, em abril de um determinado ano, que vai fazer um esforço para perder peso, entrar em forma e reduzir sensivelmente a numeração do seu biquíni para o verão seguinte. Ao longo dos meses que separam abril do próximo verão, essa moça vai enfrentar inúmeras situações nas quais terá de decidir entre uma conduta na direção desse objetivo longínquo *versus* a satisfação imediata de uma vontade. Você já está imaginando o cenário: cada vez que essa moça fizer uma refeição, precisará controlar seu apetite. Muitas vezes, ela vai estar "morrendo de vontade" de comer aquele pedaço de torta de chocolate com calda de cereja, o qual lhe daria um enorme prazer no momento, mas que atrapalharia o seu plano de estar com bem menos peso vários meses mais tarde. Outras vezes ela vai estar cansada e com vontade de ficar em casa, mas precisará fazer uma hora e meia de ginástica, mesmo contra o seu desejo no momento, novamente visando a atingir seu objetivo futuro. O detalhe crucial aqui, é claro, é que o prazer a ser obtido comendo a torta de chocolate ou ficando em casa descansando depois de um dia estafante é imediato, quase palpável (ou ao menos degustável), enquanto não fazer essas coisas, conter o impulso de usufruí-las, é apostar numa recompensa tardia, num futuro hipotético que só existe pela representação que cada um de nós tem de como vai ser o próximo verão. Ou seja, a proposta que essa moça faz a si mesma, e pela qual tenta conduzir-se, é a verdadeira *troca do certo pelo duvidoso*.

Mas você pode estar achando que não valeria a pena todo o esforço de escrever este capítulo, com toda a leitura que foi necessária para entender esses conceitos, apenas para que a aplicação fosse em uma coisa tão corriqueira quanto uma menina tentando ficar mais bonita para o próximo verão. Então pense num outro cenário, bem mais sério, mas nem por isso menos comum. Pense em pessoas que seguem religiões. Pense, aliás, na proposta das religiões, quaisquer que sejam. É sempre uma proposta da troca do certo pelo duvidoso. Ou seja, a proposta é clara: abra mão do que você pode ter como prazer agora, faça coisas que levem a uma menor recompensa (ou mesmo a uma punição, ou autopunição, um sacrifício) no presente, mas com a perspectiva de uma grande retribuição no futuro. Aliás, não existe nada mais dependente da representação cerebral de um futuro hipotético de cada indivíduo do que a idéia da fé, seja no que for. Pense nos conceitos de fazer um sacrifício, uma abstinência. São apostas explícitas num tempo (futuro) que não existe exceto na mente de cada um, apostas estas tão intensas e individuais que levam, por si só, a sensações de bem-estar, conhecidas por "paz na consciência".

Agora, você pode ainda achar que a história da menina da praia não o comove e, o.k., você não é religioso. Ainda assim, o assunto que estamos discutindo aqui, sobre a tomada de decisões e o que determina a direção do nosso comportamento, o envolve da hora em que acorda até a hora em que pega no sono. O tempo todo defrontamo-nos com a necessidade de decidir com base no que vai dar um maior retorno *agora* (com chances de um menor retorno *mais adiante*) *versus* uma coisa que atrapalhará um pouco (ou muito!) agora, mas poderá ser plenamente compensada depois (no futuro). Se você dirige carro e já esteve com pressa de chegar a algum lugar, teve de decidir, mesmo que nem tenha percebido, entre: (a) ir a uma maior velocidade e ter a "recompensa" de evitar um atraso, mas arriscando-se a ter de pagar uma multa meses mais tarde (você conhece os "pardais" e outros radares...), *versus* (b) ir na velocidade permitida, ter de aceitar a chateação de chegar atrasado, mas não precisar pagar uma multa em dinheiro mais adiante. E é assim com tudo o que você faz. Algumas decisões são mais fáceis, outras mais difíceis. A grande maioria será tomada de forma pré-consciente, automática, já outras, após intensa reflexão. Não importa: o dilema é sempre o mesmo, e o jogo presente *versus* futuro, ou melhor, futuro imediato *versus* futuro mais distante estará sendo jogado. E tudo isso por uma combinação única: você tem um enorme repertório de opções de resposta e, ao mesmo tempo, é um ser social. Isso faz com que você precise flexibilizar suas decisões: uma mesma atitude é totalmente esperada e adequada em uma circunstância, mas perigosamente inadequada em outra. Poder escolher entre várias decisões (comportamentos), mas ao mesmo tempo ter de se preocupar com o impacto de cada decisão no contexto social, a curto e longo prazos, talvez seja a melhor síntese da interação do cérebro humano com o ambiente que o cerca, sendo a evidência cabal de quão único é cada indivíduo, apesar dos bilhões que estão por aí. As relações entre essa individualidade cognitiva e a nossa assinatura genética já são, hoje em dia, um dos grandes focos de pesquisa nas neurociências.

Se você fosse bicho, como vimos antes, seria bem mais fácil. Mas seu cérebro seria menor, e certamente assistiríamos a menos gols de cabeça em jogos de futebol. O que faz sua cabeça ser tão maior do que a de um macaco, por exemplo, é que a evolução lhe trouxe o enorme desenvolvimento de um conjunto de estruturas que permite exatamente o que se está discutindo aqui: que você decida visando ao futuro. Lembrando que o futuro não existe na prática, não é palpável, mas está representado no seu cérebro, por tudo o que você já viveu, já leu, e em que foi educado. Flexibilizar essas representações é decidir levando em conta as possíveis conseqüências dos seus atos no futuro. Isso exige, literalmente, meio cérebro e uma cabeça grande! Assim, essa representação de tempo é tudo na tomada de decisões, e o que vou passar a discutir agora é como o seu cérebro faz para que você decida.

"VOCÊ DECIDE!" – AS FUNÇÕES EXECUTIVAS E O PROCESSO DE TOMADA DE DECISÕES

Revise os conceitos de tempo 1 e tempo 2, que mencionei anteriormente. Vamos agora fazer um *zoom* no tempo 1, ou seja, o espaço de tempo entre o estímulo que você recebeu (ou a vontade que lhe deu, ou a idéia que lhe veio à mente) e a sua resposta a esse estímulo. Vamos nos lembrar dos nossos exemplos anteriores: a hora em que chega a torta de chocolate com cerejas na mesa, no final da refeição da nossa moça, ou o momento em que vem à cabeça do nosso amigo religioso a idéia de fazer uma tramóia e conseguir uma vantagem, enganando alguém, ou quando você olha para o relógio e se dá conta de que vai chegar atrasado em um compromisso imperdível. Nesse momento, começa a contar o tempo 1: ou seja, em alguns minutos, dias ou instantes, respectivamente nos exemplos dados, a pessoa envolvida vai tomar uma decisão. No momento em que a decisão é tomada, e vamos imaginar que as decisões foram todas tomadas na mesma direção – a moça levantou-se da mesa sem comer o doce, o seu amigo mudou de idéia e não vai mais enganar o outro, e você decidiu não acelerar o carro –, acabou-se o tempo 1, e inicia a contagem do tempo 2, que é o tempo entre o momento em que você respondeu ao estímulo (seu comportamento de resposta) e a conseqüência desse ato. Vamos analisar com mais detalhes o tempo 2 mais adiante. Aqui, a idéia é ver o que acontece no cérebro durante o tempo 1, ou seja, enquanto a decisão está sendo tomada.

Pois bem, durante o tempo 1 o cérebro analisa o estímulo e elabora a nossa resposta (a nossa decisão, o nosso comportamento diante do estímulo). Ao conjunto de funções das quais o cérebro lança mão para analisar o estímulo, posicionar-se sobre ele e elaborar a nossa resposta, chamamos de funções executivas (Barkley, 1997; Fuster, 1997; Goldberg, 2001; Luria,1981). Para facilitar o entendimento das funções executivas, vou pedir que você se lembre do último baile gaudério de que participou, ou do último trio elétrico tocando um forró que seguiu no carnaval. Mais especificamente, vou pedir que você tente se lembrar do gaúcho tocando o acordeão no Sul, ou do pernambucano tocando a sanfona no Norte. A música que sai de uma sanfona, ou de um acordeão, depende do ato contínuo de abrir e fechar o instrumento. Se você tiver essa imagem na cabeça, vai entender mais facilmente como o cérebro faz para tomar decisões.

Para entender o que a imagem de uma sanfona ou de um acordeão tem a ver com o assunto, pondere sobre o seguinte: como vimos nas seções anteriores, o processo de tomada de decisões visa a obtenção de vantagens para o indivíduo, dentro do contexto social. Isso quer dizer, geralmente, vantagens no futuro. Assim, para que uma decisão seja adequada para um dado indivíduo, no seu contexto específico, o cérebro desse indivíduo precisa comparar cada novo estímulo (vontade, idéia,...) com: (a) situações semelhantes que ele vivenciou no passado, ou que lhe foram transmitidas pela cultura (educação que recebeu, coisas que leu, etc.); (b) decisões que ele tomou no passado quando vivenciou estímulos semelhantes, em contextos semelhantes (ou decisões que outras pessoas tomaram em circunstâncias semelhantes e que são transmitidas pela cultura); (c) a memória "cognitiva" (intelectual) de quais foram as conseqüências dessas decisões; e (d) a memória "afetiva" (emocional) de como ele se *sentiu* (em termos somáticos, se sentiu-se bem, se permaneceu tranqüilo, ou se sentiu-se mal, chateado...) com as conseqüências. Além disso, o cérebro tem de ser capaz de "olhar para o futuro" e antever, com base no que o indivíduo já vivenciou antes (ou no que a sua cultura lhe ensinou), os cenários de conseqüências futuras mais prováveis (análise racional, cognitiva), e como irá sentir-se (sentir-se mesmo, somaticamente, afetivamente) se a conseqüência for esta ou aquela (Damasio, 1995; Fuster, 1997; Rolls, 2000; Stuss, Picton, Alexander, 2001). E aqui entram a sanfona e o acordeão.

Antes de tomarmos cada decisão, por mais simples que seja, o nosso cérebro "olha" para o passado (sanfona abre para um lado) ao mesmo tempo em que "olha" para o futuro (sanfona abre para o outro lado). Dependendo do tipo de decisão e dos elementos envolvidos (do tipo de música, enfim), a sanfona vai abrir mais para um lado ou mais para o outro. Mas é certo que, para que a música seja bem tocada, ela sempre vai abrir ao menos um pouco para cada um dos lados. Ou seja: não há como decidir de forma adequada e contextualizada no presente sem, *ao mesmo tempo,* ter dados sobre o passado e o futuro (Barkley, 1998; Fuster, 1997). Pois bem, é só por isso que saem gols de cabeça: porque a natureza teve de promover a evolução de uma enorme quantidade de tecido cerebral justamente para que as regiões pré-frontais pudessem coordenar esta coisa absolutamente maravilhosa, a representação *em um mesmo tempo* (presente) dos três tempos (*presente/passado/futuro*), permitindo a integração dos elementos necessários para cada decisão específica. As funções das quais o cérebro lança mão para organizar o comportamento pela coexistência de representações de presente, passado e futuro são as tais funções executivas – chaves, portanto, para o processo de tomada de decisões e para a *ponte entre o tempo 1 e o tempo 2*.

Função executiva número 1: inibição comportamental

Não há como realizar as complexas operações de comparação de cada nova circunstância na vida do indivíduo com o passado e com os diversos cenários futuros hipotéticos se esse indivíduo reage de forma impulsiva aos estímulos. Ou seja, não dá para as funções executivas atuarem no processo de tomada de decisões, que ocorre no tempo 1, se este for mínimo ou praticamente inexistente. E o tempo 1 é praticamente inexistente quando tomamos decisões impulsivamente, quando tendemos a reagir aos estímulos de forma imediata (Barkley, 1997). E isso é extremamente comum! Nós vamos formando hábitos, com a repetição das coisas na nossa vida, que matizam as nossas respostas a uma série de estímulos. O problema aparece quando um determinado tipo de resposta não é mais adequado às circunstâncias, e temos de inibir o impulso de agir da forma habitual para termos, então, um outro comportamento, mais adequado para o novo contexto. Essa flexibilização do comportamento é crucial quando um tipo de resposta que antes levava a recompensas agora leva a conseqüências desfavoráveis (punições) (Rolls, 2000). Você deve ter imaginado, rapidamente, um mundo de coisas assim na sua vida.

Vamos imaginar que você tinha um salário maior do que a sua necessidade, e que então, naturalmente, você comprava ou fazia uma série de coisas, digamos assim, relativamente supérfluas – ou ao menos não absolutamente necessárias para a sua sobrevivência. Sua reação natural quando você via uma coisa de que gostava era simplesmente comprá-la, pois estava dentro do seu ganho, e pronto. Vamos agora imaginar que sua situação financeira mudou, seja porque você passou a ganhar menos, seja porque casou, constituiu família, contraiu alguma dívida – e manteve o mesmo salário. Em quaisquer dessas circunstâncias, você agora tem menos condições de sustentar suas coisas supérfluas. Mas sua vida segue, e você continua indo ao supermercado: ao *shopping center,* vendo as mesmas coisas que sempre via, e tendo a mesma vontade de comprá-las. Só que sua situação atual não lhe permite fazer gastos supérfluos, especialmente se você quiser ter dinheiro para pagar a prestação do financiamento da casa própria no final do mês. E então você terá que controlar a vontade, inibir o impulso de comprar aquelas coisas. Ou seja, algo que antes lhe dava prazer pode agora representar um problema que vai aparecer alguns dias depois, pois o dinheiro pode faltar para algo mais importante, dentro do seu contexto de *ser social* (considerando-se que um ser social relativamente adaptado a essa condição age para sustentar a família mais do que para sustentar luxos supérfluos).

Mas se você achou este exemplo um pouco frívolo, imagine um relacionamento afetivo que terminou recentemente. Uma série de coisas que você fazia automaticamente com a pessoa amada passam a não ser mais adequadas, e insistir em coisas como telefonemas e tentativas de aproximação física poderá custar bem mais caro no dia seguinte, na semana seguinte, e assim por diante. Novamente, um exemplo de algo que antes se associava a prazer, recompensa, passa a representar sofrimento, punição a médio prazo. Então, por mais que você tenha vontade, muita vontade, *naquele momento*, de ligar para a pessoa de quem se separou (ou de comprar aquele objeto caro, no exemplo anterior), você precisa inibir o impulso e dar-se algum tempo para pensar nas conseqüências do ato, que serão sentidas mais adiante. E é assim com inúmeros exemplos de situações da vida de cada um. Então, a primeira função executiva – inibição dos comportamentos impulsivos, habituais, quase automáticos – é a chave para que o indivíduo possa tomar decisões com conseqüências mais vantajosas no futuro.

Função executiva número 2: *working memory,* **ou para que servem as memórias**

Working memory (algo como *memória de trabalho,* vamos deixar sem tradução) pode ser entendida como a função executiva que dá *utilidade* às nossas memórias. É muito bom termos lembranças dos fatos da nossa vida, das coisas que aconteceram no passado do nosso time, do nosso país, qual banda de rock compôs tal música, etc. E também é fundamental lembrarmo-nos do que aconteceu ontem, do que aprendemos anteontem, do que prometemos para alguém na semana passada, e todos estes elementos da seqüência das coisas da nossa vida, que têm a ver com nossa identidade e inserção no nosso tempo. Mas se você parar para pensar, vai se dar conta de que a maior utilidade das memórias é orientar as nossas tomadas de decisões a cada momento de nossas vidas. É com base nas memórias que vamos acumulando, a partir das múltiplas experiências que temos ao longo da vida, que tomamos decisões visando ao futuro. E a *working memory* é a função pela qual o cérebro *revive* as memórias que se relacionam com os estímulos específicos que recebemos a cada momento e sobre os quais devemos agir. Ou seja, é a função que traz para o presente, por períodos brevíssimos de tempo, um conjunto de memórias que estão dispersas no cérebro, mas que têm em comum o fato de se aplicarem à decisão que temos de tomar, em resposta a um estímulo (idéia, vontade) específico. Além disso, na medida em que revivemos experiências passadas que se aplicam especificamente ao estímulo em questão, podemos ter uma idéia dos cenários de resultados (conseqüências) possíveis no futuro. Assim, a *working memory* permite que o cérebro reviva brevemente o que já aconteceu e organize um comportamento de resposta voltado para um resultado futuro favorável (Barkley, 1998; Fuster, 1997; Stuss, Picton, Alexander, 2001). Não é por nada que dizemos que "com o tempo vamos tendo mais vivências, mais experiência, podendo assim tomar decisões melhores, enfim, vamos amadurecendo". Amadurecer é aumentar o estoque de vivências, o que permite a consideração de mais elementos no momento da tomada de decisões. Uma outra maneira informal de entender a *working memory* é como um *link* entre ter mais experiência e tomar decisões mais apropriadas. Na prática, sem essa função nossa sanfona não se abre para o passado e nem para o futuro, ficando o indivíduo à mercê apenas do presente, e tendo como referencial apenas as perspectivas de curto prazo, daquilo que é aparente no presente. Em suma, sem a *working memory* o cérebro não tem como juntar em um mesmo *tempo* as experiências passadas relacionadas a um determinado estímulo recebido no presente, cuja resposta levará a uma conseqüência no futuro, conseqüência esta que deve ser antecipada agora, com base nas representações de eventos semelhantes vivenciados no passado. Um pesquisador brilhante, Joaquín Fuster, da UCLA, chama isso de "organização, ou orquestração, do comportamento no tempo" (Fuster, 1997).

Agora, se você quiser entender como funciona a *working memory*, pense em um "quadro negro mental" junto a um apagador. A *working memory* traz para o presente apenas o conjunto de memórias que serão relevantes para a decisão em questão. Tomada a decisão, essas memórias não são mais necessárias no momento, sendo então "apagadas" – voltam para onde estavam armazenadas –, dando lugar a outras memórias, as quais serão necessárias para a próxima decisão, e assim por diante. Se pensarmos bem, é uma função fascinante, pois instrumentaliza o nosso cérebro com os componentes básicos da equação da tomada de decisões. É claro que a grande maioria dessas memórias não é revivida de forma consciente, mas sim como representações cerebrais, que mesmo não atingindo a consciência já pré-selecionam cenários possíveis de respostas ao estímulo específico, com base no elenco de cenários favoráveis e desfavoráveis possíveis. Como isso é feito e, em especial, qual o papel das emoções nesse processo veremos mais adiante.

ANATOMIA DAS FUNÇÕES EXECUTIVAS: POR QUE OS "GOLS DE CABEÇA"?

Um conjunto muito sólido de estudos tem demonstrado que as regiões mais anteriores dos lobos frontais – as regiões pré-frontais – são cruciais para o processo de tomada de decisões. Seja pela análise de pacientes com lesões cerebrais, seja por experimentos em primatas ou, mais recentemente, por estudos de neuroimagem funcional, está bem estabelecido que alterações nas regiões pré-frontais interferem nas funções executivas e, assim, no processo de tomada de decisões (Barkley, 1997; Fuster, 1997; Luria, 1981; Stuss, Picton, Alexander, 2001; Adolphs et al., 1996; Damasio, Tranel, Damasio, 1990; Gualtieri, 1998; Ingvar, 1996; Raine et al., 2000; Salloway, 2001; Stone, Baron-Cohen, Knight, 1998). Estas regiões desenvolveram-se enormemente no homem, é delas que depende, como vimos antes, essa capacidade tão puramente humana de decidir não pelo que está na nossa frente, pelo que tem retorno imediato, mas por aquilo que imaginamos que vá acontecer no futuro, que existe apenas como uma representação mental em cada um de nós. É claro que essas regiões pré-frontais estão conectadas com muitas outras áreas do cérebro (o que será revisado mais adiante). Aliás, é somente por meio dessa interação que as regiões pré-frontais conseguem organizar as funções executivas. Mas é fundamental sabermos que, em última análise, são essas regiões que detêm a primazia no processo de tomada de decisões (Goldberg, 2001). Lesões ou disfunções pré-frontais causam exatamente isto: uma incapacidade para a tomada de decisões vantajosas para o indivíduo, levando em conta o seu contexto específico (Adolphs et al., 1996; Damasio, Tranel, Damasio, 1990; Bechara, Damasio, Damasio, 2000; Eslinger e Damasio, 1985).

A GANGORRA DO PRAZER *VERSUS* O DEVER: SISTEMAS CEREBRAIS DE RECOMPENSA E PUNIÇÃO, OU "ZOOMING" NO TEMPO 2

Nós vimos antes que *ser humano* só acrescentou (e não retirou!) tecido cerebral ao homem, em relação aos outros animais. A evolução não trocou umas estruturas cerebrais por outras. Ela seguiu um princípio clássico e acrescentou novas estruturas para que modulassem as filogeneticamente mais antigas. Mas manteve as estruturas mais antigas, porque elas são fundamentais à nossa sobrevivência biológica, assim como o são para os animais inferiores. Lembre-se que as estruturas "novas", o enorme desenvolvimento das regiões pré-frontais, estão aí para garantir a nossa sobrevivência *social*. Mas de nada adiantaria sobrevivermos socialmente e não biologicamente. E aí reside uma interessante "confusão evolucionista e prática", crucial para que entendamos o processo de tomada de decisões e o papel dos lobos frontais nesse processo. Apresento-lhe, então, os sistemas cerebrais de recompensa e punição (SCRP) (Panksepp, 1998; Rolls, 1999, 2000; Adolphs et al., 1996; Elliott, Friston, Dolan, 2000; Hikosaka e Watanabe, 2000; Schultz, Tremblay, Hollerman, 2000; Small et al., 2001).

Algumas publicações (Rolls, 1999; Koob, Robeldo, Markou, 1993; Koob e Nestler, 1997; Kalivas e Barnes, 1993) explicam detalhadamente como se descobriu a existência desses sistemas. Brevemente, estudos em roedores com auto-estimulação elétrica de estruturas cerebrais ou com auto-injeção de substâncias estimulantes ou solução salina mostraram que havia uma inequívoca preferência dos animais em auto-estimularem-se ou auto-injetarem-se estimulantes quando o eletrodo de estimulação ou a cânula de injeção estavam, especificamente, em algumas regiões cerebrais, e não em outras (Kalivas, 2002; Shippenberg e Koob, 2002). Tão clara era essa preferência que se inferiu, logicamente, que a estimulação elétrica ou química dessas regiões levava a algum tipo de reforço positivo, recompensa, prazer para o animal. O mapeamento dessas regiões levou ao delineamento anatomofuncional dos sistemas cerebrais de recompensa e punição (repetindo a sigla SCRP, para que você se familiarize). Essas estruturas e sua participação na sinalização de recompensas e punições têm sido amplamente estudadas, sendo que o papel desses circuitos no funcionamento humano está cada vez mais estabelecido (Rolls, 2000; Elliott, Friston, Dolan, 2000; Schultz, Tremblay, Hollerman, 2000; Small et al., 2001, Dagher et al., 2001; Olive et al., 2001; Schulteis et al., 1995; Self el al., 1996). Disfunções desses circuitos de recompensa e punição levam a uma série de sintomas, como falta de prazer e motivação, e alterações na sua homeostase parecem ser uma constante em indivíduos abusadores de drogas ou com outros comportamentos adictivos, uma vez que a abstinência a drogas ou aos comportamentos adictivos (jogo patológico, adicção a doces, sexo, etc.) causa uma profunda desativação desse sistema (Koob e Nestler, 1997; Schulteis et al., 1995; Koob e Le Moal, 1997). Por outro lado, o álcool, as outras drogas de abuso e os comportamentos adictivos *ativam agudamente* esse sistema, na medida em que a expectativa de usar a droga ou realizar o comportamento aumenta a liberação de neurotransmissores, especialmente de dopamina, no mesmo (Koob, Robledo, Markou, 1993; Koob e Nestler, 1997; Olive et al., 2001;

Leshner, 1997; Report, 1997). O nível de neurotransmissão dopaminérgica nesses sistemas parece ser o "código neural" que sinaliza prazer, recompensa, punição, desmotivação, etc.

Os sistemas cerebrais de recompensa e punição existem há milhões de anos e certamente não se desenvolveram na expectativa de que um dia seres humanos habitariam o planeta e descobririam as "delícias"do uísque, da cachaça, da roleta ou da torta de chocolate, entre outras. Esses sistemas existem para garantir a sobrevivência biológica das diversas espécies, inclusive da nossa, e têm estado aí há muito tempo exatamente para isso. Na medida em que a *satisfação de necessidades imediatas* ou a perspectiva dessa saciedade *ativa* o SCRP (Rolls, 2000; Schultz, Tremblay, Hollerman, 2000; Smal et al., 2001; Schulteis et al., 1995; Self et al., 1996; Volkou e Fowler, 2000), este sistema regula a busca de alimentos, de líquidos, de parceria sexual e de proteção nos animais e no homem. Além disso, se desativa *após a necessidade ter sido saciada*, ou quando esta não é saciada (Rolls, 2000; Schultz, Tremblay, Hollerman, 2000; Small et al., 2001)!

Como todos os sistemas cerebrais, o SCRP é constituído por diversas estruturas, algumas subcorticais, outras corticais. A anatomia desse sistema está ilustrada na Figura 5.1, e é crucial que fique bem claro que para o SCRP vale o mesmo princípio de organização do restante do sistema nervoso: as estruturas filogeneticamente mais "novas" modulam a atividade (e, assim, o nível de ativação) das estruturas filogeneticamente mais antigas. Então, temos um grupo de estruturas subcorticais (lideradas pelo *nucleus acumbens*, outro daqueles termos anatômicos que você precisa conhecer) cuja ativação leva o indivíduo a buscar uma satisfação imediata de algo que é percebido como prazeroso, recompensador (seja no rato, no macaco ou no homem) (Kalivas e Barnes, 1993). Esses sistemas ativam-se pelas *perspectivas de recompensa imediata*, sejam elas quais forem. E ativam-se dessa forma porque identificam qualquer perspectiva de situação prazerosa *como se fosse* a iminência de satisfação de uma necessidade básica (como comer, beber água, copular ou proteger-se com a mãe). Então, todas as coisas que têm uma perspectiva recompensadora imediata, prazerosa (incluindo o evitamento de uma punição, o que também é detectado como recompensa) ativam o SCRP e, biologicamente, o indivíduo tem um *drive*, um impulso, codificado há milhões de anos, para tentar obter essa satisfação. Ou seja, cada ser humano do sexo masculino, muito antes de existirem seres humanos do sexo masculino na face da Terra, já estava "condenado"

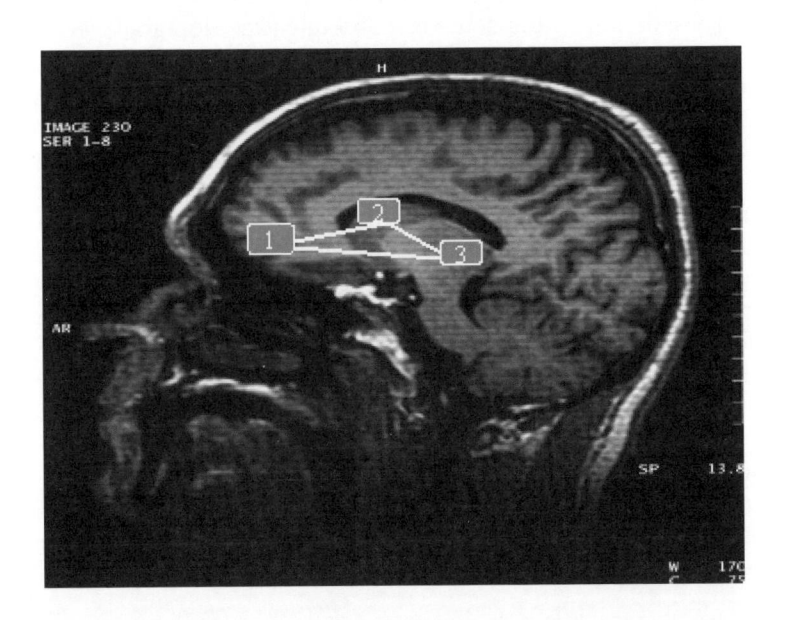

FIGURA 5.1 Representação esquemática da interconexão das principais estruturas do sistema cerebral de recompensa e punição. (1) Região orbitofrontal; (2) Estriado anterior, incluindo o *nucleus acumbens*; (3) Área tegmental ventral do mesencéfalo, região de origem das conexões dopaminérgicas do SCRP.

ao impulso de tentar conquistar a Brooke Shields caso estivesse na mesma festa que ela, seres humanos de ambos os sexos já estavam fadados ao impulso de comer aquele pedaço de torta de chocolate com calda de cereja na sobremesa, ou de tentar levar uma vantagem na relação com alguém, ou de andar de carro acima da velocidade permitida para fugir da punição de chegar atrasado, e assim por diante.

Portanto, fazendo um *link* com o restante do nosso capítulo (para você que ainda não estava entendendo o que o SCRP tem a ver com o processo de tomada de decisões...), a ativação das estruturas subcorticais do SCRP – que ocorre a todo momento, diante de qualquer perspectiva de decisão – *tenta fazer* com que *decidamos visando ao prazer imediato*, à recompensa imediata, à satisfação aguda de uma vontade, de uma necessidade, ao pronto alívio de algo que esteja nos incomodando, etc. Por impulso. Para saciarmos a necessidade, a vontade do doce, o tesão, a vontade de ficar-em-casa-embaixo-das-cobertas-de-manhã-cedo-no-inverno, ou de não-trabalhar-para-ficar-na-piscina-numa-tarde-ensolarada-de-verão, para aliviarmos prontamente uma ansiedade sobre algo que nos preocupa, e milhares de *et ceteras*. Entretanto, como diria aquele escritor, "nem só de caviar vive o homem". E a grande maioria dos *et ceteras* mencionados ou imaginados na frase anterior expõe o conflito entre a satisfação de uma vontade imediata, de um impulso, e aquilo que é (ou seria) o mais adequado para o contexto social do indivíduo, visando ao médio e ao longo prazos. E é aí que reside toda a necessidade das funções executivas e dos lobos frontais.

As regiões pré-frontais correspondem ao que eu chamaria de pólo cortical do SCRP (em distinção ao pólo subcortical, representado pelo *nucleus acumbens* & cia.). Esse pólo cortical pré-frontal modula a atividade do pólo subcortical (Kalivas e Barnes, 1993). Ou seja, quando tudo funciona bem no nosso cérebro, e especialmente no nosso SCRP, o pólo subcortical sinaliza continuamente as perspectivas de prazer, mas o "filtro" representado pelo pólo cortical (frontal, "superegóico") libera (ou modula) apenas aqueles comportamentos adequados ao contexto do indivíduo num momento específico. Uma série de comportamentos é aceitável em alguns momentos e não em outros. Ter uma relação sexual é normal... em alguns contextos, mas não no *toilette* do avião, por exemplo. Fazer xixi é ótimo (um super alívio prazeroso), mas somente no banheiro ou atrás da árvore. Xingar alguém é normal, em alguns contextos, mas não em outros. São coisas óbvias, mas... veja que interessante: todo mundo acima dos 15 anos de idade já quis ter uma relação sexual (ou várias) em um lugar e contexto inapropriados (ou seja, sentiu tesão por alguém e a satisfação do desejo naquele momento teria sido "ótima", não fosse o detalhe de estar na sala de aula, no meio de uma reunião de trabalho, etc.! E todo mundo já teve que segurar (retardar) o enorme prazer representado por esvaziar uma bexiga cheia até chegar no local ou no momento apropriado. E já sentiu uma enorme vontade de xingar alguém "na lata", mas teve de conter-se e esperar o momento adequado. E quem conseguiu não transar durante a reunião de trabalho, não fazer xixi embaixo da mesa do restaurante ou não xingar a pessoa na hora errada só se conteve porque os lobos frontais entraram em ação e "seguraram" os comportamentos que levariam a esses enormes prazeres (alívios, desabafos), porém socialmente e contextualmente inadequados – ou seja, fadados a trazer conseqüências desagradáveis a médio e longo prazos.

Por meio das funções executivas de controle dos impulsos e da *working memory*, o freio representado pelo pólo cortical (frontal) do SCRP é acionado sempre que necessário – e liberado sempre que possível. Você faz o xixi quando chega no *toilette*, lida com o seu tesão depois da reunião, xinga quando chega o momento. Ou seja, quando não vai ferir a "sobrevivência social", o "freio frontal" alivia-se, e a gangorra pende para a satisfação das nossas necessidades mais básicas, e de outras nem tanto. Mas quando vai trazer uma grande confusão no médio prazo, o freio frontal é intensamente ativado, e a gangorra pende para a supressão daqueles comportamentos, para a inibição dos impulsos. Os lobos frontais somente conseguem fazer isso "olhando" lá para trás (ou seja, revivendo como foram as conseqüências nas outras vezes em que o indivíduo tomou esta ou aquela decisão num contexto semelhante, ou como é que sua cultura, seu meio, historicamente ensina a lidar com tal ou qual situação) e, ao mesmo tempo, olhando lá para frente, antecipando, com base no passado, o que pode ocorrer no futuro se ele fizer isto, aquilo ou aquilo outro (Fuster, 1997). Para trás e para frente, a sanfona, o acordeão, os três tempos – presente, passado e futuro – num só. As funções executivas. Enfim, o processo de tomada de decisões.

E o tempo 2, onde fica nisso tudo? Pois o tempo 2 vai ser o tempo necessário para que obtenhamos, "vejamos", o resultado, os frutos do nosso comportamento. Na maioria das vezes, mesmo que a gente não se dê conta, esses frutos têm uma valência (um valor, um sinal) oposta, comparando-se o futuro imediato com o futuro mais a médio prazo. Quando você segura o xixi por mais cinco minutos, enquanto espera o *toilette* do restaurante (ou do avião!) ficar desocupado, você passa aqueles cinco minutos sofrendo (valência negativa), mas com isso evita fazer xixi embaixo da mesa do restaurante ou no corredor do avião (o que faria você ficar sofrendo por bem mais tempo depois do alívio imediato). Evitar esse constrangimento é bom (valência positiva). Quando você não bolinou a sua colega durante a reunião de trabalho, embora estivesse com muita vontade de fazê-lo, você não teve essa vontade satisfeita (valência negativa), mas evitou levar um "tapa na cara", ou ao menos que a dita cuja desse um grito no meio de todo mundo, o que seria ruim para a sua reputação na empresa; evitar essa situação complicada é bom (valência positiva). E assim por diante, todo o tempo, em quase tudo o que fazemos, da hora em que acordamos até a hora em que pegamos no sono, pelas décadas e décadas.

EMOÇÃO OU RAZÃO, QUEM DÁ MAIS?

Embora tenhamos discutido as funções executivas e o seu papel no processo de tomada de decisões (modulando as estruturas subcorticais, límbicas, "inquietas" do SCRP), ainda não abordamos o que é que sinaliza para cada um de nós, para os nossos lobos frontais, que uma decisão provavelmente vai levar a uma conseqüência positiva e uma outra decisão tende a uma conseqüência negativa, a médio ou longo prazo. Corrigindo: nós abordamos isso, mas com um tom que sugeriu que esse processo tem como base um conjunto de racionalidades, que os "freios frontais" são acionados pelo nosso uso da razão. Foi proposital. Eu acho que para entender o que vem a seguir, *a essência da motivação para decidir por a ou por b (ou por c, d, ...n)*, é fundamental ter clareza sobre os conceitos discutidos até agora. Mas o que vamos ver nesta seção é que, na equação da tomada de decisões, a razão é um dos componentes, mas certamente não o componente principal. Entram em cena, portanto, as emoções.

Para entender o papel das emoções no processo de tomada de decisões, é importante analisar alguns estudos realizados ao longo das últimas duas décadas, nos quais o processo de tomada de decisões foi examinado em pacientes com lesões pré-frontais e em indivíduos controle (Damasio, 1995; Adolphs et al., 1996; Damasio, Tranel, Damasio, 1990; Ingvar, 1996; Raine et al., 2000; Bechara, Damasio, Damasio, 2000; Eslinger e Damasio, 1985; Damasio, 2000). O raciocínio que mudou a percepção sobre o papel das emoções na tomada de decisões tem uma história interessante, que se iniciou pela necessidade de explicar as bases neurais de algumas mudanças de personalidade decorrentes de lesões pré-frontais. *Pari passu* com o desenvolvimento de métodos de neuroimagem, foi-se observando que pacientes com lesões pré-frontais, em especial nas regiões orbitofrontais e frontopolares, apresentavam um conjunto intrigante de características: essas pessoas se recuperavam aparentemente de forma completa de traumas, tumores ou sangramentos nessas regiões, mas não conseguiam voltar a ser quem eram. Ou seja, havia uma discrepância entre o excelente grau de recuperação do nível de consciência, das funções sensório-motoras e também das principais funções cognitivas *versus* o aparecimento de uma severa disfunção do processo de tomada de decisões, crucial para a identidade do indivíduo (Damasio, 1995; Damasio, Tranel, Damasio, 1990; Eslinger e Damasio, 1985). A elaboração dos conceitos que serão discutidos a seguir iniciou-se pelo ressurgimento do interesse no caso de Phineas Gage, exemplo clássico de lesão pré-frontal (Damasio, 1995). Este homem tinha um funcionamento familiar e social dentro da normalidade, até sofrer um acidente no qual seu rosto foi transfixado por um cabo de ferro, que penetrou no crânio e destruiu bilateralmente suas regiões pré-frontais. Interessantemente, apesar de Phineas Gage viver no século passado, ele teve uma recuperação neurológica muito boa, exceto pelo fato de que o acidente mudou sua personalidade. Desde então, ele passou a tomar atitudes irresponsáveis, faltar a compromissos, e o relacionamento com as pessoas a sua volta tornou-se muito difícil e conflituoso. Passou a agir impulsivamente e a tomar decisões que sistematicamente levavam a conseqüências indesejáveis.

Um outro paciente com características semelhantes, relatado pelo grupo de Iowa, tornou-se o "caso índex" da retomada do interesse pelos mecanismos neurais e neuropsicológicos da tomada de decisões nos últimos anos (Eslinger e Damasio, 1985). Elliot era um contador com excelente histórico profissional, bom pai, bom marido e muito ativo na sociedade, que mudou de comportamento após a ressecção de um tumor orbitofrontal bilateral. A lesão dessas regiões que se seguiu à cirurgia transformou este paciente em uma pessoa impulsiva, que passou a não conseguir cumprir adequadamente suas obrigações e a tomar decisões equivocadas, as quais o levaram à bancarrota e terminaram com o seu casamento. Passou a não mais conseguir manter um emprego e mudou sua atitude no seu meio social, tendo de mudar-se para outra localidade. Entretanto, essas alterações que afetaram tão profundamente sua vida e a de sua família ocorreram no contexto do que aparentemente havia sido uma recuperação neurológica e neurocirúrgica completa, com preservação de todas as funções motoras, de linguagem, memória e também da capacidade de discutir, em teoria, as questões mais difíceis de forma inteligente. Assim, não foi surpresa o fato de testagens cognitivas (neuropsicológicas) mais comuns apresentarem resultados normais, por isso a família deste paciente não conseguiu que a seguradora aceitasse as alterações na sua personalidade como decorrentes do tumor frontal e sua ressecção. Entretanto, o paciente não era mais a mesma pessoa! (Um exemplo emblemático do tipo de alterações que ocorreram neste paciente foi o fato de ele se ter associado em um negócio a um ex-colega de empresa, que havia sido demitido algum tempo antes por ter atitudes desonestas. Elliot sabia do histórico deste homem, foi alertado a não se associar a ele, reconhecia "teoricamente" o risco da empreitada, mas ainda assim investiu todas as suas economias em uma sociedade com esta pessoa, que em pouco tempo o levou à bancarrota).

Situações como essas levaram ao desenvolvimento de estudos tentando desvendar os correlatos psicofisiológicos da tendência à tomada de decisões impulsivas, equivocadas, que parecia seguir-se a lesões pré-frontais em pacientes como esses. Assim, Damasio e colaboradores reuniram um grupo de pacientes com situações anatomoclínicas semelhantes e os compararam a pacientes com lesões em outras regiões cerebrais (que não atingiam os lobos frontais) e a indivíduos sem lesões neurológicas (Damasio, Tranel, Damasio, 1990). Os pacientes dos três grupos foram expostos a uma série de estímulos visuais na forma de figuras ou videoclipes representando cenas ou situações com diferentes graus de significado emocional, desde situações "neutras" até outras intensamente carregadas de significados emocionais (sociais). Assim, alternavam-se cenas bucólicas, neutras, com cenas de intenso sofrimento humano ou ainda com alto conteúdo erótico, que normalmente provocariam reações de excitação, raiva ou revolta. Cada paciente foi instruído a descrever o que sentia durante cada cena ou videoclipe, enquanto era avaliada a condutância elétrica da pele, por meio de sensores específicos.

A condutância elétrica da pele é uma medida psicofisiológica que traduz o grau de ativação do sistema nervoso autônomo, do qual dependem as variações de calibre das arteríolas e vênulas subcutâneas. Variando o calibre dos vasos subcutâneos, conseqüentemente varia o conteúdo líquido da pele (mais sangue ou menos sangue), e isso determina a condutância elétrica da pele. Assim, o grau de variação da condutância elétrica da pele permitiu inferir o nível de ativação do sistema nervoso autônomo durante a exposição dos diversos indivíduos a cenas com maior ou menor conteúdo emocional, afetivo. Interessantemente, pacientes com lesões pré-frontais praticamente não modificavam seu nível de ativação autonômica durante as cenas ou clipes mais carregados emocionalmente, sendo sua resposta autonômica muito similar àquela observada quando assistiam a cenas neutras. Isso contrastou claramente com intensas variações na condutância elétrica da pele observadas tanto nos indivíduos sem lesão quanto naqueles com lesões neurológicas extrafrontais.

Esses achados levaram à construção de uma fascinante hipótese que integra (e prioriza!) a participação de elementos emocionais, afetivos, no processo de tomada de decisões (que historicamente era concebido como dependendo apenas de elementos "racionais"). A partir desses dados, o grupo de Iowa propôs, então, a hipótese dos *marcadores somáticos*. Segundo esta hipótese (Damasio, 1995, 2000; Bechara, Damasio, Damasio, 2000), cada uma das múltiplas experiências que vamos tendo na vida ficam marcadas somaticamente, ou seja, recebem uma marca visceral dependendo da emoção que a situação gerou em cada um de nós ("friozinho" na barriga, alegria, tristeza, boca seca, sensação de pernas amolecidas, arrepios, palpitações, euforia, bem-estar, vontade de chorar e tudo o mais que nosso corpo sente enquanto vamos vivendo). Essa marca visceral determina o que temos chamado neste capítulo de valência das conseqüências dos nossos atos (valência positiva, neutra ou negativa). Segundo a teoria dos marcadores somáticos, as marcas viscerais ficam como que "acopladas" às experiências (situações) que as geraram. Em termos neurais, isso quer dizer que as regiões cerebrais que contribuem para a formação desses marcadores somáticos passam a fazer parte de redes neurais que representam a memória de cada uma das nossas experiências. Assim, quando ocorre uma nova situação com características similares a uma experiência já vivenciada (pessoal ou culturalmente), os marcadores somáticos automaticamente entram em cena. Isso gera uma espécie de antecipação automática do que poderemos sentir com as diferentes conseqüências que poderão advir se tomarmos a atitude (decisão) *a* ou *b* ou *c* (Damasio, 1995). Assim, os marcadores somáticos funcionam como uma espécie de "grilo falante" (lembram do Pinóquio?) muitas vezes inconsciente, automático e extremamente poderoso, que atua modulando as nossas respostas aos mais diversos estímulos, a partir da antecipação do que vamos *sentir – e não apenas da idéia racional de se isto é bom ou ruim, certo ou errado*. Assim, as representações das sensações que experimentamos, do que *sentimos* quando o resultado de uma determinada decisão foi este ou aquele, assumem um papel regulador do nosso comportamento, visando a maximizar decisões com perspectivas de valências positivas e minimizar aquelas cujo cenário prospectivo é de resultados negativos. E tudo isso ocorre automaticamente, se as regiões pré-frontais do cérebro funcionam bem.

O aspecto crucial representado pela teoria dos marcadores somáticos é que o que determinaria a direção da tomada de decisões não seria a idéia ou o conhecimento teórico de quais conseqüências poderiam decorrer de uma decisão num ou noutro sentido, mas sim o que o indivíduo *sentiria* se, de sua decisão, decorresse tal ou qual conseqüência. Assim, a teoria dos marcadores somáticos propõe que se não houver uma adequada ativação autonômica (friozinho na barriga, etc.) intimamente ligada às possíveis conseqüências de nossa atitude, as decisões serão tomadas à revelia dessas conseqüências, complicando a nossa vida. Pense no seguinte caso (e teça suas próprias teorias sobre o que isto tem a ver com a impunidade à sua volta): um indivíduo considera a hipótese de dar um desfalque na sua empresa. Caso descoberto, ele será punido, digamos assim, com seu desmascaramento e com a possibilidade de ser preso. Intelectualmente, ele pondera sobre as conseqüências, ser preso *versus* ganhar muito dinheiro, ser descoberto *versus* o que poderá comprar com o dinheiro, e poderá decidir para um lado ou outro. Mas o que realmente impede que a maciça maioria das pessoas desfalque as suas empresas é a sensação somática, visceral, que se antecipa com a perspectiva da vergonha de ser descoberto e de como seria estar preso. O padrão de decisões irresponsáveis e inconseqüentes de indivíduos com lesões pré-frontais sugere que as s*ensações* de quão ruins (ou quão boas) podem ser as conseqüências de uma determinada ação não fazem parte da equação do processo de tomada de suas decisões. Assim, apesar de punições prévias – ou da idéia cultural do que é ser punido nesta ou naquela circunstância – esses pacientes tendem a recorrer em atos inconseqüentes, emaranhando-se cada vez mais em situações complicadas, como se "não aprendessem com os erros" ou com as conseqüências prévias que sofreram. Na prática, a *working memory* desses indivíduos não consegue trazer ao "palco" da tomada de decisões a memória de sensações somáticas, viscerais. E a não-ativação desses marcadores somáticos compromete a decisão. O que é mais incrível é que esses pacientes sabem perfeitamente, conscientemente, cognitivamente que tal conseqüência nefasta pode decorrer de tal ou qual atitude – e ainda assim não conseguem bloquear o impulso de tomar a decisão errada, que vai gerar uma recompensa imediata, mas uma catástrofe futura. Ou seja, os indivíduos com lesões pré-frontais, que tomam atitudes irresponsáveis, caracterizam-se por ter uma insuficiência de ativação do sistema nervoso autônomo diante de situações com alto significado emocional, mas apesar disso conseguem racionalizar, teorizar sobre o que pode acontecer de ruim se tomarem tal ou qual decisão. Eles não conseguem antecipar o sentimento acoplado àquela conseqüência. O plano cognitivo, intelectual, está preservado, enquanto o plano emocional não consegue ser ativado. E a não-ativação do plano emocional compromete a tomada de decisões, independentemente da preservação cognitiva dos conceitos de certo e errado e de sua aplicação teórica a cada situação específica. Assim, não basta a racionalidade para que se tome decisões acertadas.

Mais recentemente, esses conceitos foram postos à prova no estudo de indivíduos com transtorno da personalidade anti-social (TPA). Esses pacientes repetidamente transgridem a lei e a ordem, cometendo atos anti-sociais como roubar, assaltar e agredir, caracteristicamente sem sentir remorso (APA, 1994). Na maciça maioria das vezes, indivíduos com TPA não têm lesões cerebrais óbvias, e diferentes teorias têm sido propostas para tentar explicar o que os leva a cometerem atos anti-sociais. O grupo de Adrian Raine, na Califórnia, estudando a ativação autonômica nesses indivíduos, avançou significativamente o conhecimento sobre o que está por trás dos atos anti-sociais repetidos (Raine et al., 2000). Estes autores estudaram pacientes com TPA e os compararam a indivíduos controle e a outros com história de abuso de substâncias (mas sem TPA). Os três grupos foram comparados no tocante às variações na condutância elétrica da pele e na freqüência cardíaca, quando expostos a situações com alto conteúdo emocional. Na mesma linha dos achados do grupo de Damasio em Iowa, os indivíduos com TPA tiveram menor variação nas medidas autonômicas do que aqueles dos outros dois grupos – mais uma vez sugerindo que esses indivíduos não são "visceralmente tocados" por situações que "mexem" com os indivíduos normais. Na segunda etapa do mesmo estudo, os autores aplicaram técnicas de quantificação volumétrica do tecido cortical por ressonância magnética e demonstraram que indivíduos com TPA têm, efetivamente, uma média de 11% de redução de neurônios nas regiões pré-frontais, comparados com os grupos controle.

Assim, a perspectiva de sensações boas ou ruins parece determinar, em nível consciente ou inconsciente, a direção da tomada de decisões (Damasio, 2000). O papel prioritário das emoções e do afeto, em relação aos aspectos cognitivos e intelectuais, na orquestração do nosso comportamento ficará ainda mais claro na discussão que virá a seguir. As evidências apresentadas até agora, entretanto, sugerem fortemente que as regiões pré-frontais têm um papel crucial na ativação dos marcadores somáticos associados às nossas múltiplas experiências de vida. Lesões ou disfunções pré-frontais interferem nessa ativação, reduzem os componentes afetivos na equação e, assim, comprometem as decisões do indivíduo.

"DE BOAS INTENÇÕES O INFERNO ESTÁ CHEIO": DISTÂNCIAS ENTRE A TEORIA E A PRÁTICA

A tomada de decisões, *na prática*, é dependente das estruturas pré-frontais e suas funções executivas. *Teorizar* sobre o que seria o melhor, o mais certo a fazer, depende muito menos das funções executivas. *Propor-nos* a fazer alguma coisa, sabendo perfeitamente por que seria tão importante ou adequado fazer isto ou aquilo, também não depende das funções executivas pré-frontais. Na verdade, como será ilustrado no relato de caso a seguir, pessoas com severas lesões pré-frontais podem *racionalizar* e *teorizar* adequadamente sobre quais condutas seriam apropriadas em diversos cenários *teóricos*. O problema crucial que pessoas com lesões ou disfunções pré-frontais apresentam aparece na hora de tomar as decisões na prática. E a prática, a vida real, difere da teoria em um aspecto neurobiológico fundamental: diversos estímulos, com apelos distintos aos sistemas cerebrais de recompensa e punição, coexistem. Ou seja, na prática, sempre existem estímulos reais "puxando-nos" para diferentes lados, acenando com distintos níveis de *recompensa imediata versus recompensa tardia*. Esta é a grande questão: quando teorizamos sobre algo, quando nos propomos a fazer ou deixar de fazer alguma coisa, estamos distantes do conflito de estímulos envolvido na questão. Na hora em que aparece a situação real, vários estímulos competidores e várias opções de resposta coexistem; é nesse momento que as funções executivas pré-frontais têm de entrar em ação, para permitir a inibição de impulsos. Esses impulsos, como já vimos, podem levar a decisões visando a satisfações mais imediatas, com riscos de conseqüências desfavoráveis a médio ou longo prazo. Ou seja, é na hora da *prática* que a capacidade dos lobos frontais de "enxergar o futuro" ou de trazer a representação dos cenários futuros para o palco da tomada de decisões no presente é realmente necessária. Somente assim podemos tomar decisões visando a melhores perspectivas no futuro.

Imagine uma situação prática, simples, quase lugar comum nas sociedades ocidentais de hoje, que nos reporta ao início deste artigo: uma pessoa que se encontra bem acima do seu peso e deseja – *teoricamente* – perder alguns quilos e ficar mais saudável ou mais elegante. Imagine essa pessoa às duas horas da tarde, bem alimentada, consultando uma nutricionista. Ela concorda em gênero, número e grau com as colocações da profissional sobre quão importante será, para sua saúde e sua estética, ela passar a ter uma série de cuidados com a alimentação. A pessoa acredita em cada palavra da nutricionista e se propõe a seguir a dieta. O verdadeiro desafio, entretanto, vai ocorrer quando ela estiver com fome, ao longo das próximas muitas refeições, e tiver de decidir entre comer à vontade alimentos apetitosos, como está habituada, *versus* controlar-se e comer conforme a dieta prescrita, o que envolverá muito menos prazer imediato (como todos sabemos). Estímulos competidores: o cheiro, o gosto, a visão de um prato ou de uma sobremesa gostosa *versus* a idéia, a motivação interior de controlar-se, de ficar mais saudável e mais elegante, uma aposta no futuro hipotético, *mas que somente ocorrerá se ela abrir mão dos prazeres da mesa naquele momento*! É nessa hora que o córtex pré-frontal tem de entrar em ação. Senão, adeus dieta.

Esse cenário é um velho conhecido dos contextos psicoterápicos. Todo o processo de modificação comportamental depende justamente da abordagem do dilema representado pela vontade teórica do paciente de mudar suas condutas e sua forma de lidar com os conflitos de sua vida *versus* a tendência a repetir os comportamentos nocivos sempre que os estímulos reaparecem. O papel do terapeuta é trabalhar a modulação dos impulsos de tomar decisões que podem levar a uma saída mais fácil e imediata nas diversas situações da vida do paciente, com um menor preço no curto prazo, mas repetindo pela enésima vez o contexto disfuncional. E o terapeuta faz isso reforçando as funções executivas do paciente. O entendimento do papel das regiões pré-frontais e dos marcadores somáticos no processo de tomada de decisões pode permitir abordagens psicoterápicas bem mais interessantes, pois a conduta somente mudará se o cérebro mudar com a experiência psicoterápica.

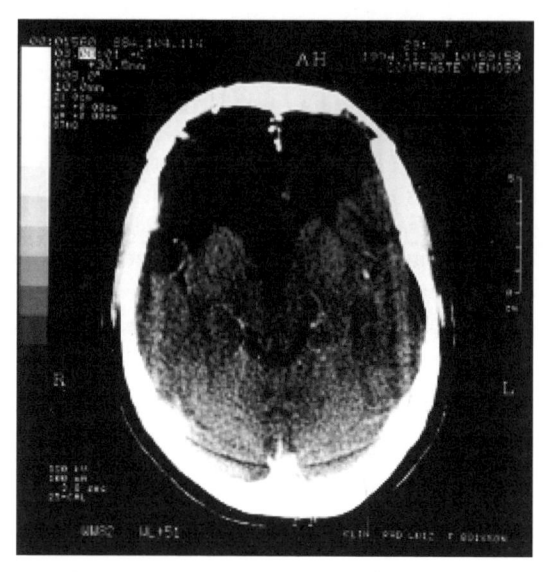

FIGURA 5.2 Tomografia computadorizada de crânio mostrando extensa destruição bilateral das regiões orbitofrontais na paciente descrita no relato de caso.

RELATO DE CASO

LM é uma mulher de 29 anos, com desenvolvimento neurológico normal, tendo cursado Pedagogia e trabalhado de forma inconsistente, em função de um quadro depressivo, alternado com períodos de euforia e otimismo. Apesar de múltiplos tratamentos farmacológicos e psicoterápicos, essa paciente sempre teve dificuldade em estabilizar seu humor, com episódios depressivos importantes. Aos 24 anos de idade ela teve um filho, mas separou-se do marido dois anos mais tarde. Aos 28 anos, tentou suicidar-se após uma discussão com o ex-marido. Na realidade, ela deu um tiro de revólver na região frontal lateral da cabeça, atingindo as regiões pré-frontais bilateralmente, mas sem lesar estruturas cerebrais vitais. Após o debridamento cirúrgico da lesão, ela teve uma excelente recuperação motora e cognitiva, porém com uma perda muito significativa de tecido pré-frontal (Figura 5.2).

Apesar da recuperação aparentemente completa, essa mulher passou a ter um comportamento social altamente inadequado, com impulsividade, tendência à promiscuidade e desleixo com seu filho. Interessantemente, ela apresenta uma boa compreensão e capacidade de discussão de conceitos ético-morais. Ela sabe o que é certo e errado e, quando confrontada com suas atitudes e as conseqüências de seus atos, admite ter errado e propõe-se a melhorar o seu comportamento. Entretanto, LM tem absoluta incapacidade de traduzir esse entendimento em atitudes condizentes. Mesmo após longas discussões sobre suas atitudes, ela sai de casa, vê um rapaz bonito e imediatamente tenta seduzi-lo. Em uma ocasião, estava com seu filho de três anos quando viu uma bolsa bonita numa loja. Ela simplesmente deixou o menino sozinho na calçada e entrou na loja, sem demonstrar qualquer preocupação com o fato de o filho ter ficado sozinho.

Situações semelhantes sucedem-se ao longo do tempo, embora ela praticamente nunca saia sozinha de casa. Interessantemente, ela demonstra um "arrependimento intelectual": entende que suas atitudes não são corretas, colocam em risco a si, a seu filho ou a outras pessoas, mas sistematicamente repete as mesmas atitudes irresponsáveis.

O quadro foi atenuado pela associação de metilfenidato, paroxetina e neuroléptico atípico.

FORÇA DE VONTADE: QUERER É PODER?

Nada melhor do que concluir este capítulo com um tema que ilustra muito bem as relações entre funcionamento moral e neurociências. Ter *força de vontade*, um conceito moral, significa, na visão popular, esforçar-se para conseguir alguma coisa difícil, mas que vai ser importante para a pessoa. Está implícita no conceito popular de força de vontade a idéia de que o objetivo, *a coisa a ser buscada*, não vai ser conseguida facilmente, mas somente à base de esforço (talvez de algum sacrifício?), ou seja, se a pessoa tiver *força de vontade*. Se você parar para pensar, o esforço que qualquer um de nós precisa fazer para conseguir alguma coisa difícil é exatamente o processo de decidir apostar no futuro hipotético, abrindo mão de vantagens (prazeres, alívios, facilidades) no curto prazo. Isso vale para o menino que tem de segurar o impulso de ir jogar futebol quando os amigos o chamam, para ficar se preparando para um teste importante no dia seguinte; passa pela nossa moça da dieta, pelo nosso motorista que está atrasado e chega nas coisas mais sérias da vida, como os sacrifícios com base religiosa, a discussão séria com um filho para lhe dar limites, o perdão quando apropriado, o planejamento do orçamento doméstico, os cuidados com a saúde, a lida com os chefes, os colegas e os subalternos, enfim... tudo aquilo que a gente faz, mas que seria muito mais fácil, prazeroso, vantajoso – para aquele momento presente – fazer diferente.

E como vimos ao longo destas páginas, *poder* abrir mão do agora pelo depois, do prazer imediato pela recompensa futura, depende de um complexo funcionamento cerebral. Mesmo mínimas interferências nos sistemas pré-frontais, de natureza maturacional, estrutural, elétrica, metabólica ou química, vão intervir na capacidade de flexibilizar a conduta, optimizando o processo de tomada de decisões para cada situação, a cada momento da nossa vida. Todos já passamos por isto, por momentos em que estivemos mais fragilizados, ansiosos, deprimidos, alcoolizados – e tomamos decisões das quais nos arrependemos. E ansiedade, depressão, uso de álcool e drogas são estados que transitoriamente interferem no funcionamento pré-frontal. Todos já tivemos e ainda vamos ter momentos transitórios de disfunção pré-frontal, e vamos tomar decisões impulsivas. Mesmo que não queiramos. A mensagem final é que não basta querer para poder: é preciso um funcionamento saudável dos sistemas cerebrais que equacionam as nossas decisões. Tratar alterações nesses sistemas é parte do trabalho diário de psiquiatras, psicólogos e neurologistas. E prevenir alterações nos mesmos é uma tarefa que começa na infância, com o estímulo ao desenvolvimento e maturação das estruturas pré-frontais pela educação em casa e na escola, e que se prolonga pela forma como a cultura de uma sociedade interfere no funcionamento cerebral de cada indivíduo, moldando os conceitos de certo e errado, de adequado e inadequado, de recompensa e punição. Olhando o mundo de hoje, talvez fique claro que trabalhar por cérebros mais sadios é trabalhar por sociedades sadias. Isso é uma tarefa de cada um de nós. E a suprema ironia, ou talvez o supremo encontro da moral com a ciência, é que do funcionamento da sociedade – dos "exemplos e princípios" que a cultura de uma determinada sociedade vai passando de geração em geração – depende o desenvolvimento de cérebros que deverão modular suas condutas dentro do que é adequado no contexto desta mesma... sociedade.

REFERÊNCIAS BIBLIOGRÁFICAS

ADOLPHS, R. et al. Neuropsychological approaches to reasoning and decision-making. In: DAMASIO, A.R.; DAMASIO, H.; CHRISTEN, Y. (Eds.). *The neurobiology of decision-making*. New York: Springer-Verlag, 1996. p.157-79.
APA. AMERICAN PSYCHIATRIC ASSOCIATION. *Diagnostic and statistical manual of mental disorders*. (DSM-IV). 4 ed. Washington, 1994.
BARKLEY, R. Defining behavioral inhibition, self-control, and executive functions. In: _____. (Ed.). *ADHD and the nature of self-control*. New York: Guilford; 1997. p.47-64.
_____. A theory of ADHD: inhibition, executive functions, self control, and time. In: _____. (Ed.). *Attention-deficit hyperactivity disorder*: a handbook for diagnosis and treatment. New York: Guilford, 1998. p.225-61.
_____. Developmental considerations: self-control as an instinct. In: _____. (Ed.). *ADHD and the nature of self-control*. New York: Guilford 1997. p.209-33.
BECHARA, A.; DAMASIO, H.; DAMASIO, A.R. Emotion, decision making, and the orbitofrontal cortex. *Cereb. Cortex*, v.10, p.295-307, 2000.

DAGHER, A. et al. Reduced dopamine D1 receptor binding in the ventral striatum of cigarrete smokers. *Synapse*, v.42, p.48-53, 2001.

DAMASIO, A.R. A hipótese dos marcadores somáticos. In: _____.(Ed.). *O erro de Descartes*: emoção, razão e o cérebro humano. São Paulo: Companhia das Letras; 1995. p.165-201.

_____. A neural basis for sociopathy. *Arch. Gen. Psychiat.*, v.57, p.128-9, 2000.

DAMASIO, A.R.; TRANEL, D.; DAMASIO, H. Individuals with sociopathic behavior caused by frontal damage fail to respond autonomically to social stimuli. *Behav. Brain Res.*, v.41, p.81-94, 1990.

ELLIOTT, R.; FRISTON, K.J.; DOLAN, R.J. Dissociable neural responses in human reward systems. *J. Neurosci.*, v.20, p.6159-65, 2000.

ESLINGER, P.J.; DAMASIO, A.R. Severe disturbance of higher cognition after bilateral frontal lobe ablation: patient EVR. *Neurology*, v.35, p.1731-41, 1985.

FUSTER, J.M. Human neuropsychology and the frontal lobes. In: _____.(Ed.). *The prefrontal cortex*: anatomy, physiology, and neuropsychology of the frontal lobe. New York: Lippincott-Raven, 1997. p. 150-84.

_____. Overview of prefrontal functions: the temporal organization of behavior. In: _____. (Ed.). *The prefrontal cortex*: anatomy, physiology, and neuropsychology of the frontal lobe. New York: Lippincott-Raven; 1997. p. 209-52.

GOLDBERG, E. The conductor: a closer look at the frontal lobes. In:_____. *The executive brain*: frontal lobes and the civilized mind. New York: Oxford University, 2001. p.69-85.

GUALTIERI, C.T. The contribution of the frontal lobes to a theory of psychopathology. In: RATEY, J.J. (Ed.). *Neuropsychiatry of personality disorders*. Cambridge: Blackwell; 1998. p. 149-71.

HIKOSAKA, K.; WATANABE, M. Delay activity of orbital and lateral prefrontal neurons of the monkey varying with different rewards. *Cereb. Cortex*, v.10, p.263-71, 2000.

INGVAR, D.H. The will of the brain: cerebral correlates of willful acts. In: DAMASIO, A.R.; DAMASIO, H.; CHRISTEN, Y. (Eds.). *The neurobiology of decision-making*. New York: Springer-Verlag; 1996. p. 115-23.

KALIVAS, P.W. Neurocircuitry of addiction. In: DAVIS, K.L. et al. (Eds.). *Neuropsychopharmacology*: the fifth generation of progress. Philadelphia: Lippincott Williams and Wilkins; 2002. p.1357-66.

KALIVAS, P.W.; BARNES, C.D.(Eds.). *Limbic motor circuits and neuropsychiatry*. Boca Raton: CRC, 1993.

KOOB, G.F.; LE MOAL, M. Drug abuse: hedonic homeostatic dysregulation. *Science*, v.278, p.52-7, 1997.

KOOB, G.F.; NESTLER, E.J. The neurobiology of drug addiction. *J. Neuropsych. Clin. Neurosci.*, v.9, p.482-97, 1997.

KOOB, G.F.; ROBLEDO, P.; MARKOV, A. The mesocorticolimbic circuit in drug dependence and reward: a role for the extended amygdala? In: KALIVAS, P.W.; BARNES, C.D.(Eds.). *Limbic motor circuits and neuropsychiatry*. Ann Arbor: CRC, 1993. p.289-309.

LESHNER, A.I. Addiction is a brain disease, and it matters. *Science*, v.278, p.45-7, 1997.

LURIA, A.R. Os lobos frontais e a regulação da atividade mental. In: _____. (Ed.). *Fundamentos de neuropsicologia*. São Paulo: EDUSP, 1981. p. 161-95.

OLIVE, M.F. et al. Stimulation of endorphin neurotransmission in the nucleus accumbens by ethanol, cocaine, and amphetamine. *J. Neurosci.*, v.21, n.23, RC 184, 2001.

PANKSEPP, J. *Affective neuroscience*. New York: Oxford University, 1998.

RAINE, A. et al. Reducced prefrontal gray matter volume and reduced autonomic activity in antisocial personality disorder. *Arch. Gen. Psychiat.*, v.57, p.119-27, 2000.

ROLLS, E.T. *The brain and emotion*. New York: Oxford University, 1999.

_____. The orbitofrontal cortex and reward. *Cereb. Cortex*, v.10, p.284-94, 2000.

SALLOWAY, S.P. Diagnosis and treatment of "frontal lobe" syndromes. In: SALLOWAY, S.P.; MALLOY, P.F.; DUFFY, J.D.(Eds.). *The frontal lobes and neuropsychiatric illness*. London: American Psychiatric Association, 2001. p. 101-9.

SCHULTEIS, G. et al. Decreased brain reward produced by ethanol withdrawal. *Proc. Natl. Acad. Sci.*, v.92, p.5880-4, 1995.

SCHULTZ, W.; TREMBLAY, L.; HOLLERMAN, J.R. Reward processing in primate orbitofrontal cortex and basal ganglia. *Cereb. Cortex*, v.10, p.272-83, 2000.

SELF, D.W. et al. Opposite modulation of cocaine-seeking behavior by D1 – and D2 – like dopamine receptor agonists. *Science*, v.271, p.1586-8, 1996.

SHIPPENBERG, T.S.; KOOB, G.F. Recent advances in animal models of drug addiction. In: DAVIS, K.L. et al. (Eds.). *Neuropsychopharmacology*: the fifth generation of progress. Philadelphia: Lippincott Williams and Wilkins, 2002. p.1381-98.

SMALL, D.M. et al. Changes in brain activity related to eating chocolate: from pleasure to aversion. *Brain*, v.124, p.1720-33, 2001.

STONE, V.E.; BARON-COHEN, S.; KNIGHT, R.T. Frontal lobe contributions to theory of mind. *Journal Cognitive Neuroscience*, v.10, p.640-56, 1988.

STUSS, D.T.; PICTON, T.W.; ALEXANDER, M.P. Consciousness, self-awareness, and the frontal lobes. In: SALLOWAY, S.P.; MALLOY, P.F.; DUFFY, J.D.(Eds.). *The frontal lobes and neuropsychiatric illness*. London: American Psychiatric Association, 2001. p.101-9.

VOLKOW, N.D.; FOWLER, J.F. Addiction, a disease of compulsion and drive: involvement of the orbitofrontal cortex. *Cereb. Cortex*, v.10, p.318-25, 2000.

WICKELGREN, I. Getting the brain's attention. *Science*, v.278, n.5335, p.35-7, 1997.

Psicologia e terapia cognitiva: da pesquisa experimental à clínica

6

RICARDO WAINER, GIOVANNI KUCKARTZ PERGHER, NERI MAURÍCIO PICCOLOTO

A gênese das psicoterapias cognitivas deu-se ainda nos anos 50 com os trabalhos de Kelly (1955), tendo como um de seus marcos de penetrabilidade e aceitabilidade no meio científico a publicação de *Terapia Cognitiva da Depressão* (Beck et al., 1979/1997). Simultaneamente ao surgimento desse novo e revolucionário paradigma da prática psicoterápica, estava ocorrendo o aparecimento de uma nova escola da história da psicologia: a psicologia experimental cognitiva sob a abordagem do processamento da informação. Salienta-se que os primeiros e revolucionários trabalhos dessa emergente escola da psicologia foram apresentados num simpósio multidisciplinar sobre a teoria da informação ocorrido no *Massachussets Institute of Technology* (MIT), em Boston, no ano de 1956. Esta é a data considerada o marco de fundação das ciências cognitivas, das quais a psicologia cognitiva é uma das mais importantes disciplinas, agregando-se a outros saberes (robótica, inteligência artificial, lingüística cognitiva, neurociências, etc.) para explicar e predizer o processamento da informação de sistemas inteligentes (entre eles o humano) que determinam os comportamentos observáveis desses mesmos sistemas. Já a data oficial de fundação da psicologia cognitiva é o ano de 1967, quando é publicado, por Ulric Neisser, o primeiro livro-texto sobre o assunto, intitulado *Cognitive Psychology*.

Embora tenham surgido na mesma década e no mesmo país (EUA), cada um dos saberes se desenvolveu independentemente dos outros; contudo, como muito comumente ocorre na história das ciências, os achados das psicoterapias cognitivas eram plenamente compatíveis com os da psicologia cognitiva e vice-versa. Mesmo havendo tal compatibilidade, a efetiva e sistemática integração desses saberes permaneceu, por um longo período de tempo, como uma lacuna.

O processo de construção de ciência de interface entre esses dois saberes só começou a ocorrer, por iniciativa dos psicoterapeutas, em meados da década de 90. Inicialmente, esse tipo de integração se deu na intenção de encontrar correlatos neuronais dos processos mentais disfuncionais dos pacientes, gerando um ramo das neurociências conhecido como ciência neural cognitiva (Kandel, Schwartz, Jessel, 2000). Esta tinha como objeto de estudo as bases moleculares do psiquismo humano.

Neste capítulo, elegemos dois processos cognitivos centrais na constituição e no gerenciamento da personalidade: a memória e a resolução de problemas. Os principais avanços no que diz respeito às classificações, estruturas e processamentos intrínsecos desses processos, assim como suas principais aplicações para a teoria da técnica cognitivo-comportamental são desenvolvidos utilizando exemplos ilustrativos.

MEMÓRIA

O fenômeno da memória humana, desde os tempos da Grécia antiga até os dias atuais, vem fascinando e intrigando aqueles que se propõem a estudá-lo. A psicologia cognitiva já realizou inúmeros estudos sobre esse fenômeno; e, não raramente, encontrou mais perguntas que respostas. O sistema mnemônico humano, em função de sua enorme complexidade e flexibilidade, ainda não é totalmente compreendido, e tudo indica que tal compreensão está longe de acontecer. Alguns aspectos, entretanto, são indubitáveis. Não restam dúvidas, por exemplo, de que nossa memória está sujeita a falhas (Schacter, 2001) e que tem um importante papel na etiologia e perpetuação de diversas psicopatologias (Estes, 1998).

Quanto às contribuições advindas da psicologia experimental cognitiva para a prática das terapias cognitivo-comportamentais (TCCs), mais especificamente com relação aos estudos sobre a memória, muitas poderiam ser aqui abordadas. Dentre essas inúmeras contribuições, os autores consideram de maior relevância para o presente capítulo o conceito de memória congruente com o humor, além de alguns *insights* acerca do funcionamento mnemônico nos transtornos depressivos e de ansiedade.

A memória congruente com o humor, fenômeno estudado de forma sistemática a partir da década de 70, refere-se, conforme Jones (1999), "à tendência normal de lembrar de palavras, faces, atividades e eventos que estão mais relacionados com nossos humores do momento" (p.87), ou seja, uma propensão à lembrança de informações de conteúdo emocional condizente com o humor que estamos experimentando no momento. Bower (1981) lançou mão de uma das mais importantes teorias para dar conta desse fenômeno. Em linhas gerais, sua teoria postula a existência de uma rede associativa, na qual a emoção funciona como uma unidade de memória que é conectada a outras memórias de conteúdo emocional semelhante. Assim, todas as memórias relativas a um determinado humor estão conectadas por uma rede, sendo que a ativação desse humor facilita a recuperação de tais informações.

Isso tem implicações importantes, por exemplo, nos transtornos depressivos. Em um estudo clássico, Clark e Teasdale (1982) colocam que o humor depressivo facilita a acessibilidade a informações de conteúdo negativo, ao mesmo tempo em que dificulta o acesso a material de cunho positivo. Segundo os autores, dois círculos viciosos, com base nessas colocações, contribuem para a manutenção e perpetuação da depressão.

Em primeiro lugar, a facilitação do acesso a informações negativas nos transtornos depressivos aumenta a probabilidade de ocorrência de cognições negativas. Tais cognições, conforme coloca Beck (1967), serão diretamente responsáveis pela sintomatologia depressiva, criando um sistema que se retroalimenta.

O segundo círculo vicioso envolve aspectos comportamentais. Uma vez que o acesso a material positivo está dificultado, há uma redução na probabilidade subjetiva de que respostas de enfrentamento tenham bons resultados. Assim, os pacientes deprimidos acabam desmotivados para a emissão de novas condutas mais saudáveis, adequadas para lidar com as situações de dificuldade pelas quais atravessam. Além disso, tornam-se particularmente atentos para seus comportamentos interpessoais mal-sucedidos, o que leva a uma série de dificuldades de relacionamento (Gotlib e Krasnoperova, 1998). As dificuldades em nível comportamental, por sua vez, restringem o acesso dos pacientes a eventos prazerosos, solidificando seus esquemas disfuncionais, além, é claro, de concretamente favorecerem a recuperação de experiências negativas.

Uma característica importante da memória autobiográfica (um tipo de memória referente à própria pessoa) nos transtornos depressivos é a de ser "supergeral"[1], ou seja, de ser representada de forma bastante sintética, inespecífica e negativa (Williams, 1992). Essas memórias supergerais são utilizadas em maior grau quando comparadas com representações

---

[1] *Overgeneral*, no original em inglês.

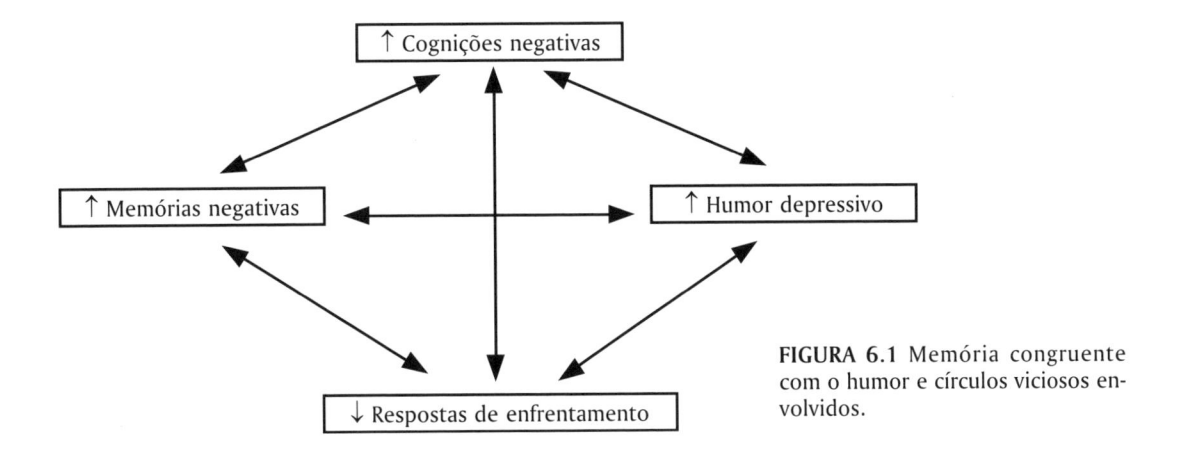

```
         ↑ Cognições negativas
              ↑  ↗
    ↗         |         ↘
↑ Memórias negativas ←→ ↑ Humor depressivo
    ↘         |         ↗
              ↓
         ↓ Respostas de enfrentamento
```

FIGURA 6.1 Memória congruente com o humor e círculos viciosos envolvidos.

mais específicas de eventos vivenciados. O passado das pessoas deprimidas é recuperado de maneira categórica, havendo uma lembrança genérica de eventos (p. ex., "encontros românticos") em detrimento de uma recordação mais pontual, ocorrida em um lugar e tempo determinados (p. ex., "jantar à luz de velas com o João, dia 18 de abril de 2001, no seu apartamento"). A recuperação categórica tem se mostrado um estilo cognitivo de início precoce e persistente ao longo do desenvolvimento (Williams et al., 1997), sendo um importante componente no comportamento suicida (Williams e Broadbent, 1986; Pollock e Williams, 2001).

O conhecimento acerca da maior utilização desse tipo de memória nos transtornos depressivos é de bastante relevância para o psicoterapeuta, visto que este pode ficar mais atento a determinados aspectos dos relatos de seus pacientes, bem como implementar estratégias terapêuticas com maior eficácia. Diante de pacientes deprimidos, o terapeuta deve ser um pouco "desconfiado" quanto aos relatos sobre determinados eventos, visto que estes tendem a ser demasiado resumidos (genéricos) e negativamente interpretados, o que só vem a reforçar as crenças distorcidas do paciente. Nesse sentido, uma interessante estratégia a ser implementada é a de encorajar uma recordação mais específica dos eventos por meio de perguntas guiadas pelo terapeuta. A partir de uma recuperação mais detalhada, fica facilitada a sugestão de interpretações alternativas em relação àquelas dadas pelos pacientes (Segal, Lau, Rokke, 1999). Além de encorajar uma recuperação mais detalhada, o terapeuta pode estimular o paciente a atentar mais para os diferentes elementos de suas experiências, favorecendo uma codificação mais específica das informações. Como conseqüência, há uma redução na tendência de posterior recuperação de maneira categórica (Williams et al., 2000).

É bastante comum pacientes deprimidos passarem por experiências de profundo lamento, as quais são poderosas contribuintes na perpetuação da psicopatologia. Embora seja experienciado por praticamente todas as pessoas, o lamento freqüentemente se mostra exacerbado nos casos de depressão. Gilovich e Medvec (1995), em sua revisão sobre o assunto, apontam que o lamento pode ocorrer tanto por coisas que foram feitas (ação, comissão) quanto pelas que não foram feitas (inação, omissão), sendo que existem diferentes padrões de persistência ao longo do tempo. Em função de uma série de mecanismos envolvidos, as comissões parecem levar a um maior pesar em um curto espaço de tempo, ao passo que as omissões produzem lamentações que se mantêm através dos anos.

Segundo Gilovich e Medvec (1995), as pessoas, de maneira geral, são mais preocupadas e perseverativas naquelas atividades incompletas, em relação às completas. Como conseqüência, há um maior empreendimento cognitivo nesse tipo de atividades inconcluídas/não resolvidas, tornando-as mais memoráveis. O lamento pela inação, portanto, é mais persistente em relação àquele ligado à ação. Essa maior persistência, entretanto, não significa que o pesar pela omissão seja mais doloroso. Existem diversos fatores que afetam a magnitude da experiência de lamentação, seja reduzindo-a, seja aumentando-a. Infelizmente, uma discussão sobre cada um deles não cabe aqui. Para os fins do presente capítulo, basta ressaltar que aqueles fatores que afetam um determinado lamento que está sendo experienciado influenciam a maneira pela qual outras experiências são processadas, criando a possibilidade do aparecimento de um círculo vicioso de remorso.

Um importante aspecto desse tipo de experiência é o de que ela nunca é avaliada isoladamente, sem comparações (Zeelenberg et al., 2002). Essas comparações, obviamente, são feitas com base em informações retidas na memória, já apontada como sendo sujeita a uma série de vieses. Tais tendenciosidades, por sua vez, possivelmente irão facilitar o acesso a material que venha a maximizar uma interpretação negativa da experiência.

Mesmo sendo o pesar pela inação mais persistente, ele envolve uma maior quantidade de aspectos ligados ao presente, quando comparado com o pesar pela ação; ou seja, muitas coisas que não foram feitas no passado ainda podem ser feitas atualmente, ao passo que aquilo que já foi feito freqüentemente "não tem mais volta". No caso dos pacientes deprimidos, muitas vezes o excesso de memorabilidade da não-ação em tempos passados parece dificultar o reconhecimento de que ainda existem atitudes que podem ser tomadas para, efetivamente, provocar as mudanças desejadas, sendo esse um importante aspecto a receber atenção por parte dos psicoterapeutas.

As pesquisas experimentais também têm contribuído com valiosos achados acerca do funcionamento mnemônico nos transtornos de ansiedade. Clark (1999) coloca a existência de dois tipos de processos de memória que contribuem na manutenção dos transtornos de ansiedade. O primeiro diz respeito à tendência que os indivíduos ansiosos têm de "seletivamente recuperar informações que parecem confirmar seus piores temores" (p.13), aspecto este responsável, por exemplo, pela ansiedade antecipatória presente na fobia social. O segundo processo refere-se a uma "aparente dissociação entre memória implícita e explícita" (p.14), o que explicaria, entre outras coisas, os *flashbacks* dissociativos tão freqüentes nos transtornos de estresse pós-traumático.

A seguir é apresentada uma maior explanação de cada um desses aspectos, bem como uma discussão acerca das implicações para as técnicas terapêuticas.

Um exemplo de um estudo experimental envolvendo transtornos de ansiedade social (fobia social) foi conduzido por Amir e colaboradores (2001). A partir de seus experimentos, os autores apontaram que pacientes com fobia social generalizada apresentaram uma memória mais estável para informações relativas à ameaça social, quando comparados com indivíduos controle. Essa maior estabilidade, entretanto, não foi acompanhada de uma recordação mais completa de material socialmente ameaçador, ou seja, houve apenas uma recuperação parcial desse tipo de informações por parte dos fóbicos sociais.

Conforme colocam Amir e colaboradores (2001), esses resultados apontam para uma explicação para um fenômeno bastante comum nesse tipo de transtorno, qual seja, uma exagerada saliência de memórias relativas a interações sociais negativas, as quais parecem "saltar à cabeça" dos que sofrem de fobia social. Haveria, nesses casos, apenas representações parciais de interações sociais.

Tais representações fragmentárias, posteriormente, seriam interpretadas por essas pessoas, interpretação essa, obviamente, sujeita a todos os tipos de vieses característicos dos transtornos de ansiedade. Assim, as interpretações realizadas sobre o material recuperado possivelmente penderiam para um caráter ameaçador, de modo que as memórias para interações sociais negativas acabam sendo acompanhadas de sofrimento. Essa carga emocional, por sua vez, é responsável pela maior saliência dessas memórias, as quais têm um importante papel na ansiedade antecipatória. Além disso, essa recuperação mais intensa de material socialmente ameaçador acaba reforçando as crenças disfuncionais dos fóbicos sociais acerca de sua inadequação perante outras pessoas, gerando, conseqüentemente, comportamentos de esquiva em situações de exposição social (Clark, 1999).

Amir e colaboradores (2001) mostram-se empolgados com as implicações de seus achados para o tratamento da fobia social. Novas técnicas poderiam ser desenvolvidas e utilizadas para que as pessoas com ansiedade social pudessem codificar as informações do ambiente de forma mais acurada, não se detendo àquelas relativas ao seu (mau) desempenho em público. Conforme afirmam os autores, tal codificação (e posterior recuperação) mais precisa ajudaria a diminuir o foco interno de atenção, responsável, em grande parte, pela ansiedade experimentada por esses pacientes (Mellings e Alden, 2000).

O segundo processo de memória responsável pela manutenção dos transtornos de ansiedade envolve uma dissociação entre a memória explícita e a implícita. Para os fins do presente capítulo, a memória explícita será considerada como aquela relativa a informações que, no momento de sua codificação (entrada da informação no sistema mnemônico), sofreram processamento em termos de significado. A memória implícita, por sua vez, fará referência a informações cujo processamento no momento da codificação ocorreu apenas em termos de características sensoriais. Conforme apontam Ehlers e Clark (2000), essa dissociação entre esses dois sistemas mnemônicos seria um componente importante para a explicação de alguns aspectos bastante intrigantes do transtorno de estresse pós-traumático (TEPT).

No TEPT, ao mesmo tempo em que os indivíduos têm constantes *flashbacks* (lembranças involuntárias, com base na memória implícita) de alguns aspectos do evento traumático, não conseguem ter uma recordação completa (lembranças voluntárias, com base na memória explícita) deste. Além disso, é bastante comum neste transtorno o "afeto sem recordação", ou seja, uma experimentação de intenso afeto que é disparada por algum estímulo associado ao evento traumático, mas não percebido como tal pelo sujeito.

Segundo Ehlers e Clark (2000), diversos fatores, muitos deles ainda desconhecidos, seriam responsáveis pela dissociação da memória para o evento traumático. Entretanto, alguns deles já foram identificados como exercendo um importante papel. Um dos fatores possivelmente envolvidos seria a qualidade do processamento no momento da codificação do evento traumático. Conforme os autores, esse processamento pode ser predominantemente conceptual ou fundamentalmente impelido pelos fatos (*data-driven*). No primeiro caso – processamento conceptual –, há uma interpretação em termos do significado da situação, feita de maneira organizada. Essa codificação mais elaborada é responsável pelo armazenamento de traços de memória mais claros, facilmente distinguíveis de outros traços autobiográficos.

Já no segundo caso – codificação impelida pelos fatos –, o processamento é fundamentalmente com base em impressões sensoriais, havendo uma grande dificuldade em recuperar o evento traumático de maneira deliberada e completa. Uma conseqüência desse tipo de processamento é uma facilitação de que, no futuro, estímulos ambientais funcionem como gatilhos para a recuperação parcial (*flashbacks*) de aspectos sensoriais do evento original. Assim, quaisquer elementos que tiveram uma relação temporal (ocorreram concomitantemente) com o trauma podem funcionar posteriormente como precipitadores de lembranças fragmentárias e involuntárias do episódio traumático. Tais lembranças podem não ser conscientemente percebidas pela pessoa, fazendo com que apenas as emoções negativas sejam experienciadas.

Suponhamos, por exemplo, que uma jovem tenha sido estuprada perto de um pequeno lago. Este estímulo sensorial (cavidade no solo repleta de água) pode, em momentos futuros, provocar a lembrança não intencional de diversas sensações extremamente dolorosas, como a dor no momento do estupro ou a fisionomia do estuprador. Tendo em vista que são os aspectos sensoriais dos elementos presentes no momento do evento traumático que estão em jogo, tais *flashbacks* poderiam ser precipitados por uma ampla gama de generalizações realizadas sobre esses elementos. No exemplo, poderiam funcionar como gatilho para a recuperação das lembranças traumáticas uma piscina ou mesmo uma poça d'água.

Uma outra conseqüência relacionada com uma codificação fundamentalmente baseada em estímulos sensoriais é o armazenamento de traços mnemônicos pouco distinguíveis de outros traços. Dessa forma, há uma dificuldade de discriminação entre aqueles estímulos presentes no momento do trauma e outros estímulos inofensivos que têm algumas características semelhantes com os primeiros (Ehlers e Clark, 2000). No exemplo colocado anteriormente, a referida jovem poderia desenvolver um medo de se aproximar de todo e qualquer lago, mesmo sem haver relação alguma com aquele em que fora estuprada.

Em termos das implicações para o tratamento do TEPT, a principal delas diz respeito à necessidade de que o evento traumático possa ser recuperado de uma maneira mais completa, com diversos aspectos sendo discutidos em detalhes. Conforme o modelo exposto, as constantes reexperimentações do evento traumático estão relacionadas com o processamento de apenas impressões sensoriais deste. Assim sendo, se o evento puder ser reinterpretado de maneira mais elaborada e organizada, compreendendo o significado de diversos aspectos envolvidos, haverá uma melhor discriminação entre aqueles traços de elementos sensoriais relativos ao trauma e aqueles relativos a outros elementos presentes no ambiente, tendo como benefício, entre outras coisas, uma redução das lembranças intrusivas tão desgastantes e tão presentes nesse transtorno (Ehlers e Clark, 2000).

RESOLUÇÃO DE PROBLEMAS

Uma característica bastante proeminente das TCCs diz respeito ao seu caráter de busca por um ganho terapêutico concreto por parte do paciente, o qual envolve, quase que invariavelmente, uma mudança comportamental. O que está em jogo para que tal mudança ocorra, em muitos casos, são as habilidades do paciente de enfrentar os problemas pelos quais está passando, habilidades essas freqüentemente diminuídas em virtude de alguma psicopatologia (Hawton e Kirk, 1989/1997).

O trabalho terapêutico, portanto, pode-se dar no sentido de o terapeuta trabalhar estratégias de resolução de problemas com seu paciente, de modo que este possa vir a utilizá-las tanto no decorrer do tratamento quanto após o seu término. Tendo em vista que o enfrentamento de situações problemáticas ocorre, mesmo que em graus variados, com todas as pessoas e quase que a toda hora, a aprendizagem de estratégias de resolução representa uma possibilidade de intervenção cujos benefícios podem ser observados a curto, médio e longo prazos. Além disso, as habilidades de resolução de problemas estão associadas com uma série de benefícios, como, por exemplo, a redução da duração de episódios depressivos (Nolen-Hoeksema, 1991).

A psicologia cognitiva, a partir de suas construções teóricas acerca da resolução de problemas, tem importantes contribuições para a implementação deste tipo de estratégia por parte do clínico. Assim, procuraremos descrever de que forma essas construções podem auxiliar na aplicação da técnica, enfocando as etapas da resolução de problemas, conforme apresentadas na Figura 6.2 (Sternberg, 1996/2000). Embora o modelo apresentado nessa Figura não tenha sido desenvolvido inicialmente para ser utilizado na esfera clínica, sua transposição para o cenário da psicoterapia pode se mostrar valiosa. É importante ressaltar que tal transposição não pode ser realizada mecanicamente, ou seja, a utilização do referido modelo por parte do clínico não deve ser entendida como uma simples técnica (e seus detalhamentos), mas sim como uma contribuição no sentido de oferecer parâmetros para um trabalho psicoterápico mais fundamentado.

O modelo do ciclo de resolução de problemas apresenta sete etapas a serem realizadas para se solucionar um problema. A seqüên-

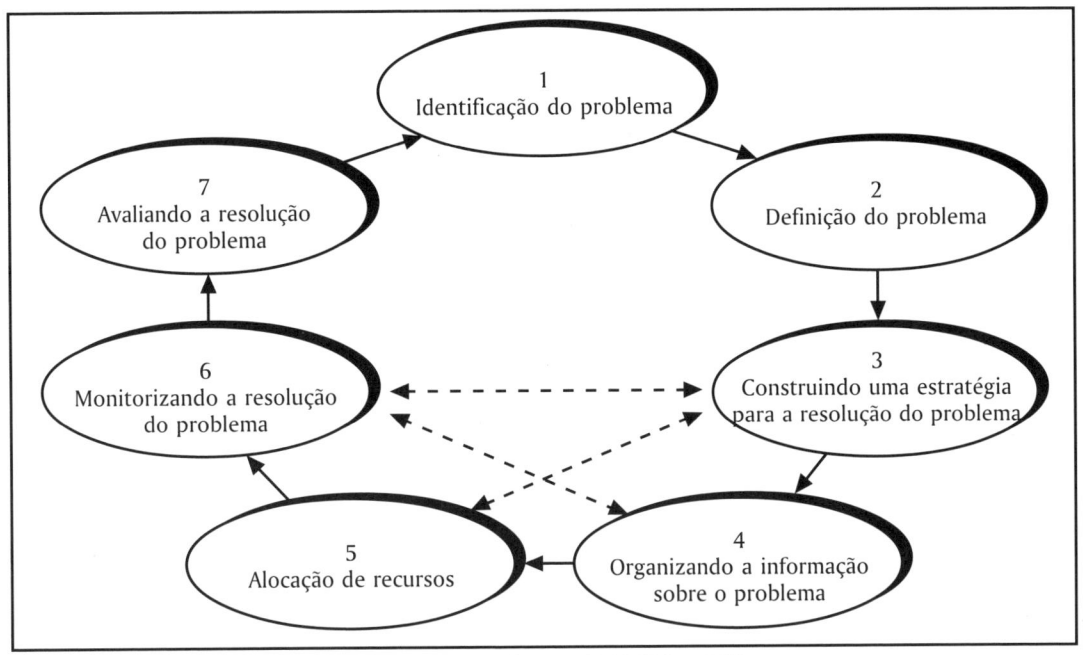

FIGURA 6.2 Ciclo de resolução de problemas (Sternberg, 1996/2000, p.307).

cia em que cada uma delas ocorre não é rígida, evidenciando a flexibilidade do modelo, conforme observado pelas setas pontilhadas. Há, portanto, uma alta interatividade entre alguns de seus passos, sendo que a diferenciação entre eles, em diversos momentos, tem fins muito mais didáticos do que propriamente práticos. Cada uma das sete etapas é descrita de maneira mais detalhada a seguir, quando é apresentado um exemplo da aplicação deste modelo em TCC.

Tendo sido avaliados os benefícios potenciais do emprego das técnicas de resolução de problemas, o primeiro passo do processo é a identificação do(s) problema(s). Para que possamos solucionar uma situação problemática, necessitamos enxergá-la como tal. Você só despenderá esforço cognitivo (e outros) para solucionar algo que considere um problema, pois, caso uma situação não seja vista assim, não haverá motivos para se esforçar.

De maneira semelhante, um paciente só vai engajar-se no processo terapêutico se acreditar que está diante de uma situação a ser resolvida, de modo que o terapeuta deve estar atento para não tentar partir para as etapas seguintes sem se certificar de que a primeira foi realizada. Esta etapa do ciclo pode apresentar-se particularmente difícil em pacientes não motivados para o tratamento, como, por exemplo, adolescentes com mau desempenho acadêmico e pessoas que apresentam comportamentos adictivos.

Quando o paciente estiver certo de que há uma (ou mais) situação a ser resolvida, é necessário defini-la com precisão (etapa 2). Ainda que seja aparentemente a etapa mais simples de todas, sua realização é muitas vezes cercada de complicadores. Aqueles que procuram pela ajuda do psicoterapeuta freqüentemente têm dificuldades em definir os problemas pelos quais estão atravessando, e esta é, talvez, a etapa mais crucial de todas. Nela, todos os aspectos do(s) problema(s) que estão em jogo devem ser adequadamente representados, o que possibilitará sua posterior resolução de maneira efetiva. Caso uma definição adequada não seja realizada, todas as etapas seguintes estarão comprometidas, pois a dupla terapêutica não saberá o que está tentando resolver, lançando-se, provavelmente de forma aleatória, em estratégias fadadas, desde o início, ao fracasso.

Os trechos a seguir ilustram a tentativa de um terapeuta de ajudar o paciente a definir claramente a situação pela qual está passando. O caso é o de João (nome fictício), um senhor de 65 anos cuja esposa foi diagnosticada com demência de Alzheimer.

P: "Pois é, doutor, tudo tem sido difícil desde que a minha esposa começou com os sintomas."

T: "Que tipo de coisas tem incomodado mais o senhor?"

P: "Eu acho que é no geral, parece que tudo é diferente, tudo é mais difícil."

T: "João, imagino como a doença de sua esposa deve ter mexido com o senhor. Muitas coisas devem ter mudado e muitas delas devem ser bastante difíceis, mas nós temos que ter bem claro quais são todos esses aspectos, para que possamos pensar juntos em formas de lidar com isso."

P: "Bom, eu acho que o problema maior é que eu tenho que ficar o dia todo em volta dela..."

Para se certificar de que os problemas, bem como todos os aspectos envolvidos, estão sendo adequadamente definidos, o terapeuta procura fazer pequenos resumos a partir dos dados trazidos pelo paciente:

T: "Pelo que o senhor colocou até agora, parece que desde o aparecimento dos sintomas em sua esposa muitas coisas mudaram em sua vida. O senhor não tem ido jogar bocha com os amigos, deixou de freqüentar os bailes a que costumava ir e não tem cuidado de sua horta. Além disso, costuma sentir-se culpado, acreditando que não está cuidando da esposa como deveria. O senhor acha que algum aspecto importante está faltando nesse pequeno resumo que fiz?"

Ao final da etapa de definição dos problemas, deve haver um *ranking* deles em ordem de importância, de modo que cada um possa ser trabalhado de maneira específica. No caso de João, os problemas foram elencados da seguinte maneira:

1. Sentimentos de culpa por não estar tratando adequadamente a esposa.
2. Desconhecimento de diversos aspectos acerca da doença da esposa.
3. Abandono dos jogos de bocha (sinônimo de abandono do círculo de amizades).
4. Falta de motivação para se engajar em seu *hobby* favorito: cuidar de sua horta.
5. Abandono de sua atividade profissional.
6. Falta de atividades de diversão, como os bailes da terceira idade.

De posse da lista de problemas do paciente, a qual pode, obviamente, sofrer alterações no decorrer do tratamento, a dupla terapêutica começa a planejar estratégias de resolução (etapa 3). Estas podem visar, inicialmente, aqueles problemas que podem ser solucionados com maior facilidade, de modo que a solução de um problema funcione como um reforço para o paciente se engajar na resolução de outros possivelmente mais complexos.

T: "O senhor colocou que acredita que o problema da falta de informação acerca da doença de sua esposa seria o de mais fácil resolução. O que o faz pensar assim?"

P: "No hospital onde ela é atendida existe um grupo de cuidadores de pessoas portadoras de demência. Eu acho que posso conseguir algumas informações lá."

T: "O.k. Essa parece uma boa estratégia. O senhor acredita que existe algum tipo de empecilho para que busque esse grupo?"

P: "Como é que eu vou deixá-la sozinha? Ela é capaz de sair caminhando por aí e nunca mais voltar..."

Para a construção de estratégias efetivas, é de crucial importância que o terapeuta seja hábil para identificar os recursos do paciente que podem auxiliá-lo no enfrentamento da situação problemática (etapas 4 e 5). Esses fatores podem ser de qualquer ordem, como, por exemplo, habilidades interpessoais, pessoas com quem pode contar, facilidade de acesso a instituições, interesses, finanças ou pensando de outra forma, tudo o que funciona (ou pode vir a funcionar) como fonte de auto-estima para o paciente.

Tais recursos não precisam necessariamente dizer respeito a questões diretamente relacionadas aos problemas listados, pois todos os aspectos identificados como positivos podem ser úteis na formulação das estratégias. Além disso, essa identificação de recursos ocorre durante todo o processo, possibilitando uma ampla variedade de estratégias para serem utilizadas no futuro.

T: "O fato de o senhor estar cuidando de sua esposa nesse momento parece estar dificultando a resolução do problema que identificamos. Será que não existiriam outras formas de lidar com essa situação?"

P: "Não vejo saída doutor, ela só tem a mim."

T: "O senhor comentou que os grupos acontecem no mesmo hospital onde ela é tratada, certo?"

P: "Certo."

T: "Será que isso não poderia ser utilizado em nosso favor?"

P: "É mesmo! Sou amigo das secretárias de lá. Posso pedir para encaixarem a consulta dela no mesmo horário do grupo. Assim eu não preciso me preocupar com quem vai ficar cuidando dela!"

Conforme evidenciado nos diálogos anteriores, o questionamento do terapeuta, ao invés de oferecer uma solução pronta, ajudou o paciente a representar o problema de uma forma mais abrangente, considerando outros aspectos deixados de lado anteriormente. Isso permitiu que novas estratégias fossem pensadas, tendo como base as informações relativas ao problema (mesmo local de atendimento da esposa e dos grupos) e a possibilidade de manejo dos recursos disponíveis (amizade com as secretárias).

É interessante reparar no modo como o terapeuta constrói as frases. Em alguns momentos, é utilizada a primeira pessoa do plural (nós), o que implica que o trabalho está sendo construído conjuntamente. A utilização dessa pessoa, em muitos casos, é uma valiosa maneira de manter constantemente presente o caráter do trabalho em equipe visado pelas TCCs, na medida em que o paciente percebe que o terapeuta está empenhado na construção de uma forma de ajudá-lo, restando a sua participação ativa no processo.

Após o esforço conjunto para a busca de estratégias realistas, a dupla terapêutica pode lançar-se na sua implementação. Esta usualmente é realizada sob a forma de tarefa de casa, fazendo com que o paciente esteja constantemente participando da terapia. As estratégias pensadas devem ser preferencialmente definíveis em termos comportamentais, possibilitando sua efetiva concretização. Assim, uma série de passos precisa ser realisticamente estabelecida, de modo que o paciente possa executá-los no intervalo entre as sessões.

T: "Gostaria que o senhor colocasse em prática essas coisas que conversamos aqui. Por onde o senhor acha que poderia começar?"

P: "Acho que, em primeiro lugar, eu deveria saber sobre os encontros do grupo. Com que freqüência eles ocorrem, em que dia, qual horário, esse tipo de coisa."

T: "Ótimo. E depois?"

P: "Aí terei que ver os dias em que tem atendimento lá no hospital. Sabendo isso, é só conversar com as meninas para elas marcarem no mesmo horário do grupo."

T: "Certo. O senhor acha que pode fazer isso na semana entre as nossas consultas?"

P: "Claro. Não vai ter problema nenhum."

T: "O.k. Então semana que vem nós conversamos para ver como progrediu o nosso planejamento."

Não são raros os casos em que adversidades dificultam ou até mesmo impedem a realização das tarefas de casa por parte do paciente. Nesse sentido, uma avaliação acerca da resolução dos problemas definidos mostra-se essencial para o alcance dos objetivos almejados. Tal monitorização envolve uma retomada das atividades combinadas, visando a uma verificação dos progressos feitos em relação às metas estabelecidas.

Nesse momento, é de crucial importância que os empecilhos ocorridos durante a resolução sejam identificados. Uma vez que tenham surgido, novas estratégias devem ser pensadas para que eles sejam transpostos, de modo que as metas inicialmente estabelecidas possam ser concretizadas. O processo para a superação de obstáculos é o mesmo já descrito no decorrer deste capítulo, seguindo, mesmo que não em uma ordem rigidamente definida, os passos propostos pelo modelo do ciclo de resolução de problemas.

No caso de João, ele conseguiu participar das reuniões para cuidadores de pacientes com demência no hospital. Conhecendo melhor a doença de Alzheimer, principalmente no que se refere aos inevitáveis prejuízos cognitivos e funcionais que seus portadores sofrem, João sentiu alívio quanto aos sentimentos de culpa. Percebeu que a degeneração da esposa não era fruto de sua falta de cuidados, mas sim uma característica própria da doença.

Como última etapa do ciclo, então, há uma avaliação quanto à resolução do problema. Esta é feita por meio de uma comparação entre as metas inicialmente estabelecidas e os resultados efetivamente obtidos, relevando-se, é claro, as adversidades encontradas durante o processo. Nesta etapa é importante a realização de uma retomada dos passos percorridos, bem como a identificação e apreensão dos aspectos positivos e negativos por ambos os componentes da dupla terapêutica, facilitando e agilizando a resolução de problemas futuros.

T: "João, parece que nós dois concordamos que aquele nosso primeiro objetivo foi alcançado. Que fatores o senhor acha que contribuíram para que isso tenha acontecido?"

P: "Doutor, eu acho que o principal foi o senhor, o senhor foi me mostrando o caminho."

T: "Eu posso ter ajudado em algumas coisas nesse sentido, mas qual será que foi o seu papel?"

P: "Eu procurei colocar em prática todas as nossas combinações. Tinha vezes que eu achava que não ia dar, mas aí eu me lembrava daquelas coisas que a gente conversava sobre procurar diferentes alternativas... Eu acho que isso ajudou muito também. Além do mais, eu tive uma baita força. Meu filho e minha vizinha seguraram a barra quando eu tinha que sair."

Após o alcance do primeiro objetivo proposto, outras metas podem ser traçadas. Tendo o terapeuta constantemente buscado uma postura ativa por parte do paciente, as etapas para a resolução dos problemas seguintes vão se tornando cada vez mais naturais, sendo que o paciente fica crescentemente mais autônomo no processo[2].

CONSIDERAÇÕES FINAIS

Este capítulo buscou apresentar um esboço acerca das possibilidades de integração entre pesquisa experimental e psicoterapia cognitivo-comportamental, prática essa (infelizmente) ainda pouco explorada, tanto por parte dos terapeutas quanto por parte dos pesquisadores. Não foi objetivo dos autores explorar todas as possibilidades de integração, até porque tal feito não é passível de realização em um único capítulo. Buscamos, pelo contrário, mostrar ao leitor como alguns dos conhecimentos advindos de pesquisas experimentais podem ser, direta ou indiretamente, implementados nos processos psicoterapêuticos, visando, com isso, sensibilizar atuais e futuros terapeutas a buscarem mais fundamentos para sua prática.

Diferentes áreas de pesquisa poderiam ter sido aqui abordadas, como atenção, representação mental, formação de conceitos, lingüística, entre outras. Todas essas áreas têm potenciais contribuições para enriquecer a prática psicoterápica, tornando-a mais fundamentada e, conseqüentemente, mais objetiva e eficaz em suas intervenções.

Uma distância muito grande pode ser percebida entre a prática clínica e a laboratorial. Como conseqüência, há uma construção

---

[2] A continuidade do caso aqui exposto se deu de maneira tranqüila, tendo em perspectiva, é claro, a situação apresentada. A dupla terapêutica avaliou como benéfica a inserção de pessoas significativas para o casal nos cuidados à esposa, sendo que esta estratégia ajudou muito João a dedicar mais tempo para si, retomando suas atividades prazerosas que havia deixado para trás e aumentando sua qualidade de vida. Com o tempo, o quadro da esposa foi se agravando, e seu óbito aconteceu alguns meses após o início da terapia. Tendo em vista todo o trabalho previamente realizado e seus conhecimentos acerca do curso da doença de Alzheimer, a morte da mulher foi encarada de maneira natural, não havendo nenhuma forma de luto patológico.

dissociada de saberes, sendo que as intersecções entre eles freqüentemente não são percebidas. Nesse sentido, os autores apontam para a necessidade de uma maior troca entre pesquisadores e psicoterapeutas, possibilitando contribuições mútuas que venham a enriquecer ambos os lados.

Em termos históricos, o surgimento do paradigma cognitivo-comportamental no panorama da clínica representou uma das mais importantes revoluções neste campo do conhecimento (Dobson, 1988). Isso se deveu às novas concepções que esta abordagem propunha, tanto em termos de hipóteses geradoras dos transtornos mentais quanto em relação ao modo como se encarava o papel do paciente e, até mesmo, a própria concepção de normalidade/patologia.

Desde seu surgimento mais longínquo até sua grande aceitação pela comunidade terapêutica com a *Terapia Cognitiva da Depressão,* de Aaron Beck, as terapias cognitivo-comportamentais tiveram como ponto de partida a concepção de que eram as cognições os elementos essenciais para se poder compreender e tratar os diversos transtornos mentais.

O passado das TCCs, portanto, é marcado pela inserção da noção das cognições disfuncionais como causadoras das psicopatologias, sendo que, em relação às explicações, cada autor lançava mão de uma hipótese explanatória. A mais conhecida e, provavelmente, a mais importante para o desenvolvimento das TCCs foi a concepção de esquemas mentais disfuncionais, proposta por Beck nos anos 70. Repare-se que esta noção de esquema, assim como as demais, tinha um forte caráter abdutivo (talvez até como herança da psicanálise), em que a explicação ultrapassa o caráter da descrição. Além disso, ainda se trabalhava com concepções desvinculadas dos grandes avanços das ciências cognitivas, como da psicologia cognitiva experimental, por exemplo.

Conforme a força das TCCs foi aumentando, na proporção direta da comprovação de sua eficácia para classes maiores de transtornos e da sua economia em tempo de tratamento e custos, mais modelos explicativos foram sendo trazidos à tona e maiores sofisticações técnicas implementadas, muitas delas advindas de conhecimentos construídos por meio da pesquisa básica. Até mesmo porque movimentos de importantes entidades controladoras da prática terapêutica começaram a investigar quais as técnicas que realmente eram eficazes para cada um dos diferentes transtornos mentais. Esses estudos são conhecidos hoje como avaliação das terapias empiricamente validadas (APA, 1998), em que as técnicas cognitivo-comportamentais encabeçam o *ranking* de eficácia no maior número de psicopatologias.

Na atualidade, as TCCs são um dos mais importantes referenciais psicoterapêuticos e certamente o que mais cresce, o que pode ser visualizado pelo número de publicações em periódicos destinados à clínica e à psicopatologia. Esse crescimento trouxe consigo algumas evoluções importantíssimas, no sentido de manter renovada a teoria cognitiva da prática clínica, tanto em termos da teoria da técnica quanto em termos de concepções filosóficas, epistemológicas e científicas. Entre as principais evoluções vislumbradas, pode-se citar a maior proximidade com as neurociências e com os fundamentos da psicologia cognitiva experimental, trazendo como conseqüências positivas explicações etiológicas mais integrativas dos transtornos psicológicos e uma prática muito mais objetiva e agregada à farmacoterapia, na tentativa de aumento da qualidade de vida dos pacientes.

Predizer o futuro é tarefa desafiante e, ao mesmo tempo, extremamente complexa e difícil. Lançar luzes sobre o futuro das TCCs não foge à regra. Entretanto, há indicadores no atual estágio desta disciplina que permitem vislumbrar algumas tendências. Entre elas, uma que já começa a aparecer nos teóricos das terapias cognitivas é a tentativa de desenvolver modelos explicativos das psicopatologias cada vez mais unificados com outras áreas do saber, gerando o que se convenciona chamar em epistemologia de ciências de interface, ou seja, ciências que têm sua gênese nos limites entre outros saberes (Wainer, 1997).

REFERÊNCIAS BIBLIOGRÁFICAS

APA. AMERICAN PSYCHIATRIC ASSOCIATION. *Empirically validate therapies,* 2, 1998.

AMIR, N. et al. The effect of practice on recall of emotional information in individuals with generalized social phobia. *Journal of Abnormal Psychology,* v.110, n.1, p. 76-82, 2001.

BECK, A.T. *Depression:* clinical, experimental and theoretical aspects. New York: Harper & Row, 1967.

BECK, A.T. et al. *Terapia cognitiva da depressão.* Porto Alegre: Artmed, 1997. Original publicado em 1979.

BOWER, G.H. Mood and memory. *American Psychologist,* v.36, n.2, 129-48, 1981.

CLARK, D.M. Anxiety disorders: why they persist and how to treat them. *Behaviour Research and Therapy,* v.37, n.1, p.5-27, 1999.

CLARK, D.M.; TEASDALE, J.D. Diurnal variation in clinical depression and accessibility of memories of positive and negative experiences. *Journal of Abnormal Psychology,* v.91, n.2, p.87-95, 1982.

DOBSON, K.S. *Handbook of cognitive behavioral therapies.* New York: Guilford, 1988.

EHLERS, A.; CLARK, D.M. A cognitive model of posttraumatic stress disorder. *Behaviour Research and Therapy,* v.38, n.4, p.319-45, 2000.

ESTES, W.K. Models of human memory and their implications for research on aging and psychopathology. *Development and Psychopathology,* v.10, n.4, p.607-24, 1998.

GILOVICH, T.; MEDVEC, V.H. The experience of regret: what, when, and why. *Psychological Review,* v.102, n.2, p.379-95, 1995.

GOTLIB, I.H.; KRASNOPEROVA, E. Biased information processing as a vulnerability factor for depression. *Behavior Therapy,* v.29, n.4, p.603-17, 1998.

HAWTON, K.; KIRK, J. Resolução de problemas. In: HAWTON, K. et al. *Terapia cognitivo-comportamental para problemas psiquiátricos:* um guia prático. São Paulo: Martins Fontes, 1997. p.575-604. Original publicado em 1989.

JONES, J.L. *The psychotherapist's guide to human memory.* New York: Basic Books, 1999.

KANDEL, E.R.; SCHWARTZ, J.H.; JESSEL, T.M. *Principles of neural science.* 4. ed. New York: McGraw-Hill, 2000.

KELLY, G. *The psychology of personal constructs.* New York: Norton, 1955.

MELLINGS, T.M.B.; ALDEN, L.E. Cognitive processes in social anxiety: the effects of self-focus, rumination and anticipatory processing. *Behaviour Research and Therapy,* v.38, n.3, p.243-57, 2000.

NEISSER, U. *Cognitive psychology.* New York: Appleton-Century-Crofts, 1967.

NOLEN-HOEKSEMA, S. Responses to depression and their effects on the duration of depressive episodes. *Journal of Abnormal Psychology,* v.100, n.4, p.569-82, 1991.

POLLOCK, L.R.; WILLIAMS, J.M.G. Effective problem solving in suicide attempters depends on specific autobiographical recall. *Suicide and Life-Threatening Behavior,* v.31, n.4, p.386-96, 2001.

SCHACTER, D.L. *The seven sins of memory:* how the mind forgets and remembers. New York: Houghton Mifflin, 2001.

SEGAL, Z.V.; LAU, M.A.; ROKKE, P.D. Cognition and emotion research and the practice of cognitive-behavioural therapy. In: DALGLEISH, T.; POWER, M. *Handbook of cognition and emotion.* New York: John Wiley & Sons, 1999. p.705-26.

STERNBERG, R.J. *Psicologia cognitiva.* Porto Alegre: Artmed, 2000. Original publicado em 1996.

WAINER, R. *Parâmetros cognitivos e afetivos de um modelo da depressão em adultos femininos.* Porto Alegre, 1997. Dissertação (Mestrado) – Faculdade de Psicologia, Pontifícia Universidade Católica do Rio Grande do Sul, 1997.

WILLIAMS, J.M.G. Autobiographical memory and emotional disorders. In: CHRISTIANSON, S.A. *The handbook of emotion and memory:* research and theory. Hillsdale: Lawrence Erlbaum, 1992. p.451-77.

WILLIAMS, J.M.G.; BROADBENT, K. Autobiographical memory in suicide attempters. *Journal of Abnormal Psychology,* v.95, n.2, p.144-9, 1986.

WILLIAMS, J.M.G. et al. *Cognitive psychology and the emotional disorders.* 2. ed. Chichester: John Wiley & Sons, 1997.

WILLIAMS, J.M.G. et al. Mindfulness-based cognitive therapy reduces overgeneral autobiographical memory in formerly depressed patients. *Journal of Abnormal Psychology,* v.109, n.1, p.150-5, 2000.

ZEELENBERG, M. et al. The inaction effect in the psychology of regret. *Journal of Personality and Social Psychology,* v.82, n.3, p.314-27, 2002.

Um modelo cognitivo de alucinações*

AARON T. BECK, NEIL A. RECTOR

As alucinações têm sido consideradas um sinal de doença mental somente nos últimos 200 anos. Antes disso, elas eram vistas como mensagens de Deus (intervenção divina) ou do diabo (possessão demoníaca). É interessante que muitos pacientes com esquizofrenia também as consideram como comunicações de uma dessas entidades sobrenaturais. As alucinações geralmente são definidas como percepções que ocorrem na ausência de estímulo externo. Deve-se acrescentar os requisitos de que elas ocorram no estado alerta (diferente do sonho) e não estejam sob controle da vontade (diferente do devaneio). As alucinações freqüentemente estão associadas ao uso de psicoestimulantes. A plena compreensão da natureza desse fenômeno precisa dar conta de problemas como o da heterogeneidade. As alucinações que ocorrem em um contexto normal ou anormal podem envolver qualquer uma das modalidades sensórias: audição, visão, tato, olfato ou paladar. As alucinações auditivas na esquizofrenia – o foco deste capítulo – foram amplamente estudadas de muitas perspectivas: cultural, genética, anatômica, neuroquímica e psicológica.

Os enormes avanços na neuroquímica e neuroimagem trouxeram uma nova compreensão da natureza biológica das alucinações. A revolução nas abordagens biológicas deste transtorno ofereceu um maior entendimento de sua neuroquímica básica. Além dos avanços na farmacoterapia, uma revolução silenciosa ocorreu na terapia cognitiva desses transtornos (para revisão e metanálise, consulte Rector e Beck, 2001). O sucesso das intervenções cognitivas ofereceu um estímulo para compreender os mecanismos cognitivos envolvidos na produção de alucinações.

Neste capítulo, utilizamos a literatura atual sobre neuropsicologia, bem como as descrições fenomenológicas desses eventos feitas por pacientes em psicoterapia, como base para a formulação de um modelo cognitivo das alucinações. A primeira parte do capítulo se concentrará nos aspectos fenomenológicos das alucinações. Posteriormente, os precursores e os fatores que colaboram para a formação de alucinações serão elucidados. Por fim, apresentaremos os fatores cognitivos que contribuem para sua persistência.

CONTINUIDADE DAS ALUCINAÇÕES

De 4 a 25% da população relatam alucinações auditivas em algum momento de sua vida (Johns et al., 2002; Slade e Bentall, 1988; Tien, 1991; West, 1948). Estudos demonstram que essa variação se deve, em parte, ao modo como as perguntas são formuladas e ao rigor da de-

* Capítulo originalmente publicado em: *Cognitive Therapy and Research* (v.27, n.1, February 2003, pp. 19-52).

finição. Muitas pessoas sofrem alucinações auditivas mas não se consideram mentalmente doentes ou necessitadas de ajuda, nem são consideradas doentes pelos outros. Romme e Escher (1989) constataram que um percentual considerável (39%) das pessoas que relatam ter alucinações auditivas não estava regularmente em tratamento. Existem evidências de que a prevalência de alucinações varia conforme os grupos étnicos. Johns e colaboradores (2002) relataram que 4% de uma amostra da população da Inglaterra e do País de Gales diziam "ouvir ou ver coisas que os outros não conseguiam ver ou ouvir". Em sua pesquisa, as alucinações em uma amostra caribenha eram 2,5 vezes mais presentes do que em uma amostra de brancos, sendo 50% menos presentes do que em uma amostra do Sudeste Asiático. Entre aqueles que relatavam experiências alucinatórias, somente 25% satisfaziam os critérios para psicose. Os percentuais na amostra britânica contrastam com os dados do ECA *(Epidemiological Catchment Area)* do Instituto Nacional de Saúde Mental americano, que indica uma prevalência de alucinações na vida de 10% para homens e 15% para mulheres em uma amostra da comunidade (Tien, 1991). As diferenças podem estar relacionadas com a formulação das perguntas sobre a freqüência das vozes e/ou com as divergências relatadas entre as taxas de prevalência no ano (Johns et al., 2002) e na vida (Tien, 1991).

Pesquisas entre estudantes universitários revelam que 30 a 71% relatam ter tido alucinações (Barrett, 1992; Posey e Losch, 1983). É interessante que diversos estudos indicam que um percentual considerável de estudantes refere a experiência de ouvir uma voz falando seus pensamentos em voz alta (Bentall e Slade, 1985; Young et al., 1987). A atribuição das vozes a uma entidade paranormal ou sobrenatural também está de acordo com a descoberta de que um percentual relativamente grande de adolescentes e jovens adultos acredita em leitura da mente, transmissão de pensamento e bruxaria (Van Os et al., 1999). Eles também têm mais idéias de grandiosidade, mas não de um relacionamento pessoal com Deus, do que outros grupos etários.

Uma conhecida classificação dessas alucinações inclui os chamados sintomas de "primeira ordem" da esquizofrenia descritos por Kurt Schneider (1959). Ele distingue três tipos de alucinação: (1) os pacientes ouvem comentários contínuos sobre seu comportamento; (2) os pacientes ouvem vozes falando sobre eles na terceira pessoa; e (3) os pacientes escutam seus próprios pensamentos falados em voz alta. Ouvir vozes é o sintoma de esquizofrenia mais comumente relatado, ocorrendo em aproximadamente 73% dos pacientes com esse diagnóstico (Organização Mundial de Saúde, 1973). Ao contrário da crença popular, contudo, as alucinações não são específicas de um diagnóstico de esquizofrenia. Elas ocorrem em uma ampla variedade de transtornos, incluindo depressão psicótica, psicose maníaco-depressiva e transtorno de estresse pós-traumático. Alucinações auditivas também são descritas em uma gama muito ampla de problemas orgânicos e psiquiátricos, como transtornos neurológicos, perda de audição, surdez e tinido auditivo. Os pacientes com tinido auditivo geralmente afirmam que suas alucinações auditivas são uma repetição de lembranças do passado.

Evidentemente, existem diferenças culturais significativas na experiência das alucinações tanto em termos da freqüência com que elas são referidas por pessoas que se consideram normais quanto na modalidade (auditiva *versus* visual) relatada aos clínicos de diferentes países (Sartorius et al., 1986). Além disso, alucinações foram descritas em uma grande diversidade de situações não relacionadas com psicose. Uma pesquisa com viúvas e viúvos que haviam perdido o cônjuge há pouco tempo revelou uma incidência extraordinariamente alta de alucinações visuais ou auditivas com o cônjuge falecido (Rees, 1971). Quase a metade dos participantes desse estudo relatou ter tido alucinações na forma visual, auditiva ou ambas, e cerca de 10% referiram ter conversado com o cônjuge falecido. Rees não encontrou qualquer indicação de que os participantes estavam sofrendo de algum transtorno psiquiátrico como, por exemplo, depressão. Ensink (1992) estudou quase uma centena de mulheres que sofreram incesto. Ela relata que 28% dessas pacientes tinham alucinações exclusivamente auditivas e 25%, alucinações visuais acompanhadas ou não de alucinações auditivas.

Uma comparação entre as experiências de escutar vozes de pessoas sem transtorno mental e de pacientes psiquiátricos indica uma notável semelhança nas características físicas das vozes. Esta observação sugere que as alucinações e a experiência normal podem estar num mesmo *continuum*. A principal diferença é que as alucinações psicóticas tendem a ser mais negativas, não respondem a um *feedback* corretivo e seu conteúdo é aceito por seu valor aparente, a despeito de evidências contrárias.

Qualidade verbal e conteúdo das alucinações

As alucinações auditivas podem ter uma ampla variedade de características. Normalmente os pacientes relatam ouvir palavras faladas, mas alguns sofrem alucinações não-verbais na forma de diversos sons – zumbidos, tinidos, batidas e às vezes até música. As palavras faladas descritas pelos pacientes consistem de uma diversidade de comentários, críticas, comandos, ruminações, preocupações e perguntas. Muitos pacientes relatam ouvir expressões isoladas de uma só palavra, geralmente com conteúdo desqualificador, tais como "idiota", "fracassado" e "inútil". As frases curtas com freqüência têm a natureza de um comando, incluindo afirmações como "Vá e faça", "Morra, cadela", "Você é um inútil". Algumas alucinações podem perdurar por todo o dia e assemelhar-se a ruminações. Um paciente, por exemplo, recebia ordens como "Pegue o livro" e "Escreva uma canção para mim" o tempo todo. Esses comandos podem variar desde instruções inofensivas, como "Dê um passeio", até ordens assustadoras de infringir a lei, ferir a si mesmo ou ferir outra pessoa. Alguns pacientes podem ouvir um comentário constante sobre seu comportamento.

A voz também pode ter a forma de uma pergunta. Ao começar o dia, um paciente ouvia a pergunta "Você tem certeza de ser quem você diz que é?" e era estimulado a olhar-se no espelho. Outro ouvia a voz tranqüilizadora de seu médico dizendo "Você está bem, eu estou bem". As vozes com freqüência são na segunda pessoa ("Você é ótimo") ou na terceira ("Ele não sabe o que está fazendo"). Pode haver uma "conversação" entre diversas vozes diferentes, as quais podem se comunicar umas com as outras a respeito do paciente. As "vozes em terceira pessoa" tendem a ocorrer em pacientes propensos à ruminação ou a pensamentos obsessivos.

A freqüência varia consideravelmente, mesmo em um único paciente. As alucinações podem persistir durante um dia inteiro e mal estar presentes ou geralmente estar ausentes no dia seguinte. Muitos pacientes dizem ouvir vozes só quando estão se sentindo mal. As vozes variam no grau de intensidade e no tom. Às vezes podem ser quase inaudíveis, e outras vezes tão fortes que tomam toda a atenção do paciente. Um paciente relatou: "A voz era tão alta que era como se estivesse gritando no meu ouvido. Eu tinha certeza de que as pessoas na sala ao lado a ouviram". O tom pode variar – por exemplo, desde uma voz grave masculina até uma voz aguda feminina.

Alguns pacientes descrevem ruídos incessantes atravessando a parede (na ausência de evidência). Muitas vezes, os ruídos são atribuídos aos vizinhos. Um paciente ouvia vozes vindas dos vizinhos quando ele esfregava as mãos. Ele interpretava isso como uma crítica à satisfação que sentia ao esfregar as mãos. Alguns pacientes dizem ouvir os zumbidos de uma máquina supostamente operada por seus desafetos. Às vezes os pacientes interpretam os ruídos feitos por outras pessoas como sinais; outras vezes, os ruídos se transformam em vozes. Uma paciente, por exemplo, interpretava os risos ou os resmungos das outras pessoas como mensagens depreciativas. Em outras ocasiões, entendia os mesmos tipos de sons como vozes dizendo: "sua vadia".

Instalação inicial e reativação de vozes

Em sua pesquisa com um grupo heterogêneo de pessoas que tinham tido alucinações auditivas, Romme e Escher (1989) descobriram que os indivíduos que ouviam vozes relatavam que a experiência tivera um início bastante repentino, do qual se lembravam bem. O evento geralmente era assustador e causava ansiedade. Uma pessoa fez o seguinte relato:

Num domingo, às 10 horas da manhã, foi como se de repente eu tivesse recebido um enorme soco na cabeça, totalmente inesperado. Eu estava só e ouvi uma mensagem horrível. Fiquei desesperado e não pude evitar que coisas horríveis acontecessem. Minha primeira reação foi: "Que diabos está acontecendo?" A segunda foi: "Eu devo estar imaginando coisas". Depois pensei: "Não, não é imaginação; eu preciso levar isso a sério".

Outra pessoa afirmou:

Eles me disseram muitas coisas estranhas e fizeram com que as coisas que eu julgava importantes parecessem ridículas. Era uma verdadeira guerra, mas eu estava determinado a vencer e continuei ignorando tudo.

Nesta pesquisa, somente 33% dos entrevistados conseguiram ignorar as vozes.

Como outros sintomas psiquiátricos, as alucinações podem ocorrer após ocasiões agudas de estresse. Muitos pacientes relatam que ouviram uma voz ou várias vozes pela primeira vez após uma experiência traumática. Para outros, um tipo análogo de trauma provocou vozes que eram agressivas e hostis desde o início. Eles comentam que as vozes causaram um caos mental e tomaram tanta atenção que eles mal podiam se comunicar com o mundo exterior (Romme e Escher, 1989). As vozes podem iniciar na infância e continuar até a idade adulta. Um de nossos pacientes ouviu a voz do avô pela primeira vez na infância e continuou ouvindo muito depois de o avô ter falecido. É comum as vozes começarem na infância como reação a traumas. Por exemplo, um paciente sofreu alucinações pela primeira vez aos nove anos, quando estava sendo agredido por outros alunos no pátio da escola. Deitado no chão, ele viu uma imagem e ouviu a voz do anjo da guarda lhe dizer: "Você estará bem e será sempre protegido". Um paciente que durante toda a infância foi chamado de "pateta" pelo irmão ouvia a voz do irmão (ausente) dizendo "Você é um pateta".

Em outros casos, os pacientes ouvem vozes fazendo comentários ou críticas recebidas com freqüência no cotidiano. Uma paciente ouviu de seu médico "Eles estão bem, você está bem", referindo-se a seu relacionamento com os membros do grupo de tratamento. Mais tarde, quando estava sozinha, ela ouviu a voz, identificada como sendo de seu médico, repetindo a expressão "Eles estão bem, você está bem". Outra paciente, antes do tratamento, ouvia as vozes de diferentes médicos lhe dizendo para "largar o emprego". Os diversos médicos da clínica estavam recomendando que ela abandonasse seu emprego de meio turno por causa do estresse que ele causava em sua vida. O autor da voz às vezes é diferente das pessoas que estão fazendo os comentários. Por exemplo, uma paciente ouvia uma voz severa repetir a expressão "Sua puta", mas estava incerta a respeito do autor da voz. Compreendendo o contexto dessa voz, ela observou que seu namorado a agredia verbalmente com essa mesma expressão todos os dias. Outra paciente ouvia a voz de um general chinês dizendo "Você é inútil" ou "Você é fraca", os mesmos comentários críticos feitos pelo pai ao longo da sua vida.

O conteúdo da voz é semelhante aos pensamentos automáticos observados em outros transtornos psiquiátricos, tais como depressão, mania e fobia social. Também pode ser similar aos pensamentos intrusivos no transtorno obsessivo-compulsivo (Baker e Morrison, 1998). Assim como o conteúdo das vozes pode variar de preocupações do passado às do presente, a origem temporal das vozes varia do passado distante até a experiência mais imediata.

As alucinações tendem a ocorrer mais durante períodos de estresse, tanto em populações de pacientes quanto de não-pacientes. Exemplos de tais situações estressantes são o aumento dos conflitos com a família ou com os vizinhos, dificuldades financeiras ou de moradia, problemas no trabalho ou na escola. Na verdade, todos os tipos de circunstâncias adversas que produzem disforia, ansiedade ou exacerbação de sintomas em indivíduos não-psicóticos podem aumentar a probabilidade de ocorrência de alucinações em pacientes psicóticos. Depois da experiência alucinatória inicial, as vozes podem permanecer latentes por períodos variáveis de tempo e ser reativadas durante fases de estresse. Os incidentes precipitadores (gatilhos) podem variar conforme as vulnerabilidades específicas do paciente, desde o aumento de conflitos com a família ou os vizinhos até problemas na escola ou no trabalho. Qualquer tipo de evento adverso que produz disforia ou ansiedade em indivíduos não-psicóticos pode desencadear alucinações auditivas em um indivíduo propenso. Algumas situações tendem a ativar alucinações auditivas em pacientes esquizofrênicos. Delespaul, de Vries e Van Os (2002) utilizaram o *Experience Sampling Method* para determinar as circunstâncias que mais tendiam a ativar as vozes. Estas incluíam estar na presença de muitas pessoas (geralmente mais do que duas ou três) ou, inversamente, estar sozinho. Ficar sozinho assistindo à televisão, por exemplo, dirige o foco de atenção para experiências internas, especificamente para a associação de idéias. Por haver pouca distração do exterior competindo com os estímulos internos, a atenção do paciente se concentra nos pensamentos ao ponto de torná-los audíveis.

A exposição a uma situação grupal tende a produzir uma sensação de vulnerabilidade à rejeição, humilhação ou agressão. A interação específica entre vulnerabilidade aos desencadeadores e as experiências de vida é semelhante à seqüência observada em pacientes que sofrem de ansiedade, transtorno de pânico, depressão ou transtorno obsessivo-compulsivo. O temor de ser humilhado pode ativar vozes quando o paciente antecipa uma situação na qual ele talvez seja observado. Ao evitar a situação, o paciente se sente poupado das vozes críticas.

Quando os indivíduos que sofrem de alucinações encontram situações nas quais já ouviram vozes previamente, a recordação da experiência anterior pode ativar a alucinação. Um paciente, por exemplo, ficava ansioso quando visitava um *shopping* em que anteriormente ouvira vozes dizendo-lhe para roubar. Enquanto caminhava pelo *shopping*, a visão da mercadoria ativava a reação anterior e ele voltava a ouvir a voz que lhe dizia para roubar uma peça de roupa de uma das prateleiras. Outro paciente tinha ouvido vozes ameaçadoras durante uma crise de pânico enquanto estava no metrô. Ele ouviu uma voz dizendo "Você vai morrer". Quando, posteriormente, aproximou-se da entrada para aquela estação de metrô, ouviu a mesma voz outra vez.

Comunicação e comunicador

Uma vez que as vozes são percebidas como comunicações, o paciente geralmente (mas nem sempre) infere uma intenção de comunicação. A intenção pode ser bondosa ou malévola (Chadwick, Birchwood, Trower, 1996). A suposta origem das alucinações pode variar desde pessoas conhecidas, desconhecidas ou falecidas até entidades sobrenaturais, tais como Deus, o diabo ou um anjo da guarda; desde máquinas, como um rádio ou um satélite, até origens esotéricas, como um *chip* implantado na cabeça ou uma tumoração no dedo. Um de nossos pacientes acreditava que os ruídos produzidos pelos carros que passavam ocorriam para provocar "sentimentos de dor" nele. Os carros passavam e ele pensava "Como podem fazer isso comigo?". A voz muitas vezes se assemelha à de alguém conhecido do paciente: um parente, vivo ou morto, um inimigo, uma ex-namorada. Alguns pacientes identificam a voz como proveniente de antepassados; outros, de supostos desafetos no local de trabalho, sendo que o conteúdo pode provir de uma pessoa real. O paciente pode atribuir as comunicações a uma entidade mítica ou sobrenatural. Quando os pacientes reconhecem as vozes como provenientes de uma pessoa conhecida, a mensagem muitas vezes condiz com o que eles recordam ter ouvido daquela pessoa no passado. Um paciente, por exemplo, ouvia uma voz reprovando-o: "Crianças devem ser vigiadas, e não ouvidas" e "Só fale quando lhe mandarem falar". A voz era de uma tia, agora falecida, que o disciplinava quando ele era criança. O paciente pode não identificar o comunicador da voz inicialmente, mas descobrir sua origem durante o tratamento. Mesmo quando o antecedente histórico da voz é descoberto, o real falante ou falantes podem permanecer anônimos.

O conteúdo das vozes pode remontar a episódios traumáticos, como ameaças, estupro ou outras formas de abuso. Um paciente, por exemplo, tinha sido chamado de "fracassado" por alguns alunos na escola. Quando se tornou psicótico, ouvia as vozes de seus colegas chamando-o de "burro", "fracassado" e também dando-lhe uma ordem: "se mate". Nem sempre a voz do suposto falante condiz com o tipo de coisa que o indivíduo faria na vida real. Por exemplo, um paciente ouviu seu pai dizendo "Você é um vagabundo", mas ficou intrigado porque seu pai nunca falou com ele desse jeito. Para alguns pacientes, o agente da voz é anônimo. Embora a maioria dos pacientes tente identificar o comunicador e possa formar um elaborado delírio sobre ele, outros podem questionar sua identidade: "Quem diria essas coisas a meu respeito?".

UM MODELO COGNITIVO DA FORMAÇÃO E MANUTENÇÃO DAS ALUCINAÇÕES

Três grandes teorias dos mecanismos psicológicos da formação de alucinações giram em torno de (a) imaginações auditivas, (b) monitoramento da origem e (c) circuito fonológico. Mintz e Alpert (1972) e Young e colaboradores (1987) relataram que os indivíduos que têm alucinações são anormalmente responsivos a sugestões auditivas. Contudo, os achados acerca das imagens de extraordinária vividez das alucinações de esquizofrênicos não foram confirmados. Frith e Done (1989) propuseram que as alucinações auditivas são resultado de uma falha no mecanismo neuropsicológico associado ao monitoramento da fala. Entretanto, as evidências que apóiam a idéia desse déficit se aplicam a pacientes psicóticos em geral, e não exclusivamente àqueles com alucinações auditivas. Bentall (1990) propôs que as alucinações estão relacionadas a problemas no monitoramento da origem do material verbal. O conceito de monitoramento da origem é oriundo da literatura psicológica (Johnson, Hashtroudi, Lindsay, 1993) e pode ser aplicado à discriminação da realidade de eventos externos (públicos) e experiências internas (privadas). Embora experimentos pareçam confirmar a aplicação desta teoria às alucinações, outras interpretações teóricas são mais conservadoras.

Considerável atenção tem sido dedicada aos mecanismos da "fala interior". Baddeley (1986) sugeriu que a fala interior consiste de dois subcomponentes distintos do sistema da memória de trabalho:

> um armazenamento de estímulo fonológico capaz de representar a fala por um breve período; e um circuito articulatório por meio do qual a informação na reserva fonológica pode ser renovada antes de desaparecer.

Testes da aplicação teórica às alucinações, realizados por Haddock e colaboradores (1996), não apoiaram essa hipótese.

Em contraste com as teorias unitárias mencionadas, as quais não se mostraram suficientes para explicar os fenômenos alucinatórios, os fatores envolvidos na formação inicial e na manutenção das alucinações, a serem abordados neste capítulo, podem ser vistos no Quadro 7.1.

Resumo dos fatores cognitivos na formação de alucinações

Cognições hiperativas: esquemas (freqüentemente, mas não necessariamente, em resposta a

QUADRO 7.1 Alucinações: precursores, formação e manutenção

> Esquemas cognitivos hiperativos
> Predisposição para imaginações auditivas
> Percepção
> Fixação inicial
>   Conclusão prematura
>   Confiança excessiva
>   Tendência para a externalização
>   Testagem da realidade deficiente: detecção e correção de equívocos, consideração de explicações alternativas
> Manutenção
>   Crenças delirantes sobre o agente
>   Crenças acerca das vozes
>   Expectativas
>   Relacionamento com as vozes
>   Comportamentos de segurança
>   Estressores externos
>   Raciocínio tendencioso: raciocínio circular de base emocional e de base somática

eventos de vida) geram "cognições quentes", algumas das quais propensas a se transformar em imaginações auditivas. *Predisposição para a imaginação*: os pacientes têm um baixo limiar de visualização de imagens, indicado pela história de imaginações auditivas (e visuais) involuntárias que parecem reais ou quase reais. *Percepção*: algumas cognições hipervalentes excedem o limiar de imaginações involuntárias e são experimentadas como idênticas a sons produzidos externamente. A *desinibição* dos freios normais para a imaginação facilita o processo de percepção. *Tendência para a externalização*: a tendência de atribuir experiências psicológicas incomuns a um agente externo reforça a crença na origem externa. *Testagem deficiente da realidade*: fraca detecção e correção de erros, excessiva confiança na avaliação e ausência de reavaliação permitem que a crença inicial permaneça sem correção (como padrão). *Raciocínio tendencioso*: raciocínio circular e conclusões com base na emoção e em reações somáticas sustentam a crença na origem externa. *Evolução dos pensamentos "quentes" para vozes*: os pensamentos automáticos negativos ativados na depressão e as obsessões no transtorno obsessivo-compulsivo são o tipo de "cognições quentes" que facilmente se transformam em alucinações.

Fatores cognitivos na formação de delírios

Esquemas cognitivos hiperativos

Para compreender os mecanismos de formação das alucinações, é preciso considerar a organização cognitiva como a matriz para os fenômenos. A organização geral consiste de suborganizações compostas por representações amalgamadas em esquemas cognitivos, que dizem respeito às relações das pessoas com o mundo externo e consigo mesmas. O conteúdo dos esquemas varia do concreto (p. ex., uma pessoa) ao abstrato (p. ex., justiça) e inclui memórias episódicas e procedurais e sistemas de fórmulas e regras. As representações do mundo externo extraem dados relevantes sobre os relacionamentos do indivíduo e os integram em informações com significados. A suborganização de orientação interna fornece dados essenciais referentes ao relacionamento do paciente consigo mesmo. Quando um dos esquemas é ativado, ele evoca uma cognição derivativa: uma memória, uma regra, uma expectativa. As cognições de orientação externa se apresentam como medos, previsões e antecipação de avaliações dos outros. As cognições de orientação interna assumem a forma de auto-avaliações, autocontrole, comandos e proibições a si mesmo, autocrítica e auto-elogio. Esses tipos de cognições ocorrem normalmente nas pessoas, mas tendem a ser acentuados na psicopatologia. Muitas vezes eles também são responsáveis pelo conteúdo das alucinações.

Quando ativados, os esquemas desempenham um papel no processamento de informações, dando significado às experiências. Quando hiperativos, eles podem se apropriar antecipadamente do processamento central e produzir interpretações (cognições) que são congruentes com seu conteúdo e não com a realidade externa. Na psicopatologia, certos esquemas idiossincrásicos tornam-se dominantes e determinam as cognições típicas das patologias: depressão – autodesqualificação; mania – auto-engrandecimento; ansiedade – perigo; fobias – perigos específicos; paranóia – perseguição; transtornos obsessivo-compulsivos – ameaças e impulsos preventivos; transtorno de estresse pós-traumático – *flashbacks*. Essas cognições com freqüência são proeminentes tanto na psicose quanto nos transtornos não-psicóticos.

Eventos específicos ativam os esquemas congruentes e conduzem ao tipo de cognições descritas anteriormente. Contudo, mesmo na ausência de ativadores, alguns esquemas permanecem ativos e orientam o conteúdo do fluxo da consciência. Assim, muitos pacientes deprimidos continuam ruminando seus fracassos, enquanto pacientes ansiosos perseveram em seus medos e preocupações. Cognições menos dramáticas, tais como comandos, avaliações e reflexões, também são estimuladas. Algum ou todos esses tipos de cognições podem ser percebidos na forma de alucinações. Não é infreqüente que diversos esquemas ativados que normalmente seriam um diálogo interno se transformem em vozes alucinadas pelos pacientes: uma parte do diálogo como um pensamento, a outra como uma voz. Os pacientes podem experienciar suas auto-observações como se fossem um comentário sobre eles. Um aspecto diferenciador das cognições alucinadas é que o *eu* é percebido como objeto, e não como sujeito ou participante. A alucinação é dirigida ao paciente ou a ele se refere, por isso assume a segunda ou terceira pessoa: você ou ele, em vez de eu.

Predisposição para imaginações auditivas

É evidente que os indivíduos que sofrem de alucinações têm uma predisposição especial por imaginações auditivas involuntárias e geralmente indesejáveis. A literatura sobre imaginações auditivas *volitivas*, contudo, é inconsistente. Alguns estudos indicam que os indivíduos que sofrem de alucinações são mais propensos do que as pessoas normais a produzir imaginações auditivas vívidas quando estimulados para isso; outros estudos contradizem esses achados. De qualquer forma, por todas as definições, os indivíduos que sofrem de alucinações estão sujeitos a imaginações auditivas involuntárias (i.e., alucinações) – mesmo que não sejam especialmente peritos em imaginações auditivas intencionais. Além disso, estudos demonstram uma propensão incomum para imaginações involuntárias nas modalidades auditiva e visual.

Experimentos com imaginações auditivas voluntárias realizados por Barber e Calverly (1964) forneceram o protótipo para os estudos posteriores de grupos psicopatológicos. Eles instruíram alunos de secretariado a imaginar um disco tocando *White Christmas* e descobriram que 5% dos participantes realmente acreditavam que a música vinha de um toca-discos. Mintz e Alpert (1972) repetiram o experimento com esquizofrênicos que sofriam de alucinações e com esquizofrênicos não-alucinadores, descobrindo que 95% do primeiro grupo e 50% do segundo relatavam ouvir pelo menos "uma vaga impressão" do disco tocando. De particular interesse é o fato de que 10% dos alucinadores (e nenhum dos não-alucinadores) acreditavam que o disco tinha realmente sido tocado. Young e colaboradores (1987) repetiram o estudo de Mintz e Alpert com uma amostra não-clínica utilizando *Jingle Bells* como música-alvo. As Launay-Slade Mallucinations Scales (LSHS) têm sido utilizadas em diversos estudos como sistema de medida da predisposição para alucinações. Exemplos de itens da escala são: "Às vezes meus pensamentos parecem tão reais quanto os fatos de minha vida" e "Costumo ouvir uma voz falando meus pensamentos em voz alta". Os autores pediram aos participantes que imaginassem estar ouvindo uma gravação da música com fones de ouvidos reais conectados a um toca-fitas, que permaneceu desligado durante o experimento. No primeiro estudo, os 5% que obtiveram os maiores escores nas LSHS relataram que ouviram a música, em comparação com 0% daqueles que obtiveram escores baixos. Os participantes com escores mais altos também alcançaram resultados mais elevados em diversos testes de sugestionabilidade. Os autores repetiram esse experimento com pacientes esquizofrênicos que tinham alucinações e com os que não tinham. Embora os alucinadores apresentassem um grau significativamente mais alto de formação de imaginação (30%, comparados com 0% dos não-alucinadores), os resultados não foram tão surpreendentes quanto os do experimento de Mintz e Alpert com *White Christmas* (1972). Os esquizofrênicos que tinham alucinações também obtiveram escores significativamente mais altos em um teste de sugestionabilidade.

Apesar dessas descobertas importantes, diversos estudos não conseguiram confirmar a idéia de que indivíduos propensos a alucinações auditivas ou pacientes que sofrem de alucinações têm imaginações auditivas mais vívidas. Por exemplo, Slade (1976) descobriu que, embora os pacientes relatem imaginações mais vívidas do que um grupo controle, não houve diferença entre pacientes com e sem alucinações. Brett e Starker (1977) também não constataram diferenças significativas em diversas medidas de imaginações voluntárias entre grupos de esquizofrênicos com alucinações, esquizofrênicos sem alucinações e controles. É interessante que os alucinadores obtiveram escores de vividez de imaginação significativamente inferiores para itens emocionais interpessoais e controlabilidade expressivamente menor quando comparados com os outros dois grupos. Starker e Jolin (1982) não encontraram evidência de maior vividez de imaginações auditivas voluntárias em pacientes esquizofrênicos com alucinações, mas obtiveram menos imaginações vívidas neste grupo para itens com conteúdo imaginário neutro. Outras evidências de invalidação foram relatadas por Böcker e colaboradores (2000) e Aleman, Böcker e de Haan (2001). Em suma, os indicadores iniciais de maior vividez das alucinações auditivas produzidas pela vontade não foram confirmados em estudos posteriores. Entretanto, como as alucinações da psicose são involuntárias, é mais apropriado estudar esses fenômenos em vez das alucinações voluntárias. Seria mais proveitoso, por exemplo, questionar se alucinações involuntárias podem ser provocadas em experimentos laboratoriais em indivíduos propensos e em alucinadores, pois alucinações involuntárias ativadas se aproximariam mais dos fenômenos experimentados pelo paciente.

Diversos estudos sustentam a hipótese de que os participantes com alucinações ou propensos a elas têm uma tendência incomum para imaginações involuntárias, ou não-premeditadas, nos domínios visual e auditivo. Bentall e Slade (1985) administraram uma tarefa de detecção de sinal auditivo, utilizando ruído branco e intromissões periódicas de uma voz, a indivíduos com escores baixos e altos nas LSHS. Eles descobriram que os indivíduos com altos escores tinham uma tendência significativamente maior de perceber uma voz quando ela não estava presente (falso alarme). O mesmo experimento administrado a esquizofrênicos com e sem alucinações constatou que os primeiros apresentavam mais percepções errôneas de uma voz do que os últimos. Um estudo semelhante descrito por Rankin e O'Carroll (1995) também constatou que os participantes com maior propensão à alucinação (medida pelas LSHS) superestimavam a presença de um sinal verbal. Um estudo de Margo, Hemsley e Slade (1981) indicou que indivíduos propensos à alucinação tinham mais tendência do que o grupo controle a experimentar alucinações auditivas espontâneas quando expostos a ruído branco. Em uma linha de pesquisa um pouco diferente, Feelgood e Rantzen (1994) constataram que indivíduos propensos à alucinação tinham mais tendência do que um grupo controle a perceber palavras distorcidas como palavras reais.

Em suma, esses estudos indicam que, comparados com pacientes não-alucinadores, os que sofrem de alucinações são propensos a reagir com alucinações auditivas a estímulos auditivos ambíguos. Uma vez que os alucinadores tendem a concentrar demasiada atenção nos estímulos auditivos, seu excesso de vigilância pode se refletir na expectativa de ocorrência de uma voz. Essa expectativa pode levá-los a interpretar sons como vozes. Além disso, a atenção dirigida a estímulos auditivos ambíguos, sejam eles vozes ou sons não-vocais, pode estimular imaginações auditivas o suficiente para exceder o limiar de percepção verbal auditiva. Em contraste, a exposição a ruído branco pode diminuir o limiar de representação auditiva pela eliminação de outros estímulos de distração – de modo análogo às experiências de isolamento.

Os pacientes que têm alucinações também são especialmente suscetíveis a alucinações auditivas quando privados de informações auditivas externas. Starker e Jolin (1983) obtiveram amostras periódicas dos pensamentos de pacientes que permaneceram devaneando por 15 minutos com estímulos externos limitados (os participantes ficaram diante de uma parede branca numa sala silenciosa). Os pesquisadores constataram uma maior ocorrência de imaginações auditivas em pacientes esquizofrênicos que tinham alucinações (comparados com outros que não tinham), mas nenhuma evidência de que suas imaginações eram mais vívidas do que as dos não-alucinadores. Esse experimento corrobora a idéia de que a ausência de estímulos concorrentes diminui o limiar de percepção auditiva de estímulos internos.

Diversos estudos demonstram o relacionamento da fala interior com as alucinações.

Gould (1950) e Inouye e Shimizu (1970) demonstraram uma relação entre alucinações e ativação do órgão de produção da fala oculta. McGuigan (1978) apresentou os mesmos resultados no pensamento normal. O fato de que tarefas verbais poderiam bloquear tanto a subvocalização quanto as alucinações auditivas foi demonstrado por Margo, Hemsley e Slade (1981) e também por Gallagher, Dinan e Baker (1994).

Aleman (2001) sugeriu que imaginação e percepção estão intimamente relacionadas em participantes propensos a alucinações e, assim, são mais dificilmente distinguidas uma da outra. Ele também apresentou alguns indícios de que, quando a imaginação voluntária é mais saliente do que uma percepção real, o paciente tem maior tendência a ser um produtor ativo de alucinações. Assim, é o equilíbrio relativo entre imaginação e percepção que é relevante para a formação de alucinações. As descobertas de que as imaginações auditivas dependem de áreas auditivas do lobo temporal e de que os estudos de neuroimagem das alucinações indicam atividade nessas áreas se coadunam com a tese de que os processos de formação de imaginação desempenham um papel na formação de alucinações. Kosslyn (1994) também observou que imaginação e percepção partilham basicamente das mesmas estruturas de processamento no cérebro. A sobreposição funcional de imaginação e percepção aumenta a possibilidade de que, em certas condições, uma imaginação seja confundida com uma percepção.

A relação fisiológica entre imaginações voluntárias e alucinações involuntárias também foi demonstrada. Shergill, Cameron e Brammer (2001) utilizaram imagens de ressonância magnética funcionais de pacientes com alucinações e concluíram que as alucinações auditivas podem ser mediadas por redes neurais distribuídas em área cortical e subcortical. Eles também assinalam que

> o padrão de ativação observado durante as alucinações auditivas é notavelmente semelhante ao que se vê quando voluntários saudáveis imaginam outra pessoa falando consigo (imaginação verbal auditiva).

Esse achado corrobora a hipótese de que as alucinações auditivas são uma expressão da "fala interna". Os autores ainda indicam que existe uma escassez de ativação da área motora suplementar durante as alucinações auditivas; eles especulam que isso pode estar relacionado com a falta de consciência de que uma fala interna foi produzida.

Percepção

A percepção auditiva e visual geralmente é considerada um processo complexo que converte as ondas sonoras ou luminosas de origem externa recebidas pelos órgãos sensoriais em imagens mentais. Uma percepção, entretanto, não é um espelho confiável da realidade externa. O que percebemos como real pode ser uma grande distorção dos padrões de estímulos externos. Certos processos mentais podem imitar o tipo de sinais normalmente transmitidos pelos órgãos sensoriais. As alucinações, por exemplo, são experimentadas como se fossem oriundas da estimulação sensória proveniente de fontes externas. É óbvio que a formação de uma percepção não é necessariamente dependente da estimulação dos órgãos dos sentidos.

Surge uma pergunta: como fenômenos de origem interna podem ser experimentados como idênticos a fenômenos de origem externa? As respostas pareceriam estar na natureza do sistema de processamento central, que é receptivo aos sinais não apenas dos sentidos, mas também de fontes exclusivamente endógenas. O reconhecimento de um objeto externo, por exemplo, não exige apenas a informação daquele objeto, mas também uma correspondência com a representação pertinente nas organizações cognitivas. Se um determinado esquema está excessivamente ativo, ele pode interferir no sistema de processamento e produzir um erro de correspondência. Se, por exemplo, estou esperando um telefonema, posso ouvir a campainha da porta como o telefone tocando.

Podemos observar uma progressão de um erro esporádico até distorções mais graves em casos clínicos. Pacientes com idéias de referência erroneamente tomam a fala das pessoas (e outros sons, como uma tosse ou um bocejo) como dirigidos a si. A representação interna de "O que as pessoas pensam de mim" supera o estímulo sensório real e produz uma imaginação auditiva ("Ele é um fracassado") tão real quanto a verdadeira transmissão de som. Representações hipersalientes podem produzir percepções na ausência de informações dos órgãos sensoriais: alucinações. Quando as representações internas cooptam o sistema de processamento cognitivo, elas criam uma falsa reprodução do mundo externo de imagem e som – uma alucinação visual ou auditiva.

Como assinalado por Behrendt (1998), os estímulos externos normalmente produzem uma supressão dessas reproduções. Quando o indivíduo está dormindo, contudo, essa supressão está ausente e as representações internas dominam totalmente o sistema perceptual. A formação de sonhos tem algumas semelhanças com a produção de alucinações no estado vígil. Os sonhos mostram como eventos endógenos são experimentados como se estivessem realmente ocorrendo no mundo real. Eles também demonstram a versatilidade dos processos perceptuais na criação de novas representações auditivas e visuais. Os sonhos são ilimitados em sua utilização criativa de imagens e narrativas; as alucinações, contudo, têm escopo mais estreito e são repetitivas.

A característica mais desconcertante das alucinações auditivas não é seu conteúdo, que geralmente é um extrato da memória ou do fluxo de consciência, mas a qualidade e identidade das vozes, raramente semelhantes à do próprio paciente mas reconhecidas por ele como masculina ou feminina (ou ambas), única ou múltipla, jovem ou velha, familiar ou desconhecida. Até certo ponto, a mesma criatividade manifestada no trabalho do sonho se expressa na formação de alucinações. Na maioria dos casos, os pacientes identificam os falantes como contemporâneos ou do passado, mas, algumas vezes, eles são completamente desconhecidos. A versatilidade na identidade das vozes pode ser comparada à escolha dos personagens e à ação de um sonho.

Em resumo, dois processos podem ser discernidos na formação de alucinações: *excitação* e *desinibição*. Certas representações internas expressas na forma de cognições, memórias ou imagens visuais são "hiperativadas". Ao mesmo tempo, as costumeiras supressões sobre a formação da percepção endógena estão diminuídas (desinibidas). A combinação desses fatores subverte o funcionamento normal dos sistemas de processamento internos e produz alucinações. Seikmeier e Hoffman (2002) apresentaram indícios convincentes de que a conexão neural está diminuída na esquizofrenia em função da excessiva redução de neurônios durante a adolescência em indivíduos propensos à doença. Eles postulam que a hipersaliência neural que resulta em alucinações pode ser uma conseqüência da redução em conectividade. Hoffman (2002) (ver também Hampson et al., 2002) descreve indícios preliminares de que as áreas de Broca e Wernicke estão excessivamente unidas em indivíduos que ouvem vozes (isto é, que o período de tempo de suas ativações está mais correlacionado do que em pessoas normais). Nesse caso, essas duas regiões do cérebro podem estar trocando informações entre si e são menos dependentes de outras partes do cérebro para receber informações – em essência, elas compõem um circuito (semi-)autônomo. Hoffman e colaboradores especulam que a área de Broca (como região de produção da linguagem) esteja "descarregando" representações lingüísticas na área de Wernicke (como uma região de percepção da fala), conseqüentemente criando percepções alucinadas de discurso falado.

É possível que a hiperativação sugerida por Hoffman e colaboradores seja mediada por excessivas transmissões de dopamina (e outros neurotransmissores). Kapur (2002) apresenta evidências de que a "saliência anormal de idéias e representações internas" pode ser conseqüência da excessiva transmissão de dopamina. Para sustentar esta tese, ele diz que um dos mecanismos responsáveis pela eficácia dos antipsicóticos tem sido diminuir a ação da dopamina. A saliência anormal que Kapur descreve é muito semelhante às "cognições (quentes) hipersalientes" descritas neste capítulo.

A irregularidade nas experiências de alucinação sugere uma variabilidade no *limiar* da percepção. Os pacientes não descrevem uma progressão gradual de pensamentos para alucinações. A aparente característica de "ligado-desligado" das vozes sugere a existência de um limiar de percepção. Este pode variar consideravelmente dependendo de fatores endógenos e externos. Ele diminui, por exemplo, com a fadiga, o estresse, a redução nos estímulos externos e os fatores emocionais como ansiedade, raiva e depressão (ver também Slade e Bentall, 1988). A outra grande contribuição é a pressão de cognições hipersalientes. Assim, a combinação de fatores pode resultar em uma cognição hipersaliente "que ultrapassa a barreira do som".

Fixação inicial

Desinibição

Pacientes esquizofrênicos mostram dificuldades para inibir adequadamente certos processos mentais. Esse fenômeno foi observado clinicamente e também demonstrado por meio de experimentos. Existe, sem dúvida, um déficit tanto na inibição consciente quanto na inibição automática. Em um importante estudo, Frith (1979) sugeriu que a inibição cognitiva deficiente acarreta uma "hiperconsciência" que se torna manifesta em alucinações e delírios. Esse trabalho, aliado a outras descobertas referentes à esquizofrenia, indica uma especial vulnerabilidade dos indivíduos propensos à alucinação a processos desinibitórios. Gray e colaboradores (1991) propuseram um modelo mais complexo que inclui "falha em inibir a intrusão de material da memória de longo prazo". Uma anormalidade na transmissão de dopamina está envolvida nesse processo. Weinberger (1996) sugere que uma deficiência no desenvolvimento neurológico acarreta enfraquecimento do controle inibitório do sistema dopamínico mesolímbico envolvido na recompensa e punição. Conseqüentemente, ocorrem os sintomas hipersalientes. Essa sugestão é importante no sentido de que o conteúdo das alucinações geralmente é ou aversivo ou gratificante.

Waters e colaboradores (no prelo) demonstraram um significativo enfraquecimento na inibição intencional em pacientes esquizofrênicos que tinham alucinações auditivas. Esse déficit foi avaliado por duas tarefas diferentes, a primeira envolvendo suprimir a palavra adequada que completaria uma frase em um teste, e a segunda, inibir uma memória irrelevante em uma tarefa de recordação. Os pacientes tiveram desempenho significativamente pior do que os controles normais e também apresentaram correlações positivas expressivas entre um índice de gravidade de alucinação auditiva e erros nas duas tarefas. Portanto, o aumento na gravidade da alucinação auditiva estava associado a um controle inibitório cada vez mais comprometido. Esses achados, possivelmente característicos da esquizofrenia em geral (uma vez que os autores não incluíram um grupo de esquizofrênicos sem alucinações), podem fazer parte de uma dificuldade geral para realizar tarefas penosas específicas relacionadas com o processamento não-automático ou secundário.

Braff (1993) sugeriu que a incapacidade de controlar a entrada de informações sensórias acarreta uma sobrecarga sensória e uma falha na filtragem das informações que chegam. A anormalidade do "controle sensório" na esquizofrenia é uma forma específica de deficiência inibitória neste transtorno; ela se refere à inibição do "pré-pulso", a capacidade de uma pessoa inibir uma reação de sobressalto a um forte estímulo sensório (por exemplo, um som intenso) na presença de um estímulo "pré-pulso" fraco precedente. Peters e colaboradores (2000) demonstraram um déficit na ativação negativa, ou seja, pacientes com esquizofrenia não apresentam inibição automática normal de estímulos já ativados após uma exposição subseqüente. Esses pacientes mostraram uma deficiência na inibição da ativação de significados que eram irrelevantes ao contexto de uma tarefa de decisão lexical.

Tendência para a externalização

A atribuição de alguns fenômenos específicos a uma origem externa é característica do transtorno esquizofrênico. Isso inclui inserções, captura e controle do pensamento: a crença de que nossos pensamentos foram inseridos, retirados ou controlados por um agente externo (em muitos casos, Deus ou o diabo). A inclinação a atribuir as experiências mentais incomuns ou incômodas a um agente externo é expressão de uma tendência de externalização. De modo semelhante, os delírios paranóides e as idéias de referência se baseiam em um foco externo. O mesmo sistema de processamento de informações reforça a decisão imediata do paciente de que as vozes aparentemente externas são realmente externas.

Essa tendência de externalização é semelhante à que ocorre nos delírios paranóides (Beck e Rector, no prelo; Bentall, 1990; Young et al., 1987). A tendência de externalizar as atribuições das alucinações foi demonstrada por Johns e colaboradores (2001), que constataram que os indivíduos que tinham alucinações eram propensos a atribuir o retorno de sua própria voz a uma fonte externa. Outros estudos de Rankin e O'Carroll (1995) e Morrison e colaboradores (Baker e Morrison, 1998; Morrison e Haddock, 1997) constataram que pacientes esquizofrênicos com alucinações, comparados com os não-alucinadores, eram significativamente mais propensos a erroneamente atribuir a origem de uma fala espontaneamente produzida a uma fonte externa. Além disso, a persistente experiência de alucinações pode condicionar os pacientes a esperar um *locus* externo de controle para determinados pensamentos.

A tendência para a externalização pode ser uma manifestação do erro de atribuição fundamental (Heider, 1958). Descrito com alguma minúcia por Gilbert e Malone (1995) como uma "tendência de correspondência", esse mecanismo consiste de uma atribuição externa automática da origem de uma experiência de exposição. Segundo esse conceito, um estímulo é inicialmente interpretado como sendo de origem externa. Normalmente, uma atribuição externa incorreta é detectada e corrigida. Mas, sob estresse, pessoas normais podem não fazer a correção. Indivíduos esquizofrênicos que já estão sob estresse não apenas são mais suscetíveis a essa tendência mas a mantêm devido a uma fraca testagem da realidade. Conseqüentemente, quando o mecanismo de correção não é ativado, o processamento psicológico fica emperrado no modo automático – externaliza atribuições.

Diversos estudos (p. ex., Brebion, Smith, Gorman, 1996; Franck et al., 2000; Morrison e Haddock, 1997) demonstraram uma propensão de pacientes com alucinações a erroneamente atribuir algumas de sua próprias palavras ao interlocutor. Os pacientes também têm a tendência de classificar palavras lidas em silêncio como tendo sido lidas em voz alta (Franck et al., 2000). Eles ainda são propensos a recordar algumas categorias (p. ex., frutas) que lhes tinham sido apresentadas verbalmente como tendo sido apresentadas visualmente (Brebion et al., 1996). Seguindo Johnson, Hashtroudi e Lindsay (1993), os autores desses diversos estudos sugeriram que um defeito no monitoramento da origem seria a causa dos erros.

A sugestão de um defeito no monitoramento da origem como explicação básica para o erro de atribuição nas alucinações é problemática por diversos motivos. Em primeiro lugar, a maioria das evidências sobre as quais ela se baseia envolve o exclusivo erro unidirecional de atribuir eventos *internos* a fontes *externas*. Não se apresentaram evidências de que os participantes atribuíam estímulos externos a fontes internas. Pela lógica, deficiências em um determinado mecanismo mental como o monitoramento da origem deveriam resultar em uma incerteza, ou ao menos em uma inconsistência, do paciente em suas atribuições. Em segundo lugar, as situações experimentais descritas nos estudos são muito diferentes dos fenômenos clínicos que eles pretendem explicar. A leitura voluntária de palavras, por exemplo, é diferente da produção involuntária de alucinações. Terceiro, o conteúdo das palavras de estímulo é muito distante do conteúdo dramático das vozes (p. ex., "Morra, puta!"). Quarto, a utilização do método de recordação é incompatível com a experiência imediata de alucinações. Por fim, e talvez mais importante, esses experimentos envolvem estimulação auditiva, ao passo que a condição essencial das alucinações é a ausência de estimulação sensória.

Se desconsiderarmos esses problemas experimentais, ainda é possível oferecer uma explicação mais parcimoniosa dos achados, ou seja, a de que os pacientes têm uma *tendência de atribuir certos eventos produzidos internamente a uma fonte externa*. Assim, atribuir erroneamente suas próprias palavras ao interlocutor, por exemplo, reflete o processamento cognitivo dos pacientes, o qual inclina sua memória em direção a atribuições externas. Além disso, tomar palavras lidas por palavras faladas poderia dever-se a uma tendência de formar imaginações auditivas das palavras lidas e, conseqüentemente, recordar as imaginações mais do que as palavras. De modo análogo, a incorreta conversão (na memória) de palavras produzidas verbalmente em imagens pictóricas poderia ser explicada como uma manifestação da tendência de formar uma imagem visual dos itens (p. ex., maçã) e, posteriormente, recordar a imagem e não a categoria apresentada verbalmente.

Essa explicação é consistente com a predileção singular dos pacientes por imagens visuais (bem como auditivas). Como esse tipo de percepção implica uma origem externa, a disposição dos pacientes para imaginar os estímulos apresentados condiz com sua tendência de externalização. Sua falha em corrigir os erros de atribuição por utilizarem critérios frouxos para tomar decisões relativas à origem de suas experiências alucinatórias contribui para as distorções (ver rupturas no monitoramento da origem – Johnson, Hashtroudi, Lindsay, 1993).

O problema técnico decorrente da dependência da memória de estímulos produzidos interna ou externamente foi remediado em um estudo de Johns e colaboradores (2001), no qual se constatou que os pacientes com esquizofrenia tendiam a atribuir o retorno distorcido de sua própria voz a uma fonte externa. Esse achado também era compatível com o conceito de uma tendência de externalização em pacientes com alucinações ou delírios. Além disso, os pacientes alucinadores eram especialmente propensos a erro em resposta a palavras negativas distorcidas. A utilização de palavras negativas torna o estudo mais coerente com as observações clínicas de uma predominância de cognições negativas nos pacientes.

Bentall, Baker e Havers (1991) constataram que os pacientes que sofrem de alucinações atribuíam mais palavras autogeradas de alto esforço cognitivo ao interlocutor do que controles normais ou psiquiátricos não-alucinadores. Esse achado reforça a hipótese dos autores de que, quando os pacientes que sofrem de alucinações não têm certeza sobre a origem (interna ou externa) de uma percepção, eles são inclinados a atribuir tal percepção a uma fonte externa. Isso é compatível com os resultados acerca da detecção de sinal descritos por Bentall e Slade (1985).

Testagem deficiente da realidade

Ao avaliar o significado dos fatos, as pessoas defrontam-se com uma ampla variedade de possibilidades. Um sorriso pode representar júbilo, sarcasmo ou descrença. Freqüentemente nos decidimos por um significado e depois rapidamente o corrigimos à medida que se apresentam mais informações. Quando esperamos um certo significado, isso pode se tornar predominante e distorcer uma interpretação subseqüente. De modo semelhante, quando experimentamos sentimentos produzidos internamente, podemos atribuir significados errôneos – uma dor de cabeça = um tumor cerebral; dor no peito = enfarto; desmaio = derrame. Certas crenças ou fórmulas hiperativas distorcem o tipo de interpretação. Sob estresse, é mais difícil reconsiderar, ou, se a crença é forte (p. ex., um amigo íntimo morreu de enfarto), concentramos excessiva atenção em sensações triviais e podemos exagerar os "sintomas" – sentimo-nos ansiosos, fracos, sem energia: todos os indícios de "confirmação" da suposta patologia.

As pessoas que sofrem de psicose têm deficiências adicionais: suas tendências para testar a realidade são mais débeis do que o normal – talvez em função da hipoconexão, como descrito por Hoffman (2002). Para piorar as coisas, as mesmas deficiências de recursos que enfraqueçam as funções de testagem da realidade também favoreçam métodos "fáceis" (porém errôneos) de processar as informações. Como demonstrado por Chapman e Chapman (2001), esses pacientes selecionam respostas fáceis para os problemas mesmo que o contexto exija uma resposta diferente e mais difícil. Conseqüentemente, eles são atraídos a tipos de raciocínio que economizam energia, descritos a seguir (raciocínio de base emocional, etc.). Para suplantar a tendência da "solução fácil", é preciso não apenas energia extra, mas formas sofisticadas de autocorreção – estratégias que foram pouco desenvolvidas em pacientes com esquizofrenia. Outras funções de testagem da realidade são igualmente débeis no psicótico: capacidade de considerar explicações alternativas, suspender o julgamento até que haja mais informações, desviar a atenção das alucinações e delírios – ver as tendenciosidades de raciocínio de forma objetiva.

Deve-se enfatizar que as funções de testagem da realidade não estão totalmente ausentes, mas hipoativas durante os episódios psicóticos. Na verdade, quando os episódios passam, os pacientes freqüentemente reconhecem que suas alucinações anteriores eram, na verdade, produzidas interiormente – seus próprios pensamentos. Entretanto, mesmo em períodos de total remissão, a testagem da realidade tem uma estreita margem de segurança. Situações de estresse podem não apenas exacerbar os sintomas, mas também absorver os recursos necessários para efetivamente testar a realidade. Felizmente, demonstrou-se que a terapia cognitiva é eficaz para reforçar a testagem da realidade. Na verdade, ela parece ser particularmente eficaz com pacientes relativamente ingênuos que nunca desenvolveram boas capacidades cognitivas (p. ex., reunir todos os dados, suspender o julgamento, produzir explicações alternativas).

Como assinalado por Johns, Hemsley e Kuipers (2002), as pessoas que ouvem sons como uma manifestação de tinido auditivo ou ouvem música ou vozes decorrentes do processo de envelhecimento podem verificar o rádio ou o televisor ou testar suas percepções com os outros. As pessoas geralmente se surpreendem com experiências sensórias extraordinárias como ouvir música ou vozes quando não há uma fonte aparente. Quando não encontram evidências de que a música ou as vozes tiveram origem externa, elas as atribuem à sua imaginação. Se ouvem a voz de um parente distante ou que já morreu, por exemplo, concluem que a imaginaram e desconsideram a experiência. Os autores observaram que quando pacientes com tinido não encontravam uma causa externa para as alucinações musicais, eles questionavam a origem e, na maioria das vezes, eram capazes de dar uma explicação pronta porque sabiam que já tinham um problema de saúde. Em contraste, pacientes esquizofrênicos não passam por processos de testagem da realidade e, assim, mantêm sua crença numa origem externa. Como resultado de certas tendências e deficiências de raciocínio, os psicóticos são propensos a aceitar, sem questionamento, a realidade de uma experiência incomum, tal como a de ouvir vozes, e geralmente não conferem nem pedem a opinião dos outros sobre a validade de sua interpretação. Se a voz *parece* ser real (ou seja, de um agente externo), então ela *é* real (ou seja, não pode ser produzida internamente). Eles parecem carecer da propensão normal para questionar a realidade de uma experiência desconcertante.

Quando o conteúdo das vozes corresponde à qualidade vocal de uma pessoa falecida, o paciente não procura avaliar como ele poderia estar recebendo uma mensagem do túmulo. Um paciente que acreditava ter ouvido sua falecida mãe dizer "Eu disse que você não deveria ter se casado com ela" explicou "Ela sempre dizia isso... e, além do mais, eu reconheci a voz dela". Ele não questiona a incongruência da explicação com sua descrença na vida após a morte. Tom, outro de nossos pacientes, ouviu diversas vozes diferentes de familiares falecidos, incluindo seu avô, tio e tia. Quando indagado sobre como sabia que elas eram reais, ele explicava: "As vozes *são* reais – elas são iguais às de meus parentes mortos". Ele pensava que, por ter ouvido as vozes quando os parentes estavam vivos e pelo fato de as vozes não terem mudado depois de eles morrerem, elas não mudavam no decorrer do tempo e tinham que ser reais. Além disso, por ouvir as vozes durante cultos religiosos, que ele costumava freqüentar com os parentes, as vozes tinham que ser reais. Nesses dois exemplos, a semelhança das vozes superou a implausibilidade da explicação.

Raciocínio tendencioso

Os pacientes com freqüência utilizam um *raciocínio circular* para explicar ou justificar sua crença na veracidade das vozes. Por exemplo, um paciente ouviu uma voz abruptamente dizer "Deus é um pateta". Por reconhecer que a voz era de um vizinho, ele concluiu que o vizinho era um pecador por ter dito isso. Assim, por ser um pecador, era lógico que ele tinha que ser a fonte da afirmação blasfema. Outro paciente, Hank, ouviu vozes que atribuiu aos cavaleiros da Távola Redonda do Rei Artur. Por serem vozes do passado, o paciente deduziu que devia ter vivido no passado. O fato de ter vivido no passado confirmava que as vozes vinham de pessoas do passado e, conseqüentemente, eram reais.

O raciocínio circular sobre as circunstâncias pode ser tomado como prova adicional para a crença na voz. Por exemplo, um de nossos pacientes acreditava que os vizinhos estavam ridicularizando-o e conspirando para retirá-lo do prédio de apartamentos em que vivia. Quando os vizinhos chegavam em casa do trabalho e ele ouvia o rangido das escadas, começava a escutar as vozes perseguidoras. Quando indagado, em uma sessão, sobre como sabia que as vozes sempre depreciativas eram dos vizinhos, ele disse que como só ouvia as vozes quando os vizinhos vinham para casa, elas tinham que ser reais. Além disso, a intensidade extraordinária das vozes também era entendida como prova de que eram externas. Na realidade, muitas paredes sólidas separam os aposentos dele dos apartamentos dos vizinhos.

As conseqüências emocionais e comportamentais específicas da voz servem não apenas para validar as crenças sobre as vozes, mas também para moldar o relacionamento que o paciente mantém com elas. Alguns pacientes utilizam uma espécie de *raciocínio emocional* para confirmar a veracidade das vozes: a ocorrência de uma reação emocional à voz indica que ela é real. Hank respondeu às "vozes amistosas" de antigos cavaleiros e de seus antepassados com um sentimento de conforto e relaxamento; o fato de que as vozes podiam fazê-lo se sentir tão bem provava que elas eram reais e, ao mesmo tempo, demonstrava que era melhor viver no passado do que no presente. As emoções criadas pelas vozes também serviam para reforçar as crenças de Hank sobre elas terem origem no passado. Como as vozes costumavam falar com ele quando estava sozinho, oferecendo conforto e amizade, os sentimentos positivos criados por elas validavam ainda mais a crença de que era melhor ficar no passado, assim, ele continuaria atento a elas e as acolheria.

Jack ficava furioso quando "ouvia" seu antigo amigo de escola xingá-lo. Ele acreditava que não poderia ficar tão incomodado se o conteúdo não fosse real. Outra paciente, que sentia um "calor interno" quando ouvia vozes reconfortantes, explicou: "Eu não me sentiria assim se as vozes não fossem reais". Além disso, o mesmo conteúdo ouvido pode provocar diferentes reações emocionais dependendo de quem é identificado como agente da voz. Por exemplo, um paciente que ouvia seu amigo de escola chamá-lo de "vagabundo" experimentava sentimentos de frustração e raiva, ao passo que, quando ouvia a voz de seu avô, a mesma palavra "vagabundo" causava sentimentos concomitantes de tristeza e desesperança. Arntz, Rauner e van den Hout (1995) demonstraram experimentalmente a tendência para raciocínio com base na emoção.

Uma vez que as imagens auditivas são especialmente vívidas e, conseqüentemente, parecem idênticas a vozes reais, os pacientes são particularmente propensos a considerá-las reais, ou seja, que vêm de fora. Além disso, as vozes se repetem com freqüência, e ordens, críticas e comentários são o tipo de elocução que se esperaria vir de fora. Tom estava convencido da realidade das vozes de seus parentes mortos porque podia "senti-las em seu coração" quando falavam.

O contexto das vozes também oferecia evidências convincentes de confirmação. Elas tinham de ser reais porque ele "as ouviu na Igreja", lugar que costumava freqüentar com os parentes. Os pacientes têm dificuldade até para questionar hipoteticamente a veracidade das vozes. Jim afirmou: "Se as vozes não são reais, isso significa que eu sou maluco". Esse pensamento, com todas as suas implicações de estar descontrolado, alienado da raça humana e assim por diante, era intolerável. Os pacientes muitas vezes são avessos à cogitação de explicações alternativas para a origem da voz em função do significado que o fato de as vozes não serem reais teria para eles. Os pacientes podem utilizar não apenas suas reações emocionais, mas também suas experiências somáticas para validar suas interpretações e expectativas. Um paciente acreditava que ouvia a voz de um anjo da guarda. Quando isso acontecia, ele experimentava uma agradável sensação no peito. Esse sentimento, por sua vez, era tomado como evidência de que devia se tratar de um anjo da guarda, pois somente um anjo poderia produzir tal sentimento de bem-estar. Em um exemplo mais dramático, uma paciente disse ouvir a voz de Deus como uma forma de punição por ter fantasias sexuais. Ela afirmou ter se sentido "esbofeteada, chutada e espancada" quando as vozes foram ativadas. O fato de as sensações terem ocorrido somente quando as vozes foram ativadas e, em segundo lugar, a crença de que somente Deus conhecia seus pensamentos íntimos foram considerados indícios diretos de que era Deus falando com ela.

Até mesmo transtornos mentais podem ser entendidos como indício de que as vozes são reais. Uma paciente ouvia uma voz, reconhecida como vinda de outro planeta, dizendo-lhe: "Nós lhe faremos esquecer". Ela tomava suas dificuldades de concentração e memória como indício direto da veracidade e autoria da voz.

Outro paciente utilizou alucinações táteis e olfativas como sinais de que devia obedecer às ordens das alucinações. Ele interpretou as sensações táteis e olfativas como evidências de que as vozes o estavam torturando e o matariam se ele não obedecesse à sua ordem de roubar alguns objetos de uma loja. Ele obedeceu para salvar sua vida. Achava que seu comportamento ilegal se justificava em função dos altos riscos envolvidos.

Por tenderem a uma conclusão prematura em seus julgamentos, os pacientes agarram-se à crença de que a voz é "real", ou seja, é de origem externa. Eles seguem o caminho mais fácil de aceitar como reais percepções que lhes parecem reais, em vez de realizar a tarefa mais difícil de reconsiderar e questionar sua realidade. Entretanto, mesmo quando não identificam um determinado agente, eles ainda crêem que as vozes estão vindo "de algum lugar". A crença na origem externa das vozes se robustece à medida que os pacientes começam a acumular mais evidências (raciocínio conseqüencial, por exemplo). Digamos que uma paciente tem uma alucinação dizendo-lhe para encarregar-se de determinados serviços, ou vai arrepender-se. Se não obedece, ela ouve uma voz repreendendo-a, o que faz com que se sinta mal e se arrependa por não ter obedecido. Caso obedeça, a voz pode elogiá-la – assim reforçando a idéia de que a voz deve ser real. Além disso, a mera repetição das vozes incute na paciente a idéia de que elas devem ser reais e (em geral) devem ser levadas a sério. A ausência de uma atitude crítica para com suas construções mentais reflete uma falta mais generalizada de consciência de seu conteúdo mental. Além disso, se uma determinada experiência é "real", não há motivação para questioná-la – é um esforço em vão.

Alguns pacientes podem validar a realidade das vozes com base no fato de que outras pessoas se comportam como se ouvissem as mesmas vozes. Um paciente, Jim, ouviu uma voz chamá-lo de "banana" enquanto estava na fila de um teatro. Ele percebeu que outras pessoas viraram a cabeça para ele, indicando-lhe que ouviram a voz e viram que era dirigida a ele. Noutras ocasiões, ele acreditava poder ouvir os pensamentos críticos das pessoas, os quais assumiam a forma de vozes.

Pode parecer intrigante que, embora as vozes pareçam refletir os pensamentos dos próprios pacientes, eles não as reconheçam como tal. Parece que muitos dos pacientes com alucinações experimentam uma ativação da memória armazenada das vozes de outras pessoas com as quais tiveram contato. Em alguns casos, eles podem reconhecer a voz como idêntica à da pessoa que originalmente falou com eles. Mesmo quando o conteúdo é diferente do que foi dito por essas pessoas, a aparente alta fidelidade da reprodução das vozes indica ao paciente que elas são reais. Um paciente ouviu uma voz dizer: "Você ama sua mãe". Ele interpretou isso como uma acusação de que queria fazer sexo com sua mãe. Essa idéia era tão estranha que ele afirmou: "Isso não sairia de minha cabeça. Eu nunca teria esse pensamento".

Close e Garety (1998) pressupõem que o conteúdo negativo das alucinações tende a produzir autodesvalorização, a qual se manifesta em baixa auto-estima. Nós sugerimos que os pacientes têm idéias negativas a seu próprio respeito, as quais se refletem nas alucinações negativas. O conteúdo destas (punitivo e persecutório) é levado a sério como se proferido por uma autoridade onisciente. Esses pronunciamentos negativos de uma autoridade tendem a diminuir ainda mais a auto-estima da pessoa, como descrito por Close e Garety (1998), criando um conseqüente ciclo vicioso.

Evolução de "cognições quentes" para vozes

Um volume considerável de observações clínicas, bem como de achados experimentais, indica que as alucinações são representativas da "voz interior", pensamentos que ocorrem no fluxo da consciência, "pipocam" espontaneamente ou são reações a situações de estímulo – e se tornam audíveis. Pacientes propensos a alucinações podem ter a mesma seqüência de pensamentos que outras pessoas, mas seu pensamento ou conclusão final pode ser transformá-los em uma voz externa. Uma mulher, por exemplo, estava fazendo um trabalho manual e se frustrou quando encontrou dificuldades. Ela pensou: "Não consigo fazer nada direito. Sou uma pateta". Após essa cognição pesada, ela ouviu uma voz dizendo: "Você não consegue fazer nada direito". Pensamentos desse tipo desencadeiam uma resposta emocional e, por isso, muitas vezes são chamados de "cognições quentes". Outro paciente, um homem, tinha uma cognição vocalizada diferente depois de uma frustração: "Mas você realizará coisas notáveis".

Pensamentos em primeira pessoa ("Sou um fracassado") podem fazer transição para uma *voz* na segunda pessoa ("Você é um fracassado"), mas pensamentos automáticos críticos freqüentemente estão na segunda pessoa. Muitos pensamentos automáticos se dirigem ao paciente como um objeto: "Você é pateta". Vozes em terceira pessoa com freqüência derivam de idéias de referência. Um paciente, percebendo pessoas olhando para ele, pensou: "Eles estão falando de mim" e depois ouviu suas vozes dizerem: "Ele é um preguiçoso". Ele projetou nas outras pessoas o que *ele* pensava que estavam pensando dele. Uma alucinação pode se desenvolver a partir de um medo. Um paciente com receio de que os outros o considerassem homossexual, e ouviu uma voz: "Ele é veado". Vozes em terceira pessoa também podem consistir de observações sobre o cotidiano do paciente: "Agora ele está se vestindo... lavando o rosto... escovando os dentes". Esse tipo de alucinação tende a ocorrer em indivíduos ruminantes obsessivos e reflete suas próprias auto-observações automáticas. De modo semelhante, pensamentos intrusivos podem ser percebidos. Além do conteúdo penoso das vozes, a crença obstinada em sua origem externa torna as alucinações disfuncionais.

Às vezes, uma determinada cognição é experimentada como um pensamento automático, e noutras, como uma alucinação. Se a cognição está especialmente saliente ou o limiar de percepção está baixo, pode-se formar uma alucinação. É necessário assinalar que certas idéias ocorrem somente como alucinações e parecem alheias e incompreensíveis para o indivíduo. Um paciente do sexo masculino que sofria de alucinações, por exemplo, às vezes ouvia uma garotinha chorar e, em outras ocasiões, ouvia a voz de um adolescente chamando-o de "bunda-mole" ou "bicha". O conteúdo de ambas as alucinações incorporava experiências traumáticas anteriores (ver uma garotinha ser estuprada e não intervir; ser ofendido por colegas de escola). Na maioria dos casos, o conteúdo das vozes e dos pensamentos automáticos é semelhante, exceto pela transformação da primeira pessoa ("eu") em segunda ou terceira ("você" ou "ele/ela"). Mas ainda que o conteúdo das cognições e das vozes possa ser semelhante ou idêntico, a experiência dos pensamentos automáticos e das alucinações são totalmente diferentes. Além da qualidade do som ser diferente, as vozes são experimentadas como ocorrências reais.

Quando os pacientes travam uma discussão ou um diálogo interno, o lado mais saliente pode se transformar em uma alucinação. Em um tipo de diálogo interno, a "voz da autoridade", expressa por ordens, críticas ou avaliações, freqüentemente prevalece e torna-se audível. Um paciente aproximou-se de uma máquina de refrigerantes e pensou "Compro uma coca ou um copo d'água?". Ouviu então o comando: "Você deve comprar água". Noutras ocasiões, a resposta autogratificante pode ser verbalizada. Às vezes, a cognição mais permissiva é dominante. O mesmo paciente, durante uma sessão de grupo, pensou "Eu não devia fazer outro lanche" e depois ouviu a voz tolerante dizer "Você pode fazer o lanche".

Não raramente, as dificuldades dos pacientes desencadeiam uma resposta crítica. Uma paciente estava apressada, aprontando-se para ir à escola e cada vez mais angustiada com o pensamento "Vou chegar atrasada e meus amigos ficarão decepcionados". Depois ela ouviu vozes dizerem "Você pensa demais... você é muito rígida". Desanimada, ela se retraiu, ligou o aparelho de som e foi para a cama. Em contraste, outros pacientes têm alucinações de grandiosidade quando confrontados com problemas que se referem à sua adequação ou aceitação social. Um estudante, frustrado em sua tentativa de resolver um problema aritmético, pensou "Eu nunca vou conseguir". Ouviu então uma voz: "Mas você é um gênio". A imagem positiva era evidentemente uma compensação por seu pensamento de incompetência. Se os pacientes estão deprimidos, a seqüência de pensamentos pode levar a uma voz semelhante a cognições depressivas (Beck, 1976): "Você é ralé", "Ninguém o ama", "Você é um fracasso total". Um estudo de Waters e colaboradores (2002) indicou elevada correspondência entre alucinações depressotípicas e presença de depressão.

Essas vozes muitas vezes situam-se em um *continuum* com as afirmativas de outras pessoas e os conseqüentes pensamentos automáticos. Uma paciente, por exemplo, estava dando uma caminhada com o pai quando este lhe disse: "Você não está doente, está apenas frágil". Seus pensamentos automáticos foram "Não consigo fazer nada direito" e "Sou tão fraca". Ela começou a se sentir triste e sem esperança. Ao voltar para casa, fechou-se em seu quarto e ouviu uma voz (identificada como a de seu pai) dizer: "Você está sempre adoecendo" e "Você é um peso". Nesse caso, a combinação do baixo limiar de percepção como resultado de isolamento social e a recordação hiperativada da crítica do pai facilitaram a formação da alucinação. Muitos pacientes, principalmente se estiverem deprimidos, ouvem vozes quando estão sozinhos e em ruminação. Um jovem que recentemente havia perdido seu pai ficava deitado na cama, pensando no pai e sentindo muito sua falta. Ele pensava: "O pai fez tanto por mim, mas eu estava doente e não pude fazer nada em troca". Quando pensou "Sou totalmente inútil", ouviu a voz do pai: "Você me decepcionou". Mais uma vez, o baixo limiar devido ao isolamento permitiu que a cognição altamente carregada se tornasse uma alucinação.

O conteúdo das vozes pode ser semelhante aos pensamentos encontrados em outros transtornos psiquiátricos. Pensamentos blasfemos repulsivos e egodistônicos como os observados no transtorno obsessivo-compulsivo podem assumir formas alucinatórias, tais como "Durma com sua mãe", "Deus é uma merda" e "Limpe o banheiro". Pacientes com uma orientação mais paranóide podem experimentar pensamentos agressivos que ativam vozes que expressam um medo de retaliação. Um paciente caminhava pela ciclovia quando viu uma bicicleta se aproximando e teve o seguinte pensamento sobre o ciclista: "Se você não desviar, vai levar um tabefe na cabeça". Então, ele ouviu uma voz masculina dizer alto "Você quer levar um tabefe na cabeça?". Pacientes com características de fobia social podem ter pensamentos automáticos semelhantes aos de fóbicos sociais não-psicóticos e alucinações que parecem transmitir os pensamentos desfavoráveis das outras pessoas sobre eles: "Você é esquisito", "Você parece tão burro", "Você não sabe que causa mal-estar em todo mundo?" e coisas desse tipo. Indivíduos que sofreram traumas como ameaças ou estupro podem guardar uma memória audível das palavras do agressor. Um paciente, por exemplo, ouviu as vozes de seus agressores chamando-o de "aberração". Ele continuou tendo pensamentos com os mesmos conteúdos das alucinações depois que elas desapareceram com o uso de medicamentos. Uma mulher começou a ouvir a voz de seu estuprador anos depois do incidente dizendo "Sua puta".

Uma pergunta importante pertinente à formação das alucinações deve ser abordada: o que caracteriza os pensamentos que são normalmente percebidos como de origem interna (p. ex., pensamentos automáticos positivos e negativos e pensamentos intrusivos) mas que se tornam audíveis e são percebidos como de origem indiscutivelmente externa? Quando entrevistamos um paciente com depressão ou com transtorno obsessivo, por exemplo, tentamos provocar as cognições salientes ou "quentes" que são externamente desencadeadas por qualquer fato que atinja a vulnerabilidade específica do paciente. Essas cognições geralmente são uma interpretação extrema ou distorcida da situação e influenciam o afeto e o comportamento do indivíduo. De modo semelhante, os pacientes com esquizofrenia geralmente são capazes de identificar uma seqüência bastante coerente de pensamentos que também culminam em um conteúdo extremo ou distorcido. Exemplos desses pensamentos salientes são auto-avaliações, autocríticas ou auto-elogios, imperativos (deveres/obrigações), medos e *flashbacks* e outras lembranças significativas. Essas cognições têm em comum as características de serem automáticas e altamente carregadas e parecerem plausíveis e realistas ao paciente.

Em certas circunstâncias, o mesmo tipo de cognições experimentadas por indivíduos propensos a alucinações pode adquirir potência ou carga suficiente para causar um erro no mecanismo de percepção. Embora o processo de transformação em imagens auditivas possa ser compreendido em termos de mecanismos neurofisiológicos, uma análise fenomenológica pode ser elucidativa. Conquanto apenas uma parcela das cognições predominantes se transforme em alucinações auditivas, a ativação do mecanismo auditivo pode ser desencadeada não apenas por uma mudança quantitativa, mas também qualitativa de conteúdo. A modificação de uma avaliação ("Estraguei a refeição") para uma condenação ("Você é burro") ou a conversão de uma avaliação negativa ("Sou um fracassado") em seu oposto ("Você é um gênio") pode ser suficiente para ativar o processo de percepção. Às vezes, a cognição transformada pode ser uma obsessão ("Deus é uma merda") ou uma expectativa temerosa ("Eles estão pensando: Ele é um banana"). Na verdade, qualquer cognição quente pode, em certas circunstâncias, provocar erro no mecanismo e refletir-se no domínio auditivo.

A fixação dos pacientes na potencial ativação das vozes pode ter um efeito semelhante. Certas condições tendem a gerar ou intensificar cognições salientes (p. ex., ser observado por um grande grupo) e, assim, fazê-las ultrapassar o limiar da percepção. Deve-se assinalar que diversos sons não-verbais podem ser objeto de alucinação. Os pacientes dizem ouvir vozes emanando dos sons produzidos pelos motores dos automóveis e de outros ruídos do trânsito, do zumbido de ventiladores e até do arrastar de pés subindo uma escada. Por exemplo, um de nossos pacientes acreditava que os diversos carros da rua onde morava representavam diferentes vozes e ele podia ouvi-las falar consigo quando passavam. Assim, o som do motor era, por exemplo, ouvido como uma voz masculina descontente.

Além dos dados clínicos, acumulam-se evidências empíricas sobre a correspondência entre o conteúdo dos pensamentos automáticos e o conteúdo das alucinações. Csipke e Kinderman (2002), por exemplo, constataram que um questionário de descrição pessoal composto de itens ligados aos pensamentos automáticos depressivos, conscientes e hostis (Automatic Thoughts Questionnaire, ATQ) poderia ser razoavelmente convertido em um questionário para ratificar o conteúdo das alucinações, mudando-se os itens da primeira para a segunda pessoa (ATQ-V). Assim, o item original do ATQ "Eu sou um fracassado" seria representado no ATQ-V por "Você é um fracassado". Os pesquisadores encontraram uma significativa correlação entre os escores dos itens nos dois questionários, os quais correspondiam significativamente ao diagnóstico clínico das alucinações. Uma falha do estudo foi a ausência de itens relacionados aos pensamentos automáticos positivos e às alucinações positivas. De interesse incidental foi a constatação da significativa relação entre vozes positivas e grandiosidade e entre vozes negativas e depressão.

Close e Garety (1998) demonstraram uma correspondência entre o conteúdo das alucinações e a auto-estima do paciente. Um expressivo percentual das alucinações negativas estava associado a crenças negativas a respeito de si mesmo, confirmando, assim, a continuidade entre as crenças e o conteúdo das alucinações. É evidente que, nos casos em que existem alucinações com palavras negativas, há uma crença básica sobre si mesmo que corresponde às alucinações ("Você é um inútil", "Você é um gordo preguiçoso").

Resumo dos fatores na manutenção das alucinações

A persistência das alucinações e a crença de que elas têm uma causa externa são favorecidas por diversos fatores, também resumidos no Quadro 7.1. A formação de *crenças delirantes* sobre o suposto agente compõe, com a experiência alucinatória, um sistema delirante de crenças. Além disso, a interação entre *crenças disfuncionais* e estressores externos ajuda a ativar as cognições hipersalientes. As *crenças desadaptativas sobre as vozes* – de que são onipotentes e oniscientes – aumentam sua credibilidade e, conseqüentemente, sua durabilidade.

Comportamentos confirmatórios

O enfrentamento e outros "comportamentos de segurança" e a constante interação com as vozes (ou com seu suposto agente) validam a veracidade das alucinações. Se as vozes são percebidas como amigáveis, os pacientes dispõem-se a tentar travar um diálogo com elas. Ambos os processos tendem a fixar a atenção nos precursores das alucinações e, conseqüentemente, ativá-los. O *relacionamento com as vozes* e as expectativas em relação a elas promovem uma vigilância para quaisquer indicações de seu surgimento.

Crenças acerca das vozes

Os pacientes têm diversas crenças sobre a natureza das vozes, o suposto comunicador e a natureza de seu relacionamento com as vozes. A importância dessas crenças está documentada em um estudo de Van Os e Krabbendam (2002). Estes autores constataram que a experiência de alucinações sozinha geralmente não levava à psicose, mas o desenvolvimento de delírios sobre as alucinações (p. ex., atribuí-las a uma fonte externa e conferir um significado pessoal especial a elas) previa o desenvolvimento de psicose. Chadwick, Birchwood e Trower (1996) sugerem que o conteúdo dessas crenças, que freqüentemente são delirantes, pode ter um maior impacto do que o conteúdo das alucinações sobre o afeto e o comportamento. A ativação das vozes desencadeia essas crenças, que então intensificam a importância das vozes. As crenças específicas ativadas pelas vozes não são necessariamente evidentes pelo conteúdo das mesmas. O conteúdo pode, por exemplo, ser negativo ("Você sempre desarruma tudo") e, por terem uma crença benevolente em torno das vozes, os pacientes podem dar-lhe uma inclinação positiva ("A voz quer me ajudar"). Entretanto, não há dúvida de que *tanto* o conteúdo das vozes *quanto* as crenças a seu respeito influenciam o afeto e o comportamento.

Quando as vozes são freqüentes ou particularmente intrusivas ou desagradáveis, os pacientes podem reagir como fariam em relação a qualquer sintoma contínuo ou perturbador, por exemplo, com dor ou falta de ar. Crenças como "Não posso enfrentá-las", "Não posso suportar isso" e "Elas estão arruinando minha vida" são ativadas e podem produzir ansiedade, raiva ou depressão. Os pacientes também têm crenças sobre o comunicador (ou agente). Estas podem assumir uma forma paranóica como "Eles estão atrás de mim", uma forma depressiva como "Deus está descontente comigo" ou uma forma temerosa, "Os médicos querem me envenenar". Assim como muitos outros aspectos das alucinações, as próprias crenças estimulam o paciente a se concentrar nas vozes na tentativa de bloqueá-las ou diminuí-las. Entretanto, essa maior atenção às vozes tende a acentuar sua potência e freqüência e, conseqüentemente, confirmar a validade da crença.

A experiência de ouvir vozes desperta determinadas crenças perturbadoras. Por acreditarem que as vozes são incontroláveis, os pacientes presumem que não têm nenhum controle sobre suas próprias vidas. Além do estresse causado por essa crença, as ameaças ou as críticas contidas nas vozes podem produzir ansiedade, raiva e tristeza. Outra preocupação provocada pela audição de vozes é o pensamento "Estou ficando maluco". Essa preocupação abrange todas as conseqüências de ser considerado louco: internação hospitalar, prescrição de medicamento com efeitos colaterais desagradáveis, separação da família, estigma e, possivelmente, isolamento social.

O grau em que os pacientes avaliam a atividade da voz como um sinal de perigo iminente, distração ou interferência está diretamente associado ao nível de perturbação experimentado após sua ativação. Morrison e colaboradores (Baker e Morrison, 1998; Morrison e Baker, 2000) investigaram se pacientes esquizofrênicos têm uma maior tendência de sentir seus produtos cognitivos como indesejáveis e inaceitáveis. Por exemplo, os autores (2000) constataram que, em comparação com pacientes esquizofrênicos sem alucinações e controles não-psiquiátricos, os pacientes que ouvem vozes dizem experimentar mais pensamentos intrusivos. Os que sofrem de alucinações vivenciam esses pensamentos intrusivos como mais perturbadores, incontroláveis e inaceitáveis do que os sujeitos dos grupos controle.

Os pacientes que ouvem vozes tendem a avaliá-las da mesma forma que os pacientes obsessivos avaliam pensamentos intrusivos: como um sinal de perigo e dano futuros. Esse processo de avaliação contribui para as reações emocionais e comportamentais às vozes e pode colaborar para a manutenção da atividade das mesmas – assim como se demonstrou que avaliações semelhantes mantêm a perturbação associada a pensamentos intrusivos no paciente obsessivo.

Baker e Morrison (1998) descobriram que os pacientes com alucinações podem ser distinguidos de controles psiquiátricos não-alucinadores com base em suas crenças sobre seus pensamentos automáticos. Especificamente, constatou-se nos primeiros um maior grau de percepção de incontrolabilidade e periculosidade em seus pensamentos automáticos. Num estudo de seguimento, Morrison e Baker (2000) relataram que os pacientes com alucinações têm um maior número de "pensamentos intrusivos" que são percebidos como mais perturbadores, incontroláveis e inaceitáveis em comparação com os pensamentos de controles normais e psiquiátricos sem alucinações. Lowens, Haddock e Bentall (2002) aplicaram o Inventory of Beliefs Regarding Obsessions (Freeston et al., 1993). Este instrumento mede diversas crenças sobre pensamentos automáticos, tais como grau de intrusão, responsabilidade e várias maneiras de contrabalançar esses pensamentos intrusivos. Eles descobriram que os pacientes com alucinações obtinham escores tão elevados no teste quanto os pacientes obsessivo-compulsivos e significativamente mais altos do que os controles normais.

Crenças nucleares e pressupostos sobre si mesmo influenciam tanto o conteúdo das vozes quanto a avaliação delas. Uma crença subjacente na própria falta de valor, por exemplo, pode acarretar pensamentos automáticos de ser um "fracasso" e alucinações desqualificadoras após um fracasso na escola ou no trabalho. Muitos pacientes que ouvem comentários críticos, desqualificadores e ofensivos dizem ter pensamentos automáticos semelhantes relativos a "desvalor". Por exemplo, o conteúdo dos pensamentos automáticos de um paciente que se via como incompetente, "Não consigo fazer nada direito", acompanhava sua voz crítica, "Você não consegue fazer nada direito". Outra paciente que tinha pais superprotetores considerava-se "dependente" e "fraca". As vozes se ativavam quando ela ficava com medo de falhar ou achava que estava falhando em uma tarefa. O conteúdo da voz refletia diretamente sua auto-imagem como fraca e vulnerável ("Você tem medo de tudo", "Você não consegue nem lidar consigo mesma, muito menos com o problema").

Pacientes que relatam vozes que refletem sua inadequação interpessoal muitas vezes se vêem como indignos de amor e sem valor. Por exemplo, quando cruzava por casais na rua, uma paciente ouvia uma voz entoar "Você sempre estará sozinha". Outro paciente que se achava pouco atraente ouvia uma voz crítica dizer "Por que ela se interessaria por você, você não passa de um vagabundo" quando via uma mulher atraente. Às vezes, o conteúdo positivo da voz parece compensar idéias negativas excessivas sobre si mesmo. Por exemplo, a paciente que se achava pouco atraente e socialmente inábil também ouvia vozes dizerem "Você está fora de qualquer possibilidade" e "Esperem só para ver" quando avistava algum casal.

Crenças preexistentes também podem influenciar as avaliações e as crenças específicas desenvolvidas sobre a identidade, o poder e a onipotência das vozes. Por exemplo, uma de nossas pacientes começou a ouvir diversas vozes femininas que identificou como "prisioneiras judias chamando por um dos seus". Ela desenvolveu a crença delirante de que tinha se tornado judia. A história da paciente elucidava a origem dessa crença sobre as vozes. Ela cresceu como devota católica em uma família muito religiosa e superprotetora. Desde tenra idade, adaptou-se ao desmedido anti-semitismo do pai, que freqüentemente incluía acusações aos judeus como "pecadores" e "demônios imprestáveis". Ela indicava que, para ser aceita pelo pai, era importante parecer ter opiniões semelhantes (muito embora, até a época em que adoeceu, ela reconhecesse a distinção entre o que dizia acreditar e o que realmente acreditava).

Quando a paciente estava na faculdade, longe de casa pela primeira vez, impressionou-se com a quantidade de "pecado" que ocorria no *campus*. As pessoas bebiam, fumavam e faziam sexo casual. Seu contato mais imediato com esse novo estilo de vida se deu por meio de sua colega de quarto. A paciente se sentia cada vez mais "deslocada", sozinha, incômoda e rejeitada. Assim como se achava "diferente" e evitada pelos colegas, ela também sentia uma dolorosa rejeição por parte de um monitor acadêmico judeu por quem estava apaixonada e que havia explicitamente rejeitado suas tentativas de aproximação.

Ela disse que, após esses acontecimentos críticos, começou a se ver pelos olhos do pai como uma "má pessoa" e "a mais vil das criaturas", devido a sua aproximação (da sua colega de quarto) e interesse romântico (pelo monitor acadêmico) por pessoas da religião judaica. Começou a pensar em si como "imprestável como o demônio" e "contaminada pelo demônio". Ela foi ficando cada vez mais deprimida, isolada e desconfiada. Juntando as coisas, a paciente imaginava (1) "Sinto-me imprestável como o demônio" e (2) "Papai tinha razão sobre os judeus serem pecadores como o demônio", então (3) "Devo ser judia – um demônio judeu". Essa crença emergente, por sua vez, forneceu a base para a avaliação das vozes identificadas como outras "prisioneiras judias" e o significado das vozes "chamando por um dos seus".

Outros pacientes com fortes crenças de paranormalidade interpretam as vozes dentro da estrutura das crenças paranormais. Por exemplo, um de nossos pacientes começou a ouvir vozes depois de assistir a um programa de televisão sobre poderes telepáticos. Após um período de seis semanas em casa e total isolamento, o paciente começou a ouvir vozes masculinas e femininas fazendo comentários sobre seus movimentos diários. Ele interpretou as vozes emergentes como "telepatas" do programa. Uma professora tinha um interesse por paranormalidade e visitava um médium semanalmente. Posteriormente, ela começou a ouvir a voz de seus alunos e interpretava tais vozes como uma capacidade dos alunos de se comunicarem com ela telepaticamente. Outro paciente disse que sentia ter "crescido sozinho" e que passava tanto tempo em seu mundo de fantasias que não tinha certeza de realmente pertencer à família na qual havia crescido. Com freqüência pensava que o pai não estava certo de que ele era seu filho. Essas crenças moldavam tanto o conteúdo das vozes – "Olhe no espelho, você é quem diz que é?" – como também a fonte da voz, neste caso, o pai. As crenças idiossincráticas sobre as vozes não apenas acentuam sua importância, mas servem para oferecer mais provas de sua validade.

As regras específicas que os pacientes aplicam a si mesmos também podem influenciar o conteúdo específico das vozes. Uma paciente seguia uma regra rígida: "Se não é perfeito, você falhou". Sempre que percebia uma falha em seu desempenho, vozes críticas eram ativadas, declarando "Você não consegue fazer nada direito" e "Você é um fracasso total". Outro paciente que seguia a regra "Não é aceitável decepcionar seus pais" ouvia as vozes de seus parentes mortos castigando-o sempre que ele recordava ter "matado aula" ou usado drogas.

Relacionamento com as vozes

Os pacientes podem desenvolver um relacionamento com as vozes do mesmo modo que fariam com outras pessoas: positivo, ambivalente ou negativo (vide Benjamin, 1989). As vozes parecem adquirir vida própria – como se fossem totalmente autônomas e separadas dos pacientes. Estes podem reclamar de que as vozes os levam a fazer coisas que eles não querem. Mas alguns gostam das vozes ("Elas são minhas únicas amigas") e as consideram divertidas e interessantes. Às vezes, elas parecem dar bons conselhos. Uma paciente, por exemplo, alegava: "A voz está me mantendo sã". Alguns indivíduos formam um relacionamento íntimo com as vozes, exatamente como fariam com outra pessoa, e interagem com elas: dialogando, como em uma conversa normal. Eles podem usar uma técnica para ativar as vozes a fim de preencher um vazio em suas vidas, mas o relacionamento não é necessariamente gratificante ou satisfatório.

Os pacientes muitas vezes formam expectativas positivas com base no conteúdo das vozes e depois se desiludem. Por exemplo, eles podem ouvir as vozes fazendo promessas e depois não as cumprindo; conseqüentemente, sentem que não podem mais confiar nelas. Entretanto, é possível que eles racionalizem uma "promessa" quebrada. Um paciente foi informado pelas vozes de que se mudaria para uma moradia melhor até uma determinada data. Como isso não aconteceu, ele concluiu que algo importante havia impedido a mudança (Chadwick, Birchwood, Trower, 1996).

Vaughan e Fowler (2002) refinaram achados anteriores de Birchwood e Chadwick (1997) em um estudo que investigou especificamente a relação entre o estilo dominante da voz, a malevolência e a percepção do poderio da voz. Os autores descobriram que o nível de perturbação que os pacientes sentiam tinha uma ligação mais estreita com sua percepção da dominância da voz do que com suas crenças sobre a malevolência dela. Em outras palavras, quanto mais a voz era percebida como dominante, mais perturbado se sentia o paciente. Além disso, achados anteriores sobre o relacionamento da percepção de poder com a perturbação foram substituídos pela sugestão de que é a percepção que se tem de como a voz *utiliza* seu poder que importa. Finalmente, os autores descobriram que, contrariando as expectativas, havia uma correlação negativa entre a submissão dos pacientes à voz e a perturbação. Em outras palavras, quanto mais perturbadora a experiência de ouvir vozes, menor a probabilidade de o relacionamento com a voz se dar de forma submissa.

Comportamentos de enfrentamento e segurança

Os pacientes que ouvem vozes também adotam comportamentos destinados a aliviar a ativação das mesmas, neutralizar suas supostas conseqüências negativas e/ou acalmar o que identificam como seu agente. Assim como o paciente com transtorno de pânico evita exercícios vigorosos por medo de produzir sintomas de excitação autonômica que imitam as sensações de pânico, e o fóbico social veste roupas leves para reduzir as chances de suar e chamar a atenção para si em uma reunião, o paciente que ouve vozes perturbadoras é propenso a adotar comportamentos explícitos e implícitos sutis que, acredita ele, ajudam-no a manejar as vozes e reduzir a perturbação que as acompanha. Uma vez que estas ações visam repelir algum perigo ou ansiedade prevista, Morrison (2001) denominou-as "comportamentos de segurança". De forma análoga ao que ocorre com o fóbico social, a utilização de estratégias de segurança por pacientes com alucinações tende a manter as mesmas.

Os pacientes que ouvem vozes relatam evitar lugares públicos, assistir à televisão e ocupar-se com afazeres domésticos como forma de minimizar as vozes (Romme e Escher, 1989). Um paciente era capaz de prever que as vozes iam piorar nos finais de tarde e programou uma soneca para essa hora do dia. Um músico tocava violão para evitar ouvir as vozes. Outro de nossos pacientes saltou de uma ponte para escapar da voz de comando de se matar; a tentativa de suicídio não representava obediência aos comandos, mas sim uma tentativa de fugir da presença ameaçadora das próprias vozes. Em seu estudo, Romme e Escher (1989) constataram que aproximadamente dois terços das pessoas que ouvem vozes não têm êxito em suas tentativas de fugir delas ou ignorá-las. Infelizmente, o esforço despendido para evitar ou neutralizar as vozes provoca uma redução no leque de atividades, o que, por sua vez, amplia o isolamento e, em muitos casos, causa um aumento paradoxal da atividade das vozes.

Os esquizofrênicos que ouvem vozes relatam mais pensamentos intrusivos do que outros pacientes diagnosticados com esquizofrenia (Morrison e Baker, 2000). Indivíduos com alucinações podem utilizar o mesmo tipo de estratégias descritas pelo paciente obsessivo para lidar com suas obsessões. Por exemplo, um de nossos pacientes, que ouvia as vozes fazerem comentários blasfemos, tentava ter pensamentos positivos ou rezar para compensar ou *neutralizar* as temidas conseqüências de ofender a Deus. De modo semelhante, outro respondia a essas vozes "grosseiras" com "afirmações positivas", dizendo a si mesmo "As pessoas são boas e tudo está bem". Quando as alucinações começavam, um paciente simplesmente pegava o telefone e discava para a telefonista, pela suposição de que ela poderia fazer as vozes irem embora. Um outro de nossos pacientes, que previa escutar vozes ao retornar para casa, dizia em voz alta "Vocês não podem fazer isso comigo", como um modo de detê-las. As tentativas de suprimir a consciência das vozes podem levar ao mesmo efeito paradoxal de rebote que foi demonstrado quando as pessoas tentam suprimir pensamentos comuns (Wegner et al., 1987). Na tentativa de adoção de comportamentos de segurança como resposta às crenças sobre as vozes, um de nossos pacientes colocava uma faixa em volta da cabeça quando as vozes ficavam ativas, porque acreditava que a faixa podia não apenas pará-las, mas também dar-lhe "força de pensamento", a qual as vozes ameaçavam tirar-lhe se ele não obedecesse a seus comandos.

Os pacientes também adotam atenção seletiva e hipervigilância como um modo de responder a suas vozes. Um deles respondeu à ativação das vozes isolando-se e se concentrando nelas a fim de "entender o que elas estavam tramando". Outros concentram sua atenção nas vozes da mesma forma que as pessoas confrontariam um estímulo ou mensagem potencialmente perigosa. Alguns aplicam sua atenção nas vozes positivas como um modo de desviá-la de vozes mais malévolas e perturbadoras (Romme e Escher, 1989). Existem relatos de que outros podem ainda gostar de vozes benevolentes e querer manter o envolvimento com elas (Chadwick, Birchwood, Trower, 1996).

Importante é a descoberta de que o envolvimento nesses comportamentos de enfrentamento impede o paciente de invalidar avaliações negativas sobre as conseqüências de ouvir as vozes (p. ex., "Se eu não tivesse seguido o comando, Deus teria me matado"). Além disso, as estratégias de segurança privam o paciente da oportunidade de determinar se sua crença sobre a origem das vozes é verdadeira. Por barrarem o processo de testagem da realidade, os comportamentos de enfrentamento podem agravar a experiência de escutar vozes.

Pesquisas de Chadwick e Birchwood (Birchwood e Chadwick, 1997; Chadwick & Birchwood, 1994) sugerem que as crenças idiossincráticas que a pessoa tem sobre o poder e a autoridade das vozes e as conseqüências de não obedecê-las são especialmente importantes. Por exemplo, os autores (1994) descobriram que os pacientes geralmente resistem a comandos severos (como a insistência em comportamento perigoso), mas sua obediência a comandos mais brandos é influenciada sobretudo pela natureza de suas crenças sobre as vozes. Os pacientes são muito mais propensos a obedecer a vozes que lhes dizem para ferir a si mesmos ou recusar a medicação do que para ferir os outros. Beck-Sander, Birchwood e Chadwick (1997) dividiam as alucinações de comandos em imperativos breves (p. ex., "Cale a boca!"), instruções cotidianas (p. ex., "Prepare uma xícara de chá"), comandos anti-sociais (p. ex., "Grite com Freddie"), comandos para cometer pequenos delitos (i.e., incitação de crimes não-pessoais e não-violentos), comandos para cometer atos ilegais mais graves (i.e., incitação de delitos pessoais, violentos e graves de outros tipos) e comandos para causar dano a si mesmo (i.e., incitação de qualquer forma para infligir dano imediato a si mesmo). Achados importantes sugerem que os pacientes eram mais propensos a obedecer às vozes que acreditavam ser benevolentes, ao passo que tendiam a resistir a vozes consideradas malevolentes. Os pacientes que acreditavam ter controle subjetivo sobre as vozes eram menos propensos a agir de acordo com os comandos.

Alguns pacientes obedeciam a certos comandos para aplacar as vozes por terem transgredido outros comandos. Por exemplo, uma participante notou que para "ganhar as boas graças de Deus", cuja voz, acreditava ela, mandava-a bater nos outros pacientes, ela "louvava-o, pedia mil desculpas e prometia obedecer-lhe no futuro". Outro paciente, que acreditava ouvir uma voz dizendo-lhe para não cozinhar, procurava apaziguar a voz cozinhando os alimentos apenas parcialmente, para que a comida se mantivesse desagradável. Os pacientes eram mais propensos a obedecer a comandos para ferir a si mesmos do que comandos para machucar os outros. Atos de apaziguamento freqüentemente envolviam incidentes de dano infligido contra si mesmo. Um paciente cortou os próprios pulsos, esperando que isso satisfizesse a voz do demônio que lhe dizia para agredir um funcionário. Outro paciente tentou acalmar uma voz, que lhe dizia para fazer sexo oral com uma pessoa contra a vontade dela, ingerindo verniz e chumbada de pesca (Beck-Sander Birchwood, Chadwick 1997).

RESUMO

Neste capítulo, apresentamos um modelo cognitivo que explica os fatores que contribuem para a formação e a persistência das alucinações. Sua produção parece dependente de uma complexa interação entre múltiplos determinantes que podem ser compreendidos em termos cognitivos e que, em última análise, se ligam à organização cognitiva mais ampla do indivíduo. Outras pesquisas sobre a interdependência de fatores cognitivos e biológicos contribuirão para uma melhor compreensão do desenvolvimento das alucinações e sua melhora mediante intervenções farmacológicas e de terapia cognitiva.

REFERÊNCIAS BIBLIOGRÁFICAS

ALEMAN, A. *Cognitive neuropsychiatry of hallucinations in schizophrenia:* how the brain misleads itself. Tekst: Proefschrift Universiteit Utrecht, 2001.

ALEMAN, A.; BÖCKER, K.B.E.; DE HAAN, E.N.F. Hallucinatory predisposition and vividness of auditory imagery: self-report and behavioral indices. *Perceptual and Motor Skills*, v.93, p.268-74, 2001.

ARNTZ, A.; RAUNER, M.; VAN DEN HOUT, M. "If I feel anxious there must be danger": ex-consequentia reasoning in inferring danger in anxiety disorders. *Behavior Research and Therapy*, v.33, p.917-25, 1995.

BADDELEY, A.D. *Working memory*. Oxford: Oxford University, 1986.

BAKER, C.; MORRISON, A. Metacognition, intrusive thoughts and auditory hallucinations. *Psycho-logical Medicine*, v.28, p.1199-208, 1998.

BARBER, T.X.; CALVERLY, D.S. An experimental study of 'hypnotic' (auditory and visual) hallucinations. *Journal of Abnormal and Social Psychology*, v.63, p.13-20, 1964.

BARRETT, T.R. Verbal hallucinations in normals: I. People who hear "voices". *Applied Cognitive Psychology*, v.6, n.5, p.379-87, 1992.

BECK, A.T. *Cognitive therapy and the emotional disorders*. New York: Meridian, 1976.

BECK, A.T.; RECTOR, N.A. Delusions: a cognitive perspective. *Journal of Cognitive Psychotherapy: An International Quarterly*. No prelo.

BECK-SANDER, A.; BIRCHWOOD, M.; CHADWICK, P. Acting on command hallucinations: a cognitive approach. *British Journal of Clinical Psychology*, v.36, n.1, p.139-48, 1997.

BEHRENDT, R. Underconstrained perception: a theoretical approach to the nature and function of verbal hallucinations. *Comprehensive Psychiatry*, v.39, p.236-48.

BENJAMIN, L.S. Is chronicity a function of the relationship between the person and the auditory hallucination? *Schizophrenia Bulletin*, v.15, n.2, p.291-310, 1989.

BENTALL, R.P. The illusion of reality: a review and integration of psychological research on hallucinations. *Psychological Bulletin*, v.107, n.1, 82-95, 1990.

BENTALL, R.; BAKER, G.; HAVERS, S. Reality monitoring and psychotic hallucinations. *British Journal of Clinical Psychology*, v.30, p.213-22, 1991.

BENTALL, R.; SLADE, P. Reality testing and auditory hallucinations: a signal detection analysis. *British Journal of Clinical Psychology*, v.24, p.159-69, 1985.

BIRCHWOOD, M.; CHADWICK, P. The omnipotence of voices: testing the validity of a cognitive model. *Psychological Medicine*, v.27, n.6, p.1345-53, 1997.

BÖCKER, K. et al. Perception, mental imagery and reality discrimination in hallucinating and non-hallucinating schizophrenic patients. *British Journal of Clinical Psychology*, v.39, p.397-406, 2000.

BRAFF, D.L. Information processing and attention dysfunctions in schizophrenia. *Schizophrenia Bulletin*, v.19, p.233-59, 1993.

BREBION, G.; SMITH, M.J.; GORMAN, J.M. Reality monitoring failure in schizophrenia: the role of selective attention. *Schizophrenia Research*, v.22, n.2, p.173-180, 1996.

BRETT, E.A.; STARKER, S. Auditory imagery and hallucinations. *Journal of Nervous and Mental Disease*, v.164, p.394-400, 1977.

CHADWICK, P.; BIRCHWOOD, M. The omnipotence of voices: I. A cognitive approach to auditory hallucinations. *British Journal of Psychiatry*, v.164, p.190-201, 1994.

CHADWICK, P.D.; BIRCHWOOD, M.J.; TROWER, P. *Cognitive therapy for delusions, voices and paranoia*. Oxford: Wiley, 1996.

CHAPMAN, L.; CHAPMAN, J. Commentary on two articles concerning generalized and specific cognitive deficits. *Journal of Abnormal Psychology*, v.110, p.31-9, 2001.

CLOSE, H.; GARETY, P. Cognitive assessment of voices: further developments in understanding the emotional impact of voices. *British Journal of Clinical Psychology*, v.37, p.173-88, 1998.

CSIPKE, E.; KINDERMAN, P. *Self talk and auditory hallucinations*. Manuscript submitted for publication, 2002.

DELESPAUL, P.; DEVRIES, M.; VAN OS, J. Determinants of occurrence and recovery from hallucinations in daily life. *Social Psychiatry and Psychiatric Epidemiology*, v.37, p.97-104, 2002.

ENSINK, B.J. *Confusing realities*: a study on child sexual abuse and psychiatric symptoms. Amsterdam: VU University, 1992.

FEELGOOD, S.; RANTZEN, R. Auditory and visual hallucinations in university students. *Personality and Individual Differences*, v.17, p.293-6, 1994.

FRANCK, N. et al. Confusion between silent and overt reading in schizophrenia. *Schizophrenia Research*, v.41, p.357-68, 2000.

FREESTON, M.H. et al. Beliefs about obsessional thoughts. *Journal of Psychopathology and Behavioral Assessment*, v.15, n.1, p.1-21, 1993.

FRITH, C. Consciousness, information processing, and schizophrenia. *British Journal of Psychiatry*, v.134, p.225-35, 1979.

FRITH, C.; DONE, J. Positive symptoms of schizophrenia. *British Journal of Psychiatry*, v.154, p.569-70, 1989.

GALLAGHER, A.; DINAN, T.; BAKER, L. The effects of varying auditory input on schizophrenic hallucinations: a replication. *British Journal of Medical Psychology*, v.67, p.67-76, 1994.

GILBERT, D.T.; MALONE, P.S. The correspondence bias. *Psychological Bulletin*, v.117, n.1, p.21-38, 1995.

GOULD, L. Verbal hallucinations as automatic speech. *American Journal of Psychiatry*, v.107, p.110-9, 1950.

GRAY, J.A. et al. The neuropsychology of schizophrenia. *Behavior and Brain Sciences*, v.14, n.1, p.1-84, 1991.

HADDOCK, G. et al. Functioning of the phonological loop in auditory hallucinations. *Personality and Individual Differences*, v.20, n.6, p.753-60, 1996.

HAMPSON, M. et al. *FMRI investigation of auditory hallucinations in schizophrenia using temporal correlations to language areas*. Trabalho apresentado na Eighth International Conference on Functional Mapping of the Human Brain, Sendai, Japan, June 2002.

HEIDER, F. *The psychology of interpersonal relations*. New York: Wiley, 1958.

HOFFMAN, R.E. Slow transcranial magnetic stimulation, long-term epotentiation, and brain hyperexcitability disorders. *American Journal of Psychiatry*, v.159, n.7, p.1093-102, 2002.

INOUYE, T.; SHIMIZU, A. The electromyographic study of verbal hallucination. *Journal of Nervous and Mental Disease*, v.151, p.415-22, 1970.

JOHNS, L.C.; HEMSLEY, D.; KUIPERS, E. A comparison of auditory allucinations in a psychiatric and non-psychiatric group. *British Journal of Clinical Psychology*, v.41, n.1, p.81-6, 2002.

JOHNS, L.C. et al. Occurrence of hallucinatory experiences in a community sample and ethnic variations. *British Journal of Psychiatry*, v.180, p.174-8, 2002.

JOHNS, L.C. et al. Verbal self-monitoring and auditory verbal hallucinations in patients with schizophrenia. *Psychological Medicine*, v.31, p.705-15, 2001.

JOHNSON, M.; HASHTROUDI, S.; LINDSAY, D. Source monitoring. *Psychological Bulletin*, v.114, n.1, p.3-28, 1993.

KAPUR, S. Psychosis as a state of aberrant salience: a framework linking biology, phenomenology, and pharmacology in schizophrenia. *American Journal of Psychiatry*, v.160, p.13-23, 2002.

KOSSLYN, S.M. *Image and brain*: the resolution of the imagery debate. Cambridge: The MIT, 1994.

LOWENS, I.; HADDOCK, G.; BENTALL, R.P. *Auditory hallucinations, negative automatic and intrusive thoughts: similarities in content and process?* Manuscrito em avaliação para publicação, 2002.

MARGO, A.; HEMSLEY, D.; SLADE, P. The effects of varying auditory input on schizophrenic hallucinations. *British Journal of Psychiatry*, v.139, p.122-127, 1981.

MCGUIGAN, F. *Cognitive psychophysiology*: principles of covert behavior. Englewood Cliffs: Prentice-Hall, 1978.

MINTZ, S.; ALPERT, M. Imagery vividness, reality testing and schizophrenic hallucinations. *Journal of Abnormal and Social Psychology*, v.19, p.310-6, 1972.

MORRISON, A. The interpretation of intrusions in psychosis: an integrative cognitive approach to hallucinations and delusions. *Behavioral and Cognitive Psychotherapy*, v.29, p.257-76, 2001.

MORRISON, A.P.; BAKER, C.A. Intrusive thoughts and auditory hallucinations: a comparative study of intrusions in psychosis. *Behavior Research and Therapy*, v.38, n.11, p.1097-07, 2000.

MORRISON, A.; HADDOCK, G. Cognitive factors in source monitoring and auditory hallucinations. *Psychological Medicine*, v.27, p.669-79, 1997.

PETERS, E.R. et al. The relationship between cognitive inhibition and psychotic symptoms. *Journal of Abnormal Psychology*, v.109, n.3, p.386-95, 2000.

POSEY, T.; LOSCH, M. Auditory hallucinations of hearing voices in 375 normal subjects. *Imagination, Cognition and Personality*, v.2, p.99-113, 1983.

RANKIN, P.; O'CARROLL, P. Reality monitoring and signal detection in individuals prone to hallucinations. *British Journal of Clinical Psychology*, v.34, p.517-28, 1995.

RECTOR, N.A.; BECK, A.T. Cognitive behavioral therapy for schizophrenia: an empirical review. *Journal of Nervous and Mental Diseases*, v.189, n.5, p.278-87, 2001.

REES, W.J. On the terms "subliminal perception" and "subception". *British Journal of Psychology*, v.62, n.4, p.501-4, 1971.

ROMME, M.; ESCHER, D. Hearing voices. *Schizophrenia Bulletin*, v.15, p.209-16, 1989.

SARTORIUS, N. et al. Early manifestations and first contact incidence of schizophrenia in different countries. *Psychological Medicine*, v.16, p.909-28, 1986.

SCHNEIDER, K. *Clinical psychopathology*. New York: Grune & Stratton, 1959.

SEIKMEIER, P.J.; HOFFMAN, R.E. Enhanced semantic priming in schizophrenia: a computer model based on excessive pruning of local connections in association cortex. *British Journal of Psychiatry*, v.180, p.345-50, 2002.

SHERGILL, S.S.; CAMERON, L.A.; BRAMMER, M.J. Modality specific neural correlates of auditory and somatic hallucinations. *Journal of Neurology, Neurosurgery and Psychiatry*, v.71, n.5, p.688-90, 2001.

SLADE, P.D. An investigation of psychological factors involved in the predisposition to auditory hallucinations. *Psychological Medicine*, v.6, p.123-32, 1976.

SLADE, P.; BENTALL, R. *Sensory deception*: a scientific analysis of hallucination. Baltimore: The Johns Hopkins University, 1988.

STARKER, S.; JOLIN, A. Imagery and hallucination in schizophrenic patients. *Journal of Nervous and Mental Disease*, v.170, p.448-51, 1982.

_____. Occurrence and vividness of imagery in schizophrenic thought: a thought-sampling approach. *Imagination, Cognition, and Personality*, v.3, n.1, p.49-60, 1983.

TIEN, A.Y. Distributions of hallucinations in the population. *Social Psychiatry and Psychiatric Epidemiology*, v.26, n.6, p.287-92, 1991.

VAN OS, J.; KRABBENDAM, L. *Cognitive epidemiology as a tool to investigate psycho-logical mechanisms of psychosis*. Trabalho apresentado no Annual Meeting of the European Association for Behavioural and Cognitive Therapies, Maastricht, The Netherlands, September 2002.

VAN OS, J. et al. Psychosis as a continuum of variation in dimensions of psychopathology. In: HAFNER, H.; GATTAZ, W. (Eds.). *Search for the causes of schizophrenia*. Berlin: Springer, 1999. v.4, p.59-80.

VAUGHAN, S.; FOWLER, D. *The distress of the voice hearer is associated with the relationships between voice hearer and the voice*. Manuscrito não-publicado, 2002.

WATERS, F. et al. Inhibition in schizophrenia: association with auditory hallucinations. *Schizophrenia Research*, v.62, n.3, p.275-80, 2003.

WATERS, F. et al. *The role of affect in auditoryhallucinations of schizophrenia*. Manuscrito não-publicado, 2002.

WEGNER, D.M. et al. Paradoxical effects of thought suppression. *Journal of Personality and Social Psychology*, v.53, p.5-13, 1987.

WEINBERGER, D.R. On the plausibility of "the neurodevelopmental hypothesis" of schizophrenia. *Neuropsychopharmacology*, v.14, p.1S–11S, 1996. Suppl. 3.

WEST, D. A mass observation questionnaire on hallucinations. *Journal of Social Psychiatry Research*, v.34, p.187-96, 1948.

WORLD HEALTH ORGANIZATION. *International pilot study of schizophreni*a. Geneva, 1973.

YOUNG, H. et al. The role of brief instructions and suggestibility in the elicitation of auditory and visual hallucinations in normal and psychiatric subjects. *Journal of Nervous and Mental Disease*, v.175, p.41-48, 1987.

Parte 2

PRÁTICA CLÍNICA

Principais técnicas

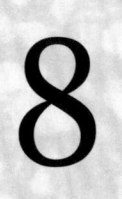

PAULO KNAPP

8

A terapia cognitiva (TC) efetiva envolve construir habilidades, e isso somente é conseguido pelo treinamento (Padesky e Greenberger, 1995). Tendo terapeuta e paciente concordado em uma lista de problemas e nas metas do tratamento, o objetivo da terapia cognitiva é identificar, examinar e modificar as cognições distorcidas ou disfuncionais em seus três níveis: primeiramente os pensamentos automáticos (PA), em seguida as crenças intermediárias (pressupostos subjacentes e regras) e, por fim, as crenças nucleares (esquemas). Numa combinação de intervenções verbais com técnicas de modificação do comportamento, a TC empresta alguns procedimentos originados de outras escolas terapêuticas ativas e diretivas e freqüentemente adapta métodos comportamentais para servir ao propósito da mudança cognitiva (Neenan e Dryden, 2000). Como sabemos, a mudança na cognição produz a mudança no comportamento, e vice-versa. Assim, as intervenções cognitivas intentam promover alterações na cognição e, por conseguinte, no comportamento, e as técnicas comportamentais visam a alterações no comportamento que levem a mudanças na cognição.

A TC não é a aplicação de um punhado de técnicas cognitivas e comportamentais tiradas do instrumental terapêutico disponível. Conforme Beck (1976) enfatiza, a terapia cognitiva não é definida pelas técnicas que são empregadas, mas pela ênfase que o terapeuta dá ao papel dos pensamentos na causa e na manutenção dos transtornos (Leahy e Holland, 2000). Além disso, o plano de tratamento deve estar fundamentado na conceitualização cognitiva do paciente (ver Diagrama de Conceitualização Cognitiva no Capítulo 1) e no modelo cognitivo específico de cada psicopatologia. O profissional deve ser um bom estrategista, que sabe como e para onde dirigir o processo terapêutico, sempre com base no desenvolvimento de um bom relacionamento terapêutico e fundamentado no método de questionamento socrático e na colaboração empírica – que guia o paciente para as descobertas e as mudanças.

O objetivo deste capítulo é descrever as principais técnicas cognitivas e comportamentais usadas na TC, extraídas da literatura especializada, principalmente de autores como Aaron e Judith Beck (Beck et al., 1979; J. Beck, 1995), Freeman e colaboradores (1990), Padesky e Greenberger (1995), Neenan e Dryden (2000) e Leahy (1996, 1997), mas com algumas características derivadas da própria experiência clínica do autor.

TÉCNICAS COGNITIVAS

Mesmo dividindo o capítulo em técnicas cognitivas e comportamentais, relembramos que muitas técnicas comportamentais são usadas para gerar também mudanças cognitivas. Por exemplo, o treinamento de assertividade, essencialmente uma técnica comportamental, provoca mudanças nas expectativas do indivíduo em relação às conseqüências de ser mais assertivo. Assim, o capítulo está dividido em técnicas que *primariamente* produzem mudanças na cognição e aquelas que *primariamente* produzem mudanças no comportamento (Freeman et al., 1990). O objetivo final é a reestruturação cognitiva.

As técnicas cognitivas podem ser usadas efetivamente para mudar cada um dos três níveis de cognição; a separação aqui apresentada tem apenas objetivos didáticos. Algumas técnicas estão repetidas ao longo do capítulo, em diferentes circunstâncias clínicas, apenas para reforço. Excertos de sessões exemplificando na prática as intervenções clínicas são apresentados.

A. PENSAMENTOS AUTOMÁTICOS

Os pensamentos automáticos usualmente são o primeiro tipo de cognição que o paciente aprende a identificar, com o intuito de posteriormente avaliar sua validade e/ou utilidade e corrigi-los. Pensamentos automáticos (que podem ser palavras, imagens ou memórias) estão na borda da consciência e são parte tão integrante da visão que o paciente tem de si e do mundo que a ele não parecem distorcidos ou problemáticos, afigurando-se completamente plausíveis.

Os PA podem ocorrer *antes* mesmo da situação em si, como no caso das expectativas que o paciente tem de uma situação ("Ela irá me envergonhar"), *durante* a situação ("Ela está pensando algo ruim de mim"), ou *posteriormente* à situação ("Ela deve ter pensado que eu sou um idiota").

Quanto à validade e à utilidade, os PA podem ser categorizados em (J. Beck, 1995):

1. Distorcidos e que ocorrem apesar das evidências em contrário.
   Ex.: "Se perder o emprego, acaba minha vida profissional."
2. Acurados, mas com conclusão distorcida.
   Ex.: "Minha mulher está com a cara fechada, acho que não gosta mais de mim".
3. Acurados, mas disfuncionais.
   Ex.: "Nosso filho adolescente não quer mais morar conosco, nossa casa ficará vazia, perderá a graça".

Para *evocar e identificar os pensamentos automáticos* (para posterior exame e testagem na realidade), pode-se utilizar alguma das técnicas descritas a seguir.

Perguntar diretamente os pensamentos

Durante a sessão, à medida que vai relatando acontecimentos, o paciente pode apresentar uma variedade de emoções, influenciadas ou decorrentes de seus pensamentos. Os pensamentos que apresentam forte carga emocional foram denominados por Padesky (1994) de "cognições quentes" *(hot cognition)*. Segundo a autora, questionar diretamente tais pensamentos com maior valência afetiva pode trazer maiores possibilidades terapêuticas e também dar à dupla terapêutica uma idéia do rumo e da marcha das intervenções.

Deve-se evitar perguntas vagas ou muito rebuscadas que possam trazer alguma confusão. A forma mais objetiva de evocar os PA é perguntar diretamente ao paciente o que ele está pensando naquele exato momento, ou o que pensou no momento imediatamente anterior a alguma mudança de humor ocorrida durante a sessão.

A pergunta básica, padrão na terapia cognitiva, é:

> **O QUE ESTÁ PASSANDO PELO SEU PENSAMENTO?**

Pode haver inúmeras variações na forma de evocar diretamente os pensamentos do paciente (J. Beck, J; 1995). Como nos exemplos a seguir:

Mudança ou intensificação do humor durante a sessão – "Notei que você se emocionou agora, quando falava da conversa que teve com seu chefe ontem. O que você estava pensando quando se emocionou?" Ou: "Percebi que, quando você falava a respeito de dar uma aula amanhã, teve uma expressão de medo no rosto. O que estava passando pelo seu pensamento?"

Descrição de uma situação ocorrida fora da sessão – "Você contou que, quando teve a discussão e brigou com a Maria, ficou com muita raiva. Lembra o que passou no seu pensamento imediatamente antes de sentir raiva?" Ou: "No momento em que você ficou ansioso ao entrar na sala de aula, o que passou pelo seu pensamento?"

Foco nas emoções – "O seu sentimento na situação foi de tristeza e aborrecimento. O que você acha que poderia estar pensando?" Ou: "Se outra pessoa, na mesma situação, estivesse sentindo-se triste e aborrecida, o que provavelmente essa pessoa estaria pensando? Ela poderia estar pensando o mesmo que você?"

Foco nas situações – "Em que situações, lugares, momentos, com que pessoas você mais sente dificuldades emocionais? Essas situações lhe lembram alguma coisa? Têm algo em comum? Fazem você pensar em alguma coisa?" Ou, inversamente: "Quando você sente mais fortemente esta raiva, com quem você está (em que lugares, momentos)?"

Recriação de situação vivenciada pelo paciente – "Tente reconstruir o cenário da reunião em que você estava, com o maior número de dados e o mais fielmente possível. Onde? Quando? Qual era a pauta? Quem estava na reunião (diretores, chefes, subordinados)? Quando você começou a se preocupar (ficar tenso, ansioso)? Consegue identificar o que está passando pelo seu pensamento?"

Role-play **do que foi vivenciado** – "Vamos fazer uma dramatização do que você acabou de me contar a respeito da discussão com o seu chefe. Eu farei o papel do seu chefe e tentarei seguir o mais fielmente possível aquilo que você contou, e você fala com suas próprias palavras o que lembra ter dito. No momento em que você identificar o pensamento que ocorreu, podemos parar a dramatização."

Utilização de uma imagem que passou pela cabeça ou que melhor descreve o pensamento – "Quando lhe convidaram para ir à festa, você ficou com medo, mas não sabe qual pensamento pode ter passado na sua cabeça. Lembra de alguma imagem? E o que essa imagem faz você pensar?"

O terapeuta sugere um pensamento plausível que o paciente pode ter tido – "Você acha que pode ter pensado algo como 'Se a Maria terminar o namoro comigo, ficarei arrasado'?"

O terapeuta sugere um pensamento contrário ao que pode ser esperado na situação – "Você acha que pode ter pensado 'Que bom que a Maria terminou o namoro comigo'?"

Sugestão de pensamentos derivados da prática clínica – "Em situações semelhantes, outras pessoas pensaram algo como 'Se eu falar na reunião, vou enrolar a língua, vai me dar um branco, e as pessoas irão rir de mim'. Você pode ter pensado algo assim?"

Obtenção de pensamentos que uma pessoa próxima do paciente poderia ter – "Se o (seu melhor amigo) estivesse nesta situação, o que você acha que ele pensaria?"

Conversão da incerteza em possibilidade – "Eu sei que você não sabe (não identifica que pensamentos passaram pela sua cabeça), mas o que você acha que pode ter pensado?" Ou: "Se você soubesse o que pode ter pensado na situação, que pensamento seria esse?"

Conversão de perguntas em afirmações – "Você disse que pensou 'Se a Maria acabar com o namoro, será que eu vou aguentar?' Você acha que irá aguentar?"

"Não, se a Maria acabar comigo eu não vou aguentar."

Descoberta guiada – busca de significados

A descoberta guiada por meio do questionamento socrático é uma das pedras angulares da terapia cognitiva (Padesky e Greenberger, 1995) e tem por objetivo trazer informação à consciência do paciente, correlacionando o PA à conseqüente emoção e comportamento.

Através de perguntas simples, como "O que poderia acontecer então?", "E, então?", ou "Qual o significado disto?", o terapeuta vai guiando o paciente para a evocação e identificação de pensamentos disfuncionais (bem como de pressupostos e esquemas), permitindo, assim, a descoberta dos significados idiossincráticos que o paciente dá às situações. Como no exemplo a seguir:

Terapeuta (T): "O que aconteceria se você fosse falar com a Maria?"
João (J): "Eu não conseguiria fazer isto."
T: "Por quê?"
J: "Ela iria rir da minha cara."
T: "E então?"
J: "Ela iria pensar que eu sou um idiota."
T: "E você, o que iria pensar na situação?"
J: "Eu penso que ela jamais daria bola para um idiota como eu."
T: "E você pensa isto de você: 'Eu sou um idiota'?"
J: "É isso mesmo, eu sou um idiota."

Outras formas de guiar para a descoberta de PA e dos significados particulares que o paciente dá às suas experiências são:

"O que isso significa?"
"O que isso quer dizer de você? De sua vida? De seu futuro?"
"O que quer dizer isso que (fulano) pensa/sente a seu respeito?"
"O que isso quer dizer sobre as outras pessoas em relação a você?"

Análise A→B→C

Desde os primeiros escritos de Albert Ellis (1962), seu modelo A→B→C tem sido vastamente usado, tanto para explicar e familiarizar o paciente com o modelo cognitivo como para ajudá-lo a identificar as cognições que intermedeiam a situação e suas resultantes emoções e comportamentos (ver, na Figura 8.1, um folheto para que o paciente aprenda a utilizar o A→B→C como exercício extra-sessão).

O "A" do A→B→C refere-se aos eventos ativadores (*activating events*). Também chamados situações ativadoras, experiências ativadoras ou simplesmente ativadores. "B" refere-se a *beliefs*, isto é, crenças, mas abrange qualquer nível de cognições: pensamentos automáticos, pressupostos ou esquemas. São todas e quaisquer idéias, conceitos, avaliações, etc. que o paciente faz acerca de si mesmo e das outras pessoas. O "C" são as conseqüências (ou reações); derivadas ou influenciadas pelos pensamentos, as conseqüências podem ser de três tipos: emocionais, comportamentais ou físicas.
Ellis (1994) explica:

As pessoas têm quase inumeráveis crenças (*Bs*) – ou cognições, pensamentos ou idéias – acerca dos eventos (Ativadores – *As*). Estes *Bs* influenciam de forma direta suas conseqüências (*Cs*), emocionais, comportamentais e físicas. Embora os *As* freqüentemente *pareçam* contribuir ou causar "diretamente" os *Cs*, raramente isto é verdade, porque os *Bs* normalmente servem de importantes mediadores entre *As* e *Cs*. E, por isso, mais diretamente causam ou criam *Cs*. As pessoas primariamente *trazem* seus *Bs* para os *As*; e preconcebidamente vêem ou vivenciam *As* à luz de seus *Bs* (expectativas, avaliações) e também à luz de suas conseqüências (*Cs*) emocionais (desejos, preferências, vontades, motivações, gostos, transtornos). Por isso, os humanos virtualmente nunca experienciam *A* sem *B* e *C*, mas também raramente vivenciam *B* e *C* sem *A*. (itálicos no original).

Continua Ellis:

Os indivíduos trazem-se *a si mesmos* (seus objetivos, pensamentos, desejos e propensões fisiológicas) *para os As*. Em algum grau, por isso, eles *são* estes eventos ativadores, e os *As* (seu ambiente) *são* eles.

Tendo trabalhado colaborativamente durante a sessão, o paciente é estimulado a

EXERCÍCIO A→B→C

Pensamentos não são fatos.

Freqüentemente, quando temos algum sentimento, como tristeza ou raiva, nós o sentimos tão intensamente, que temos convicção de que o nosso sentimento é legítimo, afinal alguém ou alguma coisa fez eu me sentir assim.

No entanto, o que nos incomoda não são os fatos em si, mas a interpretação que nós fizemos dos fatos. O que você *pensa* dos fatos e o que eles são, na *realidade*, pode fazer você se *sentir* de formas diferentes nas mesmas situações.

O objetivo deste exercício é você aprender a distinguir as diferentes situações na sua vida que ativam os mais variados pensamentos, os quais geram diferentes emoções e comportamentos.

A – Estar conversando com um amigo, dirigindo o carro ou deitado no quarto ouvindo música são situações ativadoras, os gatilhos que acionam os pensamentos. Um A é o que uma filmadora captaria se estivesse filmando a cena. A filmadora não interpreta o que vê, simplesmente filma.

B – Todo e qualquer momento da nossa vida faz a gente ter os mais variados pensamentos, os quais podem ser agradáveis, desagradáveis ou neutros. Segundo o modelo cognitivo, são os pensamentos que levam às emoções, isto é, as emoções são decorrentes ou, no mínimo, influenciadas pelos pensamentos.

C – São as conseqüências, o que decorre do que pensamos. Normalmente é mais fácil identificar as emoções, especialmente as negativas ou desagradáveis. Por isso, você pode começar o A→B→C pelas emoções, depois verificar qual a situação que estava ocorrendo para você sentir o que sentiu e, então, identificar o que você pensou imediatamente ou enquanto estava sentindo.

A → Ativador Evento ou Situação Ativadora [Gatilhos]	B → [Beliefs] Pensamentos Automáticos Pressupostos, Regras, Crenças (Esquemas)	C Conseqüências Emocionais Comportamentais Físicas

FIGURA 8.1 Exercício A→B→C (Ellis, 1962).

continuar usando o modelo A→B→C, como uma das primeiras tarefas fora da sessão, exercitando a distinção e a identificação de situações que acionam pensamentos que geram reações emocionais, comportamentais e físicas.

Para *examinar e modificar os pensamentos automáticos,* os pacientes são ensinados a avaliar seus pensamentos não como fatos, mas como hipóteses a serem comprovadas ou refutadas. Paciente e terapeuta, como uma dupla de cientistas trabalhando em conjunto, vão em busca dos fatos: é o empirismo colaborativo. Ao estimular o paciente a gerar respostas alternativas e adaptativas às suas cognições distorcidas, espera-se uma melhora de humor e uma maior prontidão para a solução de problemas.

Beck e colaboradores (1979) afirmam que:

> a maior tarefa do terapeuta é ajudar o paciente a pensar respostas razoáveis às suas cognições negativas e a diferenciar entre uma apreciação realista dos eventos e uma apreciação distorcida por causa de significados idiossincráticos.

Para que a apreciação realista dos eventos aconteça, é necessário que o paciente aprenda a desenvolver um distanciamento de seu problema. Ele deve olhar "de fora", como se fosse uma outra pessoa avaliando seus pensamentos e comportamentos. Blackburn e Davidson (1995) afirmam que o processo de distanciamento, no sentido de o paciente se descentrar ou distanciar de seu pensamento ou interpretação e fazer o exame com o máximo de isenção emocional possível, está na fundação de todas as técnicas de modificação cognitiva.

O "umbilicalismo" (estar centrado no próprio umbigo) induz o paciente a interpretar as ações dos outros como se estivessem sempre relacionadas com ele. O paciente deprimido, autocentrado, avalia os outros como rejeitadores e incapazes de entendê-lo. No caso de um paciente fóbico, o que o impede de ter um relacionamento social é, em grande parte, a idéia de que é o centro das atenções; ele se vê como continuamente vulnerável ao julgamento das outras pessoas, sentindo-se observado e avaliado.

A seguir, abordaremos algumas técnicas para examinar e modificar os PA.

Registro de pensamentos disfuncionais (RPD)

Grande parte do trabalho de identificar, examinar e modificar cognições utiliza o RPD, originalmente formulado por Aaron Beck (1979) e modificado por Judith Beck (1995). As três primeiras colunas do RPD de Beck são o A→B→C de Ellis. O registro de pensamentos de Padesky (Greenberger e Padesky, 1995) coloca a coluna da emoção antes da coluna do pensamento, para identificá-la primeiramente, pois em geral a emoção está mais presente e acessível, para depois, então, identificar o pensamento. Em seu *A mente vencendo o humor*, os autores acrescentaram mais duas colunas bastante úteis: uma para evidências que comprovam os pensamentos e outra para evidências que desconfirmam os pensamentos. Na Figura 8.2, apresentamos o Registro de Pensamento, com a seqüência pensamento → emoção.

As cinco técnicas seguintes estão incluídas na feitura do RPD, mas podem ser aplicadas separadamente.

Identificação de pensamentos disfuncionais

O paciente monitora e identifica os pensamentos negativos que lhe ocorrem espontaneamente e lhe parecem plausíveis. Por exemplo: "Eu irei falhar, como em tudo o que faço". Ou: "Não adianta eu querer mudar, não tenho mais jeito".

Identificação de emoções

O paciente monitora as emoções que estão associadas aos seus pensamentos. Por exemplo, o paciente monitora o que ele está pen-

REGISTRO DE PENSAMENTOS DISFUNCIONAIS

Instruções: Quando você notar seu humor ficando pior, pergunte-se *O que está passando no meu pensamento?* E anote, logo que possível, o pensamento (ou imagem mental) na coluna Pensamento Automático. Identifique, então, qual emoção, sentimento ou estado de humor você sentiu quando teve este pensamento. A seguir, verifique quão realistas ou verdadeiros são estes pensamentos, e construa uma resposta mais racional, com pensamentos alternativos mais adequados para a situação.
Avalie o quanto mudou seu pensamento e sua emoção original.

Situação	Pensamento Automático	Emoção	Resposta Adaptativa	Resultado
Especifique a situação, o que aconteceu. Onde você estava, fazendo o quê. Quem estava envolvido.	Que pensamentos e/ou imagens passaram por sua cabeça naquela situação? Sublinhe o pensamento mais importante ou aquele que mais lhe incomodou. Se possível, avalie quanto você acredita em cada um dos pensamentos (0-100%)	Que sentimentos ou emoções (tristeza, ansiedade, raiva, etc.) você sentiu naquela situação. Se possível avalie a intensidade de cada emoção (0-100%)	Use as perguntas abaixo para compor as respostas aos Pensamentos Automáticos. Se possível, avalie quanto você acredita em cada resposta alternativa. Quais as possíveis distorções cognitivas (veja *Lista de Distorções Cognitivas*) que você fez?	Avalie quanto você acredita agora em seus pensamentos automáticos (0-100%) e na intensidade de suas emoções (0-100%)

Para construir a *Resposta Alternativa*, faça as perguntas: 1. Quais são as **evidências** de que o pensamento automático é verdadeiro? Quais as evidências de que ele não é verdadeiro?
2. Há **explicações alternativas** para o evento, ou **formas alternativas** de enxergar a situação?
3. Quais são as implicações, no caso dos pensamentos serem verdadeiros? Qual é o pior da situação? O que é o mais realista? O que é possível fazer a respeito?

FIGURA 8.2 Registro de pensamentos disfuncionais. (Adaptada de Beck et al., 1979; Greenberger e Padesh, 1999; Leahy, 2002.)

sando quando está se sentindo pior: "Quando estava no almoço em família [A] e pensei 'não tem mais jeito, tenho que morrer mesmo' [B], me senti deprimido [C]."

Avaliação do grau de emoção associada com o pensamento (e do grau de crédito no pensamento)

Após identificar os pensamentos que estão associados com cada sentimento negativo (p. ex., tristeza, raiva, frustração), o paciente avalia (de 0 a 100) quanta "tristeza" ele sente e o quanto acredita em seu pensamento negativo. Exemplo: "Eu me senti 85% triste quando pensei: 'Eu nunca irei encontrar alguém que me ame'. Eu acreditei 90% nesse pensamento".

Categorização (dar nome) das distorções cognitivas

Muitas vezes, apenas o fato de o paciente identificar e dar nome à distorção cognitiva que está fazendo pode produzir um impacto cognitivo e enfraquecer suas distorções. A Lista de Distorções Cognitivas já foi apresentada no Capítulo 1 deste livro. Tendo o paciente entendido o conceito de cada distorção, ficará atento para ir observando cada uma das distorções que faz no seu cotidiano. O paciente dá nome à distorção cognitiva na coluna resposta adaptativa do RPD.

Exemplos: "Se ela for embora, será o meu fim" (catastrofização). "Eu sinto que ela não gosta de mim" (raciocínio emocional). "Ela jamais irá gostar de mim" (leitura mental).

Para auxiliar o monitoramento e a identificação das distorções cognitivas, o paciente pode utilizar a planilha de automonitoramento (Figura 8.7), por meio da qual monitora e registra seus pensamentos distorcidos a cada período de tempo, identificando as distorções, nomeando-as na planilha. A mesma planilha de automonitoramento também pode ser usada para monitorar comportamentos, conforme veremos adiante.

Exame das evidências

Uma forma efetiva de modificação dos PA é ensinar o paciente a pesar as evidências disponíveis pró e contra seu pensamento e a buscar interpretações alternativas, adaptativas, racionais e mais adequadas às evidências. Muitos pacientes começam pela conclusão (p. ex., "Não faço nada certo") e depois buscam seletivamente evidências que a confirmem.

Esse processo de correção das distorções pelo exame das evidências deve considerar se o paciente está minimizando ou omitindo dados disponíveis, se está seletivamente buscando informações que confirmem sua conclusão, bem como considerar a confiabilidade da fonte dos dados e a validade das conclusões do paciente (Freeman et al., 1990). É desnecessário dizer que isso será feito sem que o terapeuta coloque seus próprios conceitos e juízos na avaliação e no balanço das evidências.

Examinar os limites das informações do paciente – O paciente tem todas as *informações necessárias* para chegar às conclusões? Por exemplo, uma paciente nota um nódulo em seu seio e conclui que é um câncer. "Um médico pode lhe dar informações mais precisas?", perguntaria o terapeuta.

Examinar a qualidade e a confiabilidade das informações – O paciente pode estar extraindo informações seletivamente, ou fazendo um raciocínio emocional com as informações obtidas. Perguntas do terapeuta podem incluir: "Qual a qualidade (quão confiáveis) das evidências? Você poderia buscar uma segunda opinião acerca deste problema?"

Examinar a lógica dos pensamentos – O paciente está fazendo uma *análise lógica* dos fatos levantados e chegando a conclusões que não seguem o pressuposto? Como no exemplo: "Se eu não passar no vestibular, então é porque sou burro".

Por fim, é possível que as circunstâncias em estudo estejam de fato ocorrendo. Há uma realidade que o paciente pode aprender a *aceitar*, em vez de ingloriamente querer controlar, arrumar ou brigar contra?

Definição de termos (análise semântica)

Beck (1979) já dizia: não tome por suposto que você sabe o que o paciente está dizendo, pergunte! O terapeuta não deve concluir que sabe o exato significado daquilo que o paciente está falando; de fato, alguns dos *insights* mais importantes que pacientes e terapeutas têm são extraídos pelo exame da interpretação e do significado idiossincrático que o paciente faz dos eventos. Inúmeros termos de uso corriqueiro são verbalizados pelos pacientes, e os terapeutas supõem saberem o que eles estão querendo dizer ao expressar algum conceito. O que quer dizer mesmo "ser um fracasso", "sucesso", "vulnerável", "não ser amado"? Cada um de nós estabelece um parâmetro para cada um dos termos e conceitos usados, por isso a necessidade de fazer uma análise semântica daquilo que o paciente está falando.

Pacientes fazem muitos julgamentos a seu próprio respeito e a respeito dos outros, colocando rótulos abrangentes, vagos e absolutistas. Tal rotulação os impede de se enxergarem e aos outros como tendo *comportamentos* que geram fracasso, sucesso, etc. Se o paciente considera-se um fracasso, pela sua lógica, tudo o que faz é um fracasso. Ao estabelecer-se claramente os limites de cada termo, retirando os rótulos impostos, o paciente pode ver seus comportamentos como geradores de problemas, e não como defeitos insolúveis de personalidade.

Análise de custo-benefício (vantagens e desvantagens)

Esta técnica – que, como muitas das técnicas em TC, também pode ser aplicável para pressupostos e crenças nucleares – ajuda o paciente a fazer um levantamento dos custos e dos benefícios de manter um determinado pensamento ou comportamento. Pelo balanço das vantagens e desvantagens, os pacientes podem revisar seus pensamentos e comportamentos e atingir uma abordagem mais balanceada para lidar com seus problemas. Isso estimula sua motivação para a mudança do pensamento e, conseqüentemente, do comportamento.

Colocação da situação em perspectiva

O paciente é instigado a examinar a situação ao longo de um *continuum*, de 0 a 100. "Se 100 for o pior que poderia acontecer na situação, o que seria '100'? E '0' seria o quê?"

Outros questionamentos incluem: "O que de fato irá acontecer se você realmente for rejeitado? Qual é o pior, melhor, o mais provável que aconteça? O que você ainda seria capaz de fazer se a situação ocorrer? Daqui a um ano [um mês, 10 anos], que importância isto terá na sua vida? E na vida do fulano?"

Construir explicações alternativas

Com o levantamento de todos os dados disponíveis, e à luz das evidências trazidas por todas as informações coletadas, o paciente é instigado a examinar tantas hipóteses alternativas quanto possível, especialmente alternativas menos negativas. "Há explicações alternativas para a situação que está sendo examinada? Há outras hipóteses possíveis para o fato?"

Em função dos pressupostos subjacentes e das crenças nucleares, frequentemente os pacientes gerarão alternativas/hipóteses que serão tão irreais ou inúteis quanto o pensamento automático original, por isso é necessária ao terapeuta paciência e perseverança (inerentes ao bom questionamento socrático) para auxiliar o paciente a trazer avaliações baseadas em evidências e não em suposições.

Blackburn e Davidson (1995) afirmam:

Solicitar ao paciente uma lista de interpretações alternativas de uma situação e então estabelecer a probabilidade realística de cada interpretação é uma técnica poderosa, e não rejeita a interpretação negativa original, mesmo que seja improvável, mas contrasta esta interpretação com as mais prováveis.

Descatastrofização

Os indivíduos por vezes reagem como se determinada situação temida fosse ter um impacto devastador em suas vidas. Esta superestimação catastrófica dos eventos pode ser amainada por meio de questionamentos que estimulam o paciente a reavaliar suas distorções exageradas e trágicas. Ao diminuir o impacto emocional das situações, o paciente pode ser mais efetivo nas soluções dos problemas. Padesky e Greenberger (1995) sugerem que uma estratégia de enfrentamento para o pensamento catastrófico é a pergunta "Então o quê?".

Perguntas típicas para gerar descatastrofização são (Freeman et al., 1990):
"Qual é o pior que pode acontecer?"
"E se o pior acontecer, o que você fará?"
"E se isso acontecer, como a sua vida estará em três meses (um mês, um ano)?"
"Você irá sobreviver a isso?"
"Alguma coisa muito ruim já aconteceu com você antes? E como você superou?"
"Afinal, por que (tal acontecimento) é tão horrível assim?"

Reatribuição

Freqüentemente, os pacientes consideram-se os culpados por determinada situação ou, inversamente, colocam toda a culpa nos outros. Independentemente do trabalho de entender o significado de "culpa" e da sua possível substituição por um conceito mais realista como "responsabilidade", a reatribuição leva os pacientes a considerarem todos os possíveis fatores e indivíduos envolvidos em determinada circunstância e, então, a ponderarem um nível mensurável de responsabilidade a cada um desses fatores/indivíduos.

Fatores que estejam além do alcance de modificação do indivíduo, como biologia e genética, devem ser sempre ponderados. Quando os pacientes conseguem distribuir a responsabilidade mais equitativamente entre todas as partes envolvidas, poderá haver uma redução substancial de culpa ou raiva como resultado. A técnica da torta (com a divisão da torta em partes atribuíveis a cada um dos fatores envolvidos) pode ser uma útil representação gráfica para promover a reatribuição.

Ressignificação

Pela descoberta guiada, o terapeuta vai dirigindo o paciente para a busca dos significados que atribui aos eventos de sua vida. Semelhante à reatribuição, o objetivo da ressignificação é ajudar o paciente a produzir uma resposta racional aos eventos, isto é, uma versão mais lógica, realista e mais adaptativa do pensamento automático.

Por exemplo, um paciente com batimento cardíaco acelerado após subir uma escada pode pensar: "Meu coração está acelerado, significa que algo perigoso pode acontecer"; esse pensamento pode ser ressignificado com uma resposta realista como "É normal o coração bater mais rápido em algumas circunstâncias, como ao subir escadas".

Padrões duplos (dois pesos, duas medidas)

Quando os pacientes se culpam por eventos, a pergunta é se eles aplicariam o mesmo padrão de cobrança a seus familiares ou a outras pessoas? Com freqüência eles são compreensivos com as dificuldades dos outros de uma forma que não são consigo mesmos. Ao mesmo tempo, questiona-se como os outros se sentiriam ao se condenarem da forma como o paciente se condena.

Exemplos: "Você interpretaria do mesmo jeito se seu amigo estivesse nesta situação?"

"Quando seu amigo José mostra dificuldade de se aproximar de uma mulher, você também pensa que ele é um idiota? Por que não?"

"Você exigiria o mesmo padrão para outras pessoas? Por quê (por que não)?"

Distinção de comportamentos de pessoas

Num processo de rotulação e polarização, os comportamentos são interpretados como atributos universais da pessoa. "Não passei no vestibular porque sou burro". Não ser aprovado em uma prova é diferente de ser um fracasso como pessoa, conforme mostrará o exame de evidências.

Além disso, é necessário examinar as evidências de que os comportamentos, nossos e dos outros, não são estanques e variam ao longo do tempo, conforme as circunstâncias e as pessoas envolvidas. "Houve alguma outra vez na vida em que você não se achou burro? Por quê?"

Exame das contradições internas

Freqüentemente encontramos no discurso do paciente contradições entre o que ele quer e o que efetivamente é possível conseguir realisticamente. Exemplo: "Eu quero ser popular e conhecer muitas pessoas, mas não quero nunca ser rejeitado".

Muitas vezes o paciente apresenta expectativas e fantasias de que sua melhora se dará automaticamente, sem que haja algum esforço maior de sua parte. O paciente quer mudar seu jeito de ser, desde que para isso não necessite fazer mudanças.

"Tenho notado, João, que você tem chegado quase sempre atrasado, e quase não pratica os experimentos que combinamos como tarefa de casa. O que você acha: é possível alguém perder seus medos sem enfrentá-los? Como é que uma pessoa muda seus medos?"

Transformação da adversidade em vantagem

Uma adversidade pode ser transformada em vantagem, embora num primeiro olhar isso possa não ser aparente. Normalmente temos muito mais facilidade em identificar as desvantagens resultantes de mudanças na vida do que em reconhecer suas possíveis vantagens. A maneira de enfrentar uma adversidade é tomar medidas concretas, em vez de ficar imobilizado pelos sentimentos.

Ter uma data limite para a entrega de um trabalho, por exemplo, pode ser usado como um motivador. Separações conjugais, ser despedido de um emprego, embora sejam circunstâncias que trazem muito sofrimento, podem gerar soluções alternativas que, até então, pela acomodação ou pela dificuldade de enfrentamento da situação, o indivíduo teve muita dificuldade em explorar.

Terapeuta: "Revisando tudo que estivemos trabalhando sobre sua separação da esposa, poderíamos extrair alguma coisa boa de toda a situação?"

Paciente: "Um dos aprendizados que foi mais útil é que eu me dei conta de que a minha felicidade não depende da minha esposa, nem de ninguém, só de mim mesmo. Isso me dá uma sensação de liberdade que eu nunca tive antes."

Educação sobre o transtorno

Assim como na clínica médica, a informação de dados científicos objetivos acerca de seu problema ou transtorno mental pode oferecer uma explicação que provoque alívio ao paciente, pela correção de interpretações equivocadas. Saber que existe um componente biológico importante – como na depressão e no pânico, por exemplo – ajuda o paciente a retirar o aspecto distorcido que atribui a si mesmo por não ser capaz de resolver o problema. Folhetos explicativos e artigos de revistas, e mesmo páginas da internet com informações científicas sérias, podem ser utilizados.

A psicoeducação acerca do transtorno melhora a motivação para a mudança e estimula a participação pró-ativa do paciente na recuperação. A psicoeducação deve ocorrer com qualquer aspecto importante na vida do paciente, cujas informações insuficientes ou distorcidas devem ser corrigidas.

Imaginário

Para muitos pacientes, imaginar-se, em um futuro próximo, livres de seus distúrbios pode ajudar no exame e na modificação de pensamentos atuais e no planejamento da solução de problemas e de planos de enfrentamento. Padesky (1994) preconiza construir, no imaginário do indivíduo, como ele gostaria de ser, por mais improvável que pareça, e depois ir "desbastando" de seu plano aquilo que é idealizado ou impossível.

B. CRENÇAS SUBJACENTES (INTERMEDIÁRIAS)

Como foi discutido no Capítulo 1, encontramos em um nível mais fundo e, portanto, menos acessível à consciência imediata as crenças subjacentes (pressupostos e regras) e as crenças nucleares.

Se as condições dos pressupostos e das regras estão sendo mantidas, o indivíduo pode permanecer relativamente estável. É só quando as crenças nucleares vêm à tona de sua latência, acionadas por circunstâncias existenciais, que aparece toda desadaptação.

Por exemplo, um indivíduo tem um pressuposto de que deve sempre agradar aos outros e ser perfeito em tudo o que faz ("Devo fazer tudo certo, para agradar aos outros e para não perceberem os meus defeitos"). Digamos que, por circunstâncias da vida, um colega recebeu o convite para assumir, na empresa, uma função na qual ele contava ser colocado; seu pressuposto não será satisfeito, por conseguinte, sua crença nuclear ("Sou desqualificado, incapaz") será ativada e confirmada.

Alguns pacientes podem entender os princípios com relativa facilidade, enquanto outros apresentam bastante dificuldade. "Ir rápido demais" pode minar a auto-eficácia do paciente. Além disso, pode criar uma sobrecarga no paciente e gerar um pensamento verdadeiro de que muito peso está sendo colocado em seus ombros, com uma conseqüente frustração por não conseguir acompanhar a marcha do tratamento. A regra de solicitar a cada sessão e, regularmente, ao longo do tratamento o *feedback* pode dar a necessária correção de marcha e ritmo do processo terapêutico.

A exploração e a modificação dos pressupostos e das crenças nucleares devem ser trabalhadas após uma razoável confiança do paciente em sua capacidade de identificar e modificar os PA. Aliás, como já foi dito, a maioria das técnicas usadas na identificação e na modificação dos PA também é aplicável para identificar e modificar crenças subjacentes e crenças nucleares.

A seguir, apresentamos algumas técnicas para *identificar pressupostos e regras*.

Seta descendente

Uma vez identificado um pensamento automático com forte carga emocional (cognição quente), o processo de desvendar camadas de cognições mais fundas para chegar aos pressupostos ("Se..., então...") e às regras ("tenho que") dá-se por meio de uma série de perguntas, buscando o *significado* que os pensamentos mais manifestos têm para o paciente (Beck et al., 1993). Judith Beck (1995) pondera que perguntar o que um pensamento significa *para* o paciente evoca crenças intermediárias (pressupostos e regras), enquanto perguntar a ele o que um pensamento significa *sobre* ele evoca crenças nucleares.

O terapeuta pergunta: "Se (seu pensamento) for verdadeiro, o que isso significa para (ou de) você? Por que isso seria um problema? O que aconteceria?" Essas perguntas são feitas após cada resposta dada. Exemplo: "Você disse que, se for rejeitado na festa, isso significa que você não é atraente. O que aconteceria se você não fosse atraente?"

Algumas alternativas às perguntas feitas na técnica da seta descendente são:
– "O que isso significa *para* você?"
– "O que isso quer dizer *de* você?"
– "Se isso for verdade, então o que irá acontecer?"
– "Por que isso é tão ruim?"

Ou ainda mais economicamente:
– "E então (o que aconteceria)?"
– "E se (tal acontecesse)?"
– "E por isso..?"
– "Portanto..?"

Destacar e perguntar diretamente os pressupostos e as regras

Afirmações do tipo "se..., então", "devo" e "tenho que" são pressupostos e regras com um mandamento imperativo rígido e absoluto, não permitindo a flexibilização quando tais padrões não são satisfeitos, resultando em comportamentos e humores mal adaptativos. O terapeuta pode, ao examinar colaborativamente os pressupostos e as regras do paciente, perguntar diretamente: "João, se eu entendi direito o que você falou, o que está dizendo a seu respeito é 'Se alguém não gosta de mim, então é porque eu sou incapaz de ser amado?'"

Identificar temáticas recorrentes

Ao longo do tratamento, o paciente vai falando sobre várias situações e pessoas com as quais ele se relaciona sempre da mesma forma, seguindo um padrão idiossincrático. Essas temáticas recorrentes podem ser ressaltadas para a identificação de pressupostos e regras que estejam vinculados.

Terapeuta: "Você tem relatado a dificuldade que está tendo na relação com seu chefe, que ele não gosta de você e por isso está 'pegando no seu pé', dizendo o que você deve e não deve fazer. Outro dia você disse que brigou com seu filho porque ele não estava se comportando 'como um filho deve se comportar'. Agora há pouco, na sessão, falou que sempre se aborrece quando precisa combinar alguma coisa com sua esposa, pois 'ela deveria saber' o que você precisa. Você acha que há alguma relação, alguma coisa em comum, entre esses três assuntos?"

Quanto a técnicas para *examinar e modificar pressupostos e regras*, algumas estão descritas a seguir.

Experimentos comportamentais

Como foi dito, o indivíduo somente extrai das situações da sua vida aquilo que se encaixa em suas convicções previamente formadas e cristalizadas em pressupostos e esquemas. Numa retro-alimentação das distorções, acaba agindo na vida de forma a confirmar suas profecias disfuncionais. Toda vez que deixa de lidar com alguma situação que poderia trazer mais dados de realidade para modificar suas cognições distorcidas, o indivíduo reforça tais distorções.

A forma mais efetiva de escaminar e desafiar os pressupostos (bem como os pensamentos automáticos e esquemas) são os experimentos comportamentais (Padesky, 1994). Por exemplo, um paciente com a distorção cognitiva "eu serei rejeitado" pode, durante a semana, fazer contato com dez pessoas e verificar o resultado. Evidentemente, a dupla terapêutica irá trabalhar, na sessão antes do experimento, para que o paciente, na sua profecia autoconfirmatória, não aborde as pessoas de forma a ser rejeitado. E, possivelmente, já terá treinado habilidades sociais em sessões anteriores.

Lista de vantagens e desvantagens

Esta técnica de análise do custo e benefício, utilizada tanto para PA como para crenças, pode ser trabalhada colaborativamente na sessão bem como servir de tarefa entre as sessões. Como as desvantagens de manter os pressupostos são maiores do que as vantagens, isso permite ao paciente iniciar mudanças pessoais com pressupostos mais funcionais.

O pressuposto a ser examinado (p. ex., "Se eu não agradar alguém, então eu não tenho valor") é colocado no alto da folha, e, a seguir, pelo questionamento socrático, o paciente faz um levantamento de todas as possíveis vantagens e desvantagens de sempre agradar aos outros: "Quais os custos de dar menos importância ao que os outros pensam/sentem a seu respeito? E quais os benefícios de dar menos importância ao que os outros pensam/sentem a seu respeito? O que você seria capaz de fazer, pensar, sentir e comunicar se desse menos importância ao fato de os outros gostarem de você?"

Desenvolver pressupostos e regras adaptativas

A idéia é levar o paciente a decidir pelos benefícios de ser mais flexível em seus padrões e comportamentos. Após examinar a lista exaustiva de todos os custos e benefícios das crenças subjacentes, o paciente, com o auxílio do terapeuta, pode construir novos pressupostos que abarquem as vantagens dos pressupostos antigos e removam as partes desvantajosas. "Você poderia pensar em pressupostos que fossem menos negativos e mais pragmáticos? Por exemplo: Se alguém não gosta de mim, talvez essa pessoa não me conheça tão bem. Ou: Se alguém não gosta de mim, talvez essa pessoa tenha gostos, estilos e padrões diferentes dos meus. Ou até: É bom ser diferente dos outros."

Esses novos pressupostos podem ser colocados em um cartão de enfrentamento para que sejam lidos e lembrados enquanto o paciente faz novos experimentos, a fim de colocar em prática seu novo conjunto adaptativo de crenças subjacentes.

Cartões-lembrete

Blackburn e Davidson (1995) propõem uma revisão dos contratos pessoais que os pacientes construíram em suas cabeças, substituindo-os por pressupostos e regras mais funcionais, o que Burns (1980) chamou de "reescrever as regras". Este é o conceito utilizado nos cartões-lembrete, por vezes chamados de cartões de enfrentamento.

O cérebro precisa "aprender" a pensar diferente. As regras disfuncionais, que guiaram o indivíduo ao longo de toda a sua vida, são a sua natureza, seu jeito de ser. Novos pressupostos e regras mais funcionais precisam ser constantemente lembrados e colocados no lugar dos antigos, até que agir em concordância com as novas regras torne-se sua segunda natureza (Fennell, 1989).

Por isso sugere-se escrever em um cartão a idéia principal que norteia a mudança de pressupostos e regras que o paciente intenta promover. O mesmo pode ser utilizado com as crenças disfuncionais, como veremos adiante.

Um cartão-lembrete típico é algo que o paciente pode ter à mão e ler com facilidade.

Role-play racional-emocional

Denominada por Young (1990) de "ponto-contraponto", esta técnica é usada principalmente em pacientes que, embora entendam intelectualmente a falsidade ou a inutilidade das crenças, ainda se sentem emocionalmente ligados a elas. Nesta forma de *role-play*, o paciente representa a parte "racional" da sua mente, enquanto o terapeuta dramatiza a parte "emocional". O paciente é solicitado a argumentar contra seu pensamento negativo. Ambos trocam os papéis em segmento posterior da sessão, para que o paciente também aprenda a ter um distanciamento emocional e a dar respostas "não-emocionais" às suas crenças.

Variações do mesmo *role-play* podem ser usadas, representando como ponto-contraponto pessoas que tenham crenças disfuncionais semelhantes; o paciente dramatiza o que diria para alguém que tivesse o mesmo problema, tentando demonstrar a irracionalidade e a inutilidade da crença dessa pessoa (J. Beck, 1995). Dramatizações também podem ser feitas de forma que o "paciente-adulto" fale com o "paciente-criança", mostrando a ele formas diferentes de interpretar e enfrentar situações de vida específicas.

Uso da imaginação

Com freqüência, os pacientes vivenciam imagens desconfortáveis de seus distúrbios, mas "param o filme" no momento anterior ao evento perturbador que catastrofizam (Neenan e Dryden, 2000). Não vendo todo o filme para saber o que de fato acontece, imaginam que as piores coisas possam ocorrer. Os pacientes vivem apegados a pressupostos e regras com a certeza de que devem ser cumpridos, se não... Na verdade, nunca vão além para saber o que de fato irá acontecer caso não os cumpram. Freqüentemente com surpresa, os pacientes percebem que nada de mais irá acontecer se não seguirem as regras há muito estabelecidas.

Guiado pelo terapeuta, o paciente pode usar a imaginação para "ver" o que *de fato* pode ocorrer, e não aquilo que ele catastrofiza. De novo, para surpresa de muitos pacientes, quando perdem o medo de "passar o filme", dão-se conta de que o imaginado era muito mais catastrófico do que aquilo que acontece na vida real. O questionamento "O que de pior irá acontecer?" pode ser útil para fazer com que o paciente vá até o fim do filme.

Para desafiar as regras e examinar o que *de fato* irá acontecer, o paciente também pode fazer experimentos comportamentais os mais variados, como os listados adiante nas técnicas comportamentais.

Adequação histórica

Alguns pressupostos e regras podem ter sido muito funcionais no passado, em circunstâncias específicas e por algum tempo determinado, mas apresentam-se extemporâneos e inúteis/inválidos no presente. O exame da funcionalidade destes pressupostos neste momento histórico e nas atuais circunstâncias de vida do indivíduo pode determinar uma mudança de atitude, pelo entendimento de que não há mais necessidade de manter os pressupostos antigos, podendo substituí-los por outros mais funcionais.

C. CRENÇAS NUCLEARES

Como já foi apresentado no Capítulo 1, crenças nucleares (que formam os esquemas cognitivos) encontram-se no nível cognitivo mais profundo.

Conforme já esplanado neste capítulo, na seção de crenças intermediárias, a maioria das técnicas cognitivas e comportamentais é utilizada para identificação e modificação em ambos os níveis cognitivos, tanto intermediário quanto nuclear.

Psicoeducação

Como em todo o processo terapêutico da TC, ensinar o paciente sobre suas crenças pode ajudá-lo a *evocar* e a *identificar* suas *crenças nucleares* e seus *esquemas*. Usamos um folheto explicativo sobre as crenças, copiado fielmente dos trabalhos de J. Beck (1995), Neenan e Dryden (2000), Padesky e Greenberger (1994) e Young (1994), conforme Figura 8.3.

Em relação às técnicas *para examinar e modificar crenças nucleares (esquemas)*, devemos lembrar que as crenças nucleares disfuncionais não mudam facilmente, é necessário muito tempo de exercícios continuados para ir enfraquecendo os esquemas disfuncionais a fim de substituí-los por outros mais funcionais. Muitas vezes, não há mudança nas crenças nucleares mais rígidas e inflexíveis; o paciente irá aprender a conviver com e a adaptar-se às crenças de uma forma mais funcional.

Padesky (1994) sugere três técnicas básicas para a mudança do esquema: uso de um *continuum*, registros de crenças nucleares e teste histórico dos esquemas. Apresentamos estas três e outras a seguir.

Continuum

Como os pacientes têm crenças rígidas e absolutas acerca de si mesmos, dos outros e do mundo, de uma forma polarizada, precisam aprender a colocá-las em uma perspectiva mais realista. A idéia é estabelecer parâmetros de uma crença, em uma escala de 0 a 100% (em que 0% significa ausência absoluta daquela característica e 100% significa o mais alto grau possível), para que o paciente construa uma perspectiva mais realista de onde se encontra na linha do *continuum*. Pode ser útil o paciente comparar-se com alguém próximo ou apenas conhecido da mídia que é idealizado como tendo 100% alguma característica desejável e/ou com uma pessoa considerada 0%, ou próximo disso, em alguma característica não-desejável.

Conforme sua prática clínica, Padesky (Padesky e Greenberger, 1995), que trabalha sinalizando aspectos positivos do paciente, em vez dos negativos, ressalta que:

CRENÇAS NUCLEARES E ESQUEMAS

É importante para você entender que as crenças são:
- Idéias, não necessariamente verdades.
- Embora você acredite muito fortemente nessas idéias, e você as "sinta" como verdadeiras, elas são parcial ou totalmente não-verdadeiras.
- Como uma idéia, ela pode ser testada.
- Essas idéias estão enraizadas em eventos da infância e podem ou não ter sido verdadeiras à época em que foram construídas.
- Essas idéias continuam se mantendo por meio de esquemas cognitivos, os quais retiram, das experiências de vida, os dados que confirmam as crenças, ao mesmo tempo em que não levam em conta dados que as desconfirmam.
- Tais idéias, que foram aprendidas, podem ser "desaprendidas", ao mesmo tempo em que novas crenças, mais realistas e funcionais, podem ser aprendidas.

As crenças nucleares (também chamadas de esquemas cognitivos, que são conjuntos de crenças) são formadas naturalmente nas experiências de aprendizado desde a tenra idade, podendo ser tanto positivas ("Eu sou competente") quanto negativas ("Eu sou vulnerável"). A maioria das pessoas tem crenças dos dois tipos. As crenças nucleares processam as informações que chegam até nós e, assim, determinam como percebemos os eventos; de certa forma, nós vemos apenas aquilo que as crenças nucleares nos permitem ver.

As crenças nucleares negativas freqüentemente são ativadas e, dessa forma, passam à nossa consciência em momentos de tensão emocional ou durante eventos traumáticos. Por exemplo, num indivíduo cuja esposa quer separar-se dele, fica acionada sua crença nuclear de desvalor: "Eu não tenho valor sem uma mulher comigo". Com tal esquema ativado, qualquer informação que contradiga o esquema terá uma tendência a ser desconsiderada, distorcida ou negligenciada. Neste exemplo, o indivíduo recusa-se a aceitar qualquer sugestão de que tem, sim, muito valor e de que é muito valorizado pelos outros, pois estas informações não se "encaixam" no seu esquema ativado de desvalor ("Eles só dizem isto porque sentem pena de mim").

Os "estilos de enfrentamento" de cada pessoa são usados para evitar o afeto doloroso que vem associado com a ativação do esquema. Chamados também de *estratégias compensatórias,* esses estilos de enfrentamento são estratégias para lidar com os problemas. Mas, em vez de resolver adequadamente o esquema de forma saudável, os estilos de enfrentamento acabam por reforçá-lo. Há três estilos de enfrentamento pelos quais as crenças nucleares são perpetuadas: manutenção do esquema, evitação do esquema e compensação do esquema. Nós podemos apresentar todos os três processos de esquemas, mas normalmente temos predominância de algum deles:

Manutenção do esquema – Refere-se a como o pensar e o agir acabam perpetuando as crenças nucleares. A literatura chama de capitular, render-se ao esquema. Por exemplo, uma pessoa que se pensa e se "sente" inferior aos outros sempre se coloca, literalmente ou na imaginação, atrás dos outros, porque tem a crença: "Eu não mereço nada melhor".

Evitação do esquema – Refere-se às estratégias cognitivas, comportamentais e emocionais usadas para tentar evitar o acionamento das crenças nucleares e dos sentimentos dolorosos associados a elas. Por exemplo, uma pessoa muito tímida, que fica retraída, não se comunica, fecha-se para o mundo, se pensa e se sente não-desejável e acaba se deprimindo, ficando só em casa. Como não faz nenhum movimento para enfrentar o problema, ao contrário, o evita, acaba perpetuando seu esquema de não ser desejável.

Compensação do esquema – Refere-se a comportamentos que as pessoas têm que parecem contradizer suas crenças nucleares. Por exemplo, no caso anterior, o indivíduo que se vê como não-desejado, engaja-se em uma intensa e frenética vida social e amorosa (sem, no entanto, aprofundar nenhuma das relações), tudo para compensar sua crença de não ser desejado.

Conforme a literatura, os processos de compensação do esquema podem ser vistos como tentativas parcialmente bem-sucedidas de desafiar e superar os esquemas. Na medida em que usualmente envolvem uma falha em reconhecer a vulnerabilidade subjacente, deixam a pessoa despreparada quando a compensação falha e o esquema é acionado.

FIGURA 8.3 Folheto explicativo sobre crenças e esquemas.

uma escala ou *continuum* é mais terapêutico quando é construído e seus dados avaliados para os esquemas novos, em vez dos antigos. Uma pequena mudança que reforça o novo esquema normalmente é mais útil para o paciente do que uma pequena mudança que enfraquece o velho esquema.

Registro de crenças nucleares

Tendo em vista o processamento de informações inadequado pelo qual o paciente extrai de suas experiências existenciais apenas aquilo que se encaixa em sua crença disfuncional, esta técnica permite que o paciente possa automonitorar objetivamente o que de fato acontece em sua vida. Como automaticamente descarta evidências desconfirmatórias, deverá ficar atento e registrar observações isentas de idéias pré-concebidas disfuncionais.

Dois registros apresentados por Padesky e Greenberger (1995) em seu livro *A mente vencendo o humor* podem ser utilizados para minar a crença disfuncional e, concomitantemente, fortalecer a nova crença nuclear. No primeiro, registro de evidências da crença nuclear (Figura 8.4), o paciente monitora e coleta dados na vida real que sugerem que uma crença disfuncional não é 100% verdadeira todo o tempo. Tendo trabalhado suficientemente nesse registro, o passo seguinte é identificar e levantar evidências que apóiam sua nova crença adaptativa (registro de crença nuclear adaptativa, Figura 8.5).

Teste histórico

Como os esquemas são formados desde a mais tenra idade, e o paciente extraiu repetida e consistentemente apenas dados confirmatórios das crenças, ele precisa fazer um levantamento retrospectivo de pessoas e situações que poderiam desconfirmá-los. Uma vez que o paciente já tenha começado a desenvolver uma nova crença adaptativa a partir das experiências monitoradas e escritas em seu registro de crença nuclear adaptativa, Padesky (1994) sugere dividir os anos de vida do paciente em períodos de tempo e fazer um registro retrospectivo de situações que desconfirmam suas crenças disfuncionais (teste histórico da crença nuclear adaptativa, Figura 8.6).

Por exemplo, estará o paciente estreitando a visão de fatos objetivos da sua história pessoal e lembrando apenas os momentos em que seu pai esteve ausente na sua infância, esquecendo de todas as vezes em que ele o levou ao cinema, ao parque, em passeios e viagens? Estará obscurecendo as alegrias que teve ao brincar e aprender coisas com seu irmão mais velho, quando lembra apenas das constantes brigas com ele, a partir dos seus anos de adolescência?

Agir "como se"

Assim como modificações nas crenças alteram os comportamentos, o contrário também é verdadeiro: à medida que o paciente promove mudanças em seu comportamento, as crenças vão se enfraquecendo.

Nós somos frutos de aprendizados, somos aquilo que aprendemos a ser. Dessa forma, mesmo que o paciente ainda não acredite que pode se tornar aquela pessoa mais saudável que gostaria, ele pode começar a se pensar diferente e a construir cognitivamente um jeito novo de ser. Além disso, pode começar a fazer experimentos em que desenvolva uma postura e um comportamento condizente com aquela pessoa que deseja ser, isto é, agir como se já fosse essa pessoa.

Por mais que pareça artificial (e é) num primeiro momento agir como se fosse outra pessoa, essa técnica requer um tempo de treinamento persistente até que os resultados apareçam. Mesmo que o indivíduo seja diferente do que sempre foi por um período breve, digamos, por uma hora, este já será um grande passo para uma mudança gradual efetiva, até que o "novo jeito de ser" se torne o seu jeito. Se o paciente fóbico não se permitir ter pensamentos autocentrados de que está sendo observado negativamente e for a uma reunião social com uma postura e um compor-

REGISTRO DE EVIDÊNCIAS DA CRENÇA NUCLEAR

Crença Nuclear: _____

Evidências ou experiências que sugerem que a crença nuclear não é 100% verdadeira todo o tempo:

1. _____
2. _____
3. _____
4. _____
5. _____
6. _____
7. _____
8. _____
9. _____
10. _____
11. _____
12. _____
13. _____
14. _____
15. _____
16. _____
17. _____
18. _____
19. _____
20. _____
21. _____
22. _____
23. _____
24. _____
25. _____

FIGURA 8.4 Registro de evidências da crença nuclear. (Modificada de Greenberger e Padesky, 1999.)

REGISTRO DE CRENÇA NUCLEAR ADAPTATIVA

Nova Crença Nuclear: _____

Evidências ou experiências que apóiam a nova crença:

1. _____
2. _____
3. _____
4. _____
5. _____
6. _____
7. _____
8. _____
9. _____
10. _____
11. _____
12. _____
13. _____
14. _____
15. _____
16. _____
17. _____
18. _____
19. _____
20. _____
21. _____
22. _____
23. _____
24. _____
25. _____

FIGURA 8.5 Registro de crença nuclear adaptativa. (Modificada de Greenberger e Padesky, 1999.)

TESTE HISTÓRICO DA CRENÇA NUCLEAR ADAPTATIVA

Para fortalecer uma de suas novas crenças nucleares, revise sua história de vida, procurando evidências que estão de acordo com esta nova crença. Escreva um resumo descrevendo como essas informações apóiam suas novas crenças nucleares.

TESTE HISTÓRICO DA NOVA CRENÇA NUCLEAR

Nova Crença Nuclear: _____

Idade	Experiências que estão de acordo com a nova crença nuclear
0-2 anos	
3-5 anos	
6-12 anos	
13-18 anos	
19-25 anos	
26-35 anos	
36-50 anos	
51-65 anos	
66+	

Resumo: _____

FIGURA 8.6 Teste histórico da crença nuclear adaptativa. (Greenberger e Padesky, 1999.)

tamento diferentes, "como se" fosse uma pessoa confiante, alegre, descontraída, poderá surpreender-se com a reação agradavelmente positiva de algumas pessoas. Se o paciente conseguiu agir, mesmo por pouco tempo, como uma outra pessoa, é porque pode ser essa outra pessoa. Se somos frutos de um aprendizado, podemos desaprender o que não queremos e reaprender de outra forma.

Reestruturar memórias

Muitos pacientes percebem as mudanças desejadas "com a cabeça", mas não "com o coração". O *role-play*, como vimos, é uma técnica usada com múltiplos propósitos; no intuito de reestruturar memórias traumáticas, ou que estejam muito carregadas emocionalmente, pode ser usado para dramatizar um evento ocorrido de forma que o paciente possa reinterpretar a experiência e, assim, promover a reestruturação do significado desse evento na sua memória.

TÉCNICAS COMPORTAMENTAIS

Todos os experimentos comportamentais têm um elemento cognitivo. A modificação das distorções cognitivas se dá também por meio das técnicas comportamentais. Segundo Padesky (1994), a forma mais eficaz de modificar principalmente pressupostos e regras subjacentes é por meio de experimentos comportamentais; o paciente experimenta na prática o que acontece quando ele se engaja em comportamentos que permitem examinar a veracidade e/ou utilidade dessas crenças subjacentes.

O objetivo das intervenções comportamentais é aumentar o comportamento positivo enquanto diminui o negativo (Leahy, 1996). O engajamento em um comportamento que traz resultados positivos aumenta a auto-eficácia do indivíduo e estimula o empenho em novos comportamentos mais adaptativos.

É desnecessário dizer que a prescrição de técnicas comportamentais, como tudo o que se faz em TC, é uma atividade colaborativa e que passa, primeiro, por um bom entendimento das razões pelas quais tal experimento/tarefa está sendo escolhido. Quando o paciente não entende o porquê dos experimentos comportamentais, a possibilidade de ele fazê-los é muito pequena. No entanto, mesmo que o paciente faça apenas uma pequena parcela do combinado, já fez alguma coisa, e isso pode ser examinado durante a sessão e aproveitado para sua evolução terapêutica.

Automonitoramento

A intervenção terapêutica mais simples e menos intrusiva é o automonitoramento (Leahy, 1996). A dupla terapêutica precisa prescrever de forma clara o comportamento, pensamento ou emoção que será monitorado. Por exemplo, o paciente pode monitorar, num determinado período de tempo (dia, semana), quantas vezes se engaja em comportamentos específicos (p. ex., reclamar do filho, comer, beber), em pensamentos depressogênicos (como autodesqualificação, crítica velada aos outros) ou em emoções (variações do humor). O registro do automonitoramento pode ser feito com o uso de uma planilha de automonitoramento, como apresentado na Figura 8.7; ela pode ser trabalhada durante a sessão, mas o mais provável é o paciente levá-la consigo para monitorar o comportamento, pensamento ou emoção-alvo entre as sessões.

O automonitoramento pode trazer uma série de informações ao paciente e ao terapeuta (Leahy, 1996): 1) como o tempo é usado, 2) variações do humor associadas com emoções e pensamentos; além disso, traz os efeitos benéficos de: 3) aumentar a consciência do paciente sobre o que está fazendo, pensando, sentindo, e 4) esse aumento da consciência pode ampliar o autocontrole do paciente.

As perguntas básicas que poderão ser respondidas com o automonitoramento serão *Quando, Onde, Com quem, Quanto*. Por exemplo, uma vez rastreado, durante uma semana, o comportamento-alvo que a dupla terapêutica está trabalhando, a planilha será analisada para entender se o comportamento (digamos, a assertividade do paciente) é transituacional ou específica em

PLANILHA DE AUTOMONITORAMENTO								
Monitorar: ( ) humor ( ) pensamento ( ) atividade/comportamento				( ) previsão de prazer e habilidade ( ) prazer e habilidade obtidos				
HORA	Segunda	Terça	Quarta	Quinta	Sexta	Sábado	Domingo
7-8							
8-9							
9-10							
10-11							
11-12							
12-13							
13-14							
14-15							
15-16							
16-17							
17-18							
18-19							
19-20							
20-21							
21-22							
22-23							
23-24							
24:00							

FIGURA 8.7 Planilha de automonitoramento.

apenas algumas situações. Um paciente, por exemplo, pode não ter dificuldade em ser assertivo com sua esposa e filhos, mas apresenta enormes problemas de assertividade no emprego. O trabalho terapêutico analisará que aspectos distorcidos podem estar presentes em suas relações laborais, e aí, especificamente, focará o treinamento de assertividade.

Após um bom trabalho de automonitoramento, é comum ouvir o seguinte comentário de pacientes: "Doutor, eu nunca havia me dado conta de quanto eu vivo pensando em bobagem, que vai dar tudo errado, que eu não sei fazer nada certo, que eu mereço ser castigado. Só agora que eu monitorei, esta semana, o que eu penso todas as horas do meu dia é que me dei conta de que eu fico retroalimentando meus pensamentos distorcidos com mais pensamentos distorcidos."

No tratamento da depressão, Beck e colaboradores (1979) propuseram o automonitoramento das atividades diárias, com o registro de prazer e habilidade (maestria, destreza, capacidade de fazer as coisas) para cada atividade exercida. O paciente deprimido freqüentemente reluta em fazer esse monitoramento, referindo que não faz nada durante o dia, portanto não tem o que registrar na planilha. É lembrado ao paciente, então, que "ficar sem fazer nada, só olhando TV o dia inteiro e ruminando coisas" é uma atividade, e que, pelo menos em parte, é uma escolha que ele está fazendo. Por outro lado, o paciente deprimido muitas vezes não consegue enxergar que algumas das (mesmo poucas) atividades que mantém no seu dia-a-dia lhe trazem algum prazer, especialmente aquelas em que tem alguma destreza.

Terapeuta: "Dona Maria, eu estou vendo em sua planilha de automonitoramento que a senhora avaliou que 'ficar deitada na cama' lhe trouxe 2 de prazer, e 'tomar chá com sua amiga Fernanda' lhe deu 5 de prazer. Que conclusões nós podemos tirar disso?"

Programação de atividades

Uma vez monitoradas as atividades que mais dão prazer e/ou habilidade, a dupla terapêutica prescreve atividades diárias que tragam recompensas ao paciente. Uma dona de casa, por exemplo, pode ter muita habilidade em fazer aquele bolo que seus netos adoram, o que lhe traz prazer. Como está deprimida e antecipa somente sentimentos negativos e uma expectativa de futuro sombrio, planeja como experimento fazer o bolo preferido dos netos e observar quais as suas recompensas por ter feito algo que, embora relutasse a princípio, acabou trazendo-lhe grande satisfação. A programação de atividades é útil em aumentar a auto-eficácia do paciente e em encorajá-lo a buscar outras atividades que lhe dêem prazer.

Terapeuta: "Você me falou que, diferente do que havia imaginado, se surpreendeu quando percebeu que estava feliz com os seus netos. Que outras atividades a senhora poderia realizar que talvez lhe tragam satisfação?"

Programação de atividades com previsão de prazer e habilidade

Uma variação interessante para alguns pacientes é fazer a programação de atividades com uma estimativa de quanto prazer e habilidade esperam obter em cada uma. Paciente e terapeuta escrevem na planilha de automonitoramento algumas atividades que o paciente irá executar durante a semana e, ao lado de cada atividade, atribuem uma nota de 0 a 10 para prazer (P) e habilidade (H) esperados. Em outra planilha, o paciente anota as atividades programadas que efetivamente realizou naquelas horas e o prazer e a habilidade que de fato obteve em cada uma. Como sua previsão é negativa, poderá surpreender-se com os resultados efetivamente obtidos; mesmo que não sejam muito mais altos do que a previsão, superarão suas expectativas negativas.

Terapeuta: "Comparando as suas duas planilhas, vemos que o prazer e a habilidade que a senhora obteve, de fato, nas atividades da semana foram maiores do que a sua previsão. O que a senhora pensa disso?"

Prescrição de tarefas graduais

Os comportamentos que produzem prazer e/ou habilidade freqüentemente são escolhidos de um *menu* de recompensas que a dupla terapêutica constrói conjuntamente. Por exemplo, um paciente deprimido lista comportamentos que costumava ter antes de ficar deprimido e concorda em prescrever essas atividades para si mesmo, começando pela menos difícil e progredindo até a mais difícil. Mas o terapeuta deve ser cuidadoso para não prescrever tarefas e experimentos que estejam além da capacidade do paciente naquele momento. A auto-eficácia do paciente pode ser minada se a expectativa acerca de determinado comportamento for muita elevada. Portanto, deve-se ter o extremo cuidado de apresentar tarefas em graus de dificuldade crescente, gradualmente da mais fácil (ir ao cinema, digamos) até a mais difícil (p. ex., participar de uma festa, no caso de um fóbico social). É preferível, pois é mais fácil corrigir, que o paciente traga o *feedback* de que a prescrição das tarefas está muito fácil.

O *menu* de tarefas positivas a serem prescritas, além de atividades que lhe davam prazer antes da eclosão do transtorno ("Sempre gostei muito de ir ao cinema, mas, agora que estou deprimido, não vou há três meses"), pode trazer atividades que o paciente determina que teriam um valor de prazer e habilidade muito grande para ele ("Passear com meu neto poderia ser um bom programa"). Além disso, o *menu* pode conter algumas daquelas atividades que o paciente sempre quis fazer, mas para as quais nunca dedicou tempo e energia ("Sempre quis aprender a jogar tênis, será que com a minha idade ainda daria para aprender?").

É importante também que as tarefas sejam prescritas de forma bem explícita. Em vez de "visitar alguns amigos", é mais adequada a prescrição "sair para conversar com dois amigos, o João e o Pedro. Se a tarefa não fica bem explícita, alguns pacientes irão visitar três ou quatro amigos e mesmo assim pensarão que fizeram muito pouco, pois tinham uma expectativa de que teriam de visitar pelo menos um amigo todos os dias.

Também é necessário sempre um "plano B": "E se o João e o Pedro, por qualquer razão, não estiverem disponíveis, o que você pode fazer em lugar de sair com eles?"

Mesmo que o experimento não tenha o resultado esperado, pode-se obter informações importantes com o que foi conseguido: Parte do que nós tínhamos prescrito para você fazer, José, acabou não dando o resultado esperado. Mesmo assim, o que pode ser extraído do experimento, de bom e de ruim? Por que deu certo uma parte e a outra não?

Solução de problemas

De acordo com D'Zurilla e Goldfried (1971), solução de problemas refere-se a tornar disponível uma variedade de respostas efetivas para lidar com uma situação problemática, aumentando a possibilidade de o paciente selecionar a resposta alternativa mais efetiva disponível (Dobson, 2001). A terapia cognitiva está focada na solução de problemas. A dupla terapêutica está sempre engajada na resolução dos problemas do paciente, desde a elaboração inicial de uma lista de problemas, cujas soluções serão as metas do tratamento. A solução de problemas é realizada quando se pergunta: 1) Há algum problema a ser solucionado?, 2) Você consegue abordar o problema como um solucionador de problemas?, 3) Quais são as metas específicas a serem alcançadas?, 4) Quais são as informações, os recursos e as habilidades necessárias?, 5) Quais são as ações relevantes para resolver o problema?, 6) Quais planos você pode pensar em desenvolver para solucionar o problema?, 7) Como, quando e onde irá implementar o plano?, 8) E se algo não der certo, como você irá fazer as mudanças de planos ou estratégias necessárias?

Resumidamente, a solução de problemas segue os seguintes passos:

1. Identificar e especificar o problema.
2. Gerar soluções possíveis para lidar com o problema.
3. Avaliar as conseqüências de cada uma das diferentes soluções encontradas.
4. Escolher e colocar em prática a solução escolhida para ser testada.

5. Avaliar os resultados obtidos com a solução selecionada.
6. Se necessário, promover modificações e colocá-las em prática novamente.

Treinamento de assertividade

Dentre as habilidades sociais que o paciente deverá aprender e que irão aumentar seu prazer e sua auto-estima, está o aprendizado da assertividade, que inclui a instrução de como fazer afirmações e solicitações legítimas. O paciente, então, pratica respostas e comportamentos assertivos fora da sessão, numa escalada de comportamentos assertivos dos mais fáceis até os mais difíceis de realizar.

O paciente deve, também, aprender a escutar e interessar-se pelos outros, a elogiar e a gratificar. O treinamento de comunicação e escuta ativa pode fazer parte do aprendizado de habilidades sociais.

Treinamento de comunicação

Instrução de como editar o que quer dizer de forma clara e objetiva, comunicando o que espera dos outros. Por exemplo, o terapeuta instrui o paciente a comunicar-se de forma não-agressiva, com ênfase na edição da sua fala, com um discurso não-acusatório e afirmações do que prefere e quer dos outros.

Treinamento de escuta ativa

São instruções para escutar, perguntar, refrasear, empatizar e validar. Por exemplo, o paciente aprende a escutar e a solicitar mais informações acerca dos sentimentos e dos pensamentos dos outros (perguntar); parafraseia o que escuta ("Você está dizendo que..."); indica o sentimento de outra pessoa ("Você está sentindo raiva?"); e tenta encontrar alguma validade no que a outra pessoa está dizendo ("Eu posso entender por que você está dizendo isso, porque...").

Outras técnicas comportamentais

Outras técnicas comportamentais, que estão além do objetivo deste capítulo, e que estão pormenorizadas em outros capítulos, são utilizadas na terapia cognitiva. A seguir, citamos algumas destas técnicas sugeridas por Leahy (extraído de Leahy, 1997; Leahy e Holland, 2000).

Alvos comportamentais – O terapeuta ajuda o paciente a identificar possíveis comportamentos específicos que deseja modificar a curto, médio e longo prazos. Exemplos: o engajamento em exercícios físicos, as tarefas de casa concluídas, o número de páginas de leitura diária, a diminuição da checagem obsessiva, a lavagem das mãos. Grandes alvos comportamentais, de difícil execução de uma só vez, devem ser divididos em pequenos comportamentos de mudança, até que o comportamento como um todo se modifique. Além de o paciente aprender a estipular metas e objetivos específicos e factíveis, tais comportamentos são passíveis de aferição em determinado período de tempo. "Passados três meses, desde que você estabeleceu que estaria fazendo uma hora de exercícios três vezes por semana, este objetivo foi alcançado?"

Modelagem – O terapeuta modela a resposta/comportamento desejado. Exemplo: demonstra durante a sessão uma resposta assertiva apropriada, que o paciente então copia e treina.

Ensaio comportamental – O paciente dramatiza o comportamento que planeja conduzir fora da terapia. Exemplo: demonstra na sessão como ser assertivo com o seu chefe.

Exposição com prevenção da resposta – Confrontar uma situação ou estímulo temido. Exemplo: o paciente obsessivo-compulsivo é instigado a refrear a lavagem de suas mãos após mergulhá-las em água suja.

Hierarquia de respostas/estímulos – Uma lista de situações ou respostas, das mais temidas até as menos temidas, para serem usadas em exposição. Exemplo: o paciente e o terapeuta fazem uma lista de situações ou comportamentos que o primeiro teme, com hierarquia de temor. O paciente fóbico de elevador coloca "pensar em elevador" como a menos temida e "subir de elevador o edifício mais alto da cidade" como a mais temida.

Auto-recompensa – Usar auto-elogio, gratificações e reforços concretos para incrementar comportamentos desejáveis. Exemplo: o paciente pode se recompensar com conseqüências positivas tangíveis (uma comida, um filme, um presente ou um comportamento prazeroso) ou com auto-afirmações positivas ("Estou orgulhoso de mim mesmo por tentar").

Treinamento de relaxamento – Relaxar diferentes grupos musculares em seqüência; imaginar imagens relaxantes; praticar exercícios de respiração. Exemplo: o terapeuta orienta o paciente progressivamente a tencionar e a relaxar diferentes grupos musculares, terminando com a imagem de uma cena relaxante.

COMENTÁRIOS FINAIS

Quaisquer técnicas são apenas os instrumentos para fazer um bom trabalho psicoterápico. Como diria Aaron Beck, terapia cognitiva não é um punhado de técnicas; as técnicas servem apenas para abrir janelas para desenvolver o trabalho de psicoterapia.

Um bom psicoterapeuta necessita desenvolver a arte e a ciência de uma boa relação terapêutica. Além disso, todas as técnicas cognitivas e comportamentais aqui descritas resumidamente não substituem o aprendizado, através de estudo e supervisão, que o próprio profissional necessita desenvolver a fim de se tornar um terapeuta cognitivo. Aquela velha e verdadeira máxima é válida tanto para pacientes como para terapeutas: *Só se aprende a fazer, fazendo*.

REFERÊNCIAS BIBLIOGRÁFICAS

BECK, A.T. *Cognitive therapy and the emocional disorders*. New York: International Universities Press, 1976.
BECK, A.T. et al. *Cognitive therapy of depression*. New York: Guilford, 1979. Em português: *Terapia cognitiva da depressão*. Porto Alegre: Artmed, 1997.
BECK, A.T. et al. *Cognitive therapy of personality disorders*. New York: Guilford, 1990. Em português: *Terapia cognitiva dos transtornos de personalidade*. Porto Alegre: Artmed, 1993.
BECK, A.T. et al. *Cognitive therapy of substance abuse*. New York: Guilford, 1993.
BECK, J.S. *Cognitive therapy*: basics and beyond. New York: Guilford, 1995. Em português: *Terapia cognitiva*: teoria e prática. Porto Alegre: Artmed, 1997.
BLACKBURN, I.M.; DAVIDSON, K. *Cognitive therapy for depression and anxiety*. Oxford: Oxford Scientific Press, 1995.
BLACKBURN, I.M.; TWADDLE, V. *Cognitive therapy in action*. London: Souvenir, 1996.
BURNS, D.D. *Feeling good*: the new mood therapy. New York: William Morrow, 1980.
_____. *The feeling good handbook*. New York: William Morrow, 1989.
CLARK, D.A.; BECH, A.T.; ALFORD, B.A. *Scientific foundations of cognitive theory and therapy of depression*. New York: John Wiley, 1999.
DOBSON, K.S. (Ed.). *Handbook of cognitive-behavioral therapies*. 2. ed. New York: Guilford, 2001.
D'ZURILLA, T.J.; GOLDFRIED, M.R. Problem-solving and behavior modification. *Journal of Abnormal Psychology*, v.78, p.107-126, 1971.
ELLIS, A. *Reason and emotion in psychotherapy*. New York: Stuart. Secaucus: Carol Publishing Book, 1962. Revised and updated edition, 1994.
FENNELL, M.J.V. Depression. In: HAWTON, K. et al. (Eds.). *Cognitive therapy for psychiatric problems*. Oxford: Oxford University, 1989.
FREEMAN, A. et al. *Clinical aplications of cognitive therapy*. New York: Plenum, 1990.
GREENBERGER, D.; PADESKY, C.A. *Mind over mood*: a cognitive therapy treatment manual for clients. New York: Guilford, 1995. Em português: *A mente vencendo o humor*. Porto Alegre: Artmed, 1999.
LEAHY, R.L. *Cognitive therapy*: basic pinciples and aplications. Northvale: Jason Aronson, 1996.
_____. (Ed.). *Practicing cognitive therapy*. Northvale: Jason Aronson, 1997.
LEAHY, R.L.; HOLLAND, S.J. *Treatment plans and interventions for depression and anxiety*. New York: Guilford, 2000.
MCMULLIN, R.E. *The new handbook of cognitive therapy techniques*. New York: WW Norton, 2000.
NEENAN, M.; DRYDEN, W. *Essencial cognitive therapy*. London: Whurr, 2000.
PADESKY, C.A. Schema change processes in cognitive therapy. *Clinical Psychology and Psychotherapy*, v.1, n.5, p.267-278, 1994.
PADESKY, C.A.; GREENBERGER, D. *Clinician's guide to mind over mood*. New York: Guilford, 1995.
YOUNG, J.E. *Terapia cognitiva para transtornos de personalidade*: uma abordagem focada nos esquemas. Porto Alegre: Artmed, 2003.

9 Indicações e contra-indicações

ALEXANDER MOREIRA DE ALMEIDA, FRANCISCO LOTUFO NETO

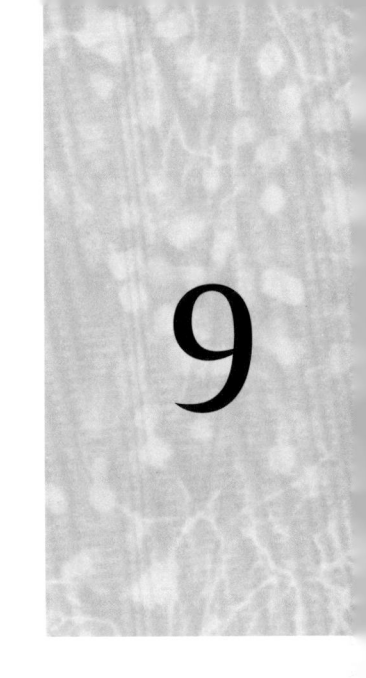

EM BUSCA DE UMA PRÁTICA CLÍNICA BASEADA NAS MELHORES EVIDÊNCIAS

Durante muito tempo, os tratamentos empreendidos pelos diversos profissionais de saúde se basearam na autoridade de seus proponentes e nas teorias fisiopatológicas existentes. Entretanto, com o surgimento dos ensaios clínicos de boa qualidade, muitas discrepâncias entre a "tradição-experiência clínica" e as evidências científicas foram percebidas. Muitos tratamentos consagrados se mostraram inócuos ou, pior, nocivos. Devido a tais fatos, nos últimos anos, surgiu e tem-se desenvolvido com grande vigor a medicina baseada em evidências (Sackett e Rosenberg, 1995). Suas principais diretrizes são:

- As decisões clínicas devem se basear nas melhores evidências científicas disponíveis.
- A terapêutica empregada deve ser a que demonstrou maior utilidade no problema em questão e não aquelas com as quais nós, os profissionais, estamos habituados.

Porém, todos sabemos da hercúlea tarefa que é tentar se manter atualizado ante a quantidade cada vez maior de conhecimento produzida. Ainda mais difícil é a tarefa de buscar conclusões baseadas em todos os trabalhos produzidos sobre cada tema. Pode-se tentar buscá-las em artigos de revisão. Mas as limitações dos artigos desse tipo têm ficado bastante claras, pois suas conclusões dependem muito do tipo de literatura pesquisada e das preferências do revisor. Com o intuito de contornar essas dificuldades, foram desenvolvidas as revisões sistemáticas. Tais revisões são trabalhos árduos que buscam explicitar os critérios e os métodos de realização da pesquisa na literatura existente sobre um determinado tema. Procuram, primordialmente, minimizar os vieses e fornecer uma conclusão o mais objetiva e confiável possível. Nessas revisões sistemáticas, geralmente se faz uso de metanálise. Esse é um procedimento estatístico no qual se busca reunir os resultados dos diversos ensaios clínicos existentes, permitindo estimar com maior precisão o tamanho do efeito da intervenção em questão (Clarke e Oxman, 2001).

Tentamos resumir, neste capítulo, as aplicações já desenvolvidas para a terapia cognitivo comportamental (TCC), bem como as melhores evidências disponíveis de seu efeito. Não basta desenvolver uma terapia para um transtorno mental com base em uma teoria sofisticada para que ela seja útil e eficaz. É preciso testar essa intervenção. Entretanto, é importante frisar, as conclusões das revisões sistemáticas, apesar do esforço para evitar erros e distorções, não são oráculos infalíveis. Faz-se mister o senso crítico e a análise cuidadosa.

A busca de evidências bem controladas para a eficácia da TCC é um trabalho facilitado pela preocupação, desde seu início, de testar suas aplicações por meio de ensaios clínicos (Beck, 1997). As terapias cognitivas e comportamentais são, de longe, as psicoterapias sobre as quais se realizou o maior número de avaliações (DeRubeis e Crits-Christoph, 1998). No entanto, infelizmente muitas dessas pesquisas possuem problemas metodológicos e precisam ser aperfeiçoadas.

INDICAÇÕES DA TERAPIA COGNITIVO-COMPORTAMENTAL

O uso da TCC nos diferentes quadros clínicos foi dividido em:

Indicações: aquelas para as quais já há fortes evidências de eficácia.

Possíveis indicações: há alguma evidência, mas precisa ser melhor investigada; ou por existirem poucos estudos ou por estes terem resultados contraditórios.

Indicações

Depressão

A TCC para depressão provavelmente se constitui no tratamento psicológico mais amplamente estudado e valorizado pelos defensores dos ensaios clínicos. Com exceção de um importante estudo com resultados desfavoráveis (Elkin et al., 1989), a TCC tem-se mostrado pelo menos tão eficaz quanto o uso de antidepressivos. Várias revisões sistemáticas foram realizadas e chegaram a esse mesmo resultado. Em 1995, Gaffan, Tsaousis e Kemp-Wheeler analisaram 65 ensaios clínicos controlados da TC para depressão, e esta mostrou-se mais eficaz que outras formas de psicoterapia e farmacoterapia. Tais achados persistiam, mesmo com o controle da variável "equipe de pesquisadores ser entusiasta ou não da Terapia Cognitiva".

A TCC tem mostrado efeito na prevenção de recaídas (mesmo episódio depressivo) e provavelmente também na recorrência (futuros episódios depressivos) (Almeida e Lotufo Neto, no prelo).

Dores crônicas

Morley, Eccleston e Williams (1999) realizaram uma revisão sistemática de 25 ensaios clínicos controlados em pacientes com dor crônica e encontraram uma eficácia da TCC superior à lista de espera e aos tratamentos alternativos.

Em uma análise dos ensaios clínicos de terapia comportamental para lombalgia, foram identificados apenas seis estudos de qualidade, mas que, em conjunto, forneciam forte evidência de um efeito moderado sobre a intensidade da dor e de um pequeno efeito sobre o nível funcional e sobre os parâmetros comportamentais do paciente. Todavia ainda não está claro que tipos de pacientes com lombalgia mais se beneficiam da terapia comportamental (Tulder et al., 2002).

Para cefaléia tensional, uma revisão sistemática apontou a superioridade da TCC sobre o placebo. Entretanto, diversos outros tratamentos também produziram melhoras. Os autores ponderam que seus achados indicavam que o prognóstico dependia mais do tipo de paciente do que das características do tratamento (Bogaards, Ter Kuile, 1994).

Fibromialgia

A TCC tem-se mostrado efetiva na redução dos sintomas de fibromialgia, bem como na melhora do nível de funcionamento e do bem-estar psicológico dos pacientes, superando os tratamentos farmacológicos na redução do relato de sintomas (Rossy et al., 1999).

Insônia

Duas revisões sistemáticas apontam claramente para a eficácia da TCC no tratamento da insônia. Entre os pontos positivos dessa intervenção, destacam a ausência de efeitos adversos e a manutenção do ganho por anos. Os componentes mais eficazes são considerados o controle de estímulos e a restrição de sono. A educação sobre higiene do sono não se mostrou eficaz quando utilizada isoladamente (Morin, Culbertl, Schwartz, 1994; Murtagh e Greenwood, 1995).

Em 2002, uma metanálise foi feita para comparar a eficácia entre a farmacoterapia e a terapia comportamental. Ambas tiveram desempenho similar a curto prazo, exceto por uma maior redução na latência de sono produzida pela terapia comportamental (Smith et al., 2002).

Transtorno de pânico e agorafobia

A TCC tem sido testada e utilizada com muito sucesso para os quadros de pânico e/ou agorafobia (Mattick et al., 1990; DeRubeis e Crits-Christoph, 1998). Sobre o uso isolado da terapia de exposição, uma metanálise de 1997 (van Balkom, 1997) não encontrou evidências de eficácia desta como tratamento para ataques de pânico, embora tenha sido útil para a esquiva agorafóbica. Para os quadros de pânico, seria importante adicionar a abordagem cognitiva para uma maior eficiência.

Transtorno obsessivo-compulsivo (TOC)

O procedimento de exposição e prevenção de resposta tem-se mostrado claramente eficaz para sintomas do TOC, sendo geralmente considerado o tratamento não-farmacológico de escolha (Steketee, 1993). Mas essa postura está baseada em estudos com variáveis qualidades metodológicas. Alguma dúvida existe sobre a utilidade das abordagens cognitivas. Para avaliar a eficácia relativa entre os vários tratamentos para o TOC, Abramowitz (1997) realizou uma metanálise dos ensaios clínicos pertinentes. O autor não detectou diferença estatística importante entre a exposição e prevenção de resposta e a terapia cognitiva. Na realidade, encontrou uma superioridade da última, mas não uma diferença estatística.

Transtornos de comportamentos infantis

A TCC de curta duração (até 12 semanas) mostrou-se eficaz para crianças com desajustes sociais e comportamentais, com efeitos considerados de moderados a grandes, sendo mais intensos para os pré-adolescentes (11 a 13 anos) do que para os mais jovens (Durlak et al., 1991).

Esquizofrenia

Recentemente, a TCC tem sido utilizada (simultaneamente ao tratamento convencional) para sintomas psicóticos, principalmente aqueles residuais em pacientes portadores de esquizofrenia. Uma metanálise de sete estudos, envolvendo 340 pacientes com esquizofrenia, demonstrou um notável efeito da TCC na redução dos sintomas psicóticos persistentes, sendo que os pacientes continuavam melhorando nos seis meses após o término do tratamento. A TCC se mostrou um tratamento promissor para a diminuição de alucinações e delírios persistentes ou para melhorar as habilidades do paciente em lidar com esses desconfortáveis sintomas (Gould et al., 2001).

Apesar de reduzir sintomas, a TCC não tem-se mostrado capaz de reduzir a taxa de recaídas, de reinternações ou de melhorar a qualidade de vida quando adicionada ao tratamento usual (Cormac, Jones e Campbell, 2002). No entanto, nessa mesma revisão, a TCC aumentou o número de pacientes em condições de alta ao final do estudo, bem como melhorou a crítica, a aderência ao tratamento e diminuiu o sofrimento causado pelos delírios.

Possíveis indicações

Bulimia nervosa

Os estudos de boa qualidade disponíveis são escassos, mas apontam para a eficácia da TCC, individual ou em grupo, na bulimia nervosa e, possivelmente, em transtornos alimentares semelhantes (Hay e Bacaltchuk, 2002). A eficácia da TCC provavelmente é superior ao uso isolado de antidepressivos. A taxa de remissão foi de 39% para a TCC, contra 20% para antidepressivos, mas tal diferença não atingiu significância estatística. Os pacientes tiveram significativamente menos abandono de tratamento que aqueles em farmacoterapia, inclusive a adição desta à TCC aumentou a taxa de desistência, apesar de ser estatisticamente mais eficaz (Bacaltchuk, Hay e Trefiglio, 2002). Apesar de já se ter demonstrado a eficácia da TCC para bulimia, ainda são necessários estudos mais aprofundados para avaliar a sua eficiência em relação aos antidepressivos e a utilidade do tratamento combinado.

Fobia social

Vários estudos têm apontado a eficácia da TCC para fobia social, com bons indícios de que uma parte razoável do efeito persiste por meses após cessar a terapia (DeRubeis e Crits-Christoph, 1998). Entretanto, em 2001, Fedoroff e Taylor publicaram uma revisão sistemática dos tratamentos para fobia social e encontraram um efeito apenas moderado da TCC, que muitas vezes não diferia estatisticamente do placebo ou da lista de espera.

Transtorno de ansiedade generalizada (TAG)

A TCC para o TAG tem-se mostrado sistematicamente superior ao placebo e às listas de espera nos diversos ensaios clínicos realizados. No entanto, infelizmente, a melhora produzida tem sido de pequena a moderada intensidade, de significado clínico limitado, sendo necessários aprimoramentos do tratamento (DeRubeis e Crits-Christoph, 1998).

Transtorno de estresse pós-traumático (TEPT)

Os estudos relacionados ao TEPT envolvem basicamente veteranos de guerra e vítimas de estupro. A terapia de exposição ao evento traumático tem-se mostrado superior à ausência de tratamento (DeRubeis e Crits-Christoph, 1998; Sherman, 1998), constituindo-se no tratamento-padrão.

Uma abordagem terapêutica para prevenir TEPT em vítimas de eventos traumáticos, conhecida como *debriefing*, tem sido amplamente utilizada. Ela consiste em rememorar o evento, ventilar e validar os sentimentos envolvidos, bem como um tipo de reestruturação cognitiva. Geralmente é feita pouco após a ocorrência do evento e dura apenas uma sessão. Uma revisão sistemática de onze ensaios clínicos mostrou ausência de efeito a curto prazo e possível aumento da incidência de TEPT após um ano. Recomenda-se que tal abordagem não seja realizada rotineiramente até que novos dados demonstrem sua utilidade (Rose, Bisson e Wessely, 2002).

Transtornos por uso de substâncias

Uma abordagem cognitivo-comportamental muito utilizada é a chamada prevenção de recaída, desenvolvida por Marlatt e colaboradores (Marlatt e Gordon, 1993). Uma revisão não-sistemática da eficácia desse tratamento específico foi realizada por Carrol (1996). A prevenção de recaída tem-se mostrado útil para os diversos tipos de substâncias, diminuindo a freqüência e a intensidade das recaídas. Entretanto, a taxa de abstinência mantida ainda é bastante discreta, em geral chegando a, no máximo, 30%. A evidência disponível é mais forte para a dependência ao tabaco, já que esta é o objetivo de metade dos ensaios clínicos identificados.

Em 1999 foi realizada uma outra metanálise, envolvendo 26 trabalhos que avaliaram a prevenção de recaídas em 9.504 pacientes. Também demonstrou a utilidade da abordagem, mas o maior efeito se deu entre os transtornos ligados ao álcool (Irvin, 1999).

Síndrome da fadiga crônica

Os ensaios clínicos têm demonstrado resultados conflitantes sobre a eficácia da TCC (Friedberg, 1996). Uma recente revisão sistemática da literatura identificou apenas três ensaios clínicos de boa qualidade metodológica, mas todos eles apontavam para uma superioridade da TCC sobre o tratamento médico convencional ou relaxamento (Price e Couper, 2002). Esses estudos avaliaram apenas pacientes com quadros moderados, não incluindo os casos leves vistos por generalistas ou os pacientes internados. A TCC parece ser um tratamento efetivo e bem aceito por pacientes ambulatoriais com síndrome da fadiga crônica, apesar de serem necessários maiores estudos.

Jogo patológico

Uma revisão sistemática, avaliando ensaios clínicos aleatorizados para tratamento psicoterápico do jogo patológico, identificou apenas quatro estudos de pouco rigor metodológico. Em todos eles a TCC demonstrou-se superior a curto prazo em relação a um grupo-controle (Oakley-Browne, Adams e Mobberley, 2002). Esses dados fornecem alguma evidência de que a TCC pode ser um tratamento útil nos casos de jogo, mas ainda faltam estudos mais aprofundados.

Comportamento de automutilação

Uma revisão sistemática apontou que a terapia breve de resolução de problemas promoveu uma redução de 30% do comportamento automutilatório. Entretanto, tal redução não se mostrou estatisticamente significativa, o que pode dever-se ao pequeno número de pacientes envolvidos nos estudos (Hawton et al., 2001). Os mesmos revisores identificaram uma diminuição estatisticamente significativa de depressão, desesperança e uma maior freqüência de melhora nos problemas (Townsend et al., 2001).
Os ensaios clínicos existentes envolvem um pequeno número de pacientes, sendo desejável que esses achados possam ser replicados por ensaios clínicos mais abrangentes.

Dispepsia não-ulcerosa

Dispepsia não-ulcerosa é um quadro comum, em que há queixas digestivas sem anormalidades à investigação rotineira. Uma revisão sistemática (Soo et al., 2002) encontrou apenas um ensaio clínico envolvendo TCC no tratamento de dispepsia não-ulcerosa (Haug et al., 1994). Nele, os sintomas dispépticos foram reduzidos em maior intensidade nos pacientes sob tratamento que no grupo controle, melhora que se manteve após um ano de seguimento. Apesar do resultado inicial promissor, impõe-se a necessidade de tentar replicar tais achados antes de afirmar a eficácia dessa intervenção.

Tricotilomania

Guimarães (2001), em revisão sobre as principais técnicas utilizadas, destaca a reversão do Hábito de Azrin e Nunn, apontando o papel da prevenção de recaída, do treino de motivação e da restruturação cognitiva. Entretanto, a maioria dos trabalhos a respeito são estudos de caso ou sem controle adequado.

Personalidade borderina e transtornos de personalidade

Técnicas cognitivas são propostas para estes transtornos, mas faltam pesquisas com resultados conclusivos (Beck e Freeman 1993; Layden et al., 1993).
Personalidade borderina (também denominada de limítrofe ou borderline) tem sido mais bem estudada graças ao esforço de Lyneham (1993), que desenvolveu a terapia comportamental dialética, comprovando, em diversos trabalhos, a redução de episódios de automutilação e de tentativas de suicídio (Lyneham et al; 1993).

Transtorno bipolar

Basco e Rush (1996) desenvolveram uma terapia comportamental-cognitiva para o transtorno bipolar procurando abordar as principais dificuldades apresentadas pelos pacientes: aderência à medicação e seus cuidados, lidar melhor com os fatores de estresse, criar ritmos e rotinas de vida, prevenir recaídas ou diminuir sua intensidade, melhorar o relacionamento interpessoal e familiar e lidar com sintomas depressivos residuais. Há algumas evidências sobre sua eficácia, mas estudos são ainda necessários.

Fatores indicadores de bom prognóstico da TCC

Apesar de haver poucos dados bem controlados sobre os fatores preditores de boa resposta à TCC, os autores (Ludgate et al., 1993; Fennel, 1997; Sotsky et al., 1991; Murphy et al., 1984) tendem a apontar alguns:

- Boa habilidade de resolução de problemas
- Memória e capacidade de aprendizado preservadas
- Desejo de autocontrole
- Apoio familiar
- Paciente se identifica com o modelo cognitivo
- Melhora importante nas primeiras três a quatro sessões

Crianças com dificuldades de ajustamento que atingiram o estágio cognitivo de operações formais (11 a 13 anos) apresentaram uma resposta à TCC 100% superior à daquelas que estavam em fases anteriores (Durlak, 1991).

A identificação de qual tipo de paciente responde melhor a que tipo de terapia é uma das áreas que mais requer estudos a fim de individualizar-se o tratamento com base em evidências confiáveis de eficácia.

Contra-indicações e cuidados no uso da TCC

Não há contra-indicações absolutas ao uso da TCC. É recomendado uma análise de cada pessoa, problema ou situação. Essa análise pode contra-indicar o uso de uma técnica ou assinalar que o momento não é o mais adequado para sua utilização, ou porque o cliente apresenta outros problemas muito graves, que devem ser priorizados, ou uso de medicamentos ou substâncias que podem tornar a técnica inócua, ou problemas de saúde que a tornam arriscada. Alguns exemplos:

- Exercícios intensos de hiperventilação podem desencadear convulsões em portadores de epilepsia e síncopes ou mal-estar em gestantes, cardiopatas ou portadores de insuficiência respiratória (Clark, 1997).
- *Debriefing:* conforme discutido na seção sobre TEPT, há algumas evidências de que podem associar-se a um prognóstico desfavorável em vítimas de eventos traumáticos graves.
- Desesperança e ideação suicida: são sintomas que devem sempre ser avaliados e considerados prioritários em pacientes, principalmente se deprimidos (Beck, 1997).
- Terapia de exposição em pacientes sob utilização de ansiolíticos como benzodiazepínicos ou álcool geralmente é contra-indicada, pois atenua seus efeitos benéficos. A substância não permite que surjam os sintomas ansiosos para que o paciente se habitue a eles. Além disso, o paciente pode atribuir a melhora progressiva dos sintomas fóbicos às medicações e não à terapia (Butler, 1997).
- Quadros ansiosos secundários a outros transtornos mentais, como depressão e psicoses. Nesses casos, o enfoque inicial deve ser sobre a condição de base, caso persistam sintomas ansiosos, aí sim estes podem e devem ser abordados (Clark, 1997).
- Pacientes constantemente intoxicados por uso contínuo de substâncias devem antes ser submetidos a um período de desintoxicação (Clark, 1997).
- Pacientes com depressão grave, com grande abulia e déficit atencional não conseguem acompanhar e executar as solicitações (Butler, 1997).
- Transtorno grave de personalidade: na realidade não há contra-indicação, mas deve-se ter em mente que o tratamento provavelmente será mais demorado e com

resultados menos satisfatórios que o habitual (Butler, 1997). Se os pacientes apresentam comportamentos muito perturbadores, geralmente não devem receber tratamentos em grupos (Freeman et al., 1993).
- Transtornos mentais orgânicos, como demência grave, *delirium* e deficiência mental moderada a grave, são contra-indicações à TCC, mas casos mais leves dessas enfermidades podem ser tratados através da TCC com algumas modificações (Ludgate et al., 1993).
- Eletroconvulsoterapia (ECT) bilateral: comumente causa um prejuízo mnéstico transitório que impossibilita a participação em psicoterapia. Entretanto, a TCC pode ser utilizada em pacientes recebendo ECT unilateral, mormente quando utilizada em dias alternados aos das aplicações do ECT (Wright et al., 1993).
- Paciente se recusa a tomar parte ativa no tratamento, mesmo após essa resistência ter sido abordada por técnicas cognitivas (Salkovskis e Kirk, 1997).
- Ausência de qualquer melhora após as primeiras sessões.
- Terapia conjugal é contra-indicada se um parceiro se recusa a abandonar um caso extraconjugal ou decidiu-se pelo divórcio. Se o relacionamento for muito instável devido a grave transtorno de personalidade, se houver abuso físico constante, principalmente decorrente de problemas com álcool e drogas, esses problemas devem ser primeiramente sanados (ou atenuados) em abordagens individuais (Schmaling, 1997).
- Terapia sexual não deve ser oferecida se é inaceitável para um dos parceiros, se a dificuldade sexual se dever a um transtorno mental não-tratado (p. ex., depressão) ou a problemas de relacionamento do casal. Nestas duas últimas situações, o tratamento delas deve ser prioritário. Também não se recomenda iniciar terapia sexual em gestantes, pois a diminuição natural do desejo sexual nesse período limita as chances de sucesso (Hawton, 1997).

REFERÊNCIAS BIBLIOGRÁFICAS

ABRAMOWITZ, J.S. Effectiveness of psychological and pharmacological treatments for obsessive-compulsive disorder: a quantitative review. *J. Consult. Clin. Psychol.*, v.65, n.1, p.44-52, 1997.

BACALTCHUK, J.; HAY, P.; TREFIGLIO, R. Antidepressants versus psychological treatments and their combination for bulimia nervosa (Cochrane Review). *The Cochrane Library*, Issue 1, Oxford, 2002. Update software.

BASCO, M.R.; RUSH, J. *Cognitive-behavioral therapy for bipolar disorder*. New York: Guilford, 1996.

BECK, A.; FREEMAN, A. et al. *Terapia cognitiva dos transtornos de personalidade*. Porto Alegre: Artmed, 1993.

BECK, J.S. *Terapia cognitiva:* teoria e prática. Porto Alegre: Artmed, 1997.

BOGAARDS, M.C.; TER KUILE, M.M. Treatment of recurrent tension headache: a meta-analytic review. *Clin. J. Pain,* v.10, n.3, p.174-90, 1994.

BUTLER, G. Distúrbios fóbicos. In: HAWTON, K. et al. *Terapia cognitivo-comportamental para problemas psiquiátricos:* um guia prático. São Paulo: Martins Fontes, 1997.

CARROLL, K.M. Relapse prevention as a psychosocial treatment: a review of controlled clinical trials. *Experimental and Clinical Psychopharmacology,* v.4, n.1, p.46-54, 1996.

CLARK, D.M. Estados de ansiedade: pânico e ansiedade generalizada. In: HAWTON, K. et al. *Terapia cognitivo-comportamental para problemas psiquiátricos:* um guia prático. São Paulo: Martins Fontes, 1997.

CLARKE, M.; OXMAN, A.D. (Eds.). Cochrane Reviewers Handbook 4.1.4 [updated October 2001]. *The Cochrane Library*, Issue 4, Oxford, 2001. Update software. Updated quarterly.

CORMAC, I.; JONES, C.; CAMPBELL, C. Cognitive behavior therapy for schizophrenia (Cochrane Review). *The Cochrane Library,* Issue 1, Oxford, 2002. Update software.

DERUBEIS, R.J.; CRITS-CHRISTOPH, P. Empirically supported individual and group psychological treatments for adult mental disorders. *J. Consult. Clin. Psychol.*, v.66, n.1, p.37-52, Feb. 1998. Review.

DUNN, R.L.; SCHWEBEL, A.I. Meta-analytic review of marital therapy outcome research. *Journal of Family Psychology,* v.9, n.1, p.58-68, 1995.

DURLAK, J.A.; FUHRMAN, T.; LAMPMAN, C. Effectiveness of cognitive-behavior therapy for maladapting children: a meta-analysis. *Psychological Bulletin,* v.110, n.2, p.204-14, 1991.

ELKIN, I. et al. National Institute of Mental Health Treatment of Depression Collaborative Program: general effectiveness of treatments. *Arch. Gen. Psychiatry,* v.46, p.971-82, 1989.

FEDOROFF, I.C.; TAYLOR, S. Psychological and pharmacological treatments of social phobia: a meta-analysis. *J. Clin. Psychopharmacol.*, v.21, n.3, p.311-24, 2001.

FENNELL, M.J.V. Depressão. In: HAWTON, K. et al. *Terapia cognitivo-comportamental para problemas psiquiátricos*. São Paulo: Martins Fontes, 1997. p.241-331.
FRIEDBER,G.F. Chronic fatigue syndrome: a new clinical application. *Professional Psychology: Research and Practice*, v.27, n.5, p.487-94, 1996.
FREEMAN, A. et al. Group cognitive therapy with inpatients. In.: WRIGHT, J.H. et al. *Cognitive therapy with inpatients*: developing a cognitive milieu. New York: Guilford, 1993.
GAFFAN, E.A.; TSAOUSIS, J.; KEMP-WHEELER, S.M. Researcher allegiance and meta-analysis: the case of cognitive therapy for depression. *Journal of Consulting and Clinical Psychology*, v.63, n.6, p.966-80, 1995.
GOULD, R.A. et al. Cognitive therapy for psychosis in schizophrenia: an effect analysis. *Schizophrenia Research*, v.48, p.335-42, 2001.
GUIMARÃES, S.S. Tricotilomania. In: RANGE, B. (Org.). *Psicoterapia cognitivo-comportamental*: um diálogo com a psiquiatria. Porto Alegre: Artmed, 2001.
HAUG, T.T. et al. Psychotherapy in functional dyspepsia. *Journal of Psychosomatic Research*, v.38, n.7, p.735-44, 1994.
HAWTON, K. Disfunções sexuais. In: HAWTON, K. et al. *Terapia cognitivo-comportamental para problemas psiquiátricos*: um guia prático. São Paulo: Martins Fontes, 1997.
HAWTON, K. et al. Psychosocial and pharmacological treatments for deliberate self harm (Cochrane Review). *The Cochrane Library*, Issue 1, Oxford, 2002. Update software.
HAY, P.J.; BACALTCHUK, J. Psychotherapy for bulimia nervosa and binging (Cochrane Review). *The Cochrane Library*, Issue 1, Oxford, 2002. Update software.
IRVIN, J.E. et al. Efficacy of relapse prevention: a meta-analytic review. *J. Consult. Clin. Psychol.*, v.67, n.4, p.563-70, 1999.
LAYDEN, M.A. et al. *Cognitive therapy of borderline personality disorder*. New York: Guilford, 1993.
LINEHAM, M.M.; KEHRER, C.A. Borderline personality disorder. In: BARLOW, D.H. *Clinical handbook of psychological disorders*. New York: Guilford, 1993.
LINEHAM, M.M. et al. Cognitive-behavioral treatment of chronically parasuicidal borderline patients. *Archives of General Psychiatry*, v.48, n.12, p.1060-4, 1991.
LUDGATE, J.W. et al. Individual cognitive therapy with inpatients. In: WRIGHT, J.H. et al. *Cognitive therapy with inpatients*: developing a cognitive milieu. New York: Guilford, 1993.
MARLATT, G.A.; GORDON, J.R. *Prevenção da recaída*. Porto Alegre: Artmed, 1993.
MATTICK, R.P. et al. Treatment of panic and agoraphobia: an integrative review. *J. Nerv. Ment. Dis.*, v.178, n.9, p.567-76, 1990.

MORIN, C.M.; CULBERT, J.P.; SCHWARTZ, S.M. Nonpharmacological interventions for insomnia: a meta-analysis of treatment efficacy. *Am. J. Psychiatry*, v.151, n.8, p.1172-80, 1994.
MORLEY, S.; ECCLESTON, C.; WILLIAMS, A. Systematic review and meta-analysis of randomized controlled trials of cognitive behavior therapy and behavior therapy for chronic pain in adults, excluding headache. *Pain*, v.80, n.1-2, p.1-13, 1999.
MURPHY, G.E. et al. Cognitive therapy and pharmacotherapy: singly and together in the treatment of depression. *Arch. Gen. Psychiatry*, v.41, p.33-41, 1984.
MURTAGH, D.R.; GREENWOOD, K.M. Identifying effective psychological treatments for insomnia: a meta-analysis. *J. Consult. Clin. Psychol.*, v.63, p.79-89, 1995.
OAKLEY-BROWNE, M.A.; ADAMS, P.; MOBBERLEY, P.M. Interventions for pathological gambling (Cochrane Review). *The Cochrane Library*, Issue 1, Oxford, 2002. Update software.
PRICE, J.R.; COUPER, J. Cognitive behavior therapy for chronic fatigue syndrome in adults (Cochrane Review). *The Cochrane Library*, Issue 1, Oxford, 2002. Update software.
ROSE, S.; BISSON, J.; WESSELY, S. Psychological debriefing for preventing post traumatic stress disorder (PTSD). (Cochrane Review). *The Cochrane Library*, Issue 1, 2002. Oxford: Update software.
ROSSY, L.A. et al. A meta-analysis of fibromyalgia treatment interventions. *Ann. Behav. Med.*, v.21, n.2, p.180-91, 1999.
SACKETT, D.L.; ROSENBERG, W.M.C. The need for evidence-based medicine. *J. R. Soc. Med.*, v.88, p.620-4, 1995.
SALKOVSKIS, P.M.; KIRK, J. Distúrbios obsessivos. In: HAWTON, K. et al. *Terapia cognitivo-comportamental para problemas psiquiátricos*: um guia prático. São Paulo: Martins Fontes, 1997.
SCHMALING, K.B.; FRUZZETTI, A.E.; JACOBSON, N.S. Problemas conjugais. In: HAWTON, K. et al. *Terapia cognitivo-comportamental para problemas psiquiátricos*: um guia prático. São Paulo: Martins Fontes, 1997.
SHERMAN, J.J. Effects of psychotherapeutic treatments for PTSD: a meta-analysis of controlled clinical trials. *J. Trauma Stress*, v.11, n.3, p.413-35, 1998.
SIMTH, M.T. et al. Comparative meta-analysis of pharmacotherapy and behavior therapy for persistent insomnia. *Am. J. Psychiatry*, v.159, p.5-11, 2002.
SOO, S. et al. Psychological interventions for non-ulcer dyspepsia (Cochrane Review). *The Cochrane Library*, Issue 1, Oxford, 2002. Update software.
SOTSKY, S. et al. Patient predictors of response to psychotherapy and pharmacotherapy. *Am. J. Psychiatry*, v.148, p.997-1008, 1991.
STEKETEE, G.S. *Treatment of obsessive-compulsive disorder*. New York: Guilford, 1993

SUZANNA, R.; JONATHAN, B.; SIMON, W. Psychological debriefing for preventing post traumatic stress disorder (PTSD) (Cochrane Review). *The Cochrane Library,* Issue 1, Oxford, 2002. Update software.

TOWNSEND, E. et al. The efficacy of problem-solving treatments after deliberate self-harm: meta-analysis of randomized controlled trials with respect to depression, hopelessness and improvement in problems. *Psychological Medicine,* v.31, n.6. p.979-88, 2001.

TULDER, M.W. et al. Behavioral treatment for chronic low back pain (Cochrane Review). *The Cochrane Library,* Issue 1, Issue 1, Oxford, 2002. Update software.

VAN BALKOM, A.J. et al. A meta-analysis of the treatment of panic disorder with or without agoraphobia: a comparison of psychopharmacological, cognitive-behavioral, and combination treatments. *J. Nerv. Ment. Dis.,* v.185, n.8, p.510-6, 1997.

WRIGHT, J.W.; THASE, M.E.; SENSKY, T. Cognitive and biological therapies: a combine approach. In: WRIGHT, J.H. et al. *Cognitive therapy with inpatients*: developing a cognitive milieu. New York: Guilford, 1993.

Depressão

10

Maurício Silva de Lima, Paulo Knapp,
Carolina Blaya, Lucas de Castro Quarantini,
Irismar Reis de Oliveira,
Pedro Antônio Schmidt do Prado Lima

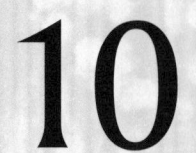

A depressão é um dos transtornos psiquiátricos mais comuns, com distribuição universal, e constitui um grande problema de saúde pública. Segundo a Organização Mundial de Saúde, o grau de incapacitação devido aos transtornos depressivos é maior do que em outras doenças crônicas e recorrentes, como hipertensão, diabete melito, artrite ou dor lombar crônica. Calcula-se que, até o ano 2020, a depressão será a segunda causa de incapacitação no mundo, atrás apenas da doença coronariana isquêmica (Parik e Law, 2001).

Sendo a depressão uma doença comum, com alta morbidade e mortalidade, com conseqüências individuais e familiares e alto custo para a sociedade, conhecer a efetividade das alternativas terapêuticas atualmente disponíveis é essencial. O papel dos psicofármacos no tratamento da depressão tem sido bastante revisado, especialmente nos últimos 15 anos, nas mais diversas formas de transtornos depressivos. Isso se deve, em parte, à eficácia dos antidepressivos, mas também à facilidade de se conduzir estudos clínicos randomizados com drogas. Esse delineamento, que se baseia fundamentalmente no poder do processo aleatório de seleção de participantes nos estudos, é aplicado a intervenções psicossociais complexas com maior dificuldade. Por exemplo, comparar duas modalidades de psicoterapia com um estudo "duplo-cego", procedimento freqüentemente utilizado em ensaios clínicos randomizados, pode ser tanto inviável quanto indesejado.

Neste capítulo, revisa-se a literatura com relação a aspectos neuroquímicos e de terapia cognitiva (TC), a eficácia da TC isolada ou em combinação com fármacos, o modelo cognitivo da depressão e, finalmente, descreve-se um caso clínico no qual são demonstradas as principais técnicas da TC na depressão. A busca bibliográfica foi realizada pelas seguintes fontes: Medline, PycInfo, Webofscience e checagem de referências dos artigos obtidos.

NEUROQUÍMICA DA DEPRESSÃO E TERAPIA COGNITIVA

A noção empírica de que eventos de vida, sobretudo os negativos, podem desencadear a depressão é confirmada experimentalmente (McGuffin, Katz, Bebbington, 1988). Importa como o evento é interpretado, e não apenas a sua natureza. Por exemplo, a aposentadoria pode ser desejada por uma pessoa que tenha uma condição financeira estável, planeje viajar ou almeje uma outra atividade prazerosa, neste caso representando um evento positivo; por outro lado, pode ser indesejada por alguém que perceba a aposentadoria como um sinal inequívoco de diminuição de prestígio ou de velhice, desse modo representando um evento negativo. Quais mecanismos neurobiológicos permitem que um evento de vida desencadeie a depressão? Duas estruturas podem ser importantes em mediar a influência de um evento de vida negativo no desencadeamento de um episódio depressivo, a amígdala e o eixo hipotálamo-hipófise-adrenal.

A amígdala

A amígdala é fundamental para o reconhecimento e a resposta ao perigo. Ela pode ser considerada a estrutura central que interpreta estímulos sensoriais na busca de elementos que sinalizam perigo ao indivíduo. Além disso, orquestra a reação a esse perigo organizando as manifestações comportamentais, autonômicas e neuroendócrinas. Por exemplo, os macacos dos quais foram retiradas as amígdalas e estruturas adjacentes bilateralmente desenvolvem uma síndrome descrita como "cegueira psíquica", na qual eles se aproximam de objetos animados ou inanimados sem hesitação, examinando-os preferencialmente com a boca e não com as mãos, sejam eles alimentos, fezes, cobras ou uma lâmpada acesa. Além disso, não apresentam reações emocionais tipicamente associadas com situações que provocam medo ou raiva (Davis, 1999).

Ao mesmo tempo, a amígdala parece estar relacionada com o desenvolvimento de depressão. Ela é a única estrutura cerebral em que o metabolismo da glicose se relaciona positivamente com a gravidade da depressão. O metabolismo da glicose é usado como parâmetro do grau de atividade dos neurônios de uma determinada região cerebral, sendo quantificado por meio de um exame denominado *tomografia por emissão de pósitrons* (Drevets, Gadde, Krishman, 1999).

Ao mesmo tempo em que promove a regressão da sintomatologia depressiva, o tratamento com antidepressivos diminui o metabolismo da glicose na amígdala. Pacientes em remissão da depressão usando antidepressivos inibidores seletivos da recaptação da serotonina que recaem com o uso de dieta sem triptofano (a qual reduz os níveis de serotonina cerebrais, diminuindo, assim, o substrato onde agem esses antidepressivos) apresentavam, antes do uso dessa dieta, maior atividade da amígdala quando comparados com os que não recaíram (Drevets, Gadde, Krishman, 1999).

Assim sendo, a amígdala está relacionada ao reconhecimento e resposta à ansiedade e à suscetibilidade e desenvolvimento de depressão, sendo uma estrutura-chave em ambos os eventos psíquicos.

O eixo hipotálamo-hipófise-adrenal (HHA)

O estresse provoca a ativação de um eixo neuroendócrino que tem origem no hipotálamo. Neurônios localizados no núcleo paraventricular do hipotálamo sintetizam e liberam o hormônio liberador de corticotropina (CRH) e projetam seus axônios até a eminência mediana, onde tem início o sistema porta-hipotálamo-hipofisário. Esse sistema é composto por capilares que confluem para formar pequenas veias que se dirigem à hipófise anterior. Lá chegando, ocorre nova capilarização, sendo possível a exposição das células da hipófise anterior às substâncias liberadas nesse sistema porta. Dessa forma, em resposta ao estresse, o CRH é liberado, promovendo a secreção e estimulando a síntese da corticotropina (ACTH) por células da hipófise na circulação sistêmica. Esta, por sua vez, vai estimular a liberação e a síntese do cortisol por parte da glândula supra-renal (Mcallister-Williams, Young, 1998).

Há mais de duas décadas foi demonstrado que em aproximadamente metade dos pacientes depressivos há uma liberação do eixo HHA. Inúmeras evidências relacionam o aumento da liberação tanto do CRH quanto do cortisol com a depressão. Ou seja, esse é mais um ponto de convergência entre o estresse e a depressão (Mcallister-Williams, Young, 1998).

Uma das possíveis interpretações para o papel desempenhado por esse eixo neuroendócrino é o de modular a reação do organismo face a um estresse, em um primeiro momento aumentando as condições de lidar com o estresse e, em um segundo momento, propiciando o desenvolvimento de estratégias conservadoras, por meio da modulação do humor (Holsboer, 1995).

A depressão diminui a atenção

Os recursos cognitivos de que dispomos são limitados. A atenção é o instrumento pelo qual o cérebro discrimina a informação que será ou não processada cognitivamente. As operações mentais diferem na quantidade de atenção que requerem. Podemos distinguir, conforme a quantidade de capacidade cognitiva requerida, dois tipos de operações: as que exigem um esforço cognitivo considerável, portanto atenção maior, e as que podem ser realizadas com mínimo esforço cognitivo, de forma quase automática, portanto com mínima atenção (Murphy, Sahakian, O'Carroll, 1998)

Um dos critérios para o diagnóstico de depressão maior pelo DSM-IV-TR (American Psychiatry Association, 1994) é a "diminuição da habilidade para concentrar-se". Evidentemente, nessa situação, as operações cognitivas que são realizadas com sucesso são as que requerem mínima atenção, as automáticas, sendo que há dificuldade em realizar as que necessitam de um maior esforço cognitivo. Alguns autores propõem que, além da diminuição da capacidade de concentrar-se, a depressão provoca um viés na atenção, estreitando o foco em direção a pensamentos que estejam relacionados com ela (Murphy, Sahakian, O'Carroll, 1998).

A depressão altera a memória

A diminuição no desempenho em vários testes de memória foi descrita em pacientes com depressão. Entretanto, um outro fenômeno menos reconhecido, mas igualmente importante, também ocorre: apesar das dificuldades de memória, pacientes depressivos lembram-se bem de eventos negativos. Esse fenômeno é evidenciado, por exemplo, em um estudo em que se solicita aos pacientes que exercitem livre associação a partir de palavras de cunho positivo, neutro ou negativo. Pacientes com depressão têm maior facilidade com palavras de cunho negativo (Murphy, Sahakian, O'Carroll, 1998)

Por que ocorre esse viés na memória? Estudos sobre a memória realizados com ratos na década de 1980 propuseram um mecanismo *denominado dependência de estado da memória,* que talvez esteja relacionado com o viés observado na depressão. Todos os ratos foram treinados e testados da mesma forma. No primeiro dia de treinamento, o rato era colocado em uma caixa retangular em que havia uma plataforma ocupando uma das extremidades. O rato rapidamente examinava a plataforma e descia para explorar o restante da caixa, cujo piso era feito de uma grade metálica. Uma vez nessa grade, recebia um choque elétrico de pequena intensidade, mas aversivo o suficiente para que, no dia seguinte, quando era novamente colocado na plataforma, o rato evitasse por um tempo descer dela (Murphy, Sahakian, O'Carroll, 1998). O primeiro grupo de animais foi assim tratado: no primeiro dia foram treinados e, no dia seguinte, demoraram a descer da plataforma porque lembravam do choque elétrico. O segundo grupo, após o treinamento, foi submetido a eletroconvulsoterapia (ECT); então, no dia seguinte, não se lembravam e desciam da plataforma rapidamente. Os animais do terceiro grupo, após a ECT, receberam o antagonista opióide naltrexona e, no dia seguinte, demoravam a descer da plataforma evidenciando que a ECT libera opióides endógenos que influenciam a consolidação da memória. O quarto grupo de animais, após o treinamento, também recebeu ECT e, no dia seguinte, antes do teste de memória, recebeu o opióide morfina. No teste, os animais lembraram-se da experiência do choque elétrico e demoraram a descer a plataforma. Ou seja, a ECT libera opióides endógenos que "marcam aquela memória" de tal sorte que ela somente pode ser evocada novamente na presença de opióides. Esse fenômeno foi denominado de dependência de estado da memória.

O círculo vicioso

O elemento central na teoria cognitiva da depressão de Aaron Beck é que as manifestações emocionais e comportamentais da depressão são produzidas e mantidas por uma avaliação negativa do ambiente e de si próprio. Essa avaliação negativa ocorre porque indivíduos depressivos tendem a distorcer automaticamente e negativamente as informações do ambiente.

Dessa forma, podemos vislumbrar um círculo vicioso mesclando aspectos neurobiológicos, neuropsicológicos e cognitivos na manutenção da depressão.

Imagine um indivíduo que tenha uma suscetibilidade para o desenvolvimento de depressão. Após um evento negativo importante, é desencadeada nesse indivíduo uma síndrome depressiva, conforme explicado anteriormente. Uma vez instalada a depressão, ocorrem as alterações na atenção, na cognição e na memória. Ou seja, a atenção diminui, o processamento cognitivo torna-se mais automático e há uma tendência à evocação de informações de cunho negativo. A combinação é desastrosa para a recuperação do paciente e representa um círculo vicioso na manutenção da depressão. O viés na atenção, estreitando o foco para fatos negativos, e o viés na memória, facilitando a evocação de fatos negativos, combinados com um processamento cognitivo mais automático, que requer mínima atenção, levam a uma dificuldade para identificar aspectos positivos em si próprio ou no ambiente que sinalizem uma solução para os problemas. Com isso, o indivíduo tem tendência a maximizar qualquer aspecto negativo, inclusive identificando, por vezes, o que é positivo ou neutro como negativo. Nesse contexto, a pessoa se sente constantemente ameaçada, com o eixo hipotálamo-hipófise-adrenal sendo freqüentemente ativado, contribuindo para a manutenção da depressão. A TC, corrigindo as distorções provocadas na interpretação dos fatos, pode contribuir para diminuir a "pressão" sobre o eixo hipotálamo-hipófise-adrenal.

Esse modelo teórico apresenta o mérito de integrar uma série de informações neuroquímicas e neuropsicológicas, obtidas experimentalmente, e inferir sobre o efeito de uma intervenção com TC.

EFICÁCIA DA ASSOCIAÇÃO DE TC E FARMACOTERAPIA

Muitos autores estão convencidos de que os tratamentos que associam psicoterapia e farmacoterapia constituem a primeira escolha para a depressão unipolar tratada em nível ambulatorial (De Jonghe et al., 2001). Por outro lado, existem sugestões de que a TC pode ser útil não só para os pacientes ambulatoriais (Derubeis et al., 1999), mas também para os pacientes internados com depressão grave, mesmo quando utilizada isoladamente (Blackburn, 1992; Wright, 1998; Antonuccio, 1995).

A evidência disponível até o momento, como veremos a seguir, não responde ainda a uma série de questões relevantes do ponto de vista clínico, tais como definição do tratamento de acordo com o tipo e a gravidade da depressão, custo-efetividade das abordagens combinadas e abordagens específicas para pacientes individuais. A evidência de estudos clínicos fornece respostas mais abrangentes, relativas à eficácia geral das intervenções, e funciona muito mais como uma base para indicar determinadas terapias, ficando as indicações específicas julgadas por critérios clínicos.

Há, pelo menos, uma revisão não-sistemática (Greenberg e Fisher, 1989, 1997) e cinco revisões sistemáticas e/ou metanálises (Conte et al., 1986; Dobson, 1989; Wexler e Cicchetti, 1992; Antonuccio, Danton, Denelsky, 1995; Hollon, Schelton, Loosen, 1991) sobre o tratamento do episódio agudo de depressão unipolar, comparando TC, farmacoterapia e combinações. Em uma extensa revisão narrativa, Greenberg e Fisher (1989) concluíram que uma série de ensaios clínicos bem conduzidos comparando psicoterapias ativas e diretivas (tais como as terapias cognitiva e interpessoal) com medicamentos antidepressivos sugeria que os pacientes ambulatoriais submetidos à psicoterapia evoluem tão bem e às vezes melhor do que aqueles recebendo medicações.

Wexler e Cicchetti (1992) conduziram uma metanálise de nove estudos envolvendo 513 pacientes, não restrita a intervenções cognitivas, comparando psicoterapia e farmacoterapia, tanto isoladamente quanto combinadas. Nessa revisão, a psicoterapia como tratamento único e a combinação dos dois tratamentos foram superiores à farmacoterapia administrada isoladamente. Os autores chegam a sugerir que, quando os dados são analisados levando em consideração a taxa de perdas, a farmacoterapia é inferior à terapia combinada e à psicoterapia isolada.

Dobson (1989) revisou oito estudos randomizados envolvendo 721 pacientes deprimidos que compararam TC com antidepressivos tricíclicos. O autor sugere que a TC foi superior à farmacoterapia quando utilizado o escore do BDI (Inventário de Depressão Beck). Os pacientes submetidos à TC obtiveram melhora 70% superior à média dos pacientes tratados com farmacoterapia, com tamanho do efeito de 0,53 em favor do tratamento psicológico, o que equivale a uma diferença de razoável magnitude. Antonuccio Danton e Denelsky (1995), em revisão de estudos clínicos controlados não restritos à TC, sugerem que os tratamentos psicológicos, particularmente a terapia cognitivo-comportamental, são pelo menos tão eficazes quanto os medicamentos no tratamento da depressão mesmo grave.

As revisões descritas incluem os estudos que compararam psicoterapia e antidepressivos tricíclicos, drogas de uso cada vez mais restrito em decorrência de sua menor tolerabilidade. É compreensível que a taxa de interrupção do tratamento por efeitos adversos seja alta e, conseqüentemente, comprometa a eficácia do medicamento. Isso está demonstrado na metanálise de Wexler e Cicchetti (1992), na qual, quando a taxa de abandono do tratamento é considerada na análise juntamente com a taxa de melhoras clínicas, a farmacoterapia mostra-se substancialmente inferior à psicoterapia isolada ou ao tratamento combinado.

Assim, esses achados mais recentes, que apontam a combinação de psicoterapia e farmacoterapia como sendo mais aceita pelos pacientes que a farmacoterapia exclusiva, bem como a menor proporção de abandono do tratamento (De Jonghe et al., 2001) provavelmente se relacionam ao fato de os novos antidepressivos serem mais seletivos e apresentarem um perfil de tolerância melhor do que as drogas tricíclicas.

Em um grande ensaio clínico (Keller et al., 2000) envolvendo 681 pacientes portadores de depressão maior não-psicótica, a nefazodona foi comparada em associação ou isoladamente a um modelo de TC recentemente desenvolvido, o Sistema de Análise Cognitivo-Comportamental (*Cognitive-Behavioral Analysis System*). Foram aplicadas 16-20 sessões em 12 semanas, sendo que o grupo que recebeu tratamento combinado apresentou remissão ou resposta satisfatória em 85% dos casos, enquanto para o grupo da nefazodona isolada essa taxa foi de 55%. No entanto, o número de pacientes que completaram o estudo constitui uma limitação metodológica do mesmo, além da não-adoção de análise por intenção de tratar, a qual produz resultados mais conservadores.

Contudo, é preciso lembrar que revisões não-sistemáticas estão sujeitas a uma série de vieses, como o de seleção, no qual são incluídos apenas estudos que confirmam determinadas hipóteses ou que publicaram resultados positivos (viés de publicação). Também a análise quantitativa e qualitativa dos resultados dos estudos individuais não é avaliada por meio de métodos que ponderem características próprias dos estudos, como o tamanho da amostra e o delineamento (prospectivo, o que seria ideal), a descrição de perdas, dentre outros fatores essenciais.

Revisões sistemáticas e metanálises (Conte et al., 1986; Dobson, 1989; Wexler e Cicchetti, 1992; Hollon, Shelton, Loosen, 1991; Robinson, Berman, Neimeyer, 1990) têm encontrado resultados controversos; apesar de, na prática clínica, haver um senso comum de que as abordagens combinadas sempre são preferíveis, algumas revisões não encontram superioridade em relação aos tratamentos isolados (Conte et al., 1986; Hollon, Shelton, Loosen, 1991; Robinson, Berman, Neimeyer, 1990).

Depressão grave

Os estudos sobre a eficácia da TC e de outras psicoterapias comparada com farmacoterapias no tratamento da depressão foram realizados tanto com pacientes ambulatoriais como com pacientes com depressão grave em regime de hospitalização.

Thase e colaboradores (1997) examinaram os fatores de recorrência em uma metanálise de dados originais ou individuais de 595 pacientes com depressão maior, incluídos em seis estudos. Todos os pacientes apresentavam critérios para depressão unipolar sem sintomas psicóticos e foram tratados durante 16 semanas com TC ou psicoterapia interpessoal isoladamente (n=243), ou com psicoterapia interpessoal associada à farmacoterapia (n=352). Os autores não encontraram diferenças entre tratamento combinado e psicoterapia isolada nos casos de depressão leve. Entretanto, foram observadas vantagens altamente significativas do tratamento combinado sobre aqueles isolados nos casos mais graves de depressão recorrente. Apesar de os achados de Thase estarem de acordo com a ampla impressão clínica de que o tratamento combinado é superior à psicoterapia isolada no tratamento das depressões recorrentes graves, essa metanálise não foi realizada no contexto de uma revisão sistemática. Isso significa que os autores não esgotaram a evidência publicada e não-publicada sobre o tema, mas apenas realizaram uma síntese estatística de seis estudos. Dessa forma, um viés de seleção importante pode invalidar suas conclusões. Em outra metanálise de dados individuais de quatro estudos (Derubeis et al., 1999) que incluíram subgrupos de pacientes ambulatoriais gravemente deprimidos, os resultados obtidos com antidepressivos e terapia cognitivo-comportamental foram equivalentes. Os autores concluíram que os medicamentos não devem ser considerados superiores à TC no tratamento da depressão grave de pacientes ambulatoriais. Esta metanálise merece as mesmas considerações feitas com relação ao trabalho de Thase e colaboradores (1997).

Existem ainda poucos estudos examinando especificamente a eficácia comparativa de psicoterapias e farmacoterapias; falta especialmente uma revisão sistemática que organize, sumarize e avalie quantitativa e qualitativamente *todos* os estudos realizados até o momento sobre este tópico.

Prevenção de recaídas

O reaparecimento dos sintomas depressivos durante o tratamento de manutenção com antidepressivos é comum, ocorrendo numa taxa que varia entre 9 e 57% nos diferentes estudos (Byrne e Rothschild, 1998). Fava e colaboradores (1998a) sugeriram que a TC dos sintomas residuais de episódios depressivos tratados com medicações produz substancial diminuição das recaídas. Em estudo incluindo 40 pacientes, aqueles com depressão maior recorrente que haviam sido tratados com sucesso com antidepressivos foram randomicamente alocados em dois grupos: um tratando com TC os sintomas residuais e outro com tratamento clínico convencional. Em ambos os grupos, após 20 semanas de tratamento, a administração de antidepressivos foi reduzida e interrompida. Os pacientes foram acompanhados por dois anos, sem que medicamentos fossem utilizados, exceto em caso de recaída. O grupo tratado com TC apresentou maior taxa de redução dos sintomas residuais, comparado ao grupo que recebeu tratamento clínico convencional. A TC também proporcionou baixas taxas de recaídas (25%) em comparação com o manejo clínico (80%).

Dados referentes aos mesmos pacientes do estudo anterior foram publicados após quatro e seis anos de seguimento (Fava et al., 1998b, 1998c). O tratamento com TC resultou em significativa redução das taxas de recaída em quatro anos (35 *vs.* 70%)(Fava et al., 1998a). Após seis anos de seguimento (Fava et al., 1998c), dez (50%) dos pacientes do grupo de TC e 15 (75%) dos pacientes em tratamento tradicional recaíram. Entretanto, essa diferença não foi estatisticamente significativa. Quando múltiplas recaídas foram consideradas, os pacientes submetidos à TC tiveram significativamente menos episódios e responderam ao mesmo antidepressivo utilizado no episódio basal do estudo. Os autores concluíram que a TC tem evidente efeito protetor até quatro anos de seguimento, enfraquecendo posteriormente. Entretanto, a TC dos sintomas residuais proporciona redução do número de episódios de depressão maior em longo prazo (Fava et al., 1998c). Segundo esses autores, tais resultados desafiam a suposição de que o tratamento farmacológico prolongado é a única forma de prevenir recaídas nos pacientes com depressão recorrente. Por outro lado, a farmacoterapia de manutenção parece ser necessária para alguns pacientes, ficando a TC como alternativa viável para outros. No entanto, todas essas conclusões merecem ser vistas com cautela, já que, apesar do longo período de seguimento, trata-se de um estudo com um número muito reduzido de pacientes. Além disso, algumas das conclusões foram mantidas apesar de os resultados não atingirem o limiar convencional de significância estatística.

Não foram encontrados estudos que tenham avaliado a combinação de antidepressivos com TC como manutenção e prevenção de recaídas.

Concluindo, a revisão da literatura sugere que a TC é uma modalidade terapêutica eficaz no tratamento da depressão leve a moderada, mesmo quando aplicada isoladamente. As diferenças entre os antidepressivos usados nos estudos clínicos e as outras diferenças metodológicas não permitem saber se a TC é superior ou mesmo equivalente à farmacoterapia. Ainda que a prática clínica indique que abordagens combinadas são superiores à farmacoterapia isolada, a evidência de ensaios clínicos randomizados não confirma, até o momento, essa crença. Ademais, no tratamento de longa duração da depressão unipolar, a utilização de antidepressivos parece ser necessária para alguns pacientes, sendo a TC uma alternativa para outros (Blackburn e Moore, 1998).

MODELO COGNITIVO DA DEPRESSÃO

A psiquiatria biológica considera o humor depressivo e a perda de interesse e prazer característicos da depressão, como resultado de anormalidades funcionais em neurotransmissores cerebrais; conseqüentemente, o tratamento de escolha são os medicamentos antidepressivos, que regulam os níveis desses neurotransmissores (Blackburn e Twaddle, 1996). O modelo cognitivo da depressão (Beck, 1967; Beck et al., 1979) ressalta as mudanças que ocorrem no pensamento da pessoa deprimida. A formulação cognitiva da depressão, sem negar a evidente importância dos fatores biológicos, entende os sintomas depressivos como resultado das distorções cognitivas de conteúdo negativo. O conteúdo negativo do pensamento por si só pode não causar depressão, mas é um aspecto fundamental na manutenção do transtorno.

O modelo cognitivo da depressão propõe que os sintomas cognitivos, motivacionais e vegetativos da depressão podem ser causados e mantidos por distorções nos três níveis de cognição: pensamentos automáticos, crenças subjacentes e crenças nucleares (esquemas). Beck (1967) postulou a denominada *tríade cognitiva* da depressão, em que o indivíduo deprimido está em sofrimento pela visão negativa de si próprio, do seu ambiente e do futuro. Os pacientes deprimidos percebem-se como inferiores, inadequados, indesejados e incapazes ("Nada que eu faço dá certo"). Percebem também o ambiente em que estão inseridos como hostil, com obstáculos intransponíveis ("As pessoas me tratam mal"); a visão do futuro passa a ser influenciada pelas cognições negativas, pois o paciente considera ter recursos insuficientes para modificar o futuro ("Não adianta eu fazer nada, nunca irei sair disso"); com o conseqüente desenvolvimento da desesperança. Na espiral depressogênica, o viés de interpretação negativa dos eventos gera um humor depressivo congruente com a distorção; este humor, por sua vez, aciona ainda mais percepções negativamente distorcidas, que geram mais humor deprimido; os pensamentos se tornam cada vez mais negativos, e o humor, mais depressivo.

Pensamentos automáticos, crenças e esquemas

Os *pensamentos automáticos* são as cognições no nível mais superficial da consciência e refletem a temática cognitiva específica do transtorno depressivo ("Não adianta eu me esforçar, nunca faço nada certo"). Por estarem mais acessíveis à consciência, os pensamentos automáticos geralmente são as primeiras cognições a serem identificadas e trabalhadas no tratamento. O conteúdo do pensamento do paciente é distorcido pela perpetuação de diversas distorções cognitivas, entre elas a catastrofização, a polarização, a emocionalização e a minimização/maximização. A lista completa pode ser encontrada no Capítulo *Fundamentos*.

Em um nível intermediário de cognições encontramos as *crenças subjacentes*, que são constituídas de pressupostos e regras que governam a relação do indivíduo com o mundo. Pressupostos são afirmações do tipo "se..., então". Por exemplo, um indivíduo com uma crença nuclear acerca de ser inferior e de não ser amado apresentará pressupostos subjacentes relacionados com essa temática ("Se os outros não gostarem de mim, então serei infeliz"). As regras subjacentes, geralmente afirmações do tipo "devo" e "tenho que", são mandamentos rígidos e inflexíveis, que determinam a forma do relacionamento interpessoal dos indivíduos ("Necessito da aprovação dos outros para ficar bem, e devo fazer de tudo para agradar aos outros").

Além dos aspectos biológicos que tornam o indivíduo mais suscetível à depressão, a teoria cognitiva propõe que algumas pessoas têm predisposição para a depressão por causa de um conjunto particular e específico de idéias e conceitos acerca de si e do mundo desenvolvidos precocemente, chamadas *crenças nucleares*. Tais crenças são o resultado de um processo contínuo de aprendizado, moldado pelas experiências existenciais do indivíduo e desenvolvido pela identificação com outras pessoas importantes em sua vida, bem como pela percepção das atitudes dessas pessoas em relação a si.

Uma vez que uma crença nuclear específica é formada, ela pode influenciar a formação de conceitos subseqüentes e, se ela persiste, é incorporada em uma estrutura cognitiva duradoura, denominada *esquema* (Rush e Beck, 2000). O esquema, constituído de crenças nucleares, é definido por Beck e colaboradores (1979) como uma estrutura cognitiva usada para filtrar, codificar e avaliar os estímulos que interagem com o indivíduo. Essas estruturas nucleares podem estar relacionadas a diversas temáticas, como, por exemplo, aprovação, amor, autonomia, conquistas, perfeccionismo e assim por diante.

Todos temos nossos esquemas, que são reforçados ao longo da vida pelo processo de associar importância àquelas experiências que os validam e desqualificar as experiências que os invalidam. A diferença é que, nos distúrbios emocionais, os esquemas são extremamente distorcidos, disfuncionais, rígidos e generalizados (Blackburn e Twaddle, 1996). Nos indivíduos predispostos a desenvolver depressão, crenças como "sou um fracasso", "não tenho valor" ou "não sou amado" são predominantes.

Uma vez que as crenças nucleares negativas são consideradas um fator crítico de vulnerabilidade cognitiva para a patogênese da depressão, é objetivo da TC tornar conscientes e corrigir tais crenças, no sentido de torná-las mais adaptadas (Clarck e Steer, 1996). Os esquemas variam quanto à flexibilidade ou rigidez, permeabilidade ou impermeabilidade, abstração ou concretude e, fundamentalmente, quanto às suas valências afetivas. Esquemas que são rígidos e impermeáveis podem ser particularmente difíceis de modificar. Muitas vezes, o que é possível é a redução da valência desses esquemas negativos.

Os esquemas, as crenças subjacentes e os pensamentos automáticos do indivíduo moldam de forma constante e automática as percepções e interpretações dos eventos. Esses três níveis de cognição determinam o "jeito de ser" do indivíduo no mundo, indicando formas de lidar com suas experiências de vida. Embora muitos eventos de vida possam trazer sofrimento psíquico, eles podem não produzir depressão, a não ser que o indivíduo tenha uma sensibilidade cognitiva específica àqueles eventos, o que se dá quando a predisposição específica está incrustada em uma crença subjacente ou em um esquema. Quando tais situações existenciais são encontradas, as pessoas com predisposição à depressão começam a ter uma visão negativa de cada aspecto de suas vidas. À medida que a depressão se agrava, seu pensar torna-se progressivamente saturado com temáticas depressivas típicas, até que gradualmente os pacientes perdem a habilidade de enxergar seus pensamentos negativos objetivamente (Rush e Beck, 2000). Com o quadro clínico da depressão, esses esquemas disfuncionais são salientados e reforçados; mesmo com a resolução do quadro clínico, tais esquemas mal-adaptativos permanecem latentes se não forem adequadamente trabalhados.

A falta de motivação que acompanha os indivíduos deprimidos resulta em diminuição da atividade, tendo várias conseqüências. O tempo desocupado aumenta as ruminações depressogênicas; o indivíduo deprimido passa a se autocriticar pela redução da produtividade e diminui também as suas atividades prazerosas. Além disso, a mudança no comportamento ou na expressão de afeto de um indivíduo deprimido pode influenciar suas relações interpessoais, perpetuando, dessa forma, a depressão. A Figura 10.1 evidencia a seqüência desses eventos e o aspecto de retroalimentação do ciclo.

Hipóteses descritivas

Segundo Clark, Beck e Alford (1999), o modelo cognitivo da depressão envolve nove hipóteses descritivas:

1. *Processamento seletivo:* a depressão se caracteriza pelo viés no processamento das informações. O indivíduo seleciona apenas aqueles fatos de sua vida que sejam congruentes com seu humor negativo.
2. *Negatividade:* refere-se à presença de pensamentos negativos de forma absoluta e pervasiva acerca de si mesmo, do ambiente e do futuro.
3. *Exclusão:* a depressão também se caracteriza pela exclusão ou redução dos pensamentos positivos acerca de si mesmo.
4. *Universalidade:* refere-se ao fato de que o aumento das cognições negativas, a redução das cognições positivas e o viés do processamento cognitivo estão presentes em todos os subtipos de depressão.
5. *Primazia:* as cognições negativas e o processamento de informações distorcido influenciam os sintomas comportamentais, afetivos, somáticos e motivacionais da depressão.
6. *Persistência e gravidade:* a extensão dos pensamentos negativos, da redução dos pensamentos positivos e do viés de processamento negativo está diretamente relacionada à persistência e gravidade da depressão.
7. *Especificidade de conteúdo:* a depressão, assim como cada um dos transtornos psicológicos, está associada a um perfil específico de cognições negativas e vieses de processamento.

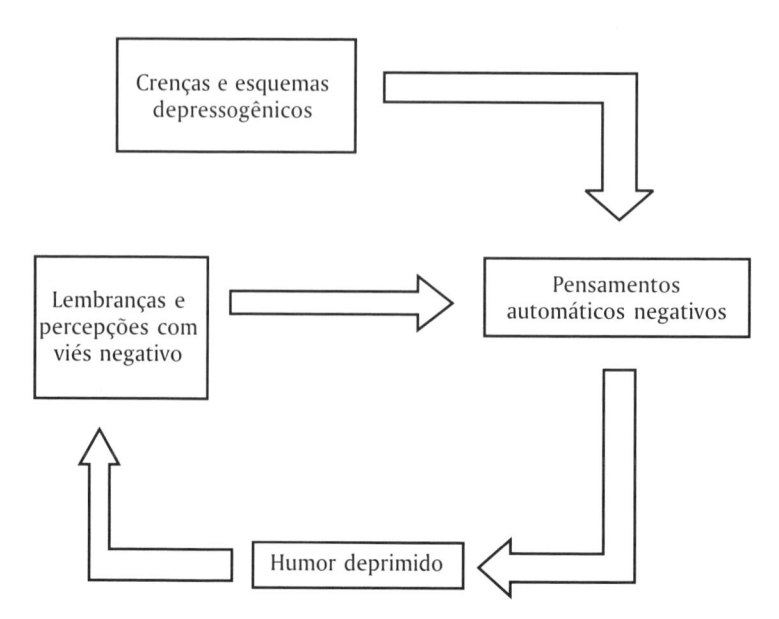

FIGURA 10.1 Espiral cognitiva da depressão. (Adaptada de Freeman e Dattillio, 1992.)

8. *Ativação de esquemas:* estados afetivos negativos, como na depressão, caracterizam-se também pela maior ativação dos esquemas negativos.
9. *Processamento primário:* as formas negativas de pensamento, as avaliações e as perspectivas futuras são resultados de um processamento primário involuntário, não-intencional, rápido e menos acessível à consciência.

Personalidade sociotrópica e personalidade autônoma

Muitas vezes a depressão não ocorre apenas por estressores ambientais e biológicos agudos ou crônicos. A exacerbação de traços característicos de personalidade, que podem constituir-se em mais um fator de vulnerabilidade cognitiva, também está normalmente envolvida com o início da depressão. Beck (1987) descreveu dois tipos de personalidades diferentes que são influenciados de maneira diversa no surgimento da depressão: a do tipo sociotrópico e a do tipo autônomo. A personalidade de orientação sociotrópica valoriza relações interpessoais, com ênfase em ser aceito e amado pelos outros. Já a personalidade de orientação autônoma reflete um alto investimento em independência pessoal, conquistas e liberdade de escolha. Tanto os indivíduos altamente sociotrópicos quanto os exageradamente autônomos estão em risco de desenvolver depressão por razões diferentes. Os primeiros são mais propícios a desenvolver depressão quando percebem uma perda na interação social, enquanto os indivíduos autônomos podem ficar deprimidos numa situação de perda de independência pessoal, controle ou mobilidade (Beck, 1987).

TERAPIA COGNITIVA DA DEPRESSÃO

Desde o primeiro momento em que o paciente se apresenta para tratamento, é estabelecido um planejamento estratégico de tratamento. O plano de tratamento que apresentamos a seguir adere a alguns princípios básicos encontrados na literatura, principalmente em Beck e colaboradores (1979) e Leahy e Holland (2000):

QUADRO 10.1 Plano geral de tratamento

Avaliação
  Avaliação cognitiva, comportamental e interpessoal
  Testes e outras avaliações
  Avaliação do risco de suicídio
  Uso de medicação
Estabelecimento de objetivos e metas
Familiarização ao modelo cognitivo
Formulação cognitiva do caso
Intervenções cognitivas e comportamentais
Prevenção da recaída
Término do tratamento

(Modificado de Leahy e Holland, 2000.)

1. Avaliação

As avaliações cognitivas, comportamentais e interpessoais têm o objetivo de identificar os déficits e excessos nestas áreas da vida do paciente deprimido. O terapeuta cognitivo não está interessado apenas nos sintomas e na história de vida do paciente, mas também na sua interpretação dos eventos. Especial atenção é dada às temáticas mais recorrentes no conteúdo cognitivo do paciente, às distorções específicas nos pensamentos automáticos e pressupostos, assim como aos eventos vitais que determinaram as construções de esquemas negativos e às estratégias usadas para compensar tais cognições disfuncionais. Comportamentos específicos e dificuldades interpessoais, como perdas de relacionamentos, falta de assertividade e discussões freqüentes, que podem ter provocado ou contribuído para o desenvolvimento da depressão devem ser identificados.

A avaliação do funcionamento cognitivo do paciente muitas vezes revela sua vulnerabilidade para a depressão em razão de uma perda interpessoal. A partir das crenças nucleares acionadas pela perda, o paciente pode acreditar que seus relacionamentos acabam devido às suas permanentes e globais características pessoais de não ser atraente. Com a crença nuclear de que não é interessante nem atraente, o indivíduo constrói o pressuposto de que ninguém nunca vai querer ficar com ele, e de que está irremediavelmente condenado a ficar sozinho.

Num círculo retroalimentador de causas e conseqüências, o paciente desenvolve excessos e *deficits* de comportamento que irão corroborar seus pensamentos distorcidos (profecia autoconfirmatória). Os excessos comportamentais podem incluir uma freqüência elevada de comportamentos disfuncionais, tais como constantes queixas e vitimismo, engajamento em atividades monótonas ou pouco prazerosas (como ficar assistindo à televisão todo o dia ou ficar deitado na cama), ou comportamentos hostis, beligerantes ou abusivos com os outros. Os *deficits* comportamentais incluem baixa freqüência de comportamentos que trazem recompensas e gratificações, o que pode se dever à dificuldade em ser assertivo e a outras inabilidades sociais, ao comportamento passivo e associal e à dificuldade nas habilidades de comunicação e escuta. Os *deficits* e excessos podem ocorrer também no campo das necessidades biológicas, como engajar-se em excessos alimentares ou, ao contrário, não se alimentar suficientemente. Muitos pacientes deprimidos não se dão conta de que, apesar de tudo, estão obtendo algumas conquistas; falta-lhes o distanciamento necessário para perceberem o que está indo bem em suas vidas.

Testes

Vários testes e questionários-padrão têm sido usados como instrumentos diagnósticos e de avaliação da gravidade da depressão. Um dos mais utilizados entre terapeutas cognitivos é o BDI (Inventário de Depressão Beck), com tradução e adaptação brasileira (Cunha, 2001), cujo objetivo é avaliar a intensidade da depressão a partir de uma variedade de sintomas, desde autocrítica e desesperança até sintomas afetivos, vegetativos, cognitivos e interpessoais. O Inventário de Depressão Beck é um questionário composto de 21 itens preenchido pelo próprio paciente na entrevista de avaliação e em todas ou em algumas sessões subseqüentes até o final do tratamento. Cada item do BDI tem um escore de 0 a 3, com um escore total de 63. O escore médio na população não-clínica é 6. Nas pesquisas americanas, os pontos de corte arbitrários para os vários graus de depressão são: sem depressão: 0-10, depressão leve: 11-15, depressão moderada: 16-20, nível alto de depressão: 21-30, e depressão grave: acima de 30 (Leahy, 1996). Quando empregada a versão em português, os níveis dos escores do BDI para pacientes psiquiátricos são os seguintes: mínimo: 0-11, depressão leve: 12-19, depressão moderada: 20-35, depressão grave: 36-63 (Cunha, 2001).

De interesse específico para a terapia cognitiva, destacam-se ainda os questionários que fazem um levantamento das vulnerabilidades cognitivas do paciente, como o *Automatic Thoughts Questionnaire* (ATQ, Hollon e Kendall, 1980) e o *Dysfunctional Attitude Scale* (DAS, Weissman e Beck, 1978). Para avaliar a indicação adequada do paciente à terapia cognitiva, pode-se utilizar o *Suitability for Short-Term Cognitive Therapy Rating Scale* (Safran e Segal, 1990).

Risco de suicídio

Sabe-se que a avaliação do risco de suicídio do paciente deprimido merece atenção especial. Dentre os questionários utilizados, destacamos o *Evaluation of Suicidal Risk* de Leahy e Holland (2000), que faz um levantamento bastante amplo dos vários fatores de risco, e a Escala de Desesperança de Beck (BHS) (Beck et al., 1974).

Medicação

Como rotina, todos os pacientes deprimidos devem receber avaliação para uso de antidepressivo como parte do tratamento. Por promoverem o aumento de motivação, concentração e energia, os antidepressivos podem ser muito úteis e, por vezes, imprescindíveis. A terapia cognitiva pode tornar-se um trabalho difícil e desestimulante, quando não ineficaz, se o paciente não obtiver algum auxílio medicamentoso para alívio dos seus sintomas, especialmente na depressão grave.

2. Objetivos do tratamento

Embora do ponto de vista fenomenológico a depressão possa apresentar-se de forma semelhante, cada paciente desenvolve e mantém o quadro depressivo a partir de distorções cognitivas muito particulares. A terapia cognitiva precisa ser desenhada para cada paciente, com o estabelecimento de objetivos individuais e específicos. A lista de problemas (e a correspondente lista de metas e objetivos) deve ser o mais clara e objetiva possível, como um mapa que guia os caminhos para o objetivo final. Problemas expressos de forma muito vaga ou ampla ("Estou deprimido e infeliz") devem ser explicitados de maneira que possam conter itens específicos e concretos o suficiente, até porque a evolução em cada um destes deverá ser medida periodicamente.

A partir de uma lista de problemas para os quais o paciente vem buscar ajuda profissional, o terapeuta o auxilia na identificação de objetivos a curto (neste e nos próximos dias), médio (próximas semanas e meses) e longo prazos (ao final de um ano). Os objetivos a curto prazos podem ser aumentar a atividade física e comportamental em geral, visitar amigos, engajar-se em atividades de lazer e assim por diante. A longo prazo, os objetivos podem incluir fazer algum curso, diminuir o peso, arranjar uma namorada, mudar de emprego.

3. Familiarização

A familiarização com o modelo cognitivo começa já no primeiro encontro. É importante que o paciente aprenda todos os princípios básicos da TC e que seja informado sobre como funciona o tratamento e o que se espera de cada uma das partes da dupla terapêutica. A explanação ao paciente de que experimentos e tarefas são importantes instrumentos terapêuticos e de que fazem parte integrante do tratamento deve ocorrer desde o início; se não, dificilmente isso será aceito posteriormente. Algumas apostilas com o delineamento da TC e alguns capítulos ou partes destes que sejam de fácil entendimento para leigos podem ser entregues aos pacientes para que leiam em casa como primeira tarefa de aprendizado.

4. Conceitualização cognitiva

Na formulação cognitiva inicial de cada indivíduo depressivo, investigamos os mais variados aspectos da sua vida, incluindo os pensamentos automáticos típicos, os pressupostos maladaptativos e os esquemas negativos, os padrões de enfrentamento e resolução de problemas existenciais, os comportamentos excessivos ou deficitários e exemplos de como o paciente evitou situações ou compensou seus esquemas negativos (Leahy e Holland, 2000; J. Beck, 1995). A formulação cognitiva do caso é compartilhada com o paciente, que pode corrigir ou acrescentar dados que a tornem mais apurada.

A conceitualização nunca está pronta e definitiva, ela vai-se aprimorando e lapidando à medida que novos dados vão sendo incorporados. A conceitualização cognitiva do caso pode ser diagramada de várias formas (J. Beck, 1995; Leahy, 2000; Padesky e Greenberger, 1995) para dispor esquematicamente todos esses dados e prover ao paciente e ao terapeuta um entendimento cognitivo do caso e, a partir daí, a construção de um planejamento estratégico para o paciente específico. Veja o Diagrama de Conceitualização Cognitiva no Capítulo 1.

Construída uma primeira formulação do caso, desenhamos colaborativamente com o paciente o plano de tratamento que inclua os vários aspectos de seu transtorno: biomédico, cognitivo, comportamental, conjugal, familiar, interpessoal e quaisquer outros considerados relevantes.

5. Intervenções cognitivas e comportamentais

Conforme aponta Beck (1996), a TC não é definida pelas técnicas que emprega, mas pela ênfase que o terapeuta coloca no papel dos pensamentos que causam ou mantêm o transtorno.

As técnicas cognitivas e comportamentais assinaladas neste capítulo já estão explicitadas no capítulo *Principais Técnicas,* neste volume. Grande parte desse material pode ser encontrada no trabalho de Robert L. Leahy (Leahy, 1996; Leahy e Holland, 2000; Leahy, 2003).

Uma causa essencial da perpetuação do quadro depressivo pode ser a falta de experiências gratificantes (Lewinsohn e Gotlib, 1995). A partir da teoria, a terapia cognitiva de Beck (Beck et al., 1979) objetiva primeiramente o rompimento do ciclo vicioso que perpetua a depressão, por meio de técnicas de ativação comportamental, ao mesmo tempo em que focaliza seu trabalho na identificação e modificação dos pensamentos e das crenças disfuncionais que mantêm a depressão e tornam o indivíduo vulnerável a futuros episódios. As tarefas e os experimentos comportamentais (que sempre têm um componente cognitivo), tão importantes na TC, objetivam trazer mais dados de realidade à tona e testar a veracidade das interpretações que o indivíduo faz da sua realidade.

Uma vantagem do modelo cognitivo é trabalhar diretamente sintomas específicos (Leahy, 1996). De acordo com os sintomas específicos do quadro depressivo, os objetivos do tratamento podem incluir a promoção da ativação comportamental e o aumento dos comportamentos que geram gratificação e recompensa (por meio do planejamento de atividades e programação de gratificações), o estímulo às relações sociais (pelo treinamento de habilidades sociais, treinamento de assertividade e automonitoramento de queixas e vitimismo), a melhora da auto-estima e diminuição da autocrítica (por meio da identificação, monitoramento e modificação de pensamentos automáticos, pressupostos e crenças nucleares) e o auxílio ao paciente no desenvolvimento de perspectivas a curto, médio e longo prazo (pela identificação e monitoramento de objetivos e concomitante planejamento estratégico para alcançá-los, bem como pelo desenvolvimento de estratégias de solução de problemas) (Leahy e Holland, 2000).

Alguns dos sintomas-alvo de um paciente deprimido e as possíveis intervenções terapêuticas são apresentados a seguir, reproduzidos com modificações do trabalho de Leahy e Holland (2000):

Eventos vitais negativos

O que, de fato, aconteceu? Que pensamentos automáticos esses eventos geraram? (Examine as evidências, olhe o evento num *continuum*, divida as responsabilidades entre todos os envolvidos). Quais distorções cognitivas você pode estar fazendo? Você pode estar catastrofizando, polarizando, raciocinando emocionalmente? (Revise a lista de distorções cognitivas no Capítulo 1). O que você pode extrair, aprender desse evento? O que você ainda pode fazer, embora já tenha ocorrido esse evento? Como você irá se sentir a respeito do evento daqui a uma semana, um mês, um ano? Se alguém tivesse esse problema, o que você diria a ele? Quais são os possíveis novos objetivos nos quais você pode focar sua atenção?

Inatividade

Como foi dito anteriormente, a ativação comportamental, que combina programação de atividades e programação de gratificações, é um dos primeiros objetivos do tratamento do paciente deprimido, especialmente do mais grave (Leahy e Holland, 2000). Quais os custos e benefícios de manter-se inativo? E de ficar mais ativo? Que alternativas de atividade você poderia considerar? Quais os custos e benefícios de cada alternativa? (Use programação de recompensas e gratificações, programação de atividades, planejamento de atividades graduais). Seu humor varia com a atividade? Com quem você poderia interagir? (Desenvolva objetivos a curto e longo prazo).

Tristeza

O objetivo das intervenções comportamentais na TC é aumentar os comportamentos positivos e simultaneamente diminuir os negativos (por exemplo, ficar em casa sem sair, isolado socialmente). Você está ruminando e focalizando em memórias negativas? Identifique pensamentos automáticos e os desafie. Você está gastando muito tempo sozinho, inativo? Tente lembrar de comportamentos e experiências gratificantes que você já teve ou que gostaria de ter nas quais você possa se engajar agora.

Falta de prazer

Se você estivesse motivado, que atividade prazerosa gostaria de fazer? Se você soubesse que tal atividade poderia ajudar a melhorar o seu humor e a sua evolução, você faria essa atividade? Você está esperando ficar motivado para fazer as coisas? É possível que sua motivação ou desejo de fazer coisas possa vir depois de você fazê-las? Você estaria disposto a investir nessa possibilidade de realizar alguma(s) atividade(s) até que a vontade apareça? Há algumas atividades que você gosta mais do que outras? Quais? (Considere a programação de recompensas, de atividades e o planejamento de atividades graduais). Você está descontando ou minimizando as atividades em que se engaja? Você tem regras e pressupostos em relação a atividades prazerosas – por exemplo, "Eu só consigo obter prazer nas coisas que faço quando estou com alguém"?

Desesperança

Quais situações, pensamentos ou comportamentos você acha que nunca mudarão? Qual a razão para pensar que nunca mudarão? Alguma vez uma situação, pensamento ou comportamento que você teve mudou? O que houve, por que mudou? O seu humor negativo está sempre igual, ou às vezes muda? A mudança positiva do seu humor está associada com alguma coisa específica? Você estaria disposto a experimentar uma postura diferente em relação a mudanças? Você estaria disposto a tentar novas formas de pensar e de se comportar para testar se elas podem ser eficazes? Você estaria disposto a levar em conta mesmo pequenas melhoras como melhoras que valem a pena tentar? Você conclui freqüentemente que não tem mais esperança e desiste, dessa forma confirmando seu pensamento negativo de que nada pode mudar (profecia autoconfirmatória)? Você já considerou todas as possibilidades de uso de medicação de todo o arsenal psicofarmacológico?

Autocrítica exagerada

Como você define "fracasso" e "sucesso"? Há graus diferentes de sucesso? O que é um comportamento de sucesso? Você já obteve sucesso em alguma coisa que fez? Mesmo parcialmente? Você já conquistou algum objetivo? O que você fez então que poderia fazer agora? Como você se compara com o maior fracassado que conhece? E com a pessoa que está na média? E com a pessoa perfeita? Quais são os custos e benefícios de criticar-se? De aceitar-se como você é? De tentar melhorar seu padrão? Que padrões você está usando? Você seria tão crítico com alguém que tem o mesmo padrão que o seu? Por quê? Por que não?

Indecisão

Especificamente, quais são as alternativas (decisões, atos) que você está considerando? Você está considerando poucas alternativas? Pese os custos e benefícios de cada uma – agora e no futuro. Qual o benefício de tomar uma decisão e fazer acontecer para tirar isso da cabeça? Você está disposto a fazer coisas que não gostaria de fazer? Você está tentando ter certezas, num mundo de incertezas? Você está presumindo que deve achar a solução perfeita? Você se critica se as coisas não saem tão bem quanto você planejou? Se, de fato, as coisas negativas acontecerem, como você lidará com isso? Você está sendo guiado por suas emoções? O que você diria para um amigo na mesma situação? Isso serve para você também?

Isolamento social

Quais os custos e benefícios de interagir com outras pessoas? Você está fazendo alguma distorção cognitiva do tipo "Eu não sou uma pessoa interessante" ou "Ninguém vai querer se relacionar comigo"? Quando você está com pessoas, pressupõe que elas irão rejeitá-lo? Ou que elas verão que você está deprimido? Você reclama muito e é queixoso quando está com pessoas? De que forma você poderia gratificar as pessoas? Você poderia fazer um experimento de gratificar algumas pessoas e ver quais as reações delas? Qual a previsão de prazer e habilidade que você poderia obter se programasse algumas atividades com outras pessoas?

Ideação suicida

Quais são algumas razões para viver? Se você não estivesse deprimido, quais seriam as coisas prazerosas e significativas com as quais você poderia se gratificar? Antes de se deprimir, havia alguma coisa que você gostava de fazer? Você estaria disposto a experimentar fazer algumas coisas para testar se os seus pensamentos suicidas diminuem? (Estabelecer um contrato expresso acerca de pensamentos e tentativas, considerando o comprometimento do paciente; envolver a família em medidas terapêuticas, reduzir oportunidades e eliminar possíveis meios – contrato de não-suicídio).

6. Prevenção da recaída

O paciente necessita antecipar-se para prever eventos futuros que poderão trazer dificuldades emocionais, por exemplo, o casamento de um filho, a aposentadoria, o nascimento de um familiar, e assim por diante.

Quais são os sinais iniciais de que pode estar havendo um desequilíbrio no estado emocional do paciente? Como identificá-los antes que se tornem difíceis de controlar? São algumas das perguntas para promover a prevenção da recaída.

7. Término do tratamento

De forma colaborativa o término do tratamento se dá quando a lista de problemas e sua correspondente lista de metas estejam suficientemente resolvidas. Neste momento, devem ser trabalhadas as crenças e pressupostos relacionados ao término do tratamento.

Muitas vezes, os pacientes solicitam a continuação de tratamento para resolver questões que não estavam na lista original. Não há problema em estender o tratamento, desde que uma nova lista de metas seja colaborativamente desenvolvida e trabalhada.

CASO CLÍNICO

Apresentamos a seguir um caso clínico resumido de um paciente portador de depressão. Propomos um protocolo e, ao final, descrevemos uma sessão de terapia cognitiva, na qual aplicamos alguns dos princípios e técnicas esboçados neste capítulo.

José, 32 anos, solteiro, sem filhos, advogado, com história de depressão e abuso de álcool e cocaína. Seu episódio depressivo atual iniciou há um ano, quando sua namorada quis separar-se após três anos de namoro. Desde então, José aumentou sua ingestão alcoólica de forma abusiva e iniciou uso esporádico de cocaína, que se tornou quase diário há seis meses. O uso de substâncias psicoativas ocorre quase sempre quando ele está sozinho em casa. José queixa-se de tristeza constante, baixa auto-estima, desesperança, solidão, ansiedade, baixa libido, procrastinação e insônia. Relata ter "muita raiva da ex-namorada" e "vontade de sumir". Está com problemas no trabalho, principalmente com seu chefe imediato, com quem relata ter "dificuldades de relacionamento"; tem faltado muito e, por vezes, retira-se do escritório no meio da tarde e vai para casa. Sua rede social, que já era pequena, ficou ainda menor: não tem saído, mesmo quando convidado por algum dos seus poucos amigos, pois diz ser "muito chato e desinteressante". Tem dificuldades de fazer novos amigos e conhecer outras mulheres, pois faltam assertividade e outras habilidades sociais. Hipóteses diagnósticas (DSM-IV-TR e SCID-II): depressão e abuso de álcool e cocaína.

Na primeira entrevista, todos os inventários de Beck apresentaram escores bastante elevados. BDI: 32 = depressão moderada/grave; BHS (Escala de Desesperança de Beck): 16 = desesperança grave; BAI (Inventário de Ansiedade de Beck): 20 = ansiedade moderada. Questionado sobre ideação suicida, relata que já havia pensado muito sobre "acabar com tudo", especialmente nos momentos que precederam e imediatamente após a separação, e que atualmente ainda pensa, mas "muito raramente". Fez um contrato verbal de que, em qualquer situação, a qualquer hora do dia ou da noite, se seu pensamento suicida voltar a ficar mais forte do que está no momento da primeira entrevista, fará contato imediatamente. Seus familiares também foram avisados por ele desta combinação de contrato de não-suicídio.

Quanto ao uso de álcool e cocaína, fez um contrato terapêutico de abstinência total, o que pareceu bastante possível pela motivação demonstrada por ele, que "já queria parar há muito tempo". Seguiria uma programação de prevenção da recaída e comprometeu-se a fazer contato com seu terapeuta a qualquer momento antes de usar, se sentisse que suas estratégias e técnicas de desativação da premência de usar ("fissura") não estivessem funcionando.

Avaliou-se que José necessitaria fazer uso de uma classe de medicação diferente do inibidor da recaptação da serotonina, que já vinha sendo usado há seis meses com melhora apenas parcial e com efeitos colaterais muito acentuados, especialmente na esfera sexual.

Protocolo de tratamento

Vários protocolos têm sido sugeridos e utilizados nos diferentes centros de tratamento. Propõe-se, a seguir, um exemplo de protocolo, a partir de Leahy e Holland (2000), que pode ser usado para o paciente que descrevemos brevemente (Quadro 10.2).

QUADRO 10.2 Protocolo de tratamento

Sessão 1

Avaliação

  Levantamento de problemas atuais e sintomas.
  Levantamento de co-morbidades.
  Avaliação do risco de suicídio.
  Avaliação de aspectos cognitivos, comportamentais e interpessoais.
  Administração de testes e questionários.
  Avaliação do abuso/dependência de substâncias psicoativas.
  Avaliação da introdução/modificação de medicação.
  Avaliação do comprometimento do paciente com o tratamento e estabelecimento de um contrato explícito de não-suicídio.

Tarefa

  Leitura de folheto ou capítulo de livro sobre depressão.

Resumo da sessão e feedback

Sessão 2

Avaliação do humor (BDI, BAI)

  Revisar contrato de não-suicídio.

Revisão da tarefa e da última sessão

Familiarização com o tratamento

  Dar informações ao paciente sobre seu diagnóstico.
  Desenvolver lista de problemas e lista de objetivos do tratamento.

QUADRO 10.2 Protocolo de tratamento *(continuação)*

Explicar modelo cognitivo básico.

Intervenções cognitivas

Ensinar ao paciente a relação entre pensamentos automáticos e sentimentos, usando exemplos de situações trazidas por ele durante a sessão. Ensinar o exercício A→B→C.
Identificar e desafiar pensamentos automáticos durante a sessão.
Ensinar o paciente a categorizar distorções cognitivas.

Intervenções comportamentais

Identificar alvos comportamentais (*deficits* e excessos comportamentais).
Revisar uso de álcool e outras drogas e estabelecer critérios de uso ou abstinência, construindo estratégias para alcançar esse objetivo.
Instruir o paciente no planejamento de atividades e na programação de recompensas.
Estimular o paciente a aumentar as auto-gratificações.
Estimular e construir estratégias de diminuição do tempo de ruminação.
Estimular e construir estratégias de diminuição de comportamento passivo e associal.
Avaliar e estimular necessidades do paciente de modificar hábitos alimentares e de higiene.

Medicação

Avaliar efeitos colaterais.
Avaliar necessidade de aumentar a dose.

Tarefa de casa

Fazer o exercício A→B→C, registrando pensamentos, sentimentos e comportamentos.
Categorizar distorções cognitivas.
Iniciar atividades prazerosas, com planejamento de atividades e prescrição de tarefas graduais.

Resumo e feedback

Sessões 3 a 5

Avaliação do humor (BDI, BAI).

Avaliar ideação suicida.

Revisão do uso da medicação

Revisão da tarefa e ponte com a última sessão

Agenda

Intervenções cognitivas

Ensinar o uso do Registro de Pensamentos Disfuncionais (RPD) completo, com material trazido pelo paciente na agenda.
Usar técnicas específicas para ajudar o paciente a desafiar pensamentos automáticos.
Identificar e desafiar crenças subjacentes (pressupostos e regras).

Intervenções comportamentais

Ensinar e praticar habilidades de assertividade durante a sessão, a partir de material trazido pelo paciente na feitura da agenda.
Melhorar atividades de autogratificação.
Aumentar gratificações para com os outros.
Aumentar os contatos sociais positivos – iniciar contato, construir ou retomar rede social.
Introduzir habilidades de solução de problemas.

Medicação

Avaliar efeitos colaterais.
Avaliar a necessidade de modificar as doses ou adicionar outra medicação.

Tarefas

Fazer dois RPDs durante a semana e outras técnicas específicas para desafiar e modificar pensamentos automáticos e pressupostos subjacentes.

QUADRO 10.2 Protocolo de tratamento *(continuação)*

Continuar a fazer atividades prazerosas, com planejamento de atividades e prescrição de tarefas graduais, conforme o material exposto na sessão.
Atividades de treinamento de habilidades sociais e assertividade.
Treinamento de solução de problemas.

Resumo e feedback

Sessões 6 a 10

Avaliação do humor (BDI)

Revisão do uso da medicação

Revisão da tarefa e ponte com a última sessão

*Revisar a evolução do tratamento e
identificar quais intervenções cognitivas
e comportamentais têm sido mais úteis*

Agenda

Intervenções cognitivas

Identificar e desafiar pensamentos automáticos especialmente difíceis para o paciente.
Continuar a identificar e desafiar pressupostos subjacentes.
Iniciar a identificação de esquemas negativos.
Examinar a origem dos esquemas e avaliar como eles afetaram importantes experiências ao longo da vida.
Começar a desafiar os esquemas.

Intervenções comportamentais

Continuar o aprendizado e o exercício da solução de problemas.
Treinamento de habilidades de comunicação (ser empático, promover escuta ativa, editar a comunicação).
Continuar prescrição de tarefas graduais.
Continuar assertividade e habilidades sociais.

Medicação

Avaliar efeitos colaterais.
Avaliar necessidade de modificar a dosagem.
Se não houve melhora, aumentar a dose, adicionar outra medicação e/ou mudar a classe da medicação.

Tarefas

Praticar o uso de técnicas de desafio aos pressupostos e esquemas.
Continuar a fazer atividades prazerosas, com programação de atividades e prescrição de tarefas graduais, treinamento de habilidades sociais e assertividade.
Continuar treinando comunicação e solução de problemas.

Resumo da sessão e feedback

Sessões intermediárias (11 a 20)

Avaliação do humor (BDI)

Revisão do uso da medicação

Revisão da tarefa e ponte com a última sessão

*Revisar a evolução do tratamento e
identificar quais intervenções cognitivas
e comportamentais têm sido mais úteis*

Agenda

Intervenções cognitivas

Continuar a identificação e o desafio de pensamentos automáticos e pressupostos difíceis.
Revisar pensamentos automáticos velhos (de sessões anteriores) e verificar se e o quanto ainda fazem sentido ao paciente.

QUADRO 10.2 Protocolo de tratamento *(continuação)*

Usar técnicas de modificação de esquemas.
Ajudar o paciente a desenvolver pressupostos e esquemas mais adaptativos.

Intervenções comportamentais

Continuar a prática de habilidades de solução de problemas.
Continuar treinamento de habilidades de comunicação (ser empático, promover escuta ativa, editar a comunicação).
Continuar prescrição de tarefas graduais.
Continuar assertividade e habilidades sociais.

Medicação

Avaliar efeitos colaterais.
Avaliar necessidade de modificar a dosagem.
Se não houve melhora, aumentar a dose, adicionar outra medicação e/ou mudar a classe da mesma.

Tarefas

Continuar praticando o uso de variadas técnicas de desafiar os pensamentos automáticos, pressupostos e esquemas.
Continuar a fazer atividades prazerosas, com programação de atividades e prescrição de tarefas graduais, atividades de treinamento de habilidades sociais e assertividade.
Continuar treinando comunicação e solução de problemas.

Resumo da sessão e feedback

Sessões finais (21 a 24)

Avaliação do humor (BDI)

Revisão do uso da medicação

Revisão da tarefa e ponte com a última sessão

Revisar a evolução do tratamento e identificar quais intervenções cognitivas e comportamentais têm sido mais úteis

Agenda

Intervenções cognitivas

Trabalhar PA e crenças relacionadas com o término do tratamento.
Identificar quais técnicas cognitivas o paciente está mais motivado a continuar treinando.
Revisar pressupostos e esquemas (vistos em sessões anteriores e tarefas) e continuar a desafiá-los.
Continuar ajudando o paciente a desenvolver pressupostos e esquemas mais realistas.
Continuar ajudando o paciente a trabalhar auto-afirmações positivas.
Ajudar o paciente a reexaminar episódios prévios de depressão e descrever como ele pode lidar com tais situações no futuro, prevenindo uma recaída.
Identificar outras situações futuras que podem ser situações de risco, a fim de prevenir recaídas.

Intervenções comportamentais

Continuar a prática de habilidades de solução de problemas.
Continuar prescrição de tarefas graduais.
Continuar prática de assertividade e habilidades sociais.

Medicação

Planejar continuação e descontinuação no futuro.

Tarefas

Desenvolver planos de enfrentamento de problemas no futuro.
Desenvolver seus próprios exercícios e experimentos cognitivo-comportamentais.
Fazer autoterapia regularmente.
Planejar e marcar horários de consulta para revisão periódica (mensal ou a cada dois meses pelos próximos seis a doze meses).

Resumo da sessão e feedback

Uma sessão de terapia cognitiva

A seguir, reproduzimos uma sessão de terapia cognitiva típica. Algumas características da estrutura da sessão e das intervenções terapêuticas estão entre colchetes.

Terapeuta: "Tudo bem, José? Esta é a nossa sétima sessão, e vejo pelo seu BDI que a sua depressão baixou bastante, hoje está em 17, que é indicativo de depressão leve. A ansiedade também já havia baixado bastante, e a desesperança voltou a um escore considerado normal [revisão do humor]. E com a medicação, está tudo bem?"

José: "Tudo bem, sem problemas, podemos continuar a medicação na mesma dosagem. Eu estou bem melhor esta semana. Falei com meu chefe, conforme nós combinamos, foi bem legal. Mas não consegui fazer nenhum contato social como planejamos [tarefas]. O que eu fiz (e depois me arrependi) foi telefonar para minha ex-namorada, a Lúcia. Não foi nada bom, ela estava fria, distante, quase não falou comigo. Depois do telefonema, até senti um pouco de fissura prá beber, mas como já havia me antecipado para essa situação de risco, pois sabia que ela poderia acontecer, consegui desviar a atenção para um documentário na TV que eu estava querendo ver. Depois que passou todo o mal-estar do telefonema e da fissura leve, que eu consegui vencer, fui dormir super bem, gratificado, feliz comigo mesmo. Fora isso, o resto da semana foi bom."

Terapeuta: "Você gostaria de trabalhar hoje este assunto da dificuldade de contato social?"

José: "Acho ótimo."

T: "O que mais você gostaria de trabalhar na sessão de hoje?"

J: "Acho que esse assunto já vai preencher todo nosso tempo. E a experiência de falar com o chefe tem tudo a ver com a dificuldade de ser assertivo com todas as pessoas. O problema no fundo é o mesmo, como nós vimos na última sessão."

T: "Quem sabe começamos com um resumo do que trabalhamos na última semana [ponte com a sessão anterior] e depois vemos como foi para você conversar com seu chefe e a dificuldade de fazer o outro experimento do contato social." [revisão da tarefa].

J: "Bom, nós vimos que eu tenho uma dificuldade que me acompanha desde sempre, que é a de dizer bem claramente o que eu penso, de dar a minha opinião. A tarefa era fazer um experimento para ver se eu consigo vencer meus pensamentos derrotistas e ser bem assertivo com o meu chefe naquele assunto que estamos trabalhando, e mostrar que a forma como eu penso pode fazer o caso andar mais rápido e com um custo menor."

T: "E como foi?"

J: "Sabe que eu saí bem mais tranqüilo depois que nós ensaiamos aqui como eu poderia falar com ele [role-play], especialmente quando eu dramatizei o papel do meu chefe e você dramatizou o meu [role-play invertido]. Antes de falar com ele eu me lembrei muito daquilo que nós falamos há algumas sessões: 'O que de pior pode acontecer se eu disser o que penso?' E durante a semana eu treinei muitas vezes na minha cabeça, na imaginação [ensaio cognitivo], o que eu diria a ele, o que ele poderia responder, como ele agiria e o que eu poderia fazer então."

T: "Muito bem, João."

J: "E sabe que foi mais fácil do que eu imaginava? Eu sempre pensei que se fosse dizer qualquer coisa contrária ao que ele pensa, ele poderia ficar muito irritado. Mas, muito diferente do que eu podia imaginar, ele até me elogiou pelas observações que fiz."

T: "Com isso se conclui que..."

J: "Se eu for menos tímido, menos temeroso, mais assertivo com as pessoas (incluindo as mulheres), eu posso me dar bem. Tenho que lembrar sempre daquela minha profecia de que vou me dar mal, pois acabo fazendo tudo errado para que a profecia se cumpra. Além disso, eu estou freqüentemente fazendo aquelas distorções de pensamento. Sempre tenho na minha agenda aquela lista de distorções cognitivas que o senhor me deu, e eu já identifico bem algumas das distorções que faço, especialmente leitura mental, adivinhação, catastrofização e raciocínio emocional [categorizando distorções cognitivas]. Agora já me dou conta e consigo modificar a distorção na hora."

T: "Pois é, com quantas outras pessoas e em quantas outras situações você poderia usar as mesmas técnicas que utilizou para falar com seu chefe?"

J: "Eu gostaria de poder falar assertivamente com a Lúcia. Ela poderia ser um bom laboratório; conseguindo falar bem com ela, eu poderia aprender a fazer isso em todas as outras situações que me dão medo. Quando eu liguei para a Lúcia, mas ela foi super fria comigo, não quis conversar muito. Aí me veio tudo aquilo que eu sempre sinto – tristeza muito grande e essa sensação de não fazer parte do mundo –, e eu fiquei umas duas horas pensando nisso. Depois melhorei."

T: "O que aconteceu para você melhorar?"

J: "Fiz um RPD, com evidências que comprovam e evidências que não comprovam a idéia de que, se a Lúcia não quiser mais voltar comigo, eu não vou mais encontrar ninguém que valha a pena, que ninguém vai me querer [desafiando pressupostos e regras]. Quando consegui pensar que ela não é a única mulher no mundo e que, pelo contrário, antes de conhecê-la eu era muito feliz e estava de bem com a vida, percebi que eu posso voltar a me sentir assim, que posso encontrar outra pessoa melhor que a Lúcia [levantamento de mais evidências] e melhorei. Acho que finalmente eu estou conseguindo me livrar dessa 'dependência afetiva'".

T: "Será que poderíamos encontrar alguma coisa boa nesse episódio todo?" [encontrando o positivo no negativo].

J: "Hoje já consigo pensar que sim. Antes eu sentia muito medo de perder as coisas que tinha precariamente nas minhas mãos. Hoje vejo a separação da Lúcia como uma perda necessária. Se eu ainda estivesse com ela, provavelmente estaria naquela situação de infelicidade constante e com aquele sentimento de 'sem saída'. Ainda estou muito triste, mas pelo menos eu consigo ver as possíveis saídas."

T: "Então, o que você está aprendendo com esta experiência?"

J: "Que eu não preciso de um relacionamento, especialmente do tipo que eu tinha com a Lúcia, para ser feliz. Estou me enxergando melhor e vendo que eu gosto de mim do meu jeito, que eu tenho muitas qualidades que não são muito fáceis de encontrar por aí e – isso é muito importante – que eu não preciso da aprovação dos outros em tudo o que faço."

T: "Muito bem!"

J: "Tá certo, eu evoluí, mas continuo querendo encontrar uma pessoa para namorar, casar, ter filhos, e não estou conseguindo nem sair de casa."

T: "Penso que o melhor que você pode fazer neste momento é colocar a sua vida atual em perspectiva, isto é, pensar sobre o que você fez para resolver os problemas e que coisas ainda precisa resolver em sua vida. Em vez de ficar se criticando e deprimindo, você pode pensar sobre quais as coisas que estão causando problemas e como você pode solucioná-las" [solução de problemas].

J: "O meu problema maior é que eu me sinto muito sozinho e triste e sem motivação para sair e conhecer pessoas."

T: "Como você poderia solucionar este problema?"

J: "Fazendo contato com as pessoas, telefonando para os amigos, saindo da minha toca. O problema é este mesmo, acabo ficando em casa todo o final de semana, olhando TV, não fazendo nada, me deprimindo."

T: "E o que provavelmente você fica pensando e dizendo quando se sente assim?" [lembrando como pensamentos influenciam sentimentos].

J: "Que eu sempre fui tímido e nunca fui muito bom em iniciar uma conversação. Não sei o que dizer, fico pensando que a mulher vai me achar chato, desinteressante." [pensamentos automáticos].

T: "Digamos que isso seja verdadeiro, que ela vai achar você chato, desinteressante, então o que irá acontecer..." [seta descendente].

J: "Como eu sou desinteressante, então ela não vai querer ficar comigo." [pressuposto].

T: "E se ela não quiser ficar com você, o que pode acontecer?"

J: "Ninguém vai querer ficar comigo, vou acabar ficando só." [regras subjacentes].

T: "E se você ficar só, o que isso significa?"

J: "Significa que eu realmente não sou atraente, sou defeituoso, sei lá. Significa que sou um fracasso como homem." [crenças nucleares].

T: "E se você acabasse sozinho na vida?"

J: "Só confirmaria o que eu penso: que eu sou defeituoso, um incompetente na vida, um fracassado e que ninguém irá me amar." [crenças nucleares formando um esquema].

T: "E com esse jeito de pensar, o que você faz para conviver com as pessoas?"

J: "Eu acabo fazendo tudo o que acho que os outros querem e esperam de mim e não digo quase nada do que penso, para não deixar a pessoa descontente comigo. Na vida social e no trabalho é assim. Eu me 'mato' trabalhando, fora do escritório também faço de tudo para agradar a pessoa que está comigo, mas parece que nada adianta. Por isso eu não saio com ninguém e fico quieto no meu canto." [estratégias compensatórias].

T: "Essa estratégia de fazer tudo o que os outros querem – para compensar a sua idéia de ser defeituoso – também não tem ajudado, não é?"

J: "Não, só piorou."

T: "Vamos fazer um apanhado [desenvolvendo a conceitualização cognitiva] do que estivemos falando hoje e nas últimas sessões para ver se entendemos direito o que se passa com você. Por favor, acrescente e me corrija naquilo que eu estiver errado. Você está dizendo que, desde muito jovem, se considera sem atrativos e desinteressante, tanto na vida social quanto na carreira profissional. Vive preocupado com o que os outros irão pensar de você. Como você não é perfeito em tudo o que faz, então se considera incompetente, defeituoso, um fracassado. A sua forma de lidar com isso é não se manifestar e 'ficar na sua', fazendo tudo o que você acha que os outros esperam de você. Mas isso não tem resolvido o problema, ao contrário, só o deixa mais isolado e deprimido. Você concorda, por enquanto?"

J: "Sim, é bem isso."

T: "Em resumo, nós temos três níveis diferentes de pensamentos. O primeiro é que você está sempre muito ligado no que os outros estão pensando, pois o seu valor parece depender do que os outros pensam a seu respeito. O segundo nível é tentar ser perfeito (ou, por outro lado, não interagir socialmente) para que não façam um mau julgamento a seu respeito. E o terceiro nível, o nível mais profundo de pensamento, é a idéia – aqui chamada de crença nuclear ou esquema – de que você é defeituoso, incompetente, um fracassado e, por isso, irá ficar só, pois ninguém o amará do jeito que você é."

J: "É isso mesmo. Mas não é sempre que eu penso que sou um fracassado."

T: "Ah, muito bem, José, e você já monitorou as situações em que este pensamento de ser um fracasso mais costuma acontecer?"

J: "É, isso acontece quando alguém me critica por qualquer coisa, às vezes até basta me olhar de um jeito que parece que não está gostando, eu já me acho 'todo errado'. Com mulher, então, é muito pior: eu nem me aproximo, para não levar um 'fora'. Quando a Lúcia terminou comigo, confirmou tudo o que eu sempre pensei a meu respeito, e aí foi como se tivesse acabado meu mundo. Hoje já estou melhor, mas ainda me acho muito incompetente para a vida."

T: "Eu gostaria de fazer com você, nesta folha, uma escala de 0 a 100% – nós chamamos este exercício de *continuum*. Neste *continuum*, 100% representa sucesso absoluto total, sendo que 0% representa fracasso total e absoluto; vamos ver onde você se encontra neste *continuum*."

J: "Ah, pode me colocar aí no 0%."

T: "Antes, vamos dar uma olhada nesta idéia: 'Eu sou um fracasso'. Como você definiria 'sucesso'?" [análise semântica].

J: "É alguém que fez tudo certo na vida. Que é perfeito em tudo o que faz. Que acerta tudo no trabalho, na carreira profissional, que lê bastante, que é culto e inteligente, que lida bem com o dinheiro e é rico. É alguém que não tem problemas com a mulher, com a família, com os filhos, que viaja bastante por todo o mundo..."

T: "Você conhece alguém que conseguiu tudo isso, que é tão perfeito?"

J: "É... Pensando bem, não sei se é possível ser assim... Mas seria bom, não seria?"

T: "Seria excelente, se não fosse uma idealização, que só existe no desejo, na fantasia, e que é impossível na vida real. Então, voltando para o *continuum*, nós vimos que 100% de sucesso não existe, portanto, esta busca de ser perfeito parece meio sem sentido, não parece? Vamos tentar identificar ao longo deste *continuum* o que representa ter 90% de sucesso, 80% de sucesso e assim por diante, em intervalos de 10 em 10, até chegarmos ao 0%, que representa o fracasso total." [construindo o *continuum* com o paciente na sessão].

J: "É... Eu agora percebo que certamente não estou no 0%. Não sei onde estou nesta escala, mas acho que nos 50%."

T: "O que já é muito melhor do que o fracasso total que você falou no início. Olhando pela perspectiva de que você só pensa que vale a pena viver se tiver um padrão de perfeição que não existe, que está acima da crítica de todos, dá para entender melhor como você chegou no grau de depressão que chegou."

J: "É... Pensando assim como eu pensava não tem como ser feliz, não é?"

T: "Tem razão. Eu gostaria de revisar o que nós já conversamos sobre essa idéia e auto-imagem de fracasso, desde quando isto é como é." [examinando origens dos esquemas e crenças subjacentes].

J: "Eu sinto isso desde sempre. Quando eu fazia alguma coisa legal ou quando trazia o boletim com notas super boas, meu pai sempre me dizia que 'se matava' trabalhando para dar uma boa educação para os filhos, por isso eu não fazia 'nada mais do que a obrigação'. Lembro que muitas vezes ficava triste quando ele me comparava com meu irmão mais velho, dizendo que ele, sim, era inteligente, eu era 'esforçado'. Sempre fui muito cuidadoso com meus deveres de filho, mas minha mãe ralhava quando eu cometia um pequeno deslize, dizendo que esperava que eu não desse trabalho para ela e que fizesse tudo para agradá-la. Era uma pressão constante na minha casa. Eu estava sempre tenso, parece que nunca conseguia relaxar."

T: "Eu gostaria de colocar tudo isso que falamos hoje no Diagrama de Conceitualização Cognitiva. Gostaria que você escrevesse no seu Diagrama; eu irei ajudando e fazendo uma cópia para deixar na sua pasta." [construindo e completando colaborativamente o diagrama de conceitualização cognitiva].

T: "Muito bem, já completamos um pouco mais o entendimento a seu respeito. Na próxima semana, gostaria de trabalhar com você a modificação dos esquemas e pressupostos. Mas, para finalizar, gostaria que você fizesse um resumo do que trabalhamos hoje."

J: "No primeiro assunto, sobre ser assertivo, eu falei que estou conseguindo aprender a mudar meu jeito de pensar e agir. Minha relação com o trabalho, com as mulheres e, afinal, com o mundo está melhor, porque eu não me deixo mais inundar com emoções de medo decorrentes do pensamento negativo a meu respeito. Não estou mais 'escravo' das minhas emoções. Estou menos dependente da opinião dos outros. E também estou conseguindo obter prazer e gratificação que não sentia há muito tempo, antes mesmo de a Lúcia terminar o namoro comigo. Vimos depois as distorções do meu pensamento nos três níveis: pensamentos automáticos, pressupostos – regras e crenças nucleares – esquemas. Por fim, nós juntamos tudo o que eu venho trabalhando há algumas sessões e na de hoje quando vimos as origens desse aprendizado equivocado e colocamos no Diagrama de Conceitualização Cognitiva."

T: "Excelente resumo. E que tarefas ou experimentos você se propõe a fazer até a próxima sessão?"

J: "Vou continuar meu trabalho de assertividade e planejamento de atividades com previsão de prazer e habilidade. Esta semana vou tentar vencer um pouco mais meu medo de fazer algum contato social e ligar para o meu amigo João, com quem não falo há muito tempo. Seria ótimo se ele pudesse dar uma saída comigo, ele é super sociável e conhece um monte de gente; eu poderia tentar treinar algumas habilidades sociais com ele e com outras pessoas que encontrássemos. Mas se ele me disser que não pode sair, já sei o que vou fazer com meus pensamentos. Parece que eu já estou mais dono da minha vida, do que eu penso, sinto e faço, e isso é muito bom."

CONCLUSÃO

Neste capítulo, apresentamos alguns aspectos da neuroquímica da depressão e das suas inter-relações com a terapia cognitiva. Após uma revisão de estudos de eficácia da associação da terapia cognitiva com a farmacoterapia, apresentamos o modelo de TC para a depressão, explicitando um protocolo de tratamento com algumas técnicas. Por fim, para dar ao leitor uma idéia de como é a terapia cognitivo-comportamental na prática, ilustramos o tratamento de um caso de depressão com relato dialogado de uma sessão.

REFERÊNCIAS BIBLIOGRÁFICAS

APA. AMERICAN PSYCHIATRY ASSOCIATION. *Diagnostic and statistical manual of mental disorders* (DSM-IV). 4. ed. Washington, 1994.

ANTONUCCIO, D. Psychotherapy for depression: no stronger medicine. *American Psychologist*, v.50, p. 450-452, 1995.

ANTONUCCIO, D.O.; DANTON, W.G.; DENELSKY, G.Y. Psychotherapy versus medication for depression: challenging the conventional wisdom with data. *Professional Psychology: Research and Practice*, v.26, p. 574-585, 1995.

BANDURA, A. Self-efficacy: toward a unifying theory of behavioral change. *Psychological Review*, v.84, p. 191-215, 1977.

BECK, A.T. Cognitive therapy of depression: new perspectives. In: CLAYTON, P.J.; BARRETS, J.E. (Eds.). *Treatment of depression:* old controversies and new approaches. New York: Raven, 1983.

_____. *Depression:* causes and treatment. Philadelphia: University of Pennsylvania, 1967.

_____. Beyond belief: a theory of modes, personality and psychopathology. In: SALKOVSKIS, P.M. (Ed.). *Frontiers of cognitive therapy*. New York: Guilford, 1996.

_____. Cognitive models of depression. *Journal of Cognitive Psychotherapy*, v.1, n.1, p. 2-27, 1987.

_____. Cognitive therapy: a 30-year retrospective. *American Psychologist,* v.46, p. 368-75, 1991.

BECK, A.T. et al. *Cognitive therapy of depression*. New York: Guilford, 1979. Versão Artmed: *Terapia cognitiva da depressão,* 1997.

BECK, A.T. et al. *Terapia cognitiva dos transtornos de personalidade*. Porto Alegre: Artmed, 1993.

BECK, A.T. et al. The measurement of pessimism: the Hopelessness Scale. *Journal of Consulting and Clinical Psychology*, v.42, p.861-5, 1974.

BECK, J.S. *Terapia cognitiva:* teoria e prática. Porto Alegre: Artmed, 1995.

BLACKBURN, I.M. Severe depression in hospitalized patients. In: SCOTT, J.; WILLIAMS, J.M.G.; BECK, A.T. (Eds.). *Cognitive therapy in clinical practice*. London and New York: Routledge, 1992.

BLACKBURN, I.M.; MOORE, R.G. Controlled acute and follow-up trial of cognitive therapy and pharmacotherapy in out-patients with recurrent depression. *British Journal of Psychiatry,* v.171, p. 328-334, 1998.

BLACKBURN, I.M.; TWADDLE, V. *Cognitive therapy in action*. London: Souvenir, 1996.

BYRNE, S.E.; ROTHSCHILD, A.J. Loss of antidepressant efficacy during maintenance therapy. *Journal of Clinical Psychiatry*, v.58, p. 279-288, 1998.

CLARK, D.A.; BECK, A.T.; ALFORD, B.A. *Scientific foundations of cognitive theory and therapy of depression*. New York: John Wiley &Sons, 1999.

CLARK, D.A.; STEER, R.A. Empirical status of the cognitive model and anxiety and depression. In: SALKOVSKIS, P.M. *Frontiers of cognitive therapy*. New York: Guilford, 1996.

CONTE, H.R. et al. Combined psychotherapy and pharmacotherapy for depression: a systematic analysis of the evidence. *Archives of General Psychiatry*, v.43, p. 471-479, 1986.

CUNHA, J.A. *Manual da versão em português das Escalas Beck*. São Paulo: Casa do Psicólogo, 2001.

DAVIS, M. Functional neuroanatomy of anxiety and fear: a focus in amygdala. In: CHARNEY, D.; NESTLER, E.; BUNNEY, B. *Neurobiology of mental illness*. Oxford: Oxford University, 1999. p. 463-474.

DE JONGHE, F. et al. Combining psychotherapy and antidepressants in the treatment of depression. *Journal of Affective Disorders,* v.64, p. 217-29, 2001.

DERUBEIS, R.J. et al. Medications versus cognitive behavior therapy for severely depressed outpatients: mega-analysis of four randomized comparisons. *American Journal of Psychiatry*, v.156, p. 1007-1013, 1999.

DOBSON, K.S. A meta-analysis of the efficacy of cognitive therapy for depression. *Journal of Consulting and Clinical Psychology*, v.57, p. 414-419, 1989.

DREVETS, W.; GADDE, K.; KRISHNAN, R. Neuroimaging studies of mood disorders. In: CHARNEY, D.; NESTLER, E.; BUNNEY, B. *Neurobiology of mental illness*. Oxford: Oxford University, 1999. p. 394-418.

FAVA, G.A. et al. Four-year outcome for cognitive behavioral treatment of residual symptoms in major depression. *American Journal of Psychiatry*, v.153, p. 945-947, 1998a.

FAVA, G.A. et al. Prevention of recurrent depression with cognitive behavioral therapy: preliminary findings. *Archives of General Psychiatry*, v.55, p. 816-820, 1998b.

FAVA, G.A. et al. Six-year outcome for cognitive behavioral treatment of residual symptoms in major depression. *American Journal of Psychiatry*, v.155, p. 1443-1445, 1998c.

FREEMAN, A.; DATTILIO, F.M. (Eds.). *Comprehensive casebook of cognitive therapy*. New York: Plenum, 1992.

FREEMAN, A. et al. (Eds.). *Clinical applications of cognitive therapy*. New York: Plenum, 1991.

GREENBERG, R.P.; FISHER, S. Examining antidepressant effectiveness: findings, ambiguities, and some vexing puzzles. In: FISHER, S.; GREENBERG, R.P. (Eds.). *The limits of biological treatments for psychological distress*: comparisons with psychotherapy and placebo. Hillsdale: Erlbaum, 1989.

_____. Mood mending medicines: probing drug, psychotherapy, and placebo solutions. In: FISHER, S.; GREENBERG, R.P. (Ed.). *From placebo to panacea*: putting psychiatric drugs to the test. New York: John Wiley and Sons, 1997.

HOLLON, S.D.; KENDALL, P.C. Cognitive self-statements in depression: development of an automatic thought questionnaire. *Cognitive Therapy and Research*, v.42, p.383-95, 1980.

HOLLON, S.D.; SHELTON, R.C.; LOOSEN, P.T. Cognitive therapy and pharmacotherapy for depression. *Journal of Consulting and Clinical Psychology*, v.59, p. 88-99, 1991.

HOLSBOER, F. Neuroendocrinology of mood disorders. In: BLOOM, F.; KUPFER, D. *Psychopharmacology*: the fourth generation of the progress. New York: Raven, 1995. p. 957-969.

KELLER, M.B. et al. A comparison of nefazodone: the cognitive behavioral-analysis system of psychoterapy, and their combination for the treatment of chronic depression. *The New England Journal of Medicine*, v.342, p. 1462-1470, 2000.

KOVACS, M.; BECK, A.T. Maladaptative cognitive structures in depression. In: IZARD, C.E. (Eds.). *Emotions in personality and psychopathology*. New York: Plenum, 1978.

LEAHY, R.L. *Cognitive therapy techniches*. New York: Guilford, 2003.

_____. *Cognitive therapy*: basic principles and aplications. Northvale: Jason Aronson, 1996.

_____. (Ed.). *Practicing cognitive therapy*. Northvale: Jason Aronson, 1997.

LEAHY, R.L.; HOLLAND, S.J. *Treatment plans and interventions for depression and anxiety disorders*. New Yorque: Guilford, 2000.

LEWINSOHN, P.M.; GOTLIB, I.H. Behavioral theory and treatment of depression. In: BECKHAM, E.E.; LEBER, W.R. (Eds.). *Handbook of depression*. New York: Guilford, 1995.

MCALLISTER-WILLIAMS, R.; YOUNG, A. The pathophysiology of depression: a synthesis of the role of serotonin and corticoids. In: EBERT, D.; EBMEIER, K. *New models for depression*. Karger: Basel, 1998. p. 170-198.

MCGUFFIN, P.; KATZ, R.; BEBBINGTON, P. The Camberwell collaborative depressive study: III. Depression and the adversity in relatives of depressed mood probands. *Br. J. Psychiatry*, v.152, p. 775,1988.

MURPHY, F.C.; SAHAKIAN, B.J.; O'CARROLL, R.E. Cognitive impairment in depression: psychological models and clinical issues. In: EBERT, D.; EBMEIER, K. *New models for depression*. Karger: Basel, 1998, p. 1-33.

PADESKY, C.A.; GREENBERGER, D. *Clinician's guide to mind over mood*. New York: Guilford, 1995.

PARIK, S.V.; LAW, R.W. CANMAT DEPRESSION WORK GROUP. Clinical guidelines for the treatment of depressive disorder: definitions, prevalence and health burden. *Can. J. Psychiatry*, v.46, p.13S-20S, 2001. Suppl 1.

ROBINSON, L.A.; BERMAN, J.S.; NEIMEYER, R.A. Psychotherapy for the treatment of depression: a comprehensive review of controlled outcome research. *Psychological Bulletin*, v.108, p. 30-49, 1990.

RUSH, A.J.; BECK, A.T. Terapia cognitiva. In: KAPLAN, H.I.; SADOCK, B.J.; GREBB, J.A. *Tratado de psiquiatria*. Porto Alegre: Artmed, 1999.

SAFRAN, J.D.; SEGAL, Z.V. *Interpersonal process in cognitive therapy*. Appendix II. New York: Basic Books, 1990.

THASE, M.E. et al. Treatment of major depression with psychotherapy or psychotherapy-pharmacotherapy combinations. *Archives of General Psychiatry*, v.54, p. 1009-1015, 1997.

WEISSMAN, N.A.; BECK, A.T. *Developmental and validation of the dysfunctional attitude scale*. Trabalho apresentado no encontro anual da Association for the Advancement of Behaviour Therapy, Chicago, 1978.

WEXLER, B.E.; CICCHETTI, D.V. The outpatient treatment of depression: implications of outcome research for clinical practice. *Journal of Nervous and Mental Disease*, v.180, p. 277-286, 1992.

WRIGHT, J.H. Terapia cognitiva e farmacoterapia combinadas no tratamento da depressão. In: FREEMAN, A.; DATILLIO, F.M. *Compreendendo a TC*. Campinas: Psy, 1998.

YOUNG, J.E. *Cognitive therapy for personality disorders*: a schema-focused approach. Sarasota: Professional Resource Exchange, 1990.

YOUNG, J.E.; BECK, A.T.; WEINBERGER, A. Depressão. In: BARLOW, D.H. *Manual clínico dos transtornos psicológicos*. 2.ed. Porto Alegre: Artmed, 1999. p 273-312.

Transtorno obsessivo-compulsivo

11

ARISTIDES VOLPATO CORDIOLI

O transtorno obsessivo-compulsivo (TOC) caracteriza-se por pensamentos, frases, palavras, cenas ou impulsos que invadem a consciência, involuntários ou impróprios, persistentes e recorrentes – as obsessões –, geralmente acompanhados de aflição ou medo e de tentativas de ignorar, suprimir ou neutralizá-los pela realização de atos repetitivos e estereotipados – as compulsões ou os rituais. Pelo tempo que tomam, pelo desconforto que provocam ou pelo que levam o paciente a executar ou a evitar, comprometem as rotinas diárias, o desempenho profissional e as relações interpessoais (DSM-IV, 1994).

O TOC é um transtorno heterogêneo, geralmente crônico, cujas causas podem envolver fatores de ordem biológica e psicossocial, constituindo prováveis subtipos no que se refere à etiologia, apresentação clínica, curso, prognóstico e resposta a tratamentos.

Considerado raro até bem pouco tempo, na verdade é bastante comum, com uma prevalência em torno de 2,5% na população ao longo da vida (Karno et al., 1988). Acomete, em geral, pessoas jovens ao final da adolescência, sendo comum o início ainda na infância. Na maioria das vezes, os sintomas acompanham os indivíduos ao longo de toda a vida, evoluindo para uma progressiva deterioração em aproximadamente 10% dos casos (Lensi et al., 1996). É também grande o seu impacto sobre a família, pois os sintomas interferem nas rotinas e na vida social dos pacientes.

Não obstante o fato de suas causas não terem sido esclarecidas, nestas últimas três décadas foram desenvolvidos métodos de tratamento que conseguem reduzir os sintomas em mais de 70% dos casos: o uso de inibidores seletivos da recaptação de serotonina, a clomipramina, e a terapia comportamental de exposição e prevenção da resposta (EPR). Com os medicamentos, o usual é uma redução entre 20 e 60% dos sintomas, 40% em média. Entretanto, a remissão completa é rara – ao redor de 20% (*The Clomipramine Colaborative Study Group,* 1991; Pigott e Seay, 2000). São comuns as recaídas após a interrupção, e a intolerância aos efeitos adversos é uma causa freqüente de abandono (Pato, Zohar, Zohar, 1988; Pigott e Seay, 2000). A terapia de EPR foi introduzida na década de 70 e considerada eficaz em mais de 70% dos pacientes (Marks, Hodgson, Rachman, 1975; Abramowitz, 1997). Não respondem ou respondem parcialmente ao tratamento os pacientes que apresentam obsessões não acompanhadas de rituais ou convicções muito intensas e cristalizadas sobre seu conteúdo. São freqüentes o abandono e a não-adesão ao tratamento, os quais, somados, podem chegar a 30% (Marks e O'Sulivan, 1988), reduzindo, na prática, a eficácia da terapia para aproximadamente 50% (Salkovskis, Richards, Forrester, 2000). Por outro lado, parece ser eficaz em pacientes que não respondem ou respondem parcialmente ao tratamento com psicofármacos (Simpsom, Gorfinkle, Liebowitz, 1999).

A partir da descrição de crenças disfuncionais subjacentes aos sintomas obsessivos, que contribuem para sua gênese e manutenção (Salkovskis, 1985, 1989; OCCWG, 1997), vem sendo proposta a terapia cognitiva como alternativa para o tratamento do TOC (Emmelkamp, Visser, Hoekstra, 1988; Van Oppen, De Haan, Van Balkon, 1995; Freeston, Rhéaume, Ladouceur, 1996), em especial para pacientes com obsessões não acompanhadas de rituais (Freeston et al., 1997), tendo, em princípio, uma eficácia semelhante à da EPR (Cottraux et al., 2001). O usual, entretanto, é associar técnicas cognitivas à terapia de EPR e designar este novo modelo de terapia cognitivo-comportamental (TCC). O presente capítulo descreve a TCC do TOC, seus fundamentos, o modelo cognitivo-comportamental do TOC, a avaliação dos pacientes, indicações e contraindicações, as técnicas comportamentais e cognitivas mais utilizadas, além da alta e da prevenção de recaídas.

OS FUNDAMENTOS DA TCC DO TOC

A terapia de exposição e prevenção de resposta (EPR)

As primeiras tentativas de uso da EPR no TOC foram influenciadas pelas teorias da aprendizagem social de Bandura e pelos experimentos de dessensibilização sistemática de Wolpe no tratamento das fobias. Com base nesses experimentos, Meyer (1966), utilizando exposição e prevenção de resposta, tratou com sucesso dois pacientes que apresentavam rituais e obsessões. O investigador atribuiu as mudanças à modificação de expectativas decorrente do teste de realidade e à comprovação de que as expectativas catastróficas não se concretizavam. Estudos mais sistemáticos foram feitos somente no início da década de 70. A partir de observações empíricas com pacientes que apresentavam obsessões de limpeza e rituais de lavagem, ou obsessões de dúvida seguidas de rituais de verificação, diversos autores formularam a hipótese da existência de uma relação funcional entre rituais e obsessões: os rituais reduziriam a ansiedade e o desconforto provocado pelas obsessões, e esta seria a razão da sua existência (Hogson e Rachman, 1972; Roper, Rachman, Hogdson, 1973; Roper e Rachman, 1976). Observaram, ainda, que o impulso de executar verificações ou lavações desaparecia espontaneamente depois de um período entre 15 e 180 minutos, caso fosse solicitado aos pacientes que se abstivessem de realizar os rituais ou permanecessem em contato com os objetos ou situações evitados. Também foi observado que, a cada exercício, a intensidade dos sintomas era menor, chegando ao desaparecimento completo com as repetições (Roper, Rachman, Hogdson, 1973; Rachman, de Silva, Roper, 1976; Lickierman e Rachman, 1980). Este fenômeno natural ficou conhecido como habituação e passou a ser a base da terapia de EPR.

Nessa mesma época, dois ensaios clínicos pioneiros foram realizados utilizando a exposição e a prevenção de resposta em ambiente hospitalar, observando-se a redução dos sintomas obsessivos em poucas semanas (Meyer et al., 1974; apud Jenike, Baer, Minichiello, 1990, p.208; Marks, Hodgson, Rachman, 1975). Os pacientes continuavam assintomáticos vários anos depois, tendo sido definitivamente comprovada a possibilidade de se eliminar obsessões e compulsões com técnicas comportamentais relativamente breves, que passaram, desde então, a ser um dos tratamentos de escolha para o TOC.

O modelo comportamental do TOC

A resposta à terapia comportamental levou à proposição de um modelo explicativo para os fenômenos obsessivos, com base na teoria da aprendizagem e no modelo comportamental da ansiedade (Mowrer, 1939), contrapondo-se à explicação psicodinâmica até então prevalente. O modelo comportamental considera a ansiedade e o medo patológicos como resultantes de aprendizagens errôneas, podendo ser desaprendidos. Os sintomas obsessivo-compulsivos seriam resultantes de aprendizagens defeituosas que ocorreriam em dois estágios. Num primeiro estágio, o medo e a aflição seriam associados a estímulos internos – pensamentos intrusivos até então neutros (obsessões): *condicionamento clássico,* em conseqüência de experiências de natureza traumática. Tais medos seriam generalizados para objetos, situações ou mesmo pensamentos que tivessem alguma associação com o estímulo original. Num segundo momento, por meio de tentativas de ensaio e erro, o indivíduo descobriria táticas que neutralizariam ou eliminariam tais medos: execução de rituais, comportamentos evitativos, reasseguramentos. A eficácia em produzir alívio aumentaria a freqüência do uso dessas estratégias, tornando tais comportamentos estereotipados, repetitivos e freqüentes (rituais): *condicionamento operante* (Salkovskis, Forrester, Richards, 1998; Salkovskis, 1999). Em resumo, a função das compulsões e da evitação, de acordo com o modelo, seria a de interromper ou impedir a exposição a estímulos que, por algum motivo, passaram a ser temidos, eliminar a ansiedade associada ou impedir seu surgimento. Por impedirem a exposição, impossibilitam a extinção natural e espontânea dos medos por meio da habituação. O resultado é a sua perpetuação, bem como das estratégias usadas para neutralizá-los, consolidando-se, dessa forma, o TOC.

O argumento mais forte a favor deste modelo é o grande aumento da aflição observado sempre que os pacientes deixam de executar os rituais ou entram em contato com as situações ou objetos evitados. Ainda a favor estão a observação de que a ansiedade se extingue espontaneamente quando os rituais não são executados e o sucesso da terapia de EPR.

A crítica ao modelo é que ele não explica o motivo pelo qual muitas pessoas têm o impulso de executar rituais mesmo sem que tenha surgido alguma cognição (obsessão), à semelhança do que ocorre com os tiques no transtorno de Tourette. O modelo também não explica por que, na maioria das vezes, o início dos sintomas não está relacionado a nenhuma experiência traumática (condicionamento clássico) (Jones e Menzies, 1998), não inclui os fatores de ordem biológica, desconsidera o papel das crenças disfuncionais freqüentes em portadores do TOC e seu provável papel de moduladoras da necessidade de executar ou não rituais. Este último aspecto foi em parte superado com a proposição de um modelo cognitivo-comportamental para o TOC, que valoriza o papel das crenças e interpretações errôneas, particularmente daquelas relacionadas com a responsabilidade e o risco, no surgimento e na manutenção dos sintomas obsessivos (Salkovskis, 1985, 1989).

O modelo cognitivo do TOC

Pensamentos, imagens, idéias, dúvidas, impulsos que irrompem na consciência fazem parte da atividade cognitiva normal das pessoas. Em geral são neutros, redundando eventualmente em criatividade e produtividade. Ocorrem como um processo automático, involuntário, provavelmente ligado às preocupações do indivíduo naquele momento, e são um fenômeno universal (Rachman e de Silva, 1978). O modelo cognitivo propõe que interpretações distorcidas são as responsáveis pelo fato de determinados pensamentos intrusivos assumirem um significado especial para o indivíduo, ativando pensamentos automáticos de natureza negativa ou catastrófica e emoções desagradáveis: medo, desconforto, ansiedade e depressão. Em conseqüência dessas interpretações distorcidas, tais pensamentos assumem um significado especial, o que faz com que aumentem de freqüência, compelindo o indivíduo a adotar estratégias para neutralizá-los: aumentar a vigilância, realizar atos voluntários (rituais, evitações, reasseguramentos) para afastá-los ou para evitar os desfechos catastróficos imaginados. O sucesso momentâneo de tais estratégias acaba perpetuando o transtorno (Salkovskis, 1985, 1989, 1999; Salkovskis, Forrester, Richards, 1998; Rachman, 1997).

Crenças disfuncionais no TOC

Foram descritas crenças disfuncionais em portadores do TOC que, embora não sejam específicas, poderiam contribuir para o agravamento e a manutenção dos sintomas obsessivo-compulsivos (Salkovskis, 1985, 1989, 1999; Salkovskis, Forrester, Richards, 1998; Rachman, 1997). Tais crenças disfuncionais envolveriam seis domínios: a tendência a superestimar o risco, a responsabilidade, o poder do pensamento, a necessidade de controlá-lo, a necessidade de ter certeza e o perfeccionismo (OCCWG, 1997). De fato, estudos experimentais têm demonstrado uma correlação entre a intensidade das crenças e os sintomas obsessivo-compulsivos (Neziroglu, Stevens, Yaryjura-Tobias, 1999).

A partir da descrição das crenças disfuncionais, técnicas cognitivas foram propostas para sua correção e vêm sendo incorporadas no tratamento dos sintomas obsessivo-compulsivos (Van Oppen e Arntz, 1994; Freeston, Rhéaume, Ladouceur, 1996; Salkovskis, 1985, 1999; Salkovskis, Forrester, Richards, 1998), associadas à terapia de EPR. Essas técnicas serão descritas mais adiante.

TERAPIA COGNITIVO-COMPORTAMENTAL: DESCRIÇÃO DA TÉCNICA

A TCC no TOC é um tratamento geralmente breve e segue as seguintes etapas:

- avaliação do paciente e indicação do tratamento;
- motivação do paciente, informações psicoeducativas e estabelecimento da relação terapêutica;
- treinamento na identificação dos sintomas;
- listagem e hierarquização dos sintomas pelo grau de aflição associada;
- sessões da terapia;
- técnicas comportamentais de exposição e prevenção de resposta;
- modelação;
- estratégias especiais para o tratamento de obsessões;
- técnicas cognitivas para a correção de pensamentos e crenças disfuncionais;
- prevenção de recaída, alta e terapia de manutenção.

Avaliação do paciente e indicação da TCC

A avaliação do paciente é realizada mediante uma entrevista semi-estruturada que tem por objetivo identificar os sintomas obsessivo-compulsivos e as manifestações do TOC: obsessões, rituais, rituais mentais, comportamentos associados (esquiva, lentificação obsessiva, postergação, busca de reasseguramentos, ruminações), pensamentos automáticos e crenças disfuncionais, além de estabelecer o diagnóstico positivo de TOC, bem como os diagnósticos associados ou co-morbidades. Deve incluir uma boa história psiquiátrica, identificando as situações, os locais ou os objetos que provocam os sintomas; esclarecer seu início, se insidioso ou abrupto, se precoce (ainda na infância ou adolescência) ou tardio (na idade adulta); identificar se os sintomas são estáveis ou se apresentam flutuações; se estão associados ou não a alguma doença física (infecções de garganta, tiques, problemas neurológicos, traumatismos cranianos, acidente vascular cerebral) ou agente estressor importante; se são desencadeados ou agravados por conflitos familiares ou de outra natureza; o grau de incapacitação e de interferência no trabalho, na família, nas atividades sociais; e se existem outros familiares com o mesmo problema (fator genético ou ambiental). É importante, ainda, o levantamento de tratamentos já realizados (medicamentos ou psicoterapia) e o grau de sucesso ou insucesso alcançado. Além da entrevista psiquiátrica usual, podem ser utilizados instrumentos padronizados (MINI, SCID) para o levantamento de co-morbidades e escalas (Y-BOCS, NIHH-OC, CGI) para avaliar a gravidade dos sintomas.

Co-morbidades

Tanto obsessões como compulsões e evitações podem ocorrer em outros transtornos psiquiátricos além do TOC, como transtornos de impulsos, transtornos alimentares, depressão, parafilias, estresse pós-traumático, etc. É importante investigá-los, pois, caso o paciente os apresente, a abordagem terapêutica deverá ser distinta. É muito comum a presença associada de depressão, fobia social, ansiedade generalizada ou mesmo transtornos mais graves, como psicoses ou transtorno bipolar, os quais, eventualmente, representam contra-indicações à TCC. Os sintomas depressivos e, da mesma forma, os decorrentes de outros transtornos de ansiedade podem interferir na capacidade do paciente de realizar as tarefas da terapia comportamental. É possível, ainda, que recaídas ocorram, exigindo, em geral, o uso associado de medicamentos. É comum também a presença de transtornos do chamado espectro obsessivo-compulsivo, como o transtorno de Gilles de la Tourette (TGT), caracterizado por tiques vocais e motores ou somente tiques, a tricotilomania (arrancar cabelos), a compulsão por se beliscar, comprar compulsivamente, que podem exigir outras abordagens. Da mesma forma, transtornos de tiques ou TGT, ou, ainda, febre reumática, podem apontar para um diferente subtipo de TOC, que pode ter uma menor resposta à TCC.

Contra-indicações da TCC e fatores preditivos de má resposta

Ainda constitui uma questão em aberto quais as características pessoais dos pacientes que melhor respondem à TCC. Embora nem sempre concordantes, as pesquisas sugerem que a resposta à TCC pode ser limitada ou inexistente nas seguintes situações:

a) *Depressão moderada ou intensa:* aparentemente não desenvolvem a habituação com a exposição e mantêm níveis elevados de ansiedade, apesar da exposição prolongada (Foa, 1979; Basoglu et al., 1988). Nesses casos, deve-se associar psicofármacos.
b) *Convicção quase delirante ou supervalorizada sobre idéias obsessivas:* aderem pouco às tarefas de EPR (Foa, 1979; Neziroglu, Stevens, Yaryjura-Tobias, 1999).
c) *Sintomas muito graves:* em geral, a adesão às tarefas de EPR é pobre. O ideal é iniciar com anti-obsessivos e introduzir a TCC de forma gradual.
d) *Ansiedade intensa:* são pacientes com diferentes co-morbidades (ansiedade generalizada, pânico, fobias, transtornos somatoformes) que poderão não tolerar o aumento adicional da ansiedade e necessitar do uso associado de psicofármacos.
e) *Psicoses:* esses pacientes têm dificuldade de estabelecer um vínculo terapêutico e levar adiante as tarefas. Existe ainda a possibilidade de recaídas durante o tratamento e a necessidade do uso adicional de antipsicóticos.
f) *Transtorno do humor bipolar:* pode-se indicar a TCC caso o transtorno esteja controlado com medicamentos. Deve-se, entretanto, ficar atento para eventuais recaídas e, se for o caso, dar preferência ao controle dos sintomas do transtorno do humor por meio de medicamentos.
g) *Tiques ou transtorno de Tourette:* nesses pacientes, considerados portadores de um subtipo distinto do TOC, muitas vezes fenômenos compulsivos não são acompanhados de obsessões ou, pelo menos, da ansiedade comum dos pacientes com TOC. Sem ansiedades ou vivências obsessivas desencadeadas pela prevenção da resposta, tais pacientes respondem menos à terapia de EPR (Miguel et al., 1995). Observou-se que pacientes com TOC e tiques associados melhoram de forma mais efetiva quando há associação entre inibidores seletivos de recaptação da serotonina (ISRSs) e neurolépticos do que quando apenas ISRSs são utilizados.
h) *Transtorno da personalidade esquizotípica:* não respondem bem à terapia de EPR (Jenike, Baer, Minichiello, 1990).
i) *Transtorno da personalidade do tipo histriônica ou borderline:* nesses casos, a TCC é, em princípio, contra-indicada, devido à baixa tolerância à frustração, pouca per-

sistência nas tarefas e dificuldades de se vincular ao terapeuta.

j) *Falta de motivação ao tratamento e de adesão às tarefas:* a adesão às tarefas é talvez o fator mais crítico para a eficácia da terapia de EPR (Ito et al., 1995).

Informações psicoeducativas, motivação do paciente para o tratamento e estabelecimento da relação terapêutica

A entrevista inicial também tem a finalidade de motivar o paciente, avaliar sua capacidade para tolerar ansiedade e certificar-se de sua efetiva adesão ao tratamento. São naturais as dúvidas e a ambivalência, mas é fundamental resolvê-las antes de iniciar a terapia, para evitar desistências e abandonos, problemas críticos da TCC. Não se pode deixar de avaliar a disponibilidade de tempo do paciente para comparecer às sessões e para a realização dos exercícios (em geral, um mínimo de 20 horas é necessário), bem como as condições de arcar com os custos, caso o tratamento seja pago.

Os primeiros contatos são cruciais para o estabelecimento de um bom vínculo com o terapeuta e da chamada aliança de trabalho. Embora dependa muito de aspectos pessoais do próprio paciente (transferência), o estabelecimento do vínculo depende também da pessoa do terapeuta, sua capacidade de empatia, cordialidade, calor humano, interesse genuíno em ajudar e facilidade de se relacionar. É indispensável que o paciente sinta confiança na competência profissional do terapeuta para aceitar uma proposta que implique, eventualmente, um aumento imediato de sua aflição e sofrimento.

Com o objetivo de motivar o paciente para o tratamento, o primeiro passo é dar informações básicas sobre o TOC e os fundamentos da terapia cognitivo-comportamental. Questões a serem esclarecidas com o paciente e, eventualmente, com os familiares, tendo em vista motivá-lo para o tratamento, envolvem os assuntos a seguir:

1) O que é o TOC, o que são obsessões, compulsões e evitações, suas possíveis causas, curso e prognóstico; seu custo em termos de comprometimento do desempenho profissional, interferência nas relações interpessoais e familiares e os tratamentos disponíveis.
2) Familiarização com o modelo cognitivo-comportamental: a influência de pensamentos e crenças sobre a conduta (rituais e evitações); a relação funcional entre obsessões e rituais; as estratégias de neutralização que, embora provoquem um alívio imediato, perpetuam o TOC; as crenças distorcidas subjacentes aos sintomas.
3) Como a terapia cognitivo-comportamental pode provocar a redução dos sintomas: sua base no fenômeno da habituação mediante a exposição *in vivo* de forma repetida e em níveis crescentes – porém suportáveis – de ansiedade e a correção de crenças distorcidas por técnicas cognitivas.
4) Como são as sessões da TCC: agenda, monitoramento dos sintomas, revisão das tarefas semanais, registros, exercícios de EPR e de correção de pensamentos e crenças disfuncionais, nas sessões e no domicílio; o incremento inicial da ansiedade e o desaparecimento posterior tanto da necessidade de executar rituais como das obsessões e medos; o que é esperado do paciente, a realização de tarefas em casa nos intervalos entre as sessões, o tempo necessário para a realização dos exercícios, registros, duração da terapia, etc.
5) Criar expectativas positivas de mudança. Pacientes com depressão associada, descrentes da possibilidade de mudanças em função da duração da doença, de tratamentos anteriores malsucedidos ou com crenças demasiadamente intensas e cristalizadas sobre as obsessões têm dificuldade em acreditar na possibilidade de mudar padrões de comportamento. Expectativas negativas em relação à própria capacidade de tolerar o aumento da aflição decorrente dos exercícios de EPR devem ser identificadas e abordadas. O terapeuta poderá, inicialmente, referir re-

sultados de pesquisas ou de outros tratamentos, esclarecer as dúvidas que efetivamente se dissiparão quando o próprio paciente realizar as atividades e obtiver sucesso, descobrindo que é capaz de suportar o desconforto associado. É importante salientar que o sucesso depende essencialmente da adesão aos exercícios: tempo dedicado e freqüência com que são realizados.

Os familiares podem ser importantes aliados na TCC ou, eventualmente, dificultá-la, se não compreenderem o que é o TOC e a base racional do tratamento. É conveniente que as mesmas explicações sejam dadas também a eles, em conjunto com o paciente, para que compreendam o que é o transtorno, esclareçam suas dúvidas e sejam orientados em relação às atitudes mais adequadas, como, por exemplo, não reforçar rituais, não oferecer reasseguramentos, mesmo em momentos de grande ansiedade, ou evitar críticas caso ocorram lapsos ou recaídas. Ao final da entrevista, é importante que o paciente expresse de forma explícita sua decisão de realizar o tratamento.

Identificação dos sintomas e elaboração da lista hierárquica

Uma vez aceita a terapia, a tarefa seguinte é habilitar o paciente a reconhecer obsessões, compulsões ou rituais, compulsões mentais e comportamentos associados ao TOC, tais como evitações, ruminações e postergações, distinguindo esses fenômenos de pensamentos e comportamentos "normais". A partir de exemplos do próprio paciente, deve-se explicar o que são esses fenômenos, verificando se efetivamente consegue reconhecê-los e distingui-los de outros pensamentos e comportamentos, e prescrever para casa exercícios semelhantes. Para não sobrecarregar o paciente com informações demasiadas, convém deixar para um segundo momento (terceira ou quarta sessão) uma explanação mais detalhada sobre o modelo cognitivo, as crenças disfuncionais, sua identificação e o treino em exercícios de correção.

Estando o paciente habilitado a reconhecer os sintomas, o passo seguinte é a elaboração da lista, a mais completa possível, das obsessões, rituais, compulsões mentais e evitações. Essa lista pode ser iniciada ainda na consulta e completada como tarefa de casa. Podem ser utilizados instrumentos auxiliares, como a Y-BOCS *check-list* e a lista de comportamentos evitativos (disponíveis no *site* www.ufrgs.br/toc). Pode-se, ainda, solicitar o auxílio de familiares mais próximos, que muitas vezes observam comportamentos que passam despercebidos ao próprio paciente.

Uma vez elaborada a lista, os sintomas são hierarquizados mediante a atribuição dos escores 0 (nenhum), 2,5 (fraco), 5 (médio), 7,5 (forte) ou 10 (extremo) em relação ao grau de aflição ou desconforto sentido quando a mente é invadida por uma obsessão específica, ou quando o paciente deixa de executar um determinado ritual ou toca em objetos evitados. Exemplo: "Qual o grau de aflição sentido quando sua mente é invadida por um pensamento 'horrível', ou quando um amigo seu chega da rua e se senta na sua cama?". Uma forma simples de hierarquização é solicitar ao paciente que classifique os sintomas pelo grau de dificuldade (extrema, muito grande, média, fraca ou nenhuma) que sente ao se expor ou se abster de executar um ritual específico. É importante, ainda, quantificar o número de vezes que o paciente executa um ritual (quantas vezes lavou as mãos pela manhã, ou o número de verificações da porta que executou antes de deitar), o tempo gasto para se arrumar antes de sair de casa (lentidão obsessiva), o número de minutos ou horas por dia em que a mente fica ocupada com uma determinada obsessão, etc. A lista é útil para definir os primeiros exercícios de EPR, ou para analisar o grau de dificuldade e, assim, fazer a escolha, iniciando pelos exercícios que o paciente considera mais fáceis de realizar e nos quais acredita ter maiores chances de sucesso. Também pode-se propor que se inicie pelo sintoma que mais causa transtorno para si ou seus familiares e cuja eliminação representaria um grande alívio a todos. É importante que o paciente tenha um elevado grau de confiança em sua capacidade de executar as tarefas escolhidas, que as escolhas sejam suas e que ele não se sinta forçado pelo terapeuta.

As sessões da terapia

As sessões da TCC para o TOC, como na terapia cognitiva, em geral são estruturadas colaborativas e focadas nos problemas e sintomas; envolvem demonstrações, exercícios e tarefas de casa, uso de registros, instrumentos de automonitoramento e, eventualmente, a realização de tarefas junto com o terapeuta. A sessão é iniciada com a revisão ou checagem dos sintomas (intensidade, freqüência) e do humor; segue-se a revisão das tarefas de casa, com a utilização dos registros para esta finalidade, a discussão das dificuldades em sua realização, exercícios de correção de pensamentos e crenças disfuncionais, finalizando com o estabelecimento e a discussão das metas e dos exercícios para a semana seguinte e a avaliação da sessão. O tratamento em geral é breve – entre três e seis meses com sessões semanais durando em torno de uma hora, no início. À medida que os sintomas vão diminuindo, os intervalos entre as consultas podem ser maiores. São recomendadas sessões periódicas de reforço, durante algum tempo, após o término do tratamento.

Os objetivos devem ser claros e operacionais: não lavar as mãos ao chegar em casa, verificar a porta apenas uma vez antes de deitar, demorar no máximo dez minutos no banho, sentar na cama diariamente, durante 30 minutos, com a roupa da rua. O ideal é selecionar três ou quatro tarefas para cada intervalo entre sessões, solicitando o registro dos exercícios num caderno específico e propondo a freqüência e o tempo que o paciente deverá dedicar a elas. Recomenda-se, ainda, que as tarefas sejam repetidas o maior número de vezes possível. Quando a tarefa consiste em entrar em contato com objetos contaminados ou "sujos", é aconselhável que o contato seja mantido até a ansiedade desaparecer por completo (habituação na sessão), lembrando que a ansiedade desencadeada será menor a cada exercício (habituação entre as sessões). Os exercícios de exposição devem ter, no mínimo, de 15 a 30 minutos de duração, podendo durar até três horas (quando se trata de prevenção de resposta) ou até o paciente não sentir mais nenhuma aflição ou impulso para executar rituais. A cada sessão, as tarefas de casa são revisadas. Aquelas consideradas plenamente dominadas são substituídas por outras inicialmente classificadas como tendo um grau maior de dificuldade, e assim sucessivamente, até que toda a lista de sintomas tenha sido percorrida. A escala Y-BOCS pode ser utilizada para avaliar a progressão do tratamento.

Técnicas comportamentais

A TCC no tratamento do TOC utiliza intervenções comportamentais como a exposição, a prevenção da resposta ou dos rituais, a modelação, técnicas de automonitoramento, uso de registros, diários, escalas e técnicas cognitivas de correção de pensamentos e crenças disfuncionais (questionamento socrático, explicações alternativas, experimentos comportamentais, lembretes, entre outras). As técnicas comportamentais de exposição e prevenção da resposta continuam sendo consideradas intervenções cruciais. A seguir, é apresentada uma breve descrição das intervenções mais comuns.

Exposição

É o contato direto e prolongado com situações, lugares ou objetos que o paciente evita em função de suas obsessões. Provoca um aumento da ansiedade, a qual desaparece espontaneamente num período entre quinze minutos e três horas (habituação) (Roper, Rachman, Hogdson, 1973). Exposição também pode ser feita a obsessões ou a pensamentos "ruins" ou "horríveis". Para tanto, deve-se evocá-los intencionalmente, mantê-los na mente sem tentar afastá-los e não utilizar nenhuma estratégia para evitá-los (hipervigilância) ou para neutralizá-los (rituais mentais).

Prevenção da resposta

É a abstenção, por parte do paciente, da realização de rituais ou da adoção de comportamentos evitativos, sejam eles manifestos ou encobertos (rituais mentais), ou de quaisquer outras manobras destinadas a aliviar ou neutralizar medos associados às obsessões. Exemplos: abster-se de verificar, lavar excessivamente as mãos, alinhar objetos, fazer contagens, repetir perguntas, fazer as coisas numa certa ordem, não afastar pensamentos "ruins", etc. Assim como ocorre com a exposição, a prevenção da resposta provoca um incremento inicial da ansiedade, que desaparece espontaneamente com o passar do tempo, reduzindo a intensidade do impulso a realizar rituais e, conseqüentemente, sua freqüência (Rachman, de Silva, Roper, 1976).

Modelação

É a realização, pelo terapeuta, de exercícios de demonstração de EPR diante do paciente. Sabe-se que a simples observação de outras pessoas executando tarefas consideradas de risco é uma forma de reduzir ou desaprender medos. Sabe-se também que a aflição é menor quando a exposição é realizada na presença de outra pessoa ou do terapeuta (Rachman e de Silva, 1978). Como exemplo, o terapeuta pode ter no consultório uma caixa de objetos "sujos" ou "contaminados", como brinquedos usados, materiais de limpeza usados, seringas, esponjas, recipientes ou embalagens de produtos tóxicos, com os quais pode fazer as demonstrações. Pode, ainda, tocar na sola dos sapatos e "espalhar" a contaminação pelas roupas e pelo corpo, tocar em trincos de porta sem lavar as mãos posteriormente e solicitar ao paciente que repita essas ações. Os exercícios servem para ilustrar de forma didática o fenômeno da habituação, pois, em geral, a ansiedade, intensa no início, desaparece rapidamente ainda no decorrer da sessão. Em certos casos, pode-se solicitar que o paciente aguarde na sala de espera até duas horas após a sessão, para ter uma garantia de que o impulso de executar rituais (lavar as mãos, verificar) foi superado.

Técnicas para o tratamento de obsessões de conteúdo impróprio ou inaceitável

A exposição e a prevenção da resposta são de difícil aplicação em pacientes que apresentam predominantemente obsessões, acompanhadas ou não de rituais. A partir da compreensão de algumas distorções cognitivas, como o exagero da importância atribuída a certos pensamentos – a chamada fusão do pensamento e da ação (Shafran, Thordarson, Rachman, 1995) –, a hipervigilância e a necessidade de controlá-los, as estratégias sugeridas para o tratamento desses sintomas mudaram. Medidas anteriormente recomendadas, como tentar afastar pensamentos ("pare de pensar"), principalmente os de conteúdo agressivo, sexual, sacrílego ou violento, tinham o efeito paradoxal de incrementar sua freqüência e intensidade, sendo atualmente contra-indicadas (Lavy e Van Den Hout, 1990; Baer, 2000). Pacientes que apresentam tais pensamentos são orientados no sentido de:

- não fazer nenhum esforço para afastar os pensamentos da mente;
- em nenhuma hipótese, executar rituais manifestos ou encobertos (rituais mentais) destinados a neutralizá-los (repetir frases, rezar, fazer contagens);
- evocar intencionalmente os referidos pensamentos e mantê-los na consciência durante o tempo necessário para que a aflição desapareça;
- procurar não dar importância a tais intrusões, usando lembretes do tipo "isto é apenas um pensamento!" ou "pensar não é cometer!";
- reduzir a hipervigilância, procurando realizar tarefas que distraiam a mente.

Se a obsessão for uma cena de conteúdo agressivo ou violento, pode-se solicitar ao paciente que escreva a cena que lhe vem à mente ou o impulso que o atormenta da forma mais detalhada possível e da maneira mais vívida que puder: as pessoas, os detalhes da cena e a seqüência de fatos catastróficos que poderiam ocorrer. Num segundo momento, deverá ler o texto repetidamente, várias vezes ao dia. Poderá, ainda, gravar a história em uma fita ou CD com a própria voz e ouvi-la repetidamente, realizando este exercício de três a quatro vezes ao dia, até que ele não evoque mais ansiedade alguma. É importante que nenhum pensamento neutralizador seja incluído na gravação e que nenhuma manobra de neutralização seja praticada durante as audições (como fechar os olhos, produzir uma imagem, colocar fones de ouvido, etc.). Além de provocar a habituação, o paciente poderá comprovar que pensar não equivale a cometer, ou que pensar não aumenta as chances de que desastres aconteçam. Perceberá, ainda, uma diminuição da freqüência e da necessidade de controlar tais pensamentos (Salkovskis, 1983).

Técnicas cognitivas

As técnicas cognitivas propostas para o TOC são, em geral, adaptações daquelas descritas inicialmente por Beck para o tratamento da depressão e por Clark para o tratamento da ansiedade. Por serem mais complexas para o paciente, parece conveniente que sejam introduzidas na terapia quando ele já identifica os sintomas, os rituais e as manobras de neutralização, distingue obsessões de pensamentos normais, etc. É necessário dedicar algum tempo para a explanação de alguns conceitos-chave e para um treinamento inicial, com exercícios e técnicas de correção de disfunções cognitivas realizados no próprio consultório. Os seguintes tópicos devem ser explanados ao paciente:

1) O modelo cognitivo-comportamental do TOC (ABC): situações (A) ativam crenças disfuncionais, pensamentos automáticos negativos ou catastróficos (B); as interpretações distorcidas ou o significado atribuído (negativo, catastrófico) a essas crenças têm conseqüências (C) emocionais (ansiedade, depressão), comportamentais (rituais, evitações, busca de reasseguramentos) e psicológicas (atenção seletiva, hipervigilância) que, embora reduzam a aflição, perpetuam o ciclo.

2) As crenças e interpretações errôneas mais comuns em portadores do TOC e seu papel no surgimento e na manutenção dos sintomas. Identificação das crenças disfuncionais do paciente (fazer lavagens excessivas por supervalorizar o risco de contrair doenças; repetir tarefas por não admitir falhas, etc.).

3) O papel das manobras de neutralização: produzir alívio imediato ao custo de perpetuar o TOC; a hipervigilância e a tentativa de controlar os pensamentos como contraprodutivas, pois aumentam sua intensidade e freqüência e reforçam a crença distorcida de que quanto mais aflição um pensamento produz mais verdadeiro ele é.

4) Esclarecer ao paciente que a terapia cognitiva é uma descoberta guiada: o que se pretende é auxiliar o paciente a substituir conclusões ilógicas e sem nenhum fundamento por pensamentos lógicos e baseados em evidências. Seus sintomas continuam, em grande parte, porque ele nunca testou certas convicções que toma como verdades e sobre as quais nunca refletiu. A terapia irá auxiliá-lo nessa reflexão, lançando dúvidas sobre crenças e regras que se constituíram num verdadeiro "decálogo" e do qual se tornou prisioneiro. Modificá-las representará um processo de libertação.

Técnicas cognitivas de correção de crenças disfuncionais

Uma vez entendido o modelo, o passo seguinte é o treino do paciente na identificação de pensamentos automáticos catastróficos ou negativos que acompanham as obsessões e de crenças subjacentes aos sintomas, para sua posterior correção.

*Identificação de pensamentos
automáticos e crenças distorcidas*

Para este objetivo, alguns exercícios podem ser feitos no consultório, como treino, e prescritos para realização no domicílio. Podem começar com a identificação de uma situação na qual o paciente tem pensamentos intrusivos ou realiza um ritual. Algumas perguntas que auxiliam:

- Que pensamentos passaram pela sua cabeça na ocasião?
- Que tipo de emoção (medo, aflição, culpa ou depressão) você sentiu?
- Como interpretou o pensamento que invadiu sua mente (responsabilidade, perigo, medo de falhar, culpa, possibilidade de causar dano aos outros ou não preveni-lo)?
- O que foi levado a executar (ritual, evitação, manobras para neutralização)?
- E o que sentiu depois de executar o ritual ou de evitar o que temia?
- E se não tivesse realizado o ritual ou a evitação, o que sentiria e o que passaria pela sua cabeça?

*Corrigindo crenças distorcidas:
o questionamento socrático*

A estratégia central para a modificação de crenças distorcidas é o seu questionamento, também chamado de questionamento socrático em homenagem ao filósofo grego que punha em dúvida as crenças e convicções dos seus contemporâneos.

O questionamento socrático deve ser feito com os pensamentos automáticos e as crenças distorcidas identificadas nos exercícios anteriores. É interessante e didático associar certas crenças específicas ao domínio geral ao qual pertencem: supervalorizar o risco e a responsabilidade, o poder do pensamento, etc. (por exemplo: ter medo de contrair doenças e evitar sentar em bancos de ônibus pertencem ao domínio de supervalorizar o risco). O questionamento pode ser feito utilizando-se diferentes estratégias que foram adaptadas para o TOC (busca de evidências e explicações alternativas, torta da responsabilidade, questionamento do duplo padrão, duas teorias, questionamentos específicos para cada domínio de crenças, testes comportamentais, etc.), as quais serão descritas a seguir.

Questionando evidências e buscando explicações alternativas

1) Que evidências eu tenho de que o que passa pela minha cabeça ou os meus medos têm algum fundamento? E que evidências são contrárias?
2) Existe uma explicação alternativa para isso? (De que eu sou portador de um transtorno, por exemplo.)
3) Meus medos têm como base alguma prova real, ou ocorrem porque eu tenho TOC? O que é mais provável?
4) O que _____ (fulano) diria sobre meus medos?
5) Como a maioria das pessoas se comporta em situações semelhantes?
6) Qual é a crença errônea?

A técnica das duas teorias (A e B)

Uma das formas de mudar uma interpretação errônea (de um sintoma, situação ou pensamento) é auxiliar a pessoa a construir e testar uma explicação alternativa coerente, menos ameaçadora e aflitiva, modificando a forma como o paciente interpreta a ocorrência e o conteúdo dos pensamentos e impulsos intrusivos e levando-o a encará-los de forma mais realística. Isso pode ser feito pelo terapeuta ao propor e sugerir a testagem de explicações alternativas. Exemplo prático (Salkovskis, Forrester, Richards, 1998):

Nós temos duas teorias alternativas para explicar o que ocorre com você:

1) **Teoria A:** Você está de fato contaminado e precisa se lavar, porque pode conta-

minar sua família e ser responsável por doenças e, quem sabe, pela morte de familiares.
2) **Teoria B:** Você é uma pessoa muito sensível a medos de ser contaminado e reage a esses medos de uma forma que compromete sua vida: fazendo um excesso de lavagens seguidas.

Qual destas duas alternativas é a mais provável? Você já tentou lidar com esse problema de acordo com a segunda hipótese, ou seja, como se fosse um problema de preocupação ou medo excessivo, e não uma possibilidade real?

A técnica da torta ou pizza da responsabilidade e o pensamento dicotômico

Um exercício que pode ser útil para corrigir crenças distorcidas envolvendo excesso de responsabilidade é a elaboração da chamada torta ou pizza da responsabilidade, na qual cada fatia representa o percentual atribuído a si próprio e a outros (Van Oppen e Arntz, 1994; Salkovkis, 1999). Deve-se solicitar ao paciente que faça uma lista de todos os fatores que podem influir num determinado desfecho catastrófico (doença, infarto, incêndio, morte, etc.), atribuindo percentuais equivalentes aos pesos que diferentes fatores podem ter para que o desfecho presumido ocorra e incluindo, por último, uma estimativa da própria responsabilidade. Depois, a torta desenhada é analisada, juntamente com os percentuais atribuídos a cada um dos prováveis fatores concorrentes e a si próprio, em decorrência de o paciente acreditar ser o único e exclusivo responsável. Este exercício permite identificar e corrigir o pensamento dicotômico (tudo ou nada), fazer o paciente se dar conta de que diversos fatores podem concorrer em diferentes graus para um desfecho, além de que é impossível ter o controle sobre todos os fatores, eliminar todos os riscos, ter certeza de que nada de ruim irá acontecer e jamais falhar.

Corrigindo a tendência a exagerar a importância e o controle dos pensamentos

O questionamento socrático pode ser útil para pacientes que acreditam demasiadamente no poder do pensamento (fusão de pensamento e ação, pensamento mágico) ou na necessidade de controlá-lo. Tais pacientes expressam o medo de se tornar o contrário: sujos, agressivos, ateus ou com algum desvio de caráter. Assim, deve-se discutir a probabilidade de tais previsões catastróficas acontecerem, especialmente se for levado em conta o fato de os portadores de TOC normalmente serem pessoas inofensivas, incapazes de agredir ou religiosas; também mostrar aos pacientes que pensamentos intrusivos, de conteúdo agressivo, obsceno ou sexual ocorrem com todas as pessoas em algum momento, sem que necessariamente elas pratiquem esses pensamentos: "Imagine se você fosse pôr em prática tudo o que lhe passa pela cabeça!" (Salkovskis, 1999). Exemplos de questionamentos:

- Pensar é o mesmo que cometer?
- Pensar algo significa que vai acontecer (raciocínio cartesiano)?
- Ter um pensamento obsceno revela um desvio de caráter?
- Ter um pensamento blasfemo significa desejar ofender a Deus?
- Sou o tipo de pessoa capaz de fazer o que me passa pela cabeça?
- Qual a probabilidade (entre 0 e 100%) de que eu venha a fazer o que me passa pela cabeça?
- Quem é perturbado por obsessões de ferir um filho, visualizar cenas violentas, dizer blasfêmias? Indivíduos normais ou portadores de TOC?

Questionando o duplo padrão

Os pacientes com TOC exageram as conseqüências negativas da responsabilidade: "Se meu filho contrair câncer, a culpa será minha, todos vão me condenar, e eu não terei mais amigos". Além disso, eles tendem a avaliar de forma distinta uma eventual falha sua quando comparada a falhas cometidas por outras pessoas, com quem são mais indulgentes. Para esse tipo de situação, pode-se aplicar a técnica do questionamento do duplo padrão de julgamento: "Se isso que você imagina acontecesse com um amigo, você o condenaria da mesma forma como condena a si mesmo?"

Experimentos comportamentais

Uma forma muito eficiente de corrigir crenças distorcidas é testando-as na prática. Pode-se solicitar ao paciente que descreva um erro (por exemplo, fazer um depósito numa conta bancária errada) e questionar as conseqüências que imagina que possam ocorrer. Posteriormente, o paciente fará um experimento e a comparação entre o que aconteceu de fato e o que havia imaginado. Outros exemplos: deixar uma torneira não bem fechada durante uma hora e verificar se a casa é inundada; tomar uma decisão, como comprar uma roupa ou um eletrodoméstico, por exemplo, sem ter certeza de que está pagando o melhor preço e, depois, descobrir se poderia ter feito um negócio melhor ou não, observando como se sente.

É particularmente difícil modificar crenças quando elas se referem a um futuro distante, como, por exemplo: "Irei para o inferno porque não consigo controlar meus pensamentos blasfemos" ou "Meu filho poderá contrair câncer daqui a 20 anos por causa desta contaminação". Nesses casos, a desconfirmação por meio de experimentos comportamentais é quase impossível, e esta estratégia se torna pouco efetiva (Salkovskis, Forrester, Richards, 1998). O que se pode fazer nesses casos são experimentos comportamentais de exposição maciça, antecipando o desfecho na imaginação.

Algumas regras gerais da terapia cognitiva

- Dar atenção particular às avaliações distorcidas relativas à responsabilidade de causar ou prevenir danos, questionando a plausibilidade ou a veracidade dos conteúdos das intrusões: "Portadores de TOC normalmente são violentos ou abusadores sexuais?"
- Mostrar que o esforço permanente para prevenir algo só leva ao aumento da preocupação e da hipervigilância – e, conseqüentemente, das próprias obsessões.
- Não tentar provar que as obsessões não são plausíveis ("Deixe eu provar que você é incapaz de ferir seu filho") ou tentar convencê-los de que tocar em um trinco de porta não transmite doenças.
- Não discutir probabilidades: "O que eu posso garantir é que provavelmente você irá sofrer para o resto de sua vida se continuar fazendo checagens".
- Não oferecer reasseguramentos, por exemplo, dando garantias de que tal pensamento não irá se concretizar ou de que as probabilidades de ocorrer o que o paciente receia são mínimas. Reassegurar é inútil, o alívio que produz dura pouco e não deixa de ser uma forma de neutralização. É importante lembrar que o alívio obtido com o uso de tais manobras torna tentador seu uso freqüente (Salkovskis, Forrester, Richards, 1998).

Alta, acompanhamento e prevenção de recaídas

Quando a maioria dos sintomas tiver sido eliminada, pode-se propor o espaçamento das sessões e, posteriormente, a alta. Entretanto, como o TOC é um transtorno crônico sujeito a recaídas, ao final da terapia é conveniente dedicar algum tempo ao desenvolvimento de habilidades para preveni-las. São comuns os lapsos, ou seja, episódios isolados de realização de rituais ou evitações, de curta duração e que ocorrem por distração, descuido ou falha nas estratégias de autocontrole. Os lapsos são importantes porque podem ser interpretados como recaídas ou como fracasso de todo o tratamento, provocando, eventualmente, descrença quanto à capacidade de um dia poder eliminar por completo os sintomas – e, em função desta descrença, uma recaída. Assim, é preciso lembrar ao paciente que pequenos lapsos são comuns, particularmente na fase de mudança e especialmente quando os rituais constituíam hábitos. Ao final do tratamento, é interessante orientar o paciente e treiná-lo em estratégias de prevenção de recaídas, que devem ser revistas e reforçadas em sessões periódicas de acompanhamento após a alta.

Estratégias de prevenção de recaída

1) Identificar, juntamente com o paciente, as situações internas (psicológicas) ou externas (ambiente, objetos) de risco (gatilhos) para a realização de rituais ou para a ocorrência de obsessões ou comportamentos evitativos: a hora de deitar ou de sair de casa para os verificadores, a chegada em casa para os que têm obsessões por contaminação.
2) Preparar com antecedência estratégias de enfrentamento para lidar adequadamente com as situações de risco e evitar as recaídas:
   - Vigilância: estar atento para o autocontrole e não executar de forma automática os rituais a que estava habituado em situações de risco.
   - Planejar com antecedência como irá se comportar no enfrentamento das situações de risco, tendo em vista o que deve fazer em termos de exposição e prevenção da resposta: por quanto tempo, onde, de que forma ("Vou sentar na cama com a roupa da rua quando chegar em casa, durante 15 minutos").
   - Distração: procurar se entreter, durante situações de risco, com outros pensamentos ou com atividades práticas, como forma de reduzir a aflição e o impulso a ritualizar.
   - Conversar consigo mesmo, dar ordens para si mesmo: "Você tem condições de se controlar!", "Não vá verificar se a torneira ficou bem fechada!", etc.
   - Uso de lembretes: "A aflição não dura para sempre!", "Isso é o TOC!", ou "Cuidado com o TOC!"
3) Identificar pensamentos automáticos ativados nas situações de risco e questionar sua validade. A aflição que os acompanha pode provocar lapsos, que são rituais ou evitações eventuais: "Se eu não ler de novo este trabalho, erros podem escapar!". Questionamento: "Se escapar um erro, o que de pior pode acontecer?" (descatastrofização).
4) Prevenir as consequências de ter cometido um lapso. Um lapso pode ativar a crença de ser fraco, de ser incapaz de se autocontrolar (tudo ou nada), de o tratamento ter fracassado, acompanhada de sentimentos de culpa, diminuição da auto-estima, depressão e tentação de desistir. Deve-se lembrar que lapso não é recaída!
5) Fazer revisões periódicas da lista de sintomas com o terapeuta. Caso tenham ocorrido lapsos, revisá-los: o que os provocou, pensamentos automáticos, crenças distorcidas e suas conseqüências, técnicas de correção de disfunções cognitivas.
6) Se estiver utilizando medicamentos, suspendê-los somente em acordo com o médico.
7) Participar das associações de portadores de TOC e procurar estar sempre atualizado sobre eventuais novos conhecimentos.

COMENTÁRIOS FINAIS

O modelo cognitivo-comportamental permitiu uma melhor compreensão dos fenômenos obsessivo-compulsivos, da importância de aprendizagens errôneas e das crenças disfuncionais na sua gênese e manutenção. Permitiu, ainda, a proposição de uma variedade de técnicas e estratégias que possibilitam a redução dos sintomas para a maioria dos pacientes e até sua eliminação completa. Constitui, juntamente com os psicofármacos, um dos tratamentos de escolha para o TOC. Algumas questões, entretanto, continuam em aberto: quais pacientes se beneficiam e quais não se beneficiam com a TCC? Existem ou não subgrupos de pacientes para os quais a terapia seria a melhor escolha?

Sua associação à farmacoterapia aumentaria a eficácia do tratamento? As recaídas ao longo do tempo são menores do que as observadas após a interrupção dos medicamentos? Os ganhos se mantêm ao longo do tempo? A adição das técnicas cognitivas aumenta a eficácia da EPR? Reduz ou não as recaídas? Por ser uma terapia breve, com base teórica simples e de aplicação relativamente fácil, desde que garantida a adesão do paciente, a TCC vem se constituindo num importante recurso terapêutico, em especial para os pacientes que não respondem ou respondem parcialmente à farmacoterapia.

REFERÊNCIAS BIBLIOGRÁFICAS

ABRAMOWITZ, J.S. Effectiveness of psychological and pharmacological treatments for obsessive-compulsive disorder: a quantitative review. *J. Consult. Clin. Psychol.*, v.65, p.44-52, 1997.
APA. AMERICAN PSYCHIATRIC ASSOCIATION. *Diagnostic and statistical manual of mental disorders (DSM IV)*. 4.ed. Washington, 1994.
BAER, L. *Getting control-overcoming your obsessions and compulsions*. New York: Plume, 2000.
BASOGLU, M. et al. Predictors of improvement in obsessive-compulsive disorder. *J. Anx. Dis.*, v.2, p.299-317, 1988.
COTTRAUX, J. et al. A randomized controlled trial of cognitive therapy versus intensive behavior therapy in obsessive-compulsive disorder. *Psychother. Psychosom.*, v.70, p.288-97, 2001.
EMMELKAMP, P.M.G.; VISSER, S.;. HOEKSTRA, R. Cognitive therapy vs exposure *in vivo* in the treatment of obsessive-compulsives. *Behav. Res.Ther.*, v.12, p.103-14, 1988.
FOA, E.B. Failures in treating obsessive-compulsives. *Behav. Res. Ther.*, v.17, p.169-76, 1979.
FREESTON, M.H.; RHÉAUME, J.; LADOUCEUR, R. Correcting faulty appraisal of obsessional thoughts. *Behav. Res. Ther.*, v.34, p.433-46, 1996.
FREESTON, M.H. et al. Cognitive-behavioral treatment of obsessive-thought: a controlled study. *J. Cons. Clin. Psychol.*, v.65, p.405-13, 1997.
HOGSON, R.; RACHMAN, S.J. The effects of contamination and washing in obsessional patients. *Behav. Res. Ther.*, v.10, p.111-7, 1972.
ITO, L.M. et al. Beliefs and resistance in obsessive-compulsive disorder: observations from controlled study. *J. Anx. Dis.*, v.9, p.269-81, 1995.
JENIKE, M.A.; BAER, L.; MINICHIELLO, W.E. *Obsessive-compulsive disorders:* theory and management. 2. ed. Chicago: Year Book Medical, 1990.
JONES, K.J.; MENZIES, R.G. The relevance of associative learning pathways in the development of obsessive-compulsive washing. *Behav. Res. Ther.*, v.36, p.273-83, 1998.
KARNO, M. et al. The epidemiology of obsessive-compulsive disorder in five US communities. *Arch. Gen. Psychiatry*, v.45, p.1094-9, 1988.
LAVY, E.; VAN DEN HOUT, M. Thought suppression induces intrusion. *Behavioral Psychotherapy*, v.18, p.251-8, 1990.
LENSI, P. et al. Obsessive-compulsive disorder: familial-developmental history, symptomatology, comorbidity and course with special reference to gender-related differences. *Br. J. Psychiatry*, v.169, p.101-7, 1996.
LICKIERMAN, H.; RACHMAN, S.J. Spontaneous decay of compulsive urges: cumulative effects. *Behav. Res. Ther.*, v.18, p.387-94, 1980.
MARKS, I.M.; O'SULLIVAN, G. Drugs and psychological treatments for agoraphobia/panic and obsessive-compulsive disorders: a review. *Brit. J. Psychiatry*, v.153, p.650-5, 1988.
MARKS, I.M.; HODGSON, R.; RACHMAN, S. Treatment of chronic obsessive-compulsive neurosis by in vivo exposure: a two year follow-up and issues in treatment. *Brit. J. Psychiatry*, v.127, p.349-64, 1975.
MEYER, V. Modification of expectations in cases with obsessional rituals. *Behav. Res. Ther.*, v.4, p.273-80, 1966.
MIGUEL, E.C. et al. Phenomenology of intentional repetitive behaviours in obsessive-compulsive disorders and Tourette's disorder. *J. Clin. Psychiatry*, v.56, p.246-55, 1995.
MOWRER, O.H. A stimulus-response theory of anxiety. *Psychol Rev.*, v.46, p.553-66, 1939.
NEZIROGLU, F.A.; STEVENS, K.P.; YARYURA-TOBIAS, J.A. Overvalued ideas and their impact on treatment outcome. *Rev. Bras. Psiq.*, v.21, p.209-16, 1999.
OCCGWG – OBSESSIVE COMPULSIVE COGNITIONS WORKING GROUP. Cognitive assessment of obsessive-compulsive disorder *Behav. Res. Ther.*, v.9, p.237-47, 1997.
PATO, M.T.; ZOHAR, K.M.; ZOHAR, R. Return of symptoms after discontinuation of clorimipramine in patients with obsessive-compulsive disorder. *Amer. J. Psychiatry*, v.145, p.521-5, 1988.
PIGOTT, T.; SEAY, S. Pharmacotherapy of obsessive-compulsive disorder: overview and treatment-refractory strategies. In: GOODMAN, W.K.; RUDORFER, M.V.; MASER, J.D. *Obsessive-compulsive disorder:* contemporary issues in treatment. London: Lawrence Erlbaum, 2000.
RACHMAN, S.J. A cognitive theory of obsessions. *Behav. Res. Ther.*, v.35, p.793-802, 1997.
RACHMAN, S.J.; SILVA, P. de. Abnormal and normal obsessions *Behav. Res. Ther.*, v.16, p.233-48, 1978.
RACHMAN, S.J.; de SILVA, P.; ROPER, G. The spontaneous decay of compulsive urges. *Behav. Res. Ther.*, v.14, p.445-53, 1976.

ROPER, G.; RACHMAN, S.J. Obsessional-compulsive checking: experimental replication and development. *Behav. Res. Ther.*, v.14, p.25-32, 1976.

ROPER G.; RACHMAN, S.J.; HOGDSON, R. An experiment on obsessional checking. *Behav. Res. Ther.*, v.11, p.271-7, 1973.

SALKOVSKIS, P.M. Treatment of an obsessional patient using habituation to audio-taped ruminations. *Br. J. Clin. Psychiatry*, v.22, p.311-3, 1983.

_____. Obsessional-compulsive problems: a cognitive behavioural analysis. *Behav. Res. Ther.*, v.23, p.311-3, 1985.

_____. Cognitive-behavioural factors and the persistence of intrusive thoughts in obsessional problems *Behav. Res. Ther.*, v.27, p.677-82, 1989.

_____. Understanding and treating obsessive-compulsive disorder. *Behav. Res. Ther.*, v.37, p.S29-S52, 1999.

SALKOVSKIS, P.M; FORRESTER, E.; RICHARDS, C. Cognitive-behavioural approach to understanding obsessional thinking. *Brit. J. Psychiatry*, v.173, p.53-63, 1998. Suppl.35.

SALKOVSKIS, P.M.; RICHARDS, C.; FORRESTER, E. Psychological treatment of refractory obsessive-compulsive disorder and related problems. In: GOODMAN, W.K.; RUDORFER, M.V.; MASER, J.D. *Obsessive-compulsive disorder:* contemporary issues in treatment. London: Lawrence Erlbaum, 2000. p.201-22.

SHAFRAN, R.; THORDARSON, D.; RACHMAN, S. Thought-action fusion in obsessive-compulsive disorder. *J. Anx. Dis.*, v.10, p.379-92, 1995.

SIMPSOM, B.H.; GORFINKLE, K.S.; LIEBOWITZ, M.R. Cognitive-behavioral therapy as an adjunct to serotonin reuptake inhibitors in obsessive-compulsive disorder: an open trial. *The J. Clin. Psychiatry*, v.60, p.584-90, 1999.

THE CLOMIPRAMINE COLABORATIVE STUDY GROUP. Clomipramine in the treatment of obsessive-compulsive disorder. *Arch. Gen. Psychiatry,* v.48, p.730-8, 1991.

VAN OPPEN, P.; ARNTZ, A.. Cognitive therapy for obsessive-compulsive disorder. *Behav. Res. Ther.*, v.33, p.79-87, 1994.

VAN OPPEN, P. et al. Cognitive therapy and exposure *in vivo* in the treatment of obsessive-compulsive disorder. *Behav. Res.Ther.*, v.33, p.379-90, 1995.

Transtorno de ansiedade generalizada

12

FLÁVIO KAPCZINSKI, REGINA MARGIS

O transtorno de ansiedade generalizada (TAG) pode ser entendido como um transtorno multidimensional, com três sistemas de ansiedade: o fisiológico, o cognitivo e o comportamental. Segundo o DSM-IV-TR™, o transtorno de ansiedade generalizada consiste em ansiedade e preocupação excessivas com diversos eventos ou atividades, ocorrendo na maioria dos dias por pelo menos seis meses, sendo que o indivíduo considera difícil controlar a preocupação. A ansiedade e preocupação estão associadas a três ou mais dos seguintes sintomas: inquietação, fatigabilidade, dificuldade de concentração, irritabilidade, tensão muscular, perturbação do sono. Ressalta-se que pelo menos um desses sintomas esteve presente na maioria dos dias nos seis meses anteriores, sendo que eles não podem ser devidos ao efeito de uma substância, a uma condição clínica ou a outro transtorno psiquiátrico em Eixo I. Destaca-se ainda que a ansiedade, a preocupação ou os sintomas físicos causam sofrimento significativo ou prejuízo no funcionamento social ou ocupacional.

Os indivíduos com transtorno de ansiedade generalizada freqüentemente apresentam história de ansiedade ao longo da sua vida; diferentes estudos demonstram que uma grande porcentagem de indivíduos com TAG não sabe informar a idade de início dos sintomas, ou coloca como um remoto início na infância. Um significativo número de pessoas sofre com este transtorno, sendo demonstrado que o TAG apresenta uma taxa de prevalência ao longo da vida entre 3,6 e 5,1% e de 3,1% para um ano (Wittchen et al., 1994).

A psicoterapia visa propiciar aos pacientes o desenvolvimento de estratégias efetivas para lidarem com os sintomas da ansiedade. A terapia cognitiva e a terapia cognitivo-comportamental (TCC) têm demonstrado eficácia no TAG. Alguns estudos apresentam taxas de recuperação de até 51% após seguimento de seis meses nos indivíduos que realizaram terapia cognitivo-comportamental (Fischer e Durham, 1999). São citadas menores taxas de recaída após esta terapia (Hidalgo e Davidson, 2001).

Estudos recentes demonstram a eficácia da TCC também em idosos com TAG. Nessa população, são descritas características relacionadas ao transtorno de ansiedade generalizada com maior ênfase nos sintomas somáticos da ansiedade que nos elementos cognitivos (Stanley e Novy, 2000). Além disso, o conteúdo das preocupações parece variar entre os idosos e os indivíduos mais jovens. Em levantamentos realizados com amostras da comunidade, por exemplo, os idosos referiam mais preocupações com saúde e menos em relação ao trabalho, enquanto adultos jovens e de meia-idade demonstravam maior preocupação relacionada à família e às finanças (Powers, Wisocki, Whitbourne, 1992).

O MODELO COGNITIVO-COMPORTAMENTAL

O modelo cognitivo-comportamental tem-se desenvolvido em pesquisas e na aplicação clínica, propiciando respostas positivas no tratamento de diferentes transtornos emocionais e comportamentais. Segundo Range (1995),

> a psicoterapia cognitivo-comportamental pode ser definida como uma ajuda psicológica baseada em uma ciência e uma filosofia do comportamento que se caracteriza por uma concepção naturalista e determinista do comportamento humano, pela adesão a um empirismo, a uma metodologia experimental como suporte e uma atitude pragmática, referente aos modelos psicológicos.

Para Beck (1982),

> a terapia cognitivo-comportamental baseia-se no pressuposto racional teórico de que o afeto e o comportamento do indivíduo são determinados pela maneira como ele estrutura o mundo, sendo que as cognições estão baseadas em esquemas previamente desenvolvidos, a partir de experiências anteriores.

Os indivíduos com TAG se caracterizam por uma ansiedade intensa e uma preocupação incontrolável, sendo esse um aspecto essencial do transtorno. De acordo com as características do transtorno, dois aspectos importantes a considerar na intervenção terapêutica do TAG são a preocupação excessiva e incontrolável e a hiperexcitabilidade persistente, que consiste em manifestações físicas incontroláveis relacionadas à tensão.

Os fatores que levam as pessoas a apresentarem maiores níveis de ansiedade, assim como os fatores envolvidos na manutenção desses elevados níveis, são importantes na ocorrência de ansiedade grave e persistente observada no TAG.

A preocupação pode funcionar como um reforçador negativo, diminuindo a reatividade fisiológica ao processamento emocional (Borkovec e Hu, 1990). A superestimação de uma probabilidade e o pensamento catastrófico são distorções cognitivas presentes nos indivíduos com ansiedade generalizada.

A primeira consiste em superestimar a probabilidade da ocorrência de um evento negativo (que é improvável). Geralmente está associada a uma não-confirmação repetida, por exemplo, determinada situação não ter ocorrido por "ter tido sorte"; ou ainda que a preocupação associada ao evento evitou a ocorrência de um resultado ruim, negativo.

A catastrofização consiste em atribuir conseqüências catastróficas (extremas) a eventos menores, sendo que o evento passa a ser visto como intolerável. A superestimação da probabilidade e a catastrofização são pensamentos freqüentemente associados entre si. É importante ressaltar que é a interpretação da situação, e não a situação, que induz e mantém a ansiedade.

A pessoa com TAG tem uma percepção de elevado perigo ou ameaça; a superestimação da ocorrência do perigo está associada a uma percepção de baixa capacidade de lidar com essa ameaça. Destaca-se aqui a preocupação, a apreensão constante em relação ao futuro, ao que ainda não aconteceu. Assim, a persistente interpretação negativa dos estímulos, dos eventos ou das situações é crucial para o entendimento dos transtornos de ansiedade.

No modelo de ansiedade proposto por Krohne, a intolerância à incerteza e a intolerância ao estímulo emocional são variáveis subjacentes aos transtornos de ansiedade. É sugerido que elevada intolerância à incerteza provoca reações de hipervigilância quando o indivíduo é exposto ao incerto ou à dúvida, enquanto que excessiva intolerância aos estímulos emocionais gera reações cognitivas de evitação. De acordo com o exposto, a ansiedade excessiva poderia ser o resultado da oscilação entre o estado de hipervigilância e o estado de evitação.

Para Ladouceur (1997), a baixa tolerância à incerteza consiste numa predisposição a reagir negativamente diante de situações incertas, independentemente da probabilidade de ocorrer o que se teme e da conseqüência disso; destaca-se a avaliação subjetiva do indivíduo ante a incerteza.

Considerando dois indivíduos expostos a uma mesma situação que provoque incertezas ou dúvidas: o indivíduo intolerante à incerteza poderia avaliar a situação como insuportável, enquanto o outro, mais tolerante, poderia avaliá-la como menos perturbadora. Diferentes exemplos dessas situações podem ser observados no dia-a-dia; indivíduos ansiosos, menos tolerantes às incertezas, podem avaliar tais situações da vida diária como potencialmente perigosas ou com desfecho negativo, o que gera preocupações excessivas.

Tem sido ressaltado que a preocupação constante dos indivíduos com TAG caracteriza-se por uma tendência a interpretar as situações ambíguas como ameaçadoras, a estimar de forma elevada o risco e a considerar as situações ambíguas como negativas (Vassey e Borkovec, 1992). Estudo realizado por Ladouceur e colaboradores com 42 indivíduos com TAG visava a esclarecer a relação entre esse processo cognitivo e a preocupação, por meio da manipulação experimental da intolerância à incerteza; os autores propõem que o resultado do estudo, coerentemente com o modelo teórico de preocupação e TAG, sugere que a intolerância à incerteza exerce um papel importante na aquisição e na manutenção da preocupação excessiva (Ladouceur, Glosselin, Dugas, 2000).

MANEJO TERAPÊUTICO

Inicialmente ressalta-se a importância de uma relação terapêutica sólida para a TCC ser efetiva; são fundamentais a empatia e a assertividade do terapeuta. Fatores de relacionamento são, freqüentemente, determinantes da mudança de comportamento durante a terapia.

Lima e Wielenska (1993) resumem o processo terapêutico da TCC em fases: a) estruturação da terapia; b) diagnóstico funcional; c) planejamento terapêutico; d) implementação do plano terapêutico; e) avaliação contínua dos resultados. Para a realização do planejamento e a aplicação de estratégias específicas, é necessário realizar uma avaliação funcional do problema do cliente. Isso pode ser feito por meio de uma entrevista cuidadosa e sistemática que visa obter dados para o delineamento dos fatores causais do comportamento.

Diferentes autores estabeleceram elementos que consideraram importantes na entrevista cognitivo-comportamental. Entre eles, Linehan (apud Costa,1997) destaca a importância de identificar os comportamentos que o cliente percebe como problemáticos, determinar as variáveis relacionadas à causa dos acontecimentos, identificar as características do cliente para entender como as primeiras experiências e o seu problema atual se organizaram; destaca também a necessidade de identificar as variáveis do meio que possam facilitar ou interferir no tratamento. Para Kanfer e Saslow, os relatos verbais fornecem informações a respeito da construção verbal do indivíduo, sua evocação de experiências prévias e fantasias sobre as mesmas (apud Costa, 1997).

Brown e colaboradores (1999) propõem um protocolo de tratamento para TAG com duração de 12 a 15 sessões individuais, com uma hora de duração, com freqüência semanal (exceto as duas últimas sessões, que ocorrem com freqüência quinzenal). Com esse protocolo, são oferecidos diferentes componentes de tratamento que se dirigem a cada um dos três sistemas de ansiedade:

- Cognitivo – reestruturação cognitiva.
- Comportamental – prevenção do comportamento de preocupação, solução de problemas e manejo do tempo.
- Fisiológico – treinamento em relaxamento muscular progressivo.

Enfim, têm sido desenvolvidas diferentes técnicas cognitivas e comportamentais que visam ao tratamento dos sistemas de resposta cognitivo e fisiológico dos indivíduos com TAG.

TERAPIA COGNITIVA

Constatou-se que as pessoas com TAG apresentam uma tendência a avaliar negativamente informações neutras ou ambíguas (Mathews e Mac Leod, 1994).

Ainda antes de engajar o cliente em determinada técnica da terapia cognitiva, é importante auxiliá-lo a identificar a relação entre os pensamentos e a ansiedade.

Inicialmente é necessário, junto com o cliente, identificar os indícios que servem como gatilho para a ansiedade. Esses indícios podem ser internos ou externos. Os indícios internos são emoções, imagens, pensamentos, sensações corporais, comportamentos. Os indícios externos estão relacionados a eventos do meio em que o indivíduo vive, como as demandas no serviço, comentários feitos por outras pessoas, etc.

Então, num primeiro momento, a terapia visa a detecção dos indicativos iniciais de ansiedade, pois estes com freqüência levam à formação de um ciclo relacionado à ansiedade. Por exemplo, o indivíduo percebe determinado evento como estressor ou potencialmente ameaçador; diante desse evento pode desenvolver pensamentos ansiosos, que levam a respostas fisiológicas de ansiedade, as quais, por sua vez, geram outros pensamentos com conteúdo de preocupação; isso provoca uma emoção negativa relacionada à ansiedade, que pode promover o aparecimento de um outro pensamento ainda mais ansioso – preocupação. Dessa forma, é gerada uma espiral de crescente nível de ansiedade que o indivíduo com TAG apresenta no curso do seu transtorno.

O terapeuta pode auxiliar o cliente a identificar os indicativos precoces de ansiedade solicitando que ele descreva detalhadamente alguma situação que tenha gerado preocupação e, a partir disso, os pensamentos, as imagens, as emoções e as sensações corporais percebidas. Outra forma de o terapeuta auxiliar na identificação desses indicativos é buscar algum momento em que perceba no cliente alguma mudança no estado afetivo e solicitar que ele descreva o que está ocorrendo naquele momento. Com isso, gradativamente são identificados alguns "sinais ou pistas" aos quais o cliente pode ficar atento, para assim fazer um automonitoramento dos indicativos de ansiedade.

Assim, percebe-se que a terapia cognitiva nos transtornos de ansiedade engloba uma série de etapas. Por exemplo, inicialmente deve-se poder identificar pensamentos, imagens, interpretações ou crenças que geram ansiedade; após, considerar esses pensamentos como hipóteses, mais do que como fatos, e assim avaliar se essas hipóteses são verdadeiras ou falsas e considerar a probabilidade de ocorrência das mesmas.

Os erros cognitivos mais freqüentemente observados entre os indivíduos com transtorno de ansiedade generalizada são:

- magnificação de riscos;
- minimização de recursos;
- pensamento dicotômico (tipo tudo ou nada);
- personalização;
- atenção seletiva;
- supergeneralização.

A terapia visa a corrigir tais distorções cognitivas, mas para isso é necessário treinar a identificação dos pensamentos automáticos e/ou imagens, testar a validade dos pressupostos no passado e presente, identificar os erros cognitivos e as imagens provocadoras de ansiedade e desenvolver formas para a resolução de problemas.

A contestação dos pensamentos é uma ferramenta utilizada pelo terapeuta, mas não consiste em simplesmente substituir pensamentos negativos por positivos (exemplo: tudo ficará bem). O terapeuta, sendo sistemático na contestação dos pensamentos, possibilitará a avaliação da validade das interpretações ou predições que o cliente está fazendo. Uma das intervenções possíveis é a reestruturação cognitiva, que visa ajudar ao cliente a identificar os pensamentos distorcidos (alguns exemplos foram citados anteriormente) e considerar outros pensamentos mais acurados e objetivos como alternativas.

A contestação possibilita que pensamentos relacionados à ansiedade exagerada sejam desaprendidos e cognições mais realistas e exatas sejam consideradas.

A contestação das cognições ansiogênicas envolve, entre outros aspectos:

1. considerar os pensamentos como hipóteses – que, baseadas em evidências, podem ser confirmadas ou não;

2. basear-se nas evidências para examinar a validade da crença;
3. analisar a situação e, a partir disso, gerar predições possíveis do evento.

Assim, quanto à superestimação de probabilidade, por exemplo, é importante poder avaliar a real probabilidade da ocorrência do evento negativo.

Em relação ao pensamento catastrófico, deve-se possibilitar que o cliente avalie, de forma crítica, ante o pior que pode acontecer, a gravidade do evento. Isso permite estimar o quanto ele se sente capaz de lidar com o evento, caso ocorra. Estimula-se o paciente a criar diversas alternativas para o pior resultado possível, que havia sido previamente estipulado. Inicialmente, isso pode ser difícil para indivíduos com TAG, pois estes tendem a valorizar principalmente os aspectos negativos.

A descatastrofização não deve ser entendida como um processo que simplesmente passa a considerar um evento negativo como positivo ou neutro, mas como uma maneira de possibilitar que o paciente avalie de forma crítica o real impacto do evento negativo e, dessa forma, considere os reais efeitos ou conseqüências deste quanto ao tempo e manejo.

EXPOSIÇÃO À PREOCUPAÇÃO

Inicialmente é necessário explicar ao cliente os fundamentos lógicos e objetivos desta técnica. Isso pode ser feito a partir de uma explanação sobre o conceito de habituação e o motivo pelo qual ela não ocorreu naturalmente (provavelmente pela tendência de passar de uma preocupação para outra sem se permitir avaliar cada uma).

A exposição à preocupação é constituída pelos seguintes passos, segundo modelo proposto por Craske e colaboradores (apud Brown, O'Leary, Barlow, 1999):

1. identificar e registrar as esferas de maior preocupação do cliente e ordená-las hierarquicamente;
2. treinar a imaginação com cenas agradáveis e com cenas que causem desconforto e preocupação (nestas, considerar o pior desfecho possível). Quando esta fase estiver acontecendo com nitidez, passa-se para a próxima;
3. escolher a preocupação menos perturbadora do registro inicial e praticar o treinamento de imaginação: evocando a preocupação por meio da concentração do cliente em seus pensamentos ansiosos e na imaginação do pior resultado que teme;
4. assim que o cliente completar a fase 3, o terapeuta deve estimular a rememoração desses pensamentos e imagens por cerca de 25 a 30 minutos;
5. gerar alternativas para os resultados temidos e propostos nos itens anteriores.

Após essas etapas, o cliente deve ser orientado a repetir esse processo para as outras esferas de preocupação, segundo a hierarquia inicialmente assinalada. Assim, quando o exercício de exposição evocar apenas um nível leve de ansiedade, deve-se passar para a outra preocupação, já previamente identificada. Após o terapeuta estar certo de que o cliente está realizando a técnica da exposição corretamente, o exercício passa a ser recomendado como tarefa de casa.

Com este exercício o cliente pode utilizar outras técnicas, como a reestruturação cognitiva e o relaxamento muscular (que será descrito posteriormente).

Ressalta-se, no entanto, que podem ocorrer algumas falhas relacionadas a esta técnica, como: a evocação de apenas uma ansiedade mínima, durante as exposições iniciais; o surgimento de uma habituação insignificante da ansiedade aos indícios da exposição, a despeito das experiências de exposição repetidas; e a ocorrência de distração.

O cliente pode relutar em fornecer detalhes sobre o pior evento possível. Pode tentar não pensar no pior resultado possível que teme, ou ficar pensando em outros assuntos durante o exercício; por isso, é importante que o terapeuta esclareça que a distração pode possibilitar um alívio da ansiedade a curto prazo, porém não será útil no manejo da ansiedade a longo prazo. A distração pode reforçar a percepção de que determinados pensamentos e imagens devem ser evitados e interferir na avaliação das cognições ansiogênicas (Foa e Kozak, 1986).

PREVENÇÃO DO COMPORTAMENTO PREOCUPADO

O comportamento preocupado provoca, muitas vezes, uma redução temporária da ansiedade. Observou-se que muitas das preocupações referidas por indivíduos com TAG, registradas por automonitoria, estavam relacionadas a algum comportamento corretivo, preventivo ou ritualístico; por exemplo, telefonar freqüentemente para as pessoas com quem se preocupa, para garantir que estão bem, recusar-se a ler notícias ruins nos jornais, entre outros (Craske et al., 1989). Esses comportamentos preocupados são negativamente reforçadores para o cliente, uma vez que normalmente possibilitam uma temporária redução da ansiedade.

Convém intervir com a prevenção sistemática de respostas que funcionalmente estejam ligadas à preocupação. Isso pode ser feito solicitando que (1) o cliente faça uma lista dos seus comportamentos preocupados mais comuns; (2) automonitorize e registre a freqüência com que o comportamento ocorre na semana; (3) evite ter comportamento do tipo preocupado. Ao fornecer esses tópicos, deve-se avaliar com o paciente o que ele acredita que possa ocorrer com a prevenção da resposta. Após a realização do exercício, compara-se o ocorrido com as previsões sugeridas pelo cliente.

Outra técnica a ser utilizada é propor que o indivíduo controle o momento em que ficará preocupado. Isso visa ajudá-lo a reduzir a associação entre preocupação e indicativos de ansiedade e, assim, diminuir a intensidade e a freqüência da resposta de preocupação; sobretudo, visa propiciar ao cliente o desenvolvimento de um senso de controle quanto a sua preocupação. Para a realização deste exercício, pode-se solicitar ao cliente que escolha algum momento do dia para se preocupar, propondo que seja um intervalo de 30 minutos e que esse período ocorra todos os dias no mesmo local e horário, não podendo estar associado a relaxamento ou trabalho; em todos os outros lugares e horários, o indivíduo deve postergar a sua preocupação para o horário estabelecido. Neste exercício, tornam-se importantes o reconhecimento dos indicativos de ansiedade descritos anteriormente.

SOLUÇÃO DE PROBLEMAS

Inicialmente é importante ensinar o cliente a avaliar os problemas de forma objetiva, em termos específicos, dividi-los em segmentos mais manejáveis e resolvê-los por partes. De acordo com este enfoque, uma resolução eficaz dos problemas inclui cinco processos interativos, sendo que cada um contribui de maneira distinta para uma boa resolução do problema: orientação em relação ao problema; definição e formulação do problema; busca de alternativas; tomada de decisão e execução; e verificação da solução. Associa-se a isso o aprendizado de considerar soluções alternativas, por exemplo por meio de um *brainstorming* (provocando o surgimento de diversas idéias mais ou menos lógicas, não se preocupando com esse aspecto inicialmente), para posterior avaliação das alternativas passíveis de execução. Assim, o cliente passa a considerar alternativas para as soluções dos seus problemas.

MANEJO DO TEMPO

A habilidade de manejar o tempo e estabelecer prioridades pode ser útil para a redução da ansiedade diária e ainda possibilitar um aumento da sensação de domínio em relação ao seu dia-a-dia e seus compromissos.

É fundamental poder auxiliar o cliente a distribuir as atividades no tempo, evitando que sobrecarregue os horários. Pode-se desenvolver com o cliente uma "lista de fixação de metas" (Brown, O'Leary, Barlow, 1999), a qual possibilita que as atividades do dia sejam planejadas e que, associado a cada compromisso, seja colocado algum indicador do nível de importância e urgência da sua realização (por exemplo: (1) para a atividade que é muito importante e urgente, (2) para a atividade que é importante, mas que pode ser realizada num segundo momento, (3) importante, mas que não precisa ser, necessariamente, resolvida naquele dia,...).

Além da adesão à agenda, é fundamental abordar com o cliente a importância da capacidade de delegar responsabilidades. Freqüentemente a característica de perfeccionismo desses indivíduos pode impedir ou dificultar que deleguem tarefas; não permitindo que outros se encarreguem de atividades que geralmente eles próprios fazem, esses pacientes sobrecarregam os seus horários e acumulam compromissos.

Outro componente básico a ser desenvolvido é a assertividade. Quando sistematicamente utilizada, pode promover alívio nos sintomas de ansiedade. A assertividade pode ser entendida como uma habilidade que se manifesta em situações de interação, caracterizando-se por comportamentos que expressam a capacidade do indivíduo de discordar do outro, de auto-afirmar-se, pedir ou fazer exigências sem constrangimento, possibilitando a expressão adequada de sentimentos e pensamentos.

TREINAMENTO EM RELAXAMENTO

O relaxamento tem o objetivo de aliviar os sintomas ligados ao componente fisiológico da ansiedade, visando a interrupção da associação aprendida entre hiperexcitabilidade autonômica e preocupação. Existem diferentes métodos para o relaxamento, como a respiração diafragmática, o relaxamento muscular progressivo, imaginar-se numa situação confortável, entre outros.

A respiração diafragmática visa estimular o sistema nervoso autônomo parassimpático para propiciar uma sensação de relaxamento. Deve-se explicar ao cliente como proceder à respiração, sobretudo diferenciando-a da respiração torácica. Sugere-se que o terapeuta posicione uma de suas mãos na sua região torácica e outra na região diafragmática e solicite que o cliente faça o mesmo para que possa perceber melhor os diferentes movimentos envolvendo os dois tipos de respiração. Deve-se solicitar que o cliente pratique esta modalidade de relaxamento diariamente e em situações que caracterize como ansiogênicas.

Outra forma de relaxamento é o denominado relaxamento muscular progressivo (RMP), que consiste basicamente em provocar contração e relaxamento sucessivos de grandes grupos musculares. É importante que o cliente aprenda a identificar as sensações de tensão e de relaxamento muscular, sobretudo para poder perceber precocemente situações de tensão muscular.

No treinamento de RMP é destacado que, num primeiro momento, o cliente deve aprender a tensionar e a relaxar separadamente os grupos musculares, o que inclui mão e antebraço direitos, mão e antebraço esquerdos, braço direito e braço esquerdo, parte superior e inferior da face, pescoço, peito, ombros, dorso, abdome, coxa direita e coxa esquerda, perna direita e perna esquerda, pé direito e pé esquerdo. Assim, após ser provocada essa contração muscular, é feito um relaxamento súbito da musculatura. Depois que o cliente adquiriu boa prática nesta técnica, pode-se reduzir, gradativamente, os grupos musculares utilizados no exercício, para oito e após quatro grupos. É importante que o terapeuta esteja familiarizado com as áreas corporais problemáticas do cliente, para que possa adaptar o exercício com quatro grupos musculares e focalizar as áreas problemáticas.

CONSIDERAÇÕES FINAIS

O transtorno de ansiedade generalizada é um transtorno complexo, com uma grande variedade de sintomas para os quais existem diversas técnicas. Um protocolo específico, limitado no tempo e com sessões estruturadas, está disponível para profissionais com algum treinamento em TCC (Brown, O'Leary, Barlow, 1999). No entanto, tratamentos como este podem ser diferentes na prática clínica diária, na qual os terapeutas podem se valer das técnicas descritas anteriormente ou, ainda, utilizar outras técnicas disponíveis no arsenal terapêutico, levando em conta as particularidades de cada paciente. A terapia cognitivo-comportamental com base em um protocolo deve ser considerada uma diretriz ou modelo já pronto, em que modificações, fundamentadas na individualidade do paciente e do terapeuta, são bem-vindas.

REFERÊNCIAS BIBLIOGRÁFICAS

APA. AMERICAN PSYCHIATRIC ASSOCIATION. *Diagnostic criteria from DSM-IV-TR™*. Washington, 2000.

BECK, A. *Terapia cognitiva da depressão*. Rio de Janeiro: Zahar, 1982.

BORKOVEC, T.D.; HU, S. The effect of worry on cardiovascular response to phobic imagery. *Behaviour Research and Therapy*, v.28, p.69-73, 1990.

BROWN, T.A.; O'LEARY, T.A.; BARLOW, D. Transtorno da ansiedade generalizada. In: BARLOW, D. *Manual clínico dos transtornos psicológicos*. 2.ed. Porto Alegre: Artmed, 1999.

COSTA, M.R.S. *Introdução à psicoterapia cognitivo-comportamental*. João Pessoa: Idéia, 1997.

CRASKE, M.G. et al. Qualitative dimensions of worry in DSM-III-R anxiety disorder subjects and nonanxious controls. *Behaviour Research and Therapy*, v.27, p.189-98, 1989.

FISCHER, P.L.; DURHAM, R.C. Recovery ratesa in genralized anxiety disorder following psychological therapy: na analysis of clinically significant change in the STAI –T across outcome studies since 1990. *Psycho Med.*, v.29, p.1425, 1999.

FOA, E.B.; KOZAK, M.J. Emotional processing of fear:exposure to corrective information. *Phychological Bulletin*, v.99, p.20-35, 1986.

HIDALGO, R.B.;. DAVIDSON, J.R. Generalized anxiety disorder:na important clinical concern. *Med. Clin. North Am.*, v.85, p.691-710, 2001.

KROHNE, H.W. The concept of coping modes:relating cognitive person variables to actual coping behavior. *Advances in Behaviour Research and Therapy*, v.11, p.235-48, 1989.

LADOUCEUR, R.; TALBOT, F.; DUGAS, M.J. Behavioral expressions of intolerance of uncrtainty in worry: experimental findings. *Behavior Modification*, v.21, p.355-71, 1997.

LADOUCEUR, R.; GOSSELIN, P.; DUGAS, M.J. Experimental manipulation of intolerance of uncertainty: a study of a theoretical model of worry. *Behaviour Research and Therapy*, v.38, p.933-41, 2000.

LIMA, M.V.; WIELENSKA, R.C. Terapia cognitiva comportamental In: CORDIOLI, A. *Psicoterapias*: abordagens atuais. Porto Alegre: Artmed,1993.

MATHEUS, A.; MAC LEOD, C. Cognitive approaches to emotion and emotional disorders. *Annual Review of Psychology 1994*, v.45, p. 25-50.

POWERS, C.B.; WISOCKI, P.A.; WHITBOURNE, S.K. Age differences and correlates of worrying in young and eldery adults. *The Gerontologist*, v.32, p.82-8, 1992.

RANGÉ, B.*Psicoterapia comportamental cognitiva*: transtoronos psiquiátricos. Campinas: Psy II, 1995.

STANLEY, M.A.; NOVY, D.M. Cognitive-behavior therapy for generalized anxiety in late life: an evaluative overview. *Journal of Anxiety Disorders*, v.14, n.2, p.191-207, 2000.

VASSEY, M.W.; BORKOVEC, T.D. A catastrophising assesment of worrisome thoughts. *Cognitive Therapy and Research*, v.16, p.505-20, 1992.

WITTCHEN, H-U. et al. DSM-III-R generalized anxiety disorder in the national comorbidity survey. *Arch. Gen. Psychiatry*, v.51, p.355-64, 1994.

Transtorno de pânico

GISELE GUS MANFRO, ELIZETH HELDT, HELENE SHINOHARA

13

O transtorno de pânico (TP) é uma doença de curso crônico, podendo afetar 3,5% da população ao longo da vida (Kessler et al., 1994; Marshall, 1997). Caracteriza-se pela presença de ataques súbitos de ansiedade, acompanhados de sintomas físicos e afetivos, do medo de ter um novo ataque e da evitação de locais ou situações nos quais já ocorreram os ataques de pânico (APA, 1994). Os sintomas mais comuns apresentados durante esses episódios são: palpitações (98%), tonturas (95%), sudorese (93%), dispnéia (90%), medo de ficar louco ou perder o controle (90%) e outros de menor incidência, como dor no peito, desrealização, despersonalização, parestesias, arrepios, sensação de desmaio e tremor.

Geralmente manifesta-se no final da adolescência ou início da vida adulta, quando definições e escolhas se processam e, devido à doença, podem ser afetadas. Está associado a um alto custo social, uma vez que os portadores apresentam diminuição da produtividade e ocupam freqüentemente serviços de saúde pública (emergências, consultas médicas, exames...) (Marshall, 1997; Roy-Byrne et al., 1999).

Várias alterações biológicas têm sido descritas na gênese do transtorno de pânico. Evidências sugerem que o TP no adulto pode ser a manifestação de uma vulnerabilidade constitucional subjacente ou diátese para ansiedade, que é herdada geneticamente e expressa de forma variável ao longo da vida (Pollack e Smoller, 1995). Alterações nos sistemas noradrenérgico, serotoninérgico, GABAérgico e quimiorreceptores também têm sido relacionadas com a etiologia da doença de pânico (Graeff, 1997).

Inúmeros estudos psicológicos sobre o TP seguem o modelo cognitivo-comportamental. Segundo Clark (1986), os ataques de pânico derivam de interpretações catastróficas erradas de certas manifestações corporais. A suposição é centralizada no processamento inadequado de informações vindas de um estímulo externo (ruído, luminosidade) ou interno (sensação de taquicardia, sudorese, vertigem). A interpretação de perigo iminente dispararia ou intensificaria as sensações corporais, confirmando, assim, o "perigo" e gerando mais interpretações catastróficas e ansiedade em uma espiral crescente e rápida. Por exemplo, para indivíduos com TP, uma leve sensação de falta de ar, que não seria valorizada pela maioria das pessoas, é facilmente interpretada como indício de parada respiratória. Evitar determinados lugares ou estar sempre acompanhado podem ser estratégias para diminuir os riscos.

O modelo de Barlow (1988) amplia este conceito. Para o autor, o medo primário no TP é o medo das sensações físicas, particularmente das associadas à ativação autonômica. Pessoas que apresentam vulnerabilidade biológica à ansiedade e que tenham aprendido um conjunto de crenças disfuncionais podem, em si-

```
┌─────────────────────────────────────┐
│      Vulnerabilidade fisiológica    │
│                 +                   │
│      Circunstâncias estressoras     │
│                 +                   │
│  Alarme falso/ Condicionamento      │
│    interoceptivo/ Alarme aprendido  │
│                 +                   │
│      Vulnerabilidade psicológica    │
│                 .                   │
│                 .                   │
│                 .                   │
│         Vigilância e evitação       │
└─────────────────────────────────────┘
```

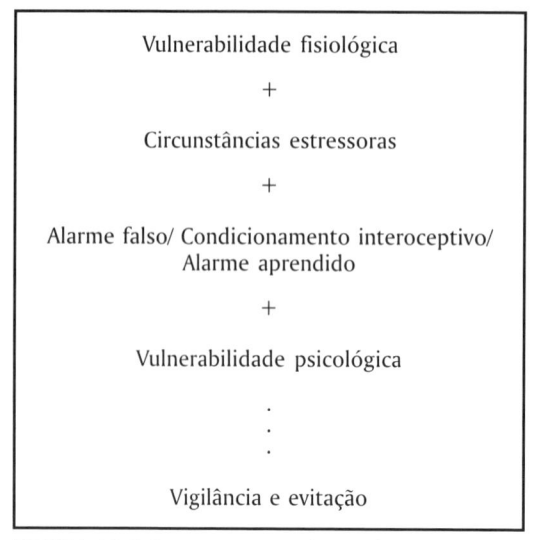

FIGURA 13.1 Representação do modelo de Barlow (1988).

tuações de vida adversas, disparar uma resposta autonômica inesperada. Essas sensações corporais passam, então, por um condicionamento interoceptivo e acabam associadas a qualquer mudança percebida no funcionamento geral do organismo. A interpretação dessas sensações como perigosas e ameaçadoras facilita a apreensão crônica e a hipervigilância. Sem muitos recursos para lidar com experiência tão avassaladora, o indivíduo se engaja em evitações.

Existem evidências clínicas que relacionam circunstâncias estressoras com o primeiro ataque de pânico. Eventos de vida negativos, como perda ou doença séria de pessoa significativa, doença ou grande perigo para a própria pessoa, separações ou conflitos domésticos intensos e flutuações endócrinas, aparecem em relatos de pacientes quando indagados sobre as condições precipitadoras do pânico.

A ocorrência de um primeiro alarme falso poderia estabelecer ocasião para que estímulos internos ficassem associados à sensação de ansiedade. Passariam eles a sinalizar a possibilidade de um outro alarme e a disparar a resposta condicionada de medo. Com a repetição dos ataques, os indivíduos se tornam cada vez mais sensíveis às sensações internas e às situações em que o ataque ocorreu, desenvolvendo a hipervigilância das sensações físicas e a ansiedade antecipatória, que é o medo de ter outro ataque. Com esse comportamento condicionado ao medo, as pessoas passam a evitar tudo o que provoque alguma reação somática (por exemplo: exercícios físicos) ou lugares associados com os ataques anteriores (locais de difícil saída ou socorro). Essas respostas de fuga/esquiva são limitadoras e, gradualmente, se revelam ineficazes.

Como nem todas as pessoas que passam por esses acontecimentos desenvolvem o transtorno, é importante procurar identificar variáveis de vulnerabilidade psicológica que também seriam predisponentes. Portanto, fatores de personalidade (passividade, dependência, ansiedade de separação, dificuldade em lidar com sentimentos) e formas características de interpretar as sensações corporais facilitam a catastrofização das conseqüências dos ataques e interferem na apreensão crônica por novos ataques. A avaliação negativa que fazem de seus recursos pessoais para lidar com essa experiência, bem como as crenças que têm a respeito do perigo que as sensações representam tornam os indivíduos vulneráveis.

Atualmente, com os avanços das pesquisas na área, podemos dispor de diferentes combinações terapêuticas, principalmente psicofármacos e terapia cognitivo-comportamental (TCC), no tratamento do transtorno de pânico. As taxas de recaída após a interrupção dos fármacos, nesses pacientes, são altas, podendo chegar a 50% com a descontinuidade dos antidepressivos e sendo ainda maiores com a suspensão dos benzodiazepínicos (Otto e Whittal, 1995; Pollack e Otto, 1997). Estudos demonstraram que, apesar do tratamento farmacológico, de 30 a 48% dos pacientes seguem com ataques de pânico e 53% continuam agorafóbicos *(Cross National Collaborative Panic Study,* 1992). Resultados de estudos longitudinais (1,5 a 6 anos após iniciar o tratamento) comprovam as altas taxas de pacientes (50 a 80%) que mantêm sintomas ansiosos depois do tratamento farmacológico (Pollack e Otto, 1997). Além de causarem importante sofrimento e prejuízos na qualidade de vida, esses sintomas residuais aumentam o risco de recaídas (Pollack et al., 1994).

Estudos comprovam que a TCC, entretanto, pode modificar o curso do transtorno de pânico, tanto em curto como em longo prazo, não só por prevenir recaídas, mas também por prolongar o intervalo entre elas (Otto e Whittal, 1995). Os estudos em curto prazo de TCC combinada ao tratamento farmacológico relatam que 75% dos pacientes ficam sem ataques de pânico. A eficácia nos estudos em longo prazo parece ser diferente, apontando para a superioridade da TCC em relação à farmacologia: 87% dos pacientes sem ataques um ano depois e de 75 a 81% dois anos após o término da TCC (Otto e Whittal, 1995; Pollack e Otto, 1997).

A eficácia da terapia cognitivo-comportamental, tanto individual como em grupo, para melhora dos sintomas residuais (ansiedade antecipatória e evitação fóbica) já foi estabelecida em nosso meio (Manfro et al., 1999; Heldt et al., 2003). Neste capítulo, pretendemos descrever o uso da TCC para pacientes com transtorno de pânico, adaptado a partir da realidade sociocultural existente, na qual fatores como custo/efetividade, formação e treinamento de recursos humanos precisam ser considerados.

A TERAPIA COGNITIVO-COMPORTAMENTAL

O modelo cognitivo-comportamental tem como foco principal o papel do medo dos sintomas físicos associados à ansiedade, das cognições catastróficas e da conduta evitativa na gênese e na manutenção do transtorno de pânico (Otto e Whittal, 1995; Otto e Deckersbach, 1998). O tratamento pode ser definido como a necessidade de eliminar padrões de funcionamento desadaptado, isto é, o medo das sensações físicas, as evitações e as "estratégias de segurança" (desvios para não enfrentar o medo, tipo: carregar ansiolíticos, leques, sentar perto de saídas...) (Otto e Whittal, 1995).

A TCC caracteriza-se por ser breve, entre 12 e 20 sessões estruturadas, com objetivos claros a serem atingidos. É prática, com tarefas em que tanto o paciente quanto o terapeuta têm papel ativo. Pode ser individual ou em grupo. A TCC pode ser incluída em qualquer momento do tratamento, principalmente para prevenir a cronicidade da doença, uma vez que os psicofármacos não tratam o núcleo do medo mantido por trás do pânico (Otto e Whittal, 1995; Pollack e Smoller, 1995).

A terapia cognitivo-comportamental para transtorno de pânico com ou sem agorafobia é composta por quatro elementos: psicoeducação; técnicas para enfrentamento da ansiedade; reestruturação cognitiva; e exposição interoceptiva, naturalística e ao vivo para a conduta evitativa (Otto et al., 1996; Otto e Deckersbach, 1998).

Psicoeducação

São técnicas e estratégias educativas para promover a compreensão da doença mental. Utilizam-se, para isso, recursos audiovisuais e material instrucional (manuais). Aborda-se a etiologia da doença, a epidemiologia, o prognóstico e os diferentes tratamentos existentes.

Especificamente em relação ao transtorno de pânico, salienta-se a importância da compreensão da ansiedade normal e patológica, bem como do papel do medo na gênese e na manutenção da doença. Para tanto, utiliza-se um esquema para o entendimento do modelo cognitivo de pânico (Figura 13.2), adaptado do modelo de Barlow, 1988.

Técnicas para enfrentamento da ansiedade

Utilizam-se a respiração diafragmática e o relaxamento muscular.

Respiração diafragmática: A respiração de quem está ansioso tende a ser superficial, rápida, ofegante, alternando tentativas de retenção do ar com a inspiração de grande volume de ar. Os padrões inadequados de respiração conduzem à hiperventilação e a sintomas fisiológicos decorrentes do aumento significativo de oxigenação sangüínea: tontura, parestesias, sufocação, taquicardia. Essas sensações

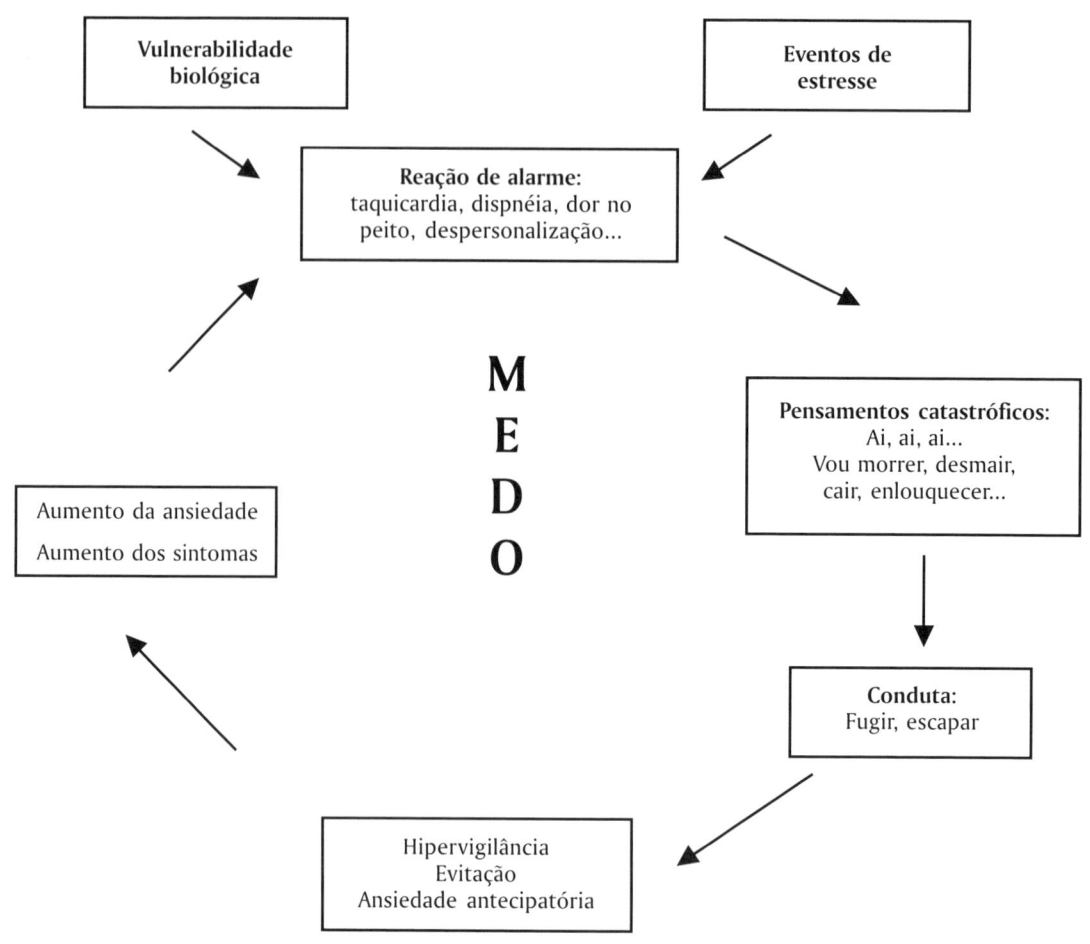

```
┌─────────────────┐                              ┌─────────────┐
│ Vulnerabilidade │                              │ Eventos de  │
│    biológica    │                              │  estresse   │
└────────┬────────┘                              └──────┬──────┘
         │      ┌──────────────────────────────┐        │
         └────► │      Reação de alarme:       │ ◄──────┘
                │ taquicardia, dispnéia, dor no│
           ┌───►│  peito, despersonalização... │
           │    └──────────────────────────────┘
           │                                    ──────┐
           │              M                           ▼
           │              E                  ┌──────────────────────┐
           │              D                  │Pensamentos catastróficos:│
 ┌──────────────────┐     O                  │      Ai, ai, ai...       │
 │Aumento da ansiedade│                      │  Vou morrer, desmaiar,   │
 │Aumento dos sintomas│                      │   cair, enlouquecer...   │
 └──────────────────┘                        └────────────┬─────────┘
           ▲                                              │
           │                                              ▼
           │                                   ┌──────────────────┐
           │                                   │    Conduta:      │
           │                                   │  Fugir, escapar  │
           │                                   └────────┬─────────┘
           │         ┌──────────────────────┐           │
           └─────────┤     Hipervigilância  │ ◄─────────┘
                     │       Evitação       │
                     │ Ansiedade antecipatória│
                     └──────────────────────┘
```

FIGURA 13.2 Ciclo cognitivo do medo para o transtorno de pânico.

são muito semelhantes ao ataque de pânico e podem ser controladas inicialmente pela respiração adequada, conforme a técnica descrita a seguir (Ito, 1998).

Orienta-se que a respiração deve partir do diafragma, inspirando pela narina quantidade suficiente de ar e expirando pela boca. Os movimentos devem ser pausados para facilitar a desaceleração da respiração, contando-se até três para cada fase: inspiração, pausa, expiração e pausa para nova inspiração. Devem-se utilizar os músculos do abdome, sem movimentar o tórax (empurrar o abdome para fora enquanto inspira e contraí-lo para dentro enquanto expira). Para aprender esta nova forma de respirar, recomenda-se praticá-la várias vezes na ausência de sintomas de ansiedade, sentado ou deitado para observar a movimentação abdominal e concentrando-se na contagem dos movimentos.

Relaxamento muscular: O papel da tensão neuromuscular e sua relação com as reações emocionais e comportamentais foram descritos inicialmente por Jacobson em 1938. O autor concluiu que o relaxamento muscular modifica as respostas mentais por melhorar as reações do estado afetivo negativo e as ações conseqüentemente associadas a elas. A técnica em si tem sofrido modificações e adaptações no decorrer do tempo, embasadas em pesquisas ou experiências clínicas de pesquisadores dos transtornos de ansiedade. Optamos pela técnica modificada por Wolpe em 1958, conforme descrição a seguir (Ito, 1998).

O relaxamento muscular progressivo é um exercício que envolve a prática de tensão e relaxamento dos principais grupos musculares do corpo. Inicialmente, orienta-se ao paciente a postura para a prática do exercício. Deve ser confortável, em uma cadeira ou cama. Para facilitar a concentração, convém fechar os olhos e focalizar a sensação de tensão, que deve iniciar nos pés, pernas, quadril, abdome, mãos e braços, ombros, pescoço, boca, olhos, nariz, testa e cabeça. Manter essa tensão por cinco a dez segundos e então relaxar todos os músculos ao mesmo tempo. Deixar a tensão ir embora e ficar assim por 10 a 15 segundos, para obter, progressivamente, uma discriminação muscular entre contração e relaxamento. Deve-se induzir a descoberta das sensações de conforto que surgem após o relaxamento. Orienta-se repetir várias vezes, até que se sinta completamente relaxado. Se apenas algumas partes do corpo permanecerem tensas, praticar a técnica de tensão/relaxamento nessas áreas. Procurar relaxar também a mente, pensando em algo agradável e respirando lentamente. Após um ou dois minutos, pode-se abrir os olhos e alongar os músculos, movendo-os lentamente. É importante que se associe as palavras *relaxado* e *descontraído* com a expiração do cliente, para que, no futuro, ele possa usá-las para um relaxamento rápido.

As duas técnicas – relaxamento e respiração abdominal (diafragmática) – podem ser praticadas em seqüência ou isoladamente. Os pacientes são orientados a perceber qual das técnicas controla mais efetivamente os seus sintomas de ansiedade e a utilizá-las principalmente em situações em que há ansiedade antecipatória.

Terapia cognitiva

O objetivo da terapia cognitiva é a reestruturação do pensamento que conduz à interpretação catastrófica dos sintomas físicos da ansiedade. Demonstra-se ao paciente como os pensamentos influenciam as emoções e como identificar esses pensamentos automáticos. Para isto, utilizam-se as seguintes técnicas (Cordioli, 1998; Barlow e Cerny, 1999; Rangé, 2001):

- **Análise dos erros de lógica:** procura-se mostrar que os pensamentos são hipóteses, e não fatos. Portanto, o conteúdo desses pensamentos deve ser questionado. Pode-se utilizar o chamado questionamento socrático, isto é, a procura das evidências que sustentam ou não a lógica do pensamento. Pergunta-se, por exemplo, "quais as evidências de que este é um pensamento realista?" ou "o que de pior pode acontecer?". É importante que o terapeuta seja um "guia", auxiliando o paciente a descobrir novas alternativas de pensar.
- **Descatastrofização:** após a análise dos erros de lógica, analisa-se detalhadamente a possibilidade real de que o pensamento catastrófico aconteça, perguntando: "e se acontecer?", ou "e daí?". Levar o paciente a avaliar as conseqüências, que são manejáveis, suportáveis e limitadas no tempo.
- **Reatribuição:** como o paciente assume a responsabilidade total sobre os eventos negativos, ele é exigente consigo e tolerante com os outros. Portanto, deve ser auxiliado a se tornar mais flexível. Podemos perguntar: "e se fosse com outra pessoa, o que você pensaria dela?"
- **Generalização:** o paciente passa a fazer previsões com base em uma experiência limitada, isto é, conclui que, se um evento aconteceu em um determinado local, certamente acontecerá novamente se estiver em um outro local semelhante. Por exemplo: se ocorreu um ataque de pânico em um supermercado, todos os supermercados são "perigosos e devem ser evitados". Por meio desta técnica, o paciente pode reavaliar essa "verdade" e ter uma alternativa realista para pensar.

Terapia comportamental

Estudos sugerem que a exposição é responsável pela resposta positiva apresentada pelo paciente. Portanto, todas as técnicas anteriores são um preparo para facilitar o enfrentamento das situações temidas e evitadas. O princípio da dessensibilização sistemática foi desenvolvido por Wolpe, em 1976 (Rangé, 2001). Determina-se uma hierarquia de situações fóbicas, iniciando com a situação de menor ansiedade e, gradativamente, aumentando o grau de dificuldade, até chegar na situação mais temida. Estudos recentes aprimoraram a técnica para maximizar sua eficácia. Hoje sabemos que a exposição deve ser prolongada e sistemática, isto é, permanecer em determinada situação por 90 minutos, o mais freqüentemente possível. Igualmente necessária é a automonitorização da ansiedade. Para tanto, o paciente deve anotar em um diário o que sentiu e o grau de ansiedade experimentada (0 a 10). À medida que o paciente enfrenta e se expõe às situações, ocorre o fenômeno chamado de *habituação*. Neste caso, a situação anteriormente temida passa a ser enfrentada naturalmente, levando, muitas vezes, ao esquecimento de que, um dia, ir ao supermercado (por exemplo) era impossível. Especificamente no TP, inicia-se o tratamento com a exposição interoceptiva, passando para a exposição ao vivo.

Os sintomas interoceptivos são as sensações físicas internas experimentadas quando em alta ansiedade ou durante um ataque de pânico. O que acontece é um condicionamento das sensações físicas ao ataque de pânico; por exemplo, cada vez que a pulsação acelera, imediatamente associa-se esta sensação física com um ataque de pânico (Barlow e Cerny, 1999; Rangé, 2001).

O principal objetivo da exposição interoceptiva é aprender a reduzir a reação automática aos sintomas físicos internos. No momento em que se consegue controlar as sensações físicas, a reação de medo diminui. Para isso, é importante que a exposição aos sintomas seja repetida, até ocorrer a habituação. Existe uma série de exercícios que induzem algumas sensações, sendo possível identificar a sensação provocada e avaliar a intensidade e semelhança com as sensações experienciadas durante a ansiedade tipo pânico.

AS SESSÕES

Os pacientes são avaliados individualmente antes do início da terapia, para confirmar o diagnóstico de TP, a presença de co-morbidades e o uso de medicamentos e para caracterizar os ataques de pânico (freqüência, intensidade, duração), as evitações e a ansiedade antecipatória. Instrumentos específicos, como entrevistas estruturadas, questionários e medidas de automonitoramento, auxilliam a avaliação do caso. Nessa ocasião, também é importante avaliar a motivação para realizar o tratamento.

A estrutura básica de cada sessão é: agenda (objetivo e procedimento da sessão), ligação com a reunião anterior pela revisão da tarefa, avaliação dos sintomas, discussão dos itens da agenda do dia, combinação de novas tarefas, resumo e avaliação da sessão (Beck, 1997).

As primeiras sessões são dedicadas à compreensão cognitiva do medo (modelo esquemático) e à aprendizagem de técnicas para enfrentar a ansiedade (relaxamento muscular e respiração abdominal). Nestas sessões, estabelece-se um contrato terapêutico (responsabilidades, direitos e deveres, local, hora e freqüência, sigilo e término). É realizada uma explanação sobre a TCC, assinalando a importância da participação ativa dos pacientes, tanto nas sessões como na execução das tarefas, para o sucesso do tratamento. A abordagem educativa sobre o transtorno de pânico é feita pela montagem, em conjunto com os pacientes, do ciclo da doença, introduzindo a compreensão cognitiva do medo. Parte-se dos sintomas apresentados pelos pacientes, tanto da reação de alarme quanto da interpretação catastrófica dos pensamentos. A seguir, é feita uma explanação sucinta sobre os efeitos da respiração inadequada e sua influência no começo do "alarme falso", e inicia-se a demonstração da forma adequada de respiração diafragmática ou abdominal. Após, é feita uma explicação sobre a tensão muscular que acompanha a ansiedade e a hipervigilância das sensações físicas e como essa tensão pode ser aliviada com uma técnica de relaxamento muscular progressivo. Praticam-se as técnicas de relaxamento muscular e, após, a respiração diafragmática.

Nas sessões intermediárias, trabalham-se os pensamentos automáticos e as exposições interoceptivas. Em um primeiro momento, os pacientes devem identificar pensamentos que pioram os sintomas físicos e os que melhoram. O objetivo desta técnica é levar o paciente a perceber que os pensamentos são hipóteses, e não fatos; iniciamos um questionamento dos pensamentos.

As simulações de sintomas físicos são também praticadas durante a fase intermediária do tratamento pela exposição interoceptiva e naturalística. As sensações físicas são provocadas por exercícios, de forma segura. Por exemplo: provocar tontura, com o paciente sentado, orientando-o a balançar a cabeça para os lados, de olhos fechados, durante 60 segundos.

Nas sessões finais do tratamento, inicia-se a exposição ao vivo de forma gradativa. Neste momento, orienta-se o paciente a elaborar uma lista das situações evitadas, a mais completa possível, com o grau de ansiedade gerada (0 a 10). A partir disto, hierarquizamos a lista de acordo com a nota dada, para iniciar a exposição pela situação considerada mais fácil, isto é, a que provoca menos ansiedade. Nas últimas sessões, além do trabalho com as exposições ao vivo, deve-se reforçar que os ganhos da terapia se mantêm ao longo do tempo devido ao aprendizado e à aquisição de ferramentas para lidar com as situações ansiogênicas. Abordam-se as possibilidades de recaídas e orientam-se as atitudes diante de novos ataques. Também é fundamental combinar a manutenção do enfrentamento das situações fóbicas.

INDICAÇÕES

Em nossa realidade, a aplicação de um protocolo de terapia cognitivo-comportamental em um grupo de 32 pacientes foi associada à melhora em relação aos sintomas residuais de ansiedade antecipatória e agorafobia, apesar de esses pacientes terem uma história de refratariedade à medicação. Os pacientes (31%) também foram capazes de interromper o uso de benzodiazepínicos no contexto da melhora clínica (Heldt et al., 2003). Esses resultados estão de acordo com estudos similares que demonstram que a TCC é eficaz para pacientes refratários à medicação (Otto et al., 1999; Pollack et al., 1994) e também auxilia na descontinuação da medicação nos pacientes com transtorno de pânico (Spiegel et al., 1994). O tamanho de efeito (TE) do tratamento sobre as medidas utilizadas para avaliar a resposta terapêutica, em nosso estudo, indicou níveis de melhora semelhantes (média TE = 1,2) aos encontrados nas amostras dos Estados Unidos (Otto et al., 1999; Pollack et al., 1994). Neste estudo, 62% da amostra apresentava co-morbidade com pelo menos um transtorno psiquiátrico. A co-morbidade com depressão estava associada com pior resposta à TCC. Porém, é importante observar que, em outros estudos, a co-morbidade com depressão não foi um preditor de pior prognóstico. Por exemplo, pacientes com transtorno de pânico e depressão têm obtido taxas de melhora similares a pacientes com transtorno de pânico sem depressão (McLean et al., 1998), embora em alguns estudos (Rief et al., 2000; Woody et al., 1999) uma abordagem adicional de TCC pareça ser necessária para o tratamento específico da co-morbidade com depressão.

CONSIDERAÇÕES FINAIS

A medicação é a primeira escolha de tratamento para o transtorno de pânico no Brasil. Embora a eficácia da TCC esteja bem documentada na literatura e ela pareça ser um tratamento especialmente custo-efetivo para o transtorno de pânico (Otto et al., 1999), sua utilização é relativamente limitada no país, provavelmente devido à falta de profissionais treinados nessa modalidade de tratamento. Os procedimentos da TCC visam reduzir a ansiedade, ensinando os pacientes a identificar, avaliar, controlar e modificar seus pensamentos negativos relacionados com o perigo de passar mal e a desenvolver habilidades de enfrentamento das sensações corporais. A colaboração dos pacientes com os registros de auto-monitoramento, com o treinamento da respiração diafragmática e do relaxamento muscular e com as exposições é essencial para o sucesso terapêutico. As melhoras são observadas na comparação das avaliações anteriores e posteriores ao atendimento. O registro das atividades evitadas também é responsável por diminuir as respostas de fuga/esquiva e pelo retorno aos hábitos de esportes, interações sociais e viagens.

Tendo em vista os resultados positivos da TCC para pacientes com transtorno de pânico, refratários ou não à medicação, continuaremos a encorajar a utilização da TCC nesse grupo de pacientes, bem como trabalharemos para que seu uso se estenda como uma opção de primeira linha de tratamento.

REFERÊNCIAS BIBLIOGRÁFICAS

APA. AMERICAN PSYCHIATRY ASSOCIATION. *Diagnostic and statistical manual of mental disorders* (DSM-IV). 4. ed. Washington, 1994.

BARLOW, D.H. *Anxiety and its disorders:* the nature and treatment of anxiety and panic. New York: Guilford,1988.

BARLOW, D.H.; CERNY, J.A. *Tratamento psicológico do pânico*. Porto Alegre: Artmed, 1999.

BECK, J.S. *Terapia cognitiva:* teoria e prática. Porto Alegre: Artmed, 1997.

CLARK, D.M. A cognitive approach to panic. *Behav. Res. Ther.*, v.24, p.461-70, 1986.

CORDIOLI, A.V. *Psicoterapias:* abordagens atuais. 2. ed. Porto Alegre: Artmed, 1998. p. 199-310.

CROSS national collaborative panic study, second phase investigators. Drug treatment of panic disorder: comparative efficacy of alprazolam, imipramine and placebo. *Br. J. Psychiatry*, v.160, p.191-202, 1992.

FYER, A.; MANNUZZA, S.; COPLAN, J. Transtornos de pânico e agorafobia. In: KAPLAN, H.I.; SADOCK, B.J. *Tratado de psiquiatria*. Porto Alegre: Artmed, 1999. p.1300-13.

GRAEFF, F.G. Ansiedade. In: GRAEFF, F.G.; BRANDÃO, M.L. (Eds.). *Neurobiologia das doenças mentais*. 4.ed. São Paulo: Lemos, 1997. p.109-44.

HELDT, E. et al. Treating medication-resistant panic disorder: predictors and outcome of cognitive-behavior therapy in a brazilian public hospital. *Psychotherapy and Psychosomatics*, v.72, p.43-8, 2003.

ITO, L.M et al. *Terapia cognitivo-comportamental para transtornos psiquiátricos*. Porto Alegre: Artmed, 1998. p.13-26.

KATON, W.J. *Panic disorder in the medical setting*. Washington: American Psychiatric Press, 1991.

KESSLER, R.C. et al. Lifetime and 12-month prevalence of DSM-III-R psychiatric disorders in the United States. *Arch. Gen. Psychiatry*, v. 51, p. 8-19, 1994.

MANFRO, G.G. Transtorno do pânico. In: CORDIOLI, A.V. et al. *Psicofármacos:* consulta rápida. 2. ed. Porto Alegre: Artmed, 2000. p. 279-82.

MANFRO, G.G.; HELDT, E.; CORDIOLI, A.V. Grupo de terapia cognitivo-comportamental para transtorno do pânico. *Revista Brasileira de Psicoterapia*, v.1, p.147-53, 1999.

MARSHALL, J.R. Panic disorder: a treatment update. *J. Clin. Psychiatry*, v.58, n.1, p.36-42, 1997.

MARTINSEN, E.W. et al. Cognitive-behavioral group therapy for panic disorder in the general clinical setting: a naturalistic study with 1-year follow-up. *J. Clin. Psychiatry*, v. 59, p.437-42, 1998.

MCCUSKER, J. et al. Out comes in a referral cohort of patients with anxiety disorders. *J. Nerv. Ment. Dis.*, v.188, p.3-12, 2000.

MCLEAN, P.D. et al. Comorbid panic disorder and major depression: implications for cognitive-behavioral therapy. *J. Consult. Clin. Psychol.*, v.66, n.2, p.240-7, 1998.

OTTO, M.W.; DECKERSBACH, T. Cognitive-behavioral therapy for panic disorder. In: ROSENBAUM, J.F.; POLLACK, M.H. *Panic disorder and its treatment*. New York: Marcel Dekker, 1998. p.181-203.

OTTO, M.W.; WHITTAL, M.L. Cognitive-behavior therapy and longitudinal course of panic disorder. *Psychiatr. Clin. North Am.*, v.18, p.803-20, 1995.

OTTO, M.W; POLLACK, M.H; MAKI, K.M. Empirically supported treatment for panic disorder: Costs, benefits, and stepped care. *J. Consult. Clin. Psychol.*, v.68, p.556-63, 1999.

OTTO, M.W. et al. Group cognitive-behavior therapy for patients failing to respond to pharmacotherapy for panic disorder: a clinical case series. *Behav. Res. Ther.*, v.37, p.763-70, 1999.

OTTO, M.W. et al. *Stopping anxiety medication*: panic control therapy for benzodiazepine discontinuation (Therapist Guide). San Antonio: Psychological Corporation, 1996.

POLLACK, M.H.; OTTO, M.W. Long-term course and outcome of panic disorder. *J. Clin. Psychiatry*, v. 58, p. 57-60, 1997. Suppl. 2.

POLLACK, M.H.; SMOLLER, J.W. The longitudinal course and outcome of panic disorder. *Psychiatr. Clin. North Am.*, v.18, p.785-801, 1995.

POLLACK, M.H. et al. Cognitive-behavior therapy for treatment-refractory panic disorder. *J. Clin. Psychiatry*, v. 55, p.200-5, 1994.

RANGÉ, B. *Psicoterapias cognitivo comportamentais:* um diálogo com a psiquiatria. Porto Alegre: Artmed, 2001. p. 113-82.

RIEF, W. et al. Cognitive behavior therapy in panic disorder and comorbid major depression. *Psychotherapy and Psychosomatics*, v.69,n.2, p.70-8, 2000.

ROY-BYRNE, P.P. et al. Panic disorder in primary care setting: comorbity, disability, service utilization and treatment. *J. Clin. Psychiatry,* v.60, n.7, p.492-99, 1999.

ROY-BYRNE, P. et al. Life panic-depression comorbidity in the Nacional Survey. *British Journal of Psychiatry,* n.176, p.229-35, 2000.

SPIEGEL, D.A.; BRUCE, T.J.; GREGG, S.F. Does cognitive behavior therapy assist slow-taper alprazolam discontinuation in panic disorder? *Am. J. Psychiatry,* v.151, p.876-81, 1994.

ZIMMERMAN, D.E. Estado atual das grupoterapias. *Revista Brasileira de Psicoterapia,* v.1, n.2, p.17-32, 1999.

WOODY, S. et al. Treatment of major depression in the context of panic disorder. *J. Affect. Disord.,* v.53, p.163-74, 1999.

Fobia social

Patrícia Picon, Daniela Zippin Knijnik

14

O transtorno de ansiedade social, também conhecido como fobia social, é uma categoria diagnóstica recente e anteriormente negligenciada (Liebowitz et al., 1985), muito prevalente, de curso crônico, potencialmente incapacitante e com altas taxas de co-morbidade (Hirschfeld, 1995; Lecrubier, 1998).

Um grande número de estudos tem sido realizado desde o início da década de 80, com bons resultados e importantes avanços nas abordagens psicoterápica e farmacológica; é cada vez mais reconhecida a efetividade das abordagens cognitivo-comportamentais, justificando, portanto, o desenvolvimento de estratégias terapêuticas cada vez mais específicas e de comprovada efetividade (Rosenbaum, 1995; Juster e Heimberg, 1995; Ballenger et al., 1998).

A terapia cognitivo-comportamental (TCC) pode ser realizada individualmente ou em grupo na fobia social. Além disso, os ganhos adquiridos com o tratamento são mantidos ao longo do tempo. Atualmente, estão sendo pesquisados os fatores que influenciam a resposta à intervenção cognitivo-comportamental, com o objetivo de aumentar a sua efetividade (Coles, Hart, Heimberg, 2001).

Em relação à co-morbidade, é consenso que os casos de fobia social se apresentam freqüentemente associados a outros transtornos mentais em até 80% dos casos, aos quais costuma preceder em anos em 70% das vezes. Entre os diagnósticos co-mórbidos mais freqüentes encontram-se: fobia simples (59%), agorafobia (44,9%), alcoolismo (18,8%), depressão maior (16,6%) e abuso de drogas (13%). Em amostras clínicas, a co-morbidade com depressão chega a 70% dos casos com início precoce (antes dos 15 anos de idade), sendo que até 70% dos pacientes apresentam quadros de sintomatologia moderada ou severa com repercussões em suas rotinas diárias (Schneier et al., 1992; Rapaport, Paniccia, Judd, 1995; Ballenger et al., 1998; Lecrubier e Weiller, 1997; Kessler et al., 1999).

As causas para o surgimento de fobia social em um determinado indivíduo certamente são múltiplas, e provavelmente diferentes indivíduos com fobia social terão diferentes componentes em suas cargas genéticas, desenvolvimento psicológico precoce e experiências de vida, os quais, combinados, determinarão o surgimento da doença. O modelo etiológico atual para este transtorno é multifatorial e incompleto. Diversos autores têm sugerido fatores predisponentes ou etiológicos possíveis, com base em estudos empíricos, tais como: inibição comportamental em bebês e crianças pequenas, baixos escores de extroversão, neuroticismo, timidez na infância, experiências traumáticas condicionadoras, pais com transtorno evitativo de personalidade, familiares com transtornos de ansiedade, com taxa de herdabilidade estimada em 30% (Marshall, 1994; Rapaport, Paniccia, Judd, 1995; Greist, 1995; Juster e Heimberg, 1995; Stemberg et al., 1995).

A neurobiologia da fobia social ainda é pouco conhecida; as vias serotoninérgicas, noradrenérgicas e GABAérgicas têm sido as mais estudadas, sendo a principal evidência de implicação destas vias neuronais as respostas farmacológicas obtidas com os fármacos atualmente utilizados. Mais recentemente, a via dopaminérgica tem sido implicada na fobia social; os estudos revelam diminuição da densidade dos receptores dopaminérgicos na região estriatal de fóbicos sociais, em relação a controles normais. O aumento da atividade do sistema dopaminérgico tem sido correlacionado ao aumento da procura por novidades, comportamento exploratório e agressividade em animais. O sistema dopaminérgico modula o comportamento de abordagem e sua disfunção pode estar relacionada com transtornos de ansiedade social (SantAnna et al., 2002; Pollack, 2001).

DIAGNÓSTICO E EPIDEMIOLOGIA

A definição atual de fobia social é a de um medo marcante e persistente de uma ou mais situações sociais ou de desempenho, em que a pessoa se sente exposta a desconhecidos ou a um possível escrutínio ou avaliação dos outros. O indivíduo teme agir de forma a demonstrar sua ansiedade e receia que este comportamento possa ser humilhante ou embaraçoso para si. Ele tem de fazer algo enquanto sabe que os outros o estão observando e, em certa medida, avaliando sua conduta, e isto o faz sentir-se ansioso *(American Psychiatric Association, 1994)*.

O medo persistente de situações de desempenho social, interação verbal ou potencial avaliação por outras pessoas é a característica que identifica e diferencia o grupo dos fóbicos sociais dos demais transtornos mentais e de ansiedade (Rapee e Heimberg, 1997). Ansiedade social é aquela experimentada por uma pessoa quando está em companhia de outras; aumenta com o nível de formalidade da situação social e o grau em que o indivíduo sente-se exposto ao escrutínio, sendo acompanhada por desejo de evitar ou fugir da situação social (Caballo, 2000).

Os quadros de fobia social apresentam dois subtipos *(American Psychiatric Association, 1987)*: 1. fobia social circunscrita ou restrita, como nos casos de: falar, comer ou assinar cheques em público; e 2. fobia social generalizada, em que aparecem temor, ansiedade e evitação à maioria das situações sociais, como, por exemplo, iniciar e manter conversações, manter-se próximo de alguém, falar com pessoas de autoridade, participar de festas, etc., com diferentes graus de déficit de habilidades sociais. Os quadros de fobia social restrita estão mais relacionados ao desempenho social; já na fobia social generalizada, a sintomatologia se relaciona, na maior parte das vezes, com as situações de interação verbal.

Estudos epidemiológicos populacionais sugerem que o transtorno é mais freqüente em mulheres (1,5:1), em indivíduos de baixo poder aquisitivo e com início precoce, com 50% dos casos iniciando na adolescência e 50% em torno dos 20 anos de idade. O pico de incidência é aos 15 anos. Em populações clínicas de ambulatórios especializados, a prevalência é maior em homens do que em mulheres (2:1). A prevalência para toda a vida dos quadros de fobia social restrita e generalizada tem sido estimada por estudos populacionais americanos entre 2,4 e 13,3% (Regier et al., 1988; Kessler et al., 1994, 1999; Lecrubier e Weiller, 1997). Menos de 25% dos fóbicos sociais recebem tratamento, e a maioria recebe tratamento inadequado (Dingemans, 2001).

O diagnóstico precoce certamente pode prevenir a piora e a deterioração do quadro, com melhora na situação ocupacional do paciente, na qualidade de vida e nas co-morbidades (Magee et al., 1996).

QUADRO CLÍNICO

O subtipo de fobia social restrita ocorre, em geral, acima dos 10 anos de idade, de forma súbita; responde melhor a beta-bloqueadores e ao tratamento isolado de exposição. O subtipo generalizado é mais prevalente em homens e tende a iniciar na infância, de forma gradual, com prejuízos mais significativos na vida profissional, social e afetiva; tem boa resposta à reestruturação cognitiva associada à exposição e ao treinamento em habilidades sociais (Falcone, 1995). Os quadros de fobia social generalizada são mais comuns (80% da população clínica), mais severos, com altas taxas de co-morbidade e menos responsivos ao tratamento. Esses quadros demandam abordagens terapêuticas efetivas de maior duração e, por vezes, associadas (Ballenger et al., 1998).

Clinicamente, o paciente fóbico social, ao defrontar-se com a situação social temida, ativa suas crenças centrais de auto-imagem de inadequação como objeto social, alterações cognitivas típicas como: auto-afirmações depreciativas; avaliação negativa de seu desempenho social; concomitante exigência pessoal de padrões elevados de desempenho social; atenção e memórias seletivas para situações de desempenho negativas no passado e no presente; e a presença de autoconsciência pública elevada (Clark e Wells, 1995; Butler e Wells, 1995; Rapee e Heimberg, 1997). No nível somático, afetivo ou fisiológico, o paciente apresenta sinais de ansiedade que podem incluir: taquicardia, sudorese, náuseas, gagueira, boca seca, tremores, espasmos musculares, rubor facial típico, entre outros (Falcone, 1995). Os sintomas comportamentais incluem evitações marcadas das situações sociais temidas, habilidades sociais inibidas (ou até mesmo não desenvolvidas) e comportamentos de segurança. Os chamados comportamentos de segurança, descritos por Clark e Wells em 1995, são evitações sutis que, na maior parte do tempo, passam despercebidas.

Estudo detalhando as situações sociais mais temidas pelos pacientes descreve quatro grupos de situações funcionalmente relacionadas em amostra clínica, em ordem decrescente de ansiedade despertada nos pacientes: fala formal/interação social (70% da amostra); fala informal/interação social (46%); assertividade nas situações sociais (31%); e observação do comportamento ou desempenho (22%). A hierarquia da ansiedade encontrada nessas situações pode ser utilizada na construção de hierarquias de medo e evitação e no planejamento de exposições sistemáticas graduadas a essas mesmas situações (Hope e Heimberg, 1999).

MODELOS COGNITIVOS ATUAIS

Os modelos cognitivos de fobia social baseiam-se em uma série de crenças comuns que os fóbicos sociais têm sobre si mesmos e sobre o mundo que os cerca, que os faz acreditar que estão em permanente perigo social ou em risco de agir de forma imprópria e, como conseqüência, de serem negativamente avaliados ou rejeitados pelos outros. Clark e Wells (1995) desenvolveram um modelo que envolve: 1. critérios próprios e exageradamente elevados de adequação do desempenho social, como "preciso sempre agradar a todos"; 2. crenças condicionadas sobre a avaliação social, como "se eu cometer erros vou ser rejeitado"; e 3. crenças não-condicionadas sobre si mesmo, ou seja, crenças centrais de "ser incapaz, inaceitável, anormal ou inferior". Na base dessas crenças está o intenso desejo de ser aceito por meio de um bom desempenho social e de uma marcada insegurança na própria capacidade de fazê-lo. Esses pacientes não conseguem avaliar as suas próprias capacidades sociais, superestimam a chance de que eventos negativos ocorram e sentem-se constantemente criticados. Assim, uma vez que o paciente se encontre em uma situação social temida, é acionado um "programa de ansiedade" que se inicia com a ativação das crenças de incapacidade e inadequação, levando a uma percepção da situação social como perigosa. Tal percepção desencadeia sintomas cognitivos, somáticos e comportamentais e provoca o desvio da atenção do ambiente para dentro de si mesmo, numa monitoração detalhada de seus comportamentos, sentimentos e sensações corporais, ao que se denomina atenção autofocada. Ao utilizar o processamento de informações autofocado, o paciente reforça sua auto-imagem distorcida de objeto social (de ser incapaz, inadequado, anormal ou inferior) e assume ser esse o conceito que os outros farão dele, confundindo o que ele pensa com o que de fato ocorre em nível externo ou ambiental. A interferência na construção da auto-imagem, a atenção autofocada, os sintomas comportamentais de evitação e as inibições sociais decorrentes podem, de fato, prejudicar o desempenho social, porque a atenção, que deveria estar sendo usada para desempenhar a tarefa, está desviada para a automonitoração (Woody, Chambless, Glass, 1997). Assim, cria-se um círculo vicioso, em que pensamentos disfuncionais geram sintomas de ansiedade, os quais, por sua vez, reforçam tais pensamentos de inadequação social. O processamento autofocado mantém esse círculo funcionando, na medida em que impede a correção dos pensamentos disfuncionais a partir da avaliação adequada e realista do ambiente e das pistas sociais de aprovação emitidas pela audiência, ou seja, os indivíduos com quem o fóbico social interage. Perpetuando ainda mais esse processo, estão os comportamentos de segurança, que são evitações sutis usadas como defesa contra uma possível avaliação negativa da audiência. Eles mantêm o processo por impedirem que o paciente perceba pistas sociais de avaliação positiva, que poderiam contribuir para a desconfirmação de suas crenças negativas (Picon et al., 1999).

Rapee e Heimberg (1997) também desenvolveram um modelo explicativo para o desenvolvimento e a manutenção dos quadros de fobia social extremamente útil do ponto de vista clínico. Tal modelo baseia-se no princípio de que o fóbico social mantém crenças negativas arraigadas em relação à auto-avaliação de seu desempenho social e à opinião que os outros terão sobre ele na situação social temida, tendendo a deslocar seu foco de atenção para fora da situação vivida. Assim, a atenção é alocada preferencialmente nos elementos do ambiente e nas relações sociais que são percebidos como ameaças. O fóbico social tem a expectativa de que resultados positivos de interação social são improváveis, e os negativos, de alta probabilidade. Avaliam ainda que os resultados positivos e negativos das interações sociais são de alto custo emocional. A tendência é perceber o mundo externo como ameaçador, e os recursos de atenção são dirigidos para essas supostas ameaças ao *self*. Os sintomas cognitivos, somáticos e comportamentais de ansiedade social deslocam a atenção, servindo como indicadores externos de maior probabilidade de avaliação negativa pelos outros e como indicadores internos de perigo social (Roth e Heimberg, 2001). O ciclo de ansiedade se perpetua porque o paciente se mantém em um processo de permanente comparação entre suas crenças de que será avaliado negativamente pelos outros e aquilo que ele acredita serem os resultados esperados e adequados para uma dada situação de interação verbal ou de desempenho social. Cabe ressaltar que os fóbicos sociais são bastante perfeccionistas e desenvolvem padrões muito elevados em relação ao que seria um comportamento social adequado. O paciente passa a acreditar que os outros esperam dele esses mesmos resultados de desempenho social irrealista e conclui que irá falhar e será invariavelmente avaliado de forma negativa pela audiência. Essa expectativa só faz exacerbar seus sintomas cognitivos, somáticos e comportamentais de ansiedade social e pode até mesmo comprometer seu desempenho, fornecendo mais e mais evidências para uma potencial avaliação negativa pelos outros (Rapee e Heimberg, 1997).

EFETIVIDADE DA TERAPIA COGNITIVO-COMPORTAMENTAL (TCC)

Estudos controlados sobre a efetividade da terapia comportamental e da terapia cognitiva na fobia social revelam pouca diferença entre essas duas abordagens. A revisão de diversos estudos revela: 1) superioridade consistente dessas abordagens psicoterápicas, comparadas com placebo ou intervenções não-específicas; 2) manutenção das melhoras obtidas com o tratamento por um período de meses até cinco anos; 3) baixas taxas de recaídas (5 a 7%) (Rosenbaum, 1995).

Apesar da falta de estudos controlados, o treinamento em habilidades sociais é uma abordagem útil para casos mais difíceis de fobia social generalizada associada com transtornos de Eixo II. A terapia em grupo ou individual apresenta resultados positivos

(Juster e Heimberg, 1995; Shear e Beidel, 1998; Heimberg et al., 1985, 1990b, 1993, 1998, 2002b).

De acordo com os estudos realizados, a combinação de exposição e reestruturação cognitiva, como aplicada na TCC em grupo, representa uma intervenção efetiva para a fobia social. Pelo número reduzido de estudos e seus respectivos resultados, há uma limitação no sentido de este ser ou não o tratamento mais efetivo ou mais promissor do que cada uma das intervenções isoladamente. No entanto, na prática clínica há uma evidência importante de que três em cada quatro pacientes com fobia social tratados com um protocolo intensivo de TCC em grupo ou algo similar que combine reestruturação cognitiva e exposição têm condições de perceber uma melhora clínica significativa (Turk, Coles, Heimberg, 2002).

Heimberg e Becker (2002), em revisão de quatro metanálises, concluem: existem evidências de efetividade da TCC na fase de término dos tratamentos (resposta aguda ao tratamento); exposição isolada ou combinada com reestruturação cognitiva teria efeitos semelhantes; todos os tipos de abordagem cognitivo-comportamental produzem efeitos terapêuticos superiores a listas de espera; em uma das metanálises, somente a combinação de exposição com reestruturação cognitiva foi superior ao grupo placebo; os resultados de alta foram iguais em TCC individual e em grupo; estudos de seguimento demonstraram ganhos terapêuticos mantidos, e estes foram superiores aos resultados no pós-alta imediato.

TERAPIA COGNITIVO-COMPORTAMENTAL NA FOBIA SOCIAL

Os objetivos da terapia cognitivo-comportamental (TCC) em pacientes portadores de fobia social são: diminuir a ansiedade antecipatória que antecede as situações sociais temidas, reduzir os sintomas fisiológicos de ansiedade associados, diminuir as cognições de auto-avaliação negativa e de avaliação negativa pelos outros, diminuir as evitações sociais, tratar as co-morbidades, diminuir as limitações do paciente e melhorar a qualidade de vida (Otto, 1999; Beidel e Turner, 1998). Para atingir esses objetivos, faz-se necessária uma abordagem integrada aliando o tratamento farmacológico, sempre que indicado, à terapia cognitivo-comportamental. Nos casos de fobia social restrita, a indicação de exposição sistemática isolada tem se mostrado eficaz, não apresenta paraefeitos e tem menos chances de recaídas. Na fobia social generalizada, cujos casos são muito incapacitantes e mais prevalentes em amostras clínicas, chegando a 80% em algumas amostras (e dos quais pelo menos 50% são casos graves, com taxas de co-morbidades entre 70 e 80%), a combinação de técnicas cognitivas e comportamentais apresenta melhores resultados. Nestes casos, a associação de fármacos pode ser crucial para tratamentos mais agressivos (Lecrubier, 1998; Ballenger et al., 1998; Beidel e Turner, 1998; Liebowitz, 1999; Radomsky e Otto, 2001).

O tempo de tratamento com TCC descrito na literatura está em torno de 12 a 16 sessões com freqüência semanal, em grupo ou individualmente. No subtipo restrito de fobia social, técnicas isoladas de exposição, com um número padrão de 10 a 12 sessões, são efetivas. Na fobia social generalizada, o tratamento inicia mais tardiamente, os pacientes apresentam maior número e gravidade de sintomas, que costumam ser mais pervasivos e com maiores taxas de co-morbidade, agravando o quadro clínico e suas repercussões. Muitos casos se apresentam com transtorno da personalidade esquiva, uma possível sobreposição ou artefato de critérios diagnósticos entre os dois transtornos, que sinaliza com freqüência os casos mais graves do *continuum* de ansiedade social (Heimberg, 2002). Nestes casos, conforme nossa experiência clínica, a resposta ao tratamento padrão costuma ser limitada. Apresentamos a seguir uma ilustração das técnicas cognitivo-comportamentais mais utilizadas.

Caso clínico

Maria, 25 anos, universitária, foi encaminhada para terapia cognitivo-comportamental após tentativa de suicídio por ingesta de medicamento antidepressivo. Na avaliação, apresentava os seguintes diagnósticos de Eixo I: fobia social generalizada e depressão maior atípica, com traços evitativos e obsessivos de personalidade e uso abusivo de álcool. Apesar do uso regular de medicamento por mais de um ano, não sentia melhora de seus sintomas de ansiedade social e depressivos, e por isso tentou o suicídio.

Em sua história de vida, encontramos os seguintes dados relevantes: primogênita, nasceu de parto prematuro com baixo peso. Aos dois anos foi colocada num maternal e, até os quatro anos, chorava diariamente quando a mãe a deixava na escola. Desde pequena foi uma criança tímida, retraída e com dificuldades de relacionamento. Fez sua primeira psicoterapia aos sete anos por não se sentir "compreendida afetivamente". O pai tinha história de depressão e agressividade com os filhos. A mãe era exigente, crítica e perfeccionista. Aos 13 anos, Maria começou a apresentar problemas de conduta na escola, repetência e uso abusivo de álcool.

A paciente sempre se sentiu "diferente das outras pessoas", "rejeitada por todos", começando pelo pai, que a agredia sem motivos. Passou a usar álcool para "poder fazer as coisas que os outros jovens faziam, pois, do contrário, sentia-se fingindo". Achava-se sempre "inferior aos outros, sem direito de abrir a boca para defender-se", com uma sensação quase permanente de insatisfação e crítica consigo mesma. Apresentava vontade de "ser diferente, ir a festas, ter amigos", mas considerava-se incapaz de tomar qualquer iniciativa, pois, em qualquer movimento que fizesse, sentia-se rejeitada e permanentemente avaliada de forma negativa por todos ao seu redor. Relatava ser incapaz de tomar um café na cafeteria, por temer que percebessem seu embaraço e ansiedade e julgassem-na muito diferente e anormal; então se isolava em todos os ambientes. Não fazia compras sozinha, pois "não tinha o direito de dizer não ao vendedor" no caso de experimentar uma roupa e não querer comprar. Apesar de freqüentar a universidade, fazia-o com enorme sofrimento, sentindo-se torturada por não conseguir conviver com seus colegas e apresentando ansiedade antecipatória quase incapacitante nas vésperas das provas. Ao ser solicitada para tarefas de faculdade, tinha uma de duas posturas: ou evitava-as, por temer ser avaliada e considerada diferente, incompetente e inadequada, ou fazia-as de forma perfeita, para evitar possíveis críticas.

Avaliação do paciente

A análise funcional e a formulação de cada caso, com investigação cuidadosa com base nos princípios de conceitualização de Beck, são fundamentais para o planejamento e a escolha das técnicas cognitivo-comportamentais a serem aplicadas com cada paciente. A avaliação diagnóstica deve contemplar as prováveis co-morbidades. Devemos investigar de forma sistemática os seguintes aspectos (Marzillier e Winter, 1983; Falcone, 1995; Beck, 1997):

1. Identificar os estímulos: Fazendo um inventário dos desencadeantes dos sintomas, ou seja, todas as situações, pessoas ou atividades que despertem mal-estar, ansiedade, evitação, etc. Por exemplo: ir a festas, conversar com colegas, fazer compras, ir ao restaurante, apresentar seminários em sala de aula.
2. Variáveis do organismo: Levantar dados da história pessoal do paciente, como suas vulnerabilidades biológica e psicológica, experiências familiares, sociais, afetivas, sexuais, acadêmicas ou de trabalho, desenvolvimento e traços de personalidade e eventos desencadeantes do quadro de fobia social. Por exemplo: paciente com história de inibição comportamental que evolui para timidez e ansiedade de separação na infância. Na adolescência, começa a ter dificuldades mais sérias de interação social e faz uso abusivo de álcool para tentar superá-las. Logo após, começa a ter episódios depressivos importantes e, mesmo quando medicada, não responde à farmacoterapia, por não ter sido abordado em

terapia o diagnóstico primário de fobia social generalizada.
3. As respostas do paciente: Devem ser avaliadas em seus três níveis:
   I) Nível somático, autonômico, fisiológico, emocional ou afetivo: compreende os sintomas físicos antes, durante e depois da situação de interação ou desempenho social e a severidade, intensidade e freqüência dos sintomas, que são muito variáveis. Por exemplo: taquicardia, sudorese, tremores nas mãos ao tomar café em público, rubor facial, náuseas, etc.
   II) Nível cognitivo: identifica os pensamentos automáticos distorcidos (por exemplo: "sinto-me tão diferente dos outros que não posso abrir a boca para nada"), a percepção que o paciente tem de si mesmo e a que imagina que os outros têm dele (por exemplo: "sou uma pessoa tão desajeitada que ninguém jamais vai querer conversar comigo nesta festa").
   III) Nível comportamental: fazer um levantamento de todas as condutas explícitas ou veladas de evitação ou protelação. Por exemplo: evitar ir a festas ou fazer compras sozinha, sair somente com pessoas do mesmo sexo, não fitar seu interlocutor, esconder-se atrás dos outros nos grupos de conversação.
4. Conseqüências: O que o paciente teme que possa ocorrer nas situações sociais, como, por exemplo: sentir-se ridícula e anormal, ser tratada com desdém ou ironia; e as conseqüências diretas das evitações sistemáticas que, embora ofereçam alívio imediato da ansiedade, acabam por reforçar a fobia social, causando inúmeras limitações e prejuízos na vida de seus portadores. Por exemplo: a paciente evita sistematicamente apresentações de seminários na faculdade e tem seu desempenho acadêmico prejudicado.
5. Motivação do paciente: A efetividade da TCC é diretamente proporcional à motivação e à participação ativa do paciente em seu planejamento e operacionalização. O fóbico social, via de regra, apresenta baixa motivação para TCC no período de avaliação, que tende a aumentar com o início da terapia, quando os níveis de ansiedade diminuem. Avaliar níveis de depressão e apatia é essencial para a formulação de casos e para o planejamento terapêutico, pois estes níveis também contribuem para a baixa motivação do paciente para mudanças. Por exemplo: a paciente não tinha esperanças por estar deprimida; quando obtém sua primeira melhora, percebe uma luz no fim do túnel, embora mantenha suas dúvidas.
6. Fatores ambientais: Investigar aspectos da rede social disponível, tais como: familiares participativos, ambiente de trabalho adequado, vida social ativa, etc. O planejamento da terapia dependerá também dessas variáveis externas, pois é consideravelmente diferente tratarmos um indivíduo sem emprego, morando sozinho e sem amigos de um outro que, apesar da fobia social, mantém emprego, mora com a família e tem, pelo menos, um pequeno grupo de amigos. Exemplo: a paciente tinha alguns vínculos familiares e freqüentava ainda a faculdade, embora pensasse seriamente em desistir do curso.
7. Habilidades sociais: Todo o paciente fóbico social deve ser avaliado quanto as suas habilidades sociais nas relações interpessoais e assertividade: capacidade para iniciar conversas, fazer ou receber críticas ou elogios, fazer indagações, negar-se a fazer algo, defender seus direitos, etc. Em nosso exemplo, a paciente não se sentia capaz de apresentar-se para os colegas, fazer perguntas aos professores, fazer compras, iniciar uma conversação em uma festa, etc.
8. Aparência pessoal: A avaliação deste aspecto visa a otimizar a TCC, pois a presença de deformidades físicas e uma aparência desajeitada ou descuidada podem levar a dificuldades de socialização. Por exemplo: a paciente mantinha os cabelos na frente do rosto para proteger-se da

interação social e dificultar a aproximação das pessoas, vestia-se de forma pouco feminina para não chamar atenção sobre si. Estes eram alguns dos comportamentos de segurança por ela adotados.

Após avaliação inicial, o diagrama de conceitualização cognitiva é formulado de forma colaborativa com o paciente e orienta as intervenções terapêuticas específicas para cada caso (Figura 14.1).

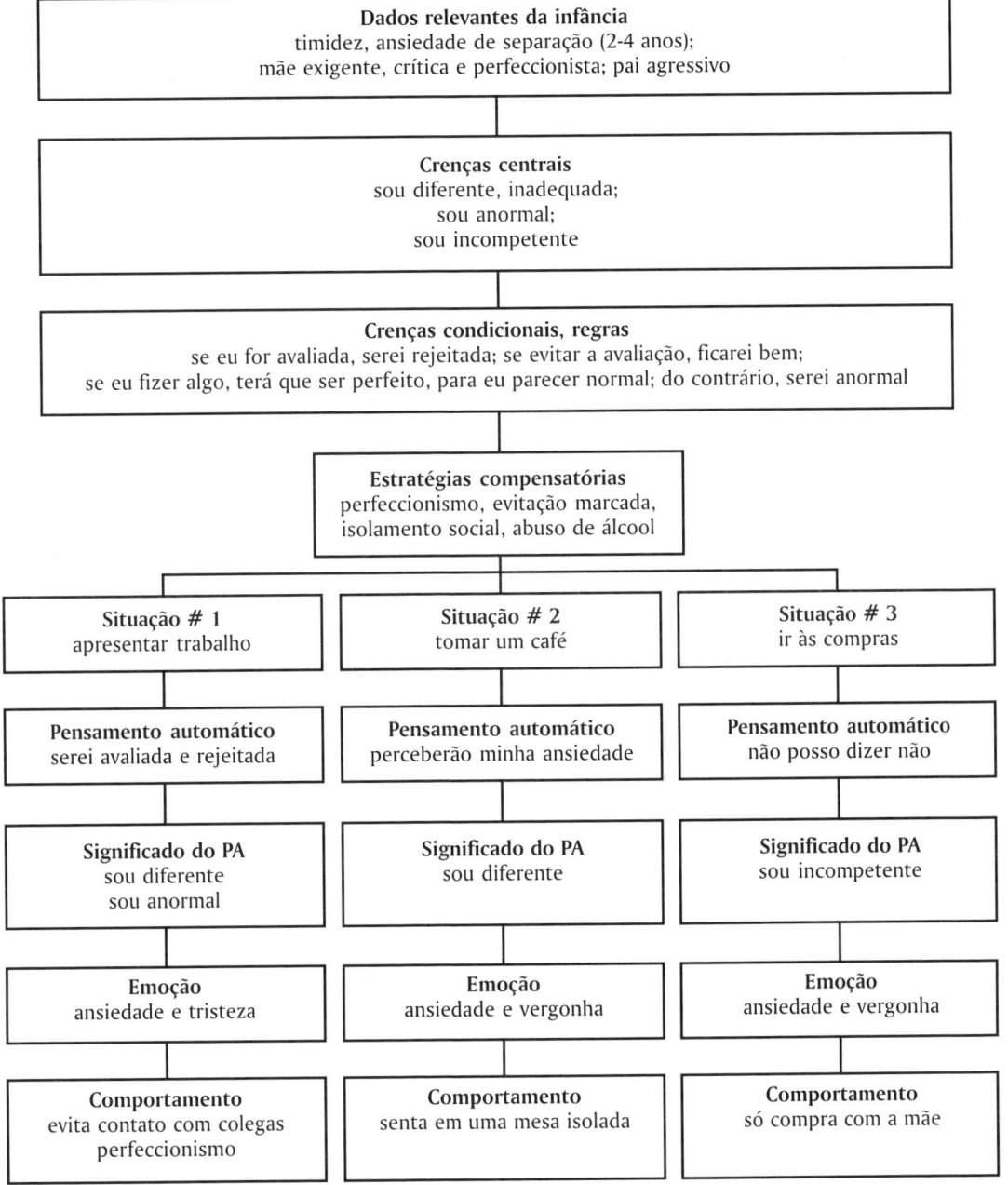

Dados relevantes da infância
timidez, ansiedade de separação (2-4 anos);
mãe exigente, crítica e perfeccionista; pai agressivo

Crenças centrais
sou diferente, inadequada;
sou anormal;
sou incompetente

Crenças condicionais, regras
se eu for avaliada, serei rejeitada; se evitar a avaliação, ficarei bem;
se eu fizer algo, terá que ser perfeito, para eu parecer normal; do contrário, serei anormal

Estratégias compensatórias
perfeccionismo, evitação marcada,
isolamento social, abuso de álcool

Situação # 1 apresentar trabalho	Situação # 2 tomar um café	Situação # 3 ir às compras
Pensamento automático serei avaliada e rejeitada	**Pensamento automático** perceberão minha ansiedade	**Pensamento automático** não posso dizer não
Significado do PA sou diferente sou anormal	**Significado do PA** sou diferente	**Significado do PA** sou incompetente
Emoção ansiedade e tristeza	**Emoção** ansiedade e vergonha	**Emoção** ansiedade e vergonha
Comportamento evita contato com colegas perfeccionismo	**Comportamento** senta em uma mesa isolada	**Comportamento** só compra com a mãe

FIGURA 14.1 Diagrama de conceitualização cognitiva. Maria, 25 anos. Eixo I: fobia social generalizada; depressão maior atípica. Eixo II: traços evitativos e obsessivos.

TÉCNICAS COGNITIVO-COMPORTAMENTAIS ESPECÍFICAS

Técnicas cognitivas

Os pacientes fóbicos sociais freqüentemente apresentam um padrão de pensamentos com afirmações auto-referentes negativas, que incluem: 1) pensamentos de inadequação social; 2) preocupações com a percepção de sua ansiedade pelos outros; 3) medo de avaliação social negativa; 4) preocupação excessiva com respostas e desempenhos sociais; e 5) elevada "autoconsciência pública", com atenção autofocada.

As técnicas cognitivas incluem a modificação do autoprocessamento e a reestruturação cognitiva (Clark e Wells, 1995). O autoprocessamento pode ser trabalhado com intervenções que visam a mudar o foco de atenção do paciente de si mesmo para o ambiente ou para o interlocutor a quem se dirige, buscando pistas sociais reais de aprovação ou eventual desaprovação de seu desempenho. O terapeuta deve ser capaz de criar tarefas em que seja possível demonstrar isso ao paciente. Este pode ser filmado desempenhando uma tarefa, como um discurso para um grupo de pessoas; depois de fazer uma auto-avaliação de seu desempenho na tarefa, deverá confrontá-la com as imagens do vídeo, percebendo que seu desempenho não foi tão mau como julgou e que a audiência não notou, por exemplo, seus momentos de maior ansiedade. Outra forma de redirecionar a atenção do paciente para fora de si são prescrições de tarefas em que necessite relatar para o terapeuta a forma como seus interlocutores estão vestidos, ou o que eles "realmente falaram ou demonstraram". Após essas tarefas, o paciente é orientado a formular pensamentos ou auto-apreciações mais racionais a respeito de seu desempenho social, levando em consideração o retorno verdadeiramente obtido da audiência. Como exemplo, temos o caso de um professor iniciante que se julgava incompetente para dar aulas; após ser orientado a olhar mais para os alunos durante as aulas, em vez de ficar de costas escrevendo no quadro-negro, foi percebendo que tinha uma platéia muito atenta e interessada em seus ensinamentos; com isso, substituiu suas auto-declarações do tipo " eles perceberão minha ansiedade e me julgarão incapaz" por "parece que os alunos não se dão conta da minha ansiedade, ou não a valorizam tanto quanto eu, e prestam atenção no que digo".

As técnicas de reestruturação cognitiva contêm substancial porção de componentes comportamentais, o que é especialmente crucial no tratamento dos fóbicos sociais, pois a experimentação comportamental é a chave para as desconfirmações das crenças centrais de auto-avaliação negativa e avaliação negativa pela audiência. No contexto das exposições, os pacientes poderão revisar seus julgamentos errôneos sobre o suposto risco ao qual acreditam estar expostos nas situações temidas (Heimberg, 2002). Então, os experimentos comportamentais são elaborados de tal forma que os pacientes se engajem em atividades que irão desfazer suas crenças distorcidas. Em relação à experimentação comportamental nos fóbicos sociais, Clark e Wells chamaram a atenção para a questão dos comportamentos de segurança. Os pacientes acreditam que seus comportamentos de segurança lhes darão melhores condições de enfrentar as situações sociais temidas, auxiliando-os no manejo da ansiedade. Entretanto, o que se observa é que esses comportamentos impedem o aprendizado de que é possível enfrentar a situação social temida sem eles. O trabalho cognitivo sobre os comportamentos de segurança e sua abordagem em experimentos comportamentais subseqüentes aumentam os resultados do tratamento (Clark e Wells, 1995).

Nesta abordagem integrada de reestruturação cognitiva e exposição, a última é usada como um miniexperimento, desenhado para provocar ansiedade social e ativar pensamentos automáticos disfuncionais e crenças centrais, que ficam, então, disponíveis para modificação. Algumas técnicas podem ser usadas durante a exposição para otimizá-la como experimento: 1) evitar o uso de comportamentos de segurança; após, explicar ao paciente como estes mantêm o círculo vicioso da ansiedade social; 2) usar estratégias paradoxais, como orientar o paciente a agir de forma que aconteça o que ele teme. Por exemplo: um paciente que tem medo de comer em público porque teme derramar a comida e ser ridicularizado por isso pode ser orientado a derramar algo intencionalmente, para poder examinar a reação dos outros e desconfirmar o temor de avaliação negativa da audiência; 3) modificar a atenção: é necessário que se mude o foco da atenção do paciente, de si mesmo para o exterior, para que ele possa usar a informação do ambiente para confrontar suas crenças de avaliação negativa (Butler e Wells, 1995). Além disso, diminuindo a atenção autofocada e concentrando-a na tarefa e no ambiente, o paciente pode, de fato, melhorar seu desempenho social e sua interação verbal (Rapee e Heimberg, 1997).

Caso clínico

A paciente, ao entrar em sala de aula e não ser cumprimentada pelos colegas, sentia-se tão deslocada e humilhada que cogitava abandonar os estudos. Sentia-se muito ansiosa, com sintomas de taquicardia, rubor facial, sudorese e tremores, e temia que os colegas percebessem seu estado. Com o registro de automonitoria, surgiram os seguintes dados:

Situação social temida: entrar em sala de aula e não ser cumprimentada pelos colegas.

Ansiedade: 10 (em uma escala de 0 a 10).

Pensamentos automáticos: "sou uma pessoa tão esquisita que meus colegas nem me cumprimentam", "eles não gostam de mim e, assim, sei que não tenho nenhum valor", "se eu tentar falar com eles vou ser humilhada", "eles vão perceber minha ansiedade e vão me julgar muito esquisita".

Comportamento: "vou evitar o contato com eles", "se eu não olhar para eles não vão perceber minha ansiedade", "não vou falar com eles", "talvez eu não deva ir à aula hoje".

Conseqüências: entrava em sala de aula cabisbaixa, com os cabelos encobrindo seu semblante, e não falava com ninguém. Não era cumprimentada pelos colegas, e isso reforçava sua crença central de ser um objeto social inadequado e indesejada pelo grupo.

Hipóteses alternativas: consideradas durante a TCC no trabalho de reestruturação cognitiva, por meio do questionamento socrático; a paciente foi levada a refletir sobre outras explicações plausíveis para o comportamento de seus colegas, quando surgiram as seguintes hipóteses alternativas: 1) os colegas andavam muito ocupados com suas próprias atividades; 2) os colegas pensavam que ela não queria ser importunada, pois sempre andava de cabeça baixa e não fitava ninguém em sala de aula, além de sentar-se sempre no fundo da sala.

Experimentação comportamental: foram planejadas tarefas de redirecionamento da atenção autofocada em seus sintomas somáticos, bem como situações de exposição gradual e sistemática; seus comportamentos de segurança foram trabalhados para testar as hipóteses alternativas, de forma integrada e com planejamento colaborativo entre a terapeuta e a paciente, que envolveu os seguintes passos: 1) sentar-se na primeira fila da sala de aula e aumentar sua atenção ao conteúdo das aulas; 2) mudar sua aparência, usando os cabelos presos de forma a mostrar seu rosto; 3) entrar em sala de aula olhando na direção dos colegas, mantendo o olhar; trazer por escrito detalhes sobre a aparência de alguns colegas; 4) cumprimentar a colega com quem mais simpatizasse e prestar atenção na cor de seus olhos, em seus gestos e no seu semblante; 5) passadas estas etapas, uma colega começou a cumprimentar a paciente, e esta retribui o cumprimento; 6) nas sessões de terapia, foi revista sua crença central de inadequação social e analisadas as hipóteses alternativas; a paciente pôde desconfirmar a crença central e substituí-la por outras mais realistas ("é possível que as pessoas me achem mais simpática se eu deixar que elas se aproximem de mim", "quando demonstro interesse pelas pessoas, elas retribuem"), confirmando as hipóteses alternativas.

Técnicas comportamentais

As técnicas comportamentais devem estar sempre associadas às cognitivas, para um resultado mais benéfico e duradouro no tratamento de fóbicos sociais, especialmente no subtipo generalizado (Beitman e Klerman, 1991; Cía, 1994). Nos casos de fobia social, todas as técnicas comportamentais podem ser utilizadas; as mais aplicadas são: exposição, manejo de ansiedade e treinamento de habilidades sociais.

Exposição

A exposição, nos quadros de fobia social, tem por objetivo levar o paciente ao enfrentamento das situações sociais temidas, mantendo-se psicologicamente engajado, de forma que o processo natural de condicionamento envolvido no medo da situação social apresente redução da ansiedade despertada, por meio da habituação e extinção. A exposição promove a desconfirmação das crenças centrais de auto-imagem negativa ou de ser um objeto social inadequado. Os exercícios de exposição devem ser planejados de forma absolutamente integrada ao trabalho de reconstrução cognitiva e podem ser executados durante as sessões individuais ou em terapias de grupo, na imaginação ou ao vivo, de forma sempre sistemática, podendo ser graduais ou por inundação, dependendo das condições do paciente. O uso isolado de exposição na fobia social generalizada não está indicado, porque mecanismos que operam no sentido de manter a fobia social, como a atenção autofocada e os comportamentos de segurança, impedem que o paciente corrija suas distorções cognitivas negativas a partir da avaliação adequada de pistas sociais de aprovação nas situações sociais. As técnicas de exposição na imaginação são menos efetivas do que a exposição ao vivo, mas podem ser usadas no início do tratamento em pacientes muito sintomáticos, como uma "preparação" para a exposição propriamente dita.

Caso clínico

A paciente não conseguia apresentar trabalhos orais na faculdade nem falar com colegas ou professores devido a sintomas de ansiedade antecipatória e ansiedade fisiológica manifestos em exposições anteriores que a deixavam muito assustada e evitativa, tais como: taquicardia, tremores, gagueira, sudorese, intensa ansiedade e sensação de "estar nua na frente dos colegas"; isto a levava a isolar-se socialmente e a solicitar aos professores trocar a tarefa por trabalhos escritos, com considerável prejuízo acadêmico.

O enfoque comportamental, neste caso, incluiu: exposição gradual e sistemática ao vivo, após eventuais dramatizações com a terapeuta durante as sessões, às situações sociais temidas, das menos ansiogênicas para as mais ansiogênicas. A paciente foi orientada a expor-se progressivamente na seguinte seqüência: conversar com colegas nos intervalos das aulas; falar com os professores sobre diversos assuntos após as aulas; fazer perguntas em voz alta aos professores durante as aulas; imaginar-se, em casa, apresentando seu trabalho oral para a turma; treinar em voz alta, em casa e na frente do espelho, a apresentação do trabalho; apresentar seu trabalho oral na sala de aula diante da turma e do professor. Durante esta seqüência de exposições, pôde ir desconfirmando suas crenças de avaliação negativa pelos colegas e professores e sua auto-avaliação negativa de incompetência no manejo social.

Manejo da ansiedade

As técnicas de manejo da ansiedade podem acrescentar benefícios e ser usadas em conjunto com a exposição. Elas incluem relaxamento, treinamento de respiração e redirecionamento de atenção, já mencionado (Butler e Wells, 1995). Os pacientes fóbicos sociais podem ser orientados a desenvolver a técnica de relaxamento de grupos musculares proposta por Berstein e Borkovec (Hope e Heimberg, 1999), na qual o paciente pratica o relaxamento muscular progressivo (RMP) primeiro com o terapeuta e depois de forma independente. O racional cognitivo do relaxamento ensina ao paciente que esta técnica tem por objetivo o alívio dos sintomas fisiológicos da ansiedade (Hope e Heimberg, 1999). As técnicas de relaxamento em fobia social não são efetivas, a menos que as utilizemos de forma aplicada. Os pacientes são orientados a aplicar as técnicas de relaxamento nas situações sociais que lhes provocam ansiedade (Heimberg, 2002). O treinamento de respiração para controle de ansiedade também tem sido utilizado em associação com as técnicas de exposição ao vivo ou mesmo na imaginação com bons resultados, especialmente em pacientes com níveis muito aumentados de ansiedade no início das atividades de exposição (Hope e Heimberg, 1999).

Caso clínico

Nas situações de maior ansiedade, como apresentação oral de trabalho em sala de aula, a paciente foi orientada a praticar respiração diafragmática lenta sempre que percebesse sinais físicos iniciais de ansiedade. Com isso, abortava crises de ansiedade aguda, o que lhe possibilitava o enfrentamento, antes tão doloroso.

Treinamento de habilidades sociais (THS)

O THS tem como base o pressuposto de que os fóbicos sociais apresentam, muitas vezes, déficits e inibições sociais marcados; visa a desenvolver habilidades que permitam o entrosamento social, diminuindo a ansiedade de desempenho e promovendo uma interação verbal mais efetiva. Esta abordagem também pode resultar em melhora do quadro por redirecionar a atenção autofocada do paciente.

No THS, o objetivo é prover o paciente de um novo repertório comportamental, mais amplo e socialmente adaptado, devendo ser planejado de forma específica para cada caso.

O THS envolve exposição repetida a situações sociais temidas com reavaliação cognitiva subseqüente, conforme a ansiedade social diminua e a atuação social melhore (Butler e Wells, 1995). O THS implicará, freqüentemente, elementos de redução da ansiedade social, reestruturação cognitiva e ensaio de comportamento (Caballo, 2000).

Atualmente, existem vários protocolos estruturados para o tratamento da ansiedade e da fobia social. O THS é um desses protocolos e ocupa lugar central no programa proposto por Turner, Beidel e Cooley (1997), a *Social Effectiveness Therapy* (SET). Estes autores desenvolveram um programa com quatro componentes: 1) educativo; 2) THS; 3) exposição gradual e sistemática na imaginação e ao vivo, dentro e fora do ambiente terapêutico; e 4) prática programada. Esta última se refere a atividades de exposição dirigidas inicialmente pelo terapeuta nas sessões de grupo e que o paciente, por fim, executa nos ambientes fora do tratamento. Os temas abordados no THS incluem ainda: início de conversações; temas apropriados e formas de manter conversas; capacidade de prestar atenção e de recordar; mudanças de temas de conversação; estabelecimento e manutenção de amizades; habilidades para telefonar; interações heterossociais; habilidades assertivas; eleição de um tema e exposição sobre ele; estratégias para evitar que a audiência se distraia; maneiras de iniciar uma fala de forma eficaz; término de uma fala (forma e linguagem); elementos não-verbais; discussões e conversas informais; participação em seminários, jornadas ou congressos. As técnicas utilizadas para o THS podem incluir: instruções, modelagem, ensaios de conduta com dramatizações e troca de papéis, retroalimentação corretiva e reforço positivo (Caballo, 2000).

Para aumentar a eficácia do tratamento cognitivo-comportamental, diversos autores enfatizam a importância de: 1) redirecionar a atenção autofocada; 2) trabalhar de forma continuada, durante toda a terapia, as distorções cognitivas, com desconfirmação das crenças centrais de avaliação e auto-avaliação negativas de sua interação verbal e desempenho sociais; 3) identificar recursos de saúde e reforçá-los, para aumentar a auto-estima: habilidades, *hobbies,* fontes de satisfação; 4) trabalhar os comportamentos de segurança; 5) promover o treinamento de habilidades sociais; 6) identificar objetivos irreais, como: "nunca mais ficar ansioso antes de uma *performance";* 7) a exposição ao vivo é fundamental. O tratamento será mais longo em situações em que haja dificuldades de vínculo, transtorno ou traços marcantes e desadaptativos de personalidade ou co-morbidades em Eixo I (Clark e Wells, 1995; Rapee e Heimberg; 1997; Woody, Chambless, Glass, 1997; Beidel e Turner, 1998; Otto, 1999).

TERAPIA COGNITIVO-COMPORTAMENTAL EM GRUPO

Embora pareça contraproducente tratar pacientes com fobia social em um *setting* de grupo, este, ao contrário, propicia um número de vantagens potenciais em relação ao tratamento individual. Pela natureza do transtorno, muitos portadores nunca compartilharam os seus medos com outros e acreditam, com freqüência, que seus problemas sejam únicos. Uma dificuldade comum no tratamento cognitivo-comportamental da fobia social é a criação de uma exposição real controlada. O formato do grupo facilita muito este aspecto, pois os membros e terapeutas do grupo estão disponíveis para servir de *role-players* ou de audiência. As situações temidas podem ser facilmente recriadas no grupo. O fato de os pacientes serem observados durante esses episódios serve para aumentar as chances de a ansiedade ser experimentada e compreendida. Durante a reestruturação cognitiva, os membros do grupo seguidamente proporcionam evidências que permitem a identificação de pensamentos disfuncionais, os quais devem ser tratados nesse contexto (Butler, 1989).

A terapia cognitivo-comportamental em grupo (TCC-G) tem como objetivo quebrar o ciclo cognitivo-afetivo-comportamental da fobia social.

A TCC-G tem três componentes primários: exposição na sessão, reestruturação cognitiva e tarefas de casa. As exposições na sessão consistem na parte central do tratamento, com as intervenções cognitivas ocorrendo antes, durante e depois de cada exposição. Após as primeiras sessões, a tarefa de casa será ministrada de acordo com a exposição realizada na própria sessão. Do mesmo modo, os pacientes também são solicitados a realizar a reestruturação cognitiva antes, durante e depois das exposições *in vivo*.

A exposição a situações temidas é útil para romper com o ciclo de ansiedade social, pois possibilita a ocorrência do fenômeno de habituação na sessão, permite a prática de comportamentos evitados por longa data (como convidar alguém para sair, dar uma opinião para outras pessoas) e gera a oportunidade de o paciente testar na realidade o seu pensamento disfuncional (por exemplo "eu não vou saber o que dizer quando chegar a minha vez de falar") (Hope et al., 2000).

Um dos objetivos da TCC-G é fazer com que o paciente seja seu próprio terapeuta cognitivo-comportamental, equipado para, de forma adaptativa, enfrentar as situações provocadoras de ansiedade no presente e a partir de então.

Vantagens da terapia cognitivo-comportamental em grupo

De acordo com Sank e Shaffer (1984), as vantagens do tratamento em grupo em relação ao individual para pacientes com fobia social são: aprendizado em grupo (o formato de grupo permite que os pacientes troquem experiências e aprendam com a vivência dos outros membros, por meio das tarefas desenvolvidas no próprio grupo); independência (os pacientes são encorajados a apoiar-se nos outros membros em vez de desenvolver uma dependência extrema, como em uma terapia individual); identificação (gera uma certa competição que estimula os pacientes a superar as situações temidas); aprendizado pela ajuda aos outros (desenvolve-se um sistema de apoio durante e mesmo após o tratamento em grupo); identificação de problemas semelhantes (muitos fóbicos sociais, pela própria ansiedade em falar com outras pessoas, provavelmente nunca reportaram a ninguém sua ansiedade e podem acreditar que sejam os únicos portadores deste transtorno, sendo o grupo uma experiência importante para corrigir essa distorção do pensamento); comprometimento público (pela atitude de fazer parte de um grupo, o paciente está tornando pública a sua intenção de mudar); encorajamento pelo sucesso dos demais, aumentando as expectativas positivas.

O grupo proporciona uma oportunidade de confrontar diretamente um estímulo fóbico, de checar as preocupações com a percepção dos demais e de aproveitar a presença de outros para criar uma série de simulações terapêuticas (Heimberg et al., 2002b).

Modelo da terapia cognitivo-comportamental em grupo

O modelo apresentado a seguir tem como base um manual desenvolvido por Heimberg (2002b). A TCC-G pode ser facilmente dividida em quatro partes: (1) uma entrevista inicial para orientação; (2) sessões 1 e 2; (3) sessões 3 até 11; e (4) a sessão final. Trata-se de um modelo estruturado de grupo terapêutico, com objetivos e técnicas definidas para cada etapa do desenvolvimento do grupo.

Entrevista inicial

Em se tratando de grupos homogêneos, esta entrevista tem como objetivos clínicos excluir pacientes que não se enquadrem em um tratamento em grupo, discutir os medos em situações sociais específicas, delimitar os aspectos da fobia do paciente a serem abordados no grupo, explicar os procedimentos de uma terapia em grupo, mencionar o possível receio de participar de um grupo, bem como as potenciais vantagens desta modalidade terapêutica em relação ao tratamento individual e expor as regras específicas do grupo (contrato terapêutico).

Sessões 1 e 2

A primeira sessão é sempre crítica na vida do grupo. Os pacientes podem ter sentido uma ansiedade antecipatória considerável em relação ao grupo e à sessão inicial. O terapeuta deve estar ciente desta condição especial da sessão inicial, solicitando aos pacientes somente aquelas atividades que consigam realizar. Em ambientes de pesquisa, pode-se medir o grau de depressão/ansiedade/ansiedade social de cada paciente semanalmente (por exemplo, Hamilton-ansiedade, Hamilton-depressão, escala de ansiedade social de Liebowitz, respectivamente). É importante que, nessa primeira sessão, sejam reforçados os aspectos pertinentes ao andamento do grupo, tais como freqüência, pontualidade, realização de exposição na sessão e *in vivo* e confidencialidade das informações compartilhadas no grupo. Ainda na primeira sessão, o modelo cognitivo-comportamental da fobia social é apresentado e discutido, inicia-se o treinamento em reconhecer pensamentos automáticos e a tarefa de casa é fazer um diário semanal sobre os mesmos.

A segunda sessão visa a enfatizar o desenvolvimento de tarefas cognitivas básicas, como a introdução do conceito de erros de pensamentos automáticos comuns a portadores de fobia social e o desenvolvimento de respostas racionais a estes.

Sessões 3 a 11

As sessões 3 a 11 são o cerne da TCC-G. Cada paciente deve falar brevemente sobre as razões pelas quais está no grupo: a fobia ou a situação específica mais problemática, o que acontece quando pensa e quando está na situação fóbica, quais sintomas fisiológicos e pensamentos automáticos experimenta na situação fóbica e o que queria ser capaz de fazer mas é impedido pela ansiedade. O objetivo deste exercício é demonstrar a similaridade entre os pacientes e formar a coesão do grupo. As semelhanças entre os pacientes devem ser destacadas. Situações temidas relevantes para cada membro do grupo serão confrontadas em exposições realizadas na sessão. De certo modo, o grupo passa a ser um teatro, em que essas situações temidas são dramatizadas, iniciando por situações de dificuldade moderada e, à medida que o tratamento evolui, passando para situações mais difíceis. Na TCC-G, a integração das exposições na sessão com a reestruturação cognitiva é muito importante. Cada exposição continua até que a ansiedade comece a baixar e as metas comportamentais sejam atingidas (em torno de 10 minutos). O uso de respostas racionais com base em evidências pós-exposição faz parte da dessensibilização cognitiva sistemática. Tarefas de casa personalizadas são dadas nestas sessões.

Sessão 12

A décima segunda sessão é particularmente importante. Ela deve ser dedicada a preparar os pacientes para situações da vida real que ocorrerão tão logo acabe o tratamento. Os pacientes terão alcançado níveis diferentes de alívio da fobia social. Os terapeutas devem esclarecer aos pacientes que encontrarão ansiedade no futuro e que deverão usar o aprendizado que treinaram durante o tratamento para lidar com as dificuldades e com a ansiedade. Os terapeutas devem reforçar o progresso alcançado por cada paciente, mostrando que o uso contínuo das habilidades cognitivas levará a uma redução contínua da ansiedade. Após a última sessão em grupo, é proporcionada, a cada paciente, uma sessão individual com um dos terapeutas.

Formação do grupo de terapia cognitivo-comportamental

Depende fundamentalmente de três componentes, os terapeutas, os pacientes e o grupo propriamente dito. Os terapeutas devem ter experiência suficiente, de modo que possam dar plena atenção aos pacientes e conduzir as atividades do grupo sem ansiedade excessiva. Além disso, devem ter profundo conhecimento do transtorno e de como os fóbicos sociais podem reagir à terapia em grupo, bem como ter familiaridade com os princípios básicos da dinâmica de grupo e do encorajamento para a formação de um grupo realmente terapêutico. Idealmente, é recomendável que a TCC em grupo seja conduzida por dois terapeutas, o que pode ser mais efetivo se um deles for do sexo masculino, e o outro, do feminino. O número ideal é de seis a oito pacientes por grupo. Essa formação permite uma atenção individualizada, constante, e ao mesmo tempo não compromete o andamento do grupo em caso de abandono de algum paciente. O grupo deve conter o mesmo número de homens e mulheres, não menos do que dois de cada sexo, o que é muito importante principalmente para pacientes com fobia de interação heterossexual. Há benefícios quando pacientes com fobia a diferentes situações fazem parte do mesmo grupo. Pode-se agrupar pacientes com a mesma severidade da doença, evitando que o medo irracional de se sentir pior ou de ser o mais doente se torne real. De um modo geral, o grupo deve ter 12 sessões de duas horas e meia, em um ambiente confortável com um quadro-negro disponível. Deve também obedecer a um programa estruturado de tratamento, com objetivos definidos de cada etapa da psicoterapia.

Em nosso meio, os grupos de fobia social são realizados por terapeuta com formação em terapia cognitivo-comportamental e experiência em terapia de grupo. O número de pacientes fica em torno de 10 a 12. São 12 encontros semanais, com duração de 90 minutos, sendo realizados em ambiente confortável com quadro-negro (Knijnik et al., no prelo). Sabe-se que sessões inferiores a duas horas e meia de duração deveriam ser evitadas, uma vez que algumas técnicas não devem ser realizadas com pressa. No entanto, até o presente momento, os grupos têm uma hora e meia de duração. Devido ao grande número de portadores de fobia social que buscam atendimento em nosso centro e a questões operacionais, o número de pacientes é superior ao preconizado pelo modelo de TCC-G de Heimberg (Heimberg et al., 2002b).

Discussão dos componentes do tratamento em grupo

Tenta-se desenvolver uma compreensão da fobia social entre o grupo e são explicadas aos pacientes as razões pelas quais participarão de atividades específicas nas sessões seguintes. Explica-se que a fobia social é uma resposta aprendida, que pode ser "desaprendida", e que a ansiedade tem três componentes: fisiológico (sensações corporais), comportamental (o que se faz – evitação) e cognitivo (o que se pensa – pensamentos automáticos). Os três componentes são importantes e interagem entre si, aumentando o sentimento de ansiedade e desamparo. Utilizam-se várias técnicas para tratar cada um dos três componentes da ansiedade:

Reestruturação cognitiva

Os pensamentos automáticos são identificados, analisados e relativizados. Muitos fóbicos sociais não evitam situações fóbicas e, sendo assim, repetidas exposições como técnica de tratamento isolada podem não ser efetivas para esses pacientes. A prática da reconstrução cognitiva nas sessões seguintes faz a ponte entre essas tentativas frustradas anteriores e a mudança de comportamento e redução da ansiedade. Praticando no grupo e em casa, o paciente passa a ver a situação fóbica como menos ameaçadora ou perigosa, as conseqüências temidas como menos terríveis e eles mesmos como pessoas mais capazes de lidar com situações sociais (relação recursos *versus* ameaça).

As atividades de reconstrução cognitiva acontecem antes e depois de cada exposição. Antes da exposição, a atividade consiste em imaginar a situação, identificar potenciais pensamentos automáticos que possam ocorrer, com suas respectivas distorções cognitivas, questionar tais pensamentos, desenvolver respostas racionais e estabelecer uma meta para a *performance* na exposição. Após a exposição, há uma avaliação quanto ao cumprimento do objetivo, o desenvolvimento ou não dos pensamentos automáticos previstos, o uso de respostas racionais, a ocorrência de pensamentos não previstos e o esforço do paciente em enfrentá-los, bem como o exame da relação entre os níveis de ansiedade relatados pelo paciente, os pensamentos automáticos e as respostas racionais. O paciente, então, resume os pontos principais que extraiu da exposição e das atividades de reconstrução cognitiva. Durante a exposição simulada de um paciente, os outros membros do grupo exercem um papel importante *(role-play)*, questionam pensamentos automáticos e compartilham as próprias experiências, ajudando-o a relativizar os seus pensamentos.

Exposição simulada

Encenam-se situações relevantes para os pacientes do grupo, recriando o que acontece na realidade. Esta técnica age sobre o componente fisiológico da ansiedade, visto que o paciente não pode evitar, escapar ou usar álcool ou drogas em tal situação, acarretando, inevitavelmente, ansiedade. Desse modo, o paciente verá que a ansiedade diminui naturalmente. O componente comportamental também é acessado quando o paciente realiza tal tarefa, mesmo que se sinta ansioso. Pesquisadores envolvidos no tratamento da fobia social relatam a dificuldade de implementar as terapias de exposição para os fóbicos sociais (Marks, 1995). Essas exposições são mais complexas para eles do que para outros pacientes ansiosos, pois envolvem entrar em situações fóbicas e, além disso, executar comportamentos interpessoais complicados durante a situação temida. É o medo de executar esses comportamentos em público e os medos resultantes de humilhação e vergonha que definem a fobia social. Sendo assim, as exposições podem ser extremamente ansiogênicas para os fóbicos sociais, visto que envolvem reações de outros e uma variedade de conseqüências interpessoais temidas. As exposições terapêuticas para os fóbicos sociais não são tão disponíveis quanto para os outros pacientes ansiosos. Assim, o grupo é usado para simular essas exposições, o que as torna sempre disponíveis, programáveis e controláveis. A simulação em grupo também permite que as exposições sejam moldadas às necessidades individuais de cada paciente e que ocorram na presença dos terapeutas, propiciando a integração com as atividades de reconstrução cognitiva.

Tarefas de casa

São exposições *in vivo* específicas para o problema individual ou para algo que vem sendo trabalhado no grupo. Devem ser realizadas diariamente, para ajudar a combater todos os componentes da ansiedade. É importante que haja uma integração com a reestruturação cognitiva.

FATORES QUE AFETAM O RESULTADO DO TRATAMENTO

Embora existam tratamentos eficazes para a fobia social, nem todos os pacientes completam o seu tratamento ou apresentam uma resposta adequada. Alguns estudos buscam identificar fatores preditivos de resposta ao tratamento com TCC (Turner et al., 1996). Um estudo realizado por Holt e Heimberg (1990) mostrou que pacientes mais jovens apresentavam mais chances de melhora com TCC em grupo, não havendo diferença quanto à variável sexo. Pacientes com sintomas menos severos, início tardio da doença e menor duração dos sintomas também apresentavam mais chances de melhora com a terapia em grupo.

Dois estudos (Brown, Heimberg, Juster, 1995; Hope, Herbert, White, 1995) que examinaram a relação do subtipo de fobia social e o desfecho da TCC em grupo evidenciaram que ambos os subtipos melhoram. No entanto, para obter os mesmos resultados quanto ao grau de incapacitação social, os pacientes com o subtipo generalizado podem se beneficiar de uma terapia mais prolongada ou intensiva do que os com o subtipo não-generalizado.

Técnicas que modifiquem as expectativas negativas em relação aos resultados do tratamento e que propiciem a aderência aos temas de casa podem levar a melhores resultados.

CASO CLÍNICO

Pedro, 22 anos, estudante de direito, vendedor de uma loja de surfe, mora com a família (pais e irmão de 20 anos). Pedro refere dificuldade em fazer amigos e em se abrir com as pessoas, tanto da faculdade quanto do trabalho. Quando possível, evita sair de casa, pois, como sente que as pessoas sabem muito pouco de sua vida, fica ansioso em quase todas as situações sociais. Refere ter sérias dificuldades para interagir com meninas e para manter uma conversação. A única maneira de ir a uma festa é bebendo de seis a dez latas de cerveja.

Além da dificuldade nas relações interpessoais, apresenta um comprometimento na sua carreira de vendedor (três demissões pela ansiedade social) e de estudante (não consegue falar em público; por ocasião da chamada, fica vermelho, o coração dispara e não consegue nem dizer "presente" – já tendo sido reprovado em dois semestres por faltas ou por não apresentar trabalhos).

Entrevista pré-tratamento

Pedro estava muito tenso, não conseguia estabelecer contato olho no olho, falava baixo e, por vezes, respondia apenas com gestos. De acordo com os critérios diagnósticos do DSM-IV: fobia social (generalizada). Apresentava medo e evitação significativos tanto em situações de interação quanto de *performance* na escala de ansiedade social de Liebowitz (escore total = 133 pontos). A sua maior dificuldade em situações sociais: falar em público.

Tratamento agudo (semanas 1 a 12)

Sessões 1 e 2

Pensamentos automáticos:
   Parecer ansioso na frente dos outros: "Vou ficar vermelho".
   Não conseguir manter uma conversação: "Não tenho nada para dizer".
   Ser o centro das atenções: "As pessoas estão olhando para mim".

Sessão 3

Pedro não participou das tarefas de exposição no grupo. No entanto, referiu ansiedade moderada ao ver três dos colegas de grupo se expondo ("Coloquei-me na pele deles, minhas mãos suavam frio!").

Tema de casa: continuar praticando suas tarefas cognitivas – análise dos pensamentos automáticos oriundos de situações sociais da semana anterior.

Sessão 4

A primeira exposição de Pedro deu-se nesta sessão. O terapeuta escolheu uma situação relevante para os seus objetivos, que gerasse ansiedade moderada mas para a qual Pedro tivesse condições de agir. Uma moça do grupo com a sua idade iria pedir a opinião profissional de Pedro sobre uma prancha de surfe que ela gostaria de comprar para o seu namorado.

Objetivos da escolha:

1. Pedro estaria praticando a interação com o sexo oposto.
2. O assunto surfe é algo que Pedro domina e do qual gosta de falar.
3. Provavelmente sua atenção estaria focada no assunto, e não em suas sensações físicas e/ou pensamentos automáticos.

Motivos da seleção deste pensamento automático para a reestruturação cognitiva: está presente nos temas de casa do paciente e é de utilidade para suas futuras exposições.

Abordagem: o terapeuta transformou a sugestão do paciente em um pensamento racional e ainda alterou a equação para algo mais positivo. A reestruturação cognitiva deve ser feita com certa rapidez, para que o paciente não experimente níveis elevados de ansiedade que possam tirá-lo do foco da reestruturação cognitiva. O próximo passo é estabelecer objetivos para a exposição.

T: "Pedro, o que você gostaria de conseguir por meio da exposição?"

P: "Não quero ficar ansioso."

T: "Este objetivo eu deixaria para o final do tratamento. Fica melhor se você colocar objetivos em termos de comportamento, em vez de emoções e reações que queira evitar. Você tem muito mais controle sobre o seu comportamento. Então vejamos novamente, quais são os seus objetivos?"

O paciente estabelece sua lista de objetivos:

- Apresentar-me para ela como vendedor e perguntar em que posso ajudá-la.
- Dizer algo a ela sobre as diferentes pranchas de surfe e seus preços.
- Dar, então, uma sugestão (prancha de surfe).

É realizada uma dramatização por dez minutos. Para tal, Pedro coloca as anotações na sua frente para enxergar a sua resposta racional. Após, o terapeuta confere com o paciente se os objetivos foram cumpridos e como ele se sentiu durante a exposição; ambos comentam sobre o padrão de ansiedade vivenciada na situação. O tema de Pedro para a sessão quatro foi seguir com a reestruturação cognitiva sobre o fato de ficar vermelho. Ficou combinado que participaria do grupo com alguma colocação na sessão cinco.

Sessão 5

O tema de casa foi devidamente realizado por Pedro. O paciente conseguiu apresentar-se na loja para a maioria dos clientes que a ele se dirigiam. Atribuiu ao fato de conseguir fazer uso da resposta racional: "só porque eu fico vermelho, não quer dizer que eu não possa dizer o que tenho para dizer". Como tema de casa, Pedro deveria seguir trabalhando em algum tema de sua primeira exposição e ainda conseguir iniciar um atendimento na loja antes que o cliente o procurasse.

Sessões 6 e 7

Pedro trouxe os temas de casa e participou mais no grupo, dando opiniões em exposições de dois colegas.

Sessão 8

Pedro conseguiu conversar mais no grupo, espontaneamente, e referiu que, em casa, estava fazendo o mesmo com mais facilidade. A sua exposição nesta sessão seria almoçar com dois terapeutas de sua idade (um homem e uma mulher). Por se tratar de uma exposição menos estruturada, foi dito a Pedro que poderia experimentar mais ansiedade.

Pensamentos automáticos anteriores à exposição:
- "Vou parecer nervoso."
- "Não vão se interessar pelo que eu disser."
- "Vou parecer um idiota."
- "Não vou conseguir manter a conversação."
- "Se tiver algum silêncio na conversa, a culpa será minha."

Identificação de erros do pensamento:
- Ler ou adivinhar o pensamento dos outros.
- Colocar rótulos.
- Antecipar conclusões.

Após, o terapeuta define qual o pensamento que mais o incomoda e mais ansiedade provoca:
- "Não vou conseguir manter a conversação."

Pedro desafia este pensamento ao longo da sessão com pensamentos alternativos e auxílio do terapeuta e dos colegas de grupo, até a formulação de uma resposta racional: "A responsabilidade de manter uma conversa não é somente minha".

Objetivo: dizer quatro coisas a seu respeito e fazer duas perguntas.

Tema de casa: aproximar-se de uma nova colega de trabalho que julgue atraente e iniciar uma conversação.

Sessão 9

Pedro conseguiu se aproximar da colega, porém apenas trocou algumas palavras, pois teve a sensação de estar importunando-a.

Tema de casa: seguir conversando em seu dia-a-dia (trabalho, faculdade, família).

Sessão 10

Na revisão do tema de casa, Pedro estava triste e ansioso. Disse que foi a uma festa e tentou se apresentar para duas meninas, mas nenhuma "deu bola" para ele. Disse que estava decepcionado, pois, a essa altura do tratamento, estava igual ao primeiro dia de grupoterapia; sabia que nunca teria sorte com mulheres.

O terapeuta mostrou ao paciente que, na vida de todos nós, existem momentos em que levamos um "não" em uma festa, e que isto é desagradável e deixa as pessoas tristes. Foi assinalado o uso de hipergeneralização ("nenhuma mulher atraente com quem você for falar vai se interessar por você"). O paciente se deu conta de que, ao longo de todo o tratamento, essas foram as duas únicas meninas de quem se aproximou em festas. Ainda como reestruturação cognitiva, foi dito que estava desqualificando sua atitude de ter falado com duas meninas, o que teria evitado antes de iniciar o tratamento. A ansiedade de Pedro diminuiu.

Nesta sessão, Pedro realizou uma exposição – falar com a terapeuta *(role-play)* como se esta fosse uma menina que conhecesse em uma festa. Foi feita a lista de pensamentos automáticos anteriores à exposição e identificados os erros do pensamento. Com auxílio do terapeuta e do resto do grupo, Pedro chegou a sua resposta racional: "Muitas pessoas irão se interessar por mim se eu me mostrar aberto na hora da conversa".

Objetivos na exposição: fazer três perguntas, contar três coisas a seu respeito à terapeuta e convidá-la para algum evento social (jantar, cinema, festa).

Tema de casa: iniciar e manter conversações sempre que possível, mas iniciar uma conversa, pelo menos, com uma menina de sua idade.

Sessão 11

Pedro contou que, de tanto se expor, acabou conhecendo uma menina em uma festa; conseguiu se aproximar e manter a conversa, e já havia saído com ela duas vezes. Nesta sessão, Pedro não foi o foco das discussões, no entanto teve mais ânimo para contribuir na reestruturação cognitiva de seus colegas.

Tema de casa: seguir iniciando e mantendo as conversações.

Sessão 12

Os planos referentes à aplicação de escalas da semana 12 do tratamento foram estabelecidos para cada paciente. Foi agendada uma consulta individual para avaliação do tratamento e seu seguimento.

COMENTÁRIOS FINAIS

Para aqueles pacientes gravemente afetados, a terapia combinada pode ser a mais útil; o tratamento adequado necessita a avaliação dos transtornos co-mórbidos. A terapia efetiva nos casos de fobia social requer uma integração criativa das múltiplas abordagens terapêuticas eficazes existentes (Marshall, 1994; Radomsky e Otto, 2001).

Julgamos que estudos com protocolos de TCC mais longos para os casos de fobia social generalizada são uma lacuna a ser preenchida, uma vez que os resultados obtidos com protocolos de 12 sessões são pobres em relação ao alívio mais consistente dos sintomas e um nível de funcionamento social verdadeiramente justo para com os pacientes. Esta impressão clínica é reforçada pelos resultados de metanálise realizada por Fedoroff e Taylor (2001), em que a avaliação de gravidade dos sintomas no pós-alta, quando realizada por instrumentos de auto-avaliação, demonstrou claramente um descompasso entre os escores dos pacientes (mais elevados) e aqueles emitidos pelos clínicos (menos elevados ou mais "otimistas"), mostrando que os pacientes sentiam-se bem mais sintomáticos e com maior grau de sofrimento do que seus clínicos acreditavam. Os pacientes portadores de fobia social generalizada muitas vezes precisam de um tempo maior de terapia, seja em grupo ou individual, para progredirem, sendo então recomendada a continuação do tratamento por um tempo maior. Havendo déficit de habilidades sociais, é mais apropriado o treinamento em habilidades sociais com práticas ao vivo. Em caso de excitabilidade autonômica excessiva, as técnicas de relaxamento aplicado são particularmente indicadas (Hope e Heimberg, 1999).

Em relação à abordagem terapêutica dos pacientes portadores de transtorno de ansiedade social, em especial os casos de fobia social generalizada, diante dos resultados de pesquisas obtidos e da experiência clínica acumulada nos últimos 20 anos, há uma clara necessidade de, no futuro, explorarmos cada vez mais os resultados de abordagens combinadas, ou seja, a associação de TCC (em suas diversas modalidades) com psicofármacos (de diferentes tipos, dosagens, tempo de uso ou momentos de introdução ou retirada). Há sugestões de que a TCC seria um facilitador para a retirada do medicamento, poderia prevenir recaídas na retirada de psicofármacos ou ser utilizada como estratégia para casos refratários em uso isolado de psicofármacos (Liebowitz, 1999; Otto, 1999). Entretanto, tudo indica que uma outra utilidade seria o aumento efetivo de respostas terapêuticas com a aplicação de diferentes combinações entre psicofármacos e TCC, com alívio mais sustentado de sintomatologia e melhores resultados em relação ao funcionamento social mais adaptado, com melhoras evidentes na qualidade de vida de seus portadores.

A TCC em grupo constitui uma técnica eficaz para a diminuição da sintomatologia de fobia social e para a reestruturação cognitiva do paciente, culminando em um ganho importante de habilidades para enfrentar situações sociais. Ademais, por sua natureza de grupo, permite que um número maior de pacientes se beneficie e reduz significativamente os custos da psicoterapia (Blanco, in Stein e Mollander, 2002). Entretanto, nem todos os pacientes se adaptam a esta abordagem: pacientes perturbadores do processo grupal, que não toleram abordagem em grupo por excesso de ansiedade, com co-morbidades impeditivas, como depressões moderadas ou graves, e pacientes com deficiências marcadas de habilidades sociais (Hope e Heimberg, 1999).

Embora uma parcela importante de pacientes melhore com os tratamentos atualmente disponíveis, isto não ocorre com uma fração considerável, e mais empenho deve ser alocado para melhorar os resultados nestes indivíduos (Ballenger, 2001; Pollack, 2001).

REFERÊNCIAS BIBLIOGRÁFICAS

APA. AMERICAN PSYCHIATRIC ASSOCIATION. *Diagnostic and statistical manual of mental disorders*. 3. ed. rev. Washington,1987.
_____. _____. 4. ed. Washington,1994.
BALLENGER, J.C. et al. Consensus statement on social anxiety disorder from the internacional consensus group on depression and anxiety. *J. Clin. Psychiatry*., v.59, p.54-60, 1998. Suppl.
_____. Treatment of anxiety disorders to remission. *J. Clin. Psychiatry*, v.62, p.5-9, 2001. Suppl. 12.
BECK, J.S. *Terapia cognitiva:* teoria e prática. Porto Alegre: Artmed, 1997.
BEIDEL, D.C.; TURNER, S.M. *Shy children, phobic adults:* nature and treatment of social phobia. Washington: American Psychological Association, 1998.
BEITMAN, B.; KLERMAN, G. *Integrating pharmacotherapy and psychotherapy*. Washington: American Psychiatric Association, 1991. p 231-52.
BROWN, E.B.; HEIMBERG, R.G.; JUSTER, H.R. Social phobia subtype and avoidant personality disorder: effect on severity of social phobia, impairment, and outcome of cognitive-behavioral treatment. *Behavior Therapy*, v.26, p.467-86,1995.
BUTLER, G. Issues in the application of cognitive and behavioral strategies to the treatment of social phobia. *Clinical Psychology Review*, n.9, p.91-106, 1989.
BUTLER, G.; WELLS, A. Cognitive-behavioral treatments: clinical applications. In: HEIMBERG, R.G. et al. *Social phobia-diagnosis, assesment and treatment*. New York: Guilford, 1995. p 310-33.
CABALLO, V.E. *Manual de evaluación y entrenamiento de las habilidades sociales*. 4. ed. Madrid: Siglo Veintieuno de España, 2000.
CÍA, A.H. *Ansiedad, estrés, pánico, fobias:* transtornos por ansiedad-evaluación diagnóstica, neurobiologia, farmacoterapia, terapia cognitiva conductual. Buenos Aires: Sigma, 1994. p 349-55.
CLARK, D.M.; WELLS, A. A cognitive model of social phobia. In: HEIMBERG, R.G. et al. *Social phobia-diagnosis, assesment and treatment*. New York: Guilford, 1995. p. 69-93.
COLES M.E.; HART, T.A.; HEIMBERG, R.G. Cognitive-behavioral group tratment for social phobia. In:

CROZIER, W.R.; ALDEN, L.E. *International handbook of social anxiety*: concepts, research and interventions relating to the self and shyness. Chichester: John Wiley & Sons, 2001. p.449-69.
DINGEMANS, A.E. et al. Characteristics of patients with social phobia and their treatment in specialized clinics for anxiety disorders in the Netherlands. *J. Affect Disorder.*, v.65, n.2, p.123-9, July 2001.
FALCONE, E. Fobia social. In: RANGÉ, B. (Org.). *Psicoterapia comportamental e cognitiva de transtornos psiquiátricos*. Campinas: Psy, 1995. p.133-49.
FEDOROFF, I.C.; TAYLOR, S. Psychological and pharmacological treatments of social phobia: a meta-analysis. *J. Clin. Psychopharmacology*, v.21, n.3, p.311-24, June 2001.
GREIST, J.H. The diagnosis of social phobia. *Journal of Clinical Psychiatry*, v.56, p.5-12, 1995. Suppl. 5.
HEIMBERG, R.G. Cognitive-behavioral therapy for social anxiety disorder: current status and future directions. *Biol. Psychiatry*, v.51, p.101-8, 2002a.
HEIMBERG, R.G.; BECKER, R.E. Cognitive-behavioral group therapy for social phobia: a treatment manual. In:_____. *Cognitive-behavioral group therapy for social phobia*: basic mechanisms and clinical strategies. New York: Guilford, 2002b. Part II, p. 129-32.
_____. Cognitive-behavioral group therapy for social phobia: a treatment manual. In: _____. *Cognitive-behavioral group therapy for social phobia*: basic mechanisms and clinical strategies. New York: Guilford, 2002. Part II, Cap. 8 p.146.
HEIMBERG, R.G. et al. Cognitive-behavioral group treatment of social phobia : comparison to a credible placebo control. *Cognitive Therapy and Research*, v.14, p.1-23, 1990.
HEIMBERG, R.G. et al. Cognitive-behavioral group treatment for social phobia: effectiveness at five year follow-up. *Cognitive Therapy and Research*, v.17, p.325-39, 1993.
HEIMBERG, R.G. et al. Cognitive-behavioral group therapy vs phenelzine therapy for social phobia. *Arch. Gen. Psychiatry*, v.55, p.1133-41, 1998.
HEIMBERG, R.G. et al. Cognitive-behavioral treatments: literature review. In: HEIMBERG, R.G. et al. (Eds.). *Social phobia*: diagnosis, assessment, and treatment. New York: Guilford, 1995. p.261-309.
HIRSCHFELD, R.M. The impact of health care reform on social phobia. *J. Clin. Psychiatry*, v.56, p.13-7, 1995. Suppl.5.
HOLT, C.S.; HEIMBERG, R.G. The reaction to treatment questionnaire: measuring treatment credibility and outcome expectations. *Behavior Therapist*, v.13, p.213-4, 1990.
HOPE, D.A.; HEIMBERG, R.G. Fobia social e ansiedade social. In: BARLOW, D.H. (Org.). *Manual clínico dos transtornos psicológicos*. 2. ed. Porto Alegre: Artmed, 1999. p.119-60.
HOPE, D.A.; HEIMBERG, R.G.; BRUCH, M.A. Dismantling cognitive-behavioral group therapy for social phobia. *Behav. Res. Ther.*, v.33, p.637-50, 1995a.

HOPE, D.A.; HERBERT, J.D.; WHITE, C. Diagnostic subtype, avoidant personality disorder, and efficacy of cognitive-behavioral group therapy for social phobia. *Cognitive Therapy and Research,* v.19, p.399-417, 1995b.

HOPE, D.A. et al. *Managing social anxiety:* a cognitive-behavioral therapy approach (Client Workbook). San Antonio: Psychological Corporation, 2000.

JUSTER, H.R.; HEIMBERG, R.G. Social phobia-longitudinal course and long-term outcome of cognitive-behavioral treatment. *The Psychiatric Clinics of North America,* v.18, n.4, p.821-41, 1995.

KESSLER, R et al. Lifetime and 12-month prevalence of DSM-III-R psychiatric disorders in the United States: results from the National Comorbidity Survey. *Arch. Gen. Psychiatric,* v.51, p.8-18, jan. 1994.

KESSLER, R.C. et al. Lifetime comorbidities between social phobia and mood disorders in the US National Comorbidity Survey. *Psychological Medicine,* v.29, p.555-67, 1999.

KNIJNIK, D.Z. et al. *Manual de terapia cognitivo-comportamental em grupo para fobia social.* Porto Alegre. No prelo.

LECRUBIER, Y. Comorbidity in social anxiety disorder: impact on disease burden and management. *J. Clin. Psychiatry,* v.59, p.33-7, 1998. Suppl.

LECRUBIER, Y.; WEILLER, E. Comorbidities in social phobia. *Int. Clin. Psychopharmacology,* v.12, p.S17-S21,1997. Suppl. 6.

LIEBOWITZ, M.R. Update on the diagnosis and treatment of social anxiety disorder. *J. Clin Psychiatry,* v.60, p.22-6, 1999. Suppl. 18.

LIEBOWITZ, M.R. et al. Social phobia a review of a neglected anxiety disorder. *Arch. Gen. Psychiatry,* v.42, p.729-36, 1985.

MAGEE, W.J. et al. Agoraphobia, simple phobia, and social phobia in the National Comorbidity Survey. *Arch. Gen. Psychiatry,* v.53, p.159-68, 1996.

MARKS, I. Advances in behavioral-cognitive therapy of social phobia. *J. Clin. Psychiatry,* v.56, p.25-31, 1995. Suppl. 5.

MARSHALL, J.R. Practical approaches to the treatment of social phobia. *J. Clin. Psychiatry,* v.55, n.8, p.367-74, 1994.

MARZILLIER, J.; WINTER, K. Limitations of the treatment for social anxiety. In: FOA, E.; EMMELKAMP, P. *Failures in behavior therapy.* New York: John Wiley and Sons, 1983. p 104-20.

OTTO, M.W. Cognitive-behavioral therapy for social anxiety disorder: model, methods, and outcome. *J. Clin. Psychiatry,* v.60, p.14-9, 1999. Suppl. 9.

PICON, P. et al. Terapia cognitivo-comportamental e farmacológica da fobia social: uma revisão. *Rev. de Psiquiatr. RS,* v.21, n.1, p.52-65, 1999.

POLLACK, M.H. Comorbidity, neurobiology, and pharmacotherapy of social anxiety disorder. *J. Clin. Psychiatry,* v.62, p.24-9, 2001. Suppl. 12.

RADOMSKY, A.S.; OTTO, M.W. Cognitive-behavioral therapy for social anxiety disorder. *The Psychiatric Clinics of North América,* v.24, n.4, p.805-15, 2001.

RAPAPORT, M.H.; PANICCIA, G.; JUDD, L.L. Advances in the epidemiology and therapy of social phobia: directions for the nineties. *Psychopharmacology Bulletin,* v.31, n.1, p.125-9, 1995.

RAPEE, R.M.; HEIMBERG, R.G. A cognitive-behavioral model of anxiety in social phobia. *Behav. Res. Therapy,* v.35, n.8, p.741-56, 1997.

REGIER, D.A. et al. One-month prevalence of mental disorders in the United States. *Arch. Gen. Psychiatry,* v.45, p.977-86, 1988.

ROSENBAUM, J.F. Treatment of social phobia and comorbid disorders. *J. Clin. Psychiatry,* v.56, n.8, p.380-7, 1995.

ROTH, D.A.; HEIMBERG, R.G. Cognitive-behaviral models of social anxiety disorder. *The Psychiatry Clinics of North América,* v.24, n.4, p.753-71, 2001.

SANK, L.I.; SHAFFER, C.S. *A therapist's manual of cognitive-behavioral therapy in groups.* New York: Plenum, 1984.

SANTANNA, M.K. et al. O papel do sistema dopaminérgico na fobia social. *Rev. Bras. de Psiquiatria,* v.24, n.1, p.50-2, 2002.

SCHNEIER, F.R. et al. Social phobia: comorbidity and morbidity in a epidemiologic sample. *Arch. Gen. Psychiatry,* v.49, p.282-8,1992.

SHEAR, K.M.; BEIDEL, D.C. Psychotherapy in overall management strategy for social anxiety disorder. *J. Clin. Psychiatry,* v.59, p.39-45, 1998. Suppl.

STEIN, D.J.; HOLLANDER, E. *Textbook of anxiety disorders.* Washington: The American Psychiatric Publishing, 2002. Cap. 24, p.309-21.

STEMBERG, R.T. et al. Social phobia: an analysis of possible developmental factors. *J. Abnormal Psychology,* v.104, n.3, p.526-31, 1995.

TURK, C.L.; COLES, M.E.; HEIMBERG, R.G. Psychoterapy for social phobia In: STEIN D.J; HOLLANDER, E. *Textbook of anxiety disorders.* Washington: American Psychiatry, 2002. p.323-9.

TURNER, S.M.; BEIDEL, D.C.; COOLEY-QUILLE, M.R. *Social effectiveness therapy:* a program for overcoming social anxiety and social phobia. Toronto: Multi-Health Systems, 1997.

TURNER, S.M. et al. Clinical features affecting treatment outcome in social phobia. *Behav. Res. Ther.,* v.34, p.795-804, 1996.

WOODY, S.R.; CHAMBLESS, D.L.; GLASS, C.R. Self-focused attention in the treatment of social phobia. *Behav. Res. Therapy,* v.35, n.2, p.117-29,1997.

Fobias específicas: aspectos diagnósticos, etiológicos, mantenedores e terapêuticos

Neri Maurício Piccoloto, Giovanni Kuckartz Pergher, Ricardo Wainer

ASPECTOS DIAGNÓSTICOS

O medo, esta reação filogeneticamente determinada, desenhada pela evolução para nos proteger do perigo, pode adquirir um caráter desadaptativo e quantitativamente desproporcional, dando origem a uma psicopatologia. Sendo o medo uma emoção universalmente experienciada, sua simples presença diante de uma determinada situação ou objeto não é suficiente para que seja caracterizada uma fobia. Muitas pessoas mostram-se temerosas em algumas circunstâncias – diante de um inseto, em um terraço de um prédio, em um assento para doação de sangue – sem, entretanto, apresentarem um quadro fóbico. Para que seja diagnosticada uma fobia específica, uma série de características necessitam estar presentes, as quais são, segundo o DSM-IV-TR:

A. Medo acentuado e persistente, excessivo ou irracional, revelado pela presença ou antecipação de um objeto ou uma situação fóbica (p. ex., voar, alturas, animais, tomar uma injeção, ver sangue).
B. A exposição ao estímulo fóbico provoca, quase que invariavelmente, uma resposta imediata de ansiedade, que pode assumir a forma de um Ataque de Pânico ligado à situação ou predisposto pela mesma.
Nota: Em crianças, a ansiedade pode ser expressada por choro, ataques de raiva, imobilidade ou comportamento aderente.
C. O indivíduo reconhece que o medo é excessivo ou irracional.
Nota: Em crianças, esta característica pode estar ausente.
D. A situação fóbica (ou situações) é evitada ou suportada com intensa ansiedade ou sofrimento.
E. A esquiva, a antecipação ansiosa ou o sofrimento na situação temida (ou situações) interfere significativamente na rotina normal do indivíduo, em seu funcionamento ocupacional (ou acadêmico) ou em atividades ou relacionamentos sociais, ou existe acentuado sofrimento acerca de ter a fobia.
F. Em indivíduos com menos de 18 anos, a duração mínima é de seis meses.
G. A ansiedade, os ataques de pânico ou a esquiva fóbica associados com o objeto ou a situação específica não são mais bem explicados por outro transtorno mental, como Transtorno Obsessivo-Compulsivo (p. ex., medo de sujeira em alguém com uma obsessão de contaminação), Transtorno de Estresse Pós-Traumático (p. ex., esquiva de estímulos associados a um estressor grave), Transtorno de Ansiedade de Separação (p. ex., esquiva da escola), Fobia Social (p. ex., esquiva de situações sociais em vista do medo do embaraço), Transtorno de Pânico Com Agorafobia ou Agorafobia Sem Histórico de Transtorno de Pânico.

Especificar tipo:
Tipo Animal.
Tipo Ambiente Natural (p. ex., alturas, tempestades, água).
Tipo Sangue-Injeção-Ferimentos.
Tipo Situacional (p. ex., aviões, elevadores, locais fechados).
Outro Tipo (p. ex., esquiva fóbica de situações que podem levar a asfixia, vômitos ou a contrair uma doença; em crianças, esquiva de sons altos ou de personagens vestindo fantasias).

Uma das características mais marcantes das fobias específicas é, sem dúvida, sua heterogeneidade. Embora agrupados em uma mesma categoria diagnóstica, seus diferentes subtipos apresentam padrões altamente diferenciados. Não é possível determinar com precisão, por exemplo, idade de início, a prevalência ou a proporção entre homens e mulheres que sejam válidas para todos os subtipos de fobias específicas. Apesar dessas diferenças, procuraremos apresentar alguns dados epidemiológicos relevantes para situar o leitor ante algumas das características mais marcantes destes transtornos, salientando, entretanto, que estes dados não devem ser tomados como absolutos ou definitivos.

A fobia específica, de forma geral, é uma psicopatologia cujo início é predominantemente precoce, ocorrendo por volta dos cinco anos de idade. Em uma considerável parte dos indivíduos, há remissão espontânea dos sintomas ainda na infância. Assim, não são raros os casos em que uma pessoa apresenta medos excessivos e irracionais quando criança e, algum tempo depois, mesmo sem nenhum tipo de intervenção terapêutica direta e intencional, os sintomas não são mais verificados. Em outros casos, entretanto, as fobias persistem até a vida adulta, quando os níveis de ansiedade diante do objeto fóbico mantêm-se elevados, com possibilidade, inclusive, de desencadeamento de ataques de pânico em situações de exposição maciça.

Em relação à proporção entre mulheres/homens, estima-se que seja em torno de 2:1 para a maior parte dos subtipos de fobias. Esse dado, sistematicamente constatado pelas pesquisas na área, ainda carece de explicações mais consistentes. Uma possibilidade seria a de que os processos de condicionamento (descritos mais detalhadamente a seguir) interagiriam com determinados hormônios, modulando, assim, a magnitude da resposta fóbica (Merckelbach et al., 1996).

O presente capítulo aborda uma das psicopatologias mais comuns na população geral, com uma prevalência girando em torno de 4,5 a 11,8%. Esses altos índices, no entanto, não são válidos para amostras clínicas, nas quais o percentual é bem inferior. Um dos principais determinantes desta discrepância entre o número de pessoas que apresentam fobia específica e o número de pacientes que procuram atendimento especializado é o fato de este transtorno não estar comumente associado a elevados índices de disfuncionalidade ou morbidade. Dessa forma, os pacientes freqüentemente convivem com sua(s) fobia(s), desenvolvendo estratégias evitativas que não os colocam frente a frente com o objeto ou a situação temidos. Quando essas estratégias de evitação envolvem um custo emocional ou funcional muito elevado para o paciente, aumentam as possibilidades de busca de tratamento para o transtorno.

São menos comuns os casos nos quais um paciente procura atendimento tendo como queixa principal uma fobia específica. Igualmente incomuns são os casos co-mórbidos em que este tipo de fobia torna-se o foco da atenção terapêutica. Todavia, a importância do seu tratamento não deve ser minimizada, uma vez que pode tornar os indivíduos mais vulneráveis para o desenvolvimento de transtornos depressivos e aditivos (Regier et al., 1998).

Esta característica de predispor à estruturação de outros quadros auxilia a compreender, em parte, por que as fobias específicas são muito mais freqüentemente encontradas em associação com alguma co-morbidade psiquiátrica. A presença deste efeito facilitador sobre o desenvolvimento de outros transtornos, no entanto, não significa que as fobias necessariamente devam ser tratadas para a remissão do quadro posteriormente edificado. As psicopatologias associadas com fobias específicas usualmente requerem atenção terapêutica preferencial.

Além da usual baixa disfuncionalidade, um aspecto que dificulta tanto a identificação quanto a decisão a respeito do foco do trabalho psicoterápico é a relutância dos pacientes – basicamente adolescentes e adultos – em falar sobre seus medos sabidamente irracionais (Butler, 1997). Conforme especificado pelo próprio DSM-IV-TR, um quadro fóbico ocorre quando o medo experienciado diante do objeto temido não é condizente com o perigo ou a ameaça representados pelo objeto em questão. Aparentemente, então, para um leigo, não existem motivos razoáveis ou palpáveis que justifiquem os temores ou as reações fisiológicas ou comportamentais apresentadas pelo paciente. Diante dessa situação, é relativamente fácil inferir o quanto um sujeito portador de uma fobia específica pode sentir-se constrangido: todos (inclusive ele) sabem que seus receios não têm uma fundamentação lógica convincente; entretanto, as dificuldades subjetivas para superá-los são demasiado elevadas. Não obstante, os pacientes fóbicos podem eventualmente enumerar ou até mesmo inquirir informações que corroborem, ainda que parcialmente, a racionalidade de seus medos ante determinadas situações, como um paciente com fobia de avião extremamente informado sobre desastres aéreos e precariedades de certas aeronaves.

Tais pacientes, dependendo do tipo e da magnitude do medo e de suas condutas evitativas, freqüentemente são alvos de zombarias por parte de amigos, familiares, colegas e outras pessoas do círculo de relacionamentos, o que intensifica suas dificuldades em discorrer sobre o assunto. Esse é mais um aspecto que contribui para que as fobias se encontrem rotineiramente mascaradas por outros quadros psiquiátricos, tendo em vista que transtornos do humor e outros transtornos de ansiedade são envoltos por um estigma de maior seriedade e racionalidade pelo senso comum, o que favorece a revelação de seus sinais e sintomas no contexto terapêutico.

As dificuldades quanto ao diagnóstico e à decisão do foco de atenção terapêutica exigem do profissional habilidades para identificar a fobia específica associada a outros quadros psicopatológicos, bem como uma aguçada empatia, para que a relação terapêutica permita ao paciente discorrer abertamente sobre os seus medos.

ASPECTOS ETIOLÓGICOS E MANTENEDORES

Uma explicação a respeito da etiologia das fobias requer um maior número de entendimentos teóricos em relação a outros transtornos de ansiedade, como, por exemplo, o transtorno de pânico. Neste último, evidências quanto ao papel crucial do condicionamento interoceptivo têm sido sistematicamente acumuladas, de modo que a gênese deste transtorno é, guardadas as devidas proporções, homogênea. As fobias específicas, por sua vez, parecem ser adquiridas de maneiras bastante heterogêneas, variando em função das diferenças individuais, de aspectos ambientais e de seus subtipos, entre outros fatores (Fyer, 1998).

Os fatores etiológicos e mantenedores estão intrinsecamente relacionados, de modo que preferimos agrupá-los neste ponto do capítulo para facilitar a compreensão, por parte do leitor, quanto aos mecanismos de funcionamento deste(s) transtorno(s). A seguir, serão colocados os principais processos que vêm sendo descritos na literatura como importantes contribuintes na origem e perpetuação das fobias específicas, os quais vão embasar a proposta de tratamento descrita posteriormente.

Antes de iniciarmos nossa explanação, julgamos importante a inclusão de um pressuposto. Os aspectos concernentes à etiologia das fobias são descritos apenas com o intuito de familiarizar o leitor com as possíveis causas destas psicopatologias. Em muitos casos, o acesso a esses fatores mostra-se impossibilitado, seja pela sua sutileza, seja por questões de esquecimento, incapacidade de evocação da memória infantil ou qualquer outro fator. Assim, os processos ulteriormente apresentados podem ocorrer de maneira "mascarada", de modo que esforços demasiados por parte do clínico no sentido de localizá-los na história de vida do paciente possivelmente se mostrarão infrutíferos e terão como resultado uma intervenção terapêutica malsucedida e o desvio do verdadeiro foco do atendimento.

Este capítulo enfatizará a teoria das três vias de Rachman (1977), a qual postula que as fobias podem ser adquiridas de três maneiras: por condicionamento clássico, por modelagem ou por instrução, bem como por interações diversas entre esses aspectos. A apresentação de cada fator será realizada concomitantemente com a apresentação do caso clínico selecionado. Optamos por fazer uma espécie de caricaturização a respeito desse caso – colocando algumas alterações intencionais em sua história de vida –, objetivando tornar o texto mais didático. Assim, a mesma pessoa teria sido exposta aos três fatores colocados por Rachman como possíveis causas de aquisição das fobias. Enfatizamos que não há a necessidade de que esses três aspectos estejam presentes para originar a psicopatologia, de modo que apenas um deles pode desencadear tal gênese.

O caso escolhido é o de João (nome fictício), um jovem adulto, sexo masculino, 21 anos, que procurou atendimento psicoterápico por sofrer de fobia a cães. Seu medo desses animais apresentou-se de forma mais exacerbada a partir dos 6 anos de idade. Apesar do temor exagerado e desproporcional, o ambiente em que vivia e as estratégias evitativas que utilizava impediam que sua fobia adquirisse um caráter de maior desadaptabilidade. Essa situação, entretanto, modificou-se ao final da adolescência, época em que lhe foi oferecida uma proposta de emprego considerada irrecusável. O maior problema consistiu no fato de que o local onde João passou a trabalhar situava-se em uma área mais afastada da cidade, região onde quase todos os moradores tinham cães de estimação. O paciente desembarcava do ônibus a cerca de três quadras do local de trabalho, sendo que, nesse percurso, ele inevitavelmente se deparava com os moradores passeando com seus animais, muitos deles sem coleira. A estratégia de desviar o caminho, fazendo trajetos mais longos e por ruas menos movimentadas, logo mostrou-se ineficaz, pois provocou consideráveis atrasos na sua chegada ao serviço e, algumas vezes, não impediu que ele se colocasse frente a frente com um cão, experiência que era suportada com imensurável sofrimento. Além disso, o paciente sofria de intensa ansiedade antecipatória, ao sair de casa, pela manhã, e ao final do dia, quando aproximava-se o momento de deixar o local de trabalho, diante da certeza de que iria ter que "fugir" dos cães. Maiores detalhes da história de vida de João serão apresentados no decorrer da explanação sobre cada um dos três fatores de Rachman, bem como durante as colocações acerca dos mantenedores das fobias específicas.

O primeiro componente da teoria de Rachman (1977) é o condicionamento clássico, também chamado de reflexo ou pavloviano. Este tipo de condicionamento foi descrito pela primeira vez na literatura científica pelo fisiologista russo Ivan Petrovich Pavlov, sendo posteriormente aplicado ao campo da psicologia por Watson. Os mais conhecidos estudos de Pavlov podem ser assim exemplificados: a colocação de comida (estímulo incondicionado) diante de um cachorro produz salivação (resposta incondicionada). Em um processo de condicionamento com o animal, é tocada uma sineta (estímulo neutro) imediatamente antes da apresentação da comida (estímulo incondicionado). Após esse processo, o cão passa a salivar com o tocar da sineta, mesmo na ausência de comida.

O condicionamento clássico pode ser resumido da seguinte maneira: ao se parear (apresentar conjuntamente) um estímulo incondicionado (reforçador ou punitivo) e um estímulo neutro, este último adquire propriedades do primeiro, tornando-se um estímulo condicionado. O estímulo condicionado, por sua vez, é capaz de evocar respostas semelhantes àquelas provocadas pelo estímulo incondicionado, as quais são chamadas de respostas condicionadas. No exemplo anterior, a sineta, ao ser pareada com a comida, adquiriu propriedades reforçadoras, ou seja, tornou-se um estímulo condicionado. Em um momento posterior, a apresentação de apenas a sineta (estímulo condicionado) provocou salivação (resposta condicionada), conforme demonstrado na Figura 15.1.

O condicionamento clássico contribui na gênese das fobias ao parear um estímulo neutro (futuro objeto fóbico) com estímulos aversivos incondicionados. Suponha que João, com cerca de 6 anos, tenha sido acostumado, desde a primeira infância, a brincar com cães. Ele interagiu com os animais em diversos momentos, sem nunca ter ocorrido nenhum tipo de problema (embora convivesse com um amigo fóbico, conforme descrito adiante). Em uma determinada ocasião, entretanto, um cachorro no qual fazia carícias estava mais agitado e o mordeu ferozmente, arrancando parte da pele de seu antebraço e provocando sangramento abundante no local. Após esse episódio, João passou a chorar copiosamente na presença de cães, não mais conseguindo se aproximar como anteriormente. Diante de situações de inevitável encontro com esses animais (por exemplo, em uma reunião de família na casa de um tio que tinha cachorros de estimação), pedia para sua mãe, ou para qualquer outro familiar, que trancasse ou amarrasse os cães em um local distante. Caso contrário, João se escondia em qualquer lugar para não experienciar os sintomas de medo (por exemplo, recusava-se a sair do carro ou evitava ficar no pátio da casa).

Na situação descrita, um estímulo neutro, os cães, foi emparelhado com o estímulo aversivo incondicionado, uma ameaça à integridade física provocada pelas mordidas e a sua conseqüente dor. A partir desse pareamento, os cachorros tornaram-se um estímulo condicionado, provocando reações de ansiedade e comportamento de fuga/esquiva, considerados respostas condicionadas (Figura 15.2).

Um evento traumático, entretanto, nem sempre se faz necessário para o desencadeamento de uma fobia. Conforme veremos a seguir, outros processos tão poderosos quanto o condicionamento clássico estão envolvidos na gênese desta psicopatologia. Também é verdadeiro o fato de que uma situação extrema não necessariamente irá levar um indivíduo ao desenvolvimento de um transtorno fóbico. Um exemplo disso é relatado por Murray e Foote (1979) em estudos sobre fobia de cobras. Os autores verificaram que a maioria dos fóbicos a cobras não era capaz de recordar vivências traumáticas diretas com esses répteis, referindo, pelo contrário, momentos em que observou outras pessoas apresentando reações de

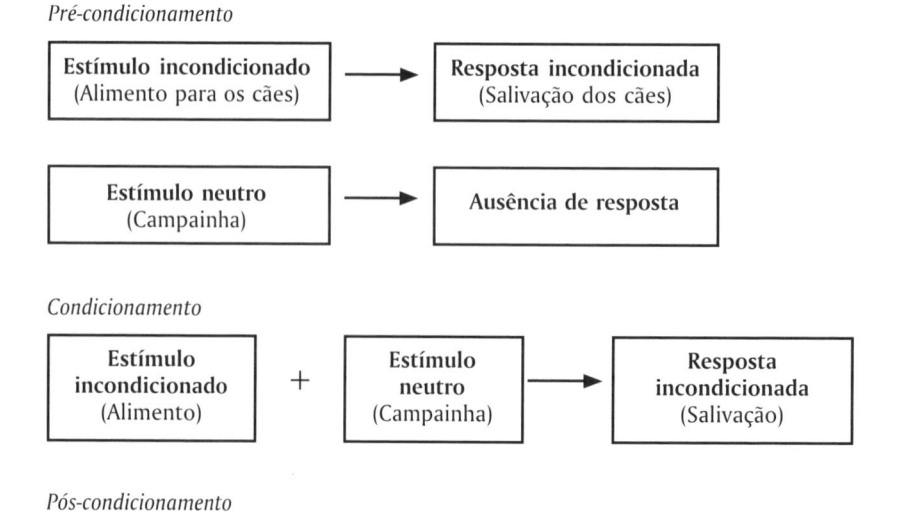

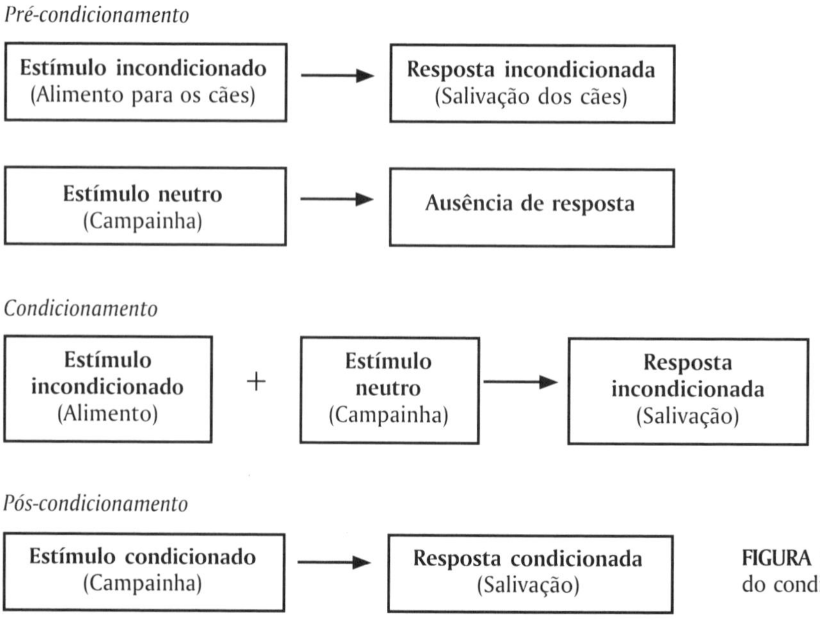

Pré-condicionamento

| Estímulo incondicionado (Alimento para os cães) | → | Resposta incondicionada (Salivação dos cães) |

| Estímulo neutro (Campainha) | → | Ausência de resposta |

Condicionamento

| Estímulo incondicionado (Alimento) | + | Estímulo neutro (Campainha) | → | Resposta incondicionada (Salivação) |

Pós-condicionamento

| Estímulo condicionado (Campainha) | → | Resposta condicionada (Salivação) |

FIGURA 15.1 – Esquema ilustrativo do condicionamento pavloviano.

Condicionamento

| Estímulo aversivo incondicionado (Agressão – dor) | + | Estímulo neutro (Cães) | → | Resposta incondicionada (Medo – esquiva) |

Pós-condicionamento

| Estímulo condicionado (Cães) | → | Resposta condicionada (Medo – esquiva) |

FIGURA 15.2 Condicionamento pavloviano aplicado à fobia específica de João.

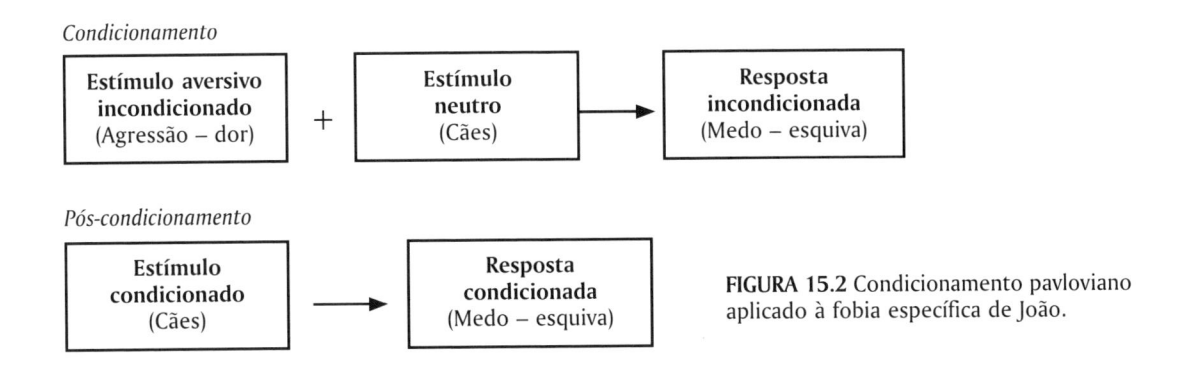

medo intenso diante de cobras, bem como situações em que ouviu repetidos relatos verbais sobre os potenciais riscos de seus ataques e picadas. Ironicamente, no estudo de Murray e Foote, havia três indivíduos que já tinham sido picados e que não apresentavam quaisquer sinais ou sintomas fóbicos. Os autores evidenciaram que, quanto maior a experiência direta dos participantes com cobras, menor era o seu temor em relação a esses animais.

O segundo fator da teoria de Rachman diz respeito justamente aos processos de modelagem, ou aprendizagem vicária. Tais processos foram descritos com bastante propriedade pelo psicólogo americano Albert Bandura (1979) e referem-se à aprendizagem do indivíduo por meio da observação de modelos. Conforme coloca Bandura, um acúmulo de evidências empíricas sugere que praticamente todos os comportamentos adquiridos via condicionamento direto podem ser aprendidos por modelagem. Assim, uma pessoa pode adquirir padrões de resposta a determinados estímulos sem nunca ter sido exposta diretamente a eles. A aprendizagem dessas respostas se daria, portanto, a partir da observação de outras pessoas reagindo a tais estímulos.

No caso das fobias, sua etiologia pode residir no condicionamento vicário de respostas de fuga/esquiva fóbica, ou seja, uma pessoa, ao observar outra apresentando reações emocionais diante de determinados estímulos (objeto fóbico), acaba por aprender e imitar as mesmas reações. Conforme coloca Bandura, os seres humanos, bem como muitas outras espécies do reino animal, são bastante capazes de discriminar respostas emocionais (por exemplo, expressões faciais de dor ou de medo) em outros. Tais reações são sinalizadoras de exposição à estimulação aversiva incondicionada, de modo que respostas de fuga/esquiva são mais facilmente aprendidas (ver mais adiante aspectos evolutivos das fobias).

João teria passado por processos de modelagem a partir dos 5 anos. Um amigo seu, de mesma idade, apresentou intensos ataques de choro, presenciados por João, ao ver um cachorro solto em um parque. Além do choro, o amigo reagiu com extrema agitação psicomotora diante da presença do animal, subindo em um dos brinquedos do parque (escorregador) e lá permanecendo até o cão distanciar-se. O episódio teve proporções ainda maiores na medida em que o amigo agrediu fisicamente outras crianças que queriam utilizar o escorregador, provocando lesões nas mesmas, mais uma vez demonstrando elevada ansiedade e agressividade. Ocorrências semelhantes se repetiram em outras ocasiões, sendo que João, com o passar do tempo, passou a apresentar padrões de respostas semelhantes aos de seu amigo, ou seja, esquiva fóbica (quando possível) na presença de cães, padrões estes solidificados após o episódio em que foi ferozmente mordido.

Existem alguns aspectos quanto aos processos de condicionamento vicário que merecem nossa atenção, sendo que o primeiro deles diz respeito à intensidade da resposta fóbica. Modelos animais utilizando macacos têm demonstrado que, quanto maior a intensidade da reação emocional do modelo, maior a intensidade da resposta aprendida (Mineka et al., 1984). Assim, para aqueles pacientes que adquiriram fobias específicas via processos de modelagem, o nível de ansiedade diante de um estímulo fóbico vai depender, em parte, das reações emocionais do(s) modelo(s) diante de tais estímulos.

Um segundo aspecto a ser considerado concerne à semelhança entre o observador e o modelo. Nos processos de condicionamento vicário, a aprendizagem ocorre mais facilmente quando o observador percebe a existência de relações entre ele e o modelo, pois "é muito mais fácil para uma pessoa imaginar que as conseqüências relativas a indivíduos semelhantes também se aplicariam a ela" (Bandura, 1979, p.99). Quais os fatores que vão determinar a percepção ou não de semelhanças, entretanto, ainda carecem de uma maior investigação científica. Salienta-se, ainda, que a visualização de uma reação fóbica protagonizada por um familiar ou uma pessoa ligada emocionalmente ao indivíduo pode representar uma modelagem ainda mais inequívoca do verdadeiro potencial ameaçador daquele objeto; por exemplo; uma criança, ao visualizar sua mãe, fonte incessante de segurança e apoio emocional, apresentando uma reação de medo desproporcional e comportamento de fuga diante de um animal, sofrerá uma influência inquestionável sobre sua representação mental a respeito da periculosidade do animal em questão.

Para João, ambos os aspectos descritos anteriormente não estavam a seu favor. Em primeiro lugar, as reações emocionais de seu amigo (modelo) foram muito intensas, de modo que suas próprias reações passaram a ter intensidade semelhante. Em segundo, o outro garoto era ligado afetivamente a João e com ele compartilhava características parecidas – mesma idade, sexo, hábitos cotidianos, etc. –, o que favoreceu sua aprendizagem de respostas de esquiva fóbica.

A teoria das três vias de Rachman coloca como terceiro fator contribuinte na aquisição das fobias a transmissão de informações/instruções. Este é o fator mais simples da teoria. As interações das crianças com o mundo adulto e com o grupo de iguais são cercadas de transmissão de conhecimentos e/ou regras. É um processo inerente ao seu relacionamento, sendo particularmente significativo nos primeiros anos de vida. O que acontece, no que tange à gênese das fobias, é que informações verbais negativas (por exemplo, relacionadas à periculosidade) acerca do objeto fóbico são transmitidas, fazendo com que ele adquira propriedades aversivas.

Casualmente, em sua infância, João residia em uma área na qual as autoridades estavam preocupadas com o aumento significativo dos casos de "raiva", uma grave doença passível de transmissão para seres humanos por animais domésticos. Um de seus tios era veterinário e estava trabalhando ativamente no controle da epidemia canina. Isso fazia com que João obtivesse acesso a uma ampla variedade de relatos verbais sobre ataques de cães a pessoas indefesas, com suas terríveis conseqüências. Em encontros de família, esse tio tomava a palavra e discorria sobre esses casos, deixando João freqüentemente amedrontado. As repetidas vezes em que ouviu histórias a respeito de ataques de cães enraivecidos, além das contínuas instruções do tio e dos pais para que tomasse cuidado com esses animais, contribuíram significativamente para o desenvolvimento de sua fobia.

A teoria das três vias de Rachman (1977), esquematizada na Figura 15.3, mostra-se relevante para a compreensão dos fatores etiológicos das fobias (King, Eleonora, Ollendick, 1998). Mesmo demonstrando relevância, alguns aspectos continuam carecendo de explicações mais consistentes, como, por exemplo, a maior prevalência em mulheres e as influências culturais sobre a gênese desta psicopatologia (Merckelbach et al., 1996).

Torna-se conveniente salientar que há um mesmo aspecto relacionando os três fatores listados por Rachman: a *aprendizagem associativa*. Conforme exposição anterior acerca dos três caminhos, de alguma maneira o ambiente atua no sentido de proporcionar uma associação entre o objeto fóbico e um estímulo aversivo. No intuito de promover um refinamento teórico, um quarto fator, de caráter não-associativo, foi recentemente proposto como com-

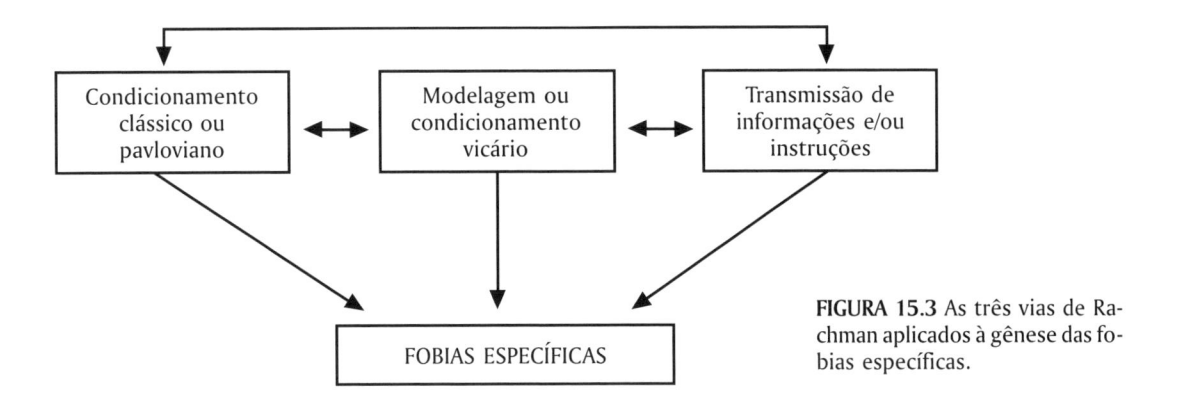

```
┌─────────────────┐    ┌─────────────────┐    ┌─────────────────┐
│ Condicionamento │    │  Modelagem ou   │    │  Transmissão de │
│   clássico ou   │◄──►│ condicionamento │◄──►│  informações e/ou│
│    pavloviano   │    │     vicário     │    │    instruções   │
└─────────────────┘    └─────────────────┘    └─────────────────┘
```

                    ┌──────────────────────┐
                    │ FOBIAS ESPECÍFICAS │
                    └──────────────────────┘

FIGURA 15.3 As três vias de Rachman aplicados à gênese das fobias específicas.

plementar aqueles originalmente delineados por Rachman (Poulton et al., 2001). Esse fator não-associativo será comentado em maiores detalhes logo a seguir, após a exposição dos fatores evolutivos ligados às fobias.

Uma questão subjacente aos três processos presentes na teoria de Rachman e que impreterivelmente deve ser considerada na análise da etiologia das fobias diz respeito aos seus aspectos evolutivos. Seligman (1971) fez uma extensa investigação acerca de diversas características das fobias, como uma maior resistência à extinção quando comparadas com o desaparecimento de medos condicionados em laboratório e uma maior facilidade de aquisição em relação a outras respostas condicionadas. Segundo o autor, as fobias devem resultar de uma combinação de aspectos biológicos e de aprendizagem. Em relação à aprendizagem, ela deve ser evolutivamente preparada, ou seja, temos maior facilidade para desenvolver fobias (isto é, condicionamento mais rápido e maior resistência à extinção) direcionadas a estímulos que significavam ameaça em nosso passado evolutivo, mesmo que não mais o representem na atualidade. As reações de esquiva fóbica, nesse sentido, podem ser entendidas em termos de estratégias de adaptação. Um exemplo significativo dessa aprendizagem preparada é o medo de cobras. Muitas crianças se aproximam e até manuseiam cobras sem demonstrar medo, mas apresentam uma especial sensibilidade para qualquer indício de que cobras devem ser evitadas ou temidas (Baum, 1999).

Dados epidemiológicos corroboram tal posição. Conforme descrito anteriormente, a maior prevalência de fobias é a do tipo animal, seguida pela fobia a sangue, havendo uma distribuição não-aleatória na população em geral. Esses estímulos, embora atualmente não ofereçam, na maioria das vezes, risco concreto, no passado evolutivo do homem representavam ameaça real à vida (Öhman e Mineka, 2001).

Esse pano de fundo da evolução também nos ajuda a compreender o condicionamento vicário. Não é à toa que somos bastante capazes de perceber reações emocionais em outras pessoas. Em um passado longínquo, reações de medo por parte de outros significavam que uma ameaça potencial estava por perto, de modo que a elevação dos níveis de ansiedade, com suas alterações características – hipervigilância, taquicardia, etc. –, era uma resposta adaptativa na medida em que facilitava as reações de fuga ou luta. É justamente nesse sentido que a evolução facilita o surgimento das fobias por processos de modelação: a reação emocional de outros significa a presença de perigo, sendo a fuga/esquiva fóbica uma reação adaptativa, relacionada à aptidão.

A importância da evolução é tamanha que ela foi considerada um fator que, mesmo na ausência de aprendizagem associativa (presente em cada uma das três vias de Rachman), pode ser responsável pela gênese das fobias. Segundo Poulton e colaboradores (2001), existiriam alguns medos inatos, biologicamente determinados. Esses medos, na maioria das pessoas, seriam extintos em função de uma série de exposições não-aversivas a eles. No caso daqueles que desenvolvem fobias, entretanto, haveria uma limitação com relação à quantidade dessas exposições, impossibilitando que os temores inatos fossem vencidos. Uma outra possibilidade colocada pelos autores é a de que alguns indivíduos estariam no extremo superior da chamada distribuição normal, ou seja, teriam um medo inato muito mais resistente à extinção quando comparados com a média populacional, dificultando o vencimento da fobia por meio da exposição.

Tendo em vista que esse quarto fator não envolveria nenhum tipo de aprendizagem proveniente do ambiente, ele é entendido como não-associativo. Esse entendimento, conforme Poulton e colaboradores (2001), ajudaria a compreender, por exemplo, a freqüente impossibilidade de se localizar, na história de vida do paciente, experiências de condicionamento clássico, vicário ou transmissão de informações.

Embora as idéias acerca de um modelo não-associativo de desenvolvimento das fobias não sejam novas nem infundadas (Poulton e Menzies, 2002), elas são alvo de diversas críticas. Estas são dirigidas tanto às metodologias utilizadas nas pesquisas que dão suporte a este modelo (Mineka e Öhman, 2002) quanto ao fato de a abordagem não-associativa ignorar aspectos tidos como cruciais na aquisição dos medos em crianças, como nível de desenvolvimento e características dos estímulos (Muris et al., 2002). Nesse sentido, existe a necessidade de uma futura pesquisa mais abrangente, para que se possa realmente considerar o fator não-associativo como um quarto componente na etiologia das fobias, ao lado do condicionamento clássico, da aprendizagem vicária e da transmissão de informações (Kleinknecht, 2002).

Dois tipos de condicionamento – o clássico e o vicário – foram descritos como fatores contribuintes na gênese das fobias. Outro tipo de condicionamento – o operante – também tem um importante papel no desenvolvimento das fobias específicas, principalmente no que concerne aos aspectos mantenedores desta patologia. O condicionamento operante tem papel fundamental na perpetuação dos comportamentos de esquiva fóbica, ou seja, os comportamentos de evitação do objeto fóbico. Considerados em conjunto, o condicionamento clássico e o operante constituem o modelo dos dois fatores de Mowrer (1960), o qual coloca o primeiro fator como sendo responsável pela aquisição do medo e o segundo como tendo um papel na sua perpetuação.

Especificado em detalhes pela primeira vez na literatura pelo psicólogo americano B. F. Skinner, o conceito de condicionamento operante causou um grande impacto na comunidade científica ao examinar o papel das conseqüências sobre o comportamento. Conforme Skinner (1998), a probabilidade de emitirmos um determinado comportamento vai variar em função das conseqüências que esse teve no passado. Assim, se um comportamento tiver sido reforçado anteriormente, há um aumento na probabilidade de que ele venha a ser emitido novamente. O oposto ocorre com o comportamento que é punido, ou seja, há uma diminuição em termos da probabilidade de que ele venha a ocorrer no futuro.

Retomemos agora o caso de João, na ocasião em que foi mordido por um cachorro e passou a desenvolver uma fobia a cães. Conforme já colocado, a associação realizada entre o objeto fóbico (cachorros) e o estímulo aversivo incondicionado (ferimento, dor) cabe ao condicionamento clássico, respondente ou pavloviano. Este exemplo também expressou a intensa ansiedade que João sentia ao deparar-se com esses animais e sua conseqüente esquiva fóbica (por exemplo, não sair do carro, a menos que não houvesse nenhum cão por perto).

O comportamento evitativo permitia que João não experimentasse medo diante do objeto fóbico. Podemos dizer, então, que o referido comportamento operava sobre o ambiente, retirando o estímulo aversivo condicionado. Assim, havia um *reforçamento negativo* da esquiva fóbica, na medida em que esta tinha como resultado a não necessidade de deparar-se com o objeto fóbico e, como conseqüência, a não necessidade de experienciar a ansiedade por ele provocada. O termo *reforçamento* refere-se ao fato de que o comportamento de esquiva tornou-se cada vez *mais freqüente*, e o termo *negativo*, ao fato de que era *retirada* ou *subtraída* a experiência profundamente desagradável de vivenciar o medo. Esse reforçamento negativo, por sua vez, aumentava a probabilidade de que o comportamento de evitação ocorresse novamente, perpetuando a fobia apresentada por João. Uma esquematização do condicionamento operante ou skinneriano é demonstrada no Quadro 15.1.

Um aspecto importante, relativo tanto ao condicionamento clássico quanto ao condicionamento operante, é o processo de *generalização*. Este consiste no fato de que um mesmo indivíduo pode responder de forma semelhante a vários estímulos diferentes, que guardam entre si alguma relação, ou seja, há uma extensão da aprendizagem original a outros contextos e objetos. O fenômeno da generalização permite a compreensão de quadros fóbicos relacionados a objetos com os quais o paciente nunca apresentou nenhum tipo de experiência traumática ou condicionante e em que, tampouco, desenvolveu o medo a partir de modelos ou informações transmitidas. A queixa principal de um paciente fóbico pode direcionar-se a um objeto associado a um maior prejuízo funcional para esse indivíduo, porém o mesmo objeto pode ser fruto de um processo de generalização, não sendo, portanto, o verdadeiro protagonista das vias apontadas por Rachman (1977) para a gênese das fobias. Há situações nas quais o objeto original do condicionamento já foi submetido à dessensibilização de forma aleatória, sem tratamento específico, porém estímulos generalizados ainda persistem, fazendo com que o paciente busque auxílio profissional. A não-identificação do objeto ou da situação de origem da fobia, devido aos fenômenos descritos, de forma alguma impossibilita o tratamento, como veremos mais adiante. Cabe salientar que a "lógica" que interliga os objetos na generalização (cor, forma, tamanho do animal, etc.) nem sempre é facilmente perceptível para o terapeuta e, muitas vezes, nem mesmo para o paciente.

No caso de João, embora o condicionamento direto tenha ocorrido com cães, houve uma extensão da aprendizagem de respostas fóbicas para outros objetos, como, por exemplo, desenhos ou gravuras de cachorros em embalagens de produtos, o ruído do latido de um cão, ainda que o animal não fosse visualizado, e programas de TV ou cinema que envolvessem cenas com cães, tanto em filmagens como em desenho animado. A intensidade do medo não é a mesma para todas as situações, variando segundo uma escala particular do paciente, que não necessariamente corresponde a uma presumível lógica de periculosidade ou intensidade de exposição. O fenômeno da generalização igualmente amplia o rol de condutas evitativas, como, por exemplo, no caso de João, que passou a evitar idas ao cinema, assistir a determinados programas de TV, manter as janelas abertas diante de latidos de cães da vizinhança e, até mesmo, passar em corredores de lojas ou supermercados onde estivessem expostas embalagens de alimentos ou produtos para cães, com fotos ou desenhos dos animais. Esses comportamentos, além de intensificarem o prejuízo funcional

QUADRO 15.1 Reforçamento e punição segundo o condicionamento operante

	POSITIVO (acrescenta uma conseqüência)	NEGATIVO (retira uma conseqüência)
REFORÇAMENTO (↑ freqüência do comportamento)	REFORÇAMENTO POSITIVO (comportamento reforçado por uma conseqüência agradável ou recompensadora)	REFORÇAMENTO NEGATIVO (comportamento reforçado pela retirada de conseqüência desagradável/aversiva prevista)
PUNIÇÃO (↓ freqüência do comportamento)	PUNIÇÃO POSITIVA (comportamento punido por uma conseqüência desagradável ou aversiva)	PUNIÇÃO NEGATIVA (comportamento punido pela retirada de conseqüência recompensadora ou agradável prevista)

da fobia, também podem dificultar a avaliação diagnóstica e, como veremos adiante, o planejamento terapêutico do paciente, sobretudo diante de um terapeuta que não esteja familiarizado com o fenômeno.

Existem fatores cognitivos que também favorecem a não-extinção dos medos. Entre as distorções de processamento informacional, destacam-se aquelas relativas a processos de atenção e julgamento. Em termos dos processos de atenção, há uma ênfase seletivamente dirigida para objetos representativos de ameaça. Essa atenção focada em material ameaçador facilita que as representações mentais sejam codificadas em associação com elevados níveis de ansiedade, dificultando posterior questionamento e reestruturação cognitivos. Os erros de julgamento, por sua vez, fazem com que os pacientes interpretem o objeto fóbico como sendo mais perigoso do que realmente é, superestimando sua associação com estímulos aversivos (Merckelbach et al., 1996). A gênese e manutenção das fobias foi explicada, neste capítulo, sob uma perspectiva predominantemente comportamental. Na terapêutica, a ênfase em termos de técnicas psicoterápicas é semelhante, na medida em que as estratégias de modificação dos comportamentos mostram-se efetivamente mais eficazes. Cabe acrescentar que o objetivo da utilização de técnicas comportamentais pelo terapeuta de orientação cognitiva é a modificação de processos de pensamento distorcidos, rígidos e predominantes, cuja única acessibilidade de questionamento passa por estratégias comportamentais, em que esquemas mentais são enfraquecidos a partir do resultado desses experimentos.

ASPECTOS TERAPÊUTICOS

As estratégias de evitação de João tornaram-se altamente disfuncionais após o surgimento do novo emprego. Como o terminal de ônibus localizava-se a três quadras do seu local de trabalho, ele tinha que percorrer um caminho em que os moradores da região passeavam com seus cães. Isso fez com que João passasse a acordar por volta das cinco horas da manhã para chegar ao trabalho muito tempo antes do horário de passeio dos animais. Além disso, não eram raros os latidos que vinham da casa ao lado, provocando sobressaltos que dificultavam sua concentração em seus afazeres. No caso em questão, a solicitação de atendimento só ocorreu em função de uma importante mudança na vida do paciente (emprego), a qual o colocou em uma posição de inevitável e freqüente contato com o objeto fóbico.

A história do desenvolvimento dos sintomas de João foi descrita neste capítulo apenas com fins didáticos. Ao avaliar-se um caso de fobia, o detalhamento quanto à origem da doença não é considerado imprescindível. Os fatores etiológicos específicos são usualmente difíceis de serem acessados por uma anamnese clínica, seja pelo tempo transcorrido, seja pelo seu início insidioso, sem experiências marcantes. Cabe relembrar que eventos etiológicos importantes podem ter-se perdido ou encontrar-se impossibilitados de evocação devido à inerente amnésia relacionada aos primeiros anos de vida. Podem, ainda, ser passíveis de distorção ou inacessibilidade devido à generalização dos sintomas. Uma avaliação bastante minuciosa, contudo, deve ser feita com relação aos fatores mantenedores, uma vez que é sobre estes que a terapia vai atuar.

Durante a exposição anteriormente realizada acerca da etiologia das fobias, foi enfatizado o papel da aprendizagem em sua aquisição: o pressuposto básico da terapêutica das fobias específicas é o de que o medo, da mesma forma que é aprendido, pode ser desaprendido. É como se, durante a gênese da fobia, houvesse uma aprendizagem em um sentido e, agora, por ocasião da terapia, a aprendizagem devesse ocorrer na direção contrária, associada a respostas mais adaptativas (Wolpe, 1961). O tratamento, dessa forma, envolve o contato repetido dos pacientes com aquilo que temem até que o medo comece a ceder, quebrando o círculo vicioso do reforçamento negativo que mantém os sintomas. A mais importante missão do terapeuta é, portanto, possibilitar ao paciente a exposição gradual aos objetos ou situações que lhe são assustadores. A seguir, apresentamos um programa de tratamento de fobia específica, utilizando a terapia de João como exemplo prático.

Motivação para o tratamento

A gravidade de uma fobia pode ser avaliada pelo sofrimento subjetivo imposto ao paciente, pela ansiedade antecipatória diante da simples possibilidade de deparar-se com o objeto temido e pela interferência do transtorno fóbico na sua vida cotidiana, no que tange aos relacionamentos e à capacidade de trabalho ou produtividade. Torna-se importante, como fator motivacional para um tratamento que, inexoravelmente, envolve técnicas com algum caráter ansiogênico, a observação por parte do paciente, em conjunto com o terapeuta, dos prejuízos funcionais relacionados ao transtorno, bem como das mudanças positivas na sua vida associadas à extinção da fobia.

No caso de João, solicitou-se a elaboração, durante uma das sessões iniciais, de um comparativo entre os prejuízos atuais relacionados ao transtorno fóbico e as possíveis repercussões, na sua vida, de uma futura melhora clínica. Esse comparativo visa pontuar a importância da adesão ao tratamento proposto, bem como avaliar a adequação das expectativas ou metas do paciente em relação aos resultados do seu tratamento. Os itens levantados podem ser sugeridos, discutidos e/ou alterados pelo paciente ou pelo terapeuta, nas fases iniciais e ao longo da terapia. O Quadro 15.2 apresenta alguns itens da comparação situação atual/situação desejada no caso de João, visando ao reforço da motivação para o tratamento.

Exposição gradual

Wolpe (1961) referiu que, de modo geral, o medo poderia ser reduzido e até extinto mediante a apresentação concomitante de estímulos provocadores de ansiedade (objeto ou situação fóbica) e estímulos geradores de uma resposta contrária à ansiedade (como o relaxamento muscular progressivo), desde que a segunda fosse mais forte do que a primeira. Para garantir essa disparidade de forças, o estímulo gerador de ansiedade seria apresentado de forma dosada ou gradual, seguindo uma *hierarquia*, que partiria dos objetos ou situações menos ansiogênicos em direção aos mais ansiogênicos. Esse procedimento, chamado de *dessensibilização sistemática*, lançou as bases práticas e teóricas para o desenvolvimento e aprimoramento das atuais terapias baseadas na exposição. O planejamento da exposição deve passar, portanto, pela elaboração de uma *lista de hierarquias*, constituída por uma seqüência ordenada de situações fóbicas que será utilizada para orientar a exposição. Essa lista é elaborada pelo paciente, com o auxílio do terapeuta, sendo passível de modificações ou adaptações de acordo com o andamento da terapia. As situações inicialmente listadas serão as geradoras de menor dificuldade, reservando-se para o final as situações aparentemente intransponíveis para o paciente. Cabe salientar que este pode apresentar alguma dificuldade em quantificar o medo relacionado a cada situação fóbica, necessitando de técnicas que favoreçam a objetividade da hierarquia. Existem duas formas de quantificação, sendo que ambas são precedidas pela listagem indiscriminada de todas as situações temidas imagináveis, que posteriormente serão quantificadas em uma escala organizada de intensidade.

Seguindo esse raciocínio, João e o seu terapeuta elaboraram uma listagem que incluiu um grande número de situações geradoras de ansiedade relacionadas à exposição a cães ou imagens de cães, de forma inicialmente aleatória. Ao final, o terapeuta repassou com João todas as situações anotadas e perguntou-lhe se havia mais algum item para ser incluído na listagem. Diante da resposta negativa, o terapeuta salientou que, caso uma situação nova fosse lembrada por João ao longo do tratamento, ela seria prontamente acrescentada à lista, e que eles agora passariam a elaborar a hierar-

QUADRO 15.2 Comparativo situação atual/situação desejada de João

Situação atual (início do tratamento)	Situação desejada (metas do tratamento)
– Queda no desempenho profissional provocada pela ansiedade constante	– Normalização dos deslocamentos – conseguir deslocar-se sem considerar previamente a possibilidade de encontrar-se com cães pelo caminho e sem modificar ou adaptar o itinerário
– Desgaste físico e perda de tempo por percorrer caminhos mais longos para desviar de cães	– Visualizar imagens, desenhos ou filmagens de cães e ouvir os seus latidos sem apresentar reações desproporcionais de ansiedade
– Desgaste mental por ter que planejar sempre os itinerários que fará a pé	– Retomar as atividades de lazer (esportes, passeios, visitas a parques ou praças públicas), em que é comum a presença de cães
– Acordar às cinco horas da madrugada para não encontrar cães no caminho para o trabalho	– Voltar a visitar os familiares e amigos que têm cães de estimação sem impor restrições aos mesmos ou mostrar-se hipervigilante para com os animais
– Sustos freqüentes ao ouvir latidos vindos da rua ou vizinhança	– Voltar a acordar no horário habitual, percorrer o caminho mais curto para o trabalho e não mais faltar ou atrasar-se devido à fobia.
– Redução do contato com familiares e amigos que têm cães de estimação – empobrecimento da vida social	– Iniciar um relacionamento afetivo sem temer a reação da pessoa quando souber a respeito da sua fobia
– Dificuldade de deslocamento em lojas e supermercados pelo temor de visualizar estampas de cães em embalagens de produtos	– Convidar amigos para passeios ou encontros sem temer situações constrangedoras ou comentários embaraçosos a respeito do seu medo
– Sofrer ao assistir filmes em cujas cenas podem aparecer cães	– Aproximar-se de cães sabidamente mansos, tocá-los e acariciá-los
– Vergonha dos familiares e amigos que sabem a respeito da sua fobia e presenciam ou têm que colaborar com suas condutas evitativas	
– Vergonha da estranheza que causa em pessoas desconhecidas ou colegas que presenciam as suas reações de temor e evitação	

quia dessas situações, da menos temida para a mais temida.

A primeira forma de mensuração da intensidade dos estímulos fóbicos consiste na separação das situações, por parte do paciente, em três grupos: as de baixa intensidade (baixa capacidade ansiogênica), as de média intensidade (média capacidade ansiogênica) e as de alta intensidade (alta capacidade ansiogênica). Essa separação é feita sob a orientação do terapeuta, e, uma vez concluída, os três grupos de situações devem ser revistos, verificando-se a possibilidade de alguma modificação. Após, cada grupo é avaliado independentemente, começando pelo de baixa intensidade, classificando-se dentro de cada grupo as situações em ordem crescente de intensidade (da menos ansiogênica para a mais ansiogênica). Ao terminar esse ordenamento, o paciente terá três níveis de dificuldade de exposição, com uma seqüência preestabelecida dentro de cada nível, iniciando pela situação menos ansiogênica do nível de baixa intensidade (primeiro nível) e terminando na situação mais ansiogênica do grupo de alta intensidade (terceiro nível).

A segunda forma de quantificação das situações fóbicas prescinde da seguinte tarefa, realizada durante a sessão: pede-se ao paciente que imagine uma situação em que está absolutamente calmo, sem nenhuma proximidade de qualquer objeto fóbico e nenhum sinal de medo ou ansiedade. Essa situação é definida como "ansiedade 0". A seguir, pede-se que imagine uma situação em que está exposto de forma intensa ao estímulo fóbico mais ameaçador, prestes a desenvolver um verdadeiro ataque de pânico. Essa é a "ansiedade 10". Após a definição desses dois extremos de ansiedade (0 a 10), pede-se para o paciente quantificar em números as demais situações, de acordo com sua proximidade com os extremos. Pode-se, ainda, definir uma situação intermediária como "ansiedade 5", servindo como parâmetro do nível médio de ansiedade. Durante a quantificação dos objetos da listagem, o paciente pode apresentar dúvidas, dar notas semelhantes a duas ou mais situações ou mesmo corrigir valores associados a um item. Diante disso, o terapeuta deve retornar a esses itens após o término da quantificação, auxiliando o paciente a reavaliá-los e separá-los de forma que não fiquem sobrepostos, mesmo que se torne necessária a utilização de números decimais (por exemplo, três situações que foram classificadas inicialmente pelo paciente com o número 8, após a reavaliação receberam as notas 8,1; 8,2 e 8,3 na escala de ansiedade, para que fosse possível a definição de uma futura seqüência de exposição). Devemos considerar que a utilização desses parâmetros numéricos constitui-se numa aproximação da realidade, na tentativa de auxiliar o paciente a mensurar os seus temores de uma forma minimamente compreensível, bem como organizar uma graduação de exposição o mais adequada possível, ainda que os eventos da vida do paciente possam não corresponder à escala previamente estabelecida, proporcionando uma exposição involuntária.

Uma terceira forma de mensuração das situações fóbicas envolve uma combinação das duas já citadas (divisão em grupos seguida de quantificação numérica), mas pode ser considerada excessivamente específica. Vale lembrar que a classificação deve respeitar a ansiedade desencadeada no paciente, o que nem sempre corresponde ao senso comum ou à lógica do terapeuta. A Tabela 15.1 apresenta a lista contendo a hierarquia das situações fóbicas apresentadas pelo paciente João, com a respectiva quantificação numérica do nível de ansiedade correspondente a cada situação.

A ênfase do tratamento, como já foi demonstrado, consiste na aquisição, por parte dos pacientes, de confiança para o enfrentamento daquilo que é evitado. Normalmente os pacientes são tratados em sessões semanais, nas quais são revistas a evolução do tratamento, os progressos e as dificuldades, sendo também planejadas as tarefas de casa, que envolvem os próximos itens da hierarquia. Durante a exposição, o paciente deve permanecer na situação de contato ou proximidade com o objeto fóbico até que a ansiedade apresente uma redução significativa. O ideal é que a dessensibilização alcance uma redução de pelo menos 50% no nível de ansiedade inicial em cada sessão ou experimento comportamental. O paciente pode ser encorajado a aproximar-se gradativamente do objeto, mantendo uma determinada distância pelo tempo necessário para que a ansiedade diminua e, só então, avançando mais uma etapa na direção desse objeto.

Modelação

Nas fases iniciais do tratamento, o terapeuta pode acompanhar o paciente na exposição, técnica chamada de *modelação* e proposta por Bandura (1979). Este princípio envolve o aprendizado de novas respostas, incorporadas ao repertório do paciente pela observação do comportamento e das reações emocionais do modelo (no caso, o terapeuta). Além da aprendizagem vicária, a modelação também pode reforçar respostas preexistentes adequadas ou inibir respostas disfuncionais, em um processo de condicionamento operante. O modelo em questão não se constitui necessariamente no terapeuta, mas pode se tratar de um familiar, adequadamente inserido no contexto te-

TABELA 15.1 Hierarquia das situações fóbicas do paciente João

SITUAÇÃO	ESCALA DE AVALIAÇÃO 0 – 10
– Assistir a desenhos animados que apresentem cães	2
– Assistir a filmes que apresentem cães	2,1
– Visualizar fotos em livros sobre diferentes raças de cães	2,2
– Ouvir atentamente os latidos dos cães da vizinhança durante a noite	3
– Observar a prateleira de produtos para cães no supermercado	5
– Manusear os mesmos produtos, olhando atentamente para os rótulos que contenham figuras	5,1
– Visitar um familiar que tenha cães e ficar em uma peça da casa, sabendo que os cães estão na peça ao lado, soltos	6
– Observar, na casa do familiar, o cão em uma peça ao lado, preso, com a porta aberta	6,1
– Permanecer no mesmo ambiente com o cão preso, na companhia de um familiar	7
– Permanecer no mesmo ambiente com o cão preso, sem a companhia do familiar	8
– Jogar alimento para o cão preso	8,1
– Alcançar alimento para o cão preso	8,2
– Aproximar-se do cão preso, enquanto o familiar o acaricia	8,3
– Acariciar o cão preso, na companhia do familiar	9
– Permanecer no mesmo ambiente com o cão solto, na companhia do familiar	9,1
– Permanecer no mesmo ambiente com o cão solto, sem a companhia do familiar	9,2
– Alimentar e acariciar o cão solto, sem a presença do familiar	9,3
– Ter contato com outros cães que pertençam a amigos, na presença dos donos	9,4
– Pedir informações para as pessoas que passeiam com seus cães no caminho para o trabalho	9,5
– Caminhar por um parque onde várias pessoas caminham acompanhadas de seus cães	9,6
– Visitar uma feira de filhotes, segurando e acariciando vários filhotes de cães	9,7
– Visitar um canil, observando e acariciando cães adultos	10

rapêutico, informado e minimamente treinado. Retornando ao caso que ilustra este capítulo, o contato de João com o cachorro poderia ser precedido do contato do familiar com o cão e do encorajamento do paciente, por parte desse familiar, para que fizesse o mesmo. A modelação, entretanto, deve ser utilizada como uma *etapa* do processo de exposição, visando proporcionar ao paciente experiências iniciais de sucesso, motivadoras para novas etapas do tratamento. A presença do modelo deve ser interrompida muito antes do término da terapia, pois o paciente somente irá adquirir uma confiança autônoma e estável mediante a exposição individual. Um paciente não se encontra em condições de alta ao apresentar níveis reduzidos de ansiedade durante a dessensibilização na presença de um modelo, visto que este pode ser a verdadeira razão para a queda nos níveis ansiogênicos. A saída do modelo pode ser igualmente gradual, em meio ao processo de exposição.

Exposição imaginária

Existem situações ou objetos fóbicos que dificultam sobremaneira a exposição ao vivo, como, por exemplo, as fobias de avião, de tempestades ou de vômitos. Nesses casos, faz-se necessária a chamada *exposição imaginária*. O procedimento envolve a imaginação, por parte do paciente, de um item da hierarquia, enquanto estiver sob relaxamento muscular progressivo (vide a seguir). O item deve ser imaginado com intensidade e detalhamento suficientes para gerar ansiedade, persistindo até o declínio deste sentimento, quando então será imaginado o próximo item. Freqüentemente este exercício é orientado pelo terapeuta, que pode conduzir verbalmente o relaxamento muscular e descrever a cena que deve ser imaginada, nas sessões iniciais. À medida que o paciente adquire a sistemática do procedimento, os exercícios de exposição imaginária podem ser realizados em casa, diariamente, durante um determinado período. Quando possível, a exposição imaginária deve ser combinada à exposição real, como, por exemplo, em uma fobia de avião: o paciente pode imaginar-se em várias situações relacionadas ao objeto antes de freqüentar um aeroporto, visitar um avião estacionado em um hangar e, finalmente, realizar uma viagem. No caso de João, a exposição imaginária poderia constar nos primeiros itens da hierarquia e ser realizada no consultório sob orientação do terapeuta; o paciente iria criar imagens mentais nas quais interagisse com cães, de forma gradualmente mais próxima. Muitos pacientes apresentam reações fisiológicas típicas de ansiedade e bastante intensas durante a exposição imaginária, contrapostas pelo relaxamento muscular progressivo.

Hiperexposição

Alguns autores sugerem, na fase final da hierarquia do tratamento, a realização de tarefas de exposição que vão além do contato usual de uma pessoa com o objeto ou situação fóbicos, sendo este procedimento conhecido como hiperexposição. Esta abordagem faz com que o paciente ultrapasse o nível de contato da maioria das pessoas com o objeto, visando a uma redução ainda mais significativa do temor irracional e uma prevenção da recorrência após o término da terapia. A hiperexposição é precedida de toda a hierarquia de exposição, ou seja, é reservada para a fase de pré-alta, no momento em que o paciente encontra-se teoricamente preparado para esse enfrentamento. No caso de João, ele seria encorajado a auxiliar na higiene e nos cuidados estéticos de cães, algo que mesmo as pessoas não-fóbicas dificilmente fazem. Utilizando o exemplo de uma fobia de insetos, os pacientes podem tocar ou manipular o inseto vivo, algo igualmente inusitado para a maioria das pessoas, mas que funcionaria como uma dessensibilização extrema.

Inundação

Esta técnica consiste em expor o paciente, no meio do tratamento, ao objeto fóbico em intensidade máxima e por um período prolongado, sem possibilidade de utilização de estratégias evitativas. No caso de João, seria como colocá-lo imediatamente, ou seja, desconsiderando uma lista de hierarquias, em contato próximo com um ou mais cães (tendo que tocá-los), durante um longo período, sem possibilidade de fuga. Esta técnica é considerada como de efeito mais rápido, obviamente, quando comparada à dessensibilização sistemática, porém submete o sujeito a um nível extremo de ansiedade durante o procedimento, razão pela qual pode desencadear efeitos indesejáveis ou não ser aceita pelo paciente, sendo, portanto, reservada para casos singulares, em que a exposição gradual é inoportuna ou ineficaz.

Aspectos cognitivos

Embora a ênfase do tratamento das fobias envolva a aplicação de técnicas de cunho comportamental, a consideração de aspectos cognitivos é de fundamental importância para a compreensão, adesão e manutenção da terapia por parte do paciente. Como já foi destacado anteriormente, aspectos motivacionais e fatores mantenedores interferem significativamente na evolução do tratamento. Processos cognitivos que devem ser abordados e questionados dizem respeito às representações mentais associadas à periculosidade do estímulo fóbico e à efetividade do tratamento. A explicação do modelo cognitivo-comportamental da fobia específica é essencial para a compreensão, por parte do paciente, do sentido e da finalidade das técnicas utilizadas, favorecendo a adesão às mesmas. As metas a serem atingidas (resolução dos sintomas, duração da terapia) devem ser coerentes com a realidade e passíveis de ajuste de acordo com a evolução. O trabalho em equipe e a participação ativa do paciente devem ser devidamente enfatizados. A avaliação da capacidade do paciente de submeter-se às tarefas também merece atenção especial, como fonte permanente de pensamentos automáticos distorcidos que podem resultar em sentimentos negativos e/ou comportamentos de "boicote" ao tratamento proposto. Outro aspecto importante é a avaliação racional do papel da fobia na vida do paciente, ou seja, se existem fatores que favorecem a convivência com a fobia e desfavorecem a sua extinção. Um exemplo disso é a autonomia adquirida pelo paciente a partir do momento em que a fobia deixa de existir, ou a interferência dessa nova realidade em relacionamentos dependentes previamente estabelecidos. Tentativas anteriores de enfrentamento malsucedidas podem levar ao descrédito em relação ao tratamento, fazendo-se necessária a avaliação das possíveis razões para o mau resultado, como a ausência de acompanhamento psicoterápico, exposição não-gradual, irregularidade dos enfrentamentos, etc. Percebe-se, portanto, que, a despeito da ênfase comportamental presente nas técnicas utilizadas no programa de tratamento, a não abordagem dos aspectos cognitivos associados pode inviabilizar o processo terapêutico.

Relaxamento aplicado

O relaxamento muscular é utilizado como uma importante estratégia de controle das reações de ansiedade que assolam os pacientes fóbicos durante as situações de exposição. Existem, sabidamente, três componentes distintos presentes no humor ansioso: um *componente cognitivo,* formado por pensamentos negativos a respeito da situação, como: "Não sei enfrentar", "Não vou agüentar" ou "Vou desmaiar"; um *componente fisiológico,* relacionado ao predomínio da fração simpática do sistema nervoso autônomo, desencadeando reações como taquicardia, sudorese, tremores e tensão muscular; e um *componente comportamental,* caracterizado pela fuga ou pela conduta evitativa. A importância de cada componente apresenta variações individuais, mas o que se observa é que as reações fisiológicas e os pensamentos negativos retroalimentam-se mutuamente, gerando um comportamento de fuga ou, quando este não é praticável, um intenso sofrimento para o paciente, que pode resultar em um ataque de pânico, experiência ainda mais sofrível. A alternativa para quebrar esse círculo vicioso, além do escalonamento da exposição, já descrito, envolve igualmente o controle sobre a reação fisiológica. Nesse ponto entra a aprendizagem do relaxamento aplicado (Öst, 1987), que permite ao indivíduo relaxar em quaisquer condições ou locais, diante de uma situação deflagradora de ansiedade; esta estratégia deve ser aplicada a partir dos sinais ansiogênicos mais precoces, ampliando, dessa forma, sua eficácia. Existe literatura específica sobre o relaxamento aplicado, como o relaxamento progressivo proposto por Jacobson (1938), o qual deve ser tema de estudo do terapeuta cognitivo-comportamental.

Tensão aplicada

Esta técnica é utilizada primordialmente no tratamento da fobia de sangue/injeção/ferimentos, na qual há um padrão reacional atípico diante do contato com o objeto fóbico. Nesse caso, o aumento da freqüência cardíaca e da pressão arterial é imediatamente seguido de um "reflexo vagal", caracterizado pela redução abrupta desses sinais vitais, levando à hipotensão, bradicardia e sudorese, normalmente seguidas pelo desmaio. O tratamento desses pacientes envolve a utilização do tensionamento de grupos musculares dos membros e do tronco, que são contraídos mas não relaxados, o que visa impedir a queda significativa da pressão arterial e o conseqüente desmaio. Esse aprendizado envolve a identificação precoce dos primeiros sinais de queda tensional que precede a síncope e a aplicação imediata da técnica, o que pode ser realizado por meio de uma exposição gradual orientada pelo terapeuta.

Tratamento farmacológico

Apesar do reduzido número de ensaios comparativos, pode-se afirmar que os medicamentos ansiolíticos e antidepressivos não apresentam um benefício significativo e estável a longo prazo para o tratamento das fobias específicas. A utilização de benzodiazepínicos, como o diazepam, embora apresente efeitos ansiolíticos a curto prazo, deve ser evitada, pois tais fármacos reduzem a resposta terapêutica ao tratamento de exposição (Sartory, 1983). Existe ainda, nesse caso, o risco do desenvolvimento de dependência associada a essa classe de psicofármacos, o que transformaria um elemento primariamente terapêutico em uma co-morbidade. Além disso, o fato de ter sua ansiedade quimicamente controlada pelo benzodiazepínico pode, pelo condicionamento operante, levar o paciente a incluir o seu consumo no rol de estratégias evitativas utilizadas diante do estímulo fóbico, descaracterizando o enfrentamento.

Mais recentemente, o uso de antidepressivos inibidores seletivos da recaptação da serotonina, como a paroxetina, tem sido considerado uma opção (Benjamin et al., 2000). Sua eficácia, entretanto, ainda não está estabelecida para este transtorno.

Estratégias de manutenção

Tendo como base um dos pressupostos da terapia cognitivo-comportamental, de que o paciente, no futuro, deve adquirir confiança para enfrentar suas dificuldades de modo independente, o terapeuta deve pontuar, desde o início do tratamento, as causas da melhora apresentada ao longo do processo terapêutico. Cada experiência de sucesso obtida deve reforçar a premissa de que a fobia específica pode ser reduzida pela aproximação do objeto fóbico, e não por sua evitação. Sendo assim, a manutenção dos resultados obtidos passa, necessariamente, pela *exposição intermitente* após a alta do tratamento, ou seja, o paciente dessensibilizado deve, ainda que de forma voluntária, entrar em contato com o objeto fóbico regularmente, prevenindo, dessa forma, a recorrência dos sintomas. Voltando ao caso de João, este seria encorajado a fazer visitas regulares a amigos ou familiares que tenham cães de estimação e interagir com os animais, acariciando-os e alimentando-os. Sessões de acompanhamento, com intervalos mais longos (por exemplo, após três ou seis meses), servem para avaliar a evolução e manter o paciente motivado após a interrupção dos encontros mais freqüentes.

REFERÊNCIAS BIBLIOGRÁFICAS

APA. AMERICAN PSYCHIATRIC ASSOCIATION. *Manual diagnóstico e estatístico de transtornos mentais:* DSM-IV-TR. 4.ed. Porto Alegre: Artmed, 2002.
BANDURA, A. *Modificação do comportamento.* Rio de Janeiro: Interamericana, 1979. Original publicado em 1969.
BARLOW, D.H. *Anxiety and its disorders.* New York: Guilford, 1988.
BAUM, W. *Compreender o behaviorismo.* Porto Alegre: Artmed, 1999.
BENJAMIN, J. et al. Double-blind placebo-controlled pilot study of paroxetine for specific phobia. *Psychopharmacology*, v.149, n.2, p. 194-6, 2000.
BUTLER, G. Distúrbios fóbicos. In: HAWTON, K. et al. *Terapia cognitivo-comportamental para problemas psiquiátricos:* um guia prático. São Paulo: Martins Fontes, 1997. p. 139-84. Original publicado em 1989.
FYER, A.J. Current approaches to etiology and pathophysiology of specific phobia. *Biological Psychiatry*, v.44, n.12, p. 1295-304, 1998.
JACOBSON, E. *Progressive relaxion.* Chicago, University of Chicago, 1938.
KING, N.J.; ELEONORA, G.; OLLENDICK, T.H. Etiology of childhood phobias, current status of Rachman's three pathways theory. *Behaviour Research and Therapy*, v.36, n.3, p. 297-309, 1998.
KLEINKNECHT, R.A. Comments on: non-associative fear acquisition: a review of the evidence from retrospective and longitudinal research. *Behaviour Research and Therapy*, v.40, n.2, p.159-63, 2002.
MERCKELBACH, H. et al. The etiology of specific phobias: a review. *Clinical Psychology Review*, v.16, n.4, p. 337-61, 1996.
MINEKA, S.; ÖHMAN, A. Born to fear: non-associative vs associative factors in the etiology of phobias. *Behaviour Research and Therapy*, v.40, n.2, p.173-84, 2002.
MINEKA, S. et al. Observacional conditioning of snake fear in rhesus monkeys. *Journal of Abnormal Psychology*, v.93, n.4, p. 355-72, 1984.
MOWRER, O. *Learning theory and behaviour.* New York: Wiley, 1960.
MURIS, P. et al. The etiology of specific fears and phobias in children: a critique of the non-associative account. *Behaviour Research and Therapy,* v.40, n.2, p.185-95, 2002.
MURRAY, E.J.; FOOTE, F. The origins of fear and snakes. *Behaviour Research and Therapy*, v.17, n.5, p. 489-93, 1979.
ÖHMAN, A.; MINEKA, S. Fears, phobias and preparedness: toward and evolved module of fear and fear learning. *Psychological Review*, v.108, n.3, p. 483-522, 2001.

ÖST, L.G.; HUGDAHL, K. Applied tension: a specific behavioral method for tratament of blood phobia. *Behavioral Research and Therapy*, v.25, p. 25-29, 1987.

ÖST, L.G.; HUGDAHL, K. Acquisition and anxiety response pastterns in clinical patients. *Behavioral Research and Therapy*, v.19, p. 439-47, 1981.

POULTON, R.; MENZIES, R.G. Non-associative fear acquisition: a review of evidence from retrospective and longitudinal research. *Behaviour Research and Therapy*, v.40, n.2, p.127-49, 2002.

POULTON, R. et al. Failure to overcome 'innate' fear: a developmental test of the non-associative model of fear acquisition. *Behaviour Research and Therapy*, v.39, n.1, p.29-43, 2001.

RACHMAN, S. The conditioning theory of fear acquisition: a critical examination. *Behaviour Research and Therapy*, v.15, n.5, p. 375-87, 1977.

REGIER, D.A. et al. Prevalence of anxiety disorders and their comorbidity with mood and addictive disorders. *British Journal of Psychiatry*, v.173, n.34, p.24-8, 1998.

SARTORY, G. Benzodiazepines and behavioural treatment of phobic anxiety. *Behavioural Psychotherapy*, v.11, n.3, p. 204-17, 1983.

SELIGMAN, M.E. Phobias and preparedness. *Behavior Therapy*, v.2, n.3, p. 307-20, 1971.

WOLPE, J. The systematic dessensibilization treatment of neurosis. *Journal of Nervous and Mental Desease*, n.132, p.189-203, 1961.

Transtorno de estresse pós-traumático

16

RENATO M. CAMINHA

O transtorno de estresse pós-traumático é uma psicopatologia com características bastante distintas dos demais transtornos que compõem o *Manual Diagnóstico e Estatístico de Transtornos Mentais,* o DSM-IV-TR (American Psychiatric Association, 2002).

A relação causal entre a situação ocorrida no ambiente, denominada trauma, e a reação da pessoa exposta ao evento estressante (respostas cognitivas e comportamentais) é possível de ser identificada. Em outras psicopatologias, essa relação não pode ser considerada identificável. Por exemplo, num caso de fobia específica, muitas vezes não somos capazes de encontrar a origem da mesma; quando chegamos a alguma explicação razoável do que seria a origem da resposta fóbica, foge-nos a capacidade de estabelecer a relação causa-efeito diretiva.

Os registros histórico-científicos apontam para a descrição da síndrome, conhecida hoje como transtorno de estresse pós-traumático, desde meados do século XIX, quando o médico alemão Eulenberger introduziu o conceito de *trauma psíquico*. Ele assim designou a "reação a gritos e medo que ocorre após um grande trauma".

Embora as conseqüências emocionais da exposição a traumas sejam descritas há muitos anos na literatura popular e técnica, foi somente em 1980, na terceira edição do *Manual Diagnóstico e Estatístico de Transtornos Mentais* (DSM-III), da Associação Psiquiátrica Americana, que o conceito de transtorno de estresse pós-traumático (TEPT) foi introduzido, sistematizando uma variedade de conceitos como a "fadiga de batalha", o "trauma emocional", a "neurose traumática" ou ainda o "choque nervoso" (Rangé e Masco, 2002).

A quarta edição do DSM (DSM-IV – APA, 1994) acrescentou um novo diagnóstico relacionado com experiências traumáticas, o transtorno de estresse agudo, que é aplicável de modo precoce (até um mês) ao evento traumático. Ao mesmo tempo, o DSM-IV retirou a exigência de que o estressor estivesse "fora do espectro usual da experiência humana", reconhecendo que as experiências traumáticas são bastante usuais no transcorrer da vida de qualquer pessoa, e passou a exigir que a resposta individual envolva medo intenso, impotência ou horror (Rangé e Masco, 2002).

O transtorno de estresse agudo, definido como uma reação aguda de ansiedade de curta duração, é diferente do estresse pós-traumático apenas quanto à freqüência dos sintomas dissociativos e ao tempo de duração, que não deve exceder quatro semanas. O transtorno de estresse agudo é considerado um fator de risco, o primeiro passo para o desenvolvimento de TEPT; geralmente é um diagnóstico primário, portanto o seu reconhecimento facilita a intervenção precoce e a recuperação dos indivíduos acometidos (Ito e Roso, 1998).

O grande problema que ocorre na formação do TEPT é que a pessoa não consegue controlar ou interferir no curso do evento traumático. Por exemplo, num acidente de trânsito, em uma situação de assalto, seqüestro ou estupro, a pessoa perde o controle físico e psicológico da situação; assim sendo, a ansiedade experimenta níveis exacerbados de manifestação, como se rompesse uma espécie de "lacre" neuropsicológico, alterando os padrões normais da neuroquímica e, conseqüentemente, das cognições, dos afetos e dos comportamentos, manifestando-se fora do nível controlável e suportável para o sujeito (Caminha e Lessinger, 2003).

Obviamente muitas pessoas passam por situações traumáticas e não desenvolvem TEPT, entretanto, é normal que qualquer pessoa exposta a um evento estressante desenvolva respostas características do transtorno de estresse agudo. Por exemplo, dormir mal a noite após um grave acidente, sonhar com o fato, ter intrusão de memórias involuntárias. Porém, se essas manifestações se mantiverem, passadas quatro semanas, podemos considerar que está se encaminhando uma situação de TEPT. Normalmente a curva é descendente no que tange a manifestações de estresse. À medida que o tempo passa, os sintomas tendem a diminuir, caso contrário, se persistirem ou se agravarem, estamos diante de um quadro de TEPT.

Yehuda e Davidson (2000) referem que estudos recentes da prevalência do TEPT têm demonstrado que este é o quarto mais comum transtorno psiquiátrico, afligindo em média 10,3% dos homens e 18,3% das mulheres em algum momento de suas vidas. Os autores relatam que a alta prevalência na população norte-americana, atualmente, é primariamente causada pelas estarrecedoras taxas de violência interpessoal naquela sociedade. O transtorno também pode ser desenvolvido após desastres naturais e acidentes. Estimativas citadas por Davidson, Hughes e Blazer (1991) sugerem que a maioria da população experienciará ao menos um evento extremamente traumático durante o curso de sua vida, sendo que aproximadamente 25% dos sobreviventes de trauma irão desenvolver TEPT.

CRITÉRIOS DIAGNÓSTICOS

O transtorno de estresse pós-traumático (DSM-IV-TR, 2002) é referido quando:

A. Exposição a um evento traumático no qual os seguintes quesitos estiveram presentes:
   (1) a pessoa vivenciou, testemunhou ou foi confrontada com um ou mais eventos que envolveram morte ou grave ferimento, reais ou ameaçados, ou uma ameaça à integridade física, própria ou de outros;
   (2) a resposta da pessoa envolveu intenso medo, impotência ou horror.
B. O evento traumático é persistentemente revivido em uma (ou mais) das seguintes maneiras:
   (1) recordações aflitivas, recorrentes e intrusivas do evento, incluindo imagens, pensamentos ou percepções;
   (2) sonhos aflitivos e recorrentes com o evento;
   (3) agir ou sentir como se o evento traumático estivesse ocorrendo novamente (inclui um sentimento de revivência da experiência, ilusões, alucinações e episódios de *flashbacks* dissociativos, inclusive aqueles que ocorrem ao despertar ou quando intoxicado);
   (4) sofrimento psicológico intenso quando da exposição a indícios internos ou externos que simbolizam ou lembram algum aspecto do evento traumático;
   (5) reatividade fisiológica na exposição a indícios internos ou externos que simbolizam ou lembram algum aspecto do evento traumático.
C. Esquiva persistente de estímulos associados com o trauma e entorpecimento da reatividade geral (não presente antes do trauma), indicados por três (ou mais) dos seguintes quesitos:
   (1) esforços no sentido de evitar pensamentos, sentimentos ou conversas associadas com o trauma;

(2) esforços no sentido de evitar atividades, locais ou pessoas que ativem recordações do trauma;
(3) incapacidade de recordar algum aspecto importante do trauma;
(4) redução acentuada do interesse ou da participação em atividades significativas;
(5) sensação de distanciamento ou afastamento em relação a outras pessoas;
(6) faixa de afeto restrita (p.ex., incapacidade de ter sentimentos de carinho);
(7) sentimento de um futuro abreviado (p. ex., não espera ter uma carreira profissional, casamento, filhos ou um período normal de vida).
D. Sintomas persistentes de excitabilidade aumentada (não presentes antes do trauma), indicados por dois (ou mais) dos seguintes quesitos:
(1) dificuldade de conciliar ou manter o sono;
(2) irritabilidade ou surtos de raiva;
(3) dificuldade em concentrar-se;
(4) hipervigilância;
(5) resposta de sobressalto exagerada.
E. A duração da perturbação (sintomas dos critérios B, C e D) é superior a um mês.
F. A perturbação causa sofrimento clinicamente significativo ou prejuízo no funcionamento social ou ocupacional ou em outras áreas importantes da vida do indivíduo.
Especificar se:
AGUDO: se a duração dos sintomas é inferior a três meses.
CRÔNICO: se a duração dos sintomas é superior a três meses.
Especificar se:
COM INÍCIO TARDIO: se o início dos sintomas ocorre pelo menos seis meses após o estressor.

MODELOS

Para que possamos ter uma dimensão ampla a respeito da formação e manutenção dos esquemas cognitivo-comportamentais desadaptativos de TEPT, temos que nos remeter aos modelos explicativos desde o comportamentalismo até os atuais modelos neuropsicológicos e cognitivos.

A primeira teorização comportamental surge a partir dos trabalhos de Mowrer (1947), com a chamada teoria dos dois fatores, a qual aborda dois princípios básicos na formação do comportamento reativo ao trauma: o condicionamento clássico, pavloviano, ou de tipo I, e o condicionamento skinneriano, operante, ou de tipo II.

A ansiedade é um padrão de resposta incondicionado; não precisamos ensinar ninguém a tê-la. É um conjunto de reações fisiológicas referentes à emissão de comportamentos de luta ou fuga, frente a situações perigosas. Sob a ótica darwiniana, são respostas adaptativas que evitam que o organismo não reconheça e se exponha a situações potencialmente perigosas. Em última instância, a ansiedade está ligada à preservação da vida.

É absolutamente natural, portanto, que haja uma forma de condicionamento pavloviano por meio de pareamentos de estímulos neutros e condicionados. Ante a intensa manifestação de ansiedade que uma pessoa experimenta quando é assaltada em uma rua escura, à noite, é natural que ocorra o pareamento de estímulos, ou seja, estímulos neutros (EN), para gerar ansiedade, como a rua escura, passam pelo pareamento na lógica pavloviana, tornando-se estímulos condicionados (EC), capazes de gerar respostas condicionadas (RC) de ansiedade. Desse modo, seria natural que uma pessoa sentisse seu nível de ansiedade aumentar quando estivesse novamente em uma rua escura.

Na lógica do modelo de condicionamento clássico, seria correto esperarmos a extinção das respostas condicionadas com o passar do tempo, se não houvesse nova exposição ao evento traumático. Para compreendermos o motivo da permanência dos padrões de respostas de ansiedade, temos de apelar ao condicionamento operante de Skinner.

O modelo operante skinneriano nos proporciona fatores para uma compreensão um pouco mais além do esquema pavloviano. É por ele que conseguimos entender como se mantém o esquema de respostas de esquiva geradas pelo aumento da ansiedade. Quando a pessoa evita sair à rua pela ansiedade sentida ao estar exposta novamente à situação originária do trauma, ela está reforçando negativamente o esquema de esquiva, fazendo com que a resposta de esquiva aumente de freqüência; ou seja, não sair à rua supostamente permite o controle ou a redução da ansiedade para a pessoa.

Seligmann (*apud* Caballo, 2002) contribui para a compreensão da formação de respostas de TEPT por meio da teoria do desamparo aprendido. A equação proposta pelo autor sugere que, diante de um estímulo aversivo, surgem reações (respostas) de desamparo, tendo como produto final a dificuldade de aprendizagem e a emissão de novos padrões de respostas. O modelo explicaria o comportamento depressivo inerente aos pacientes que desenvolvem TEPT, bem como a perceptível redução do padrão de respostas nos mais diversos níveis de interação com o ambiente (social e afetivo).

Os modelos comportamentais possuem parcial capacidade de explicação do fenômeno. Parcial, porém indispensável para compreensão e entendimentos amplos do TEPT.

Os modelos comportamentais deixam de fora os processos cognitivos, entre eles uma das principais funções cognitivas, que possui papel fundamental tanto na formação quanto no tratamento do TEPT – a memória.

Na segunda metade dos anos 70, surge o modelo psicodinâmico que se propõe a explicar a formação das respostas traumáticas – o modelo de Horowitz (*apud* Caballo, 2002).

Conforme o autor, a capacidade de adaptação do sujeito ao evento traumático requer e depende de sua incorporação nos esquemas preexistentes no repertório do sujeito, ou do subseqüente desenvolvimento de novos esquemas.

A novidade que modelos como o de Horowitz começam a trazer à tona é que a formação dos esquemas geradores de ansiedade e esquiva no TEPT seria resultante da incapacidade de o sujeito processar a informação adequadamente, ou seja, os processos cognitivos estariam agindo como se não conseguissem fazer a "digestão mental" da situação traumática.

Para Horowitz (*apud* Caballo, 2002), há dois pontos fundamentais na formação dos sintomas:

– Sintomas de revivência: tentativa de processar e integrar o evento traumático, tendo como produto a ativação da emoção.
– Sintomas de esquiva e diminuição da responsividade: agiriam na tentativa de controlar a emoção e regular o processamento da informação.

Na mesma lógica do modelo cognitivo de Horowitz, surge a proposta desenvolvida por Lang (1979), chamada de teoria do processamento emocional.

Conforme Lang, o processamento emocional se dá a partir da rede de informações que o sujeito possui na memória sobre a situação temida, sobre respostas comportamentais emitidas normalmente nessas situações e sobre os significados (semânticos, afetivos) atribuídos à situação temida e aos comportamentos emitidos.

Creamer, Burgess e Pattison (1992) desenvolvem, já na década de 90, um modelo cognitivo-comportamental explicativo da formação de TEPT. A base do modelo sugere que o sucesso na recuperação da exposição a um evento traumático depende do processamento e da integração do ocorrido nos esquemas cognitivo-comportamentais já existentes.

São descritas cinco etapas necessárias para a formação de respostas consideradas patológicas:

– Exposição objetiva: requer a ocorrência de um evento traumático.
– Acionamento da rede de informações preexistentes, incluindo percepções subjetivas e significados atribuídos ao evento ocorrido.
– Revivência: seria um tentativa de resolver e integrar o ocorrido, gerando o processamento da informação.

- Esquiva: surge como tentativa de reduzir a ansiedade provocada pelos sintomas de revivência e pelas situações condicionadas ao trauma.
- Sucesso ou fracasso na formação de TEPT: depende da capacidade de ocorrência do processamento da informação, ou seja, se o processamento foi completado e assimilado.

O modelo de Jones e Barlow (1990) possibilita uma compreensão da formação de TEPT, incluindo-se no processo, dessa vez, a vulnerabilidade biológica. Segundo os autores, algumas pessoas teriam uma predisponibilidade a responder ao estresse com hiperexcitabilidade autônomica (relativa ao sistema nervoso central autônomo, envolvendo, portanto, respostas simpáticas).

Conforme o modelo, é necessário que haja:

- Evento traumático que seja imprevisível e incontrolável.
- Predisponibilidade autônomica.
- Hipervigilância (respostas hiperativas naturais pós-trauma).
- Foco seletivo de atenção às informações ameaçadoras, reais ou presumidas.
- Esquema condicionado de revivência do trauma.

Numa ótica mais ampla, ainda em termos de fatores ligados ao surgimento do transtorno, Keane e colaboradores (*apud* Ito e Roso, 1998) apontam para a importância de um novo fator implicado tanto no surgimento quanto na reabilitação de pacientes com TEPT – o amparo social.

Amparo social pode ser considerado como a situação de pertencimento a diversos grupos dos arranjos sociais, por exemplo, pertencer a uma família, escola, igreja, grupo de amigos, clube, ter a quem recorrer quando necessita de apoio afetivo, financeiro, de saúde, enfim, ter referências simbólicas e concretas.

Quanto maior a "plasticidade social" de um sujeito, maior sua condição de reparar os efeitos de estresses ambientais circunstanciais.

A afirmação é válida tanto para os efeitos da violência doméstica sofrida por crianças e adolescentes quanto para uma doença psiquiátrica como a depressão na vida adulta. Pacientes em tratamento psicológico por transtornos do humor ou de ansiedade apresentam melhores resultados em terapia quando têm amparo social do que quando não o têm, ou o têm num nível pouco amplo. Amparo social, conforme Caminha (2002), não é apenas significativo para a remissão dos sintomas de estresse, como também preventivo, ou seja, quanto maior a plasticidade e as habilidades sociais do sujeito, menor a probabilidade de sofrer os impactos do estresse.

Atualmente, nos Estados Unidos e no Canadá, existem grupos de adultos chamados de "sobreviventes" da violência doméstica. Quando essas pessoas eram crianças, não havia em seus países a mesma estrutura de proteção à infância que há nos dias de hoje. Muitos desses adultos chamados "sobreviventes" formam grupos de auto-ajuda para falar de suas experiências na infância e dos efeitos dessas memórias em suas vidas atuais.

Os componentes desses grupos são as vítimas da violência doméstica que não sucumbiram à transgressão social, portanto, não estão em presídios, não desenvolveram psicopatologias que os impossibilitaram de levar a vida e nem estão internados em instituições psiquiátricas como pacientes crônicos, embora possam ter tido internações ou passagens pela polícia ao longo de suas vidas.

Essas pessoas apontam que conseguiram manter a saúde mental graças ao amparo, à rede social de que dispunham na época; muitos dos entrevistados apontam o papel da escola e particularmente do professor como um amparo, uma mão amiga, num momento muito estressante e complicado de suas vidas.

A sociedade, em virtude desta plasticidade, gera mecanismos facilitadores da organização social menos estressante e caótica; conseqüentemente, favorece tanto a reabilitação do paciente com o quadro de TEPT quanto a evitação do desenvolvimento do quadro.

Sempre foi evidente ao pesquisador que atua junto a pacientes que desenvolveram TEPT que esta patologia é deveras debilitante para o sujeito submetido ao trauma; entretanto, antes do início dos anos 90, ninguém havia encontrado os resultados descritivos do efeito de TEPT na estrutura neuropsicológica dos pacientes.

Os exames clínicos, os testes neuropsicológicos e os *check lists* deixavam claro que algo de muito grave deveria ocorrer nas estruturas relacionadas às funções psíquicas superiores dos pacientes examinados. A pergunta que pairava sem resposta era a seguinte: o trauma psíquico é capaz de gerar alteração na arquitetura neural dos pacientes com TEPT?

Perry (1997), num artigo intitulado "Encubados no Terror", demonstrou que crianças vítimas de violência doméstica apresentavam um impacto negativo em seus desenvolvimentos neurológicos. O autor demonstrou que o cérebro é capaz de alterar sua arquitetura neural em resposta às alterações hormonais motivadas pelo estresse, sendo que, numa amostra de 12 crianças severamente maltratadas, sete delas apresentaram atrofia cortical.

Os resultados do autor apontam ainda para a diminuição da capacidade de modulação da impulsividade nas áreas subcortical e cortical, com redução das áreas nas crianças severamente vitimadas.

Conforme os trabalhos de Perry (1999), sabemos que o cérebro modula sua estrutura; entretanto, são os trabalhos de Edelman (2000) que nos dão pistas mais contundentes do motivo pelo qual ocorrem essas modulações.

Há tendências, pela plasticidade neural, ao estabelecimento de "homeostases urgentes", ou seja, uma reorganização cerebral que permita a adaptação à nova ordem do meio ambiente.

O cérebro humano funciona pela lógica do darwinismo neural, o que quer dizer que toda a modulação decorrente do trauma nada mais é do que uma tentativa de resposta adaptativa à nova ordem imposta por eventos que quebram os esquemas de rotina, até então, gerenciadores cognitivo-comportamentais.

A repercussão é sentida não apenas na estrutura neural, mas também em seus efeitos funcionais, como nas cognições formadas a partir do evento traumático, nas impressões afetivas, nos comportamentos e nas reações fisiológicas.

Podemos evidenciar dois importantes tipos de processos de reação ao estresse, os chamados SRPs: um relacionado ao estresse controlado (SRP-controlável), ou seja, o sujeito consegue, por si mesmo, "dar conta" do estresse, o qual não lhe causa maiores danos; e outro relacionado ao estresse incontrolável (SRP-incontrolável), no qual a demanda das experiências estressantes provoca prejuízos ao sujeito, uma vez que sozinho ele não tem estratégias de enfrentamento adequadas para terminar com o estresse (Huether et al., 1999).

Huether e colaboradores (1999) consideram que as atividades neurais de estabilização e facilitação dos disparos do SRP-controlável estão envolvidas na geração de padrões apropriados de avaliação da situação temida e do enfrentamento ante o processo estressante, ao passo que no SRP-incontrolável são favorecidos os sistemas de excitação e de padrões inapropriados de reorganização das conexões neurais subjacentes aos comportamentos inapropriados, disfuncionais.

Ambos os tipos de resposta ao estresse nos permitem desenvolver pré-requisitos à adaptação, porém os extremos, excesso ou carência, de um ou de outro tipo de SRP conduzem a deficiências no psicodesenvolvimento e a distúrbios psicológicos, uma vez que, se o estresse é severo, prolongado ou crônico, os mecanismos compensatórios podem tornar-se superados, esgotados ou incapazes de restaurar a homeostase (Perry e Pollard, 1998; Huether et al., 1999).

O trauma força o organismo a criar um persistente grupo de respostas compensatórias, estas formam um novo estado de equilíbrio, mas menos flexível. Há um gasto energético elevado e mal-adaptativo nos eventos traumáticos. Assim, como afirmam Perry e Pollard (1998), o organismo tem sobrevivido ao trauma, mas com um elevado custo. A percepção ou a imaginação de um estímulo avaliado como ameaçador ou desafiador gera um padrão característico de estimulação da memória e das estruturas corticais e subcorticais associativas.

As experiências traumáticas são armazenadas em várias memórias: cognitiva, emocional e motora, possibilitando ao cérebro armazenar e fazer associações entre os estímulos sensoriais presentes ao evento e diferentes experiências futuras semelhantes. A esse processo chamamos de pareamento nas TCCs.

Quando o meio interno ou externo iguala padrões neurais armazenados, associados com uma experiência prévia ameaçadora, os sistemas cerebrais que respondem ao estresse são ativados (Perry e Pollard, 1998).

Nosso cérebro nos permite não só armazenar o evento específico, mas fazer associações entre este e as informações sensoriais presentes ao evento, possibilitando a generalização da informação em eventos futuros, conforme demonstrado na Figura 16.1.

Temos, assim, uma notável capacidade de fazer associações e generalizações, ou seja, nosso cérebro armazena informações de um evento específico (estímulos ameaçadores) e generaliza-as. Desenvolve-se, então, uma certa vulnerabilidade para falsas associações e falsas generalizações, de um evento traumático em relação a outras situações não-ameaçadoras. Dessa forma, em casos de exposição sucessiva ao estresse ou a situações ameaçadoras e de alarme, toda arquitetura neurofisiológica e neuroquímica está "ligada", fazendo com que ocorra a armazenagem desses eventos em diferentes partes do cérebro, provocando muitos estados de memórias (Perry, 1999).

Lemgruber (1998) coloca que os sistemas límbico e paralímbico são os responsáveis pela mediação emocional do TEPT, sendo que há uma relação dessas emoções com o aumento do fluxo sangüíneo no córtex visual, o qual ativaria essa área sensorial durante o mecanismo da reexperiência traumática.

Os sintomas de TEPT estão relacionados a uma hiperestimulação da amígdala e do *locus ceruleus* (Perry e Pollard, 1998), este último sendo o regulador da secreção das catecolaminas – adrenalina e noradrenalina.

Pesquisas realizadas por De Bellis, Baum e Birmaher (1999) têm apontado alterações no nível de cortisol relacionadas com o quadro de TEPT.

Adultos do sexo feminino e masculino com TEPT que sobreviveram ao holocausto quando eram crianças e adolescentes apresentaram baixo nível de cortisol liberado na urina, em comparação a outros sobreviventes de traumas severos. Em outros dois estudos, concentrações de cortisol em 24h eram mais altas em homens (veteranos de guerra) com TEPT do que em veteranos sem TEPT, e em mulheres com este transtorno sobreviventes de abuso sexual durante a infância, comparadas com mulheres abusadas na infância sem o transtorno e mulheres não-abusadas do grupo-controle.

Um grande número de co-morbidades é decorrente clinicamente de TEPT na infância, sendo elas: depressão, transtorno de déficit de atenção/hiperatividade, transtorno dissociativo e demais transtornos de ansiedade (Perry, 1999).

O transtorno de déficit de atenção hiperatividade (TDAH) costuma ser uma das co-morbidades mais comuns em TEPT, originado pela violência doméstica. O TDAH, por sua

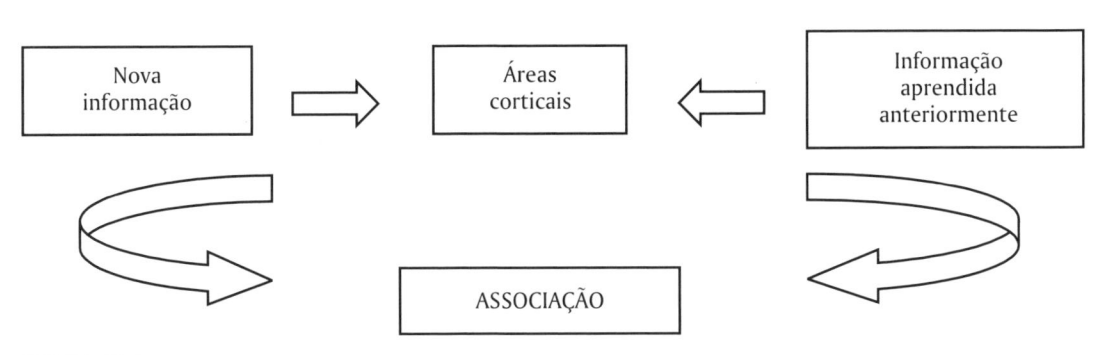

FIGURA 16.1

vez, é capaz de desencadear comportamentos de dificuldades de limites e cumprimento de regras sociais, agressividade, crises de raiva, mentiras, furtos e outras manifestações de transtorno desafiador de oposição (TDO), transtornos da conduta, *flashbacks* autônomos, pesadelos, hiperestimulação, intenso sobressalto e sensação de entorpecimento (Post e Weiss, 1998).

A MEMÓRIA

A memória tem papel-chave tanto na avaliação quanto no tratamento de pacientes acometidos de TEPT. Caminha e Lessinger (2003) desenvolveram um sistema de avaliação de memória traumática que possibilita a aplicação do modelo de técnicas integradas no tratamento de TEPT, é o chamado "mapa de memória".

Esta técnica objetiva abordar o sistema semântico envolvido na configuração da memória traumática, é o que chamamos de abordagem multissensorial da memória.

A seguir, citamos alguns exemplos de como abordamos a memória traumática multissensorialmente e como podemos formar e entender o "mapa de memória".

Paciente 1 (menina de 11 anos vítima de abuso sexual):

> Uma das lembranças 'mais ruins' que tenho era quando ele me pegava e me jogava na cama. Ele começava a tirar minha roupa, e como eu me debatia muito não querendo aquilo, ele começava a me bater na cara, sempre ele me machucava muito e principalmente não tendo como me defender aí que ele me machucava ainda mais. Isso acontecia em minha casa e na cama de minha mãe, geralmente acontecia isso quando minha mãe não estava em casa e quase sempre em dias chuvosos, porque aí a porta ficava fechada e ninguém desconfiava. O único barulho que eu escutava era a voz dele me xingando. Talvez seja por isso que não gosto muito de ficar em casa e principalmente sozinha [sic].

Outro exemplo é o de um paciente adulto, sexo masculino (32 anos), vítima de assalto com seqüestro; ele foi posto no porta-malas do carro após ser agredido com socos e pontapés. O paciente, ao reviver suas memórias multissensorialmente, relata que o assalto ocorreu à noite, numa rua tranqüila e pouco iluminada da cidade, depois de ter saído da casa de sua namorada.

Relata que os assaltantes eram dois homens fortes e altos, um negro e outro branco; que, no porta-malas do carro, sentia cheiro de óleo queimado do escapamento; o som estava muito alto, a ponto de não conseguir ouvir nada do que os assaltantes falavam; sentia a textura da forração do porta-malas lhe machucando pela fricção, quando se mexia; o carro era conduzido em alta velocidade; estava frio, mas ele suava muito; sentiu sintomas típicos de claustrofobia, embora nunca houvesse manifestado tal sintomatologia anteriormente. Pela descrição dos sintomas, ele teve reações semelhantes a um episódio de pânico, manifestações que voltou a experimentar após a situação traumática, quando acionado por estímulos que não era capaz de relacionar voluntariamente com o fator desencadeante.

Essas informações foram obtidas depois de repetidos relatos do paciente sobre a memória traumática. Em cada situação de relato, o terapeuta monitorava constantemente todas as reações relativas a afetos e, posteriormente, cognições, comportamentos e reações fisiológicas esboçadas pelo paciente.

O objetivo desses relatos, além da inoculação do estresse e do processamento emocional (Lang, 1977, *apud* Caballo, 2002), é, conforme Caminha (2002), o desenvolvimento de estratégias metacognitivas de treinos de auto-instrução. O objetivo da atitude metacognitiva de auto-instrução é o de desassociar as generalizações que a memória produziu e pareou pelo estresse. Funciona como se estivéssemos, pela atitude metacognitiva, corrigindo "erros de linhas de programa" emitidas no processamento de informação (Caminha e Lessinger, 2003).

Desse modo, trabalhamos com o "mapa de memória" do trauma obtido pelos relatos multissensoriais. Assim, dividimos a capacidade associativa da memória em três níveis di-

```
            EP1           EP2
     ────────────▶
     (fluxo do pareamento)

Memória            Noite            Lugares fechados (elevador)
Evento traumático  Rua              Carro em alta velocidade
(assalto)          Cheiro de óleo
```

◀──────────────────▶
Replay

FIGURA 16.2 Mapa da memória traumática.

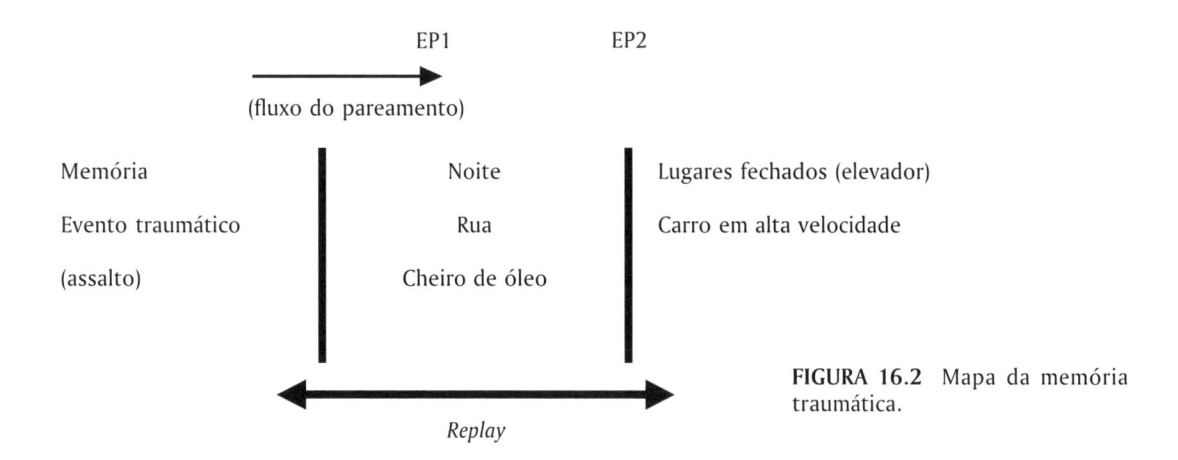

versos, que chamaremos: estímulos pareados em nível 1 (EP1); estímulos pareados em nível 2 (EP2); e é possível que se formem ainda estímulos pareados em nível 3 (EP3) (Figura 16.2).

O exemplo demonstra as características associativas e a tendência à generalização que a memória tem. Os EP1 são situações geradoras de ansiedade, as quais o processamento central de informação é capaz de relacionar diretamente com o evento traumático, ou seja, o sujeito consegue identificar que, quando está na rua ou sente cheiro de óleo, esses estímulos o fazem lembrar da situação de assalto e seqüestro, e isso lhe gera grande ansiedade.

Entretanto, há os EP2; por exemplo, quando o paciente está num elevador, começa a sentir ansiedade; também quando anda de carro com algum amigo ou parente e o carro desenvolve uma velocidade um pouco acima do normal, há manifestações claras de ansiedade. Nesses casos de EP2, formaram-se esquemas, processamentos em paralelo, procedurais, em que o sujeito não relaciona os estímulos desencadeantes da ansiedade com o fato traumático; em suma, o cérebro não é capaz de perceber conscientemente (processamento central) que sente medo em razão de ter estado em contato com esses estímulos durante o assalto, e que os estímulos revivem o assalto, principalmente a emoção experimentada durante o mesmo.

Há ainda a possibilidade de encontrarmos, na montagem do "mapa da memória traumática", EP3, não presentes no esquema apresentado. Estes seriam derivados de pareamentos ocorridos a partir dos EP2, ou seja, completamente alheios ao processamento central de informação. Por exemplo, o sujeito experimenta forte ansiedade no elevador; este fato é procedural, não o remete diretamente à situação temida. Em certa ocasião, ele toma um elevador cheio de pessoas sentindo forte ansiedade; a partir de então, começa a sentir ansiedade em situações em que há concentração de pessoas.

Esses exemplos deixam claro o caráter gravemente debilitante do TEPT, o quanto o sujeito tende a ampliar seus comportamentos de esquiva a partir do aumento, identificável ou não, da ansiedade.

Numa lógica darwiniana, a memória traumática tende a um *replay*, conforme a Figura 16.2. Ele ocorre com o propósito de deixar o esquema hipervalente (trauma) em destaque, se comparado às outras memórias e demais esquemas, visando exclusivamente a adaptação e a preservação da vida do organismo. É como se o cérebro ficasse emitindo mensagens do tipo "não esqueça, não esqueça", para não subestimarmos situações de potencial perigo.

Quando o esquema hipervalente está acionado, ele dificulta o acesso a outros arquivos de memória, bem como à mediação metacognitiva. O sujeito sozinho não consegue identificar que, embora esteja ansioso por estar numa rua, a situação atual é diferente do dia do assalto e, portanto, não há nada a temer no momento.

TÉCNICAS COGNITIVAS E COMPORTAMENTAIS

Caminha e Borges (2003) desenvolveram o chamado "modelo integrado", que é a união de um grupo específico de técnicas validadas experimentalmente em grupos e individualmente pelos autores, conforme resumido no Quadro 16.1.

TÉCNICAS APLICADAS A UM CASO DE TEPT

Apresentaremos a seguir uma breve descrição das técnicas, bem como sua aplicação, no modelo de Caminha e Borges (2003), objetivando torná-las didáticas e passíveis de replicação pelo leitor.

Caso clínico

Michele, 12 anos, terceira filha de um casal de meia-idade, moradores da região metropolitana de uma grande cidade brasileira. No ano de 1999, Michele saiu com a mãe às 19 horas, como de rotina, para buscar o pai em seu trabalho na mesma cidade onde moram.

A mãe estacionou o carro em frente à indústria de propriedade da família, quando foi abordada por dois homens. Michele voltou correndo para o carro e se trancou, enquanto a mãe, do lado de fora e com uma arma apontada para sua cabeça, gritava com os assaltantes e lhes batia com sua bolsa de mão.

Michele estava apavorada, trancada no carro com medo de que os ladrões matassem sua mãe, que os estava enfrentando, e de que o pai saísse do escritório da fábrica, presenciasse a cena e reagisse. Michele temia que, a qualquer momento, os assaltantes matassem a ela, seu pai e sua mãe.

No desenrolar da cena, os assaltantes foram embora levando o carro e a bolsa da mãe;

QUADRO 16.1 Roteiro sumarizado do processo de intervenção em TEPT, aplicável em 18 a 20 sessões

Sessões iniciais	• Certificar-se de que o paciente não está mais diretamente exposto ao agente estressor. • Aliança terapêutica com elementos de entrevista motivacional: Como eu era? Como estou agora? O que perdi? O que ganhei? Como posso e quero estar no futuro? • Educação quanto ao TEPT e ao modelo cognitivo. • Avaliação por instrumentos psicométricos: escalas de ansiedade, de estresse, inventários de saúde geral, etc., que possam servir de fator de reavaliação pós-teste ao final do tratamento. • Uso de RPDs, de "afetivogramas", visando a conexão entre lembranças traumáticas diretas e indiretas com a variação das emoções.
Sessões intermediárias	• Abordagens das crenças que o paciente possuía e possui após o ocorrido (quantificando de 0 a 10 os sentimentos e de 0 a 100% o nível de crença no relatado): – Antes: "a pior coisa que poderia acontecer a alguém"; "algo insuportável de se conviver". – Depois: "nada poderia ter sido pior"; "nunca mais serei o mesmo". • Abordagem da culpa e da raiva inerentes ao TEPT (quantificando de 0 a 10 os sentimentos e de 0 a 100% o nível de crença no relatado): – Raiva de si: "fui descuidado"; "por que fui sair justo naquela hora"; "eu sequer reagi... tentei fugir". – Dos outros: "aquele desgraçado quase me matou"; "sinto muito ódio dele". • Abordagem da(s) memória(s) traumática(s): – Elaborar o "mapa de memória traumática", evidenciando os EP1, EP2 e possíveis EP3. – Aplicar o TIE*, TAI**, técnicas de respiração e relaxamento, dessensibilização sistemática (pareando memórias de diferentes valências). – Experimentos de exposição a situações ansiogênicas juntamente com o THS***.
Sessões finais	• Generalização e superaprendizagem. • Aliança com amparo social. • Prevenção à recaída.

* TIE – Treinamento de Inoculação do Estresse.
** TAI – Treinamento de Auto-Instrução.
*** THS – Treinamento de Habilidades Sociais.

não feriram ninguém, seu pai não saiu do escritório, e o fato todo não durou mais do que cinco minutos.

Michele apresentou, conforme seus relatos e o relato dos pais, transtorno de estresse agudo e posteriormente TEPT, que se desenvolveu progressivamente. Começou a ter necessidade de dormir no quarto dos pais constantemente, não ficava sozinha em casa, sentia-se desprotegida fora de casa e reduziu suas habilidades sociais.

A menina passou por avaliação psiquiátrica e psicológica anterior, sem que o diagnóstico de TEPT fosse levantado. Apego reativo e fobia escolar foram os principais diagnósticos apresentados pelas avaliações anteriores.

Michele chegou para tratamento apenas no início de 2003, quando a situação ficou insuportável, a ponto de a menina não mais freqüentar a escola.

Sessões iniciais

- Verificação da possibilidade de Michele continuar exposta a qualquer outro evento estressante: negativo.
- Aplicação de elementos de entrevista motivacional, no intuito de mobilizar memórias com valência negativa para a paciente e conscientizá-la da importância de aderir ao modelo proposto: como eu era? "antes eu era solta, leve, não tinha medo de nada"; como estou agora? "medrosa, com raiva, triste"; o que perdi? "minha liberdade"; o que ganhei? "problemas, muitos problemas"; como quero estar no futuro? "livre, poder viver minha vida normalmente, ir à escola, ser uma adolescente normal; sei que não estou bem, eu vejo, minha família diz isso também".
- Educação quanto ao diagnóstico: atribuir a atual condição ao evento traumático na vida

QUADRO 16.2 Automonitoramento

Dia e hora	Situação	O que estou sentindo?	O que estou pensando agora?	O que fiz a seguir?	O que senti em meu corpo?
Terça-feira	Cheguei na escola	Medo nota 7	Vou estar sozinha, desprotegida, e se algo acontecer?	Entrei na escola com muito medo	Coração pulando, mãos geladas, voz tremida
Quarta-feira	Escola	Medo nota 6	Estou sozinha	Fui à aula mas saí mais cedo, liguei para o pai me buscar	Chorei muito
Quinta-feira	Escola	Medo nota 6	Medo de entrar e ficar sozinha	Entrei e fiquei bem em seguida, me distraí	Coração um pouco rápido
Quinta-feira	Em casa de noite, estava perto da janela	Medo nota 8	E se alguém entrar e nos machucar?	Fiquei perto dos meus pais o tempo todo	Estava gelada, com frio
Sexta-feira	Na escola	Medo nota 5	Hoje é sexta-feira, falta pouco para o fim de semana	Entrei e me distraí com os colegas	Tremia um pouco
Domingo	Restaurante, quando entrou muita gente ao mesmo tempo	Medo nota 8	Vai acontecer algo ruim	Fiquei atenta	Coração disparado, gelada

da paciente. Dimensionar, em linguagem acessível, todos os aspectos advindos do assalto em sua vida. Trabalhar a esperança com relação à capacidade de reverter os problemas descritos pelo tratamento.
- Uso de afetivograma: num primeiro momento, pedido de monitoramento de variações do humor apresentadas pela paciente ao longo da semana, iniciando o modelo pelo monitoramento do afeto; a seguir, introdução do Registro de Pensamentos Disfuncionais (RPD) completo e do modelo cognitivo para a paciente.

A partir do material colhido pelo RPD de Michele, constatamos a generalização e o pareamento de situações aversivas feitos por seus processos de memória.

Sessões intermediárias

- Abordagem das crenças que a paciente tinha antes do ocorrido: "pensava que era algo ruim, mas que nunca aconteceria com as pessoas de quem eu gosto, nem comigo". Crenças pós-ocorrido: "é algo insuportável, não quero mais isso para mim nem para as pessoas de quem eu gosto".
- Abordagem da culpa: "eu sentia um pouco de culpa antes, mas agora não sinto mais; eu achava que deveria ter ficado vendo a novela em vez de sair de casa com a minha mãe, que se eu não tivesse ido, nada daquilo teria acontecido".
- Abordagem da raiva: "tenho muita, muita raiva dessas pessoas que assaltam os outros, gostaria que elas sumissem do planeta".
- Elaboração do mapa de memória (assalto); estímulos selecionados como aversivos e desencadeantes de estresse após a avaliação multissensorial da memória: rua sem movimento, colégio, estar sozinha, medo de lugares onde há mato, estar longe do pai e da mãe.
- Memórias avaliadas multissensorialmente com valências positivas:
  - Viagem ao interior de Santa Catarina para um casamento; estímulos-chave da memória: hotel, caminhonete da viagem, casamento, banho de chuva.
  - Verão na praia; estímulos-chave: lagoa, pescarias, botos no rio, sol, banho de mar, família reunida.
  - Bloco de carnaval; estímulos-chave: roupas engraçadas, *spray* de neve, música de carnaval, máscaras.
  - Concurso de mensagens dos 50 anos de minha cidade; estímulos-chave: elogios da professora, minha redação publicada, festa, música e *shows*.

A partir da elaboração de um repertório incluindo a memória traumática e quatro situações envolvendo memórias com valências positivas, iniciamos o processo de dessensibilização sistemática, por meio da substituição de memórias e do treinamento de auto-instrução.

O terapeuta ensina à paciente que a memória traumática brota, aparece em nossa cabeça sem ser convidada, muitas vezes disfarçada em outros elementos que não nos fazem lembrar diretamente o assalto, mas que trazem uma emoção e um desamparo muito parecidos com os do evento. Que quando isso ocorrer novamente, a paciente poderá interferir na memória pela percepção do acionamento da memória traumática e pela substituição por memórias com valência positiva.

O treino de auto-instrução consiste em fazer com que a paciente atualize seus processos cognitivos por meio de mensagens do tipo "não há nada aqui que esteja me colocando em perigo, não preciso ter medo, não estou no assalto, aqui estou protegida".

Ao longo do processo terapêutico, esta técnica possibilita a inoculação do efeito aversivo do trauma. O processo terapêutico permite que o paciente transforme a memória traumática, que é uma memória semântica com forte cunho emocional, em memória episódica, ou seja, o paciente até lembra dos fatos ocorridos, mas sem o forte conteúdo emocional.

Nesse momento, o terapeuta está utilizando técnicas integradas, ou seja, a dessensibilização sistemática, o treinamento de inoculação de estresse, o treinamento de auto-instrução, técnicas de relaxamento progressivo e de respiração diafragmática, juntamente com um meticuloso processo de exposição gradual.

Sessões finais

- Utilização de generalização: generalizar a outras situações as estratégias de controle.
- Superaprendizagem: exposição a situações com maior grau de complexidade e de fator ansiogênico.
- Prevenção da recaída: estratégias de enfrentamento para situações futuras em que o medo e a ansiedade voltarão a se manifestar.
- Aliança com amparo social: aumento do repertório social e utilização do amparo social como fator de reforçamento positivo do controle emocional.

O processo terapêutico costuma ter resultados bastante eficientes já a partir das sessões intermediárias, quando começamos a abordagem e a substituição das memórias traumáticas. Em média, o tratamento ocorre em 18 sessões, havendo alta quando o paciente passa aproximadamente seis semanas sem manifestações de ansiedade, sem intrusão de memórias aversivas e sem a presença de comportamentos de esquiva e evitação.

REFERÊNCIAS BIBLIOGRÁFICAS

APA. AMERICAN PSYCHIATRIC ASSOCIATION. *DSM-III:* diagnostic and statistic manual of mental disorders. 3.ed. Washington, 1994.

_____. *Manual diagnóstico e estatístico de transtornos mentais:* DSM-IV-TR. 4.ed. Porto Alegre: Artmed, 2002.

CABALLO, V.E. (Org.). *Manual para o tratamento cognitivo-comportamental dos transtornos psicológicos:* transtornos de ansiedade, sexuais, afetivos e psicóticos. São Paulo: Santos, 2002.

CAMINHA, R.M. Grupoterapia cognitivo-comportamental em abuso sexual infantil. In: BANACO, R.A. (Org.). *Sobre cognição e comportamento.* São Paulo: Arbytes, 2002.

CAMINHA, R.M.; BORGES, J.L. Terapia cognitiva do transtorno de estresse pós-traumático (TEPT). In: CAMINHA, R.M. et al. *Psicoterapia cognitivo-comportamental:* teoria e prática. São Paulo: Casa do Psicólogo, 2003.

CREAMER, M.; BURGESS, P.; PATTISON, P. Reactions to trauma: a cognitive processing model. *Journal of Abnormal Psychology*, v.101, p.452-9, 1992.

DAVIDSON, J.R.T.; HUGHES, D.C.; BLAZER, D.G. Pos traumatic stress disorder in community: an epidemiological study. *Psychol. Med.*, v.21, p.713-21, 1991.

DE BELLIS, M.D. et al. Developmental traumatology, part 1: biological stress systems. *Biological Psychiatry*, v.45, p.1259-70, 1999.

EDELMAN, G. *Biologia da consciência.* Lisboa: Ediarte, 2000.

HUETHER, G. et al. The stress-reaction process and the adaptive modification and reorganization of neuronal networks. *Journal of Psychiatry Research*, v.87, n.1, p.83-95, 1999.

ITO, L.M.; ROSO, M.C. Transtorno do estresse pós-traumático. In: ITO, L.M. (Org.). *Terapia cognitivo-comportamental para transtornos psiquiátricos.* Porto Alegre: Artmed, 1998.

JONES, J.C.; BARLOW, D.H. The etiology of post traumatic stress disorder. *Clinical Psycholy Review*, v.10, p.299-328, 1990.

JOHNSON, D.R. et al. The therapeutic use of ritual and ceremony in the treatment of pos-traumatic stress disorder. *Journal of Trauma and Stress*, v.8, n.2, p.238-98, 1995.

LANG, P.J. A bio-informational theory of emotional imagery. *Psychophysiology*, v.16, p.495-512, 1979.

LEMGRUBER, V. Intervenções psicoterápicas em situações de estresse agudo e estresse pós-traumático. In: CORDIOLI, A.V. (Org.). *Psicoterapias:* abordagens atuais. 2.ed. Porto Alegre: Artmed, 1998.

MOWRER, O.H. On the dual nature of learning: a reinterpretation of "conditioning" and "problem solving". *Harvard Educational Review*, v.17, p.102-48, 1947.

PERRY, B. Incubated in terror: neurodevelopmental factors in the "cicle of violence". In: OSOFSKY, J.D. (Ed.). *Children in a violent society.* New York: Guilford, 1997.

PERRY, B.D. The memories of states: how the brain stores and retrieves traumatic experience. In: GOODWIN, J. et al. (Ed.). *Splintered reflections:* images of the body in trauma. Nova York: Basicbooks, 1999. p-9-38.

PERRY, B.D.; POLLARD, R. Homeostasis, stress, trauma and adaptation a neurodevelopment view of childhood trauma. *Journal of Child and Adolescent Psychiatric Clinic of North America*, v.7, n.1, p.33-51, 1998.

POST, R.M.; WEISS, S.R.B. Neuroplasticity and emocional memory. *Journal Development and Psychopathology*, v.10, n.4, p.829-55, 1998.

RANGÉ, B. (Org.). *Psicoterapia cognitivo-comportamental:* um diálogo com a psiquiatria. Porto Alegre: Artmed, 2002.

YEHUDA, R.; DAVIDSON, J. *Clinician's manual on post traumaticstress disorder.* London: Science, 2000.

Dependência química

17

Ernani Luz Junior

A terapia cognitivo-comportamental, da qual Aaron Beck é um dos pioneiros com seus trabalhos sobre depressão, teve seu uso rapidamente estendido para diversas outras patologias, entre elas a dependência química. Mas foi só a partir de 1993, com a publicação de *Cognitive Therapy of Substance Abuse*, por Beck e colaboradores, que a utilização da terapia cognitiva das dependências químicas se expandiu.

Marlatt e Gordon, com a publicação de *Relapse Prevention* em 1985, aportaram importante contribuição para a abordagem dos usuários de drogas, com os conceitos de *lapso* e de *situação de risco* e com as novas técnicas para prevenção de recaídas. Também Miller e Rollnick, em 1992, com a publicação de seu livro *Motivational Interviewing: preparing people to change addictive behavior*, examinando profundamente a *ambivalência* dos pacientes e suas *dificuldades de fazer e de aceitar mudanças* e desenvolvendo novas *técnicas motivacionais*, enriqueceram significativamente o arsenal terapêutico para o tratamento das dependências.

Com dependentes químicos, a TCC vem sendo aplicada como psicoterapia individual, psicoterapia de grupo, terapia familiar e, também, por ambientes cognitivamente orientados (unidades hospitalares, escolas terapêuticas, hospitais-dia, comunidades terapêuticas).

Sendo uma forma de tratamento complementar, pode e vem sendo utilizada em associação com outros métodos terapêuticos, tais como: a terapia dos doze passos, os grupos de auto-ajuda, as terapias psicodinâmicas, o tratamento farmacológico das dependências químicas e o tratamento das co-morbidades psiquiátricas.

Este capítulo tratará o tema exclusivamente com base nos conceitos de Beck, embora a contribuição de Marlatt e de Miller esteja implícita em muitos momentos. Os conceitos de dependência química e adicção serão utilizados, aqui, como sinônimos, e a palavra fissura será usada para a tradução de *craving* (o apetite patológico por uma droga, com manifestações fisiológicas e psicológicas).

Na continuação, o capítulo abordará:

- O modelo cognitivo da adicção a drogas e das recaídas.
- A formulação cognitiva.
- As intervenções voltadas para cada uma das sete fases do modelo cognitivo.
- As técnicas cognitivas e comportamentais utilizadas.
- Uma breve ilustração clínica.
- Alguns instrumentos padronizados, em anexo.

O MODELO COGNITIVO

Em 1993, Beck apresenta seu modelo cognitivo do uso de substâncias, também denominado Modelo Cognitivo de Recaída (Figura 17.1).

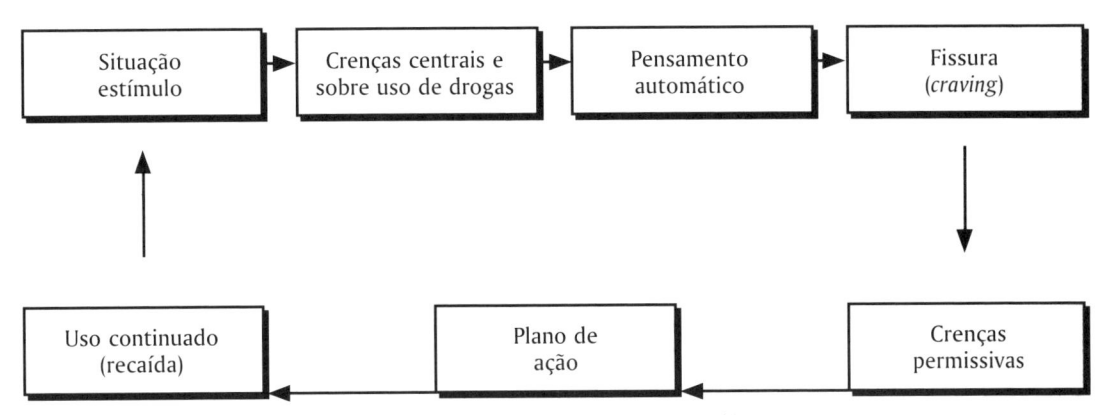

```
┌─────────────┐   ┌──────────────────┐   ┌──────────────┐   ┌──────────┐
│  Situação   │──▶│ Crenças centrais e│──▶│  Pensamento  │──▶│  Fissura │
│  estímulo   │   │ sobre uso de drogas│   │  automático  │   │ (craving)│
└─────────────┘   └──────────────────┘   └──────────────┘   └──────────┘
       ▲                                                           │
       │                                                           ▼
┌─────────────┐                    ┌──────────┐            ┌──────────┐
│Uso continuado│◀──────────────────│ Plano de │◀───────────│ Crenças  │
│  (recaída)  │                    │   ação   │            │permissivas│
└─────────────┘                    └──────────┘            └──────────┘
```

FIGURA 17.1 Modelo cognitivo do uso de substâncias (Beck et al., 1993b).

1. Situação – ou situações – atuam como estímulos de alto risco.
2. Estímulos (internos ou externos) ativam crenças centrais sobre o indivíduo, o mundo e o futuro e as crenças sobre o uso de drogas.
3. As crenças ativadas, geralmente não-conscientes, levam ao surgimento de pensamentos automáticos.
4. Os pensamentos automáticos desencadeiam o surgimento de sinais e sintomas fisiológicos interpretados ou reconhecidos como fissura *(craving)*.
5. Surgem crenças permissivas, facilitadoras.
6. Regido pelo *craving* e autorizado pelas crenças facilitadoras, o indivíduo planeja e providencia o acesso à droga e inicia seu uso.
7. O uso da substância desencadeia uma situação contraditória: desejo de continuar o uso, por um lado, e sentimentos de culpa e fracasso, por outro (classicamente denominado efeito de violação da abstinência – EVA).
8. O desconforto psicológico ativa mais crenças disfuncionais e o uso da droga tem continuidade.

Este não é um modelo etiológico, pois não explica a origem e o desenvolvimento das dependências químicas, mas permite compreender o que contribui para a manutenção do uso de substâncias psicoativas e para a tendência a recaídas, assim como identificar e definir as áreas às quais dirigir as intervenções terapêuticas.

A FORMULAÇÃO COGNITIVA

Para o efetivo tratamento de um caso, é necessária uma formulação cognitiva abrangente, isto é, a coleta, integração e síntese de dados sobre o paciente, que permita fazer hipóteses sobre a etiologia de suas crenças disfuncionais e de seus principais sintomas, bem como planejar o tratamento dessas crenças disfuncionais e sintomas do paciente.

Os dados coletados incluem: identidade, informações relevantes de sua história pessoal, o problema atual, sua lista de problemas, seu diagnóstico psiquiátrico (utilizando CID-10 ou DSM-IV), seu desenvolvimento e o "perfil cognitivo".

No início do atendimento é feita uma formulação cognitiva inicial, que permite as primeiras intervenções terapêuticas, mas essa formulação vai sendo corrigida e completada até o final do tratamento.

Judith Beck lista as sete questões que essa formulação deve procurar responder:

1. Qual é o diagnóstico do paciente?
2. Quais são seus problemas atuais, como esses problemas se desenvolveram e como são mantidos?
3. Que pensamentos e crenças disfuncionais estão associados aos problemas? Quais

reações (emocionais, fisiológicas e comportamentais) estão associadas ao seu pensamento?
4. Que aprendizagens e experiências antigas (e talvez predisposições genéticas) contribuem hoje para seus problemas?
5. Quais são suas crenças subjacentes (incluindo atitudes, expectativas e regras) e pensamentos?
6. Como ele enfrentou suas crenças disfuncionais? Que mecanismos cognitivos, afetivos e comportamentais, positivos e negativos, ele desenvolveu para enfrentar suas crenças disfuncionais? Como ele via (e vê) a si mesmo, os outros, seu mundo pessoal, seu futuro?
7. Que estressores contribuíram para seus problemas psicológicos ou interferiram em sua habilidade para resolver esses problemas?

AS INTERVENÇÕES

Em grupo ou isoladamente, a recaída será sempre um processo solitário de repetidas tomadas de decisão. O que a TCC procura é, modificando as situações e a interpretação do indivíduo de situações e estímulos, ou atenuando suas crenças disfuncionais mais importantes sobre o uso de drogas, treinar o paciente a desafiar seus pensamentos automáticos, a elaborar pensamentos e crenças alternativas no manejo de suas fissuras e no desafio das crenças permissivas a que mais freqüentemente costuma recorrer, para habilitá-lo a desenvolver um estilo de vida sem drogas e a tomar, repetidamente, decisões que modifiquem o funcionamento do processo adictivo.

Uma forma didática de apresentarmos a TCC do dependente químico é, considerando as sete fases do modelo cognitivo, examinar as intervenções voltadas para cada uma delas.

Fase 1 – Os estímulos de alto risco

Estímulos externos e internos podem ativar crenças disfuncionais sobre o uso de drogas.

Pessoas, lugares e objetos relacionados com o uso da droga funcionam como estímulos externos. Por exemplo: ex-companheiros de uso, fornecedores, locais onde usava, objetos que utilizava para se drogar, objetos semelhantes à droga (pós, líquidos, cigarros), comerciais de rádio e TV, músicas que descrevem ou exaltam o uso de drogas, filmes que mostram rituais de drogas, etc.

Como estímulos internos podem funcionar: as lembranças e os estados psicológicos de desconforto (depressão, ansiedade, irritação, frustração) ou de bem-estar (euforia, experiências sexuais, experiências místicas) que tenham sido alterados ou produzidos pelo uso de drogas e que estimulem crenças antecipatórias ou crenças de alívio.

Esses estímulos internos e externos que podem ativar o processo de recaída são também chamados de situações de alto risco. A identificação das situações de risco que sejam relevantes para determinado paciente é, sem dúvida, indispensável no processo de sua TCC. Tal identificação pode ser feita pelo trabalho clínico: estudo detalhado de recaídas anteriores, dos momentos em que apresentou fissura nas fases de abstinência, estudo de seu dia-a-dia. Outro recurso para essa identificação é o uso de inventários e questionários. Técnicas de dramatização também são utilizadas nesta fase.

Fase 2 – As crenças ativadas sobre o uso de drogas

As crenças que facilitam o uso de drogas são as chamadas crenças adictivas e são descritas em três categorias:

Crenças antecipatórias: expectativa de que o uso da droga produzirá recompensa, gratificação ou prazer.
Crenças de alívio: expectativa de que o uso da droga aliviará ou afastará algum desconforto ou sofrimento.
Crenças permissivas ou facilitadoras: consideram o uso da droga aceitável, apesar das conseqüências.

Beck preconiza que as crenças adictivas giram em torno da busca de prazer, da solução de problemas e do alívio do desconforto e variam de pessoa para pessoa e com o tipo de droga preferida. Entre as crenças adictivas, cita:

- a droga é necessária para manter o equilíbrio psicológico ou emocional;
- a droga melhorará o funcionamento social e intelectual;
- a droga trará prazer e excitação;
- a droga fornecerá força e poder;
- a droga terá efeito calmante;
- a droga trará alívio para a monotonia, ansiedade, tensão e depressão;
- sem o uso da droga, o *craving* – fissura – continuará, indefinidamente e cada vez mais forte.

Em oposição às crenças adictivas, os pacientes apresentam *crenças de controle,* aquelas que diminuem a possibilidade do uso e abuso de substâncias.

Os dependentes lidam com situações mistas, ou seja, convivem com a coexistência de crenças adictivas e crenças de controle.

Cabe à TCC modificar e atenuar as crenças adictivas, fortalecendo as crenças de controle do paciente e auxiliando-o a desenvolver novas. Para tanto, é importante a identificação das crenças adictivas mais influentes no comportamento de cada paciente. Essa identificação pode ser feita pelo contato clínico com o paciente durante as sessões e também por meio de inventários. Desses inventários, destacam-se o Inventário de crenças sobre o uso de substâncias e o Inventário de crenças sobre fissuras, ambos desenvolvidos por Fred Wright (em anexo).

Identificadas as crenças adictivas mais relevantes no comportamento do paciente, o campo dos esforços terapêuticos está balizado. No entanto, as crenças adictivas – desenvolvidas e superapreendidas ao longo do tempo – foram reforçadas por inúmeras experiências de uso da droga. Além disso, todos os frustrados esforços anteriores de abandonar o uso da droga reforçaram as crenças adictivas e desenvolveram a crença de que é inútil tentar controlar a adicção. Modificar crenças adictivas, portanto, é tarefa bastante difícil, porque elas são profundas e extremamente resistentes à mudança.

Para modificar as crenças adictivas é necessário:

1. identificar crenças adictivas e avaliar sua real importância na vida do paciente;
2. familiarizar o paciente com o modelo cognitivo de recaída;
3. examinar e testar as crenças adictivas;
4. desenvolver crenças de controle;
5. testar e praticar crenças de controle.

Fase 3 – Os pensamentos automáticos (PA)

A interpretação de uma situação (mais que a situação em si) influencia a resposta do indivíduo. Essa interpretação é muitas vezes expressa por um pensamento automático.

Os pensamentos automáticos são pensamentos, idéias ou imagens que coexistem com o fluxo mais manifesto do pensamento; são pouco conscientes, não são questionados, parecem surgir automaticamente e geralmente são tomados como verdadeiros. Costumam preceder e determinar alterações importantes no humor, no comportamento e no estado psicofisiológico do indivíduo.

O treinamento do paciente em identificar seus pensamentos automáticos – testando sua realidade e utilidade – é uma das ferramentas mais utilizadas na TCC. A investigação dos pensamentos automáticos pela técnica da seta descendente é o caminho mais usado para a identificação das crenças centrais. Evidentemente, no tratamento da dependência química, o foco são os pensamentos automáticos (idéias, pensamentos, imagens) que precedem o surgimento da vontade de usar drogas e da fissura. Freqüentemente esses pensamentos são muito simples e repetitivos.

Na TCC dos dependentes químicos, os pacientes necessitam se tornar *experts* em monitorar esses pensamentos. Devem, imediatamente após o surgimento da fissura, iniciar a investigação, procurando identificar o(s) pensamento(s) automático(s), desafiá-lo(s), examinar sua validade e utilidade e trabalhar em sua modificação, reconhecendo os efeitos desses PA em suas sensações físicas e na vontade de usar a droga.

Para facilitar essa tarefa, o paciente em tratamento, seja em consultório ou em regime de internação, deve ser treinado a fazer um registro do pensamento disfuncional – RPD – e de suas fissuras.

Nesta fase, as técnicas mais utilizadas são: 1) identificação, avaliação e questionamento de PA; 2) RPD; e 3) seta descendente.

Fase 4 – A fissura (*craving*)

O desejo muito intenso de utilizar a droga e as sensações fisiológicas concomitantes constituem o conjunto que os pacientes costumam identificar como "fissura", e que torna tão difícil evitar o uso da droga. É importante que o paciente aprenda como lidar com suas fissuras, sendo essa uma das metas mais importantes no tratamento da dependência química. Geralmente o paciente ignora fatos e mantém uma série de crenças disfuncionais a respeito da fissura.

A TCC no manejo da fissura volta-se para:

- aumentar o conhecimento do paciente sobre fissuras;
- identificar e corrigir crenças disfuncionais sobre fissuras;
- identificar e reforçar as técnicas que o paciente utiliza espontaneamente e com êxito para o manejo das fissuras;
- treinar o paciente em técnicas cognitivas e comportamentais para o enfrentamento das fissuras.

A fissura pode ser provocada, inadvertidamente, mesmo por atividade que tenha objetivo terapêutico. O simples relato de fatos relacionados com o uso da substância pode "fissurar" o paciente ou outro componente de um grupo, por exemplo. Mas também é possível provocar a fissura intencionalmente, para treinar atividades de tratamento. Assim, é importante que no programa de tratamento as últimas atividades do dia ou da sessão não sejam potencialmente acionadoras de fissura, mas sim atividades de relaxamento ou técnicas de distração.

É fundamental que o paciente seja esclarecido sobre a fissura: quando e por que ocorre, quanto tempo dura, quais são seus sintomas, seus desencadeantes, os tipos, etc. A identificação das crenças disfuncionais sobre fissura, relevantes para o paciente, pode ser feita no trabalho clínico e também por meio de inventários. Fred Wright, já citado anteriormente, elaborou um inventário para esse objetivo (em anexo).

O trabalho com as crenças identificadas requer os mesmos passos citados na Fase 2:

1. identificar as crenças disfuncionais sobre fissura e avaliar sua importância para o paciente;
2. familiarizar o paciente com o modelo cognitivo;
3. examinar e testar a crença disfuncional: sua veracidade, sua utilidade, as evidências pró e contra;
4. desenvolver crenças alternativas – de controle;
5. testar e praticar as crenças de controle desenvolvidas.

Para o enfrentamento das fissuras, concomitante ao trabalho voltado para as crenças disfuncionais, o paciente tem que ser treinado em diversas técnicas cognitivas e comportamentais. Partindo de manejos que o dependente já utilizava – com algum êxito –, as diversas técnicas podem ser apreendidas (por meio de dramatizações), cabendo ao paciente eleger duas ou três que pareçam mais úteis para si, treinando-as e reforçando-as. As técnicas mais utilizadas são: distração, cartões de enfrentamento, assertividade, técnicas de visualização, refocalização, relaxamento e dramatização (descritas mais adiante).

Fase 5 – As crenças permissivas ativadas

Os pacientes, quando não estão experimentando a fissura, geralmente são capazes de reconhecer as conseqüências prejudiciais do uso da droga e a necessidade de evitá-la. Com a intensificação do *craving*, são ativadas crenças de que não há razões fortes o suficiente para não usar ou de que há razões que justificam o uso, apesar das conseqüências: são as crenças permissivas.

Pelo estudo das fissuras e das recaídas vivenciadas pelo paciente e por meio de dramatizações, pode-se auxiliá-lo a identificar os pensamentos automáticos e as crenças permissivas a que mais freqüentemente recorre. Ele necessita ser treinado a monitorar o surgimento de suas crenças permissivas, questionando-as, testando-as e modificando-as. As dramatizações, em ambiente protegido, sem acesso a drogas, são indicadas para esse trabalho.

O trabalho cognitivo a ser feito com as crenças permissivas segue os mesmos passos citados nas crenças adictivas e nas crenças sobre fissura. Além disso, convém lembrar que as crenças de controle desenvolvidas podem ser utilizadas como conteúdo de cartões de enfrentamento.

Fase 6 – O plano de ação e a implementação

Esta fase inclui o planejamento e a execução de passos e providências necessários para o uso da substância: como conseguir dinheiro, como adquirir a droga, como ultrapassar os obstáculos, etc.

O estudo de fissuras e de recaídas prévias e a utilização de dramatizações permitem identificar – com o paciente – quais os caminhos, quais as características, quais os passos que costuma percorrer nesta fase. Isso pode facilitar o reagendamento das atividades do paciente, a reorganização de seu estilo de vida, afastando elementos e tornando menos provável a recaída.

Planos de ação alternativos podem e devem ser elaborados e testados. Assim, para preparar o paciente para enfrentar esta fase, ele deve ser treinado em:

– identificar os planos de ação e os métodos padronizados que utiliza em suas recaídas;
– elaborar planos de ação e comportamentos alternativos;
– afastar fatores que facilitem a recaída.

Fase 7 – O uso continuado

O reinício do uso da substância, além de reativar os mecanismos bioquímicos da dependência (mais ou menos intensos de acordo com a droga envolvida, as características do paciente e a severidade e fase de sua adicção), costuma desencadear sentimentos importantes de culpa, fracasso, auto-recriminação. Nesta fase, reativam-se inúmeras crenças adictivas (Fase 2) que levam ao surgimento de pensamentos automáticos (Fase 3) e à perpetuação do processo de adicção.

Na continuação do uso, menor vai ficando a possibilidade de o paciente deter o processo, mais fortalecidas vão se tornando as crenças adictivas e mais débeis as crenças de controle. Muitas vezes o tratamento do dependente químico tem início nesta fase. Além disso, a recaída é intercorrência freqüente no curso do tratamento. Portanto, é util – e fundamental – não encarar o uso da substância como um fenômeno sem meios-termos.

O reinício do uso da droga pode e deve ser encarado como um "lapso", um "escorregão", momento no qual alguma coisa ainda pode ser feita para impedir o desenvolvimento completo da recaída. Mesmo o uso dependente pode ser encarado como um processo no qual o uso da dose seguinte, ou o uso do dia seguinte, é visto como a tomada de uma nova decisão, que pode ser abordada cognitivamente.

Nesta fase é importante avaliar a motivação do paciente. Para isso, além da avaliação clínica, existem questionários específicos. Um dos mais utilizados é o URICA *(University of Rhode Island Change Assesment)*, que avalia a motivação do paciente, classificando-o de acordo com os "estágios de motivação para a mudança" estabelecidos por Prochaska e Di Clemente. Essa classificação localiza o paciente como predominantemente em *pré-contemplação* (nem pensa em interromper o uso, fazer qualquer mudança), em *con-*

templação (está ambivalente, pensa em modificar seu hábito mas também em conservá-lo), em *determinação* (está decidido a modificar seus hábitos), em *preparação* (elabora estratégias de mudança), em *ação* (está engajado em ações específicas para chegar a uma mudança), em *manutenção* (está engajado em manter a modificação conseguida) ou em *recaída* (retorno ao uso dependente da droga) (Figura 17.2).

Visando a preparar o paciente para enfrentar esta fase, pode-se utilizar dramatizações (de lapsos, recaídas, situações passadas) com os pacientes que estejam em abstinência. Com os que estão em fase de uso continuado da droga, para reforçar sua motivação, utiliza-se a análise de vantagens e desvantagens (do uso e da abstinência) e o exame da congruência ante os objetivos a longo prazo e o uso da droga.

AS TÉCNICAS UTILIZADAS

As técnicas mais usadas na TCC do dependente químico, embora sejam de uso comum nas terapias cognitivas em geral, serão sucintamente descritas a seguir:

1. Identificação de pensamentos automáticos (PA)
2. Avaliação e questionamento de PA
3. Registro diário de pensamentos automáticos disfuncionais (RPD)
4. Identificação de crenças
5. Avaliação e modificação de crenças
6. Seta descendente
7. Solução de problemas
8. Exame das vantagens e desvantagens
9. Distração
10. Agendamento e monitorização
11. Exposição gradual e dificuldade crescente
12. Experimentos comportamentais
13. Cartões de enfrentamento
14. Relaxamento
15. Exercício físico
16. Dramatização
17. Treinamento de assertividade

Identificação de pensamentos automáticos (PA)

Logo após uma importante modificação de humor ou o surgimento de forte vontade de usar a droga, o terapeuta, ou o próprio paciente, deve investigar: o que você estava pensando naquele momento, naquela situação? Que pensamento você acha que lhe passou pela cabeça?

Outras perguntas podem auxiliar a identificação do pensamento automático:

- O que você acha que estava pensando naquela situação? Que pensamento lhe passou pela cabeça? Poderia estar pensando.............? Ou.............?
- O que essa situação significou para você?
- Será que você pensou...........? (O terapeuta propõe um pensamento neutro ou oposto ao esperado.)

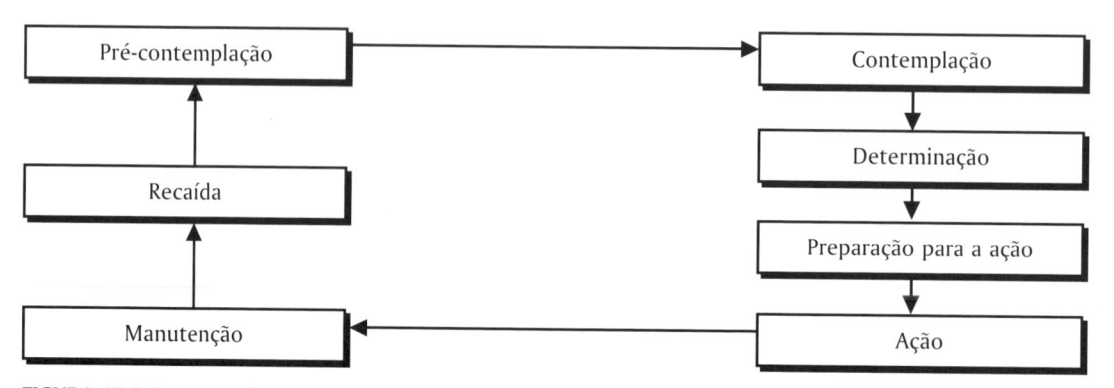

FIGURA 17.2 Esquema dos estágios motivacionais (Prochaska e Di Clemente, 1983).

Avaliação e questionamento de PA

Após a identificação de um ou mais pensamentos automáticos, o terapeuta vai auxiliar o paciente a avaliar sua veracidade, utilidade e conseqüências. Usa, para isso, o método do questionamento socrático, guiando o paciente para chegar às suas próprias conclusões, mas também treinando-o para realizar esse exercício sozinho.

O paciente deve avaliar, de 0 a 10, o quanto acredita em seu pensamento – e depois questioná-lo.

As perguntas básicas do questionamento socrático são:

- Quais as evidências reais *a favor* deste pensamento? Quais as evidências reais *contra* este pensamento?
- Poderia haver outra explicação? Outra hipótese?
- Se o PA for verdadeiro, o que de pior poderia acontecer? Você conseguiria superar isto? O que de melhor poderia acontecer? Qual o resultado mais provável?
- O que você deveria fazer a esse respeito?
- Qual a conseqüência de você acreditar neste pensamento? O que poderia fazer para modificar este pensamento?
- O que você diria para um amigo ou parente que estivesse nessa situação?

É óbvio que nem sempre todas as perguntas serão formuladas e, muitas vezes, terão que ser adaptadas. Após o questionamento, deve ser reavaliado o quanto o paciente ainda acredita no PA.

Registro diário de pensamentos disfuncionais (RPD)

Treinar o paciente e solicitar que ele registre seus pensamentos disfuncionais, no final do dia ou, de preferência, ainda na vigência do desconforto psicológico, é técnica muito utilizada na TCC. No tratamento dos dependentes químicos, o mesmo é feito em relação às fissuras. Os usuários tendem a seguir usando drogas em função de seus pensamentos automáticos e crenças disfuncionais e das emoções negativas resultantes. O preenchimento do RPD ainda durante a fissura ocupa um tempo no qual pode ocorrer a diminuição da mesma. Além disso, o exame da adequação e da veracidade dos PA pode levar à redução da intensidade da fissura.

O preenchimento do RPD como tarefa de casa, no intervalo das sessões, oportuniza ao paciente seguir identificando, avaliando e questionando seus pensamentos automáticos. E permite ao terapeuta ter uma idéia do que realmente ocorre com seu paciente entre as sessões.

Identificação de crenças

As crenças sobre drogas, sobre fissuras e as crenças intermediárias e centrais do paciente podem ser identificadas pelo uso das mesmas técnicas:

- observando quando um pensamento automático expressa uma crença;
- usando a técnica da seta descendente a partir de um PA;
- examinando diversos PA e encontrando uma temática comum;
- pinçando uma suposição do paciente e explorando-a;
- aplicando inventários de crenças sobre uso de drogas e sobre fissuras.

Avaliação e modificação de crenças

A avaliação e a modificação de crenças é uma atividade central na terapia cognitiva em geral. Na TCC dos dependentes químicos, isso se repete.

Crenças centrais e crenças intermediárias identificadas, muitas vezes relacionadas com a co-morbidade apresentada pelo paciente (freqüentemente transtorno depressivo, transtorno de ansiedade e da personalidade), precisam ser modificadas, para que seja obtida melhora mais duradoura.

As crenças adictivas identificadas, sejam antecipatórias, de alívio ou permissivas, devem ser modificadas, e crenças de controle devem ser reforçadas, elaboradas e testadas.

Para isso, podem ser usados:

- o questionamento socrático (técnica 2);
- o exame das vantagens e desvantagens de acreditar na crença (técnica 8);
- o experimento comportamental (técnica 12);
- a dramatização (técnica 16).

Seta descendente

É uma técnica usada, com freqüência, para atingirmos uma crença a partir da identificação de um PA. Parte-se do PA questionando: se isto é verdadeiro, significa o quê? E se isto é verdadeiro, significa o quê? de maneira repetitiva, até que muitas vezes chega-se a uma crença central.

Exemplo:

> Pensamento automático: "Não dá para ir a uma festa e não beber".
> Se isto é verdade, significa o quê?: "Que eu não consigo me divertir se não beber".
> E não se divertir na festa, significa o quê?: "Não vou poder falar com ninguém, dançar".
> E se for assim, significa o quê?: "Que eu sou uma porcaria, não sou de nada".
> Ser uma porcaria, não ser de nada, significa o quê?: "Que eu sou um incapaz, um fracasso" – a crença central subjacente.

Solução de problemas

É técnica básica na TCC e pode ser treinada e utilizada desde o início da terapia. Ela visa a auxiliar o paciente a:

- identificar e delimitar o problema;
- pensar nas diversas soluções possíveis (tempestade de idéias);
- examinar os prós e os contras para cada solução pensada;
- escolher a melhor solução disponível;
- colocá-la em prática;
- avaliar a efetividade e a adequação da solução escolhida.

Exame das vantagens e desvantagens

É uma técnica utilizada para auxiliar os pacientes na tomada de decisões. O paciente é estimulado a escrever as vantagens e desvantagens de determinada decisão ou comportamento, examiná-las e, então, tomar sua decisão. Pode ser utilizada, também, na análise sobre a conveniência de manter determinada crença ou de aceitar uma crença nova.

Na TCC das dependências químicas, ela pode ser usada para examinar as vantagens e desvantagens do uso da droga e da abstinência na motivação do paciente, no trabalho de modificação das crenças adictivas e na elaboração de novas crenças de controle.

Os usuários de drogas, tipicamente, mantêm crenças que minimizam as desvantagens do uso e maximizam suas vantagens. Os pacientes são orientados a preencher uma matriz, com quatro áreas, nas quais listarão as vantagens de usar, as desvantagens do uso, as vantagens e as desvantagens da abstinência (em anexo).

Distração

Esta é uma técnica importante no manejo da ansiedade e da fissura. Nestas condições, ansiosa e fissurada, a pessoa tende a concentrar sua atenção nas várias sensações corporais e nos pensamentos automáticos concomitantes.

A "distração" consiste no esforço para mudar o foco da atenção do mundo interno para o ambiente externo.

Como exemplos de distração:

- retirar-se do ambiente, se nele está presente o desencadeante da ansiedade ou da fissura;
- descrever detalhes do meio ambiente (carros, cores, contagens de objetos);
- envolver-se em diálogo sobre outro tema com pessoa disponível (amigo, familiar, consultor, terapeuta);
- envolver-se em atividade prática, como tarefa doméstica, arrumação de arquivo, organização de livros, banho;
- lembrar e executar poema, oração ou música de seu agrado, silenciosamente ou em bom som;

- envolver-se em atividade lúdica e que requeira atenção: jogos de carta, *video games*, palavras cruzadas, quebra-cabeças, jogos de computador.

Agendamento e monitorização

É um método simples e direto. O paciente, concordando em utilizá-lo, recebe uma grade com os sete dias da semana, divididos em intervalos de meia ou uma hora, para registrar – monitorar – as atividades realizadas, o grau de satisfação e de competência percebidos em cada atividade e o estado de humor.

Esta técnica visa a:

- tornar claro o dia-a-dia do paciente, suas atividades reais durante a semana e como elas se relacionam com suas fissuras e com seu uso de drogas;
- programar atividades futuras – agendamento – partindo do registro das atividades semanais (monitoração) e planejando atividades que o afastem do uso de drogas;
- acompanhar o cumprimento das atividades agendadas.

Com a interrupção do uso de drogas, poderá sobrar muito tempo livre na vida do paciente, e é possível que sua rede social esteja composta exclusivamente por usuários. Esta monitoração servirá como uma linha basal, inicial, para introduzir ou resgatar atividades prazerosas ou gratificantes, assim como planejar, progressivamente, atividades não relacionadas com drogas, o que levará o paciente, a médio prazo, a criar uma nova rede social e a organizar um novo estilo de vida.

Este é um método simples, mas pode ser de difícil implementação, pois exige uma série de habilidades que o paciente talvez nunca tenha desenvolvido. É previsível o surgimento de resistências, sabotagens, evitação passiva, além de sentimentos de desesperança, baixa auto-estima, frustração. Cada obstáculo, e os PA com ele relacionados, devem ser abordados à medida que novos passos forem programados.

Exposição gradual e dificuldade crescente

A busca da vida em abstinência obriga o paciente a algumas tarefas sentidas como muito grandes, muito difíceis e, por isso, desanimadoras. Esta técnica consiste em auxiliar o paciente a dividir esta (grande) tarefa em diversas etapas e acompanhá-lo no planejamento e na execução de cada passo.

Exemplo: Paciente cocainômano, cujos amigos atuais todos usam a mesma droga, pode decidir (e ser apoiado a) realizar uma tarefa simples, como ir ao cinema com um vizinho ou colega de serviço que não use droga. Após o cumprimento da tarefa, examinado seu sucesso (ou não) e os PA relacionados com sua execução, é decidida a nova tarefa, de maior dificuldade e exposição.

Experimentos comportamentais

São usados para testar tanto a validade de pensamentos e crenças sobre o uso de drogas como as crenças centrais do paciente. Este escolhe o pensamento ou a crença que quer testar (por sua importância), planeja seu experimento cuidadosamente e o implementa. Posteriormente, examina seus resultados e a possibilidade de modificar sua crença.

Exemplo: Um paciente pode ter a crença de que jamais conseguirá se divertir em uma festa sem álcool e cocaína. Programa cuidadosamente sua ida a uma festa de não-usuários de cocaína, planeja abster-se de álcool na festa e, posteriormente, avalia os resultados.

Um outro paciente pode ter a crença de que perderia todos os seus amigos se parasse de usar maconha. Poderia planejar uma reunião com seus amigos para lhes comunicar que parou de usar a droga e convidá-los a continuarem companheiros em atividades sem drogas. Após algum tempo, seriam examinados os resultados. Quanto aos amigos que perdesse, ele seria estimulado a examinar o significado dessas amizades pré-abstinência. Os amigos que conservasse estariam corrigindo sua crença de que perderia todos os amigos se não usasse maconha.

Cartões de enfrentamento

São cartões com lembretes que o paciente pode carregar consigo ou afixar em locais freqüentemente visíveis (espelho do banheiro, porta da geladeira, agenda, painel do carro).

Os lembretes podem ser elaborados na sessão ou pelo paciente, como tarefa de casa. Normalmente constituem:

- respostas funcionais a pensamentos automáticos disfuncionais ou a crenças sobre drogas (crenças de controle);
- estratégias de enfrentamento da fissura;
- pensamentos ou crenças que fortaleçam a motivação.

Os cartões de enfrentamento são instrumentos importantes no enfrentamento das fissuras.

Relaxamento

Nos usuários de drogas, com freqüência, a ansiedade é um sintoma importante. Alcoolistas e tabagistas muitas vezes relacionam o uso de drogas com sua necessidade de relaxar. Como sintoma de abstinência e na fissura de diversas substâncias, a ansiedade se destaca. Por isso, as técnicas de relaxamento, provendo aos pacientes instrumentos de redução da ansiedade, são úteis no tratamento das dependências.

As principais técnicas de relaxamento são de dois tipos: exercícios respiratórios e relaxamento muscular progressivo. Ambas são técnicas nas quais há redução importante da ansiedade, sendo, portanto, úteis nas dependências e no manejo da fissura. O relaxamento, durante a fissura, além de reduzir a ansiedade, fornece ao paciente um intervalo de tempo durante o qual a intensidade da fissura pode diminuir. Além disso, o relaxamento pode permitir ao paciente a elaboração e confirmação de crenças de que ele está no controle e de que é capaz de lidar com sua fissura.

Exercício físico

Geralmente os usuários de drogas estão afastados da prática de esportes e de atividades físicas sadias. A introdução de exercícios físicos no tratamento desses pacientes é importante por três aspectos:

- a prática de exercícios físicos é um importante passo no desenvolvimento de um estilo de vida sem drogas;
- é instrumento importante no manejo de emoções negativas como ansiedade, insegurança e irritabilidade;
- contribui na formação de uma nova auto-imagem, mais sadia, confirmando crenças mais positivas do paciente a respeito de si mesmo.

Dramatização

A dramatização *(role play,* encenação) é um recurso que pode ser utilizado nas intervenções de tratamento das sete fases do modelo adictivo, porque se presta aos mais diversos propósitos: obter um PA, provocar reações emocionais, provocar fissura e treinar o seu manejo, questionar PA, avaliar crenças, modificá-las e testar novas crenças, treinar habilidades, etc.

O paciente deve ser estimulado e treinado a utilizar a dramatização, e isso é muito facilitado pela participação ativa do terapeuta na sessão, assumindo o papel dos "outros" (patrão, cônjuge, amigo, etc.), bem como o do próprio paciente, quando cabe a este trocar de papel. As técnicas de dramatização podem, com mais facilidade, ser utilizadas em tratamentos em grupo.

Treinamento de assertividade

Espera-se que o indivíduo seja capaz de expressar e defender com clareza e firmeza suas decisões. A fim de capacitá-lo para isso, utilizam-se diversas técnicas: dramatização, solução de problemas, exposição gradual, experimentos comportamentais.

A assertividade deve ser dirigida não apenas à capacidade do paciente de "dizer não" às drogas, mas também às diversas áreas da sua vida – familiar, afetiva, profissional – nas quais o paciente necessita fazer reajustes que, em conjunto, vão configurar uma modificação no seu estilo de vida.

BREVE ILUSTRAÇÃO CLÍNICA

A seguir, são apresentados dados da história de uma paciente e fragmentos da intervenção utilizada em sua TCC. Outros dados, psiquiátricos, de diagnóstico e psicofarmacológicos, não serão considerados.

Identidade

Laura, 24 anos, estudante de Direito, casada.

Dados relevantes da história pessoal

Filha de casal de origem alemã, nascida e criada em uma cidade de forte influência germânica localizada próxima da capital. Dos 2 anos em diante tomava a "espuma" da cerveja do avô paterno, o que era incentivado e saudado por todos os familiares.

O pai, Lauro, industrial bem-sucedido, bebedor diário, queria um filho homem para cuidar dos negócios, o que só ocorreu com o nascimento do segundo filho, Júnior, quatro anos depois. A mãe, Célia, dona de casa, ex-rainha das piscinas, muito submissa ao marido, envolve-se em reuniões semanais para jogar cartas, jogar bolão e beber com suas amigas. Os pais mantêm um bom relacionamento conjugal – apesar do uso constante de álcool por parte dele – e as famílias de origem são muito agregadas e unidas.

Apesar da dedicação e dos ótimos resultados obtidos por Laura na escola e nos esportes, os pais sempre valorizaram sua "beleza" e a "inteligência e os dotes atléticos" do irmão.

A família paterna reúne-se mensalmente, na cidade de origem, para festejar, com muita bebida.

A família materna, na capital, faz almoços dominicais regulares na casa da avó, com grande ingestão de cerveja e "brincadeiras" sobre bebida e embriaguês.

Durante o curso de Direito, já pertencendo e liderando um grupo de jovens que bebia diariamente e não usava outras drogas, Laura começou a faltar às aulas e a perder cadeiras.

Conheceu Pedro, seis anos mais velho, professor de educação física, que não fuma, não bebe e nem usa outras drogas. Inicialmente consegue esconder dele seu uso de álcool. Porque vão morar juntos – e depois casam –, passa a prometer a Pedro que vai beber menos (ou que vai parar). Não conseguindo cumprir suas promessas, aceita procurar tratamento.

As crenças de Laura

No atendimento dessa paciente – em tratamento há três meses –, pela investigação com técnicas de dramatização e seta descendente, bem como com o preenchimento de inventários, ressaltam-se até agora:

- Crenças centrais: Eu sou inferior. Eu sou incapaz.
- Crenças sobre o álcool: A vida sem álcool ficaria chata.
  É a melhor maneira de eu conseguir bom entrosamento social e relaxamento.
  É impossível divertir-se sem álcool.
  É o melhor remédio para a minha ansiedade e timidez.
- Crenças intermediárias: Para ser amada preciso dar o máximo de mim e não contrariar as pessoas.

Exemplo de intervenção com a técnica da seta descendente

Pensamento automático de Laura: sem bebidas não me divirto.

T: "Se isto é verdade, significa o quê?"
L: "Que vou ficar na festa quieta, calada, sem aproveitar."
T: "Se isto é verdade, significa o quê?"
L: "Que eu sou sem graça, sou apagada. Se não bebo não agrado, não descontraio."
T: "E se isto é verdade, quer dizer o quê?"
L: "Ah, que eu sou um fracasso, que eu sou menos que os outros, que eu sou inferior." (A crença central.)

Exemplo de questionamento socrático

Pensamento automático de Laura: não adianta estudar, eu não aprendo nada.

T: "Quanto você acredita neste pensamento?"
L: "80%."
T: "Quais evidências apóiam esta idéia?"
L: "As minhas notas dos últimos meses."

QUADRO 17.1 Registro de pensamentos e de fissuras

SITUAÇÃO	PENSAMENTOS	REAÇÃO	RESPOSTA RACIONAL
1. Há duas semanas sem beber. Sai com as colegas, no fim da tarde, e vai para o bar.	Vou ficar pouco tempo. Elas estão se divertindo e eu me sinto por fora. Não falo nada, se não beber. Vou tomar só um chope.	Fissura–70%	Não adianta, eu não tenho freios, não sei parar. Sai do bar antes das colegas.
2. Estudando à tarde, em sua casa, sozinha, para prova difícil.	Não adianta estudar, não vou passar. Não vou aprender nada. Eu não sei nada. Podia beber uma cerveja, Pedro nem iria saber.	Depressão–50% Fissura–60%	Parou de estudar e fez um RPD. Tomou banho enquanto aguardava Pedro.
3. Recebe convite para a festa anual da academia de Pedro.	Melhor nem ir. Sem bebida não me divirto.	Tristeza–50% Ansiedade–60%	Seta descendente na sessão.

T: "Que outras evidências apóiam esta idéia?"

L: "É isto mesmo, as minhas notas horríveis nos últimos meses."

T: "Que evidências você vê que contrariam este pensamento (de que nao adianta estudar, que você não aprende nada)?"

L: "Eu ter entrado, passado bem, no vestibular da Federal. Eu ter passado em todos os semestres, até agora, sem reprovações."

T: "Há alguma outra explicação possível para as suas notas horríveis dos últimos meses?"

L: "Eu andei faltando a muitas aulas. Andei bebendo mais, estudando menos, sempre pensando em festa."

T: "Isto sendo verdade, que mesmo estudando você não vai aprender nada, o que de pior pode acontecer?"

L: "Eu ir muito mal na prova, ser reprovada, perder a cadeira."

T: "Poderia suportar isto?"

L: "Ah, ia ser horrível, mas eu suportaria."

T: "Nesta situação, o que melhor poderia acontecer?"

L: "Ah, eu ter sorte e ir muito bem na prova, tirar um 'notão'."

T: "Qual o resultado mais provável, nesta situação?"

L: "Pensando bem, acho mais provável eu sair 'mais ou menos', mas sendo aprovada. Não estou bebendo, posso estudar."

T: "O que você deveria fazer nesta situação?"

L: "Continuar o que estou fazendo. Não beber nesta semana, estudar."

T: "E sobre este pensamento 'não adianta estudar, eu não aprendo nada'. Quais as conseqüências dele na sua vida?"

L: "Eu não acredito cm mim. Fico com vontade de desistir, de voltar logo a beber."

T: "E se conseguisse alterar este pensamento?"

L: "Seria bom, eu sofreria menos, ia me sentir mais segura."

T: "E depois deste debate, o que está pensando desta situação, como alteraria o pensamento?"

L: "Acho que eu posso pensar que as notas dos últimos meses mostram que eu não estudei, e não que não adianta estudar. Estudando mais talvez possa recuperar a nota."

T: "Laura, agora, após este debate, o quanto você acredita no pensamento?"

L: "Acho que 40%."

Comentários sobre o material clínico apresentado

Os dados apresentados, embora ainda não configurem uma formulação cognitiva completa, permitem fazer hipóteses para compreender a origem das crenças disfuncionais de Laura, excessivamente positivas a respeito do álcool e negativas a respeito de sua própria pessoa.

DIAGRAMA DE CONCEITUALIZAÇÃO COGNITIVA

Nome do paciente: _____ LAURA _____ Data: _____

Diagnóstico: Eixo I ___ Alcoolismo _____
               Eixo II: Uso freqüente de defesas do tipo: Racionalização, Desvalorização e Intectualização

Dados relevantes da infância

Avô alcoolista. Bebia a espuminha da cerveja aos 2 anos e "agradava". Pai alcoolista e mãe abusadora de álcool, família valorizando muito o álcool e mantendo clima afetuoso, alegre e de sucesso. Laura valorizada pela beleza e não pela inteligência. Mãe de Laura era "ex-rainha das piscinas".

Crenças centrais

Sobre si: Sou incapaz para lidar com a vida. Sou tímida e ansiosa, mas atraente. SOBRE OS OUTROS: O mundo valoriza a beleza da mulher, a inteligência e os dotes atléticos dos homens. SOBRE O ÁLCOOL: A vida sem álcool seria chata. O álcool é a melhor maneira de conseguir bom entrosamento social e relaxamento. É impossível divertir-se sem álcool. É a melhor maneira de enfrentar minha ansiedade e minha timidez.

Suposições Condicionais/Crenças/Regras

Se sou incapaz e inferior, então vejo as tarefas do cotidiano como difíceis. Se sou incapaz e inferior, então preciso dos outros. Se tenho que enfrentar o mundo e me sinto tímida e ansiosa, então devo usar álcool. Se meus pais são bons exemplos, e bem-sucedidos, então o álcool não é problema.

Estratégia(s) compensatória(s)

Uso de álcool. Agradar os outros. Mentir para agradar os outros e continuar bebendo.

Situação 1	Situação 2	Situação 3
Uso de álcool	**Situação conjugal**	**Situação universitária**
Pensamento automático Preciso para me divertir. Alivia minha ansiedade. Ajuda a enfrentar dificuldades.	**Pensamento automático** Ele vai me abandonar se souber que continuo bebendo.	**Pensamento automático** Não vou bem nas provas. Não vou passar. Se não vou bem, então vou me divertir.
Significado do P.A. Sem álcool não há diversão. É remédio para a ansiedade e timidez. É necessário para lidar com as dificuldades.	**Significado do P.A.** Se não parar de beber, vou perder o casamento. Meu futuro depende de meu marido me cuidar.	**Significado do P.A.** Sou incapaz.
Emoção Angústia	**Emoção** Tristeza, ansiedade, preocupação.	**Emoção** Ansiedade. Disforia.
Comportamento Uso de álcool	**Comportamento** Beber escondido. Mentir. Prometer abstinência.	**Comportamento** Uso do álcool.

REFERÊNCIAS BIBLIOGRÁFICAS

BECK, A. et al. *Cognitive therapy on substance abuse*. New York: Guilford, 1993.

BECK, A. et al. *Terapia cognitiva dos transtornos de personalidade*. Porto Alegre: Artmed, 1993.

BECK, J. *Terapia cognitiva*: teoria e prática. Porto Alegre: Artmed, 1998.

CARROLL, K.M. *A cognitive-behavioral approach*: treating cocaine addiction. Rockville: NIDA, 1998.

DOBSON, K.S. *Handbook of cognitive-behavioral therapies*. New York: Guilford, 1988.

GREENBERGER, D.; PADESKY, C.A. *A mente vencendo o humor*. Porto Alegre: Artmed, 1999.

ITO, L.M. *Terapia cognitivo-comportamental para transtornos psiquiátricos*. Porto Alegre: Artmed, 1998.

KNAPP, P.; LUZ, E.J., BALDISSEROTTO, G. Terapia cognitiva no tratamento da dependência química. In: RANGÉ, B. (Org.) *Psicoterapias cognitivo-comportamentais*: um diálogo com a psiquiatria. Porto Alegre: Artmed, 2001.

KNAPP, P. et al. *Manual de prevenção da recaída*. Porto Alegre: Artmed, 1994.

KNAPP, P., ROCHA, D.M. Conceituação cognitiva: modelo de Beck. In: CAMINHA, R. et al. *Psicoterapias cognitivo-comportamentais*. São Paulo: Casa do Psicólogo, 2003.

LEAHY, R. *Practicing cognitive therapy:* a guide to interventions. New Jersey: Jason Aronson, 1997.

MARLATT, G.A.; GORDON, J.R. *Prevenção da recaída*. Porto Alegre: Artmed, 1993.

MILLER, W.R.; ROLLNICK, S. *Motivational interviewing:* preparing people to change addictive behavior. New York: Guilford, 1992.

PROCHASKA, J.O.; DICLEMENTE, C.C. Stages and processes of self-change of smoking: toward an integrative model of change. *Journal of Consulting and Clinical Psychology,* v.51, p.390-5, 1983.

RANGÉ, B. *Psicoterapias cognitivo-comportamentais*. Porto Alegre: Artmed, 2001.

_____. *Psicoterapia comportamental e cognitiva*. São Paulo: Psy, 1995.

SCOTT, J.; WILLIAMS, J.M.G.; BECK, A. *Terapia cognitiva na prática clínica:* um manual prático. Porto Alegre: Artmed, 1994.

WRIGHT, J.H. et al. *Cognitive therapy with inpatients:* developing a cognitive milieu. New York: Guilford, 1993.

Anexo 1
INVENTÁRIO DE CRENÇAS SOBRE O USO DE SUBSTÂNCIAS (DROGAS)

Nome: Data:

Estão listadas abaixo algumas crenças comuns sobre o uso de substâncias. Leia cada uma das afirmações e pontue quanto concorda ou discorda.

Discordo totalmente (1)   Discordo bastante (2)   Discordo levemente (3)   Neutro (4)
Concordo levemente (5)   Concordo bastante (6)   Concordo totalmente (7)

Substância:
A____   B____   C____

1. A vida sem usar a droga é chata (enfadonha, sem graça).
2. Usar é a melhor maneira de aumentar a minha criatividade e produtividade.
3. Eu não posso funcionar sem a droga.
4. É a melhor maneira de enfrentar os sofrimentos (mágoas, dissabores) da minha vida.
5. Não estou pronto para parar de usar.
6. A "fissura" é que me faz usar.
7. Minha vida não vai melhorar nada, mesmo que eu pare de usar.
8. A melhor maneira de aliviar (lidar, enfrentar) a minha raiva é usando.
9. A vida ficaria muito deprimente se eu parasse.
10. Eu não mereço me recuperar.
11. Eu não sou forte o suficiente para parar.
12. Eu não consigo bom convívio social sem usar.
13. O uso da droga não é um problema para mim.
14. A "fissura" não "passa" (alivia, melhora) enquanto eu não uso a droga.
15. Meu uso da droga é causado pelas outras pessoas (cônjuge, namorada, familiares).
16. Se alguém tem problemas com droga é por determinação genética.
17. Eu não consigo descontrair (relaxar, ficar à vontade) sem a droga.
18. Ter esse problema mostra que eu não presto, sou mau.
19. Não consigo controlar minha ansiedade sem a droga.
20. Eu não tenho prazer na vida se não usar a droga.

Inventário de Fred Wright, in Beck et al., 1993b.

Anexo 2
INVENTÁRIO DE CRENÇAS SOBRE FISSURA (*CRAVING*)

Nome: Data:

Estão listadas abaixo algumas crenças sobre *craving* (fissura). Leia cada uma das afirmações e pontue quanto concorda ou discorda.

Discordo totalmente (1)   Discordo bastante (2)   Discordo levemente (3)   Neutro (4)
Concordo levemente (5)   Concordo bastante (6)   Concordo totalmente (7)

	Substância:		
	A____	B____	C____
1. A fissura é uma reação física (corporal); logo, eu não posso evitá-la.	____	____	____
2. Se eu não interromper a fissura, ela ficará mais forte.	____	____	____
3. A fissura pode me deixar louco.	____	____	____
4. A fissura me faz usar drogas.	____	____	____
5. Eu sempre terei fissura por drogas.	____	____	____
6. Eu não tenho nenhum controle sobre a fissura.	____	____	____
7. Após o início da fissura, eu não tenho nenhum controle sobre mim.	____	____	____
8. Eu terei fissura por drogas pelo resto da minha vida.	____	____	____
9. Eu não consigo agüentar os sintomas físicos da fissura.	____	____	____
10. A fissura é o meu castigo por ter usado drogas.	____	____	____
11. Se você nunca usou drogas, não tem idéia do que é uma fissura. (E não pode exigir que eu resista.)	____	____	____
12. Os pensamentos/imagens que eu tenho quando estou fissurado estão fora do meu controle.	____	____	____
13. A fissura me deixa tão nervoso que eu não consigo agüentar.	____	____	____
14. Eu nunca serei capaz de manejar a fissura.	____	____	____
15. Já que terei fissuras pelo resto da vida, é melhor seguir usando drogas.	____	____	____
16. Quando estou fissurado não consigo fazer mais nada.	____	____	____
17. Ou eu estou fissurado ou não estou. Não há meio-termo.	____	____	____
18. Se a fissura fica mais forte, usar drogas é a única solução.	____	____	____
19. Quando estou com fissura por drogas é bom beber álcool para lidar com isso.	____	____	____
20. A fissura é mais forte que minha força de vontade.	____	____	____

Inventário de Fred Wright, in Beck et al., 1993b.

Anexo 3
REGISTRO DIÁRIO DE FISSURA (RPD ESPECÍFICO PARA FISSURAS)

Data/Hora	Situação (de 0 a 100)	Pensamento (de 0 a 100)	Sentimento racional	Grau de fissura	Resposta

Anexo 4
EXAME DAS VANTAGENS E DESVANTAGENS

Nome: _____ Idade: _____
Droga de preferência: _____ Data: _____

Vantagens do uso	Vantagens da abstinência
Desvantagens do uso	Desvantagens da abstinência

Instrumento de Fred D. Wright.

Terapia cognitivo-comportamental dos transtornos alimentares

18

Josué Bacaltchuk, Phillipa J. Hay

Os transtornos alimentares incluem duas doenças bem conhecidas, a anorexia nervosa (AN) e a bulimia nervosa (BN), e um grupo menos bem definido de transtornos alimentares não-especificados (EDNOS). Apesar de a AN ter sido o primeiro transtorno alimentar reconhecido, com relatos feitos no século XIX por Gull (1874) e Lasegue (1873), a BN e os EDNOS são mais comuns. A BN foi primeiramente descrita por Russell, em 1979, e introduzida no DSM-III, a terceira edição da classificação de transtornos mentais da Associação Americana de Psiquiatria (APA), em 1980, sob a denominação *bulimia*, sendo o termo *bulimia nervosa* adotado posteriormente. Em amostras clínicas, no entanto, pessoas com EDNOS constituem entre um terço e metade dos pacientes tratados (Hall e Hay, 1991). As síndromes incluídas no diagnóstico EDNOS não preenchem os critérios de AN ou BN, como, por exemplo, o transtorno da compulsão alimentar periódica (TCAP). Os critérios diagnósticos atuais para BN, AN e TCAP estão descritos no Quadro 18.1.

A AN não é uma condição comum e sua prevalência pontual é estimada em 0,5% em mulheres jovens (Aalto-Setala et al., 2001). Uma revisão sistemática de 12 estudos de incidência estimou a incidência anual média na população geral em 18,5 por 100.000 (DP = 21,01) em mulheres e 2,25 por 100.000 (DP = 2,63) em homens (Pawluck e Gorey, 1998). Há evidências limitadas de mudanças na incidência geral de AN com o tempo, apesar de Pawluck e Gorey (1998) relatarem um aumento significativo em mulheres jovens de 1950 a 1992. Por outro lado, a BN é mais comum, com uma incidência estimada de 28,8 (DP= 29,7) em mulheres e 0,8 (DP= 0,0) em homens por 100.000 por ano (Pawluck e Gorey, 1998). A estimativa da prevalência de BN a partir dos resultados dos estudos combinados feitos na população geral de mulheres jovens permanece em torno de 1% (Bushnell et al., 1990) desde 1980, quando houve um aumento na incidência clínica após sua descrição como um transtorno (Hall e Hay, 1991). A prevalência dos EDNOS é estimada entre 2 e 5% em mulheres jovens (Hay, 1998).

OS TRATAMENTOS DOS TRANSTORNOS ALIMENTARES

Historicamente, o tratamento de pessoas com transtornos alimentares mudou de foco: da supervisão médica de reposição do peso, como descrito por Gull (1874), para a introdução das primeiras variantes de psicoterapia psicodinâmica no século XX e, mais tarde, para o desenvolvimento de técnicas específicas e tratamentos voltados para a redução dos sintomas, como a terapia cognitivo-comportamental (TCC). Em paralelo ao desenvolvimento das técnicas psicoterápicas, ocorreu o uso de tra-

QUADRO 18.1 Critérios diagnósticos do DSM–IV–TR

Anorexia nervosa
A. Recusa a manter o peso corporal em um nível igual ou acima do mínimo normal adequado à idade e à altura (manutenção do peso corporal abaixo de 85% do esperado).
B. Medo intenso de ganhar peso ou de engordar, mesmo estando com peso abaixo do normal.
C. Perturbação no modo de vivenciar o peso ou a forma do corpo, influência indevida do peso ou da forma do corpo sobre a auto-avaliação, ou negação do baixo peso corporal atual.
D. Nas mulheres pós-menarca, amenorréia, isto é, ausência de pelo menos três ciclos menstruais consecutivos.

Tipos:
Restritivo: durante o episódio atual de AN, o indivíduo não se envolveu regularmente em um comportamento de comer compulsivamente ou de purgação (isto é, indução de vômito ou uso indevido de laxantes, diuréticos ou enemas).
Tipo Compulsão Periódica/Purgativo: durante o episódio atual de AN, o indivíduo envolveu-se regularmente em um comportamento de comer compulsivamente ou de purgação.

Bulimia nervosa
A. Crises bulímicas recorrentes (*binge-eating*). Uma crise bulímica é caracterizada por ambos os seguintes aspectos:
(1) ingestão, em um período limitado de tempo (p. ex., dentro de duas horas), de uma quantidade de alimentos definitivamente maior do que a maioria das pessoas consumiria durante um período similar e sob circunstâncias similares;
(2) um sentimento de falta de controle sobre o comportamento alimentar durante o episódio (p. ex., um sentimento de incapacidade de parar de comer ou de controlar o tipo e a quantidade de alimento).

Características do episódio de compulsão alimentar
- Sensação de falta de controle sobre o episódio.
- Ingestão de grande quantidade de comida (média: de 2 mil a 5 mil calorias).
- Alimentos proibidos: carboidratos e gorduras.
- Ingestão rápida, sem saborear.
- Às escondidas.
- Desencadeantes: fome, ansiedade, irritação, tristeza, frustração, solidão, tédio, entre outros.
- Finalização: mal-estar, interrupção externa, falta de alimentos, sentimentos de culpa, fracasso.

A. Comportamento compensatório inadequado e recorrente, com o fim de prevenir o aumento de peso, como indução de vômitos, uso indevido de laxantes, diuréticos, enemas ou outros medicamentos, jejuns ou exercícios excessivos.
B. A compulsão periódica e os comportamentos compensatórios inadequados ocorrem, em média, pelo menos duas vezes por semana, por três meses.
C. A auto-avaliação é indevidamente influenciada pela forma e pelo peso do corpo.
D. O distúrbio não ocorre exclusivamente durante episódios de AN.

Tipos:
Purgativo: durante o episódio atual de BN, o indivíduo envolveu-se regularmente na indução de vômitos ou no uso indevido de laxantes, diuréticos ou enemas.
Não-purgativo: durante o episódio atual de BN, o indivíduo usou outros comportamentos compensatórios inadequados, tais como jejuns ou exercícios excessivos, mas não se envolveu regularmente na indução de vômitos ou no uso indevido de laxantes, diuréticos ou enemas.

Transtornos alimentares não-especificados (EDNOS)
Os transtornos alimentares não-especificados incluem transtornos alimentares que não preenchem critérios diagnósticos para BN ou AN.
Exemplos comuns incluem:
A. Transtornos em que todos os critérios para bulimia são preenchidos, com exceção do critério de freqüência dos episódios, que é menor do que duas vezes por semana, ou duração do transtorno, menor do que três meses.
B. O uso regular de comportamentos compensatórios inapropriados por um indivíduo de peso normal após a ingestão de pequenas quantidades de comida, por exemplo, vômito auto-induzido após ingestão de dois biscoitos.

Transtorno da compulsão alimentar periódica:
A. Episódios recorrentes de compulsão alimentar periódica (*binge-eating*).
B. Os episódios de compulsão alimentar periódica estão associados a três (ou mais) dos seguintes critérios:
1. Comer muito mais rápido do que o normal
2. Comer até se sentir incomodamente farto
3. Comer grandes quantidades de alimento, quando não fisicamente faminto
4. Comer sozinho por embaraço pela quantidade de alimentos que consome
5. Sentir repulsa por si mesmo, depressão ou demasiada culpa após comer excessivamente
C. Acentuada angústia relativa à compulsão alimentar periódica.
D. A compulsão alimentar periódica ocorre pelo menos dois dias por semana, durante seis meses.
E. A compulsão alimentar periódica não está associada com o uso regular de comportamentos compensatórios inadequados, nem deve ocorrer durante o curso de AN ou BN.

tamentos farmacológicos, conforme a disponibilização destes de forma mais ampla na clínica psiquiátrica. Alguns antidepressivos tricíclicos, inibidores seletivos da recaptação da serotonina (ISRSs), como a fluoxetina, e mais recentemente agentes antiepilépticos e antiobesidade estão sendo testados em pessoas com transtornos alimentares. Além disso, outros medicamentos são usados para tratar co-morbidades específicas, como depressão ou ansiedade, e complicações médicas, como constipação grave, retardo no esvaziamento gástrico e osteopenia, encontradas na AN. Uma revisão gabaritada e abrangente da evolução nos tratamentos dos transtornos alimentares pode ser encontrada em Garner e Garfinkel (1997).

TERAPIA COGNITIVO-COMPORTAMENTAL PARA TRANSTORNOS ALIMENTARES

Programas de terapia cognitivo-comportamental com base em manuais foram desenvolvidos e já foram ou estão sendo avaliados para tratamento da AN e da BN, com modificações para o tratamento do TCAP e de outros EDNOS. Nos transtornos alimentares, o foco cognitivo é a preocupação extrema com a forma e o peso e a proposta de atitudes alternativas mais saudáveis em relação à comida, peso, forma e imagem corporal. Alguns exemplos de cognições disfuncionais encontradas freqüentemente em pacientes com transtornos alimentares são apresentados no Quadro 18.2. O foco comportamental são "experimentos" que visam a ajudar os pacientes a infirmar suas conclusões originais e confirmar crenças alternativas.

Bulimia nervosa e transtorno da compulsão alimentar periódica

A TCC "clássica" para BN, bem como suas modificações para o tratamento do TCAP, foi desenvolvida por Fairburn e colaboradores (1993) e revisada mais recentemente (Wilson, Fairbum, Agras, 1997). De acordo com o modelo teórico no qual o programa se baseia, é de primeira importância o valor dado à forma e ao peso corporal idealizados. Isto levaria as pacientes com BN a restringir a ingestão alimentar de maneira rígida e pouco realista – o que as tornaria fisiológica e psicologicamente suscetíveis a perdas periódicas do controle sobre a alimentação (ou seja, aos episódios bulímicos). As medidas para controlar o peso, purgativas ou não, seriam tentativas inadequadas para compensar os efeitos dos ataques bulími-

QUADRO 18.2 Cognições disfuncionais nos transtornos alimentares

Tipo	Exemplo
Hipergeneralização	"Eu como muito; nunca consigo controlar o que como" "Comi um biscoito; não consigo me controlar"
Catastrofização	"Engordei; nunca vou parar de engordar" "Perdi o controle e tive um ataque; tudo o que consegui até agora na terapia foi por água abaixo"
Pensamento dicotômico	"Legumes são alimentos bons; comidas com gordura são ruins" "Ou eu me controlo completamente, ou fico totalmente descontrolada e não paro de comer"
Minimização	"Posso ter conseguido ficar o dia inteiro sem ataques, mas preciso conseguir ficar todo o fim de semana" "Não adianta ter olhos bonitos se minhas pernas são gordas"
Leitura do pensamento	"Aquela mulher está me olhando: deve achar que estou gorda" "As pessoas me admiram quando estou magra"
Profecias que se autoconfirmam	"Nunca posso ter uma caixa de chocolate em casa" "Não vou conseguir comer como planejei hoje"

cos. No entanto, esses comportamentos compensatórios, como vômitos ou uso abusivo de laxantes, ajudariam a manter os episódios bulímicos devido à redução da ansiedade causada pelo risco de engordar e alterariam a saciedade normal, que regula a ingestão de comida. Por outro lado, os episódios bulímicos e purgativos provocariam sofrimento e baixa auto-estima, criando condições que, nesses pacientes, levariam a mais restrição alimentar e a novos episódios bulímicos. Os objetivos da terapia seriam tratar os sintomas comportamentais (ataques bulímicos e comportamentos compensatórios), substituir o padrão de restrição alimentar por um padrão mais adequado e modificar os pensamentos disfuncionais e os sentimentos negativos relacionados ao peso e à forma do corpo, o perfeccionismo excessivo e o pensamento dicotômico. O tratamento é conduzido ao longo de 20 sessões (seis meses), em média.

O programa tem quatro estágios: o primeiro, psicoeducativo, envolve informações sobre transtornos alimentares com episódios bulímicos, compulsão alimentar, suas conseqüências médicas, pesquisas relevantes e conhecimento atual sobre as hipóteses etiológicas e tratamentos, incluindo uma introdução à visão cognitiva da manutenção da BN. Em geral, isso pode ser feito em uma sessão. O segundo estágio, de monitoramento dos comportamentos alimentares, tem uma duração média de duas sessões. No terceiro, com duração de cerca de seis a oito sessões, ocorre a introdução de estratégias comportamentais para prevenir os episódios de compulsão alimentar e os comportamentos extremos para controle do peso e promover o autocontrole, com treinamento e técnicas para solução de problemas. Finalmente o quarto estágio, de desafio cognitivo e reestruturação das atitudes alimentares disfuncionais, ocorre em geral ao longo de oito sessões. As últimas sessões visam a estabelecer um plano para prevenção de recaídas e manutenção do tratamento.

Após uma sessão inicial de avaliação e revisão dos materiais educacionais, a parte principal das primeiras sessões é constituída pelo monitoramento dos comportamentos alimentares e de controle do peso. O foco é firmar o vínculo terapêutico e educar o paciente sobre a necessidade de mudar o comportamento. O paciente é pesado uma vez por semana e inicia o monitoramento alimentar desde a primeira sessão. O exemplo de uma ficha padrão de monitoramento é fornecido aos pacientes (Quadro 18.3). Uma ficha separada é usada para cada dia, e os pacientes são instruídos a reportar *tudo* o que comeram (incluindo os episódios de compulsão alimentar) e a fazê-lo na hora em que comem, e não uma vez ao dia. Nas sessões, as fichas são revisadas à procura de padrões comportamentais, particularmente momentos nos quais não comem nada e momentos em que os episódios bulímicos são comuns. Em geral, os pacientes precisam ser bastante encorajados a empenhar-se no monitoramento, uma vez que, no início, são avessos a isso. Técnicas para aumentar a motivação são freqüentemente usadas neste estágio. Por exemplo, pode-se pedir aos pacientes uma lista de "prós e contras" para melhorar ou não o transtorno alimentar. Se o paciente afirma "eu posso dizer exatamente o que como sem precisar escrever", é importante explicar que o propósito do monitoramento é mais do que simplesmente documentar, que escrever ajuda a regular os padrões alimentares, a avaliar mais profundamente a extensão do problema e a conhecer os fatores precipitantes dos episódios de compulsão alimentar e os comportamentos extremados de controle do peso.

O passo seguinte é ajudar os pacientes a instituir um plano alimentar. Para isso, eles precisarão decidir sobre os momentos em que irão comer e que tipo de comida irão ingerir. É importante lembrar que eles precisam aderir ao que foi planejado o máximo possível e resistir à pressão para compensar episódios de compulsão alimentar ou refeições especiais "pulando" a refeição seguinte. O foco neste estágio é mais o *quando* o paciente come do que *o que* come. O plano é geralmente constituído de três refeições e dois lanches. Freqüentemente há resistência por medo de engordar. É importante, nesse momento, lembrar que a maioria das pessoas não ganha peso significativo e que a redução dos episódios bulímicos

QUADRO 18.3 Exemplo fictício de uma ficha de monitoramento alimentar

Data	Horário	Lugar	Alimento consumido	TA	Pensamento	Sentimento
Segunda	8h	Em casa Cozinha	1 pote pequeno de iogurte *diet*	R	"Eu comi muito ontem à noite. Tenho que começar a cortar logo cedo para não ganhar peso."	Ansiosa
	14h	Trabalho	Uma maçã média	R	"Eu estou indo bem. Não comi nada que engorda. Consegui pular o almoço. Vou tentar ficar sem comer até à noite."	Feliz
	16h	Cafeteria	6 pães de queijo	R	"Eu estou com fome, mas não posso comer mais. Senão não perderei peso."	Ansiosa Irritada
	20h	Em casa Cozinha	Uma porção de sorvete de chocolate	R	"Eu estraguei tudo. Não acredito que compraram sorvete. Agora vou ganhar peso."	Ansiosa Triste Nervosa
	20h30min	Em casa Quarto	Sorvete: todo o resto do pote (quase 2 litros)	B/V	"Já que eu estraguei tudo por hoje, assim que terminar o pote de sorvete me livrarei vomitando tudo, então não ganharei peso e começarei tudo de novo amanhã. Eu não tenho autocontrole mesmo."	Ansiosa Triste Aliviada Enojada

TA = Transtorno Alimentar. Sintomas: R = restrição na dieta; B = episódio de compulsão alimentar; V = Vômito.

também promove redução nas calorias ingeridas. Os pacientes queixam-se de *empachamento* porque dizem estar comendo demais. Isso será usado como um reforço do modelo cognitivo, segundo o qual o medo de engordar leva à sensação de mal-estar físico. Técnicas de distração são introduzidas neste estágio para ajudar a prevenir a compulsão alimentar e os vômitos. Isso poderá incluir falar com alguém nos momentos mais vulneráveis, planejar previamente (o que fazer quando a refeição terminar) e formular uma lista de atividades para os momentos mais críticos (como, por exemplo, tomar um banho, fazer exercícios de relaxamento, como relaxamento muscular progressivo, sair para caminhar, fazer algo divertido e que possa proporcionar prazer). Os pacientes devem ser encorajados a tolerar certos afetos negativos e perceber que eles atingem um platô e diminuem com o tempo. Se os clientes apresentam sobrepeso, um programa gradual e não-intensivo de exercícios pode ser útil. O monitoramento e as estratégias comportamentais são revisadas a cada sessão e os progressos são valorizados e reforçados, afirmando-se que foram conseguidos pelo paciente.

A solução de problemas relacionados especificamente ao transtorno alimentar é o próximo elemento introduzido no programa. Os estágios da técnica de solução de problemas são: primeiro, define-se a situação, enfatizando que "não há situação que não possa ser solucionada", e identifica-se o problema. Soluções são propostas, e suas vantagens e desvantagens, listadas. Uma solução é escolhida e testada, o resultado é analisado e, caso não tenha sido satisfatório, retorna-se à lista de soluções propostas e outra solução é testada.

O próximo passo, muito importante, é eliminar as dietas. Para tanto, os pacientes são orientados a comer regularmente; isso inclui quantidades normais de comida, com especial atenção à qualidade das refeições; alimentos "proibidos" são incorporados gradualmente, de forma hierárquica, com aqueles menos "perigosos" sendo introduzidos primeiro. Os pacientes são alertados de que esses novos alimentos não deverão *substituir* os outros, mas sim ser *incorporados* à dieta. O foco, nesta fase, é *o que* e *como* os pacientes comem, e o princípio será de infirmar expectativas disfuncionais e aumentar a auto-estima. Os pacientes são encorajados a incorporar esses alimentos nas suas refeições, servindo-se de quantidades "normais". Nestas sessões, a orientação nutricional é essencial e o conceito de pirâmide alimentar pode ser introduzido. Essa pirâmide é construída colocando-se no topo alimentos ricos em gordura (para serem consumidos em pequenas quantidades) e, na base, as frutas e legumes (que deverão ser ingeridos em grandes quantidades). No meio da pirâmide são colocados, primeiro, alimentos com alto teor de proteínas e, a seguir, aqueles ricos em carboidratos. O foco passa a ser a *quantidade* de comida e o trato da incerteza, com a experiência de comer em diferentes circunstâncias (foco sobre *onde* comem). Propõe-se aos pacientes comer em restaurantes, casas de amigos e outros lugares onde eles não poderão controlar o que será servido e como os alimentos serão preparados.

As sessões seguintes envolvem o desafio cognitivo das atitudes disfuncionais relacionadas ao transtorno alimentar, particularmente a preocupação excessiva e a auto-avaliação centrada no peso e na forma do corpo. Um exemplo de desafio e reestruturação cognitivos é em torno da afirmação: "preciso ser magra para ser atraente e ter sucesso! Se ganhar peso, ficarei gorda e feia, e ninguém gostará de mim". Os questionamentos empregados são aqueles clássicos à técnica cognitiva, como os efeitos que teria o abandono dessa idéia, como isso afetaria a forma como o paciente sente e age, quais as vantagens e desvantagens, e se idéias alternativas poderiam proporcionar maior bem-estar. Outros padrões importantes freqüentemente encontrados em pessoas com transtornos alimentares e que devem ser tratados são o perfeccionismo e o pensamento dicotômico ("tudo ou nada"). Estratégias para aumentar a auto-estima, tais como iniciar novas atividades e trabalhar as relações de amizade, também podem ser incorporadas neste estágio. Ainda são empregadas técnicas comportamentais, tais como exposição a estímulos considerados perigosos e geralmente evitados, por exemplo, olhar-se no espelho, vestir roupas mais justas, ir à praia de maiô. Solicita-se aos pacientes que comparem seu corpo com o de outras pessoas e avaliem as imperfeições dos "padrões de beleza"; nas sessões, os pensamentos disfuncionais provocados pela exposição são utilizados para a reestruturação cognitiva.

Nas sessões finais, o foco é a promoção de atitudes positivas e a prevenção de recaídas. É importante orientar os pacientes sobre os "altos e baixos" e o possível retorno de alguns sintomas, que não representa necessariamente uma recaída, e reforçar que nunca é "um retorno ao começo", nem que "começou tudo de novo". Uma lista de estratégias para lidar com esses momentos de piora é estabelecida em conjunto pelo terapeuta e pelo paciente e poderá incluir o monitoramento alimentar por um breve período de tempo e a revisão das técnicas de distração usadas previamente de forma efetiva. No Quadro 18.4 encontra-se um exemplo de como os problemas que surgem durante a TCC podem ser discutidos.

Anorexia nervosa

Anorexia nervosa é um transtorno grave e complexo, diferente da BN, a terapia é conduzida ao longo de um a dois anos e freqüentemente inclui um período de reabilitação nutricional em meio hospitalar. Ao contrário da BN, não há, até o momento, evidências suficientes disponíveis sobre a efetividade da TCC para AN. Garner e Garfinkel (1997) descreveram um programa de TCC de três estágios que, em primeiro lugar, avalia e foca a natureza egossintônica da AN. Isso inclui o aumento da motivação para mudança, a formulação da função psicológica da AN para a pessoa, a prescrição de objetivos de peso e a normalização dos padrões alimen-

QUADRO 18.4 Exemplo de caso: mulher jovem com bulimia nervosa

Sandra era uma jovem estudante de 18 anos, entusiasta por esportes, que passava várias horas por dia fazendo ginástica ou correndo para manter seu preparo físico. Um dia ela desmaiou na academia e o serviço de emergência médica que prestou atendimento diagnosticou desidratação clínica; ela foi hospitalizada na mesma noite. A anamnese feita na admissão no hospital detectou que ela sofria de transtorno alimentar há quatro anos. Ela havia apresentado um leve sobrepeso no passado, com um IMC de cerca de 25, não tinha uma boa imagem de si mesma e encontrava dificuldades para fazer amigos. Decidiu então entrar num programa de condicionamento físico numa academia de ginástica e sentiu-se muito mais positiva em relação a si mesma após alguns meses de prática de exercícios. Os comentários positivos dos outros e o orgulho devido à perda de peso estimularam Sandra a restringir o que comia, e seu IMC baixou para 19. No entanto, era difícil manter a perda de peso, e nos últimos dois anos ela apresentou oscilações de até 5 kg em apenas algumas poucas semanas.

Também era difícil para Sandra controlar o que comia; ela relatou que era capaz de controlar e restringir a quantidade de comida que ingeria durante o dia, freqüentemente não comendo absolutamente nada, mas que, à noite, não conseguia parar de comer e apresentava episódios regulares de compulsão alimentar. Nesses episódios ela comia, por exemplo, duas ou três grossas fatias de pão ou de dois a três potes grandes de sorvete. A freqüência dos episódios havia aumentado muito nos últimos dois anos e atualmente era diária. Para tentar neutralizar os efeitos dos episódios de compulsão alimentar sobre seu peso, ela tomava até 50 comprimidos de laxantes após cada episódio. No dia da hospitalização, ela tinha tentado vomitar, mas não havia conseguido. Sentia-se aliviada de finalmente poder conversar com alguém sobre seus problemas alimentares e dizia sentir-se "miserável" diante da pequena esperança que tinha em melhorar ou mudar. Por causa de seu comportamento alimentar aberrante, Sandra tornou-se uma pessoa isolada socialmente; vivia sozinha, e já tinham se passado muitos meses desde que ela havia saído pela última vez com seus colegas e amigos de escola. A única parte positiva da sua história é que ela tinha conseguido levar adiante seus estudos, apesar de considerar que suas notas haviam baixado muito, com uma média de "B" ou "B+".

Após a reidratação, uma consultoria psiquiátrica foi solicitada e um tratamento ambulatorial para BN foi proposto. Sandra iniciou um programa de TCC e, ao sair do hospital, já fazia o monitoramento das refeições. Após quatro sessões ficou evidente que ela não fazia nenhuma refeição regular e insistia que "não havia nada em que ela pudesse pensar que poderia comer". Nesse ponto, a terapeuta adotou a técnica de resolução de problemas, explorando a natureza do problema. O que apareceu foi que, apesar de conseguir pensar em coisas que poderia comer, o problema era seu medo de perder o controle caso comesse refeições regulares. A terapeuta usou a técnica de resolução de problemas para aumentar a motivação de Sandra, revisando com ela as vantagens e desvantagens de não estar mais engajada no programa de TCC. Depois dessa sessão, Sandra concordou em tentar novamente e, junto com a terapeuta, desenvolveu um plano de cinco pequenas refeições diárias.

Depois de mais algumas sessões ela conseguiu reduzir seus episódios de compulsão alimentar e já comia regularmente. Havia formulado uma lista de estratégias para ajudá-la a prevenir os episódios de compulsão alimentar, que incluía ouvir uma fita cassete de relaxamento e tocar um instrumento musical à noite. Sua terapeuta saiu em férias por três semanas e, na volta, Sandra faltou à primeira sessão. Ela telefonou e veio à sessão seguinte, mas havia parado de fazer o monitoramento alimentar. Ela disse: "parece que eu perdi a motivação". A terapeuta reconheceu que, às vezes, interrupções no tratamento podem romper o andamento do programa terapêutico, mas que Sandra tinha condições de "voltar aos trilhos" novamente. Foi o que efetivamente aconteceu: Sandra retomou o monitoramento e voltou a comer, nas suas refeições habituais, alguns tipos de comida que, durante um bom tempo, ela só se permitia comer nos episódios de compulsão alimentar, como, por exemplo, sorvetes. Ela também prontamente se engajou nas técnicas de desafio e reestruturação cognitiva e reintroduziu alimentos que haviam sido eliminados da sua dieta regular, listando os seguintes alimentos na ordem do menos angustiante ao mais angustiante:

Batatas – cozidas ou assadas sem óleo
Batatas – fritas ou assadas no forno, com óleo
Biscoitos – sem recheio
Biscoitos – de chocolate
Tortas/bolos – sem recheio
Tortas/bolos – de chocolate com sorvete
Sobremesas
Sorvetes
Doces – fervidos ou assados
Doces – barras de chocolate

A cada semana ela adicionava um item na sua lista para o plano alimentar. Dizia sentir-se mais confortável comendo em companhia de outros colegas e estudantes e passou a aceitar convites para ir jantar com eles e a apreciar isso. Sentia-se muito confiante e positiva em relação a reatar seus anti-

(continua)

QUADRO 18.4 *(Continuação)*

> gos contatos sociais e a reduzir suas sessões de ginástica a uma vez por semana; passou a correr duas vezes por semana e entrou numa equipe de voleibol. Ela ganhou um pouco de peso e seu IMC estava em torno de 21 no final da terapia, mas a imagem corporal já não era uma questão tão importante na sua vida e ela estava bem menos preocupada com as idéias em torno da comida e do peso. Na décima quarta sessão, sua terapeuta propôs aumentar o intervalo entre as sessões, com uma a cada quinze dias, e programou o final da terapia para a décima oitava sessão, passando a discutir as estratégias para prevenir recaídas. Sandra não usava mais laxantes desde o início do tratamento e, ao final, suas refeições já podiam ser consideradas relativamente normais, apesar de não se sentir confortável se comesse chocolate e ainda apresentar um episódio de compulsão alimentar a cada duas ou três semanas. Ela se sentia mais satisfeita com suas notas, que eram, nesse momento, sempre "B".

*IMC=peso (kg)/altura² (m).

tares. A segunda fase envolve o desafio de crenças disfuncionais sobre a comida, as questões relativas ao peso e à forma do corpo, os padrões alimentares e a auto-estima. A fase final identifica sinais e fatores de recaída e estratégias para preveni-las. Fairburn, Shafran e Cooper (1999) propuseram uma abordagem mais específica, focalizando a necessidade extrema de autocontrole por meio do controle do peso, tendo como alvo o uso da comida, da forma e do peso como índices de autovalorização, a necessidade de autocontrole excessivo em geral e o uso de comportamentos alterados para controlar o peso, incluindo checagem constante do corpo e outros comportamentos semelhantes.

Um programa proposto por Kleifield e colaboradores em 1996 está sendo testado em quatro centros nos Estados Unidos (Cornell, Minnesota, Stanford e McKnight). Os objetivos e procedimentos desse programa são fundamentados em dois pressupostos básicos sobre a anorexia nervosa. O primeiro é que evitar a comida, o que na essência seria uma fobia, é *primordial* para a manutenção do transtorno. O segundo é que a AN tem uma função positiva na vida do paciente, proporcionando uma saída para as dificuldades nas diferentes etapas do desenvolvimento e diante de eventos de vida estressantes, freqüentemente de ordem interpessoal. Dessa forma, o transtorno, ao qual o paciente se apega com tenacidade, é constantemente reforçado; a perspectiva de abandonar o padrão de comportamento anoréxico, seguro e rotineiro, é aterrorizante e repulsiva.

O foco primário da terapia é ajudar o paciente a alcançar e manter padrões alimentares e de peso normais. O tratamento da restrição alimentar como uma fobia de comida baseia-se no pressuposto de que o medo de comer é ativado por crenças e pensamentos distorcidos sobre comida e peso. Evitar alimentar-se normalmente reduz o medo de engordar. A restrição alimentar é muito gratificante e tem um efeito positivo sobre a auto-estima.

Os temores dos pacientes e a restrição alimentar são tratados com técnicas cognitivas como desafio dos pensamentos disfuncionais (positivos e negativos) sobre ingestão e evitação de comida, métodos comportamentais que aumentam gradualmente a quantidade de comida ingerida e técnicas cognitivo-comportamentais que reduzem a ansiedade associada à mudança de comportamento. Como a restrição alimentar também tem uma função positiva que ocorre com mais freqüência em um contexto interpessoal, as correlações entre dificuldades interpessoais e padrões alimentares restritivos devem ser tratadas. O objetivo é identificar as áreas deficientes de resolução de problemas para as quais a AN formou uma solução desajustada e desenvolver novas habilidades para a solução de problemas.

A terapia é estruturada em quatro estágios. O primeiro, de aproximadamente 14 sessões, tem como foco (a) a avaliação detalhada da fobia de comida, dos sintomas alimentares e da função positiva da anorexia; (b) a formulação do esquema cognitivo abordando as dificuldades interpessoais, as deficiências na resolução de problemas e na identificação de elementos que reforçam a fobia de comida; e (c) a recuperação do peso e/ou a substituição das dietas restritivas por padrões alimentares mais normais. O foco do segundo estágio, também de aproximadamente 14 sessões, é o tratamento das dificuldades interpessoais e o aumento das habilidades para resolver problemas sociais. A ênfase no tratamento da fobia de comida e no medo de ganhar peso continua neste estágio. O terceiro estágio consiste de seis sessões e prepara o paciente para um funcionamento autônomo. São discutidas as técnicas para enfrentar futuras dificuldades e para manter expectativas razoáveis, objetivando a prevenção de recaídas. O quarto e último estágio consiste de sessões mensais em um período de três meses e trata de questões relacionadas ao final do tratamento.

No manual proposto, as sessões ocorrem duas vezes por semana no primeiro mês e uma vez por semana do segundo ao sexto mês. Elas passam a ser quinzenais do sétimo ao nono mês e mensais nos últimos três meses, totalizando 37 sessões de 50 minutos de duração durante um ano.

O manual aborda ainda dificuldades comuns e inerentes ao tratamento de pacientes com AN. A falta de motivação para participar honestamente do tratamento é uma dificuldade quase sempre presente. Solicitar aos pacientes que abandonem a anorexia é fazê-los desistir do mecanismo mais forte e mais utilizado para lidar com os problemas. Medidas para aumentar a motivação e reduzir o medo do tratamento, incorporando suporte, validação da concepção cognitiva da AN com o paciente, estabelecimento gradual dos objetivos e técnicas para reduzir a ansiedade, são discutidas no manual.

A EVIDÊNCIA CIENTÍFICA PARA A TCC NO TRATAMENTO DOS TRANSTORNOS ALIMENTARES

Bulimia nervosa

Hay e Bacaltchuk (2001) analisaram 29 estudos controlados comparando TCC com listas de espera, antidepressivos ou outras psicoterapias, utilizando uma definição ampla de TCC, incluindo técnicas de exposição e prevenção de resposta. Na comparação com listas de espera, um número significativamente maior de pacientes tratados com TCC apresentou remissão dos episódios de compulsão alimentar, purgação e melhora dos sintomas depressivos no final dos estudos. As taxas de remissão variaram de 33 a 92%, sendo que a taxa média de remissão dos episódios bulímicos nos estudos randomizados com metodologia padrão-ouro foi de 45% para TCC e 6% para lista de espera. Não houve modificação no peso, e os dados sobre o efeito da TCC no funcionamento social dos pacientes são escassos. Um dos estudos incluídos na revisão mostrou que os benefícios da TCC eram mantidos por até cinco anos. A comparação da TCC com outras formas de psicoterapia mostrou uma taxa de remissão maior nos pacientes tratados com TCC (40% *versus* 21%), mas não havia poder estatístico para mostrar a significância dessa diferença. Os pacientes tratados com TCC apresentam escores de depressão significativamente menores no final dos estudos. TCC em programas mais ou menos intensivos não foi superior a tratamentos feitos com manuais de auto-ajuda de base cognitivo-comportamental, e a incorporação de técnicas comportamentais de exposição com prevenção de resposta não aumentou o efeito da TCC clássica. Um estudo incluído na revisão comparou TCC com terapia interpessoal (TIP) em BN tipo purgativo. Ao final de 19 sessões de tratamento, 29% dos pacientes tratados com TCC apresentavam remissão, *versus* 6% com TIP; no entanto, essa diferença desapareceu após quatro, oito e 12 meses de seguimento, quando ambos os grupos apresentaram melhora. Os resultados mostram, portanto, que a TCC é eficaz, mas que pelo menos metade dos pacientes ainda apresenta episódios de compulsão alimentar ao final do programa. Mais estudos são necessários para avaliar efeitos específicos e inespecíficos da TCC, explorar características pessoais (por exemplo, motivação para a mudança) que possam ser preditivas de melhor resposta e avaliar os efeitos do tratamento a longo prazo. Outras limitações apresentadas na revisão referem-se à baixa qualidade metodológica dos estudos (57% não eram cegos), tamanho reduzido das amostras e falta de sistematização na avaliação dos possíveis efeitos prejudiciais dos tratamentos.

Anorexia nervosa

Uma revisão sistemática conduzida por Hay e Bacaltchuk (2003) e apresentada no 11th Cochrane Colloquium em 2000 identificou 19 estudos randomizados avaliando tratamentos para AN. A maioria dos estudos identificados incluía poucos pacientes (em geral menos de 50) e apresentava resultados negativos. Resumiremos a seguir os resultados de estudos avaliando TCC ou tratamentos similares.

Channon e colaboradores (1989) compararam TCC (com foco no tratamento cognitivo) com terapia comportamental (diário mais exposição) e terapia "eclética" padrão para AN em uma amostra de 24 pacientes ambulatoriais de um total de 34 pacientes encaminhadas a um serviço especializado. O tratamento compreendia 18 sessões intensivas durante seis meses, seguidas de seis sessões de reforço durante um período de *follow-up* de seis meses. A idade média das pacientes variou de 21,6 a 25,75 anos. De forma geral, todas as pacientes melhoraram e não houve diferença entre os grupos, mas a análise estatística foi inadequada. Pacientes do grupo de TCC apresentaram melhor adesão ao tratamento.

Serfaty e colaboradores (1999) compararam TCC (20 sessões) com orientação dietética em 35 pacientes acompanhadas durante seis meses. Todas as pacientes do grupo-controle abandonaram o tratamento em três meses. As pacientes tratadas com TCC mostraram melhora significativa no transtorno alimentar e na gravidade dos sintomas depressivos, bem como no índice de massa corpórea.

Eckert e colaboradores (1979) conduziram um estudo comparando terapia comportamental (condicionamento operante) com terapia não-comportamental em 81 pacientes hospitalizadas durante um período de 35 dias. Não houve diferença entre os grupos no ganho de peso. Os dados demográficos relatados nesse estudo foram mínimos.

Treasure e colaboradores (1995) compararam duas formas de tratamento ambulatorial, uma abordagem comportamental educacional e uma terapia cognitivo-analítica, para pacientes adultos com AN. Foram alocadas randomicamente 30 pacientes para um dos dois grupos de tratamento. Após um ano, o grupo havia ganho 6,8 kg e 19 pacientes (63%) apresentavam uma recuperação intermediária nos desfechos nutricionais. O grupo que recebeu terapia cognitivo-analítica relatou melhora subjetiva. Não houve outras diferenças entre os grupos nos demais parâmetros avaliados.

Bachar e colaboradores (1999) relataram uma comparação entre um tratamento de psicologia do *self* e um tratamento de orientação cognitivo-comportamental em pacientes com BN (n=25) e adolescentes com AN (idade média de 18,1 anos; n=8). O pequeno número de pacientes com AN limita muito as conclusões deste estudo. Todas haviam sido encaminhadas a especialistas e recebiam orientação nutricional. Cinco de seis pacientes tratadas com psicologia do *self* remitiram (IMC >18 e volta da menstruação) e nenhuma das duas tratadas com a abordagem cognitivo-comportamental remitiu após seis meses de tratamento.

ASSOCIAÇÃO DE TCC COM ANTIDEPRESSIVOS

Com relação aos tratamentos integrados, a farmacoterapia, em pacientes com AN, é mais freqüentemente utilizada como um adjuvante em programas de recuperação do peso de pacientes hospitalizados, ou em associação à psicoterapia e programas de manutenção do peso para pacientes tratados em regime ambulatorial. No entanto, não há evidência apoiando o uso de antidepressivos ou qualquer outro medicamento em combinação com TCC neste estágio do tratamento e, ao contrário da BN, pouca evidência sustenta o uso da TCC como uma psicoterapia específica, de escolha, na AN (Treasure e Schmidt, 2001). Os resultados dos estudos controlados na fase aguda da doença são, na maioria, negativos. Os antidepressivos podem ser úteis como tratamento adjuvante na prevenção de recaídas após a recuperação de peso.

Na BN, o uso de medicamentos como os antidepressivos em associação com TCC é freqüentemente útil, e há vários estudos randomizados publicados com resultados positivos. Uma metanálise publicada recentemente (Bacaltchuk e Hay, 2001) mostrou que a combinação de antidepressivos e psicoterapias focadas é superior ao uso isolado de ambos. O mecanismo de ação dos medicamentos associados à psicoterapia – o "biológico e o psicológico" atuando juntos e proporcionando um melhor resultado – é desconhecido, mas não é apanágio do tratamento dos transtornos alimentares. Por exemplo, no transtorno obsessivo-compulsivo, estudos de neuroimagem cerebral mostram mudanças após tratamentos psicológicos (Schwartz e colaboradores, 1996). Se efeitos semelhantes ocorrem em pacientes com BN ainda é algo meramente especulativo, mas relatos como os de Hirano e colaboradores (1999) e Kaye e colaboradores (2001) suportam a realização de novos estudos que explorem os mecanismos biológicos da ação dos tratamentos farmacológicos e psicológicos e os mecanismos da sinergia dos tratamentos associados.

Um ponto relevante que aparece nas metanálises é a taxa relativamente alta de abandono nos grupos em que o medicamento é usado, quando comparados à psicoterapia isolada. Isto sugere que os pacientes consideram os antidepressivos menos aceitos que a psicoterapia. A razão disto ainda não foi rigorosamente explorada nos estudos disponíveis. Uma possibilidade é o aparecimento de eventos adversos, mas poderia ser também o fato de que o uso de medicamento não recebe "crédito" por parte dos pacientes. Isto poderia explicar as taxas de abandono mais altas com placebo do que com antidepressivo em pacientes com AN reportadas no estudo de Kaye e colaboradores (2001). Sabe-se que uma série de fatores pessoais e socioculturais pode contribuir para a etiologia da BN e dos transtornos similares (Fairburn e colaboradores, 1997, 1998). Assim, tratamentos que parecem cuidar desses aspectos, tais como a TCC e a terapia interpessoal, são fáceis de "explicar" aos pacientes, no que se refere à teoria etiológica. Da mesma forma, no entanto, há evidências de que mecanismos biológicos como, por exemplo, possível depleção de serotonina (Kaye et al., 2001) também podem ser relevantes. Se essas alterações são causa ou conseqüência da BN não está ainda esclarecido, mas, de qualquer maneira, é o que justifica o uso de ISRSs no tratamento do transtorno.

Na prática, quando se trata de pacientes com transtornos alimentares, há várias situações em que o tratamento integrando medicamentos e psicoterapia é útil (Garfinkel e Walsh, 1997). A primeira é quando os pacientes apresentam episódios de compulsão alimentar muito freqüentes ou muito graves, e medicamentos como, por exemplo, os antidepressivos ajudam a reduzir os episódios ou sua gravidade melhorando as condições dos pacientes para engajarem-se na psicoterapia. Isso também é válido no caso de os pacientes apresentarem sintomas depressivos graves ou moderados. A terceira situação em que o uso de antidepressivos é indicado, também bastante comum, é quando os pacientes melhoram com a TCC mas alguns sintomas alimentares moderados ainda persistem. Finalmente, quando o acesso dos pacientes a um tratamento psicoterápico especializado é difícil ou quando tais tratamentos não são disponíveis, clínicos gerais podem indicar antidepressivos enquanto aguardam o encaminhamento e a opinião de especialistas.

Em resumo, apesar de a "evidência" para o uso de tratamentos integrados nos transtornos alimentares ainda não ser muito forte, há dados suficientes suportando a associação de antidepressivos e psicoterapia no tratamento da BN. Isto pode, no entanto, aumentar o risco de abandono do tratamento devido a eventos adversos ou à falta de credibilidade nos medicamentos por parte dos pacientes e deve ser discutido sistematicamente no início do tratamento.

REFERÊNCIAS BIBLIOGRÁFICAS

AALTO-SETALA, T. et al. One-month prevalence of depression and other DSM-IV disorders among young adults. *Psychol. Med.*, v.31, p.791-801, 2001.

APA. AMERICAN PSYCHIATRIC ASSOCIATION. *Diagnostic and statistical manual of mental disorders*. 3.ed. Washington: American Psychiatric Association, 1980.

ATTIA, E. et al. Does fluoxetine augment the inpatient treatment of anorexia nervosa? *Am. J. Psychiatry*, v.155, p.548-51, 1998.

BACALTCHUK, J.; HAY, P. Antidepressants versus psychological treatments and their combination for people with bulimia nervosa. *The Cochrane Library*, n. 4, 2001. Oxford: Update Software.

BACHAR, E. et al. Empirical comparison of two psychological therapies: self psychology and cognitive orientation in the treatment of anorexia and bulimia. *Journal Psychoter. Practice Research*, v.8, p.115-28, 1999.

BIEDERMAN, J. et al. Amitriptyline in the treatment of anorexia nervosa: a double-blind, placebo-controlled study. *J. Clin. Psychopharmacol.*, v.5, n.1, p.10-6, Feb.1985.

BRAMBILLA, F. et al. Combined cognitive-behavioral, psychopharmacological and nutritional therapy in bulimia nervosa. *Neuropsychobiology*, v.32, p.68-71, 1985.

BUSHNELL, J.A. et al. Prevalence of three bulimic syndromes in the general population. *Psychol. Med.*, v.20, p.671-80, 1990.

CHANNON, S. et al. A controlled trial of cognitive-behavioural and behavioural treatment of anorexia nervosa. *Behavior Research and Therapy*, v.27, n.5, p.529-35, 1989.

CRISP, A.H.; LACEY, J.H.; CRUTCHFIELD, M. Clomipramine and 'drive' in people with anorexia nervosa: an in-patient study. *Br. J. Psychiatry*, v.150, p.355-8, 1987.

ECKERT, E.D. et al. Behaviour therapy in anorexia nervosa. *British Journal of Psychiatry*, v.134, p.55-9, 1979.

FAIRBURN, C.G.; SHAFRAN, R.; COOPER, Z. A cognitive behavioural theory of anorexia nervosa. *Behav. Res. Ther.*, v.37, p.1-13, 1999.

FAIRBURN, C.G.; MARCUS, M.D.; WILSON, G.T. Cognitive-behavioural therapy for binge eating and bulimia nervosa: a comprehensive treatment manual. In: FAIRBURN, C.G.; WILSON, G.T. (Eds.). *Binge eating*: nature assessment and treatment. New York: Guilford,1993. p.361-404.

FAIRBURN, C.G. et al. Risk factors for binge eating disorder: a community-based case-control study. *Arch. Gen. Psychiatry*, v.55, p.425-32, 1998.

FAIRBURN, C.G. et al. Risk factors for bulimia nervosa: a community-based case-control study. *Arch. Gen. Psychiatry*, v.54, p.509-17, 1997.

GARFINKEL, P.E.; WALSH, B.T. Drug Therapies. In: GARNER, D.M.; GARFINKEL, P.E. *Handbook of treatment for eating disorders*. 2. ed. New York: Guilford, 1997.

GULL, W.W. Anorexia nervosa (apepsia hysterica, anorexia hysterica). *Transactions of the clinical society of London*, v.7, p.22-8, 1874.

HALL, A.; HAY, P. Eating disorder patient referrals form a population region 1977-1986. *Psychol. Med.*, v.21, p.697-701, 1991.

HALMI, K.A. et al. *Anorexia nervosa*: treatment efficacy of Cyproheptadine and amitriptyline. *Arch. Gen. Psychiatry*, v.43, n.2, p.177-81, 1986.

HAY, P. The epidemiology of eating disorder behaviours: an Australian community-based survey. *Int. J. Eating Disorders*, v.23, p.371-82, 1998.

HAY, P.; BACALTCHUK, J. Bulimia nervosa: extracts from "Clinical Evidence". *British Med. J.*, v.323, p.33-7, 2001.

_____. Psychotherapy for bulimia nervosa and binging. *Cochrane Data-base Syst. Rev.*, n.1, CD000562, 2003.

HIRANO, H. et al. Changes in cerebral blood flow in bulimia nervosa. *J. Comput. Assist. Tomogr.*, v.23, p.280-2, 1999.

KAYE, W. et al. Altered serotonin 2A receptor activity in women who have recovered form bulimia nervosa. *Am. J. Psychiatry*, v.156, p.1152-3, 2001.

KLEIFIELD, E.; WAGNER, S.; HALMI, K. Cognitive-behavioral treatment of anorexia nervosa. *The Psychiatric Clinics of North America*, v.19, p.715-34, 1996.

LACEY, J.H.; CRISP, A.H. Hunger, food intake and weight: the impact of clomipramine on a refeeding anorexia nervosa population. *Postgraduate Med. Journal*, v.56, p.79-85, 1980.

LASEGUE, C. De L'anorexia hysterique. *Archives Generales de Medicine*, v.1, p.385-403, 1873.

PAWLUCK, D.E.; GOREY, K.M. Secular trends in the incidence of anorexia nervosa: Integrative review of population-based studies. *Int. J. Eating Disorders*, v.23, p.347-52, 1998.

RUSSEL, G.F.M. Bulimia nervosa: an ominous variant of anorexia nervosa. *Psychol. Med.*, v.9, p.429-48, 1979.

SCHWARTZ, J.M. et al. Systematic changes in cerebral glucose metabolic rate after successful behavior modification treatment of obsessive-compulsive disorder. *Arch. Gen. Psychiatry*, v.53, p.109-13, 1996.

SERFATY, M.A. et al. Cognitive therapy versus dietary counselling in the outpatient treatment of anorexia nervosa: effect of the treatment phase. *European Eating Disorders Review*, v.7, p.334-50, 1999.

TREASURE, J.; SCHMIDT, U. Anorexia nervosa. *Clinical Evidence*, v.5, p.0-12, 2001.

TREASURE, J. et al. A pilot study of a randomized trial of cognitive analytical therapy vs. educational behavioural therapy for adult anorexia nervosa. *Behavior Research and Therapy*, v.33, p.363-7, 1995.

WILSON, G.T.; FAIRBURN, C.G.; AGRAS, W.S. Cognitive-behavioral therapy for bulimia nervosa. In: GARNER, D.M.; GARFINKEL, P. (Eds). *Handbook of treatment for eating disorders*. New York: Guilford, 1997. p.67-93.

Transtornos da personalidade

19

MELANIE PEREIRA

A terapia cognitiva, desenvolvida por Aaron Beck, foi primeiramente elaborada e estruturada para ser aplicada no tratamento do transtorno do humor unipolar e, posteriormente, em transtornos de ansiedade (Beck, 1964, 1967). A proposta inicial expandiu-se para vários outros tipos de transtornos, entre eles, os transtornos da personalidade (Beck e Freeman, 1990).

Existem poucos estudos de eficácia da aplicação da terapia cognitiva em transtornos da personalidade, sendo a maioria relatos de casos, estudos não-controlados ou efeitos da existência de transtornos da personalidade na evolução do tratamento de outros transtornos com psicoterapia cognitiva.

A abordagem dos transtornos da personalidade representa um desafio para nós, terapeutas em geral, por eles se caracterizarem por, segundo o DSM-IV (APA, 1994),

> um padrão persistente de experiências internas e comportamentos que se desviam de uma forma marcante das expectativas da cultura do indivíduo, inflexível, tendo início na adolescência ou início da vida adulta, estável através do tempo, que provoca estresse e dificuldade na interação social do indivíduo.

Estas características de abrangência, início precoce, rigidez e cronicidade tornam o tratamento psicoterápico, seja qual for o referencial teórico, extremamente difícil, não havendo nenhum método de tratamento com eficácia cientificamente comprovada neste transtorno. Outra dificuldade é a imprecisão dos critérios diagnósticos, mesmo em instrumentos como o DSM-IV e a CID-10, na caracterização dos diferentes tipos de transtornos da personalidade existentes.

PROCESSAMENTO DA INFORMAÇÃO E PERSONALIDADE

A maneira como os indivíduos processam os dados acerca de si mesmos, do ambiente e dos outros é influenciada por suas crenças e outros componentes de sua organização cognitiva. Na presença de um sofrimento psicológico, a utilização ordenada desses dados passa a ser sistematicamente distorcida, tendo como conseqüência disfunções marcantes na forma como o indivíduo relaciona-se consigo mesmo, com o ambiente que o cerca e com suas expectativas em relação ao futuro.

A origem das crenças disfuncionais está na interação entre a natureza do indivíduo, sua hipersensibilidade pessoal à rejeição, ao abandono, à oposição, ou seja, dificuldades inerentes ao fato de estar vivo, e componentes externos do seu ambiente, que podem reforçar ou atenuar essas vivências internas. Portanto, é pela repetição de situações externas traumáticas, associadas à hipersensibilidade do indivíduo, que vão se estruturando crenças disfuncionais. O indivíduo busca estratégias específicas compensatórias que o auxiliem a lidar e proteger-se da ativação dolorosa dessas crenças.

Nos transtornos da personalidade, o indivíduo desenvolve um arsenal pobre, rígido, inflexível de estratégias para lidar com suas crenças nucleares disfuncionais. Dessa forma, o paciente com personalidade paranóide evita sua crença de ser vulnerável aos outros sendo exageradamente desconfiado; o evitativo, a sua crença de rejeição evitando intimidades.

APLICAÇÃO DA TERAPIA COGNITIVA EM TRANSTORNOS DA PERSONALIDADE

Ao trabalharmos com transtornos da personalidade que têm como base o modelo de reestruturação de Beck, necessariamente estamos focalizando a modificação das crenças disfuncionais. Neste referencial, a abordagem de pacientes com transtornos da personalidade não se diferencia dos princípios básicos da psicoterapia proposta por Beck para outras patologias. Ela é ativa, estruturada na forma de apresentação da sessão, focada no aqui e agora, com ênfase em tarefas fora da sessão como forma de o indivíduo gradativamente tornar-se seu próprio terapeuta; necessita de uma sólida aliança terapêutica e utiliza as mesmas técnicas, como coleta de evidências e checagem de hipóteses, entre outras.

Algumas diferenças, no entanto, se impõem pelas próprias características do transtorno; a relação terapêutica é mais utilizada como instrumento de transtorno, já que uma das dificuldades principais do transtorno da personalidade são as relações interpessoais; o terapeuta é mais confrontativo e menos socrático, o tempo de duração do tratamento é maior, de um a três anos, e existe uma maior ênfase e utilização de dados da história passada, já que o processo de evolução da doença instala-se desde o início da vida do indivíduo.

Em transtornos da personalidade, mais do que em qualquer outra patologia psiquiátrica, não existe a possibilidade de traçarmos objetivos com o paciente sem termos uma conceitualização elaborada de forma cuidadosa.

Conceitualização

É o instrumental básico que se elabora para a compreensão de como o indivíduo se organizou de forma a poder interagir com o mundo externo com base em suas crenças nucleares disfuncionais. Podemos dizer que é o mapa pelo qual nos orientamos com o paciente para entender como ele vê a si mesmo, seu mundo e seu futuro.

As crenças proporcionam ao indivíduo as instruções para guiar o foco e a direção da vida diária e das situações especiais (Beck e Freeman, 1990), a partir da interpretação que ele faz de si mesmo e do mundo que o cercou e cerca. Uma pessoa com uma personalidade saudável é capaz de assimilar as informações a que tem acesso de forma mais apropriada por ter crenças a respeito de si mesma mais ajustadas à realidade, desenvolvendo padrões de comportamento mais adaptativos e flexíveis. O paciente com transtorno da personalidade obedece, distorce, armazena e retém informações de forma disfuncional, por sua rigidez e inflexibilidade.

Segundo Beck, crenças nucleares são fundamentais no processo de conceitualização; ele divide as crenças negativas em duas categorias: aquelas associadas a desesperança (sou inadequado, sou fraco, etc.); e aquelas associadas a não ser amado (ex.: sou indesejável, sem valor). A existência e a percepção dessas crenças são extremamente absolutas e dolorosas para o indivíduo, de forma que ele começa a criar regras, atitudes e padrões de comportamento a partir dessa "verdade" para compensar ou evitar a percepção de suas crenças sobre si e sobre o mundo, buscando sobreviver às percepções negativas de si mesmo.

Na conceitualização, pretende-se identificar com o indivíduo como isso ocorre, reconhecendo padrões de comportamento repetitivos do seu cotidiano, vendo o significado que o paciente dá a eles, ou seja, qual a sua crença, como ele se organizou para evitar ou compensar essa forma negativa de ser que ele acredita ter e que dados de sua história contribuíram para originar ou reforçar essa interpretação de si mesmo.

Cada transtorno da personalidade apresenta crenças e padrões comportamentais característicos; por exemplo, pacientes com personalidade dependente acreditam-se incompetentes e incapazes de lidar com as coisas; dessa forma, superdesenvolvem estratégias de apoiar-se nos outros e evitam decisões importantes e desafios, conseqüentemente subdesenvolvendo estratégias de autonomia e tomada de decisões.

```
┌─────────────────────────────────────────────┐
│  DIAGRAMA DE CONCEITUALIZAÇÃO COGNITIVA     │
└─────────────────────────────────────────────┘
```

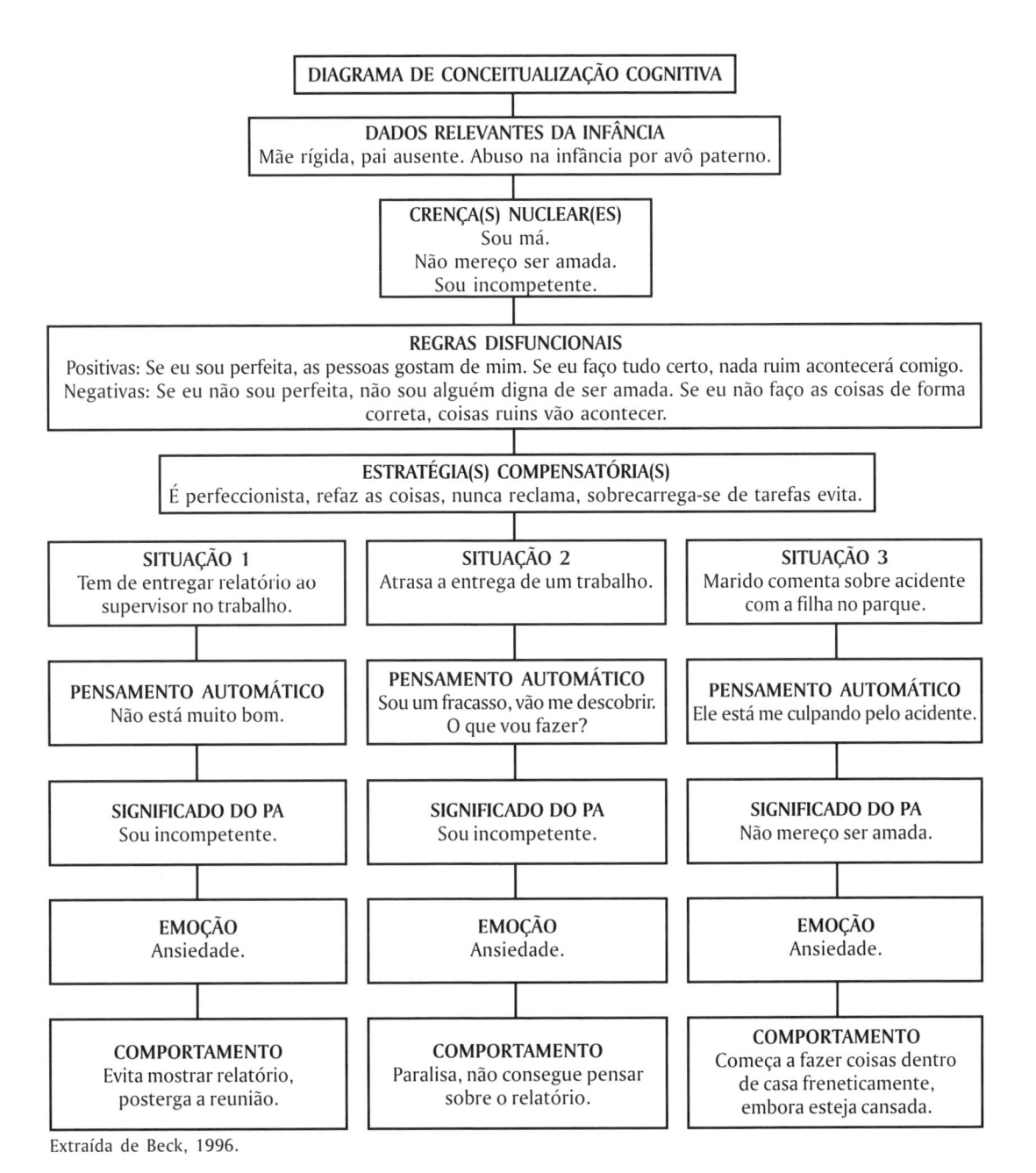

DADOS RELEVANTES DA INFÂNCIA
Mãe rígida, pai ausente. Abuso na infância por avô paterno.

CRENÇA(S) NUCLEAR(ES)
Sou má.
Não mereço ser amada.
Sou incompetente.

REGRAS DISFUNCIONAIS
Positivas: Se eu sou perfeita, as pessoas gostam de mim. Se eu faço tudo certo, nada ruim acontecerá comigo.
Negativas: Se eu não sou perfeita, não sou alguém digna de ser amada. Se eu não faço as coisas de forma correta, coisas ruins vão acontecer.

ESTRATÉGIA(S) COMPENSATÓRIA(S)
É perfeccionista, refaz as coisas, nunca reclama, sobrecarrega-se de tarefas evita.

SITUAÇÃO 1	SITUAÇÃO 2	SITUAÇÃO 3
Tem de entregar relatório ao supervisor no trabalho.	Atrasa a entrega de um trabalho.	Marido comenta sobre acidente com a filha no parque.
PENSAMENTO AUTOMÁTICO Não está muito bom.	**PENSAMENTO AUTOMÁTICO** Sou um fracasso, vão me descobrir. O que vou fazer?	**PENSAMENTO AUTOMÁTICO** Ele está me culpando pelo acidente.
SIGNIFICADO DO PA Sou incompetente.	**SIGNIFICADO DO PA** Sou incompetente.	**SIGNIFICADO DO PA** Não mereço ser amada.
EMOÇÃO Ansiedade.	**EMOÇÃO** Ansiedade.	**EMOÇÃO** Ansiedade.
COMPORTAMENTO Evita mostrar relatório, posterga a reunião.	**COMPORTAMENTO** Paralisa, não consegue pensar sobre o relatório.	**COMPORTAMENTO** Começa a fazer coisas dentro de casa freneticamente, embora esteja cansada.

Extraída de Beck, 1996.

FIGURA 19.1 Exemplo de um diagrama de conceitualização de uma paciente com transtorno da personalidade esquiva.

Beck e colaboradores, em seu livro sobre transtornos da personalidade (1990), propõem de forma esquematizada diferentes crenças e estratégias compensatórias para os diferentes tipos de transtornos da personalidade, como, por exemplo, no transtorno da personalidade esquiva:

Crença nuclear Sou indesejável.
Regras disfuncionais Se as pessoas conhecerem meu verdadeiro eu, irão me rejeitar. Se as pessoas não souberem sobre meu verdadeiro eu, serei aceita.
Estratégia compensatória Evita intimidade com as pessoas.

No tratamento dos transtornos da personalidade com terapia cognitiva, o primeiro desafio é montar e mostrar para o paciente como seu "jeito de ser" é, na verdade, uma forma pela qual ele "sobreviveu" à visão distorcida e negativa que tem a respeito de si mesmo, e que todo seu arsenal estratégico é extremamente útil, mesmo que muitas vezes tenha um alto custo. A proposta de tratamento com os recursos da terapia cognitiva é proporcionar um maior arsenal de estratégias, mais flexíveis e adaptadas à realidade, mas não partindo do princípio de que o indivíduo tem um "jeito errado de funcionar" ou precisa "mudar" ou abandonar suas estratégias de lidar com o mundo e consigo mesmo de forma absoluta.

ABORDAGEM FOCADA NOS ESQUEMAS PARA TRANSTORNO DA PERSONALIDADE

Uma outra forma de abordagem cognitiva dos transtornos da personalidade é proposta por Jeffrey Young (1994), a abordagem focada nos esquemas, uma expansão do modelo de reestruturação cognitiva proposto por Beck para este transtorno.

O modelo focado no esquema não tem a intenção de ser uma teoria de psicopatologia para transtornos da personalidade, mas sim uma teoria para guiar e auxiliar a intervenção clínica nesses pacientes, utilizando elementos cognitivos, comportamentais, experimentais e técnicas interpessoais; o conceito de "esquema" é um elemento unificador, assim como o conceito de "crença nuclear" é utilizado por Beck como o elemento final a ser trabalhado em seu modelo, principalmente na abordagem dos transtornos da personalidade.

A terapia focada nos esquemas, de Jeffrey Young, apresenta-se realmente como um instrumento de utilidade clínica na abordagem desses transtorno por apresentar de forma mais "didática" as maneiras como esses pacientes se "organizam" e a serviço do que está sua forma rígida e inflexível de funcionamento.

Um esquema, segundo Young

é um padrão do indivíduo pensar, sentir e conduzir-se extremamente estável e persistente que se desenvolve na infância e segue em elaboração durante a vida do indivíduo. É a maneira como a vida é sentida, são crenças e sentimentos em relação a si mesmo, ao ambiente, aceitas sem questionamento, que se autopreservam e são resistentes a mudanças. Atuam de forma sutil e passam despercebidas, mas, quando acionadas, trazem desconforto emocional significativo.

Quatro formas de apresentação de esquemas são propostas:

Esquemas precoces não-adaptativos – são esquemas *a priori* verdadeiros, irrefutáveis, aceitos de forma incondicional, que se autoperpetuam e, portanto, são resistentes a mudanças.

São confortáveis e familiares ao indivíduo: "Por mais incompetente e indesejável que eu acredite ser, para esta verdade eu tenho uma série de estratégias, que criei para poder conviver com ela".

Ao serem ativados pelo ambiente, esses esquemas provocam alto grau de sofrimento, como sentimentos intensos de tristeza e ansiedade, os quais o indivíduo não consegue entender. Eles são o resultado de experiências disfuncionais com pais, parentes e amigos durante os primeiros anos de vida do indivíduo.

Segundo Young, esses esquemas estão agrupados em cinco grandes categorias, que correspondem a cinco áreas gerais de domínio de funcionamento: (a) desconexão e rejeição, (b) autonomia e desempenho prejudicados, (c) limites prejudicados, (d) orientação para o outro, (e) hipervigilância e inibição (Young, 1998, revisado pelo autor).

Todas essas áreas gerais de funcionamento dizem respeito a tarefas básicas que uma criança necessita cumprir para se desenvolver de uma forma sadia. Quando esses esquemas não se processam de forma adequada, o indivíduo termina por ter dificuldades em sua relação consigo mesmo e com o mundo que o cerca em uma ou mais dessas áreas.

Pode-se dizer que uma criança tem cinco tarefas primárias a cumprir para seu desenvol-

QUADRO 19.1

Área de domínio	Esquema
Desconexão e rejeição	Abandono e instabilidade Desconfiança/abuso Privação emocional Defectividade/vergonha Isolamento social/alienação
Autonomia e desempenho prejudicados	Dependência/incompetência Vulnerabilidade ao dano ou à doença Emaranhamento/*self* subdesenvolvido Fracasso
Limites prejudicados	Merecimento/grandiosidade Autocontrole/autodisciplina insuficientes
Orientação para o outro	Subjugação Auto-sacrifício Busca de aprovação/reconhecimento
Hipervigilância e inibição	Negatividade/pessimismo Inibição emocional Padrões inflexíveis/crítica exagerada Caráter punitivo

vimento: conexão e aceitação, autonomia e desempenho, limites realistas, auto-orientação e auto-expressão, espontaneidade e prazer. Na presença de um ambiente externo parental ou social desfavorável, podem se desenvolver esquemas desadaptativos precoces que se perpetuam na vida adulta desse indivíduo.

Esquemas de manutenção – são a forma pela qual os esquemas desadaptativos são reforçados, por meio de distorções cognitivas ou padrões de comportamento derrotistas. Esses esquemas são responsáveis pela rigidez e inflexibilidade presentes nos transtornos da personalidade. O indivíduo supervaloriza as informações que confirmam seu esquema desadaptativo precoce e desconhece ou minimiza informações contrárias a ele.

Esquemas de evitação – são a forma pela qual o indivíduo evita a ativação de seus esquemas precoces desadaptativos, impedindo, assim, o desconforto intenso que estes lhe proporcionam quando ativados. Pode ser um processo de evitação cognitiva, pelo bloqueio de pensamentos e imagens; afetiva, com o bloqueio das emoções que são ativadas; ou comportamental, com a esquiva de situações de vida ou circunstâncias que possam ativar os esquemas precoces. A utilização desses esquemas, no entanto, tem o alto preço de limitar, de forma significativa, experiências afetivas e comportamentais na vida do indivíduo.

Esquemas de compensação – muitas vezes, o indivíduo assume um comportamento oposto ao que seria previsto para seu esquema precoce desadaptativo, também como forma de não ativá-lo.

Existem questionários auto-aplicáveis no livro *Reinventing your Life* (Young e Klosko, 1994), em que os diferentes esquemas precoces desadaptativos são apresentados ao paciente como "armadilhas" que mantêm seus padrões rígidos de funcionamento inalterados.

Na fusão das técnicas de Beck e de Young para os transtornos da personalidade, a utilização dos métodos de tratamento do modelo de reestruturação de Beck é a forma prevalente de abordagem clínica sistemática do paciente, o que implica revisar evidências que confirmam ou não a crença nuclear do indivíduo, as vantagens e desvantagens de manter regras disfuncionais, o questionamento e as experiências no aqui e agora da manutenção de estratégias evitativas, entre outras coisas. Associa-se a isso a maneira como Young apresenta clinicamente os transtornos da personalidade, a qual torna bem mais fácil para o paciente a compreensão de sua patologia, em comparação com critérios oferecidos pelo DSM-IV-TR ou pela CID-10.

O tratamento dos transtornos da personalidade dentro do modelo cognitivo continua sendo um desafio, assim como é para outros tipos de abordagens psicoterápicas. O modelo cognitivo certamente é um instrumento útil, mas que necessita de mais estudos que nos possam confirmar, de forma científica, a validade de sua aplicação. É um tratamento artesanal e criativo, como todo trabalho com este referencial teórico.

REFERÊNCIAS BIBLIOGRÁFICAS

APA. AMERICAN PSYCHIATRIC ASSOCIATION. *Diagnostic and statistical manual of mental disorders*. 4.ed. Washington, 1994.

BECK, J. Cognitive therapy of personality disorders. In: SALKOVSKIS, P.M. (Ed.). *Frontiers of cognitive therapy*. New York: Guilford, 1996. p.165-181.

_____. *Cognitive therapy*: basic and beyond. New York: Guilford, 1995.

BECK, A.T.; FREEMAN, A. *Cognitive therapy of personality disorders*. New York: Guilford, 1990.

YOUNG, J.E. *Cognitive therapy for personality disorders*: a schema-focused approach. Sarasota: Professional Resource, 1994.

_____. Schema-focused therapy. In: SALKOVSKIS, P. (Ed.) *Frontiers of cognitive therapy*. New York: Guilford, 1996. p.182-207.

YOUNG, J.; KLOSKO, J.S. *Reinventing your life*. [S.l.]: Peguin Books, 1994.

Transtorno afetivo bipolar

20

MÁRIO FRANCISCO JURUENA

O transtorno bipolar, previamente denominado e mais conhecido como maníaco-depressivo, não é um transtorno homogêneo. Atualmente, é considerado como parte do conjunto afetivo que inclui maior ou menor grau de: agitação, euforia, grandiosidade, impulsividade, irritabilidade, aceleração da linguagem e do pensamento, estímulo aos comportamentos adictivos e hedonistas.

Próximo ao início de 1980, a literatura começa a registrar relatos de caso sugerindo que a terapia cognitiva (TC) poderia ajudar esses pacientes com transtorno afetivo bipolar (TAB), capacitando-os com habilidades para modularem suas reações subjetivas ao estresse (Beck et al.,1979), fortalecerem sua auto-estima e diminuírem a oscilação do afeto em relação aos eventos da vida (Jacobs, 1982). Em adição a esta hipótese de redução do estresse, existem evidências de que a terapia cognitiva aumenta a aderência à psicofarmacoterapia. As características psicoeducativas da TC proporcionam aprendizado e compreensão sobre a abordagem terapêutica do processo cognitivo no TAB, e também aumentam a aderência ao tratamento farmacológico, desenvolvendo as habilidades para prevenir recaídas em depressões bipolares, e na (hipo)mania. A TC pode ser útil em melhorar a qualidade de vida e de funcionamento do indivíduo com TAB, ajudando no reconhecimento precoce dos sintomas e diminuindo as recaídas e a sintomatologia maníaco-depressiva.

Este estudo revisa a terapia cognitiva para o transtorno afetivo bipolar. O transtorno bipolar é uma doença mental grave, crônica, re-

QUADRO 20.1 Os três estágios de mania, segundo Carlson e Goodwin (1973)

	Estágio 1	Estágio 2	Estágio 3
Humor	Labilidade, euforia e irritabilidade devido a frustração	↑ Depressão, hostilidade e raiva	Disforia, pânico e desespero
Cognição	Grandiosidade, autoconfiança exagerada, pensamentos tangenciais e aceleração dos pensamentos	Fuga de idéias, desorganização cognitiva e delírios	Incoerência, delírios bizarros, alucinações, idéias de referência
Comportamento	↑ Atividade, ↑ fala, ↑ gastos, ↑ impulsividade	↑ Atividade, ↑ pressão p/ falar, agressividade	Atividade e atitudes bizarras e frenéticas

corrente e incapacitante. Enquanto alguns raros indivíduos podem experimentar somente um único episódio de mania e depressão em suas vidas, mais de 95% das pessoas com transtorno bipolar têm episódios recorrentes de depressão e mania ao longo da vida (Goodwin e Jamison, 1990). A probabilidade de experimentar novos episódios de depressão ou mania realmente aumenta com cada episódio subseqüente (Gelenberg et al., 1989), apesar do tratamento. Há também evidências de que o tempo entre os episódios diminui durante o curso da doença (Angst, 1981). Isto significa que os indivíduos passarão mais tempo doentes e menos tempo bem enquanto o transtorno progride. Aproximadamente 25% das pessoas com transtorno bipolar tipo I (Weissman et al., 1988) e até 60% dos bipolares tipo II tentam suicídio durante a evolução da doença (Juruena et al., 2000). Na tentativa de controlar o curso dessa doença, o tratamento farmacológico ao longo da vida ou de manutenção é geralmente indicado. Farmacoterapia de manutenção pode não eliminar completamente recorrências de mania ou depressão. Mas pode, no entanto, diminuir a freqüência, a duração e a gravidade dos episódios maníacos e depressivos (Baastrup e Schou, 1967), reduzindo o sofrimento do paciente, a hospitalização e o custo e melhorando seu funcionamento psicossocial.

Dados referentes à resposta terapêutica em somente 50% dos pacientes diagnosticados com TAB sustentam a associação de uma intervenção psicossocial para o tratamento deste transtorno afetivo recorrente (Patelis-Siotis, 2001). Os avanços dos sintomas podem ser precipitados pelo ambiente, por fatores orgânicos ou idiopáticos. Disfunção do sono, por exemplo, causada por eventos somáticos (como uma doença clínica), por viagem, por mudanças de fuso horário ou do ciclo sono-vigília, é um dos muitos mecanismos que podem relacionar-se com a piora dos sintomas (Wehr, 1987). Estressores psicossociais também podem precipitar o início de episódios da doença em transtorno bipolar (Kraepelin, 1921), embora talvez mais comumente episódios precoces do que episódios tardios de depressão e mania (Post, 1992). Ambiente e outros fatores podem interagir. Por exemplo, preocupação com problemas psicossociais pode levar os pacientes a esquecerem de tomar o medicamento, podendo causar disfunção do sono ou grave e prolongada disfunção emocional, com recaídas ou recorrências da depressão ou mania. Relacionando, uma identificação precoce pode permitir uma intervenção precoce e, talvez, uma prevenção de um episódio afetivo ou contenção rápida da evolução dos sintomas (Cochran, 1984).

No TAB, apesar das raízes biológicas, as oscilações no afeto, o comportamento e o temperamento manifestam-se principalmente no pensamento, na percepção, na linguagem e na cognição. As fortes mudanças no humor, na personalidade, no pensamento e no comportamento, inerentes ao transtorno bipolar, freqüentemente aprofundam efeitos nos relacionamentos interpessoais. A fragilidade afetiva (Goodwin e Jamison, 1990), a extravagância financeira, as flutuações nos níveis de sociabilidade, as indiscrições sexuais e os comportamentos violentos (Akiskal et al., 1977) são todos claramente fonte de desordem, confusão e conflito e se refletem nos relacionamentos daqueles que sofrem desta doença. Nos relacionamentos interpessoais, observamos desajustes com familiares e amigos, no trabalho e na comunidade.

OBJETIVOS DA TC PARA TRANSTORNO BIPOLAR

Os objetivos principais da TC no tratamento do transtorno bipolar são os seguintes:

1. Educar pacientes relacionados ao transtorno bipolar sobre a abordagem do tratamento e as dificuldades comuns associadas com a doença.
2. Ensinar aos pacientes um método para monitorar a ocorrência, a gravidade e o curso dos sintomas maníacos e depressivos.
3. Facilitar a aderência aos regimes medicamentosos prescritos.
4. Fornecer estratégias não-farmacológicas, especialmente habilidades cognitivas,

para dar conta de problemas cognitivos, afetivos e comportamentais associados com sintomas maníacos e depressivos.

A abordagem da TC no tratamento do transtorno bipolar está baseada em muitas suposições subjacentes. A *primeira suposição* é a de que os pensamentos, os sentimentos e os comportamentos das pessoas estão fortemente conectados, cada um influenciando o outro. Mudanças no humor e alterações no processo cognitivo, com início de depressão e mania, inevitavelmente influenciam o comportamento. As respostas comportamentais podem reforçar o defeituoso processo de informações e estados afetivos que estimularam o comportamento – um tipo de profecia de auto-realização (Quadro 20.2).

Esse ciclo vicioso, se deixado sem controle, pode exacerbar fortemente os sintomas. Mesmo quando os tratamentos medicamentosos não estão sendo otimamente efetivos, intervenções que quebram esse ciclo ascendente podem ajudar a reduzir a sintomatologia (Figura 20.1).

QUADRO 20.2 Abordagem da terapia cognitiva no transtorno afetivo bipolar

- Psicoeducação sobre TAB e terapêutica
- Monitorização e auto-estabilização da sintomatologia afetiva
- Manejo dos sintomas agudos
- Aumento da aderência à medicação
- Melhora do suporte social e familiar
- Elaboração conjunta, com paciente e família, de estratégias terapêuticas

Na TC, os pacientes são ensinados a reconhecer os padrões afetivos, cognitivos e comportamentais que pioram os seus sintomas. Uma vez que o padrão seja reconhecido, técnicas da TC podem ser usadas para "quebrar o ciclo", por meio da modificação de respostas cognitivas ou comportamentais. Esses sintomas podem também servir como sinais para procurar seu melhor controle farmacológico.

A *segunda suposição* subjacente da TC para transtorno bipolar é a de que pacientes que entendem o que significa ter o transtorno bi-

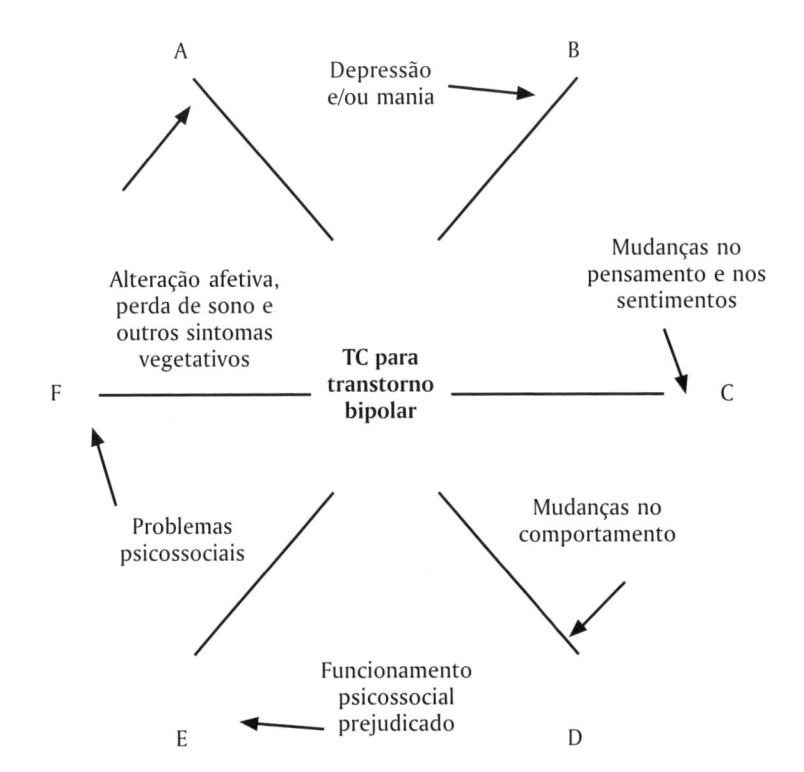

FIGURA 20.1 Os alvos das intervenções da TC para transtorno bipolar.

polar estarão aptos a desenvolver papéis mais ativos e chegar a decisões mais informadas sobre seus tratamentos. Portanto, a educação do paciente é introduzida antes que as técnicas da TC sejam ensinadas. A *terceira* é a de que a identificação dos sinais precoces de aviso de mania ou depressão fornece uma oportunidade para intervenção precoce e contenção dos sintomas. Educação ligada com tarefas de monitoramento de sintomas provê um veículo para a identificação precoce dos mesmos. A *quarta* é a de que a adição de intervenções cognitivas expande o arsenal do paciente contra as recaídas. Sintomas precoces mais leves podem não requerer medicações adicionais se eles puderem ser controlados com intervenções psicoterapêuticas (Quadro 20.3). A *quinta* é a de que a aumentada aderência ao medicamento permite que os pacientes recebam benefício máximo do tratamento. A TC é de pouco uso para pacientes bipolares quando a farmacoterapia falha. A *sexta* é a de que o melhor manejo dos problemas psicossociais que estressam os pacientes com transtorno bipolar e exacerbam sintomas pode ajudar na prevenção de recaídas ou de recorrências de mania ou depressão. A *sétima* é a de que a abordagem da TC enfatiza o ensinamento da habilidade para dar conta dos sintomas e das conseqüências do transtorno bipolar. Isto é, supõe-se que nem todos os problemas serão solucionados durante as sessões de terapia. Em vez disso, os problemas apresentados são usados para facilitar o ensinamento das técnicas de TC. Isso aumenta a capacidade de o paciente enfrentar os sintomas e os problemas entre as sessões. Desse modo, a terapia passa a ser mais do que uma série de visitas para intervenções de crises (Quadro 20.4).

A TC para transtorno bipolar difere das formas mais tradicionais de terapia cognitiva de muitas maneiras: (1) os pacientes normalmente não são doentes agudos durante as sessões educacionais e o treinamento de habilidades; (2) habilidades serão ensinadas de maneira didática; (3) somente poucas técnicas cognitivo-comportamentais serão ensinadas; (4) a agenda para cada sessão é um protocolo conduzido em oposição à conduta do paciente.

QUADRO 20.3 Detecção precoce de sintomas em transtorno afetivo bipolar

> Identificação de pacientes vulneráveis:
> a) Eventos estressantes
> b) Situações de alto risco
> c) Comportamento de risco
> d) Irregularidade de sono, alimentação, atividades psicossociais

QUADRO 20.4 Identificando crenças e pensamentos automáticos

> **Aderência à medicação:**
> "Quando eu falei de medicação, o que veio a sua mente, alguma imagem?"
>
> **Psicoeducação sobre TAB e terapêutica:**
> "Qual sua idéia e da sua família sobre TAB?"
>
> **Redução de sintomas maníacos/hipomaníacos:**
> Reconhecer sinais precoces, regular sono/alimentação
>
> **Redução de sintomas depressivos:**
> Identificar sintomas de desesperança, desamparo e baixa auto-estima na depressão bipolar

As características psicoeducativas da TC proporcionam, tanto para o paciente como para seus familiares e relacionamentos, o aprendizado sobre o que é o transtorno afetivo bipolar, permitindo e enfatizando o reconhecimento dos sintomas precoces, instruindo sobre o curso longitudinal e os fatores de risco de recaídas e explicando e exemplificando a importância e as características do tratamento, do uso dos medicamentos e da psicoterapia (Glick et al., 1994; Clarkin et al., 1998).

A TC aumenta a efetividade da aceitação, pelo paciente e pela família, do diagnóstico e do tratamento farmacológico, melhorando significativamente a adesão terapêutica. Especificamente, a TC pode ser útil no aumento da adesão ao tratamento, melhorando a qualidade de vida e o funcionamento psicossocial do paciente bipolar, ajudando na detecção precoce dos sintomas maníacos, hipomaníacos e depressivos (Quadro 20.5). Previne o alto índice de recaídas e recorrências com perdas afetivas, psicossociais e profissionais, modificando

QUADRO 20.5 Teste de realidade em sintomas maníacos

- Pensamentos de grandiosidade: "Eu sou *the best*..."
- Quantificar risco associado a cada idéia
- *Role-play* invertendo papéis
- Confrontar idéias com pelo menos duas pessoas

o padrão de pensamento e o comportamento do paciente com TAB.

A terapia cognitiva para transtorno afetivo bipolar reduz fatores de risco para oscilação do humor, permitindo: 1) reduzir o nível subjetivo de estresse, diminuindo a probabilidade de reativações; 2) aprender a romper com os ciclos, reconhecendo o humor normal e diferenciando-o dos sintomas iniciais de mania; 3) aprender a pensar e agir, sistemática e metodologicamente, para conter distratibilidade e impulsividade maníaca (Quadro 20.6).

Tendo a TC capacidade de prevenir recaídas em depressão unipolar, e sendo as recaídas no TAB freqüentemente relacionadas com a depressão bipolar, estudos descrevem psicoterapia cognitiva individual de longa duração (2 a 4 anos) para uma síndrome que os autores descrevem como disforia pós-maníaca e pós-depressiva, em que os critérios não são preenchidos, mas os pacientes continuam com irritabilidade, impaciência, inadequação e inquietação ou angústia (Jacobs, 1982). Muitos conceitos e técnicas da TC para depressão servem bem para o tratamento do TAB, assim como para identificação e mudanças nos pensamentos automáticos, foco na psicoeducação, na aderência e no monitoramento de sintomas (Swartz e Frank, 2001) (Quadro 20.7).

QUADRO 20.6 Reduzir impulsividade e hiperatividade

- Planejamento ativo (priorizar e reduzir)
- Período de reflexão entre: pensamento e ação; emoções e ações
- Adiamento de "decisões-chave" até comportamentos:
  (–) enérgicos e eufóricos; (–) deprimidos e apáticos
- Sentar e escutar; não se isolar nem destoar; não dominar conversações
- Estimular controle (reconhecer situações de risco e evitá-las)

QUADRO 20.7 Neutralizar distratibilidade e desorganização

- Sumário dos principais pontos de cada sessão
- Pacientes tomam notas e registram vivências durante as sessões
- Gravar sessões para o paciente (*audio-tape*)
- Enfatizar a importância de completar as "tarefas de casa"
- Discutir os prós e contras de ser espontâneo
- Minimizar os riscos e a sensação de perda de liberdade

Um problema comum no tratamento do transtorno bipolar é que as pessoas nem sempre tomam os medicamentos regularmente. Quando os pacientes não aderem aos regimes medicamentosos, não tomando os medicamentos no horário, a eficácia da farmacoterapia de manutenção é grandemente comprometida (Quadro 20.8).

QUADRO 20.8 Fazendo as pazes com a medicação

- Avaliar crenças sobre medicações
- Colaborar com o processo de aprendizado sobre os efeitos positivos e adversos da medicação
- Discutir efeitos estabilizadores do humor, comparar experiências pessoais do paciente
- Examinar vivências sem ou com medicação
- Criar rotinas para minimizar "esquecimentos" na utilização de medicamentos
- Com isso, diminui a incidência de recaídas e os sintomas residuais depressivos

Dependendo do desenho do estudo, estima-se que de 15 a 46% dos pacientes com esse transtorno não aderem completamente ao tratamento ou o abandonam freqüentemente (Connelly, 1984). A tradicional farmacoterapia de manutenção também pode falhar quando aumenta a gravidade dos sintomas e estes não são identificados precocemente e/ou não são tratados adequadamente, iniciando-se episódios completos de depressão ou mania. A ocorrência dos sintomas de humor subsindrômicos ou leves aumenta o risco de recorrências de depressão e mania em quatro vezes mais em pacientes com transtorno bipolar (Keller et al., 1991).

O conjunto de TC para transtorno bipolar é distribuído em um período maior que 12 meses, em sessões semanais. Assim como na terapia cognitiva tradicional, tarefa de casa é solicitada em cada sessão (Basco e Rush, 1996). O Quadro 20.9, a seguir, relaciona as fases do tratamento e os tópicos das sessões.

SESSÕES INICIAIS: CONSIDERAÇÕES SOBRE A PRÁTICA COGNITIVA EM BIPOLARES

A proposta dessas sessões é prover o paciente e os membros de sua família de uma compreensão racional do tratamento cognitivo para transtorno bipolar e de uma visão do processo do tratamento, incluindo os objetivos da terapia. Fornecer informações sobre os procedimentos de tratamento ajudará os pacientes a se prepararem para os meses seguintes. Além disso, os familiares e amigos, se presentes, aprenderão o que prover aos pacientes e o que é esperado dos mesmos. Talvez o mais importante sejam as sessões educacionais restantes, as quais provêm oportunidades para o clínico estabelecer uma aliança com os pacientes e seus familiares.

Objetivos das sessões

1. Fornecer uma visão do processo de tratamento.
2. Discutir os direitos do paciente:
   a. qualidade dos cuidados médicos;
   b. sigilo.

QUADRO 20.9 Fases do tratamento e tópicos das sessões

Fase	Tópico
Educação do paciente	
Sessão 1	Introdução sobre terapia cognitiva
Sessão 2	O que é transtorno bipolar?
Sessão 3	Medicamentos estabilizadores do humor
Sessão 4	Medicamentos antidepressivos
Sessão 5	Sintomas individuais do transtorno bipolar
Sessão 6	Monitoramento de sintomas
Aderência ao tratamento	
Sessão 7	Aderência ao tratamento
Intervenções cognitivo-comportamentais	
Sessão 8	Pensamentos distorcidos
Sessão 9	Mudanças cognitivas na depressão
Sessão 10	Análise lógica dos pensamentos automáticos negativos
Sessão 11	Mudanças cognitivas na mania
Sessão 12	Aspectos comportamentais da depressão
Sessão 13	Mudanças comportamentais na mania
Problemas psicossociais	
Sessão 14	Problemas psicossociais
Sessão 15	Avaliação do funcionamento psicossocial
Sessão 16	Desenvolvimento de habilidades para solução de problemas
Sessões 17-20	Resolução dos problemas psicossociais
Manutenção do tratamento 1-4 sessões/mês como indicado clinicamente	Revisão e utilização de habilidades da TC

Adaptação de Basco e Rush, 1996.

3. Esclarecer responsabilidades específicas dos pacientes no processo de tratamento.
4. Esclarecer responsabilidades específicas do médico, terapeuta, no processo de tratamento:
   a. qualidade dos cuidados;
   b. disponibilidade para emergências quando necessário;
   c. resposta honesta ao paciente.
5. Discutir as responsabilidades das famílias:
   a. detecção de sintomas;
   b. encorajamento e suporte aos pacientes.

Procedimentos

1. Introdução da terapêutica ao paciente e aos familiares. Fornecimento de cartões com o nome do médico e o número de seu telefone, o número do telefone da clínica e onde encontrá-lo em caso de emergência.
2. Revisão do plano de tratamento. Discussão das responsabilidades do paciente, do médico e dos familiares.
3. Revisão da proposta de fornecer tarefas de casa e cópia do material escrito necessário.

EDUCAÇÃO DO PACIENTE

Embora poucos médicos discordem da importância da educação de pacientes sobre as suas doenças médicas gerais e tratamento, pessoas com doenças psiquiátricas nem sempre recebem informação suficiente sobre seus transtornos ou tratamentos. Cada grupo pode ser responsável por essa falha na comunicação. Sintomas como concentração prejudicada, pensamentos rápidos, distratibilidade e ansiedade podem não ser aparentes aos clínicos, mas reduzir a compreensão da pessoa ou a retenção de informações. Da mesma forma, clínicos podem não transmitir informação ou não ter tempo suficiente para educar os pacientes. O jargão usado nas interações diárias entre profissionais freqüentemente confunde os pacientes ("você teve uma virada hipomaníaca", ou "você pode ter uma recorrência de depressão maior"). Os pacientes podem, às vezes, lembrar de um diagnóstico dado no passado, mas não entender o que isso significa. Eles nem sempre pedirão esclarecimentos, por causa do embaraço diante do reconhecimento de que não entenderam uma palavra ou expressão usada para descrever sua doença ou tratamento. Algumas vezes, os profissionais de cuidados de saúde falham em não fornecer informação adequada, porque eles acreditam que o paciente é incapaz de entender, está desinteressado ou já foi informado anteriormente por outro médico.

Às vezes, a informação fornecida sobre diagnóstico ou tratamento é muito geral ou muito vaga. Os pacientes podem pensar que entendem o que os médicos dizem, e estes, que forneceram explanações perfeitamente claras, mas ambos podem estar errados. Um simples exemplo é: "você precisa cuidar de sua dieta e fazer exercício". Essa recomendação comum falha em detalhes suficientes para alterar o comportamento da pessoa na loja de doces ou na mesa de jantar. Apesar das boas intenções, a aprendizagem não ocorre se a informação não for claramente enviada e recebida.

Em clínicas ou consultórios muito ocupados, freqüentemente há pouco tempo para a educação de pacientes. Devido à necessidade, os médicos encurtam suas consultas para poder assistir um grande número de pacientes. Enquanto há muitas explicações lógicas para a educação de pacientes sem informação, há poucas desculpas legítimas.

Há algumas evidências de que a educação de pacientes pode melhorar a aderência ao tratamento e facilitar o ajuste à doença. Vários estudos (Peet e Harvey, 1991; Van Gent e Zwart, 1991; Altamura e Mauri, 1985; Youssel, 1983; Seltzer, Roncari, Garfinkel, 1980) fornecem alguns exemplos do valor da educação de pacientes. É difícil dizer se o tipo de resultado observado (diminuição dos efeitos colaterais, melhor aderência) é dependente do tipo de informação fornecida. Pacientes psiquiátricos, assim como todos os outros, podem ser melhores participantes no processo de tratamento se entendem a natureza do transtorno e seus papéis no tratamento (Juruena, 2001).

Por que a educação da família é importante?

Os membros da família terão muitas questões sobre os sintomas da mania e da depressão, o tratamento e o prognóstico. A educação sobre o transtorno bipolar para membros da família tem duas funções. Primeiro, ajuda-os a lidar com suas próprias dores e sofrimentos e prepara-os para tempos difíceis que podem vir. Segundo, coloca-os como participantes ativos no processo de tratamento.

Aqueles que residem junto, que têm contato regular ou que podem assistir pacientes em tratamento devem ser envolvidos no processo de educação. Esposos(as), filhos e pais são bons candidatos. Algumas vezes, amigos da família são incluídos também. A real questão é: quem o paciente quer envolver no tratamento? É necessário medir o envolvimento de outros membros significativos, atendendo à necessidade de cada indivíduo. Como sempre, é importante para o médico proteger a confidência da informação do paciente e solicitar permissão do mesmo antes de comunicar informações clínicas aos outros envolvidos.

Quando educar pacientes e membros de sua família

Todo contato com pacientes e membros de suas famílias é uma oportunidade de educá-los sobre o convívio com o transtorno bipolar. O momento mais adequado é quando o diagnóstico inicial é realizado. Freqüentemente, isso ocorre em uma sala de emergência ou unidade hospitalar, quando o paciente está gravemente doente. Quando o estado mental do paciente está claro, começa o processo de educação. A equipe de tratamento deve estar preparada para responder a questões, como:

- "O que aconteceu comigo?"
- "O que causou isto?"
- "Por que eu tenho de tomar esta medicação?"
- "Eu tenho de tomar esta medicação o resto da minha vida?"
- "Quando eu vou poder sair do hospital?"
- "Quando eu voltarei ao normal?"
- "Isso vai acontecer de novo?"

MUDANÇAS COGNITIVAS EM MANIA

O propósito é iniciar o treinamento dos pacientes para monitorar os seus pensamentos distorcidos ou irritáveis, os quais podem sinalizar o começo de mania, e intervir com métodos que contenham e organizem os sintomas cognitivos. Quando os pacientes encontram seus pensamentos marcados por aumento de interesse em realizar um grande número de atividades, autoconfiança elevada ou grandiosidade, ou quando seus pensamentos estão mais dispersos ou desorganizados, eles podem usar tais pensamentos como sinal para o início do monitoramento dessas mudanças, as quais podem anunciar um episódio maníaco ou hipomaníaco, mais precisamente, e intervir de forma apropriada.

As mudanças cognitivas associadas com o início de hipomania e mania são freqüentemente sutis no início do curso do episódio. Ao ensinar os pacientes a monitorar esses pensamentos, deve-se considerar a evolução de mania como sintomas que se tornam clinicamente notáveis.

Objetivos das sessões

1. Revisar os tipos de pensamentos que podem servir como indicadores do começo de mania.
2. Treinar pacientes a identificar alteração de humor positivo e pensamentos associados a hipomania e mania.
3. Praticar a aplicação dos métodos de reestruturação cognitiva para cognição distorcida pela hipomania.
4. Ensinar métodos para avaliação de planos antes da ação.

Procedimentos

1. Estabelecer adesão e aliança terapêutica.
2. Revisar a análise lógica dos pensamentos automáticos sobre o tema da última sessão.
3. Revisar os pensamentos distorcidos que estão associados com o início de hipo-

mania ou mania. Pedir aos pacientes exemplos pessoais de seus pensamentos quando hipomaníaco ou maníaco.
4. Usar registros de pensamentos automáticos como um guia para ensinar os pacientes a identificarem seus pensamentos distorcidos.
5. Discutir como e quando monitorar pensamentos que podem anunciar mania. Aplicar uma técnica de reestruturação cognitiva para avaliar pensamentos distorcidos e, por conseqüência, modificá-los. Discutir quando notificar os psiquiatras dessas mudanças cognitivas.
6. Ensinar técnicas de vantagens e desvantagens e o conjunto de objetivos.
7. Atribuir tarefa de casa.

Tarefa de casa

Pedir ao paciente para manter um gráfico do humor para a próxima semana. Quando o humor do paciente cair além do limite normal, pedir para ele completar um registro de pensamentos disfuncionais (RPD). Enfatizar o automonitoramento das mudanças positivas no humor para essa tarefa de casa.

Para muitos, mas não para todos os pacientes com transtorno bipolar, o começo da mania ou hipomania pode ser uma experiência agradável. O seu humor melhora consideravelmente; eles se sentem energizados, excitados e otimistas. Para outros, mania e hipomania começam com irritabilidade e agitação. Sentimentos de disforia e euforia podem também alternar rapidamente em algumas pessoas que estão entrando em um episódio maníaco. Em episódios mistos, rápidas mudanças podem ocorrer entre bom humor e extrema irritabilidade. Pacientes que experimentam esses episódios maníacos disfóricos ou mistos relatam que são incapazes de predizer o seu humor de uma hora para outra durante esses episódios. Eles alertam para pensamentos acelerados e pensamentos intermitentes de tristeza grave.

A disforia pode ou não estar associada com uma maior velocidade ou conteúdo do discurso. Pacientes podem experimentar extrema fadiga e desejar descansar, mas ser incapazes de colocar suas mentes a descansar ou se desprender de uma variedade de atividades. Eles têm a experiência desconfortável e desagradável de serem direcionados a se envolverem em mais e mais atividades, enquanto se sentem mais e mais infelizes.

Episódios maníacos, hipomaníacos ou mistos habitualmente aparecem durante um período de dias até semanas. A natureza e a gravidade da sintomatologia (especialmente em episódios maníacos) podem impedir efetiva intervenção pelo paciente sozinho. Para algumas pessoas, há uma seqüência típica da progressão dos sintomas a um estado maníaco ou hipomaníaco, iniciando com um sintoma (insônia) e progredindo a outros (aumento do interesse sexual, sentimento de euforia). Mudanças nos padrões de pensamento, processo cognitivo ou preocupação com certas idéias podem ser parte dessa progressão. Alguns são conscientes dessas mudanças cognitivas e podem dizer: "Aqui vou eu de novo. Eu sempre começo pensando dessa maneira quando estou ficando maníaco". Esse reconhecimento pode ser um passo importante em agir apropriada e precocemente para controlar os sintomas.

Os membros da família ou outras pessoas próximas aos pacientes podem ajudá-los a reconhecer quando sintomas maníacos ou hipomaníacos estão retornando. Os familiares podem freqüentemente reconhecer o começo dos sintomas hipomaníacos em pacientes antes que estes estejam conscientes de suas próprias mudanças no humor ou nas ações. Se os familiares apóiam e ajudam mais do que criticam, os pacientes podem contar com suas observações para ajudar a determinar se as progressões dos sintomas estão de acordo com o desenvolvimento de um episódio maníaco ou hipomaníaco e se uma intervenção adicional é necessária.

Embora isso pareça simples, freqüentemente há considerável tensão entre o paciente e outros familiares em torno do aparecimento dos sintomas maníacos. Para a pessoa que tem estado deprimida por algum tempo, uma alteração fora da depressão pode ser confundida com hipomania pelos outros.

As alterações cognitivas da hipomania podem ser sutis e facilmente confundidas com "tendo um bom dia". Quando houver incerteza, o monitoramento dos sintomas ou dos exercícios de gráfico de avaliação do humor (afetivogramas) podem ajudar. O terapeuta pode facilitar o uso do monitoramento dos sintomas pelo encontro com o paciente e seus familiares para primeiro discutir quando e como monitorar sintomas e como lidar com as reações e manejar desentendimentos.

Os resultados preliminares indicam que a TC pode ser um adjunto efetivo na intervenção para o tratamento de TAB (Palmer et al., 1995; Lam et al., 1999; Zaretsky et al., 1999). O aumento do uso da terapia cognitiva em TAB e o reconhecimento da maior eficácia na associação de terapia cognitiva com medicação em bipolares fundamentam seu uso (Quadro 20.10).

QUADRO 20.10 Terapia cognitiva em pacientes bipolares previne recaídas

- Maior intervalo de eutimia entre os episódios maníacos
- Menor duração e intensidade dos sintomas
- Melhora no funcionamento social
- Menor necessidade e duração da hospitalização

Podemos concluir que dados preliminares sobre TC para TAB são promissores, mas ensaios clínicos randomizados mais rigorosos são necessários para confirmar sua eficácia. Uma outra área de pesquisa deve dedicar-se à compreensão dos processos cognitivos no TAB, o que nos permitiria refinar e desenvolver intervenções únicas de TC para este transtorno, buscando avaliar a eficácia da abordagem cognitiva, tão importante quanto os medicamentos para o TAB.

REFERÊNCIAS BIBLIOGRÁFICAS

AKISKAL, H. et al. Cyclothymic disorder: validating criteria for inclusion in the bipolar affective group. *American Journal of Psychiatry*, v.134, p.1227-33, 1977.

ALTAMURA, A.; MAURI, M. Plasma concentration, information and therapy adherence during long-term treatment with antidepressants. *British Journal of Clinical Pharmacology*, v.20, p.714-16, 1985.

ANGST, J. Clinical indications for a prophylactic treatment of depression. *Advances in Biological Psychiatry*, v.7, p.218-29, 1981.

BAASTRUP, P.; SCHOU, M. Lithium as a prophylactic agent: its effect against recurrent depression and manic-depressive psychosis. *Archives of General Psychiatry*, v.16, p.162-72, 1967.

BASCO, M.; RUSH, A. *Cognitive behavioral therapy for bipolar disorder*. New York: Gillford, 1996.

BAUER, M. et al. Manual-based group psychotherapy for bipolar disorder: a feasibility study. *J. Clin. Psychiatry*, v.59, 1998.

BECK, A.T.; RUSH, A.J.; SHAW, B.; EMERY, G. *Cognitive therapy of depression*. New York: Guilford, 1979.

CARLSON, G.A.; GOODWIN, F.K. The stages of mania: a longitudinal analysis of the manic episode. *Arch. Gen. Psychiatry*, v.28, p.221-28, 1973.

CLARKIN, J. et al. Effects of psychoeducational intervention for married patients with bipolar disorder and their spouses. *Psychiatric Services*, v.29, p.531-3, 1998.

COCHRAN, S. Preventing medical non-compliance in the outpatient treatment of bipolar affective Disorder. *J. Consult. Clin. Psychol.*, v.52, p.873-8, 1984.

CONNELLY, C. Compliance with outpatient lithium therapy. *Perspectives in Psychiatric Care*, v.2, p.44-50, 1984.

GELENBERG, A. et al. The meaning of serum lithium levels in maintenance therapy of mood disorders: a review of the literature. *Journal of Clinical Psychiatry*, v.50, p.17-22, 1989. Suppl.

GLICK, I. et al. Effectiveness in psychiatric care III: psychoeducation and outcome for patients with major affective disorder and their families. *Br. J. Psychiatry*, v.164, p.104-6, 1994.

GOODWIN, F.; JAMISON, K. *Manic-depressive illness*. New York: Oxford University, 1990.

JACOBS, L. Cognitive therapy of postmanic and postdepressive dysphoria in bipolar illness. *Am. J. Psychother*, v.36, p.450-8, 1982.

JURUENA, M.F. Terapia cognitiva: abordagem para o transtorno afetivo bipolar. *Revista de Psiquiatria Clínica*, v.28, n.6, p.322-30, 2001.

JURUENA, M.F. et al. Bipolar II and bipolar I disorder: more differences than DSM-IV diagnostic criteria. *The International Journal of Neuropsychopharmachology*, v.3, n.1, S337, 2000.

KELLER, M. et al. Subsyndromal symptoms in bipolar disorder: a comparison of standard and low serum levels of lithium. *Archives of General Psychiatry*, v.49, n.5, p.371-6, 1991.

KRAEPELIN, E. *Manic depressive insanity and paranoia*. Edinburgh: E&S, 1921. New York: Reprinted Arno Press, 1976.

LAM, D. et al. *Cognitive therapy for bipolar illness*: a pilot study of relapse preventions 6 months post therapy follow-up data. In: 3rd INTERNATIONAL BIPOLAR CONFERENCE, 1999, Pittsburgh.

NEWMAN,C. et al. *Bipolar:* a cognitive therapy approach. American Psychological Association, 2002.

PALMER, A. et al. CBT in a group format for bipolar affective disorder. *Behav. Cogn. Psychoter.,* v.23, p.153-68, 1995.

PATELIS-SIOTIS, I. Cognitive-behavioral therapy: applications for the management of bipolar disorder. *Bipolar Disorder,* v.3, p.1-10, 2001.

PEET, M.; HARVEY, N. Lithium maintenance: 1. a standard education programme for patients. *Br. J. Psychiatry,* v.158, p.197-200, 1991.

POST, R. Transduction of psychosocial stress into the neurobiology of recurrent affective disorder. *American Journal of Psychiatry,* v.149, p.999-1010, 1992.

SELTZER, A.; RONCARI, I.; GARFINKEL, P. Effect of patient education on medication compliance. *Canadian Journal of Psychiatry,* v.25, p.638-45, 1980.

SWARTZ, H.; FRANK, E. Psychoterapy for bipolar depression: a phase-specific treatment strategy? *Bipolar Disorder,* v.3, p.11-22, 2001.

VAN GENT, E.; ZWART, F. Psychoeducation of partners of bipolar-manic patients. *J. Affect. Disord.,* v.21, p.15-8, 1991.

WEHR, T.; GOODWIN, F. Can antidepressants cause mania and worsen the course of affective illness? *Am. J. Psychiatry,* v.144, p.1403-11, 1987.

WEISSMAN, M. et al. The epidemiology of dysthymia in 5 communities: rates, risks, comorbidity and treatment. *American Journal of Psychiatry,* v.145, n.7, p. 815-19, 1988.

YOUSSEL, F. Compliance with therapeutic regimens: a follow-up study for patients with affective disorders. *Journal of Advanced Nursing,* v.8, p.513-7, 1983.

ZARETSKY, A.; SEGAL, Z.; GEMAR, M. Cognitive therapy for bipolar depression: a pilot study. *Can. J. Psychiatry,* v.44, p.491-4, 1999.

Esquizofrenia

21

ELIZA MARTHA DE PAIVA BARRETTO, HELIO ELKIS

A esquizofrenia é um transtorno mental de evolução crônica, cuja prevalência na população gira em torno de 1%. Como todo transtorno psiquiátrico, suas causas são múltiplas, mas há fortes evidências que apontam para os mecanismos genéticos como um de seus principais fatores etiológicos. A presença de alterações cerebrais na esquizofrenia já está bem estabelecida, pois, quando comparados com controles normais, pacientes com diagnóstico de esquizofrenia apresentam anormalidades cerebrais significativamente mais graves (p.ex., dilatação dos ventrículos cerebrais).

Os sintomas da esquizofrenia são atualmente classificados em três tipos: positivos ou psicóticos (p.ex., delírios e alucinações), negativos ou deficitários (como embotamento afetivo, perda da capacidade volitiva) e de desorganização (p. ex., desorganização do pensamento). O método terapêutico de comprovada eficácia na esquizofrenia é a farmacoterapia com neurolépticos ou antipsicóticos, cuja primeira geração surgiu em 1955 (clorpromazina, haloperidol, entre os mais famosos) e a segunda em 1988 (clozapina, risperidona, olanzapina, quetiapina, ziprazidona e amissulpride).

No entanto, a idéia de que certos sintomas da esquizofrenia pudessem ser tratados por meios psicológicos não é nova; apesar de ter sido definida inicialmente como "demência precoce" por Kraepelin em 1896, devido ao seu curso deteriorante e pelas evidências de alterações cerebrais, Bleuler a renomeou, em 1908, "esquizofrenia" ("mente dividida"), pois acreditava que as alterações cerebrais exercem a patogenia, expressa por sintomas por ele considerados "fundamentais" (p.ex., desorganização do pensamento e embotamento afetivo, que hoje são denominados "de desorganização" ou "negativos", como vimos antes). No entanto, Bleuler considerava que os sintomas psicóticos, particularmente os delírios e as alucinações, eram influenciados por fatores da personalidade do paciente, daí serem por ele definidos como "acessórios", não-específicos e, sobretudo, passíveis de abordagem psicoterápica (Elkis, 2000).

Em 1952, Aaron T. Beck publicou um artigo sobre o tratamento ambulatorial bem-sucedido de um paciente esquizofrênico crônico que apresentava um delírio de culpa "emprestado" (Beck, 2002). O paciente, um veterano da II Guerra Mundial, dizia-se perseguido e vigiado, por meio de microfones, por 50 pessoas vestidas de branco (na realidade, técnicos em eletroencefalograma do hospital) que julgava serem empregados do FBI, mas que antes teriam sido seus antigos colegas de tropa. No decorrer de 30 sessões, Beck descobriu que a fonte do delírio baseava-se num esquema mental "emprestado" do pai, que tinha história de infecção venérea por sífilis e que havia também desenvolvido uma doença de Parkinson decorrente de uma encefalite prévia. De fato, seu pai temia o FBI, pois, apesar de realmente estar doente, havia conseguido a aposentadoria de forma algo irregular e mentirosa. No relato, surpreendentemente, Beck descobriu que havia uma identificação (ele usa esta palavra) entre o esquema mental paterno e o do paciente ao perceber as semelhanças entre as palavras "encefalograma" e "encefalítico" e ao identificar um ato falho quando o paciente uma vez usou a palavra "ensifilítico". Beck comenta que, tendo em conta que os neurolépticos não estavam disponíveis na época, o tratamento foi um sucesso, mas que hoje empregaria um modelo de terapia cognitiva clássica: definição de um programa de sessões, uso de questionamento socrático, emprego de resumos periódicos, desenvolvimento da capacidade de *feedback* por meio de *role-play* e tarefas para casa (Beck, 2002).

No entanto, durante muito tempo as técnicas cognitivas para terapia de psicóticos não evoluíram, e somente a partir dos anos 90 é que um grande número de ensaios clínicos passou a ser realizado no Reino Unido e na Austrália (Dickerson, 2000). Numa extensa revisão publicada em 2000, Dickerson compilou 20 ensaios clínicos controlados que foram classificados de acordo com a técnica de terapia cognitiva empregada: modificação de crenças, focalização/reatribuição, normalização, intervenção na psicose aguda e – para os estágios iniciais da psicose (primeiro episódio) – promoção de estratégias de adaptação e técnicas combinadas. Apresentaremos a seguir um resumo da revisão de Dickerson (2000) com a citação de um trabalho de cada técnica e sugerimos consultar esse autor para maiores detalhes que, devido a sua extensão, não puderam figurar no presente texto.

Nas técnicas de modificação de crenças há dois estágios: no primeiro, o terapeuta propõe ao paciente uma visão alternativa para os seus delírios, sem dizer ao paciente que ele está "errado". Numa segunda etapa, é proposto um "teste de realidade" para suas idéias (Chadwick e Birchwood, 1994). A focalização/reatribuição visa a reduzir a freqüência das alucinações e o estresse que as acompanha, focalizando primeiramente as características físicas das vozes, depois seu conteúdo, até discutir com o paciente suas crenças sobre as mesmas (Haddock et al., 1998).

A técnica de normalização visa a desestigmatizar os sintomas psicóticos, colocando-os dentro de uma perspectiva que enfatiza o papel de fatores estressores no seu desencadeamento (Kingdon e Turkington, 1991, 1994); um grande estudo recentemente publicado baseou-se nesta técnica (Sensky et al., 2000). As técnicas combinadas são didaticamente divididas em módulos (Fowler et al., 1995), os quais serão discutidos em detalhes no decorrer deste capítulo.

A intervenção na psicose aguda é uma variante para pacientes internados em que são usadas técnicas de terapia individual, grupal e de orientação familiar, sendo as mesmas muito semelhantes àquelas utilizadas para casos de primeiro episódio (Haddock et al., 1998).

No caso da adaptação, são usadas técnicas que ajudam o paciente a identificar e monitorar seus sintomas e então usar estratégias, tais como desvio da atenção, aumento ou diminuição dos níveis de atividade, para se adaptar e não se deixar dominar pelos sintomas (Tarrier et al., 1993). Esta técnica tem mostrado bons resultados no caso de sintomas positivos após um ano de interrupção do tratamento (Tarrier et al., 1999), sendo que uma variante grupal foi utilizada com sucesso em pacientes com alucinações persistentes (Wykes et al., 1999). Finalmente, vários ensaios clínicos têm empregado técnicas combinadas: estratégias de adaptação, agenda de atividades, relaxamento, explicação de sintomas, entre outras (Garety et al., 1994; Kuipers, 1996).

Duas revisões sistemáticas procurando evidenciar a eficácia da terapia cognitiva na esquizofrenia foram publicadas (Rector e Beck, 2001; Cormac et al., 2002); evidenciou-se uma superioridade da TC na redução de sintomas, principalmente dos positivos, em tratamentos a curto prazo. No entanto, ainda não há evidências de seu poder para reduzir taxas de recaídas ou tempo de internação, sendo que há várias questões metodológicas que precisam ser resolvidas em futuros ensaios clínicos, tais como a interação com a farmacoterapia, os déficits cognitivos, a falta de crítica em relação ao transtorno psiquiátrico e o custo/benefício (Dickerson, 2000; Seckinger e Amador, 2001).

ALGUMAS CONSIDERAÇÕES SOBRE OS SINTOMAS NEGATIVOS

Apesar de os sintomas positivos causarem grandes transtornos tanto na vida dos pacientes quanto na dos seus familiares, eles ainda são muito mais facilmente manejados pelos psiquiatras e psicólogos, por meio de drogas e mesmo com a TCC, do que os sintomas negativos. Kingdon e Turkington (1994) acreditam ser a frustração desencadeada pela resposta pobre ao tratamento um dos fatores para a produção, manutenção e expressão dessa negatividade.

Strauss e colaboradores (1989) afirmam ser crucial explorar possíveis fatores sociais e psicológicos nos sintomas negativos, justamente para poder entender esses sintomas de forma plena e, com isso, promover de forma mais adequada a prevenção e o tratamento; eles sugerem duas hipóteses etiológicas para os mesmos:

1ª – Sintomas negativos surgem muitas vezes como resposta a difíceis situações sociais e psicológicas. "Estes sintomas ajudariam pessoas com esquizofrenia a sobreviver."
2ª – Sintomas negativos teriam um impacto social e psicológico no curso da desordem. "Estes sintomas gerariam um mecanismo de *feedback* positivo que mantém ou exacerba a desordem e suas disfunções."

Os mesmos autores (Strauss et al., 1989) descrevem situações geradoras de angústia, experiências que contribuíram para alterar o aspecto psicológico do indivíduo:

A. A dor da recaída aos sintomas positivos (o medo de que ocorra a recaída).
B. Perda da esperança e da auto-estima.
C. A possibilidade de comportamentos bizarros e impulsivos.
D. Problemas em descobrir uma nova identidade como um não-paciente.
E. Sentimento de culpa por sintomas ocorridos no passado.
F. Ameaças potenciais de se envolver em uma situação social estressante.
G. Situações ambientais:
   – Institucionalização
   – Estigma da esquizofrenia
   – Custos do tratamento
   – Dificuldades com o trabalho.

Estratégias de TCC para lidar com os sintomas negativos

Slade e Bentall (1989) sugeriram um programa estruturado cujos principais aspectos são:

1. Treinamento de habilidades sociais (pode oferecer benefícios apenas por curtos períodos, muitas vezes fica difícil trazer os resultados para além das situações experimentais).
2. Treinamento de habilidades para lidar com situações vivenciais.
3. Treinamento de auto-instrução, em que o paciente aprende como lidar com determinadas situações.
4. Técnicas de solução de problemas, desenvolvem habilidades para que o paciente lide com seus problemas.
5. Programação de algumas atividades.

De maneira geral, todas as técnicas mostram dificuldades quando saem da situação experimental para a vida real. Essa transição deve ser bem trabalhada com o terapeuta, sendo a relação empática com o paciente fundamental. A proposta de Slade (1984) é de que os sintomas negativos seriam uma forma de proteção dos pacientes, e que se deveria buscar a compreensão do contexto social e psicológico vivido pelos mesmos. Esta abordagem já seria terapêutica, na medida em que o paciente compreende seus mecanismos, entende suas reações e passa a perder a sensação de estranheza com relação a si próprio.

Em todos os momentos em que o paciente permitiu que seu mundo interno fosse penetrado e percebeu que isso não representou riscos, barreiras começaram a ser desfeitas e o isolamento, reduzido.

OBJETIVOS DA TC PARA OS TRANSTORNOS PSICÓTICOS

1. Reduzir a angústia e a interferência que as vivências psicóticas causam ao indivíduo.
2. Por meio de uma participação ativa do paciente, promover a compreensão do transtorno psicótico, buscando uma auto-regulação desses sintomas; diminuir o risco de recaídas e auxiliar na reinserção social.
3. Reduzir os distúrbios emocionais, como ansiedade, depressão e desesperança, pela modificação de esquemas disfuncionais.

Modelo

O número de sessões e o tempo de cada uma delas sofrerá uma variação dependendo da complexidade, da gravidade do caso e do grau de engajamento e colaboração do paciente.

Normalmente ocorrem entre 20 e 25 sessões. O contato envolve cerca de seis meses de sessões semanais, algumas vezes iniciando com duas a três sessões por semana, seguindo-se um espaçamento posterior, quinzenal e depois mensal.

A terapia cognitiva permite algumas flexibilidades, principalmente com esse tipo de paciente. Algumas sessões podem ocorrer na casa do paciente, em caminhadas ao ar livre. Outros assuntos podem ser abordados em alguns momentos visando a tornar o clima mais relaxado.

MÓDULOS

Estes módulos foram propostos por Fowler e colaboradores (1995) e incorporam muitas características descritas em outros manuais (Kingdon e Turkington, 1994; Birchwood e Tarrier, 1992).

Primeira parte: Aliança terapêutica e avaliação.

Segunda parte: O terapeuta passa a utilizar estratégias cognitivas e comportamentais para ajudar o paciente a lidar com suas experiências psicóticas angustiantes, com suas reações emocionais graves ou com suas atitudes impulsivas.

Terceira parte: O terapeuta passa a oferecer uma nova perspectiva sobre a natureza das experiências psicóticas do paciente. Oferecem também alternativas para a natureza dessas experiências, inclusive relatando que vivências psicóticas surgem de disfunções biológicas (modelo biopsicossocial).

Quarta parte: Busca-se focalizar crenças específicas sobre as vozes. Mantêm-se os propósitos da terceira parte. Muitas explicações baseadas na realidade não são possíveis, e o terapeuta deve trabalhar dentro do sistema de crenças do paciente, buscando promover uma convivência mais adaptativa com o delírio.

Quinta parte: Avaliam-se as pressuposições disfuncionais a respeito de si próprio e dos outros e as estratégias para administrar recaídas.

Sexta parte: Consolidar uma nova perspectiva para os problemas individuais que envolvem todo curso da terapia e que implicará a auto-regulação dos sintomas psicóticos.

Observa-se uma dificuldade maior em trabalhar de forma totalmente estruturada como acontece com a TCC para outros transtornos. O transtorno de pânico, por exemplo, consegue ser mais "previsível"; mesmo que os sintomas e as cognições sejam de apresentações variadas, é mais fácil seguir um roteiro estruturado.

Diferentes pacientes requerem diferentes abordagens. No decorrer da terapia, vamos utilizando os instrumentos conforme surgem as questões.

Primeira parte

Aliança terapêutica

Pacientes psicóticos têm a desconfiança estruturada intrinsecamente, portanto, a empatia bilateral pode ser mais dificilmente alcançada. Na maioria das vezes, esses pacientes apresentam expectativas negativas ou ambivalentes com relação à terapia, com isso, discutir suas experiências e pensamentos pode ser difícil e angustiante.

São importantes as atitudes cordiais e ao mesmo tempo objetivas, nada que possa originar dupla interpretação e, com isso, um possível pensamento delirante. Explicar seu papel de maneira clara no processo do tratamento pode ser um bom começo.

O terapeuta deve dar uma breve descrição da terapia e falar a respeito dos objetivos. Também é importante buscar a expectativa do paciente quanto à terapia e aos seus próprios objetivos.

- "João, estou aqui para fazer parte do seu tratamento. Vamos discutir aquilo que vem lhe perturbando e talvez possamos encontrar juntos alguma maneira de você se sentir melhor, mais aliviado."
- "Gostaria que você me falasse o que espera destas sessões."
- "Poderíamos começar falando sobre alguns problemas que mais lhe têm perturbado."

O paciente pode requerer um espaço de tempo até que se sinta seguro para falar de suas vivências angustiantes, estranhas e mal compreendidas por todos. Provavelmente quando esse paciente estiver diante de você, muitas outras pessoas já lhe terão dito que suas idéias são absurdas, que nada daquilo está acontecendo, ou simplesmente: "Isto é coisa de louco". Definitivamente, esta não deve ser a sua postura. Sua opinião sobre os relatos do paciente será dada, mas no devido tempo, quando você tiver ganho a confiança dele e quando ele estiver mais preparado para a busca de outras possibilidades com relação aos seus pensamentos. Não precipite conclusões. Tente entrar e vivenciar seu mundo delirante para uma parceria melhor.

Avaliação

Ênfase deve ser dada a uma avaliação detalhada, para uma formulação individual do problema. Nos estágios iniciais, o terapeuta trabalha com o ponto de vista subjetivo dos pacientes quanto a seus problemas, por isso é fundamental a busca de detalhes sobre as vivências. Meichenbaum e Cameron (1973) descrevem a "técnica de Columbo", aquele detetive que se desculpa por ser tão confuso e pede que os eventos sejam detalhados cuidadosamente.

A aliança terapêutica e a avaliação têm duas funções principais: a primeira é uma relação terapêutica colaborativa e a segunda, a colheita de informações para uma formulação cognitiva personalizada.

A avaliação deve conter:

- Uma identificação clara dos problemas e de como diferentes problemas podem interagir simultaneamente (relação entre ouvir vozes e se sentir muito deprimido). Identificar os fatores-chave que podem estar envolvidos no desenvolvimento e na manutenção do problema.
- Avaliação detalhada de sintomas psicóticos específicos.
- Uma análise dos mais salientes sintomas sob a óptica cognitiva e comportamental.
- Planos a longo e curto prazos.
- Avaliação dos modelos das relações sociais e comportamentais do paciente.
- Diagnóstico e medicações que vêm sendo utilizados.
- As perspectivas do paciente referentes ao seu problema e a história da adaptação para experiências psicóticas.

Deve ficar claro ao paciente que vocês gastarão algumas sessões avaliando as suas dificuldades. Esta é uma fase importante para consolidar a aliança terapêutica, uma vez que muitos pacientes terão a primeira oportunidade de sentir que são levados a sério, ou melhor, que seu ponto de vista é levado a sério.

Segunda parte

Utilização de estratégias cognitivas e comportamentais para ajudar os pacientes a lidar com suas experiências psicóticas e atitudes impulsivas

As técnicas da TCC são as comumente descritas; a partir de um trabalho próximo e colaborativo com o paciente passa a ser possível encontrar a melhor estratégia para lidar com os sintomas.

As técnicas comportamentais incluem treino de relaxamento, programação de atividades, dessensibilização, treinamento de habilidades sociais, auto-instrução e controle do pensamento.

As estratégias serão individualmente avaliadas. Em alguns casos, chegaremos à conclusão (terapeuta e paciente) de que evitar estressores é benéfico para o autocontrole dos sintomas, já em outros, a dessensibilização do estressor, com exposições graduais *in vivo,* se mostra mais efetiva. As estratégias de aumentar ou diminuir o contato com tudo aquilo que está relacionado ao sintoma devem ser avaliadas, simplesmente, pela observação de aumento ou diminuição do próprio sintoma. A melhor resposta será a melhor estratégia.

T: "As vozes surgem mais quando você está nervoso, certo, João? Tente me dizer o que lhe deixa muito irritado."
P: "Quando saio na rua e vejo aqueles meninos que brincam na praça, eu sempre tenho a impressão de que riem de mim, às vezes, de que têm medo."
T: "Você acha que deixar de usar aquele caminho da praça poderia ser uma opção para ir ao supermercado sem se aborrecer?"
P: "Posso tentar. Tenho que dar uma volta grande, mas pode ser melhor."

Ao longo das demais sessões, esta se revelou ser uma boa estratégia. O paciente descobriu que poderia continuar saindo à rua sem voltar para casa muito irritado e com isto ter as alucinações acentuadas.

Já o exemplo de Maria mostra técnicas de exposições graduais ao agente estressor e a possibilidade de uma reestruturação cognitiva.

T: "Maria, a igreja é o lugar onde você mais se sente mal compreendida, como se todos a olhassem com reprovação e cada gesto seu fosse interpretado como algo obsceno. Entendi corretamente?"
P: "É... É assim mesmo. Às vezes também ocorre na quitanda e no supermercado, mas na igreja é pior."
T: "Eu me lembro de uma vez em que sua irmã estava conosco e perguntamos se ela já havia notado alguns gestos obscenos da sua parte. Você se lembra?"
P: "Sim."
T: "Você se lembra da resposta?"
P: "Ela disse que nunca viu."
T: "Certo. Será que poderíamos supor que pode ser um erro no seu julgamento? Se ela, que está com você o tempo todo, nunca percebeu, talvez você possa pensar desta forma quando estiver na igreja, ou em qualquer outro lugar em que lhe venha aquele pensamento."
P: "Ah... Posso tentar. E se eu ficar muito nervosa?"
T: "Você poderia, além de pensar desta outra forma, fazer aquela respiração e o relaxamento de que falamos anteriormente."

A paciente vem se expondo com sucesso. Consegue reduzir seu delírio a um erro simples de julgamento algumas vezes; em outras, quando sua certeza é muito forte, ela faz a respiração, tenta se distrair com leituras ou com músicas. Com isso, tem freqüentado regularmente a igreja, com diminuição acentuada da angústia que as vivências delirantes vinham lhe causando.

Poderíamos entender o manejo de atitudes impulsivas ou de ideações suicidas com este exemplo: João conta de vozes persistentes que lhe criticam e dizem que todas as suas conquistas, como diploma do Ensino Fundamental e de Datilografia, são falsas. Muitas vezes essas vozes vêm da TV, mesmo desligada, o que já lhe valeu dois aparelhos quebrados. Conta que, em alguns episódios em que isso era muito intenso, chegou a sair de casa querendo se jogar embaixo de um carro para acabar com sua vida.

T: "João, pelo que você disse, parece que é nesses momentos mais angustiantes,

quando aparecem essas vozes, que você parece perder totalmente o controle sobre si próprio. Você acha isso também?"
P: "É muito ruim. Fico desesperado, querendo morrer, sumir, tirar aquilo de dentro de mim."
T: "Portanto, estamos descobrindo uma relação forte entre as vozes e esse sentimento de desespero. Tente se lembrar de algumas vezes em que você conseguiu resistir e não tomar nenhuma atitude impulsiva, como quebrar as coisas ou jogar objetos. Isso porque não é sempre que as vozes vêm que você faz algo fora do seu controle; portanto, nessas ocasiões, você foi mais forte que elas e, de alguma forma, a qual vamos descobrir, você conseguiu superar esse momento. Tente se recordar."
P: "Hum... Hum... Acho que escrever naquele diário que você me deu ajuda."
T: "E você escreve o quê nesses momentos?"
P: "Às vezes escrevo sobre as vozes, outras, alguma coisa que eu gostaria de ter feito e nunca consegui."
T: "Certo. Isso o alivia?"
P: "Sim."
T: "João, se chegarmos um pouco mais fundo, talvez possamos descobrir mais coisas. Nós discutimos que as vozes surgem mais intensamente quando você fica nervoso e, surgindo as vozes, você fica desesperado, certo?"
P: "Certo."
T: "Então, poderíamos tentar interromper essa seqüência ainda mais atrás. Teríamos, então, duas alternativas: aprender a lidar com aquilo que o deixa muito nervoso e, se não for possível, fazer algo para se distrair, como o diário, de forma que você consiga interromper as vozes. O que lhe parece?"
P: "É... Talvez eu consiga, preciso ficar atento a tudo isso."
T: "Isto mesmo, preste atenção nesta seqüência, tente quebrá-la e assim superar este mal-estar todo."

Esta estratégia recomendada por Fowler, Garety e Kuipers se baseia na de Linehan (1993) para tratamento de pacientes com transtorno da personalidade *borderline*. O primeiro passo é identificar de maneira clara como ocorre o comportamento impulsivo ou autodestrutivo, conduzindo, a partir daí, uma análise cognitiva e comportamental dos fatores desencadeantes e das conseqüências desses atos.

Esta análise propiciará aquilo que será o foco da intervenção. Sabe-se que atitudes impulsivas são, na maioria das vezes, precedidas por fatos que geram fortes emoções. O próximo passo consiste em fecharmos um acordo com o paciente; em outras palavras, que ele esteja disposto a "formar um time" para controlar seus comportamentos indesejados. A seguir, junto com o paciente, iremos identificar situações em que, apesar de muita angústia, da presença de alucinações e de vivências delirantes, o paciente conseguiu resistir ao impulso.

A avaliação cuidadosa dos fatos, das emoções que geram essas sensações de perda de controle, associada a algumas estratégias já utilizadas, poderia levar a comportamentos alternativos, mais adaptativos, devolvendo ao paciente o autocontrole.

Nos casos em que a presença desses comportamentos impulsivos e o risco de suicídio são significativamente altos, o terapeuta deve trabalhar em conjunto com a família, bem como com os outros profissionais envolvidos no tratamento.

Terceira parte

Propostas de novas perspectivas sobre a natureza das experiências psicóticas do paciente

Neste estágio a aliança terapêutica provavelmente se encontra bem estruturada, possibilitando ao terapeuta a busca de novas perspectivas para as vivências psicóticas.

Iniciaremos reavaliando as evidências que o paciente usou para a conclusão dos seus delírios. Não se deve discutir propriamente as cognições quentes (esquemas), mas as evidências que as suportam. Aqui poderemos usar evidências que não foram utilizadas, quebrando a rigidez imposta pelo delírio – "Esta é a única explicação possível?"

Algumas colocações sobre possibilidades de disfunções neuroquímicas estarem levando ao sintoma devem ser feitas. Explicações técnicas (científicas) podem ajudar a aliviar os sintomas, por exemplo: sabemos que 30% dos pacientes psicóticos preenchem critérios para trauma prévio. Esse trauma seria um alimento para as alucinações. Tal explicação pode aliviar muito os pacientes. O simples relato de sintomas de outros pacientes abre a possibilidade de admitir que poderia se tratar de uma doença que também ocorre com outras pessoas.

Poderemos falar na separação entre o mundo interno e o mundo externo, uma vez que estamos cogitando a presença de sintomas decorrentes de um erro no julgamento. Podemos sugerir que esses fenômenos estão acontecendo em processos internos e não na realidade externa, diminuindo a sensação de ameaça constante. Se o paciente consegue aceitar e entender esta idéia, a diminuição da angústia e do medo causado pelas vivências psicóticas é drástica.

Ao longo das sessões o terapeuta deslocará o foco da terapia, que se inicia buscando a compreensão da natureza do problema do paciente, entendendo a óptica pela qual ele experimenta esses problemas e passando lentamente para outras possibilidades de interpretação dos fatos.

Agora, com o contato mais fluente com o paciente, é possível colocar as suas posições, o que você pensa a respeito dos fatos.

T: "Maria, você decidiu não comprar mais pão na padaria da esquina porque o dono sabe de seus pensamentos obscenos e julga você uma mulher sem moral. Entendi corretamente?"
P: "É isso mesmo."
T: "Ele disse para você que não fosse mais na padaria dele?"
P: "Não! Falar ele não falou."
T: "E como você concluiu a posição dele?"
P: "Bem... Acho que pela cara dele, o olhar... Sei que ele não me quer por perto."
T: "Você tem certeza dessa posição do dono da padaria?"
P: "Tenho. Quero dizer, praticamente."
T: "Vou sugerir que procuremos buscar mais evidências para isto. Afinal, parece-me que você está pressupondo. Você não conseguiu me dizer uma evidência clara para pensar assim."
P: "Mas você está duvidando de mim?"
T: "Duvidar não é a palavra certa. Estou aqui para lhe ajudar a vencer coisas que a angustiam. Imagino que esta situação seja uma delas. As pessoas, quando têm "impressões" como esta sua, costumam pular até as conclusões sem evidências suficientes. Você pode estar fazendo isso, e o Sr. Manoel pode não ter nada contra você. Que tal ir até a padaria e colher mais dados sobre as suas suposições?"
P: "Posso tentar."

Maria foi até a padaria e seu Manoel foi muito amável. Ela conseguiu chegar à próxima sessão muito feliz com a conclusão de estar errada no seu julgamento.

Quarta parte

Estratégias para o manejo das "vozes"

Slade (1972), em um estudo pioneiro sobre alucinações auditivas, constatou que elas eram precedidas por um aumento de tensão ou uma queda no humor. Este mesmo trabalho sugere que seria possível reduzir a freqüência das alucinações dessensibilizando o paciente com relação ao evento estressor. Freqüentemente usamos relaxamento e outro tipo de manejo de ansiedade para reduzir o estresse que pode preceder ou estar associado às vozes. Algumas vezes um agendamento de atividades pode também ajudar a evitar o desencadeamento das vozes. Fowler e colaboradores (1995), em uma análise cognitiva avaliando a interpretação dada às alucinações, descobriram que o fenômeno descrito como vozes muitas vezes origina-se de interpretações distorcidas de estímulos externos ambíguos.

Fowler e Morley (1989) demonstraram que era possível ajudar a maioria dos pacientes por eles estudados treinando-os a "trazer as vozes para as sessões"; isso pode ser feito simplesmente sugerindo que o paciente se sente silenciosamente e passe a pensar sobre as vozes e o que normalmente elas dizem. Durante o episódio alucinatório, técnicas simples de distração, como pedir ao paciente para ler em voz alta ou contar algum fato, normalmente fazem as vozes desaparecerem.

Essas situações podem ser comparadas a ínter-exposições usadas no manejo de transtornos de ansiedade. Além da dessensibilização, desenvolvem no paciente habilidades para lidar com as vozes (agente estressor). Chadwick e Birchwood (1994) crêem que esta técnica permite uma mudança na crença a respeito das vozes, tornando-as fenômenos controláveis; e Falloon e Talbot (1981) descrevem que pessoas que ouvem vozes na maioria das vezes, instintivamente, têm estratégia para lidar com essas vozes, como distrações. Isso deve ser resgatado pelo terapeuta.

No entanto, em dois tipos de vivências alucinatórias as estratégias cognitivas e comportamentais são menos úteis. O primeiro é quando as pessoas têm experiências com vozes que têm um claro significado individual para elas. Por exemplo, pacientes que apresentam relacionamentos longos com essas vozes demonstram uma grande resistência com a idéia de que as alucinações são apenas experiências que podem ser modificadas com estratégias cognitivas e comportamentais. O segundo, se os pacientes acreditam fortemente que o conteúdo de suas vozes representa uma real comunicação. Neste caso, o melhor foco da terapia é discutir mais detalhadamente o relacionamento que a pessoa tem com a voz e suas crenças sobre a mesma. Kuipers e colaboradores acreditam que, nestas situações, as estratégias comportamentais podem ser mais efetivas do que as cognitivas (Kuipers et al., 1996). Experimentos sugerem que o paciente pode ser encorajado a agir de maneira contrária àquela sugerida pelas vozes. Seguem dois exemplos:

Exemplo de caso 1:

Luís, hoje com 22 anos, relata o início de vivências delirantes aos 14. As vozes acontecem predominantemente à noite, estão sempre ameaçando pessoas da sua família e também a ele próprio. Por isso, passava as noites acordado, protegendo seus pais, e dormia durante o dia. Propusemos que dormisse inicialmente apenas algumas horas e checasse se alguma coisa ruim aconteceria a sua família. Dessa forma, progressivamente, conseguiu contrariar as ameaças e passou a regularizar seu sono.

Exemplo de caso 2:

Trabalhando com o delírio por meio de uma convivência mais adaptativa.

Muitas vezes confrontar as vivências psicóticas pode não ser o melhor caminho. Devemos olhar para outras possibilidades "intactas" que, uma vez trabalhadas, poderiam ajudar a diminuir as concepções delirantes e alucinatórias.

T: "João, você sente a todo momento que as pessoas sabem o que está pensando, certo? Em quais momentos isso ocorre, o que faz isso acontecer de forma mais intensa?"
P: "Acontece mais quando eu saio na rua, por isso não gosto de sair de casa. Às vezes minha mãe também faz essas coisas."
T: "E você mora com sua mãe, certo?"
P: "Certo. Só eu e ela."
T: "E com a sua mãe, que está sempre com você, ora acontece, ora não acontece? É assim, eu entendi direito?"
P: "É... Às vezes sim, outras não."
T: "O que será que faz com que aconteça assim? Por que, às vezes, ela faz isso, outras não?"
P: "Acho que quando estou nervoso isso acontece mais freqüentemente."
T: "Quer dizer que seu humor tem uma relação com estas sensações incômodas de ter seus pensamentos roubados?"
P: "Não estou entendendo, como assim, meu humor?"

T: "Você me disse que quando fica mais nervoso acontece mais, e quando está mais calmo, alegre, essas sensações não vêm. O humor é isto, algumas coisas nos fazem ficar mais alegres, outras, nervosos, outras, tristes, entendeu?"
P: "Acho que sim."
T: "Muito bem, se descobrirmos o que o deixa mais nervoso e o que o deixa mais calmo, poderemos identificar estratégias para você conseguir algum controle sobre isso e então, por si mesmo, diminuir suas vozes e suas impressões de roubo de pensamento."
P: "Ah... Parece complicado."
T: "Não é complicado como parece. Veja: me conte alguma coisa que o deixa relaxado, mais tranquilo."
P: "Nadar. Ouvir música."
T: "Ótimo! Agora me diga outras que o deixam nervoso."
P: "Quando interrompem o que estou falando, quando vão amigas da minha mãe e ficam conversando comigo."
T: "Certo. Você identificou duas situações que o deixam nervoso. Poderíamos pensar o que você faria para lidar com essas situações antes que elas lhe desencadeassem todo este mal-estar."
P: "Como?"
T: "Por exemplo, o que você poderia fazer quando as amigas da sua mãe vão a sua casa? Afinal, como você disse, elas são amigas, sua mãe deve gostar da companhia delas, portanto, você poderia pensar em alguma coisa para fazer nesses momentos para não se irritar. O que seria?"
P: "Ficar no quarto."
T: "Tudo bem, vamos combinar que você ficaria no quarto fazendo algo que goste. O que, por exemplo?"
P: "Escrevendo à máquina. Isto eu gosto."
T: "Ótimo! Seria uma boa estratégia. Sua mãe poderia bater papo com suas amigas e enquanto isso você estaria se distraindo com sua máquina. Que tal? Parece bom?"
P: "É, acho que sim."

Vários fundamentos importantes para TCC da psicose foram abordados nesta seção; o paciente começa a entender a relação pensamento/humor. Muitos dos nossos pacientes podem já apresentar deterioração cognitiva, o que faz com que tenhamos de ser mais claros e mais didáticos para explicar essa relação.

Quinta parte

Avaliando pressuposições disfuncionais a respeito de si próprio e dos outros

Estratégias para administrar recaídas

Durante as sessões, isto pode ocorrer no começo, meio ou final; deve surgir a oportunidade de se discutir sobre o diagnóstico dado ao paciente. É importante ao terapeuta ter conhecimento sobre o que o paciente sabe e interpreta de seus sintomas, sobretudo qual a idéia que ele tem sobre seus problemas. Por exemplo, a palavra esquizofrenia carrega um grande estigma, é fonte para interpretações de todas as naturezas. Portanto, informação é fundamental; explicar os graus variados de acometimento das psicoses, a evolução dos tratamentos no decorrer dos anos, as perspectivas, isso tudo pode auxiliar uma avaliação mais clara de como o paciente se vê. Biblioterapia é sempre recomendada.

Com relação à administração de recaídas, Fowler e colaboradores (1995) afirmam, em seu livro *TCC para Psicoses,* que o paciente deve ser preparado para a recaída das suas crenças delirantes. Isso porque muitos pacientes permanecem suscetíveis a se tornarem novamente convencidos da verdade das suas antigas crenças. É importante que isso seja discutido com o paciente, para que se encontrem estratégias úteis para minimizar a probabilidade de recaídas. O terapeuta deve se colocar à disposição do paciente para que ele possa fazer contato caso perceba indícios de recaídas com relação às crenças delirantes.

João, após o término das sessões, em algumas situações fica mais tenso e volta a ter pensamentos delirantes, como o roubo do pensamento ou a TV dizendo que seus diplomas são falsos. Nessas ocasiões, faz contatos telefônicos; o simples fato de o terapeuta recordá-lo de que, como foi visto na terapia, aqueles pensamentos são sintomas do seu problema, faz sua ansiedade cair imediatamente.

"– Está bem, só precisava ter certeza de que eram os sintomas novamente."

No decorrer das sessões, as crenças disfuncionais que evidenciam uma baixa auto-estima podem ser identificadas, assim como outros sintomas depressivos que devem ser tratados pelo modelo clássico de TC para depressão.

Sexta parte

Consolidar uma nova perspectiva para os problemas individuais que envolvem todo o curso da terapia e que implicará uma auto-regulação dos sintomas psicóticos

O foco da terapia é sempre, primariamente, as preocupações do paciente e aqueles sintomas que causam alto nível de angústia e considerável interferência em sua vida.

Embora a redução da freqüência e intensidade dos sintomas psicóticos seja muito bem-vinda, o objetivo maior está em desenvolver a sensação de autocontrole do paciente e ajudá-lo a manejar suas experiências e seus problemas; fazer com que ele se torne menos angustiado e tenha a sensação de controle sobre si próprio, sendo mais hábil para lidar com sua vida.

REFERÊNCIAS BIBLIOGRÁFICAS

BECK, A. Succesful outpatient psychotherapy of a chronic schizophrenic with a delusion based on a borrowed guilt: a 1952 case study. In: MORRISON, A. *A casebook for cognitive therapy for psychosis*. New York: Brunner-Routledge, 2002. p.3-14.

_____. Successful outpatient psychoterapy of a chronic schizophrenic with a delusion based on a borrowed guilt: a 50 year retrospective. In: MORRISON, A. *A casebook for cognitive therapy for psychosis*. New York: Brunner-Routledge, 2002. p.15-8.

BIRCHWOOD, M.; TARRIER, N. *Inovations in the psychological treatment of schizophrenia*. Chichester: John Wiley & Sons, 1992.

CHADWICK, P.; BIRCHWOOD, M. The omnipotence of voices: a cognitive approach to auditory hallucinations. *Br. J. Psychiatry*, v.164, n.2, p.190-201, 1994.

CORMAC, I. et al. Cognitive behaviour therapy for schizophrenia. *Cochrane Database Syst Rev.*, n.1, 2002.

DICKERSON, F.B. Cognitive behavioral psychotherapy for schizophrenia: a review of recent empirical studies. *Schizophr. Res.*, v.43, n.2-3, p.71-90, 2000.

ELKIS, H. A evolução do conceito de esquizofrenia neste século. *Rev. Bras. Psiquiatria*, v.22, p.23-26, 2000. Supp. 1.

FALLOON, I.R.; TALBOT. R.E Persistent auditory hallucinations: coping mechanisms and implications for management. *Psychol. Med.*, v.11, p.329-39, 1981.

FOWLER, D.; MORLEY, S. The cognitive behavioral treatment of hallucinations and delusions. *Behav. Psychotherapy*, v.17, p.267-82, 1989.

FOWLER, D.; GARETY, P.; KUIPERS, E. *Cognitive behaviour therapy for psychosis-theory and practice*. Chichester: John Wiley & Sons, 1995.

GARETY, P.A. Cognitive behavioural therapy for drug-resistant psychosis. *Br. J. Med. Psychol.*, v.67, pt. 3, p.259-71, 1994.

HADDOCK, G. et al. Individual cognitive-behavioural intervention in early psychosis. *Br. J. Psychiatry*, v.172, p.101-6, 1998. Suppl. 33.

HADDOCK, G. et al. Individual cognitive-behavior therapy in the treatment of hallucinations and delusions: a review. *Clin. Psychol. Rev.*, v.18, n.7, p. 821-38, 1998.

KINGDON, D.; TURKINGTON, D. *Cognitive-behavioural therapy of schizophrenia*. Hove: Lawrence Erlbaum, 1994.

_____. The use of cognitive behavior therapy with a normalizing rationale in schizophrenia: preliminary report. *J. Nerv. Ment. Dis.*, v.179, n.4, p.207-11, 1991.

KUIPERS, E. et al. The management of difficult to treat patients with schizophrenia, using non-drug therapies. *Br. J. Psychiatry Suppl.*, v.31, p.41-51, 1996.

LINEHAN, M. *Cognitive behavioral treatment of borderline personality disorder*. New York: Guilford, 1993.

MEICHENBAUM, D.; CAMERON, R. Training schizophrenics to talk to themselves: a means of developing attentional control. *Behav. Therapy.*, v.4, p.515-34, 1973.

RECTOR, N.A.; BECK, A.T. Cognitive behavioral therapy for schizophrenia: an empirical review. *J. Nerv. Ment. Dis.*, v.189, n.5, p.278-87, 2001.

SECKINGER, R.; AMADOR, X. Cognitive behavioral therapy in schizophrenia. *Journal of Psychiatric Practice*, v.7, p.173-84, 2001.

SENSKY, T. et al. A randomized controlled trial of cognitive-behavioral therapy for persistent symptoms in schizophrenia resistant to medication. *Arch. Gen. Psychiatry,* v.57, n.2, p.165-72, 2000.

SLADE, P. The effect of systematic desensitisation in auditory hallucinations. *Behav. Res. Ther.,* v.10, p.85-91, 1972.

_____. Sensory deprivation and clinical psychiatry. *Brit. Journal of Hospital Medicine,* v.32, p.256-60, 1984.

SLADE, P.; BENTALL, R. Psychological treatments for negative symptoms. *Br. J. Psychiatry,* n.7, p.133-5, 1989. Suppl.

STRAUSS, J. et al. Psychological and social aspects of negative symptoms. *Br. J. Psychiatry,* v.155, p.128-32, 1989. Suppl. 7.

TARRIER, N. et al. A trial of two cognitive-behavioural methods of treating drug-resistant residual psychotic symptoms in schizophrenic patients: I. Outcome. *Br. J. Psychiatry,* v.162, p.524-32, 1993.

TARRIER, N. et al. Durability of the effects of cognitive-behavioural therapy in the treatment of chronic schizophrenia: 12-month follow-up. *Br. J. Psychiatry,* v.174, p.500-4, 1999.

WYKES, T. et al. Group treatment of auditory hallucinations: exploratory study of effectiveness. *Br. J. Psychiatry,* v.175, p.180-5, 1999.

Disfunções sexuais

22

VERA TESS, MARIANGELA GENTIL SAVOIA

A história da terapia sexual é recente. Suas bases empíricas encontram-se em trabalhos publicados a partir do final dos anos 40. Nos estudos *Comportamento sexual do homem*, de 1948, e *Comportamento sexual da mulher*, de 1953, Kinsey e colaboradores descreveram o repertório de comportamentos sexuais dos americanos do pós-guerra, trazendo surpresas e revelando a vida sexual cotidiana do americano médio.

Em 1966, Masters e Johnson descreveram a resposta sexual humana de um ponto de vista fisiológico, com base em estudos observacionais. Vários modelos, a partir de então, têm sido usados para descrever a resposta sexual. A maior parte deles decorre dos estudos desses pesquisadores, que dividiram a resposta sexual em duas fases: excitação e orgasmo.

Uma terceira fase, a do desejo, foi introduzida por Kaplan, em 1979, e refere-se aos componentes afetivos e cognitivos que impulsionam o indivíduo a se engajar em uma atividade sexual. A resposta sexual, desde então, tem sido dividida em três fases: desejo, excitação e orgasmo.

As classificações atuais das disfunções sexuais, seja segundo a 10ª edição da *Classificação Internacional das Doenças* da Organização Mundial de Saúde (OMS), de 1993, seja pela IV versão do *Manual Diagnóstico e Estatístico* da Associação Psiquiátrica Americana (APA), de 1994, baseiam-se nesse modelo trifásico da resposta sexual, como mostra o Quadro 22.1.

Definem-se as disfunções sexuais como a persistente e recorrente perda ou diminuição do padrão normal de interesse ou resposta sexual, levando a sofrimento intenso e dificuldades interpessoais. Por dificuldades sexuais entende-se um grupo heterogêneo de queixas, que incluem, por exemplo, incapacidade de relaxar, poucos preâmbulos, ausência de carinho depois da relação sexual, medo de intimidade e dificuldade de comunicação entre os parceiros. As dificuldades sexuais são fatores que não implicam necessariamente falha de desempenho, mas refletem uma insatisfação sexual e podem eventualmente levar a algum tipo de disfunção.

O objetivo da terapia é promover a satisfação sexual, conceito multidimensional que engloba aspectos gerais do relacionamento do casal e aspectos específicos da relação sexual. A relevância e a necessidade do processo psicoterápico para as disfunções sexuais são referendadas por estudos epidemiológicos que relatam uma alta incidência de disfunção sexual na população.

PREVALÊNCIA

Os estudos epidemiológicos em comportamento sexual são relativamente raros e com várias

QUADRO 22.1 Classificação das disfunções sexuais segundo a CID-10 (OMS, 1993)

Disfunções sexuais Classificação Internacional das Doenças	Características clínicas
Ausência ou perda de desejo sexual	• A diminuição ou perda do desejo sexual é o problema principal; não é secundária a outras disfunções sexuais, como falha de ereção ou dor durante a relação sexual (dispareunia)
Falha de resposta genital	• Diminuição ou ausência da vasocongestão e/ou lubrificação vaginal na mulher • Dificuldade de ter ou manter a ereção no homem
Disfunção orgásmica	• Ausência ou retardo do orgasmo na mulher • Ausência ou retardo da ejaculação no homem
Ejaculação precoce	• Dificuldade de controlar a ejaculação, que ocorre antes ou logo após a penetração.
Vaginismo	• Contração involuntária da musculatura do terço inferior da vagina, tornando a penetração impossível ou extremamente dolorosa
Dispareunia	• Dor durante a relação sexual. Pode ocorrer nos homens e nas mulheres
Aversão sexual	• A perspectiva de interação sexual com o parceiro é associada a fortes sentimentos negativos e produz medo ou ansiedade suficientes para evitar a atividade sexual

limitações metodológicas, tais como inadequação amostral, categorias de diagnóstico imprecisas e problemas de mensuração. Um estudo epidemiológico com metodologia criteriosa surgiu, em 1999, com a publicação de *Sexual dysfunction in the United States – prevalence and predictors* por Laumann, Paik e Rosen. Os autores avaliaram a prevalência de disfunções sexuais num período de 12 meses em uma amostra representativa da população americana, em que foram entrevistados 1.410 homens e 1.740 mulheres entre 18 e 59 anos. Da amostra, 43% das mulheres e 31% dos homens apresentaram algum tipo de disfunção sexual, uma alta prevalência comparada a outros transtornos mentais.

Fatores demográficos como idade e gênero são fortemente preditivos de dificuldades sexuais. Os problemas sexuais são mais freqüentes entre mulheres mais jovens e homens mais velhos. Vários fatores contribuem para explicar tal diferença. Mulheres mais jovens, com maior chance de serem solteiras, têm atividades sexuais que envolvem maior troca de parceiros e períodos de inatividade. Essa instabilidade, associada à inexperiência, gera encontros sexuais mais estressantes e, portanto, maior é a chance de ansiedade e queixas sexuais. Esse quadro não se repete da mesma forma para homens jovens.

Homens mais velhos, por sua vez, freqüentemente apresentam diminuição do desejo e dificuldades em ter ou manter ereção. Esses problemas estão associados à idade, possivelmente em função de mudanças fisiológicas relacionadas ao envelhecimento, bem como à doença da próstata, à hipertensão, ao diabete e à medicação.

Para os homens, os fatores físicos são os mais relevantes para o desencadeamento das disfunções sexuais, particularmente a disfunção erétil. Entre as mulheres, os fatores emocionais predominam.

A pesquisa de Laumann, Paik e Rosen (1999) revelou também que fatores psicossociais favorecem o aparecimento de queixas sexuais, independentemente do sexo. Relacionamento estável, bom nível de escolaridade, não-pertencimento a minorias são características associadas a uma melhor qualidade de vida, com menos estressores crônicos e, portanto, com uma menor chance de experienciar queixas sexuais em todas as três fases da resposta sexual.

ETIOLOGIA

A resposta sexual é o resultado da interação entre fatores biológicos e psicossociais. Qualquer alteração no bem-estar físico e emocional pode desencadear problemas sexuais. Todas as doenças sistêmicas, particularmente as neurológicas, endócrinas e psiquiátricas, podem ter um impacto direto na sexualidade. Portanto, o tratamento de qualquer disfunção sexual deve ser acompanhado de uma avaliação médica.

A falta de conhecimento sobre a anatomia, a fisiologia e as diferenças entre a resposta sexual masculina e a feminina é um dos fatores psicossociais que predispõem as disfunções sexuais.

A desinformação da função do clitóris no prazer feminino, por exemplo, pode levar a um repertório sexual limitado, com o prazer focado exclusivamente na penetração. Habilidades sociais também estão relacionadas ao prazer. Por exemplo, uma pessoa pouco assertiva não saberia expressar com clareza suas preferências e o que não gosta na relação sexual.

A ansiedade de desempenho diante da relação sexual é um dos fatores que não apenas desencadeiam, mas mantêm as disfunções sexuais. Por exemplo, a preocupação da mulher em não ter orgasmo pode levá-la a não relaxar e a não sentir os estímulos sensoriais e, portanto, a não ter prazer.

Também é importante salientar que o comportamento sexual humano tem uma natureza recíproca, visto que envolve duas pessoas, o que torna a questão mais complexa. No casal, um influencia o outro constantemente; ação e reação se interconectam na determinação do comportamento dos parceiros. Os problemas conjugais são importantes desencadeadores das disfunções sexuais. Dificilmente casais que não tenham uma boa comunicação ou que tenham ressentimentos e até mesmo raiva permeando o relacionamento poderão dar prazer um ao outro e se sentir confortáveis na relação sexual.

Muito tem sido escrito sobre a influência dos pensamentos, das atitudes e das crenças sobre o comportamento sexual, especialmente sobre a influência das cognições desadaptadas no desenvolvimento e na manutenção das disfunções sexuais (Barlow, 1986). Vários autores apresentam listas de mitos ou crenças sexuais, próprios de cada cultura e de cada momento histórico (Zilbergeld, 1993). Essas crenças mostram como o "certo" e o "errado" se modificam ao longo do tempo (Quadro 22.2).

Em um determinado momento, por exemplo, ter um comportamento adequado significa ser submissa, contida, não expressar seus desejos. Noutro, passa a ser exatamente o oposto: ser atirada, ter experiência, saber dar e receber prazer.

Sempre existirão expectativas sociais acerca do "correto comportamento na cama", que acabam por gerar cobranças e tentativas, na maior parte das vezes frustrantes, de se submeter a padrões externos. O grande objetivo, na verdade o grande desafio da terapia sexual, é ajudar o paciente a questionar e flexibilizar internamente essas regras externas, permitindo-o se conhecer e descobrir o que é adequado e satisfatório para si, juntamente com sua parceira.

TRATAMENTO

Avaliação

O tratamento começa já nas primeiras sessões, quando da avaliação. Como o relacionamento sexual é a dois, o ideal é tratar dos seus problemas, desde o início, com ambos os parceiros juntos. Sugere-se uma avaliação individual

QUADRO 22.2 Crenças sexuais femininas (Spence, 1991)

As meninas de "boa família" NÃO
Devem mostrar desejo
Devem falar do que gostam na cama
Se masturbam
Têm fantasias sexuais
As meninas "modernas" TÊM QUE
Ser capazes de ter orgasmo sempre
Ser capazes de ter orgasmos múltiplos
Ter experiência sexual prévia
Tomar iniciativa

para cada parceiro e, no mínimo, uma para o casal.

A anamnese sexual descrita no Quadro 22.3 é percorrida ao longo das sessões de avaliação. A entrevista individual permite investigar aspectos da vida pregressa e atual do paciente que ele não quer dividir com sua parceira, a despeito de serem importantes para a compreensão dos fatores envolvidos na gênese e manutenção dos problemas detectados. Experiências sexuais traumáticas, relacionamentos prévios, relacionamentos extraconjugais e freqüência de masturbação são informações preciosas. Outros aspectos importantes a serem avaliados são a motivação dos parceiros para a terapia, o que de fato os traz ao consultório e quais são suas reais expectativas.

Na avaliação conjunta, observa-se o padrão de comunicação entre os parceiros e as diferenças quanto às queixas e expectativas da terapia. É fundamental também identificar o compromisso afetivo e o tipo de "contrato de casamento" do casal. É freqüente, por exemplo, que para um dos parceiros o sexo não seja um pilar essencial do casamento, enquanto para o outro uma vida sexual intensa e satisfatória seja fundamental para a manutenção da relação. Essa diferença entre expectativas deve ser abordada e negociada ao longo da terapia. Do contrário, é pouco provável que esta seja eficaz.

Com as informações colhidas na anamnese, o terapeuta identifica os fatores predisponentes, precipitantes e mantenedores das queixas sexuais (Hawton, 1985). O Quadro 22.4 aponta os mais freqüentes. A identificação dos fatores predisponentes e precipitantes vai ajudar o terapeuta a entender a gênese do problema e a traçar as propostas terapêuticas. No entanto, os fatores mantenedores são o principal foco da terapia.

QUADRO 22.3 Anamnese sexual

- Queixa sexual: *natureza e desenvolvimento do problema sexual*
- Desenvolvimento sexual
  Educação sexual
  Influências culturais, religiosas
  Início de ereção e ejaculação/menstruação
  Masturbação
  Ambiente familiar
  Atitudes dos pais em relação ao sexo
  Antecedentes sexuais traumáticos
  Namoros
  Experiências homossexuais
- Relacionamentos sexuais
  Primeira relação sexual
  Outros parceiros sexuais
- Relacionamento atual
  Qualidade da relação
  Comunicação entre o casal
  Práticas e preferências sexuais
  Crenças e expectativas sexuais
  Espaços do casal e atividades de lazer
  Freqüência da atividade sexual (real/ideal)
  Fantasia e erotismo
  Contracepção
  Eventos estressantes
- Antecedentes clínicos: *uso de medicamentos*
- Antecedentes psiquiátricos
- Tratamentos prévios
- Uso de álcool e drogas
- Exame físico geral e genital (se necessário)
- Exames laboratoriais (se necessário)

QUADRO 22.4 Fatores predisponentes, precipitantes e mantenedores das disfunções sexuais (Hawton, 1985)

Fatores predisponentes
- Educação rígida
- Relações familiares conflituosas
- Informação sexual inadequada
- Experiências sexuais traumáticas

Fatores precipitantes
- Partos
- Problemas conjugais
- Infidelidade
- Disfunção sexual do(a) parceiro(a)
- Falhas ocasionais
- Reação a fatores orgânicos
- Idade
- Depressão e ansiedade
- Experiência sexual traumática

Fatores mantenedores
- Ansiedade de desempenho
- Antecipação de fracasso
- Culpa
- Crenças irracionais
- Comunicação deficiente entre os parceiros
- Problemas conjugais
- Medo de intimidade
- Auto-imagem distorcida
- Informação sexual inadequada
- Falta de preâmbulos sexuais
- Distúrbios psiquiátricos
- Perda de atração sexual entre os parceiros

As propostas terapêuticas são estruturadas a partir das hipóteses diagnósticas levantadas. São elas: tratamento das causas orgânicas, terapia individual, terapia de casal e terapia sexual. Na maioria das vezes, elas não são excludentes entre si. Quando há uma causa orgânica gerando ou mantendo a queixa sexual (p.ex.: dispareunia, disfunção erétil), pode-se tratá-la, dependendo do caso, antes ou durante a terapia sexual.

Alguns fatores contra-indicam a terapia sexual, pelo menos num primeiro momento. São eles: psicopatologia individual (como depressão, alcoolismo, história de abuso sexual), relacionamento geral comprometido (hostilidade, comunicação deficiente, agressividade física) e ausência de motivação de um dos parceiros (relacionamento extraconjugal, contratos incompatíveis de casamento). Nos casos de psicopatologia individual, geralmente indica-se terapia individual e, em um segundo momento, se a queixa sexual persistir, terapia sexual. No caso de um comprometimento generalizado da relação afetiva ou de expectativas antagônicas, sugere-se terapia de casal. Não existe uma orientação rígida. Cada caso deve ser analisado individualmente, definindo-se a melhor proposta terapêutica e a necessidade de uma associação de terapias.

Existem algumas situações particulares, por exemplo: quando um membro do casal não quer fazer parte das sessões, ou quando não há um parceiro fixo no momento (casos de jovem com ejaculação precoce). Como foi dito no início da avaliação, o ideal é ter o casal desde o início na terapia. Dessa forma, ambos os parceiros já incorporam o conceito de que a responsabilidade do problema e, portanto, da sua solução é compartilhada.

Na prática, quem procura o profissional, na maior parte das vezes, é aquele que tem o "problema" (por exemplo, a parceira que não consegue ter orgasmo, um jovem que ejacula rápido demais, o rapaz que não consegue manter a ereção) e que, portanto, se sente mais responsável pelas dificuldades do casal. Desde o início, o terapeuta deve retirar o foco do tratamento e das dificuldades do indivíduo, deslocando-o para o casal. Para tanto, deve-se tentar trazer o outro parceiro o mais rápido possível para a terapia.

Algumas vezes, ele está disposto a entrar no tratamento, mas não se dispõe a participar das sessões. Sugere-se, nesses casos, que ele venha pelo menos uma vez para a avaliação individual. Se for constatada a sua real motivação em participar do processo, mas se sentindo constrangido ou ameaçado na sessão, pode-se iniciar a terapia sem ele e tentar sua incorporação em sessões posteriores. Se na entrevista inicial identifica-se falta de motivação ou outros fatores que contra-indiquem a terapia sexual, deve-se encaminhar o paciente para outra alternativa terapêutica.

Pacientes sem parceiro fixo podem se beneficiar da terapia sexual. É bastante comum o paciente sentir dificuldade em ter um relacionamento estável por receio de expor sua dificuldade sexual. Um rapaz com ejaculação precoce, por exemplo, evita relacionamentos mais duradouros por sentir-se incapaz de satisfazer a parceira. Nesse caso, o objetivo da terapia será ajudá-lo a se sentir mais seguro para entrar numa relação. A terapia vai instrumentalizá-lo para aprender a controlar a sua ansiedade de desempenho e a melhorar o seu controle ejaculatório.

Por fim, é importante salientar que a avaliação é um processo dinâmico e que permeia todo o processo terapêutico. A cada sessão, mais informações são coletadas, as hipóteses são checadas e novas propostas terapêuticas são testadas.

Início da terapia

Uma vez definido que a terapia sexual é indicada para um determinado casal, inicia-se o processo, em que o terapeuta: 1º) faz um resumo da avaliação, apontando os fatores que podem estar na origem e na manutenção do problema; 2º) explica a proposta terapêutica; 3º) encoraja o casal a focalizar os aspectos positivos da relação e a desenvolver expectativas positivas e reais em relação à terapia; 4º) estimula o casal a modificar rotinas sociais e familiares para ter mais tempo juntos e; 5º) retira o foco das dificuldades e do tratamento do indivíduo, trazendo-o para o casal. A crença "relacionamentos positivos devem ser automáticos, não requerem esforço" é discutida e desmitificada desde o início. Enfatiza-se, ao contrário, que relacionamentos sexuais satisfatórios devem ser construídos e cuidados dia a dia, como qualquer outro aspecto do relacionamento.

Abordagem geral

O principal objetivo da terapia sexual é ajudar o casal a ter uma vida sexual mais satisfatória. Por meio de um programa estruturado, a terapia ajuda os parceiros a identificar o que está gerando e mantendo suas dificuldades e, pelas técnicas empregadas, sugere caminhos para superá-las (Quadro 22.5).

Informação

Desde o início das sessões, são transmitidas informações sobre anatomia e fisiologia sexual, sobre as diferenças entre a resposta feminina e a masculina e sobre o efeito da ansiedade e das cognições negativas na resposta sexual.

QUADRO 22.5 Objetivos gerais da terapia sexual (Spence, 1991)

A terapia sexual tem como objetivos:
1º) Prover um programa estruturado que permita ao casal a reconstrução gradual de seu relacionamento sexual, para:
   a. aumentar o repertório sexual
   b. encorajar a comunicação
   c. aprender a gostar do contato físico
   d. ter uma abordagem menos genital
   e. sentir-se confiante e seguro para pedir o que deseja
   f. assumir responsabilidade por seu próprio prazer
   g. sentir-se confortável em sentir e dar prazer
   h. perder o medo de intimidade
   i. conhecer o parceiro sexual
2º) Ajudar o casal a identificar fatores que causem ou mantenham o problema sexual
3º) Prover o casal de técnicas para problemas específicos

Geralmente isso é feito de forma dinâmica, com uma troca de visões entre o terapeuta e o casal. É um momento em que muitas das crenças do casal aparecem (por exemplo: cabe ao homem iniciar o jogo erótico, relação sexual boa é aquela em que ambos têm orgasmo juntos, o normal é a mulher ter orgasmo durante a relação sexual, etc.). O terapeuta aponta o caráter "externo" dessas regras e desde o início flexibiliza-as, normalizando e reassegurando comportamentos julgados inadequados pelo casal por serem diferentes do padrão externo (por exemplo, sexo oral, uso de fantasias ou acessórios sexuais, masturbação durante a relação sexual).

Reestruturação cognitiva

A identificação de cognições distorcidas e sua correção ocorrem ao longo de todas as sessões. Em muitos casos, a reestruturação cognitiva deve ser feita antes da proposição dos exercícios comportamentais. Por exemplo, com uma paciente que apresentava vaginismo e vergonha de se despir na frente do marido, foi necessário aumentar a intimidade entre o casal antes de propor exercícios para o tratamento do vaginismo. Iniciou-se com uma exposição gradual: aumento da intensidade da luminosidade do ambiente em que a paciente tirava a roupa e vestia a camisola à noite; daí para o estímulo ao uso de roupas curtas e decotadas no dia a dia com o marido (mostrar pernas, colo, barriga); em seguida, tomar banho sem fechar a porta do banheiro, até tomarem banho juntos.

Em paralelo, fez-se a reestruturação cognitiva, pois a paciente aprendeu com sua mãe, por exemplo, que ninguém, a não ser as pessoas que "não prestam", deve ser visto nu. Se ela não se trocava na frente da mãe, das irmãs, nem das amigas no vestiário, era de se esperar que tivesse vergonha do marido. Foi necessário modificar esta crença antes de propor procedimentos da terapia sexual, que muito provavelmente teriam aumentado o desconforto da paciente.

Beck (1988) considera a redução do desejo sexual um dos principais problemas do relacionamento conjugal. As dificuldades interpessoais dos parceiros são uma freqüente fonte de problemas na vida sexual. O autor apresenta um inventário com alguns pensamentos disfuncionais relatados por seus pacientes. Esses pensamentos ocorrem, para muitas pessoas, durante a atividade sexual e interferem no desejo e na satisfação sexual.

Uma paciente relata, num diálogo com seu terapeuta, que está sem desejo devido à medicação antidepressiva que está tomando. Com a investigação, ela diz perder o interesse pela atividade sexual no decorrer da relação.

T: "Como ocorre essa perda de libido?"
P: "Eu travo no meio da relação."
T: "Você tem desejo e no meio da relação você o perde?"
P: "Exatamente."
T: "O que ocorre que faz você perder o interesse?"
P: "Quando ele me propõe fazer algo diferente."
T: "O que você pensa, quando ele faz uma proposta de algo diferente?"
P: "Eu penso: onde ele aprendeu, será que foi com outra?"
T: "Então é o seu pensamento que interfere no relacionamento, e não a medicação."
P: "É, vendo dessa forma..."

Essa paciente soube de um relacionamento extraconjugal do marido há três semanas. As técnicas da terapia cognitiva podem reduzir o impacto dessas atitudes na vida sexual do casal. Nesse caso, não se trata de aceitar a infidelidade, mas de colocar esse trauma na sua perspectiva real. A paciente rotulou o marido de infiel ("se me traiu uma vez, não posso confiar nele nunca mais"), o que demonstra um pensamento polarizado, do tipo tudo ou nada.

Focalização sensorial não-genital e genital

Estas técnicas foram descritas por Masters e Johnson em 1970 e aperfeiçoadas por vários outros autores. Elas têm como objetivo ensinar o casal a: 1º) relaxar nas situações de contato físico íntimo; 2º) perceber o parceiro e suas preferências; 3º) sentir prazer no contato físico não-erótico; 4º) comunicar seus sentimentos e modos preferidos de contato físico; 5º) aumentar o grau de interações positivas; 6º) focar a atenção nas sensações físicas; e 7º) identificar pensamentos e crenças disfuncionais.

O casal é orientado a reservar algumas horas, de uma a duas vezes por semana, destinadas a criar um ambiente acolhedor para uma sessão de "massagem mútua". A cada dia, um dos parceiros fica responsável por criar o ambiente e começar o exercício. No início, são proibidos toques genitais e relação sexual. O principal é focar as sensações corporais, dar e receber, sem se preocupar com o desempenho (excitar-se, ter ereção ou orgasmo). Descobrir regiões e tipos de toques prazerosos, ensinar ao parceiro o que gosta e o que não gosta em seu toque. Os parceiros são orientados a identificar os pensamentos distorcidos e trazê-los para a sessão, onde a reestruturação cognitiva é treinada.

Após algumas sessões de massagem não-genital, o casal é liberado a incluir seios e região genital nas sessões seguintes, mas a relação sexual permanece "proibida". Novamente, a ênfase é colocada nas sensações corporais, e não na excitação sexual que eventualmente possa ocorrer.

Juntamente com esses exercícios gerais, são introduzidas técnicas específicas para lidar com problemas de cada caso. O momento de incluir a relação sexual no exercício vai depender da queixa inicial do casal e do seu comportamento nas sessões de terapia. Por exemplo, em um caso de vaginismo, a penetração só é liberada no final da terapia. Em um caso de ejaculação precoce, isso pode ocorrer mais rapidamente.

Treino de auto-estimulação

Usando os mesmos princípios da focalização sensorial, o treino de auto-estimulação tem como objetivos promover o conhecimento do próprio corpo, descobrir sensações prazerosas e áreas erógenas e sentir-se confortável com o uso de fantasias. O paciente é orientado a criar um tempo e um espaço em que possa ficar sozinho para realizar os exercícios com tranqüilidade.

Técnicas específicas para problemas específicos

Diminuição do desejo sexual

A diminuição do desejo sexual é a queixa sexual feminina mais freqüente. Segundo o estudo de Laumann, Paik e Rosen (1999), 30% relatam perda de desejo sexual no último ano, o que sugere uma prevalência maior ao longo da vida. Entre os homens, 15% têm essa queixa, geralmente associada ao processo de envelhecimento e ao uso de medicações.

O desejo sexual humano é a fase da resposta sexual mais complexa e menos conhecida. Muitas variáveis interferem em seu funcionamento. Como já foi levantado, qualquer fator que afeta o bem-estar físico e emocional pode comprometer o desejo sexual. Fatores psicossociais como dificuldades de relacionamento, problemas financeiros e outros estressores crônicos geralmente levam a uma diminuição do desejo. As mulheres são especialmente sensíveis a problemas conjugais. Devido a sua complexidade e multiplicidade etiológica, e apesar do esforço da indústria farmacêutica, não foi desenvolvida, até o momento, uma droga efetiva para aumentar o desejo sexual.

As intervenções para melhora do desejo sexual visam, de um lado, a diminuir seus fatores inibidores (cognições e emoções) e, de outro, a aumentar a exposição a situações que favoreçam o despertar e o aumento do grau de excitação sexual.

Não existem técnicas específicas para tratar a diminuição ou a perda do desejo sexual. As propostas terapêuticas dependem das variáveis encontradas na anamnese sexual. Para diminuir a ação dos fatores inibidores, o terapeuta pode usar: a) técnicas de terapia de casal para trabalhar os aspectos negativos do relacionamento geral; b) reestruturação cognitiva para lidar com as cognições desadaptativas; e c) focalização sensorial e sessões psicoeducativas para diminuir a ansiedade de desempenho.

Para favorecer o desejo sexual, o terapeuta estimula o casal a: 1) ter mais tempo juntos; 2) criar ambientes acolhedores; 3) permitir-se usar fantasias e material erótico, se assim o quiser; 4) aprender, pela focalização sensorial, a pedir o que gosta e a conhecer melhor o parceiro e suas preferências.

Diminuição da excitação sexual

Qualquer interferência no desejo sexual pode levar ao comprometimento das outras fases da resposta sexual, especialmente a da excitação sexual. A idade é um fator preditivo tanto para as mulheres como para os homens. Laumann, Paik e Rosen (1999) relatam que cerca de 20% das mulheres apresentaram essa queixa nos últimos 12 meses. Esse indicador alcançou 27% em mulheres acima de 50 anos. No caso dos homens, há um aumento linear da freqüência com a idade, chegando a 20% na sexta década de vida. Como o estudo exclui maiores de 60 anos, a freqüência de disfunção erétil na terceira idade não foi avaliada.

Cabe aqui ressaltar que a maioria das medicações usadas para tratar os transtornos mentais pode inibir a resposta sexual. Especialmente os antidepressivos e antipsicóticos podem interferir negativamente no desejo, na excitação e no orgasmo. Existem várias formas de minimizar esse efeito inibitório, inclusive técnicas de aumento dos estímulos sexuais.

Nas mulheres

A diminuição da excitação sexual primária sem qualquer comprometimento do desejo e sem causa orgânica é extremamente rara. Pacientes com essa queixa sempre devem ser avaliadas por um ginecologista, a fim de se investigar alterações hormonais ou outra causa orgânica. Os mesmos princípios da terapia para distúrbios do desejo sexual são empregados no tratamento da diminuição da excitação sexual.

Disfunção erétil

Da mesma forma, nos casos de disfunção erétil, a avaliação médica deve ser realizada antes do início da terapia sexual. Mesmo naquelas situações claramente psicogênicas, como, por exemplo, o rapaz que tem ereção sem dificuldades sozinho e com determinadas parceiras, mas não com uma específica, a avaliação médica ajuda na aderência do paciente à terapia. É raro o paciente aceitar que seu problema seja exclusivamente devido à ansiedade antes de ouvir de um urologista que está tudo bem com ele.

Na disfunção erétil, e associado à abordagem geral anteriormente descrita, o uso da técnica "parar e recomeçar" (mais conhecida no tratamento da ejaculação precoce) pode ser bastante útil. Nesta técnica, o paciente é orientado a masturbar-se até que a ejaculação esteja iminente; nesse momento, deve parar de se auto-estimular, esperar a excitação baixar e depois recomeçar a masturbação. A cognição negativa, geralmente presente na disfunção erétil, é a de que, uma vez perdida a ereção, ela não será recuperada. Conseqüentemente, a relação sexual estará fadada ao fracasso. Por este exercício, o paciente é exposto exatamente ao receio de perder a ereção. Com o transcorrer do treino, ele pode corrigir esse pensamento disfuncional, ao perceber sua capacidade de recuperar a ereção algumas vezes após tê-la perdido. O paciente, que de início foi instruído a fazer esse treino sozinho, deve ser orientado a fazê-lo com sua parceira.

O advento do Viagra® (e outros medicamentos similares) trouxe algumas modificações na atitude dos pacientes diante das dificuldades de ereção. Um aspecto positivo foi tornar público um assunto cheio de tabus. Problemas com ereção passaram a ser tema de conversas no dia-a-dia das pessoas, com um pouco mais de freqüência e naturalidade. Isso, indiscutivelmente, as estimulou a procurar ajuda.

No entanto, a idéia da "pílula mágica" e a crença de que perder a ereção é uma falha pessoal também foram reforçadas. Não é incomum, por exemplo, o uso desse tipo de medicamento por jovens, especialmente em relações de uma noite. Os rapazes reconhecem que, com ele, se sentem mais seguros e, por isso, sempre o carregam no bolso, para uso eventual.

O uso de medicamento não invalida a terapia sexual; pelo contrário, pode ser um co-adjuvante interessante no tratamento. Inicialmente, pode ajudar o paciente a se expor a encontros eróticos, trazendo para as sessões problemas como a ansiedade de desempenho e as cognições negativas. Com uma melhor autoconfiança e com instrumentos para lidar com a ansiedade, o paciente pode terminar prescindindo do uso do medicamento.

Anorgasmia e retardo ejaculatório

Anorgasmia feminina

O primeiro passo é definir a que tipo de anorgasmia estamos nos referindo. A maioria das pacientes que procuram ajuda terapêutica vem ao consultório queixando-se de não atingir o orgasmo na penetração, mas são capazes de tê-lo quando há uma estimulação clitoriana direta. Neste caso, o tratamento se inicia com a orientação de que não há fisiologicamente esta distinção entre orgasmo vaginal e clitoriano, pois todos são clitorianos na sua origem.

Algumas mulheres têm facilidade em atingi-lo durante a relação sexual, outras, apenas em posições onde o clitóris é mais estimulado, e muitas outras, apenas com estimulação direta. Então a crença "o certo é ter orgasmo na penetração" deve ser desmitificada desde a primeira sessão, durante a avaliação. Assim, o terapeuta reassegura como adequada a forma como a paciente está tendo orgasmo.

Infelizmente, não existem na literatura estudos com uma metodologia adequada que investiguem como as mulheres têm orgasmo. Spence (1991), na revisão das pesquisas de comportamento sexual feminino, relata que 40 a 80% da população feminina necessita de estimulação clitoriana direta para atingir o orgasmo. No estudo de Laumann, Paik e Rosen, 25 a 30% das mulheres acusam a presença de anorgasmia, mas os autores não definem a que tipo de anorgasmia elas estão se referindo.

No caso de pacientes que não conseguem ter orgasmo de forma alguma, iniciam-se os exercícios com o treino de auto-estimulação. Além das técnicas de aumento do grau de excitação (em que o uso de vibrador é particularmente útil), é importante identificar os fatores inibitórios da resposta sexual. Dentre os predisponentes, educação rígida (sexo associado a pecado) e desinformação são os mais comuns. A atitude do parceiro tem um papel importante na manutenção do problema. É freqüente o homem se sentir "menos capaz" se sua parceira não atinge orgasmo na penetração e, dessa forma, ele reforça a sensação de inadequação da parceira.

Retardo ejaculatório

As causas mais freqüentes de ejaculação retardada são o uso de alguns medicamentos, tais como os antidepressivos, e a ansiedade de desempenho. Trata-se de uma queixa incomum, e causas orgânicas sempre devem ser descartadas.

Os princípios da terapia são os mesmos descritos no tratamento para diminuição de desejo sexual: reduzir os fatores inibitórios e aumentar a estimulação erótica. São sugeridos exercícios de focalização sensorial, estímulo ao uso de fantasias, identificação e correção das cognições disfuncionais, associados a exercícios de auto-estimulação.

Ejaculação precoce

Esta é a disfunção masculina mais freqüente, tendo incidência de 30% no estudo epidemiológico de Laumann, Paik e Rosen (1999). O primeiro passo do tratamento é corrigir crenças equivocadas, como "o controle ejaculatório é inato e não aprendido", e expectativas irreais, como determinar um tempo correto para todos os indivíduos, não respeitando as peculiaridades de cada casal. As sessões de informação são particularmente terapêuticas; discute-se a fisiologia da ejaculação e a forma como a ansiedade interfere negativamente, diminuindo o controle ejaculatório.

A técnica parar e recomeçar (*stop and start technique*) é uma modificação feita por Masters e Johnson (1970) da técnica de apertar a glande (*squeeze technique*), desenvolvida por Semans em 1956. A técnica consiste em orientar o paciente a começar a se masturbar, parar logo que perceber que está próximo da ejaculação e reiniciar segundo uma hierarquia crescente de estimulação sexual (auto-estimulação sozinho e depois com a parceira). O objetivo do treino é desenvolver a percepção da iminência ejaculatória e o controle ejaculatório.

A prescrição de antidepressivos para o controle ejaculatório tem sido adotada com certa freqüência. A maior parte dos antidepressivos tem como efeito colateral o retardo do orgasmo, e em poucos dias ou semanas o paciente já sente uma facilidade maior em controlar a ejaculação. Como coadjuvante da psicoterapia, a medicação pode ser útil, conforme foi discutido no tratamento da disfunção erétil. No entanto, seu uso sem terapia associada não é indicado. A medicação tem uma ação sintomática e, uma vez retirada, a sensação de falta de controle volta aos níveis anteriores ao tratamento. O treino da percepção sensorial é fundamental para que o controle seja aprendido.

Vaginismo

No vaginismo há a contração involuntária da musculatura do terço inferior da vagina, tornando a penetração impossível ou extremamente dolorosa. Na maioria das vezes, a paciente apresenta queixa desde o início da atividade sexual. Casos de nunca ter conseguido colocar um absorvente interno ou ser examinada por um ginecologista são freqüentes. Geralmente o casal procura ajuda após algum tempo de relacionamento (que pode se estender por anos), e não é raro ser motivado pelo desejo de engravidar. Na maior parte das vezes, o casal é sexualmente ativo, tendo todos os tipos de carícias sexuais, com exceção da penetração.

O objetivo do tratamento é ajudar a paciente a sentir-se mais confortável com seu corpo e gradualmente se expor a diferentes graus de penetração. É fundamental que a paciente entenda o tratamento, que consiste na exposição gradual ao medo da penetração. O Quadro 22.6 descreve cada etapa do tratamento.

QUADRO 22.6 Etapas do tratamento do vaginismo

1. Orientação da anatomia sexual e da resposta sexual (com ilustrações)
2. Exame físico em sessão (com espelho)
3. Discutir crenças (imagem corporal)
4. Treino de relaxamento
5. Exercícios com os músculos pélvicos (exercícios de Kegel)
   ✓ identificar os músculos
   ✓ aprender a controlá-los
6. Penetração com os dedos
   ✓ inicialmente a paciente sozinha
   ✓ com o parceiro
7. Se necessário, uso de dilatadores vaginais
8. Penetração usando posições em que a paciente se sinta com controle (mulher por cima)
   ✓ sem movimento
   ✓ com movimento

O exame físico é diagnóstico e terapêutico e pode ser feito com a presença e participação do parceiro, se a paciente assim o preferir. Caso o terapeuta não tenha formação médica, deve pedir para um colega médico realizá-lo na sua presença.

Durante o exame, a paciente aprende a identificar e controlar as contrações dos músculos pélvicos (pubococcígeos), por meio dos exercícios desenvolvidos por Kegel (1952). É orientada a exercitar em casa a penetração gradual com os dedos ou dilatadores, inicialmente sozinha e depois com o parceiro. A penetração só é liberada quando a paciente se sentir confiante para realizá-la.

CONCLUSÃO

As disfunções sexuais são os transtornos mentais de maior prevalência e, no entanto, os mais negligenciados pelo sistema de saúde. Já houve uma grande evolução desde os trabalhos pioneiros de Masters e Johnson (1966 e 1970). Nas últimas duas décadas, vem se ampliando o conhecimento na área da sexualidade. O advento de drogas efetivas para algumas queixas sexuais contribuiu para ampliar o debate em torno dos problemas sexuais. Contudo, a maioria dos indivíduos que sofrem de alguma queixa sexual ainda não procura ajuda profissional. Laumann, Paik e Rosen (1999) relatam que apenas de 10 a 20% dos pacientes com algum diagnóstico sexual procuram tratamento. Além disso, a maioria dos profissionais em saúde não se sente confortável em investigar aspectos da sexualidade de seus pacientes (Bancroft, 1989).

O grande desafio dos profissionais que trabalham com sexualidade continua a ser a divulgação de informação para a população geral e o preparo dos profissionais da área de saúde em abordar esse aspecto tão importante da vida, de uma forma acolhedora e competente.

REFERÊNCIAS BIBLIOGRÁFICAS

APA. AMERICAN PSYCHIATRIC ASSOCIATION. *Manual diagnóstico e estatístico de transtornos mentais:* DSM-IV-TR. 4.ed. Porto Alegre: Artmed, 2002.

BANCROFT, J. *Human sexuality and its problems.* New York: Churchill & Livingstone, 1989.

BARLOW, D.H. Causes of sexual dysfunction: the role of anxiety and cognitive interference. *Journal of Consulting and Clinical Psychology,* v.54, p.104-48, 1986.

BECK, A. *Love is never enough.* New York: Harper & Row, 1988.

HAWTON, K. *Sex therapy:* a practical guide. Oxford: Oxford University, 1985.

KAPLAN, H.S. *Disorder of sexual desire.* New York: Brunner Mazel, 1979.

KEGEL, A.H. Sexual function of pubococcygeus muscle. *Western Journal of Surgery, Obstetrics and Gynaecology,* v.60, p.521-4, 1952.

KINSEY, A.C.; POMEROY, W.B.; MARTIN, C.E. *Sexual behaviour in the human male.* Philadelphia: Sauders, 1948.

KINSEY, A.C. et al. *Sexual behaviour in the human female.* Philadelphia: Sauders, 1953.

LAUMANN, E.O.; PAIK, A.; ROSEN, R.C. Sexual dysfunction in the United States: prevalence and predictors. *JAMA,* v.281, n.6, p.537-44, 1999.

MASTERS, W.H.; JOHNSON, V.E. *Human sexual response.* London: Churchill, 1966.

_____. *Human sexual inadequacy.* London: Churchill, 1970.

ORGANIZAÇÃO MUNDIAL DE SAÚDE. *Classificação dos transtornos mentais e de comportamentos da CID-10:* descrições clínicas e diretrizes diagnósticas. 10.ed. Porto Alegre: Artmed, 1993.

SEMANS, J.M. Premature ejaculation: a new approach. *Southern Medical Journal,* v.49, p.353-7, 1956.

SPENCE, S.H. *Psychosexual therapy:* a cognitive-behavioural approach. Philadelphia: Chapman & Hall, 1991.

ZILBERGELD, B. *The new male sexuality.* New York: Bantam Books, 1993.

Crianças e adolescentes com transtornos de ansiedade

23

Philip C. Kendall, Fernando R. Asbahr,
Lígia M. Ito, Muniya S. Chouldhury

HISTÓRICO E AVANÇOS ATUAIS DA TERAPIA COGNITIVO-COMPORTAMENTAL APLICADA A JOVENS

Algumas das primeiras tentativas de aplicação da terapia cognitivo-comportamental (TCC) para jovens não surpreendentemente focalizavam problemas que incomodavam os adultos. Impulsividade na sala de aula, problemas de comportamento e déficit de atenção e/ou hiperatividade eram alvos típicos da TCC. Somente a partir do que passaria a ser considerado a segunda geração da TCC para crianças e adolescentes, o tratamento passou a ser aplicado para os chamados transtornos "internalizados" (como depressão e ansiedade).

Quando a impulsividade era o alvo, a amostra estudada era a de crianças em idade escolar que podiam ou não preencher critérios diagnósticos. Por exemplo, essas crianças eram selecionadas com base em testes de desempenho e avaliadas antes e depois de alguma intervenção designada a reduzir a impulsividade e aumentar o autocontrole (Kendall e Braswell, 1982, 1993). Crianças impulsivas em idade escolar, após o tratamento, apresentavam melhora do autocontrole, porém esses pacientes não correspondiam a casos graves de transtorno de déficit de atenção/hiperatividade (TDAH). Na ocasião, há mais de duas décadas, a crítica de que a amostra não correspondia a uma amostra clínica era justificada. Teoricamente, no entanto, os elos entre as deficiências cognitivas apresentadas por indivíduos com TDAH e os controles internos oferecidos pela TCC eram convincentes e, com base em dados iniciais com impulsividade, programas terapêuticos foram aplicados em jovens com diagnóstico de TDAH. Os resultados com casos de TDAH não se mostraram tão bons quanto os observados em jovens impulsivos. Programas terapêuticos comportamentais podem produzir experiências benéficas, porém, em relação ao TDAH, pode-se dizer que a TCC está muito abaixo das expectativas. Além disso, ela não parece acrescentar efeito adicional significativo quando em associação ao uso de medicações (cujo benefício terapêutico baseia-se em crescentes evidências científicas).

Em relação aos transtornos de conduta e à agressividade, modelos heurísticos estão em progresso (Tolan, Guerra, Kendall, 1995), havendo vários tratamentos que produziram efeitos benéficos; como exemplo: orientação para os pais, manejo de raiva e tratamento para solução de problemas (Southam-Gerow e Kendall, 1997). Estudos clínicos randomizados demonstram evidências de que tratamentos como terapia baseada na interação pais-filho(a) (Schuhmann et al., 1998), orientação de pais (Webster-Stratton e Hammond, 1997), tratamento para a solução de problemas (Kazdin, Siegel, Bass, 1992), abordagens sobre sistemas familiares (Henggeler, Melton, Smith, 1992) e a TCC

(Lochman, Whidby, Fitzgerald, 2000) produzem resultados benéficos. Além disso, num exame posterior de três dessas abordagens, os efeitos observados foram clinicamente significativos (Sheldrick, Kendall, Heimberg, 2001). Apesar da eficácia demonstrada por esses procedimentos, pouca atenção se dá, na prática clínica, a esses dados de pesquisa. Trabalhos adicionais para a disseminação de programas efetivos são necessários.

Somente após a TCC para transtornos de conduta ter adquirido apoio substancial é que a atenção se voltou para os transtornos "internalizados". Jovens com depressão e ansiedade, nesta ordem, constituíram o próximo foco. De fato, tem-se aprendido muito a respeito de depressão em jovens. Amostras de alguns sucessos que enfocam o humor disfórico incluem: esforços para a prevenção do humor disfórico (Lewinsohn et al., 1990), enfoque sobre crianças de alto risco (Garber e Robinson, 1997; Hammen e Goodman-Brown, 1990) e a TCC aplicada à família (Brent et al., 1997). Muitos desses relatos são exemplares, com métodos de pesquisa de qualidade e sensibilidade clínica. Medidas díspares utilizadas em vários estudos, no entanto, subestimam os esforços de comparar tamanhos do efeito entre os estudos. Na área de prevenção, mais esforços são necessários para a inclusão de casos que estão, de fato, mais suscetíveis a desenvolverem quadros depressivos. Tem-se, ainda, muito a aprender a partir de investigações dos efeitos preventivos de programas aplicados a crianças cuja trajetória preditiva indica grande probabilidade de problemas associados a humor depressivo.

A TCC para ansiedade, inicialmente, era aplicada para fobias específicas, tais como medos noturnos. Talvez a demora para a aplicação da TCC para ansiedade possa ser atribuída à percepção de que jovens ansiosos não estavam realmente em sofrimento, de que eles não incomodavam os adultos, e de que se livrariam de seus medos e ansiedades imaturos. Em um passado não muito distante, quadros de ansiedade não eram vistos como um grande problema. À medida que mais se aprende sobre ansiedade – reconhece-se, no presente, a probabilidade de que ansiedade em adultos, transtornos do humor e mesmo o risco para o abuso de drogas estejam associados a transtornos de ansiedade na infância que não foram tratados – mais se faz necessário o tratamento desses quadros na infância e adolescência. Atualmente, os transtornos de ansiedade constituem um foco central para a avaliação da eficácia da TCC em crianças e adolescentes. Vários estudos têm sido revistos e contribuem para a determinação de que a TCC seja, provavelmente, um tratamento comprovado empiricamente para a ansiedade em jovens (Kazdin e Weisz, 1998; Ollendick e King, 1998). Como modelo da utilização de técnicas cognitivo-comportamentais para jovens, este capítulo descreve a prática da TCC para portadores de transtornos de ansiedade. Ao final, é apresentado um caso de uma paciente diagnosticada com transtorno de ansiedade de separação e tratada por meio da TCC.

TRANSTORNOS DE ANSIEDADE NA INFÂNCIA E ADOLESCÊNCIA (TAIA)

A ansiedade em crianças e adolescentes, como um fenômeno psicopatológico distinto, tem sido foco de atenção da psiquiatria e psicologia infantis nos últimos anos. Evidências de que algumas formas de ansiedade na infância podem estar relacionadas com transtornos de ansiedade na vida adulta contribuíram para o desenvolvimento de estratégias de diagnóstico, tratamento e prevenção específicas para crianças e adolescentes (Last et al., 1991). Embora os métodos diagnósticos dos transtornos de ansiedade em crianças sejam semelhantes àqueles utilizados com adultos, a avaliação e o tratamento da ansiedade patológica na infância apresentam características específicas.

Diferentemente do que ocorre no tratamento de adultos, medicamentos psicoativos como antidepressivos e ansiolíticos não são considerados terapêutica de primeira escolha em crianças e adolescentes portadores de transtornos de ansiedade. São indicados particularmente quando os sintomas são intensos e interferem no desempenho global do indivíduo, atuando no alívio imediato do desconforto físico e subjetivo.

Estudos de revisão (Casey e Berman, 1985; Durlak, Fuhrman, Lampman, 1991; Weisz et al., 1987) apontam para o sucesso da TCC no tratamento dos transtornos de ansiedade na infância e adolescência. Embora ainda não haja estudos comparando a eficácia de diferentes técnicas cognitivo-comportamentais no tratamento dos transtornos de ansiedade nessa faixa etária específica, sabe-se que tratamentos que combinam técnica com sintoma-alvo, como, por exemplo, relaxamento em crianças predominantemente tensas e exposição em crianças fóbicas, são mais eficazes do que aqueles que utilizam um pacote de técnicas de forma aleatória (Ost, Jerremalm, Johansson, 1981, 1982).

A associação da farmacoterapia com a TCC tem sido principalmente indicada em alguns transtornos, como o obsessivo-compulsivo (March, 1995). Porém, não há na literatura estudos controlados comparando a eficácia da TCC, da farmacoterapia e da combinação das duas (March e Mulle, 1998).

O modelo da TCC para os TAIA

O modelo apresentado a seguir tem como base o programa elaborado por Kendall e colaboradores (1992), o qual inclui uma etapa de avaliação e diagnóstico e 16 sessões de tratamento, divididas em duas fases: 1) oito sessões de treinamento nas principais técnicas; e 2) oito sessões de prática, em que o paciente é supervisionado pelo terapeuta na aplicação dessas técnicas em diversas situações ansiogênicas.

O tratamento visa ensinar a criança a reconhecer sua ansiedade, desenvolver habilidades para lidar com ela e melhorar o desempenho em tarefas de rotina, criando um senso de conquista em experiências que envolvam desafios e dificuldades. O terapeuta atua como um consultor, avaliador e educador, e seu papel deve ser ativo, funcionando como um modelo na transmissão das intervenções terapêuticas, ensinando o paciente a ter maior controle sobre comportamentos e cognições disfuncionais e facilitando, assim, um desenvolvimento emocional mais satisfatório.

A eficácia da TCC na infância e adolescência está diretamente ligada a vários fatores, tais como: tipo de linguagem e técnica utilizada, em função da idade do paciente; fase específica de desenvolvimento da criança; grau de adesão ao tratamento (tanto da criança como dos familiares); destreza do terapeuta na avaliação comportamental e na escolha adequada de técnicas para cada tipo de caso.

O tratamento

Considera-se etapa fundamental da avaliação a identificação de manifestações ansiosas em seus diferentes aspectos (comportamental, fisiológico e cognitivo) e nas diversas situações de vida da criança.

As manifestações fisiológicas refletem a atividade do sistema nervoso autônomo (SNA) e incluem náuseas, vômitos, palpitação, tremores, sudorese (especialmente palmar), ondas de calor e frio pelo corpo, sensações de sufocação ou afogamento, dor abdominal difusa, enurese e rubor facial (Barrios e Hartmann, 1998).

Os sintomas comportamentais de ansiedade são mais evidentes. Os mais comuns incluem esquiva de situações ameaçadoras ou comportamentos de fuga, como correr, quando a esquiva não é possível. Ante a impossibilidade de esquiva ou fuga de uma determinada situação, outros comportamentos, como choro, voz trêmula, tremores grosseiros das mãos, roer das unhas, chupar do polegar, podem refletir estado ansioso.

O componente cognitivo da ansiedade envolve a experiência mental da criança. Alguns exemplos de pensamentos ansiosos incluem: "o que vai acontecer comigo agora?" ou "o que vai acontecer se eu me atrapalhar, vão gozar de mim?".

A avaliação deve incluir entrevistas clínicas para coleta de informação junto aos pais e professores, observações sobre o comportamento disfuncional e dos respectivos sintomas fisiológicos e cognitivos, além da avaliação familiar. O processo de avaliação pode ser dividido em quatro fases: a) identificação do problema e escolha do comportamento-alvo; b) escolha e esquematização de um programa de tratamento; c) medidas periódicas da sintomatologia clínica ao longo do tratamento; d) avaliação do resultado final do tratamento e seguimento (Bornstein e Knapp, 1981).

Principais intervenções

O *manejo da ansiedade* é uma intervenção que tem como objetivo ajudar a criança e/ou adolescente a reconceituar os seus problemas, aprendendo a lidar com as novas situações sem se sentir em constante ameaça e perigo. Nesta intervenção, as principais técnicas utilizadas são o relaxamento, o treino de imaginação, a solução de problemas, o manejo de recompensa e a reestruturação cognitiva.

O *relaxamento* ensina a criança a tensionar e relaxar vários grupos musculares, focalizando as sensações decorrentes da tensão corporal e utilizando essas sensações como dica para relaxar. Os exercícios de relaxamento devem ser praticados duas vezes ao dia, como tarefa de casa. Alguns roteiros de relaxamento, incluindo animais ou super-heróis como personagens, podem ser incorporados para facilitar o engajamento da criança à técnica.

O *treino de imaginação* inclui atividades que incentivam o lado imaginativo da criança, facilitam a interação terapeuta-paciente por meio do aspecto lúdico e promovem a aprendizagem de estratégias para enfrentar a ansiedade. Primeiro, o paciente é treinado a imaginar-se em uma situação que induz o relaxamento, e depois é exposto a uma situação de tensão, devendo permanecer concentrado no estado de relaxamento.

A *solução de problemas* ensina a criança/adolescente a lidar com uma situação ansiogênica como um problema a ser resolvido, e não como algo incontrolável e sem saída (D'Zurilla, 1986). Terapeuta e paciente trabalham na identificação do problema e nos objetivos a serem atingidos para a sua solução. A partir disso, inicia-se o processo de decisão, escolhendo-se, dentre as diversas alternativas possíveis, a mais plausível a ser testada e com maior probabilidade de sucesso.

O *manejo de recompensa* é indicado para quadros fóbico-ansiosos. Cada aproximação do objeto e/ou situação temida deve ser seguida de alguma espécie de recompensa, associando-se, dessa forma, uma experiência agradável à vivência de medo. Isso também promove a desconfirmação da conseqüência negativa esperada e facilita uma maior aderência do paciente ao tratamento, o que leva a um aumento na freqüência de aproximações em direção aos estímulos temidos. Da mesma maneira, muitos comportamentos de medo, que são indiretamente reforçados pelas demais pessoas (em geral familiares), podem ser eliminados quando essas pessoas são instruídas a não mais recompensá-los.

A *reestruturação cognitiva* visa a corrigir pensamentos antecipatórios catastróficos e expectativas negativas sobre acontecimentos futuros, em geral não-realistas, e que contribuem para o agravamento de comportamentos disfuncionais. Esta técnica consiste, inicialmente, em ensinar o paciente a identificar os pensamentos que ocorrem antes e/ou diante de situações temidas e os efeitos negativos que eles têm sobre o seu comportamento. Perguntas como: "o que passa pela sua cabeça quando você enfrenta essa situação?" ou "o que você costuma dizer a si mesmo nessas situações?" são úteis para ajudar a criança na identificação desses pensamentos. Como na terapia cognitiva de adultos, o processo de reestruturação cognitiva envolve a busca de pensamentos alternativos, mais realistas, que devem substituir aqueles negativos toda vez que o paciente se defrontar com a situação ansiogênica.

A *modelação* é uma intervenção que permite ao paciente aprender um novo comportamento pela observação e imitação de um modelo. Inicialmente, o paciente apenas observa a reação do terapeuta ao estímulo temido, e depois "copia" o comportamento demonstrado. A aprendizagem de que é possível ter reações controladas diante de situações temidas reduz o medo e facilita a aquisição de habilidades mais apropriadas. O terapeuta deve planejar demonstrações de acordo com as dificuldades específicas do paciente (a partir de uma hierarquia de sintomas, dos que causam menos ansiedade para aqueles que são mais ansiogênicos).

Uma intervenção que pode auxiliar na integração de técnicas de controle e redução de ansiedade com o uso da imaginação é a *dramatização*. A troca de papéis, como, por exemplo, pedir que o paciente ensine o terapeuta a relaxar, pode ser uma oportunidade de avaliar o grau de compreensão e aprendizagem do paciente nessa técnica.

A *exposição* ao objeto/situação temido(a) é considerada a intervenção mais eficaz nos transtornos de ansiedade. Os procedimentos dessa intervenção em crianças e adolescentes seguem os mesmos princípios do tratamento de adultos, com exceção da graduação da exposição aos estímulos temidos, a qual deve ser planejada com um maior número de etapas no tratamento de crianças. Recomenda-se, também, que a exposição ao vivo só seja realizada depois que a criança e/ou adolescente tiver alguma compreensão sobre ansiedade e como controlá-la.

O terapeuta deve ser capaz de escolher, entre as técnicas disponíveis, aquela que melhor se adequar às características do paciente e ao respectivo problema, demonstrando solidariedade e compreensão que facilitem ao paciente expor suas dificuldades. Uma vez que pacientes ansiosos são extremamente preocupados em agradar às pessoas em geral, a relação terapêutica é essencial para ajudar o paciente a correr o risco de ser imperfeito, sem necessariamente ser criticado.

O papel dos pais

Qual o papel preferencial dos pais no tratamento? Pais podem ser consultores, colaboradores ou "co-pacientes" no tratamento de seus filhos. Como consultores, eles trazem informações, passadas e atuais, além de poderem fornecer inúmeras respostas durante o andamento do tratamento. Como colaboradores, são envolvidos no tratamento, cooperando na condução do mesmo e nas atividades a ele relacionadas. Como "co-pacientes", os pais podem participar tanto no tratamento de seus filhos como em sessões de terapia familiar e em algumas intervenções específicas ("treinamento de pais") sobre como agir ante a sintomatologia apresentada por seus filhos.

RELATO DE CASO

Maria, sexo feminino, 12 anos, foi encaminhada para um serviço ambulatorial especializado no tratamento de transtornos de ansiedade na infância e adolescência por seu pediatra, devido à intensa ansiedade quando separada de familiares, em particular de sua mãe. Maria vivia com seus pais e um irmão mais velho de 17 anos. Os pais trabalhavam fora e seu irmão cursava o terceiro colegial. Maria cursava a sexta série, tendo sido sempre uma excelente aluna.

A consulta inicial contou com a participação de todos os membros da família. Os pais relataram que Maria, após ter presenciado crise epiléptica de um tio ocorrida há seis meses, começou abruptamente a apresentar sintomas de ansiedade bastante intensos. Maria começou a perguntar incessantemente para seus pais sobre sua saúde e a de seus familiares. Tornou-se extremamente preocupada em relação a qualquer machucado, por menor que fosse, ou a qualquer doença. Sentia muito medo de que ela ou um de seus familiares morresse. Passou, assim, a se recusar a sair de casa e a ficar muito "grudada" em seus pais. Não ia sozinha de um aposento a outro em sua própria casa. Desde muito pequena, Maria requisitava que sua mãe ficasse com ela à noite até que adormecesse. Após ter presenciado a crise de seu tio, Maria passou a ter grande dificuldade para pegar no sono e manter-se dormindo ao longo da noite, mesmo que sua mãe ficasse com ela. Após quatro meses sem qualquer alteração, seus pais a levaram ao pediatra, que encaminhou Maria para a clínica de transtornos de ansiedade.

Durante a avaliação inicial, Maria relutou em deixar seus pais na sala de espera. Por fim, aceitou entrar acompanhada somente do terapeuta quando foi assegurada de que a primeira consulta seria curta. Durante a entrevista, Maria evitava contato visual, falava rapidamente, com tom de voz baixo, demorava para responder às perguntas. O relato de seus sintomas confirmava as informações obtidas dos pais.

Ao final da primeira avaliação, concluiu-se que os sintomas apresentados por Maria correspondiam ao diagnóstico de ansiedade de separação. Indicou-se para Maria terapia individual que incluísse técnicas cognitivo-comportamentais de exposição gradual *in vivo* e modificação de diálogos internos negativos (pensamentos disfuncionais).

Uma explicação pormenorizada sobre o tratamento foi dada pelo terapeuta e discutida exaustivamente com a paciente. O papel do aprendizado tanto no desenvolvimento como na manutenção de sua ansiedade, de seus comportamentos de evitação, bem como de seus diálogos internos negativos foi realçado. Exemplos de como outros tipos de medo são aprendidos e mantidos foram dados.

Durante as primeiras sessões de terapia, Maria e o terapeuta identificaram situações que desencadeavam ansiedade no momento. A paciente monitorava seus pensamentos e o nível da ansiedade três vezes ao dia. As situações incluíam dormir sozinha, ficar só em algum quarto da casa, subir ao segundo andar da casa sozinha. Além disso, a paciente identificava os pensamentos negativos associados à ansiedade. Por exemplo, ela achava que tinha câncer por ter visto uma mancha arroxeada em seu braço (após ter batido o mesmo) e pensava que seus pais e irmão morreriam se ela não estivesse próxima a eles. A automonitoração continuou ao longo de todo o tratamento.

Maria também participou na criação de uma hierarquia das situações que provocavam sua ansiedade. Em ordem crescente do grau de ansiedade, as situações eram: ficar a sós em algum aposento no andar térreo da casa, subir ao segundo andar da casa durante curto período, durante período mais prolongado, ir dormir sozinha e ficar sozinha em seu quarto após ter acordado no meio da noite.

Maria também esteve ativamente envolvida no desenvolvimento de estratégias cognitivas para lidar com sua ansiedade. Ela tinha ciência de que as coisas ditas por si mesma influenciavam a forma como ela se sentia e foi estimulada a identificar frases que facilitassem a exposição a situações desencadeadoras de ansiedade. A paciente desenvolveu as seguintes frases:

– "Não é porque eu me sinto com um pouco de medo que alguma coisa ruim vai acontecer";
– "Cada vez que eu pratico e vejo que todo mundo está bem, eu me sinto melhor";
– "Se eu começo a me preocupar, eu penso em alguma coisa engraçada para afastar essa preocupação".

Ao longo de cinco sessões com intervalo semanal de terapia, Maria confrontou situações da hierarquia, associadas a novos pensamentos ou frases que poderiam substituir seus diálogos internos negativos.

Por volta da quinta semana de tratamento, a paciente teve progresso considerável. Ela já ficava períodos cada vez maiores sozinha, tanto na parte térrea como no segundo andar de sua casa. Além disso, conseguia ir dormir sozinha, sem que sua mãe tivesse que ficar com ela. Os pais relatavam uma diminuição na freqüência de perguntas de reasseguramento sobre sua própria saúde e a de seus familiares. Maria descrevia uma diminuição significativa no número de preocupações e no nível de ansiedade que ela costumava apresentar quando separada de seus pais.

Naquela ocasião, tomou-se a decisão conjunta (a paciente, seus pais e o terapeuta) de diminuir a freqüência de sessões para uma a cada duas semanas.

Após um mês de sessões quinzenais, a freqüência das sessões foi reduzida a uma por mês. Maria foi vista por três meses seguidos. Durante cada sessão, sua automonitoração foi revista. Somente uma situação desencadeadora de ansiedade ocorreu ao longo desses três meses. A paciente ficou um pouco ansiosa quando seu cão ficou doente e teve que ser levado ao veterinário. Na ocasião, ela teve o seguinte diálogo interno: "O doutor vai ajudar meu cachorro a ficar curado". Ela relatou que isso foi suficiente para que sua ansiedade baixasse. Em acréscimo a esse fato, revisou-se durante a sessão aquilo que ela poderia fazer no futuro quando enfrentasse situações que provocassem ansiedade. Ao final de três meses, Maria recebeu alta de seu tratamento, com o reasseguramento de que poderia entrar em contato com o terapeuta a qualquer momento, caso fosse necessário.

REFERÊNCIAS BIBLIOGRÁFICAS

BARRIOS, B.A.; HARTMANN, D.P. Fears and anxiety in children. In: MASH, E.J.; TERDAL, L.G. (Eds.). *Treatment of children disorders.* 2.ed. New York: Guilford, 1988. p.196-262.

BORNSTEIN, P.H.; KNAPP, M. Self-control desensitization with a multiphobic boy: a multiple baseline design. *Journal of Behavior Therapy and Experimental Psychiatry*, v.12, p.282-5, 1981.

BRENT, D. et al. A clinical psychotherapy trial for adolescent depression comparing cognitive, family, and supportive therapy. *Archives of General Psychiatry*, v.54, p.877-85, 1997.

CASEY R.J.; Berman J.S. The outcome of psychotherapy with children. *Psychological Bulletin*, v.98, p.388-400, 1985.

D'ZURILLA, T.J. *Problem-solving therapy*: a social competence approach to clinical intervention. New York: Springer, 1986.

DURLAK J.A.; Fuhrman P.; Lampman C.: Effectiveness of cognitive-behavior therapy for maladapting children: a meta-analysis. *Psychological Bulletin*, v.110, p. 204-14, 1991.

GARBER, J.; ROBINSON, N.S. Cognitive vulnerability in children at risk for depression. *Cognition and Emotion*, v.11, p.619-35, 1997.

HAMMEN C.; GOODMAN-BROWN T. Self-schemas and vulnerability to specific life stress in children at risk for depression. *Cognitive Therapy and Research*, v.14, p.215-27, 1990.

HENGGELER, S.; MELTON, G; SMITH, L. Family preservation using multisystemic therapy: an effective alternative to incarcerating serious juvenile offenders. *Journal of Consulting and Clinical Psychology*, v.60, p.953-61, 1992.

KAZDIN, A.E.; SIEGEL, T.; BASS, D. Cognitive problem-solving skills training and parent management training in the treatment of antisocial behavior in children. *Journal of Consulting and Clinical Psychology*, v.60, p.733-47, 1992.

KAZDIN, A.E.; WEISZ, J. Identifying and developing empirically supported child and adolescent treatments. *Journal of Consulting and Clinical Psychology*, v.66, p.19-36, 1998.

KENDALL, P.C. et al. *Anxiety disorders in youth*: cognitive-behavioral interventions. New York: Pergamon, 1992.

KENDALL, P.C.; BRASWELL, L. Cognitive-behavioral self-control therapy for children: a components analysis. *Journal of Consulting and Clinical Psychology*, v.50, p.672-89, 1982.

_____. *Cognitive-behavioral therapy for impulsive children*. 2.ed. New York: Guilford, 1993.

LAST, C.G. et al. Anxiety disorders in children and their families. *Archives of General Psychiatry*, v.48, p.928-34, 1991.

LEWINSOHN, P.M. et al. Cognitive-behavioral treatment for depressed adolescents. *Behavior Therapy*, v.21, p.229-37, 1990.

LOCHMAN, J.; WHIDBY, J.; FITZGERALD, D. Cognitive-behavioral assessment and treatment with aggressive children. In: KENDALL, P.C. (Ed.). *Child and adolescent therapy cognitive-behavioral procedures*. 2.ed. New York: Guilford, 2000.

MARCH J.S.; MULLE K. *OCD in children and adolescents*: a cognitive-behavioral treatment manual. New York: Guilford, 1998. p.3-21.

MARCH, J.S. *Anxiety disorders in children and adolescents*. New York: Guilford, 1995. p.420-35.

OLLENDICK, T.H.; KING N.J. Empirically supported treatments for children with phobic and anxiety disorders. *Journal of Clinical Child Psychology*, v.27, p.156-67, 1998.

OST, L.G.; JERREMALM, A.; JOHANSSON, J. Individual response patterns and the effects of different behavioral methods in the treatment of social phobia. *Behaviour Research and Therapy*, v.19, p.1-16, 1981.

OST, L.G.; JOHANSSON, J.; JERREMALM, A. Individual response patterns and the effects of different behavioral methods in the treatment of claustrophobia. *Behaviour Research and Therapy*, v.20, p.445-60, 1982.

SCHUHMANN, E. et al. Efficacy of parent-child interaction therapy: Interim report of a randomised trial with short-term maintenance. *Journal of Clinical Child Psychology*, v.27, p.34-45, 1998.

SHELDRICK, R.; KENDALL, P.C.; HEIMBERG, R. The clinical significance of treatments: a comparison of three treatments for conduct disordered children. *Clinical Psychology: Science and Practice*, v.8, p.418-30, 2001.

SOUTHAM-GEROW, M.; KENDALL, P.C. Parent-focused and cognitive behavioral treatments of antisocial youth. In: STOFF, D.; BREILING, J.; MASER, J.D. (Eds.). *Handbook of antisocial behavior*. New York: Wiley, 1997.

TOLAN, P.H.; GUERRA, N.G.; KENDALL, P.C. A developmental-ecological perspective on antisocial behavior in children and adolescents: toward a unified risk and intervention framework. *Journal of Consulting and Clinical Psychology*, v.63, p.579-84, 1995.

WEBSTER-STRATTON, C.; HAMMOND, M. Treating children with early-onset conduct problems: a comparison of child and parent training interventions. *Journal of Consulting and Clinical Psychology*, v.65, p.93-109, 1997.

WEISZ, J.R. et al. Effectiveness of psychotherapy with children and adolescents: a meta-analysis for clinicians. *Journal of Consulting and Clinical Psychology*, v.55, p.542-9, 1987.

Crianças e adolescentes com transtorno de déficit de atenção/hiperatividade

**Luis Augusto Rohde, Paulo Knapp,
Lisiane Lykowski, Daniela Carim**

O primeiro passo no processo de indicação de terapia cognitivo-comportamental (TCC) para o transtorno de déficit de atenção/hiperatividade (TDAH) é uma adequada avaliação diagnóstica. Somente após o diagnóstico estar firmemente estabelecido e as possíveis co-morbidades verificadas, é possível avaliar a adequação do paciente para a intervenção cognitivo-comportamental.

Vários autores que estudam os processos psicopatológicos, a neurobiologia e a neuropsicologia do TDAH sugerem que uma disfunção em córtex pré-frontal e suas conexões com a circuitária subcortical e com o córtex parietal pode ser responsável pelo quadro clínico do transtorno (Barkley, 1997, 2000; Szobot et al., 2001). Essas alterações seriam responsáveis por um déficit do comportamento inibitório e das funções chamadas executivas (que capacitam o sujeito no desempenho de ações voluntárias, autônomas e orientadas para metas específicas), incluindo memória de trabalho, planejamento, auto-regulação de motivação e do limiar para ação dirigida a objetivo definido, internalização da fala (Barkley, 1997, 2000; Strayhorn, 2002). A menos que uma pessoa possa inibir pensamentos e impulsos, nenhuma dessas funções pode ser realizada com sucesso.

O déficit do comportamento inibitório e das funções executivas se traduziria nas características básicas do transtorno, ou seja, falta de controle e aderência comportamental, falta de motivação intrínseca para completar tarefas, falta de um comportamento governado por regras e uma resposta errática sobre condições típicas na escola e em casa que estão associadas a recompensas demoradas ou inconsistentes (Strayhorn, 2002; Hinshaw, 2000).

À primeira vista, este seria um campo bastante propício para a utilização de técnicas cognitivo-comportamentais. Entretanto, a experiência clínica e os estudos controlados sobre a eficácia das diversas técnicas cognitivo-comportamentais apontam na direção oposta. Tem-se reconhecido que a psicopatologia na infância e adolescência, do ponto de vista do referencial cognitivo-comportamental, abrange dois grandes grupos de patologias, quais sejam: as patologias em que os aspectos principais são os relacionados a distorções cognitivas e as patologias associadas a deficiências cognitivas (Barkley, 1997; Kendall e MacDonald, 1993). Entre as patologias caracterizadas por distorções cognitivas salientam-se a depressão e a ansiedade, em que distorções do pensamento como generalizações e catastrofização são bastante comuns. Nas patologias caracterizadas por deficiências cognitivas, sendo o TDAH um dos principais exemplos, encontram-se estratégias deficientes de resolução de problemas, associadas a uma imaturidade cognitiva geral (Kendall e MacDonald, 1993). Isso leva normalmente a uma ação imediata, anterior a qualquer pensamento (o agir antes de pensar, característico de pacientes com o transtorno). Assim, é muito mais difícil remediar estratégias cognitivas de longa data alteradas do que distorções de pensamento muitas vezes agudamente estabelecidas. Mais ainda, como esses déficits cognitivos têm a sua origem em processos neurobiológicos que ocorreram em tempos pré-verbais, estratégias cognitivo-comportamentais que se baseiam eminentemente em mediação verbal tendem a ter menor chance de êxito.

O presente capítulo é uma condensação do material disponível no livro *Manual de Terapia Cognitivo-Comportamental para o Transtorno de Déficit de Atenção/Hiperatividade*, de nossa autoria. Ele visa a uma rápida revisão sobre a compreensão e o processo de avaliação do TDAH, instrumentalizando o terapeuta para uma indicação correta. Revisam-se também os principais elementos técnicos utilizados dentro do referencial cognitivo-comportamental para tratamento do TDAH. Além disso, apresentam-se os resultados de estudos controlados que avaliaram a eficácia de diversas abordagens cognitivo-comportamentais no transtorno. Busca-se uma integração desses resultados de pesquisa com a clínica, salientando-se as possíveis limitações do conhecimento atual sobre o assunto. No final, apresenta-se o modelo esquemático de TCC para o TDAH usado no Programa de Déficit de Atenção/Hiperatividade do Hospital de Clínicas de Porto Alegre (PRODAH).

DÉFICIT NO COMPORTAMENTO INIBITÓRIO: O SINTOMA LEGÍTIMO DO TDAH

As disfunções na estrutura cerebral das crianças com TDAH levam ao prejuízo da inibição do comportamento e autocontrole. Esta é a capacidade de inibir ou retardar uma resposta motora (e emocional) a um evento – fundamento crítico para a realização de qualquer tarefa. Esperar não é um ato passivo.

Barkley (1997) aborda o TDAH como um típico transtorno da função executiva. Esta seria uma classe de atividade altamente sofisticada que capacita o indivíduo a focar, direcionar, regular, gerenciar e manter emoções e comportamentos sob controle e motivar-se. Crianças com TDAH apresentam dificuldades em restringir seus impulsos e permanecer com um plano ou uma meta.

Segundo este autor, a dificuldade em inibir o comportamento, ou seja, em esperar antes de responder, prejudica as seguintes funções executivas:

1. *Memória de trabalho.* Crianças com TDAH têm dificuldade em reter uma quantidade de informações na mente e manipulá-las. Tal lembrança é crucial para não se perder e manter um comportamento dirigido ao objetivo. Possibilita, também, pensar sobre uma situação, estudá-la cuidadosamente e compará-la com experiências passadas. Desta forma, aprende-se com situações passadas. Crianças com TDAH comportam-se segundo um esquema de reforço imediato. Suas ações seriam comandadas por aquilo que o meio pode lhe proporcionar no momento, não importando o quanto isso lhe custará depois. São orientadas para o momento. Um senso alterado de tempo faz com que tenham dificuldade em aprender com os erros passados ou em adiar uma gratificação.

2. *Internalização da palavra autodirigida* seria a segunda função prejudicada nessas crianças, segundo o autor. Quando a criança é menor, ela brinca "falando alto". Conforme amadurece, neurologicamente, evolui do falar com outros para falar consigo própria. É o que é denominado discurso internalizado. Essa modificação no discurso tem grande impacto no comportamento da criança. Prejuízo nesta área reflete dificuldade em usar a linguagem para controlar o comportamento. Crianças com TDAH têm maior dificuldade de reflexão e resolução de problemas. Seu tempo de espera antes de responder é prejudicado.

3. *Controle das emoções, motivação e estado de vigília.* A habilidade de auto-regulação seria a capacidade de inibir uma respos-

ta, ou seja, controlar a ansiedade de uma resposta imediata, dando tempo para dividir a informação que chega em duas partes: o significado pessoal e o conteúdo do evento. Isso permite ao indivíduo retardar reações emocionais a um evento particular. Pelo fato de não conseguirem inibir seus sentimentos, crianças com TDAH são vistas como sendo emocionalmente intensas e imaturas.

4. *Reconstituição*. A quarta função executiva prejudicada nessas crianças é a reconstituição, ou seja, a capacidade de quebrar a informação em partes menores (análise) e recombinar essas partes em instruções inteiramente novas (síntese). Esta função nos dá a possibilidade de recombinar situações em um número infinito de formas, e então escolher um comportamento mais adaptativo ou de melhor impacto.

Essas funções tornam-se interiorizadas durante o desenvolvimento neurológico típico no início da segunda infância. A criança cresce e desenvolve a capacidade de esconder alguns dos seus sentimentos e comportamentos dos outros. Talvez por causa da falha genética ou no desenvolvimento embrionário, as crianças com TDAH não retêm essa habilidade e, por conseguinte, mostram muito publicamente o seu comportamento e sua palavra. É a porção frontal do cérebro que nos dá poderes para o autocontrole e a capacidade de direcionar nosso comportamento para o futuro. A conclusão é que a inatenção, a hiperatividade e a impulsividade dessas crianças são causadas pela falha em serem guiadas por instruções internas e pela sua inabilidade em frear seu próprio comportamento inadequado. A falta de habilidade nessas quatro funções executivas mentais suporta a teoria de que um meio ambiente mais estruturado será de grande ajuda.

O PROCESSO DE AVALIAÇÃO DO TDAH

O diagnóstico do TDAH é fundamentalmente *clínico*, baseando-se em critérios operacionais clínicos claros e bem definidos, provenientes de sistemas classificatórios como o DSM-IV ou a CID-10. A tríade sintomatológica clássica do transtorno caracteriza-se por *desatenção, hiperatividade e impulsividade* (Barbosa, 1995). Independentemente do sistema classificatório utilizado, as crianças com TDAH são facilmente reconhecidas em clínicas, escolas e em casa.

O DSM-IV propõe a necessidade de pelo menos seis sintomas de desatenção e/ou seis sintomas de hiperatividade/impulsividade para o diagnóstico de TDAH.

A desatenção pode ser identificada pelos seguintes sintomas: dificuldade de prestar atenção a detalhes ou errar por descuido em atividades escolares e de trabalho; dificuldade para manter a atenção em tarefas ou atividades lúdicas; parecer não escutar quando lhe dirigem a palavra; não seguir instruções e não terminar tarefas escolares, domésticas ou deveres profissionais; dificuldade em organizar tarefas e atividades; evitar ou relutar em envolver-se em tarefas que exijam esforço mental constante; perder coisas necessárias para tarefas ou atividades; ser facilmente distraído por estímulos alheios à tarefa; e apresentar esquecimentos em atividades diárias.

A hiperatividade se caracteriza pela presença freqüente das seguintes características: agitar as mãos ou os pés ou se remexer na cadeira; abandonar sua cadeira em sala de aula ou em outras situações nas quais se espera que permaneça sentado; correr ou escalar em demasia, em situações nas quais isto é inapropriado; ter dificuldade em brincar ou envolver-se silenciosamente em atividades de lazer; estar freqüentemente "a mil" ou muitas vezes agir como se estivesse "a todo vapor"; falar em demasia. Os sintomas de impulsividade são: freqüentemente dar respostas precipitadas antes de as perguntas terem sido concluídas; com freqüência ter dificuldade em esperar a sua vez; e freqüentemente interromper ou se meter em assuntos de outros (Rohde et al., 1998; Biederman, Newcorn, Sprich, 1991).

É importante salientar que desatenção, hiperatividade ou impulsividade como sintoma isolado podem resultar de muitos problemas na vida de relação das crianças (com os pais e/ou colegas e amigos), de sistemas educacionais inadequados, ou mesmo estar associados a outros transtornos comumente encontrados na infância e na adolescência. Portanto, para o diagnóstico do TDAH é sempre necessário contextualizar os sintomas na história de vida da criança.

Algumas pistas que indicam a presença do transtorno são:

1. Duração dos sintomas de desatenção e/ou hiperatividade/impulsividade. Normalmente, as crianças com TDAH apresentam uma história de vida desde a idade pré-escolar com a presença de sintomas ou, pelo menos, um período de vários meses de sintomatologia intensa. A presença de sintomas de desatenção e/ou hiperatividade/impulsividade por curtos períodos (dois a três meses) que se iniciam claramente após um desencadeante psicossocial (por exemplo, separação dos pais) deve alertar o clínico para a possibilidade de que a desatenção, a hiperatividade ou a impulsividade sejam mais sintomas do que parte de um quadro de TDAH.
2. Freqüência e intensidade dos sintomas. As pesquisas têm demonstrado que sintomas de desatenção, hiperatividade ou impulsividade acontecem mesmo em crianças normais uma vez que outra, ou até mesmo freqüentemente em menor intensidade. Portanto, para o diagnóstico de TDAH, é fundamental que pelo menos seis dos sintomas de desatenção e/ou seis dos sintomas de hiperatividade/impulsividade descritos anteriormente estejam presentes freqüentemente (cada um dos sintomas) na vida da criança.
3. Persistência dos sintomas em vários locais e ao longo do tempo. Os sintomas de desatenção e/ou hiperatividade/impulsividade precisam ocorrer em vários ambientes da vida da criança (por exemplo, escola e casa) e manter-se constantes ao longo do período avaliado. Sintomas que ocorrem apenas em casa ou somente na escola devem alertar o clínico para a possibilidade de que a desatenção, hiperatividade ou impulsividade sejam apenas sintomas de uma situação familiar caótica ou de um sistema de ensino inadequado. Da mesma forma, flutuações de sintomatologia com períodos assintomáticos não são características do TDAH.
4. Prejuízo clinicamente significativo na vida da criança. Sintomas de hiperatividade ou impulsividade sem prejuízo na vida da criança podem traduzir muito mais estilos de funcionamento ou temperamento do que um transtorno psiquiátrico.
5. Entendimento do significado do sintoma. Para o diagnóstico de TDAH, é necessária uma avaliação cuidadosa de cada sintoma e não somente a listagem de sintomas. Por exemplo, uma criança pode ter dificuldade de seguir instruções por um comportamento de oposição e desafio aos pais e professores, caracterizando muito mais um sintoma de transtorno desafiador de oposição do que de TDAH. É fundamental verificar se a criança não segue as instruções por não conseguir manter a atenção durante a explicação das mesmas. Em outras palavras, é necessário verificar se o sintoma supostamente presente correlaciona-se com o constructo básico do transtorno, ou seja, déficit de atenção e/ou dificuldade de controle inibitório.

A apresentação clínica pode variar de acordo com o estágio do desenvolvimento. Sintomas relacionados à hiperatividade/impulsividade são mais freqüentes em pré-escolares com TDAH do que sintomas de desatenção. Como uma atividade mais intensa é característica de pré-escolares, o diagnóstico de TDAH deve ser feito com muita cautela antes dos seis anos de vida. Por isso, entre outras razões, o conhecimento do desenvolvimento normal das crianças é fundamental para a avaliação de psicopatologia nesta faixa etária.

A literatura indica que os sintomas de hiperatividade diminuem na adolescência, restando, de forma mais acentuada, os sintomas de desatenção e de impulsividade (AACAP, 1997). Tem-se sugerido que o limiar para diagnóstico possa ser baixado para, talvez, cinco ou menos sintomas em adolescentes e adultos (Murphy e Barkley, 1996), visto que estes podem continuar com um grau significativo de prejuízo no seu funcionamento global, mesmo com menos de seis sintomas de desatenção e/ou hiperatividade/impulsividade. Apesar de dados recentes no nosso meio não apoiarem esta sugestão (Rohde et al., 1998), é importante não se restringir tanto ao número de sintomas no diagnóstico de adolescentes, mas sim ao grau de prejuízo dos mesmos. O nível de prejuízo deve ser sempre avaliado a partir das potencialidades do adolescente e do grau de esforço necessário para a manutenção do ajustamento.

O DSM-IV e a CID-10 incluem um critério de idade de início dos sintomas causando prejuízo (antes dos 7 anos) para o diagnóstico do transtorno. Entretanto, este critério é derivado apenas de opinião do comitê de "experts" no TDAH, sem qualquer evidência científica que sustente sua validade clínica. Recentemente, Rohde e colaboradores (2000) demonstraram que o padrão sintomatológico e de co-morbidade com outros transtornos diruptivos do comportamento, bem como o prejuízo funcional não são significativamente diferentes entre adolescentes com o transtorno que apresentam idade de início dos sintomas causando prejuízo antes e depois dos 7 anos. Ambos os grupos diferem-se do grupo de adolescentes sem o transtorno em todos os parâmetros mencionados. Sugere-se que o clínico não descarte a possibilidade do diagnóstico em pacientes que apresentem sintomas causando prejuízo apenas após os 7 anos.

A avaliação de co-morbidades é fundamental. As pesquisas mostram uma alta prevalência de co-morbidade entre o TDAH e os transtornos diruptivos do comportamento (transtorno da conduta e transtorno desafiador de oposição), situada em torno de 30 a 50% (Biederman, Newcorn, Sprich, 1991). No nosso meio, Rohde e colaboradores (1999) encontraram uma taxa de co-morbidade de 47,8% com transtornos diruptivos em adolescentes com diagnóstico de TDAH. A taxa de co-morbidade também é significativa com as seguintes doenças: a) depressão (15 a 20%); b) transtornos de ansiedade (em torno de 25%) (Biederman, Newcorn, Sprich, 1991); c) transtornos da aprendizagem (10 a 25%) (AACAP, 1997). Vários estudos têm demonstrado uma alta prevalência de co-morbidade entre TDAH e abuso ou dependência de drogas na adolescência e, principalmente, na idade adulta (9 a 40%).

Em relação à fonte para coleta de informações, sabe-se que existe baixa concordância entre informantes (criança, pais e professores) sobre a saúde mental de crianças. Estas normalmente subinformam sintomas psiquiátricos e apresentam baixa concordância teste-reteste para os sintomas de TDAH. Os pais parecem ser bons informantes para os critérios diagnósticos do transtorno (Rohde et al., 1999). Os professores tendem a superinformar os sintomas de TDAH, principalmente quando há presença concomitante de outro transtorno diruptivo do comportamento. Com adolescentes, a utilidade das informações dos professores diminui significativamente, na medida em que o adolescente passa a ter vários professores (currículo por disciplinas) e cada professor permanece pouco tempo na turma, o que impede o conhecimento específico de cada aluno. Pelo exposto, o processo de avaliação diagnóstica envolve necessariamente a coleta de dados com os pais, a criança e a escola.

Com os pais, é fundamental a avaliação cuidadosa de todos os sintomas. Como em qualquer avaliação em saúde mental na infância e adolescência, a história médica, escolar, familiar, social e psiquiátrica do desenvolvimento da criança deve ser colhida com os pais. No caso de crianças pré-púberes, as quais muitas vezes têm dificuldades para expressar verbalmente os sintomas, a entrevista com os pais é ainda mais relevante. Com a criança ou adolescente, uma entrevista adequada ao nível de desenvolvimento deve ser realizada, avaliando-se a visão da criança sobre a presença dos sintomas da doença. É fundamental a lembrança de que a ausência de sintomas no consultório médico não exclui o diagnóstico. Essas crianças são freqüentemente capazes de controlar os sintomas com esforço voluntário, ou em atividadedes de grande interesse. Por isso, muitas vezes, conseguem passar horas na frente do computador ou do *videogame*, mas não ais do que alguns minutos na frente de um livro em sala de aula ou em casa. Tanto na entrevista com os pais quanto naquela com a criança, é essencial a pesquisa de sintomas relacionados com as co-morbidades psiquiátricas mais prevalentes. Ao final da entrevista, deve-se ter uma idéia do funcionamento global da criança (Rohde et al., 1998). A presença de sintomas na escola deve ser avaliada pelo contato com os professores, e não somente pelas informações dos pais, pois os últimos tendem a extrapolar informações sobre os sintomas em casa para o ambiente escolar.

Em relação a avaliações complementares, normalmente se sugere: a) encaminhamento de escalas objetivas para a escola; b) avaliação neurológica; c) testagem psicológica. Entre as escalas disponíveis para preenchimento por professores, apenas a escala de Conners tem adequada avaliação de suas propriedades psicométricas em amostra brasileira (Barbosa, Dias, Gaião, 1997). A avaliação neurológica é fundamental para a exclusão de patologias neurológicas que possam mimetizar o TDAH e, muitas vezes, é extremamente valiosa como reforço para o diagnóstico (Guardiola, 1994). No que tange à testagem psicológica, o teste que fornece mais informações relevantes clinicamente é o "Wechsler Intelligence Scale for Children" (Wechsler, 1991). A sua terceira edição (WISC-III) tem tradução validada para o português (Figueiredo, 1994), sendo que os subtestes que compõem o fator de resistência à distratibilidade (números e aritmética) podem ser importantes para reforçar a hipótese diagnóstica de TDAH. Além disso, no diagnóstico diferencial da síndrome, é preciso descartar a presença de retardo mental, visto que esta patologia pode causar problemas de atenção, hiperatividade e impulsividade. Outros testes neuropsicológicos (por exemplo, o "Wisconsin Cart-Sorting Test" ou o "STROOP Test"), assim como os exames de neuroimagem (tomografia, ressonância magnética ou SPECT cerebral), ainda fazem parte do ambiente de pesquisa, e não do clínico (AACAP, 1997).

ABORDAGEM TÉCNICA: ELEMENTOS PRINCIPAIS

Na apresentação dos elementos essenciais, será feita uma distinção entre abordagens cognitivas e comportamentais, apenas no sentido de facilitar o entendimento das estratégias descritas. É importante frisar que a maioria dos programas atuais funde estratégias e técnicas cognitivas e comportamentais em abordagens mistas para o tratamento das patologias na área da saúde mental de crianças e adolescentes.

Abordagens cognitivas

Psicoeducação

A educação das crianças, pais e professores sobre o transtorno é parte fundamental da maioria dos programas cognitivo-comportamentais para tratamento do TDAH. Tem como objetivo ajudar o paciente, a família e os professores a compreenderem melhor os sintomas e prejuízos do transtorno como decorrentes de uma doença, desfazendo rótulos prévios que freqüentemente acompanham essas crianças (por exemplo, preguiçoso, vagabundo, burro, incompetente). Nesse sentido, as intervenções psicoeducativas também são importantes para melhorar a auto-estima dos pacientes, freqüentemente abalada após anos de impacto do transtorno. Da mesma forma, a educação sobre o modelo cognitivo-comportamental ajuda os pais a implementarem as estratégias aprendidas para lidar com as dificuldades de seus filhos.

Independentemente da modalidade de atendimento (individual ou em grupo), a educação sobre o TDAH em geral é a parte inicial do programa de intervenção. Existem vários livros sobre o transtorno que podem ser utilizados com as crianças (Kendall e MacDonald, 1993) ou com os pais (Barkley, 2000; Rohde e Benczik, 1999; Mattos, 2001; Topzewski, 1999; Schwartzman, 2001) nesse trabalho educativo.

Auto-instrução

Vários autores que pesquisam o desenvolvimento infantil têm indicado que as crianças aprendem a controlar o comportamento a partir de instruções dos adultos que elas gradualmente internalizam. Esse processo passaria por uma etapa intermediária em que as crianças utilizariam uma estratégia de auto-instrução, quando conversam consigo mesmas diretamente, ou por brincadeiras de faz-de-conta com bonecos. Num segundo momento, elas manteriam o processo apenas no nível do pensamento por meio da internalização da fala (Ervin, Bankert, DuPaul, 1999). Freqüentemente, vemos crianças em idade pré-escolar exercitando essa estratégia, falando baixinho consigo mesmas coisas do tipo: "Você não pode fazer isto", "Se você fizer isto, mamãe vai ficar braba". Alguns investigadores mostram que o desenvolvimento desse processo pode estar alterado em crianças com TDAH (Berk e Potts, 1991).

Assim, diversos programas utilizaram variações do treinamento de auto-instrução para o tratamento do TDAH. A maioria engloba estratégias que incluem os seguintes passos:

1. O terapeuta modela o desempenho de uma tarefa e fala alto enquanto a criança observa. Por exemplo, em relação a um jogo durante a sessão, o terapeuta pode dizer em voz alta: "Deixa eu ver, o que tenho que fazer? Hum, tenho que escolher a jogada a fazer. Quais são as alternativas? Bom, eu posso mexer a peça para essa casa, ou até aquela outra. Eu acho que a melhor alternativa vai ser esta aqui. Bah!, joguei bem (reforço ao comportamento), ou Ih!, essa jogada não foi boa, ele vai comer a minha peça, vou ter que prestar mais atenção da próxima vez".
2. A criança realiza uma tarefa similar enquanto instrui a si mesma em voz alta.
3. O terapeuta modela o desempenho de uma tarefa enquanto sussurra as auto-instruções.
4. A criança realiza uma tarefa similar enquanto sussurra as auto-instruções.
5. O terapeuta realiza uma tarefa usando a linguagem internalizada, com pausas e sinais comportamentais de que está pensando (coça o queixo).
6. A criança realiza uma tarefa usando os passos de auto-instrução privadamente (linguagem internalizada). Esse processo é treinado inúmeras vezes e em diferentes situações e tarefas (Ervin, Bankert, DuPaul, 1999; Kendall, 2000).

Embora teoricamente bastante atraente, o treinamento de auto-instrução puro não tem demonstrado resultados satisfatórios no TDAH, principalmente pela dificuldade de generalização dos resultados obtidos no ambiente terapêutico para outros locais.

Registro de pensamentos disfuncionais

O Registro de Pensamentos Disfuncionais (RPD) é um procedimento bastante utilizado no contexto do tratamento cognitivo-comportamental de vários transtornos mentais, visando proporcionar ao paciente o reconhecimento da relação entre situações ambientais ativadoras, pensamentos automáticos, sentimento e comportamento (Kendall, 1992). Como no TDAH lida-se mais com deficiências de estratégias cognitivas do que com distorções cognitivas, o espaço do RPD no tratamento deste transtorno é restrito. Entretanto, vale lembrar que essas crianças agem normalmente antes de pensar, logo, a oportunidade, mesmo que breve (durante uma ou duas sessões do tratamento), de entenderem que existe uma série de etapas (situação ativadora/pensamento/sentimento) por trás do comportamento ou da atitude que tomam pode ser valiosa para algumas crianças e adolescentes com TDAH.

Solução de problemas

É a estratégia mais utilizada nos tratamentos cognitivos do TDAH, buscando atuar sobre o comportamento inibitório deficitário que leva a criança a agir antes de pensar ou de avaliar todas as possibilidades. Assim, o treinamento visa incentivar as crianças com o transtorno a seguirem diversos passos antes de agir.

Normalmente, o treinamento inclui seis etapas:

1) reconhecimento do problema;
2) geração de alternativas possíveis;
3) exame das conseqüências possíveis de cada alternativa;
4) escolha de uma das alternativas;
5) implementação da alternativa escolhida;
6) avaliação dos resultados obtidos com a alternativa escolhida (Hinshaw, 2000; Ervin, Bankert, DuPaul, 1999; Silver, 1999).

O treinamento pode ser implementado por meio de situações previamente escolhidas pelo terapeuta e programadas para a sessão, ou a partir de situações relatadas pelo paciente no transcurso de uma sessão. Por exemplo, um adolescente que conta como reagiu rapidamente ofendendo a professora quando esta lhe colocou injustamente (na opinião dele) para fora da sala de aula pode ser convidado a exercitar o treinamento de solução de problemas, aplicando os seis passos à situação relatada. É fundamental que o terapeuta esteja atento para identificar todas as situações em que pode aplicar o treinamento no transcurso das sessões, porque quanto mais ele for repetido, maior a chance de que o novo processo cognitivo seja internalizado pelo paciente.

Automonitoramento e auto-avaliação

Sabidamente as crianças e os adolescentes com TDAH têm bastante dificuldade em monitorar o seu comportamento e avaliá-lo (Kendall, 2000; Silver, 1999). Portanto, pode ser útil treiná-los a monitorar aspectos específicos de seu comportamento e de suas atitudes e avaliá-los, como uma forma de reforçar a construção do autocontrole (Ervin, Bankert, DuPaul, 1999).

Assim, pode fazer parte da combinação contratual do atendimento psicoterápico com a criança que ela irá avaliar o seu comportamento e suas atitudes durante cada sessão, atribuindo uma nota de 1 a 10. Os comportamentos observados podem ser os mesmos durante as sessões (realização das tarefas, capacidade de focar no trabalho proposto, participação na sessão em caso de atendimento de grupo) ou variar de sessão para sessão, desde que a criança saiba, no início de cada sessão, o que se espera que ela monitore e avalie. O terapeuta deve também avaliar a criança nos mesmos comportamentos e atitudes. No final da sessão, os dois devem comparar os escores atribuídos e comentá-los, principalmente se ocorrerem grandes discrepâncias (mais de um ponto de diferença). Este exercício tende a aumentar a capacidade dessas crianças de olharem para si próprias. Ele pode ser usado também no transcurso das sessões, pedindo que o paciente avalie a resposta que deu a determinado estímulo (por exemplo, provocações de um colega) e que, utilizando a técnica de solução de problemas, gere alternativas e as avalie.

Os programas que associam automonitoramento e auto-avaliação a recompensas tendem a ter resultados mais promissores. Assim, Hinshaw (2000) propôs o "jogo da concordância", que serve para avaliar a concordância entre as avaliações feitas pelo paciente e pelo terapeuta do comportamento do primeiro. Quando a concordância for alta (menos de um ponto de diferença), a criança ganha pontos (ver *sistema de fichas*).

Planejamento e cronogramas

As crianças com TDAH têm muita dificuldade para o planejamento de atividades futuras. É comum que subestimem o tempo necessário para o desenvolvimento de uma tarefa específica, especialmente se ela não for de interesse imediato. Seguidamente, ao receberem a data de uma prova, não conseguem estabelecer um planejamento de estudo para a mesma (Rohde e Benczik, 1999).

Uma estratégia que tem se mostrado bastante eficaz para lidar com esse problema é a construção de um cronograma de horários de estudo e de lazer, chamado de calendário de atividades, que será trabalhado muitas vezes nas sessões. Estimula-se a criança a construir, numa folha de cartolina, num quadro-negro ou em outro material, o calendário de atividades contendo todos os dias da semana e as horas de cada dia. É importante que esse cronograma de horários possa ser colado ou repassado para algum local no quarto da criança, em uma posição visível. Estabeleça com ela um período diário de estudo de no mínimo trinta minutos e no máximo uma hora, de segunda a sexta-feira.

Duas coisas são importantes nessa combinação: 1) em cada dia da semana, o horário de estudos pode variar de acordo com os outros compromissos da criança, mas o mesmo deve ser estabelecido previamente na sessão da semana anterior; 2) deixe a criança escolher o horário que lhe parecer melhor. É importante que ela participe ativamente desse exercício de planejamento.

Estabelecidos os horários de estudo, é fundamental que eles sejam mantidos. Isso irá ajudá-la a desenvolver um planejamento previsível de atividades. Peça que a criança ou o adolescente escolha uma matéria a ser estudada ou revisada para cada dia da próxima semana, levando em conta os trabalhos e as provas daquela semana. Num espaço designado no canto do calendário, ela deve colocar os dias de prova e entrega de trabalhos. Procure a presença de algum adulto em casa nos horários diários escolhidos. É importante que a criança possa contar com alguém se tiver dificuldades com a tarefa, ou para se organizar. Inicialmente, muitas vezes, é necessário que ela seja lembrada do horário de início a cada dia. Em cada semana, revise com o paciente como ele conseguiu ou não cumprir o calendário. Discuta as razões que dificultaram o cumprimento do estabelecido no calendário. Novamente, as tarefas de planejamento tendem a ter melhor resultado quando associadas com recompensas, em função da baixa motivação intrínseca dessas crianças.

Abordagens comportamentais

Sistema de fichas

O sistema de fichas é uma intervenção comportamental baseada em contingência que visa a premiar as respostas e atitudes adequadas do paciente. Portanto, introduz reforçadores para o comportamento esperado (Barkley, 2000; Silver, 1999).

Quando se discutem intervenções comportamentais baseadas em contingência com os pais, geralmente eles demonstram a preocupação de que a criança passe a responder apenas mediante algum tipo de gratificação, ou de que eles possam estar "comprando o comportamento desejado". Na verdade, é importante o reconhecimento de que o sistema de motivação intrínseca dessas crianças não funciona adequadamente, isto é, elas precisam de muito estímulo para que consigam realizar tarefas repetitivas e que consideram chatas, e que crianças sem o transtorno conseguem com mais facilidade. No início, é necessário que o estímulo seja externo, até que ela comece a ter prazer em se sentir capaz de realizar tarefas, e que o círculo vicioso não-realização das tarefas → reprimenda, brigas → diminuição da auto-estima possa ser desfeito.

Mais ainda, no mundo moderno, estamos constantemente participando de técnicas comportamentais baseadas em contingência muito similares ao sistema de fichas. Assim, o sistema de pontos que os bancos usam para liberação progressiva de cobrança de serviços, o sistema de milhagem das companhias aéreas e o sistema de pontos dos cartões de crédito ou cartões-fidelidade são todos alicerçados em princípios de técnicas comportamentais baseadas em contingência. Quanto mais é usado o cartão, a companhia aérea ou o banco, mais pontos são acumulados. No caso das companhias aéreas, com a acumulação dos pontos, a partir de um patamar, pode-se escolher o reforçador desejado: somando menor número de pontos, uma viagem nacional, somando um maior número de pontos, recebe-se créditos para uma viagem internacional.

Inicialmente, é fundamental definir com a criança um *menu* de recompensas que deve ser variado e abarcar itens de pequeno, médio e maior valor. Por exemplo, material escolar (canetas coloridas, cadernos), ingresso para o cinema, acessórios de skate (rolamento, decalques) ou de surfe (parafina, corda para prancha), vale CD, bola. Cada item deve ter o seu valor em pontos e deve estar disponível durante as sessões. Como material para as sessões, fichas com pontos (ou cédulas de faz-de-conta com valores de 1, 2, 5 e 10 pontos) podem estar previamente confeccionadas ou ser feitas durante as primeiras sessões com a criança. Cada atividade ao longo do tratamento e a cada sessão vale um número determinado de pontos. Por exemplo, fazer a tarefa de casa vale 1 ponto, participar nas sessões (no caso de tratamento de grupo) vale 2 pontos, avaliar-se adequadamente no final da sessão (vide automonitoramento e auto-avaliação) pode valer 1 ponto. Assim, a criança vai acumulando pontos e, de acordo com o seu interesse, pode trocá-los por uma recompensa, quando atingir o número necessário de pontos para obtê-la. Uma vantagem adicional dessa estratégia é a de permitir trabalhar questões relacionadas à impulsividade, já que, pela dificuldade de adiar a gratificação, é extremamente comum que a criança queira trocar um número mínimo de pontos por qualquer recompensa menor imediata, mesmo desejando alguma coisa de maior valor, mas que necessitaria mais tempo para acumular os pontos necessários.

A fim de obter-se generalização dos resultados com essa abordagem, é fundamental que ela seja implantada também pelos pais. Nesse sentido, vale lembrar que a terapia cognitivo-comportamental para o TDAH, seja individual ou em grupo, sempre tem que ser associada a sessões em paralelo com os pais, para educação sobre o transtorno e, no mínimo, para aprendizagem de solução de problemas e implementação do sistema de fichas em casa. Trabalhando com os pais, é essencial que ambos compareçam às sessões, ou, ao menos, que eles estejam de acordo em relação às estratégias a serem implementadas no manejo dos sintomas de seu filho (Abikoff, 1991). É importante não esquecer que boa parte dos pais de crianças com TDAH também apresenta o transtorno, portanto, o trabalho com eles é ainda mais fundamental. Muitas vezes, é necessário diferenciar problemas comportamentais associados ao transtorno de expectativas irrealistas dos pais sobre o comportamento das crianças (Abikoff, 1991).

Com os pais, ou em sessão conjunta com a criança e os pais, estabelece-se uma lista de problemas. Quais são, de fato, os problemas da criança? Qual é a dificuldade mais importante? Qual lhe incomoda mais? Ou ainda, qual atrapalha mais o funcionamento dela? Pode-se pedir que eles pensem e façam toda a lista de problemas da criança e, após, um *ranking*, colocando os problemas em ordem de prioridade. Feita a lista de problemas, solicita-se também que façam um repertório de recompensas.

A partir disso, os pais, em conjunto com a criança, passam a utilizar o sistema de fichas, atribuindo um valor para a adequada solução dos dois ou três problemas de maior importância no *ranking* de prioridade no dia-a-dia. Acumulando pontos, a criança pode escolher uma recompensa no fim de semana (de acordo com a quantia que conseguir acumular na semana). Novamente, é fundamental que uma variedade grande de recompensas com valores variados possa estar disponível para a criança. As recompensas em casa não devem incluir apenas reforços materiais; reforçadores interpessoais, como tempo adicional com os pais na atividade favorita da criança, ida ao cinema com os pais ou ao restaurante predileto da criança, são muito importantes. Outros reforçadores podem incluir tempo adicional no computador, ou assistindo ao programa favorito na televisão. Essa é uma abordagem para o dia-a-dia. Os pais têm a tendência de estabelecer recompensas muito grandes a longo prazo (viagem para um parque temático no fim do ano, se a criança estudar). Em função da dificuldade com o sistema intrínseco de motivação, isso acaba não funcionando com essas crianças. É importante frisar que esta estratégia pode ser implementada também com os outros filhos que não tenham o transtorno, já que, muitas vezes, esses se queixam de que normalmente não apresentam os problemas comportamentais e não recebem qualquer reforço por isso.

Vários estudos têm demonstrado que estratégias comportamentais baseadas em contingência com reforço positivo são mais eficazes do que estratégias baseadas em punição (Abikoff, 1991).

Custo de resposta

Além do reforço positivo, são importantes também estratégias que atribuam um custo a respostas (comportamentos) inadequadas da criança. Assim, durante a sessão, determinados comportamentos inaceitáveis (agressão verbal aos outros participantes nos atendimentos em grupo) podem ser manejados com a retirada de pontos. Nos atendimentos de grupo, é interessante que o próprio grupo estabeleça quais comportamentos serão passíveis dessa abordagem e o custo da resposta inadequada, no início (sessão do contrato) ou na primeira vez em que tais comportamentos ocorrerem. Os pais também devem ser orientados para a utilização dessa abordagem em casa (Barkley, 2000; Kendall, 2000).

Punições

Para comportamentos muito perturbadores (agressão física) ou que atrapalham o andamento dos atendimentos em grupo, pode ser necessário o uso de punições como "dar um tempo" fora do grupo. É importante cuidadosa avaliação na implementação deste tipo de estratégia, pois, algumas vezes, quando o grupo está realizando alguma tarefa que exige mais persistência, os adolescentes podem iniciar comportamentos diruptivos no sentido de saírem do grupo para a não-realização de tarefas (transformação de punição em reforço positivo). Como normalmente se trabalha em co-terapia nos atendimentos em grupo, é importante que um dos terapeutas possa sair junto com o paciente e utilizar o tempo fora para a avaliação da situação, utilizando a estratégia de solução de problemas (Barkley, 2000; Abikoff, 1991).

Tarefas de casa

Como na maioria das abordagens cognitivo-comportamentais para outros transtornos, as tarefas de casa são parte essencial do atendimento de crianças com TDAH. A sua função é a de permitir que a criança possa exercitar o que está sendo aprendido durante as sessões. Como normalmente há resistências para realização das tarefas de casa, é importante que elas possam ser associadas a reforçadores do comportamento. Nos atendimentos de grupo, tem-se utilizado, além do reforçador individual (vide sistema de fichas), reforçadores de grupo (tempo extra de algum jogo com o grupo e os terapeutas quando todo o grupo realiza a tarefa). Isso permite que noções de responsabilidade de grupo possam ser trabalhadas nas sessões. Os autores frisam que as tarefas de casa são importantes para que se obtenha generalização dos resultados em outros ambientes (Kendall, 2000).

Modelagem e dramatizações

Modelagem significa a exposição do cliente a um indivíduo (terapeuta) que realmente demonstra os comportamentos a serem aprendidos pelo cliente (Kendall, 2000). Assim, independente das outras estratégias cognitivas ou comportamentais em uso, é fundamental que o terapeuta esteja atento para aproveitar as situações que surjam durante as sessões, para ele próprio demonstrar como resolveria determinado problema, utilizando auto-instrução ou resolução de problemas. O objetivo não é resolver o problema para o paciente, mas proporcionar-lhe um modelo para a solução, principalmente nos estágios iniciais da terapia.

Uma estratégia complementar é a utilização de dramatizações durante as sessões. Num momento inicial, situações predeterminadas podem ser usadas. Por exemplo, o terapeuta pode perguntar: "O que você faria se estivesse jogando *videogame* e seu irmão apagasse o computador porque queria fazer um trabalho? Vamos fazer de conta que eu sou ele e vamos encenar essa situação?"

Situações hipotéticas permitem que as crianças possam trabalhar sem maiores resistências no início. Entretanto, no andamento do tratamento, elas devem ser gradativamente substituídas por situações reais do dia-a-dia da criança, ou que aconteçam durante as sessões. Por exemplo, um adolescente de 13 anos com TDAH e transtorno desafiador de oposição que constantemente se negasse a responder às perguntas do terapeuta, exceto àquelas que fossem do seu inteiro interesse; o terapeuta, propondo-lhe dramatizar a situação trocando os papéis, começa a não responder às perguntas que ele faz sobre um jogo e fica brincando com o apontador. Propõe-se, a partir daí, a discutir a situação e o que lhe passa pela cabeça, e sobre o que os outros pensam e sentem quando ele age assim. Tem-se sugerido que essas dramatizações trazem um conteúdo emocional mais intenso para as sessões, evitando que as emoções fiquem dissociadas.

MODELO ESQUEMÁTICO DE TCC PARA TDAH

Vários manuais de TCC para tratamento do transtorno já foram propostos (Barkley, 2000; Silver, 1999). Apresentamos a seguir o modelo esquemático das sessões da TCC que vem sendo utilizado em nosso programa (PRODAH). Uma discussão mais aprofundada de cada sessão pode ser encontrada no *Manual de Terapia Cognitivo-Comportamental para o Transtorno de Déficit de Atenção/Hiperatividade (Knapp et al., 2002)*.

Primeiro bloco

Educação e motivação. São realizadas três sessões com as crianças/adolescentes. Após a segunda sessão com a criança/adolescente, é realizada uma sessão com os pais.

Segundo bloco

Reestruturação cognitiva e manejo comportamental. São realizadas sete sessões com as crianças/adolescentes. Após a sexta e a nona sessões com a criança/adolescente, são realizadas sessões com os pais.

Terceiro bloco

Fechamento, avaliação e preparação do seguimento. São realizadas duas sessões com as crianças/adolescentes. Após a décima segunda sessão com a criança/adolescente, é realizada uma sessão com os pais.

Sessões de seguimento

Sessões simultâneas de seguimento com os pais e as crianças são realizadas.

PROTOCOLO DE TRATAMENTO DE TDAH

Sessões com o Paciente
1ª sessão: Contrato
　　　　　　Definição das recompensas
2ª sessão: Educação sobre TDAH
3ª sessão: Educação sobre TDAH
　　　　　　Lista de problemas e Lista de recompensas
4ª sessão: Modelo cognitivo – A → B → C de Ellis
5ª sessão: Modelo cognitivo - pensamento alternativo
6ª sessão: Solução de problemas
7ª sessão: Solução de problemas
8ª sessão: Solução de problemas e auto-instrução
9ª sessão: Organização, planejamento e registros de atividades
10ª sessão: Organização, planejamento e registros de atividades
　　　　　　Solução de problemas e auto-instrução
11ª sessão: Revisão das técnicas aprendidas
12ª sessão: Avaliação dos resultados

Sessões com os Pais
1ª sessão: Contrato
　　　　　　Sistema de pontos
　　　　　　Educação sobre TDAH
2ª sessão: Modelo cognitivo – A → B → C de Ellis
　　　　　　Modelo cognitivo – pensamento alternativo

Solução de problemas
3ª sessão: Organização, planejamento e registro de atividades
4ª sessão: Revisão das técnicas aprendidas
Avaliação dos resultados

Para fins de ilustração, apresentamos a seguir a agenda da segunda sessão do manual:

2ª sessão
Objetivo: motivação e educação sobre o transtorno

Agenda da sessão:

1) Aquecimento (assuntos livres)
2) Revisão da sessão anterior
3) Revisão da tarefa de casa (vantagens e desvantagens de participar no atendimento)
4) Educação sobre o transtorno:
   Conceito
   Prevalência } estimular o relato dos
   Sintomas   componentes
5) Tarefa de casa (elaborar lista de problemas e recompensas)
6) Automonitoramento
7) Resumo e *feedback* da sessão

ESTUDOS DE EFICÁCIA

Vários estudos foram realizados avaliando a eficácia de tratamentos comportamentais ou cognitivo-comportamentais no TDAH nos últimos anos. A maioria buscou comparar a eficácia dos estimulantes com a das abordagens cognitivo-comportamentais nos sintomas básicos do transtorno, ou a eficácia da associação das duas modalidades (estimulantes mais abordagens cognitivo-comportamentais) com a da medicação sozinha. A discussão detalhada desses estudos (Pelham et al., 1993; Hechtman e Abikoff, 1995; Ialongo et al., 1993; Carlson et al., 1992; Horn et al., 1991; Strayhorn, 2002; MTA, 1999) foge ao alcance deste capítulo. De uma maneira geral, todos indicam que o tamanho do efeito obtido com as mais variadas intervenções comportamentais ou cognitivo-comportamentais parece ser menor do que o tamanho do efeito obtido com a medicação (Hinshaw, 2000). Mais ainda, a associação de estimulantes com abordagens cognitivo-comportamentais não se mostra superior ao uso apenas de medicação nesses pacientes (Pelham et al., 1993; Hechtman e Abikoff, 1995; Ialongo et al., 1993; Carlson et al., 1992; Horn et al., 1991; Strayhorn, 2002; MTA, 1999). No estudo mais recente, melhor desenhado e com um número de pacientes expressivo (579 crianças com TDAH acompanhadas por 14 meses), 144 crianças foram alocadas para uso somente de medicação, e 144 para combinação de medicação mais terapia cognitivo-comportamental com a criança (oito semanas intensivas), com os pais (35 sessões de treinamento parental) e com os professores (Strayhorn, 2002). Em relação aos sintomas básicos do transtorno, não se encontrou diferença significativa entre os dois grupos, nem na avaliação dos professores e nem na avaliação dos pais.

Como explicar a ausência de incremento na melhora com a terapia cognitivo-comportamental associada à medicação? Em primeiro lugar, em cerca de 70% dos casos a melhora é tão robusta com a medicação que sobra pouco espaço para incremento, seja qual for a intervenção associada. Outro fator é o relacionado ao desfecho medido. A maioria dos estudos mede os sintomas básicos do transtorno. É possível que o que deva ser medido com o uso de intervenções psicossociais seja a melhora em outros parâmetros relacionados ao transtorno, como a qualidade de vida. Talvez os estudos meçam o desfecho errado para avaliar o impacto das intervenções psicossociais. Por fim, recentemente Strayhorn (2002) lembra que a maioria dos programas cognitivo-comportamentais para transtornos diruptivos utiliza não mais do que algumas horas de trabalho. Assim, embora teoricamente atraentes, esses programas podem não estar demonstrando a eficácia esperada apenas por uma questão de subdose, ou seja existiria uma expectativa idealizada de que poucas horas de treinamento poderiam reverter problemas de comportamento inibitório estabelecidos e reforçados de longa data. Tratamentos mais longos poderiam fazer aparecer um tamanho de efeito maior.

DICAS CLÍNICAS

Diante das considerações anteriores é fundamental que possamos tentar otimizar ao máximo a chance de sucesso das intervenções cognitivo-comportamentais. Nesse sentido, embora não exista muita pesquisa sobre moderadores e mediadores de resposta à intervenção cognitivo-comportamental no transtorno, algumas dicas clínicas podem ser úteis:

- A idade da criança ou do adolescente é importante. Quanto mais velha a criança, maior a chance de o tratamento funcionar, já que a sofisticação cognitiva será maior. Em tese, crianças no meio da idade escolar (8 ou 9 anos) já são elegíveis para essa intervenção. Quanto menor a criança, mais comportamental a intervenção deve ser, e maior ênfase deve ser dada na abordagem familiar.
- A avaliação diagnóstica do transtorno é fundamental. O tratamento tem mais chance de funcionar nos casos sem co-morbidade. Casos com co-morbidade com transtornos do humor ou mesmo com transtornos da conduta graves parecem ter pior resposta ao tratamento. Recentemente, os dados do MTA (1999) sugerem que co-morbidade com transtornos de ansiedade indicam melhor resposta à intervenção cognitivo-comportamental.
- O funcionamento familiar deve ser avaliado, já que parte dos pais (cerca de 30%) também tem o diagnóstico. A chance de sucesso com famílias muito desorganizadas é provavelmente menor, pois a generalização dos resultados para fora das sessões geralmente fica comprometida.
- Enfatizar bastante o aspecto comportamental da abordagem. O aspecto cognitivo, embora importante e atraente conceitualmente, parece ter menor eficácia (Knapp et al., 2002).
- O trabalho com os pais é essencial para combater as principais limitações das abordagens psicossociais, ou seja, a baixa generalização dos resultados e a difícil manutenção destes após o encerramento do atendimento. A educação sobre o transtorno, a introdução do manejo comportamental com o sistema de fichas, a técnica cognitiva de resolução de problemas e medidas de planejamento devem ser enfatizadas.
- Nos tratamentos de grupo, o número menor de participantes (4 a 6), o atendimento em co-terapia, a escolha de grupos homogêneos (todos com o mesmo diagnóstico, do mesmo sexo e na mesma faixa etária) parecem variáveis clinicamente importantes para o sucesso do atendimento.

CONCLUSÃO

Intervenções cognitivo-comportamentais no TDAH têm sido usadas clinicamente há bastante tempo. Na última década, várias pesquisas começaram a investigar a eficácia dessas técnicas no transtorno, demonstrando pouco incremento de melhora dos sintomas do TDAH. Novas medidas de desfecho clínico e seleção mais específica de subgrupos de pacientes, associadas a tratamentos mais longos, necessitam melhor avaliação, para que o espaço dessas intervenções no tratamento do TDAH possa ser adequadamente documentado.

REFERÊNCIAS BIBLIOGRÁFICAS

ABIKOFF, H. Cognitive training in ADHD children: less to it than meets the eye. *J. Learn Disabil.*, v.24, p.205-9, 1991.
AMERICAN ACADEMY OF CHILD AND ADOLESCENT PSYCHIATRY (AACAP). Practice parameters for the assessment and treatment of children, adolescents and adults with attention – deficit / hyperactivity disorder. *J. Am. Acad. Adolesc. Psychiatry*, v.36, 85S-121S, 1997. Suppl. 10.
AMERICAN ACADEMY OF PEDIATRICS. Clinical practice guideline: treatment of school age children with ADHD. *Pediatrics*, v.108, p.1033-44, 2001.
AMERICAN PSYCHIATRIC ASSOCIATION. *Diagnostic and statistical manual of mental disorders.* 4.ed. Washington, 1994.
BARBOSA, G.A. Transtornos hipercinéticos. *Infanto*, v.3, p.12-9, 1995.

BARBOSA, G.A.; DIAS, M.R.; GAIÃO, A.A. Validacíon factorial de los índices de hiperactividad del cuestionário de Conners en escolares de João Pessoa – Brasil. *Infanto,* v.5, p.118-25, 1997.

BARKLEY, R.A. *Attention deficit hyperactivity disorder*: a handbook for diagnosis and treatment. New York: Guilford, 1998.

_____. Behavioral inhibition, sustained attention, and executive functions: constructing a unifying theory of ADHD. *Psychological Bulletin*, v.121, n.1, p.65-94, 1997.

_____. *Taking charge of ADHD*. New York: The Guilford, 2000.

_____. *Transtorno de déficit de atenção/hiperatividade*. Porto Alegre: Artmed, 2002.

BERK, L.E.; POTTS, M.K. Development and functional significance of private speech among ADHD and normal boys. *J. Abnorm. Child Psych.,* v.19, n.3, 357-77, 1991.

BIEDERMAN, J.; NEWCORN, J.; SPRICH, S. Comorbidity of attention deficit hyperactivity disorder with conduct, depressive, anxiety, and other disorders. *Am. J. Psychiatry,* v.148, n.5, p.564-77, 1991.

CARLSON, C.L. et al. Single and combined effects of methylphenidate and behavior therapy on the classroom performance of children with attention-deficit hyperactivity disorder. *J. Abnorm. Child Psychol.,* v.20, p.213-32, 1992.

ERVIN, R.A.; BANKERT, C.L.; DUPAUL, G.J. Tratamento do TDAH. In: REINECKE, M.A.; DATTILIO, F.M.; FREEMAN, A. (Eds.). *Terapia cognitiva com crianças e adolescentes*. Porto Alegre: Artmed, 1999. p. 45-62.

FIGUEIREDO, V.L.M. *Influências socioculturais na inteligência verbal*: uma análise fundamentada no teste WISC III. Porto Alegre, 1994. Dissertação (Mestrado). Instituto de Psicologia da PUCRS.

GUARDIOLA, A. *Distúrbio de hiperatividade com déficit de atenção*: um estudo de prevalência e fatores associados em escolares de 1ª Série de Porto Alegre. Porto Alegre, 1994. Tese (Doutorado). Universidade Federal do Rio Grande do Sul.

HECHTMAN, L.T.; ABIKOFF, H. *Multimodal treatment plus stimulant vs. stimulant treatment in ADHD treatment:* results from a 2-year comparative treatment study. Apresentado no Annual Meeting of the AACAP, New Orleans, 1995.

HINSHAW, S.P. ADHD. The search for viable treatments. In: KENDALL, P.C. (Ed.). *Child & adolescent therapy*: cognitive-behavioral procedures. 2.ed. New York: The Guilford, 2000. p.88-128.

HORN, W.F. et al. Additive effects of psychostimulants, parent training, and self-control therapywith ADHD children. *J. Am. Acad. Child Adolesc. Psychiatry,* v.30, p.233-40, 1991.

IALONGO, N.S. et al. The effects of a multimodal intervention with attention-deficit hyperactivity disorder children: a 9-month follow-up. *J. Am. Acad. Child Adolesc. Psychiatry,* v.32, p.182-9, 1993.

KENDALL, P.C. *Stop and think workbook*. Ardomore: Workbook, 1992.

_____. Treatment: the basic ingredients. In: KENDAL, P.C. (Ed.). *Child & adolescent therapy*: cognitive-behavioral procedures. New York: Guilford, 2000.

KENDALL, P.C.; MACDONALD, J.P. Cognition in the psychopathology of youth and implications for treatment. In: DOBSON, K.S.; KENDALL, P.C. (Eds.). *Psychopathology and cognition*. San Diego: Academic Press, 1993. p.387-427.

KNAPP, P. et al. *Manual de terapia cognitivo-comportamental para o transtorno de déficit de atenção/hiperatividade*. Porto Alegre: Artmed, 2002.

MATTOS, P. *No mundo da lua*. São Paulo: Lemos, 2001.

MURPHY, K.; BARKLEY, R.A. Prevalence of DSM-IV Symptoms of ADHD in adult licensed drivers: implications for clinical diagnosis. *Journal of Attention Disorders,* v.1, n.3, p.147-61, 1996.

ORGANIZAÇÃO MUNDIAL DE SAÚDE. *Classificação de transtornos mentais e de comportamento da CID-10*: descrições clínicas e diretrizes diagnósticas. Porto Alegre: Artmed, 1993.

PELHAM, W.E. et al. Separate and combined effects of methylphenidate and behavior modification on boys with attention deficit-hyperactivity disorder in the classroom. *Journal of Consulting and Clinical Psychology,* v.61, p.506-15, 1993.

ROHDE, L.A.; BENCZIK, E. *Transtorno de déficit de atenção/hiperativdade*: O que é? Como ajudar? Porto Alegre: Artmed, 1999.

ROHDE, L.A. et al. ADHD in a school sample of Brazilian adolescents: a study of prevalence, comorbid conditions, and impairments. *J. Am. Acad. Child Adolesc. Psychiatry,* v.38, n.6, p.716-22, 1999.

ROHDE, L.A. et al. Exploring ADHD age-of-onset criterion in Brazilian adolescents. *European Child & Adolescent Psychiatry,* v.8, p.212-8, 2000.

ROHDE, L.A. et al. Exploring different information sources for DSM-IV ADHD diagnoses in Brazilian adolescents. *Journal of Attention Disorders,* v.3, n.2, p.91-3, 1999.

ROHDE, L.A. et al. Exploring DSM-IV ADHD number of symptoms criterion: preliminary findings in adolescents. *Infanto,* v.6, n.3, p.114-8, 1998.

ROHDE, L.A. et al. Factor and latent class analyses of dsm-iv adhd symptoms in a school sample of Brazilian adolescents. *J. Am. Acad. Adolesc. Psychiatry,* v.40, p.711-8, 2001.

ROHDE, L.A. et al. *Princípios e práticas em TDAH*. Porto Alegre. Artmed, 2003.

ROHDE, L.A. et al. Transtorno de déficit de atenção/hiperatividade: revisando conhecimentos. *Revista ABP-APAL,* v.20, n.4, p.166-78, 1998.

SCHWARTZMAN, J.S. *Transtorno de déficit de atenção*. São Paulo: Mackenzie, 2001.

SILVER, L.B. *Attention deficit /hyperactive disorder*. Washington: American Psychiatric Press, 1999.

STRAYHORN, J.M. Self-control: theory and research. *J. Am. Acad. Child Adolesc. Psychiatry*, v.41, p.7-16, 2002.

_____. Self-control: toward systematic training programs. *J. Am. Acad. Child Adolesc. Psychiatry*, v.41, p.17-27, 2002.

SZOBOT, C. et al. Neuroimagem no transtorno de déficit de atenção/hiperatividade. *Revista Brasileira de Psiquiatria*, v.23, p.32-7, 2001. Supl 1.

THE MTA COOPERATIVE GROUP. A 14-month randomized clinical trial of treatment strategies for attention-deficit/ hyperativity disorder. *Arch. Gen. Psychiatry*, v.56, p.1073-86, 1999.

TOPCZEWSKI, A. *Hiperatividade*: como lidar? São Paulo: Casa do Psicólogo, 1999.

WECHSLER, D. *WISC-III/Manual*. New York: The Psychological Corporation, 1991.

Parte 3

TÓPICOS ESPECIAIS

Casais e famílias

FRANK M. DATTILIO

25

A terapia cognitivo-comportamental (TCC) com casais e famílias sem dúvida saiu de sua infância e está entrando na adolescência. Foi especialmente nos últimos dez anos que o campo da terapia de casais e famílias reconheceu a força e eficácia das abordagens cognitivo-comportamentais, seja como um modo de integração com outras formas de terapia familiar (Dattilio, 1998; Dattilio e Epstein, 2003), seja como uma modalidade independente.

À guisa de história, as terapias cognitivo-comportamentais inicialmente foram desenvolvidas para tratar depressão e ansiedade, o que certamente teve um tremendo impacto no campo da psiquiatria e saúde mental contemporâneas. A aplicação a problemas nas relações íntimas só começou há 40 anos, com os primeiros escritos apresentados por Albert Ellis (Ellis e Harper, 1961). Foram Ellis e seus colaboradores que reconheceram o importante papel que a cognição desempenha nos relacionamentos conjugais, tendo como base a premissa de que ocorre disfunção quando os cônjuges mantêm crenças irrealistas sobre o relacionamento e fazem avaliações negativas extremas sobre a origem de suas insatisfações (Ellis, 1977; Ellis et al., 1989). Anteriormente, nas décadas de 60 e 70, os terapeutas do comportamento tinham experimentado aplicar princípios da teoria da aprendizagem na abordagem de comportamentos problemáticos de adultos e crianças. Muitos dos princípios e técnicas comportamentais utilizados no tratamento de indivíduos puderam ser aplicados a casais disfuncionais e, muito mais tarde, a famílias. Por exemplo, Stuart (1969), Lieberman (1970) e Weiss, Hops e Patterson (1973) apresentaram a utilização da teoria do intercâmbio social e dos princípios de aprendizagem operacional para facilitar uma interação mais satisfatória entre casais que se queixam de dificuldades. Isso preparou o terreno para as pesquisas que se seguiriam, fazendo com que os terapeutas de casais e famílias reconhecessem a importância de intervir nos fatores cognitivos, bem como nos padrões de interação comportamental. Muito antes de as principais teorias de terapia familiar existirem, sabia-se que as cognições poderiam ser utilizadas como componentes auxiliares de tratamento dentro de um paradigma comportamental (Margolin e Weiss, 1978). Foi durante a década de 80 que os fatores cognitivos se tornaram um foco crescente da pesquisa sobre casais e da literatura terapêutica. As cognições eram tratadas de forma mais direta e sistemática do que o que estava sendo proposto em outras abordagens teóricas da terapia familiar (Baucom, 1987; Baucom et al., 1989; Beck, 1988; Dattilio, 1989; Epstein, 1982; Epstein e Eidelson, 1981; Fincham, Beach, Nelson, 1987; Weiss, 1984). Quando a distorção modificada e as percepções inadequadas se tornaram o foco de atenção com casais, os terapeutas começaram a dar mais atenção às inferências e crenças que os cônjuges mantinham uns sobre os outros (Baucom e

Epstein, 1990; Dattilio e Padesky, 1995; Epstein, 1992; Epstein e Baucom, 1989). O estabelecimento da avaliação cognitiva e dos métodos de intervenção foi emprestado da terapia individual e adaptado para utilização com casais. Como na terapia individual, as intervenções cognitivo-comportamentais conjugais tinham por objetivo aperfeiçoar a capacidade dos parceiros de modificar suas próprias cognições problemáticas e de comunicar e resolver problemas de maneira construtiva (Baucom e Epstein, 1990; Epstein e Baucom, 2002).

Da mesma forma, as abordagens comportamentais da terapia com famílias se ampliaram para incluir as cognições de uns integrantes sobre os outros. Ellis (1982) também foi um dos pioneiros na introdução da abordagem cognitiva na terapia familiar, utilizando sua perspectiva emotiva racional, e Bedrosian (1983) destacou a aplicação do modelo de terapia cognitiva de Beck (Beck et al.,1979) à compreensão e tratamento de dinâmicas familiares disfuncionais. Durante as décadas de 80 e 90, a literatura sobre terapia cognitivo-comportamental com famílias se expandiu rapidamente (Alexander, 1988; Dattilio, 1993, 1994, 1997, 2001; Epstein e Schlesinger, 1996; Epstein, Schlesinger, Dryden, 1988; Falloon, Boyd, McGill, 1984; Huber e Baruth, 1989; Robin e Foster, 1989; Schwebel e Fine, 1994; Teichman, 1981, 1992) e hoje é reconhecida como uma importante forma de tratamento nos livros didáticos sobre terapia familiar (p. ex., Goldenberg e Goldenberg, 2000; Nichols e Schwartz, 2001).

A partir de estudos sobre resultados de tratamento, acumularam-se evidências empíricas sobre a eficácia da terapia cognitivo-comportamental com casais, embora a maioria dos estudos tenha se concentrado principalmente nas intervenções comportamentais e poucos tenham investigado o impacto dos procedimentos de reestruturação cognitiva (consulte Baucom et al., 1998, para uma análise completa). Menos pesquisas foram realizadas sobre terapia cognitivo-comportamental familiar genérica, e a literatura predominante se concentra em aplicações com transtornos individuais como a esquizofrenia e os transtornos de conduta infantil (Reinecke, Dattilio, Freeman, 2003). Estudos recentes demonstraram a eficácia das intervenções familiares de orientação comportamental (psicoeducação, treinamento e habilidades de resolução de problemas de comunicação) com esses transtornos (Baucom et al., 1998).

A crescente adoção de métodos cognitivo-comportamentais por terapeutas de casais e de famílias parece dever-se a diversos fatores: (a) evidências de pesquisa sobre sua eficácia; (b) sua atratividade para os clientes, que valorizam a abordagem pró-ativa na resolução de problemas e na construção de habilidades que a família pode utilizar para enfrentar futuras dificuldades; (c) sua ênfase na relação colaborativa entre terapeutas e clientes. Aperfeiçoamentos recentes da terapia cognitivo-comportamental (Epstein e Baucom, 2002) ampliaram os fatores contextuais que são levados em conta, tais como aspectos do ambiente físico e interpessoal do casal ou da família (por exemplo, parentes, o local de trabalho, violência no bairro, condições econômicas nacionais). As terapias cognitivo-comportamentais de casais e de famílias tornaram-se ambas uma abordagem teórica importante na literatura de terapia de casais e de famílias e continuam se desenvolvendo por meio das iniciativas criativas de seus praticantes, à medida que mais pesquisas aumentam sua aplicabilidade ao campo da terapia familiar.

TEORIA E PESQUISA NA TERAPIA COGNITIVO-COMPORTAMENTAL

Embora não apareça com muita freqüência na grande maioria dos textos sobre terapia cognitivo-comportamental, o trabalho teórico inicial de Alfred Adler teve um tremendo impacto na TCC em geral. Isso sem dúvida se estende à terapia cognitivo-comportamental de casais e, em especial, à de famílias. A teoria adleriana de psicologia individual (Adler, 1964) considerava o funcionamento individual no contexto mais amplo em que ocorrem certos comportamentos. Adler (1978) teorizou que as pessoas têm a necessidade de desenvolver um relacionamento íntimo com pelo menos um indivíduo para seu próprio bem e, em última análise, para o bem da comunidade, da sociedade e da humanidade. Adler também acreditava que a formação de casamentos e famílias fornece à sociedade conexões entre o passado e o futuro. Ele sugeriu que o êxito no casamento é uma tarefa que exige posturas de igualdade, cooperação e responsabilidade de ambos os cônjuges, bem como habilidades para comunicar e resolver problemas de um modo colaborativo. Segundo Adler, os indivíduos comumente começam os relacionamentos com crenças irrealistas baseadas em mitos da sociedade. Tais crenças, conseqüentemente, prejudicam o êxito dos relacionamentos, especialmente entre casais. O foco de atenção de Adler no tratamento era principalmente a natureza significativa do comportamento de cada membro da família e a conseqüência que suas ações têm sobre os outros membros. Disfunções na interação familiar envolvem a tentativa de cada pessoa de obter ou manter uma posição mais vantajosa sobre o outro. Um dos princípios fundamentais de sua abordagem era mudar padrões de interação assimétricos que prejudicam a capacidade do casal e da família de desenvolver um relacionamento equilibrado. Muito do trabalho de Adler se encontra na terapia cognitivo-comportamental contemporânea com casais e famílias. Destacam-se a utilização da identificação das atitudes ou das crenças disfuncionais que cada membro da família tem sobre o relacionamento, bem como o fornecimento de um retorno à família sobre temas importantes em seu relacionamento. Tarefas de casa utilizadas entre as sessões facilitam mudanças duradouras. A obra de Adler, sem dúvida, forneceu uma base sólida para a atual terapia de casais e de famílias e, por isso, merece maior reconhecimento.

O IMPACTO DA TEORIA DA APRENDIZAGEM SOCIAL E DA TEORIA DO INTERCÂMBIO SOCIAL

A teoria da aprendizagem social de Albert Bandura (1977) integra princípios da psiquiatria social, do desenvolvimento e cognitiva, bem como princípios da teoria da aprendizagem oriundos da psicologia experimental (Bandura e Walters, 1963; Rotter, 1954). Além dos condicionamentos clássico e operante, a teoria da aprendizagem social enfatiza a eficácia da aprendizagem observacional, na qual um indivíduo adquire a habilidade de realizar tanto respostas simples quanto complexas pela observação de outros indivíduos que servem de modelo de resposta. Um indivíduo pode não imitar um comportamento modelado a menos que consiga prever o reforço recebido para fazer isso ou acredite que é apropriado se comportar daquele modo. Os teóricos da aprendizagem social concentram-se em aprender como as crianças adquirem padrões de comportamento interpessoal pela exposição à dinâmica da família de origem. Eles também sugerem que a aprendizagem humana é mediada por processos cognitivos, como, por exemplo, expectativas sobre a probabilidade de que nossas ações terão determinadas conseqüências, tais como reforço ou punição.

A teoria do intercâmbio social proposta por Thibaut e Kelley (1959) afirma que a satisfação e os relacionamentos íntimos dos indivíduos dependem da proporção de comportamentos positivos e negativos que recebem das pessoas significativas em sua vida. Este se tornou um conceito bastante proeminente na terapia comportamental de casais. Os integrantes de um relacionamento tendem a apresentar graus recíprocos de comportamento positivo e negativo. Por exemplo, se um dos cônjuges age negativamente em relação ao outro, este tende a responder da mesma maneira. Às vezes as pessoas interagem reciprocamente de forma negativa ou positiva (p. ex., agradecendo um membro da família por fazer-lhe um favor); outras, a reciprocidade é postergada (p. ex., ficar com uma mágoa sobre o modo como um parceiro se comportou e retaliar posteriormente). A pesquisa sobre os relacionamentos de casais confirma muito claramente esses aspectos da teoria do intercâmbio social (Baucom e Epstein, 1990; Epstein e Baucom, 2002). A terapia cognitivo-comportamental tem utilizado intervenções como contratos comportamentais e treinamento em comunicações para maximizar os intercâmbios positivos entre os parceiros e minimizar os intercâmbios negativos (Dattilio, 1998).

A INFLUÊNCIA DA PERSPECTIVA SISTÊMICA

A TCC se concentra nos casos específicos de relações lineares, tais como uma associação entre os padrões de relacionamento de um indivíduo e suas reações às atitudes do cônjuge. Não obstante, os modelos cognitivo-comportamentais de tratamento abordam a inter-relação e as influências mútuas entre as partes de uma família. Aspectos causais circulares de padrões de comportamento recorrentes entre os membros da família, os quais incluem todas as cognições, as reações emocionais e os comportamentos dos membros, são o foco central do tratamento (Epstein e Baucom, 2002). Compreender o funcionamento de um casal ou de uma família envolve tomar em consideração as múltiplas camadas do sistema de relacionamento, incluindo as características da personalidade de cada indivíduo, suas motivações, psicopatologia e questões não resolvidas da família de origem. Os padrões de interação que o casal desenvolve, assim como os aspectos do ambiente físico e interpessoal de sua família, também influenciam o relacionamento. Conseqüentemente, uma perspectiva sistêmica sobre o funcionamento familiar tornou-se parte integrante da terapia cognitivo-comportamental com casais e famílias. Ao planejar intervenções, os terapeutas devem prognosticar seu possível impacto em todos os membros da família. Além disso, devem considerar possíveis obstáculos à mudança, com base nas características do indivíduo, nos padrões de relacionamento estabelecidos e nos fatores do ambiente (Epstein e Baucom, 2002).

UM MODELO COGNITIVO-COMPORTAMENTAL DE TRATAMENTO

Pensamentos automáticos, esquemas subjacentes e distorções cognitivas

Baucom e colaboradores (1989) desenvolveram uma tipologia das cognições envolvidas nas disfunções de relacionamento. Embora cada tipo seja uma forma normal de cognição humana, eles são suscetíveis à distorção (Baucom e Epstein, 1990; Epstein e Baucom, 2002). Os tipos incluem:

1. *atenção seletiva*, a tendência de um indivíduo perceber determinados aspectos do que ocorre em seu relacionamento e ignorar outros;
2. *atribuições*, inferências sobre os fatores que influenciam as próprias ações e as do cônjuge (p. ex., concluir que o cônjuge deixou de responder a uma pergunta porque ele deseja controlar o relacionamento);
3. *expectativas,* previsões sobre a probabilidade de que certas coisas vão acontecer no relacionamento (p. ex., que expressar sentimentos ao consorte terá como conseqüência uma reação verbal agressiva por parte dele);
4. *pressupostos*, crenças sobre as características naturais das pessoas e dos relacionamentos (p. ex., o pressuposto genérico de uma esposa de que os homens não têm necessidade de ligação emocional);
5. *padrões*, crenças sobre as características que as pessoas e os relacionamentos "deveriam" ter (p. ex., que os cônjuges praticamente não devem ter limites entre si, partilhando todos os seus pensamentos e emoções um com o outro).

Normalmente existe tanta informação disponível em qualquer situação interpessoal, que algum grau de atenção seletiva é inevitável, mas o potencial de que membros familiares criem percepções tendenciosas uns dos outros deve ser investigado. Inferências relacionadas às atribuições e expectativas também são aspectos normais do processamento de informações humano envolvido na compreensão do comportamento das outras pessoas e nas previsões sobre seu futuro comportamento. Entretanto, erros nessas inferências podem ter efeitos negativos sobre os relacionamentos conjugais e familiares, principalmente quando um indivíduo atribui as ações do outro a motivos negativos (p. ex., intenção maldosa) ou julga erroneamente como os outros irão reagir a suas próprias ações. Pressupostos são normalmente adaptativos quando representações realistas das pessoas e dos relacionamentos, e muitos dos padrões que as pessoas mantêm, tais como normas morais relativas a evitar agressão aos outros, contribuem para a qualidade dos relacionamentos familiares. Não obstante, pressupostos e padrões imprecisos ou extremos podem levar os indivíduos a uma interação inadequada com os outros, por exemplo, quando um dos pais segue o padrão de que as opiniões e os sentimentos das crianças e adolescentes não devem ser levados em consideração enquanto eles viverem na casa paterna.

Beck e seus colaboradores (p. ex., Beck et al., 1979; Beck, 1995) referem-se às constantes idéias, crenças ou imagens do fluxo de consciência como *pensamentos automáticos*; por exemplo, "Meu marido deixou as roupas no chão outra vez. Ele não liga para o que eu sinto" ou "Meus pais estão dizendo 'não' mais uma vez só porque gostam de me fazer sofrer". Os terapeutas cognitivo-comportamentais assinalaram como as pessoas normalmente aceitam os pensamentos automáticos pelo que parecem, em vez de verificar sua validade. Ainda que todos os cinco tipos de cognição identificados por Baucom e colaboradores (1989) possam se refletir nos pensamentos automáticos de um indivíduo, os terapeutas cognitivo-comportamentais enfatizam que as constantes percepções seletivas e as inferências envolvidas nas atribuições e expectativas tendem mais a estar na consciência de uma pessoa. Julga-se que os pressupostos e os padrões envolvem aspectos subjacentes mais amplos da visão de mundo de um indivíduo, considerados como *esquemas* no modelo cognitivo de Beck (Beck et al., 1979; Beck, 1995; Leahy, 1996).

O modelo cognitivo sugere que o conteúdo das percepções e inferências de um indivíduo é moldado por estruturas subjacentes relativamente estáveis (esquemas) ou por estruturas cognitivas tais como os construtos pessoais descritos por Kelly (1955). Os esquemas incluem crenças básicas sobre a natureza dos seres humanos e seus relacionamentos, que se supõe serem relativamente estáveis e poderem tornar-se inflexíveis. Muitos esquemas sobre os relacionamentos e a natureza da interação conjugal e familiar são aprendidos cedo na vida, a partir de fontes básicas como a família de origem, tradições e costumes culturais, meios de comunicação de massa, primeiros namoros e outras experiências de relacionamento. Os "modelos" do *self* em relação ao outro, descritos pelos estudiosos da teoria do apego, parecem ser tipos de esquemas que influenciam os pensamentos automáticos e as respostas emocionais às outras pessoas significativas (Johnson e Denton, 2002). Além dos esquemas que os cônjuges ou membros da família trazem para uma relação, cada membro desenvolve esquemas específicos para o atual relacionamento. Como resultado de anos de interação entre os integrantes da família, estes muitas vezes desenvolvem crenças conjuntas que constituem o *esquema familiar* (Dattilio, 1994). Se o esquema familiar envolve distorções cognitivas, ele pode resultar em disfunção na interação. Um exemplo disso ocorre quando alguns membros da família partilham da opinião de que um terceiro membro é inconfiável. Conseqüentemente, eles podem inadvertidamente estar permitindo um comportamento inconfiável, o que favorece sua continuação.

Os esquemas sobre relacionamentos muitas vezes não estão claramente articulados na mente do indivíduo, mas existem como conceitos vagos do que é ou deveria ser uma relação (Beck, 1988; Epstein e Baucom, 2002). Os esquemas que foram anteriormente desenvolvidos interferem na forma como o indivíduo processa a informação em novas situações, por exemplo, influenciando o que a pessoa seletivamente percebe, as inferências que ela faz sobre as causas do comportamento dos outros e seu sentimento de satisfação ou insatisfação com as relações familiares. Os esquemas presentes podem ser difíceis de modificar, mas a repetição de novas experiências com outras pessoas significativas têm o potencial de mudá-los (Epstein e Baucom, 2002; Johnson e Denton, 2002).

Além de pensamentos automáticos e esquemas, Beck e colaboradores (1979) identificaram *distorções cognitivas* ou erros de processamento de informações que contribuem para que as cognições se transformem em fontes de sofrimento e conflito na vida dos indivíduos.

Nos termos da tipologia de Baucom e colaboradores (1989), eles resultam em percepções, atribuições, expectativas, pressupostos e padrões distorcidos ou inadequados.

Existem muito mais pesquisas sobre atribuições e padrões do que sobre outras formas de cognição na tipologia de Baucom e colaboradores (vide Epstein e Baucom, 2002, para uma análise das descobertas). Um volume considerável de pesquisas sobre as atribuições de casais indica que os membros de casais disfuncionais são mais propensos do que os de casais não-disfuncionais a atribuir o comportamento negativo do cônjuge a traços gerais estáveis, intenção negativa, motivação egoísta e falta de afeto (vide análises de Bradbury e Fincham, 1990, e Epstein e Baucom, 2002). Além disso, os membros de relacionamentos disfuncionais têm menos tendência a atribuir comportamentos positivos do cônjuge a causas gerais estáveis. Essas inferências tendenciosas podem contribuir para o pessimismo dos membros familiares em relação ao aperfeiçoamento de seus relacionamentos e à comunicação e resolução de problemas negativos. Uma área de pesquisa sobre esquemas se concentrou em crenças potencialmente irrealistas que os indivíduos podem manter sobre o casamento (Epstein e Eidelson, 1981). Baucom e colaboradores (1996) avaliaram um tipo importante de crenças sobre relacionamento, os modelos que os indivíduos têm sobre os limites entre os cônjuges, distribuição de controle/poder e grau de investimento que deve haver no relacionamento. Eles constataram que os indivíduos mais descontentes com o grau em que seus modelos eram satisfeitos em seu casamento estavam mais disfuncionais nos relacionamentos e se comunicavam mais negativamente com os cônjuges.

Déficits nas habilidades de comunicação e resolução de problemas

Existe considerável evidência empírica de que os membros de casais e famílias disfuncionais apresentam diversos padrões negativos e ineficazes de comunicação envolvendo sua expressão de pensamentos e emoções, habilidades de escuta e de resolução de problemas (Epstein e Baucom, 2002; Walsh, 1998). A expressão de pensamentos e emoções envolve autoconsciência, vocabulário adequado para descrever as próprias experiências, liberdade de fatores de inibição, tais como medo de rejeição do ouvinte, e uma medida de autocontrole (p. ex., não sucumbir ao impulso de retaliar uma pessoa que o incomodou). A resolução de problemas envolve as capacidades de definir as características de um problema com clareza, produzir possíveis soluções alternativas, avaliar vantagens e desvantagens de cada uma em cooperação com os outros membros da família, chegar a um consenso sobre a melhor solução e criar um plano específico para implantá-la.

Déficits na comunicação e resolução de problemas podem se desenvolver como resultado de diversos processos, tais como padrões inadaptativos de aprendizagem durante a socialização na família de origem, deficiências no funcionamento cognitivo, formas de psicopatologia como depressão e experiências traumáticas em relacionamentos anteriores que deixaram o indivíduo vulnerável a respostas cognitivas, emocionais e comportamentais diruptivas (p. ex., raiva, pânico) durante a interação com pessoas importantes em sua vida. A pesquisa indica que os indivíduos que se comunicam negativamente em seus relacionamentos conjugais podem apresentar habilidades de comunicação construtivas em relacionamentos externos relativamente neutros, sugerindo que questões crônicas no relacionamento íntimo estão prejudicando uma comunicação positiva (Baucom e Epstein, 1990).

Excessos de comportamento negativo e déficits de comportamento positivo entre casais e membros familiares

Habilidades de comunicação e resolução de problemas negativas e ineficazes não são as únicas formas de interação comportamental problemática em casais e famílias disfuncionais. Os membros de relacionamentos íntimos costumam dirigir diversos tipos de "comportamento de não-comunicação" um ao outro (Baucom e Epstein, 1990; Epstein e Baucom, 2002). Estes são atos positivos ou negativos úteis (realizar uma tarefa para alcançar um objetivo, como os afazeres domésticos) ou visam a influenciar os sentimentos do outro (por exemplo, dar-lhe um presente). Embora normalmente existam mensagens implícitas transmitidas por comportamento de não-comunicação, isso não envolve expressão explícita de pensamentos e emoções. De acordo com a pesquisa, os membros de relacionamentos disfuncionais dirigem mais atos negativos e menos atos positivos um ao outro do que membros de relacionamentos não-disfuncionais (Epstein e Baucom, 2002). Além disso, membros de relacionamentos disfuncionais são mais propensos a retribuir comportamentos negativos, o que resulta em aumento do conflito e sofrimento. Conseqüentemente, uma premissa básica da terapia cognitivo-comportamental é que a freqüência do comportamento negativo deve ser reduzida, e a dos atos positivos deve aumentar. Como os comportamentos negativos tendem a ter maior impacto sobre a satisfação no relacionamento do que comportamentos positivos (Gottman, 1994; Weiss e Heyman, 1997), eles receberam mais atenção dos terapeutas. Contudo, a ausência de comportamentos negativos deixa muitos clientes menos disfuncionais, porém mais desejosos de relacionamentos mais compensadores (Epstein e Baucom, 2002).

Embora os teóricos e pesquisadores de casais e famílias tenham se concentrado nos atos positivos e negativos de micronível, Epstein e Baucom (2002) sugeriram que, em muitos casos, a satisfação de um indivíduo no relacionamento se baseia mais em padrões comportamentais de macronível que têm grande significado para ele. Alguns padrões centrais de macronível envolvem *limites entre e em torno de um casal ou família* (p. ex., menos ou mais compartilhamento de comunicação, atividades e tempo), *distribuição de poder/controle* (p. ex., entre situações e tempo, de que forma as partes tentam influenciar umas às outras e como são tomadas as decisões) e o *nível de investimento* de tempo e energia que cada pessoa coloca no relacionamento. Como assinalamos anteriormente, os modelos de relacionamento dos indivíduos em relação a essas dimensões estão associados à satisfação e comunicação no relacionamento. A literatura sobre terapia conjugal e familiar sugere que esses padrões de comportamento são aspectos centrais da interação familiar (Epstein e Baucom, 2002; Walsh, 1998).

Epstein e Baucom (2002) também descreveram padrões de interação conjugal negativos que costumam interferir na satisfação das necessidades dos cônjuges dentro do relacionamento. Esses padrões incluem ataque mútuo (recíproco), demanda-retraimento (uma pessoa persegue e a outra se retrai) e evitação e retraimento mútuos. Os autores sugerem que os terapeutas ajudem os clientes a reduzir esses padrões, para que aprendam a trabalhar cooperativamente, como um casal, para resolver questões em seus relacionamentos.

Déficits e excessos na experiência e expressão de emoções

Embora o título "cognitivo-comportamental" não se refira às emoções dos integrantes da família, a avaliação e modificação das respostas afetivas problemáticas é um componente central desta abordagem terapêutica. Epstein e Baucom (2002) fornecem uma descrição detalhada dos problemas que envolvem deficiências ou excessos na experiência de emoções no contexto dos relacionamentos íntimos dos indivíduos, bem como na expressão desses sentimentos às pessoas significativas em sua vida. A seguir, apresentamos um breve resumo desses fatores emocionais nos problemas de casais e famílias.

Alguns indivíduos dão pouca atenção a seus estados emocionais, o que pode fazer com que seus sentimentos sejam ignorados em seus relacionamentos íntimos. Por outro lado, em alguns casos, um indivíduo que não monitora suas emoções pode subitamente expressá-las de maneira destrutiva, como, por exemplo, comportando-se agressivamente com as outras pessoas. Os motivos pelos quais uma pessoa pode não estar ciente das emoções variam, mas podem incluir o aprendizado, na família de origem, de que a expressão de sentimentos é inadequada ou perigosa, o medo do indivíduo de que a expressão de emoção, mesmo que amena, levará à perda de controle sobre o equilíbrio (possivelmente associado ao transtorno de estresse pós-traumático ou outro tipo de transtorno de ansiedade) ou a crença de que os membros da família simplesmente não ligam para o que a pessoa sente (Epstein e Baucom, 2002).

Em contraste, alguns indivíduos têm dificuldade para regular suas emoções e experimentam níveis intensos de emoção em resposta a fatos da vida relativamente pouco importantes. A experiência descontrolada de emoções, como ansiedade, raiva e tristeza, pode diminuir a satisfação do indivíduo em seus relacionamentos conjugal e familiar e contribuir para que ele interaja com os membros da família de maneiras que aumentam o conflito. Os fatores que colaboram para a experiência emocional desregulada podem incluir traumas pessoais no passado (como abuso e abandono), crescer em uma família em que os outros não regularam a expressão emocional e formas da psicopatologia, tais como o transtorno da personalidade *borderline* (Linehan, 1993).

Além do grau em que um indivíduo experimenta emoções, o grau e o modo como ele expressa as emoções para as pessoas importantes de sua vida podem afetar a qualidade dos relacionamentos conjugais e familiares. Enquanto alguns indivíduos inibem sua expressão, outros expressam sentimentos livremente. Possíveis fatores na expressão emocional desregulada incluem experiências passadas em que demonstrações emocionais intensas eram o único meio de obter a atenção dos outros, alívio temporário de tensão emocional intensa e limitada capacidade de tranqüilizar-se.

Os membros familiares do indivíduo inibido podem achar conveniente não ter que lidar com os sentimentos da pessoa; mas, em outros casos, eles se frustram com a falta de comunicação e podem perseguir a pessoa, o que resulta em um padrão circular de demanda-retraimento. Em contraste, os membros familiares que recebem expressão emocional desregulada costumam considerá-la perturbadora e reagem agressivamente ou se afastam do indivíduo. Se a expressão emocional desenfreada de uma pessoa tem por objetivo envolver os outros na satisfação de suas necessidades, o padrão muitas vezes tem o efeito contrário (Epstein e Baucom, 2002; Johnson e Denton, 2002).

Métodos de avaliação clínica

Entrevistas individuais e em grupo com os membros de um casal ou família, questionários de descrição pessoal e observação comportamental das interações familiares são as três principais formas de avaliação clínica (Epstein e Baucom, 2002; Snyder et al., 1995). De acordo com os conceitos que descrevemos anteriormente, os objetivos da avaliação são: (a) identificar os vigores e as características problemáticas dos indivíduos, do casal ou da família e do ambiente; (b) colocar o atual funcionamento do indivíduo e da família no contexto de seus estágios de desenvolvimento e mudanças; (c) identificar aspectos cognitivos afetivos da interação familiar que poderiam ser alvo de intervenção. Nossa descrição dos métodos de avaliação é necessariamente sucinta neste capítulo, mas os leitores podem encontrar uma extensa descrição dos procedimentos em fontes como Baucom e Epstein (1990) e Epstein e Baucom (2002).

Entrevistas conjuntas iniciais

A realização de uma ou mais entrevistas conjuntas com o casal ou a família é uma importante fonte de informações sobre o funcionamento passado e presente. Além de informarem sobre as memórias e opiniões dos membros a respeito das características e fatos de sua família, elas também oferecem ao terapeuta uma oportunidade de observar diretamente as interações familiares. Ainda que uma família possa alterar seu comportamento habitual diante de um estranho, mesmo na primeira entrevista os familiares costumam mostrar alguns aspectos de seus padrões típicos, especialmente quando o terapeuta pede-lhes que descrevam as questões que os fizeram procurar a terapia. A abordagem da terapia cognitivo-comportamental durante a fase de avaliação utiliza empiricamente as impressões iniciais para formar hipóteses, as quais devem ser testadas reunindo-se informações adicionais em sessões subseqüentes.

Os terapeutas cognitivo-comportamentais geralmente iniciam a fase de avaliação convocando o maior número possível de familiares que possam estar envolvidos com as questões apresentadas. Em vez de insistir no comparecimento de todos para dar início à terapia, o terapeuta procura envolver os familiares que estão motivados a participar e depois trabalha com eles para atrair os que estiverem ausentes. O objetivo final, evidentemente, é fazer com que todos os integrantes da família participem. De modo semelhante ao de terapeutas que seguem outros modelos de orientação sistêmica, os terapeutas cognitivo-comportamentais presumem que as dificuldades apresentadas por uma família para garantir o comparecimento de todos os seus integrantes podem indicar um problema mais significativo. Assim, desde os contatos iniciais, o terapeuta está observando o processo familiar e formando hipóteses sobre os padrões que podem estar contribuindo para os problemas que levaram a família à terapia e à sensação geral de disfunção.

Durante a entrevista conjunta inicial, o terapeuta pergunta aos membros da família sobre os motivos que os levaram a buscar tratamento. O ponto de vista de cada pessoa sobre isso é importante, assim como todas as mudanças que, na opinião de cada membro, tornariam a vida familiar mais satisfatória. O terapeuta também sonda a história da família (p. ex., como e quando o casal se conheceu, o que inicialmente os atraiu um ao outro, quando se casaram – se pertinente –, quando nasceram os filhos e quaisquer fatos que, a seu ver, influenciaram a família ao longo dos anos). Aplicando à avaliação um modelo de estresse e enfrentamento, o terapeuta sistematicamente explora demandas que o casal ou a família experimentou com base nas características de cada integrante (p. ex., os efeitos residuais do abuso na infância de um dos cônjuges), na dinâmica do relacionamento (p. ex., diferenças não resolvidas nos desejos de intimidade e autonomia dos cônjuges) e no ambiente (p. ex., demandas profissionais sobre o tempo e a energia de um dos pais/cônjuges). O terapeuta também indaga sobre os recursos que a família dispõe para enfrentar essas demandas e sobre eventuais fatores que influenciaram sua utilização dos recursos; por exemplo, uma crença na auto-suficiência que impede que alguns indivíduos procurem ou aceitem auxílio de pessoas de fora (Epstein e Baucom, 2002). Durante a entrevista, o terapeuta reúne informações sobre as cognições, reações emocionais e comportamentos dos familiares entre si. Por exemplo, se o marido fica retraído depois que sua esposa o critica como pai, o terapeuta pode chamar a atenção dele sobre isso e perguntar que pensamentos e emoções ele teve após ouvir os comentários da esposa. Ele pode revelar pensamentos automáticos como "Ela não respeita minha opinião. Isso não tem jeito" e sentimentos tanto de raiva quanto de tristeza profunda.

Questionários/inventários

Os terapeutas cognitivo-comportamentais costumam utilizar questionários padronizados para reunir informações sobre as opiniões que os membros da família têm sobre si mesmos e sobre seus relacionamentos. Muitas vezes esses questionários são solicitados antes das entrevistas individuais e em grupo, de modo que o terapeuta possa pedir informações adicionais sobre as respostas dos mesmos durante as entrevistas. Como nas entrevistas, os relatos dos indivíduos nos questionários são sujeitos à tendenciosidade, como, por exemplo, culpar os outros pelos problemas da família e apresentar-se de uma forma socialmente desejável (Snyder et al., 1995). Entretanto, a utilização criteriosa dos questionários pode ser um meio eficiente de rapidamente sondar as percepções dos membros da família sobre uma ampla gama de questões que, de outra forma, poderiam ser ignoradas durante as entrevistas. As questões assinaladas nos questionários podem ser exploradas em maior profundidade por meio de entrevistas e observação comportamental subseqüentes. A seguir, apresentam-se alguns questionários representativos que podem ser úteis para avaliação em um modelo cognitivo-comportamental, ainda que muitos deles não tenham sido criados especificamente a partir dessa perspectiva. Os recursos para análises de diversos outros sistemas de medição relacionados incluem Touliatos, Perlmutter e Straus (1990), Jacob e Tennenbaum (1988), Grotevant e Carlson (1989) e Fredman e Sherman (1987).

Diversos sistemas de medição foram desenvolvidos para obter-se uma visão geral de áreas fundamentais do funcionamento conjugal e familiar, tais como satisfação geral, coesão, qualidade de comunicação, tomada de decisões, valores e nível de conflito. Alguns exemplos são a Dyadic Adjustment Scale (Spanier, 1976), o Marital Satisfaction Inventory Revised (Snyder e Aikman, 1999), a Family Environment Scale (Moos e Moos, 1981), a Family Assessment Measure – III (Skinner, Steinhauer, Santa-Barbara, 1983) e o Self-Report Family Inventory (Beavers, Hampson, Hulgus, 1985). Uma vez que os itens dessas escalas não fornecem informações específicas sobre as cognições, emoções e respostas comportamentais de cada membro dessa em relação a um problema de relacionamento, o terapeuta deve indagar sobre isso durante as entrevistas. Por exemplo, se os resultados de um questionário indicam coesão limitada entre os membros da família, o terapeuta cognitivo-comportamental pode perguntar aos membros dessa sobre (a) seus modelos pessoais para tipos e graus de comportamento coesivo, (b) casos específicos de comportamento entre eles que pareceram ou não pareceram coesivos e (c) as respostas emocionais positivas ou negativas que experimentam em relação a essas ações. Assim, os questionários podem ser úteis para identificar áreas de força e preocupação, mas uma análise mais profunda é necessária para compreender os tipos específicos de interação positiva e negativa e os fatores que as influenciam.

Uma vantagem dos inventários gerais de funcionamento conjugal e familiar é que suas subescalas fornecem um perfil (por meio de normas formalmente calculadas ou exame informal do avaliador) das áreas favoráveis e dos problemas da família. Além disso, alguns membros tendem a relatar, nos questionários, questões que não mencionariam durante as entrevistas com a família. Isso levanta importantes questões éticas sobre o estabelecimento de diretrizes claras para sigilo quanto às informações reveladas ao terapeuta. Por outro lado, muitos inventários são longos, por isso o terapeuta deve decidir se é capaz de reunir informações comparáveis de maneira mais eficiente mediante entrevistas.

Diversos questionários desenvolvidos especificamente de uma perspectiva cognitivo-comportamental também podem ser úteis durante a avaliação de um casal ou família. Por exemplo, o Inventário de Crenças no Relacionamento, de Eidelson e Epstein (1982), avalia cinco crenças irrealistas comuns associadas às perturbações no relacionamento e aos problemas de comunicação dos casais:

(a) discordar é destrutivo;
(b) os cônjuges devem ser capazes de adivinhar os pensamentos e sentimentos um do outro;
(c) os cônjuges não podem mudar seu relacionamento;
(d) diferenças inatas de gênero influenciam os problemas de relacionamento;
(e) é preciso ser um parceiro sexual perfeito.

O Inventário de Modelos de Relacionamento Específicos, de Baucom e colaboradores (1996), avalia os graus em que os indivíduos têm modelos para seus relacionamentos conjugais em relação a limites (grau de autonomia *versus* compartilhamento), distribuição e exercício de poder/controle e investimento de tempo e energia no relacionamento.

O Family Beliefs Inventory, de Roehling e Robin (1986), avalia crenças irrealistas que os adolescentes e seus pais podem ter uns em relação aos outros. O formulário dos pais avalia crenças de que:

(a) se os adolescentes receberem muita liberdade, eles se comportarão de formas que irão arruinar seu futuro;

(b) os pais merecem absoluta obediência de seus filhos;
(c) o comportamento dos adolescentes deve ser perfeito;
(d) os adolescentes intencionalmente se comportam de modo maldoso com os pais;
(e) os pais são culpados pelos problemas no comportamento dos filhos;
(f) os pais devem obter a aprovação dos filhos para seus métodos de criação.

O formulário dos adolescentes, por sua vez, inclui subescalas que avaliam as crenças de que:

(a) as regras e exigências dos pais irão arruinar sua vida;
(b) as regras dos pais são injustas;
(c) os adolescentes devem ter a autonomia que desejarem;
(d) os pais precisam obter a aprovação dos filhos para seus métodos de criação.

Além disso, diversos instrumentos foram desenvolvidos para avaliar as atribuições dos cônjuges em relação às causas do que acontece em seu relacionamento conjugal (p. ex., Baucom et al., 1996; Pretzer, Epstein, Fleming, 1991).

Existem poucos questionários de descrição pessoal que fornecem informações sobre tipos específicos de comportamento que os cônjuges identificam em seu relacionamento. O Questionário dos Padrões de Comunicação, de Christensen (1988), é muito pertinente para uma visão sistêmica da interação conjugal, pois os itens perguntam sobre a ocorrência de padrões diádicos em relação a áreas de conflito, incluindo mútua agressão, demanda-retraimento e mútua evitação. Além disso, a Conflict Tactics Scale (CTS2; Straus et al., 1996) fornece informações sobre uma gama de formas verbais e não-verbais de comportamento abusivo nos relacionamentos conjugais que muitos indivíduos optam por não revelar durante as entrevistas. O CTS2 é um sistema de medição normalmente administrado em conjunto com entrevistas individuais. Comportamentos problemáticos são discutidos à medida que são revelados durante o curso da avaliação. Por enquanto, não existem questionários disponíveis para avaliar, a cada momento, as reações emocionais ou típicas que os membros da família apresentam entre si (exceto o nível geral de perturbação). Conseqüentemente, os terapeutas são aconselhados a utilizar entrevistas para rastrear os componentes emocionais da interação familiar.

Como assinalado anteriormente, ainda que os sistemas de medição cognitivos e comportamentais mencionados sejam relatos subjetivos dos indivíduos sobre suas experiências nos relacionamentos, eles podem fornecer informações úteis sobre aspectos da interação conjugal e familiar que, de outra forma, não seriam observáveis ao terapeuta. Isso é particularmente verdadeiro considerando-se que algumas pessoas tendem a se expressar melhor pela escrita do que verbalmente.

Entrevistas individuais

Uma entrevista individual com cada membro de um casal ou família muitas vezes é conduzida após a reunião de informações sobre funcionamento passado e presente, incluindo estresses de vida, psicopatologia, saúde geral, capacidade de enfrentamento, etc. Muitas vezes, os membros da família são mais abertos na descrição de dificuldades pessoais como depressão, abandono em um relacionamento anterior, etc. sem a presença de outros membros. Entrevistas individuais dão ao clínico a oportunidade de avaliar uma possível psicopatologia que possa ser influenciada por problemas nos relacionamentos conjugais ou familiares de uma pessoa (e que, por sua vez, possa estar afetando negativamente as interações familiares)[1]. Devido à alta ocorrência de psico-

---

[1] Deve-se ter cautela no que se refere a quando e como utilizar sessões individuais, pois os cônjuges ou membros da família podem tomar certas afirmações do terapeuta fora de contexto e utilizá-las de forma manipuladora contra o cônjuge ou outro membro da família.

patologia individual e de problemas de relacionamento (L'Abate, 1998), é fundamental que os terapeutas conjugais e familiares sejam qualificados para avaliar o funcionamento individual ou façam encaminhamentos a colegas que possam ajudar nessa tarefa. O terapeuta pode, então, determinar se a terapia em grupo deve ser suplementada com terapia individual. Como assinalado anteriormente, os terapeutas devem estabelecer diretrizes claras em relação ao sigilo durante as entrevistas individuais. Guardar segredos como infidelidade do cônjuge coloca o terapeuta em um situação ética difícil e mina o trabalho em sessões em grupo; conseqüentemente, casais e membros da família são informados de que o terapeuta não irá guardar segredos desse tipo, que estejam afetando o bem-estar de outros membros da família. Por outro lado, quando o terapeuta fica sabendo que um indivíduo está sofrendo abuso físico e parece estar em perigo, a atenção se volta para o tabalho com aquela pessoa, no desenvolvimento de planos para manter a segurança, passos para sair de casa quando o risco de abuso estiver aumentando e busca de proteção em outro lugar.

Observação comportamental

Em seção anterior, descrevemos como o terapeuta tem oportunidade de observar os padrões de interação conjugal e familiar durante a entrevista inicial em grupo; por exemplo, o estilo e o grau em que os membros expressam seus pensamentos e emoções uns para os outros, quem interrompe quem, quem fala por quem. Em uma abordagem cognitivo-comportamental, a avaliação é contínua durante toda a terapia, sendo que o terapeuta observa o processo familiar ao longo de cada sessão. Essas observações comportamentais relativamente desestruturadas muitas vezes são suplementadas por uma tarefa de comunicação organizada durante a entrevista inicial em grupo (Baucom e Epstein, 1990; Epstein e Baucom, 2002). Com base nas informações que o casal ou a família oferece, o terapeuta pode selecionar um tópico que todos os membros da família considerem uma questão não resolvida em seu relacionamento e pedir a eles que passem cerca de dez minutos discutindo sobre isso, enquanto são filmados. Pode-se pedir que expressem apenas seus sentimentos sobre a questão e respondam às expressões uns dos outros da forma que julgarem adequada, ou então que tentem resolver a questão no tempo estipulado. Normalmente o terapeuta sai da sala, para minimizar sua influência sobre as interações. Essas discussões filmadas são rotineiramente utilizadas na pesquisa sobre interação conjugal e familiar (Weiss e Heyman, 1997); mesmo que nessas condições o comportamento dos membros da família muitas vezes seja um pouco diferente do modo como se comportam em casa, eles costumam se envolver o suficiente na discussão para que aspectos da interação usual apareçam. Essa é uma outra fonte de informações sobre as reações emocionais entre os membros da família, apresentando, por exemplo, como um deles demonstra raiva sempre que os outros discordam de suas opiniões. Os terapeutas podem utilizar sistemas de codificação comportamental criados para finalidades de pesquisa, tais como o Marital Interaction Coding System (MICS-IV; Heyman et al., 1995), como guias para identificação de freqüências e seqüências de comportamentos verbais e não-verbais positivos e negativos dos membros da família (p. ex., aprovação, aceitação de responsabilidade, contato físico positivo, queixa, comentário depreciativo, queixa por tabela). Assim como nas observações da interação familiar durante as entrevistas, a TCC considera esses dados como amostras de interação que podem ser típicas do processo familiar, mas que necessitam de confirmação mediante repetidas observações e descrições dos familiares sobre as interações que ocorrem em casa.

Retorno da avaliação ao casal ou família

A terapia cognitivo-comportamental é uma abordagem colaborativa em que o terapeuta continuamente compartilha suas idéias com os clientes e desenvolve intervenções destinadas a tratar suas preocupações. Depois de coletar informações com entrevistas, questionários e observações do comportamento, o terapeuta se encontra com a família e apresenta um resumo conciso dos padrões identificados, incluindo (a) seus vigores, (b) as principais questões que se apresentam, (c) pressões de vida e estressores que produziram problemas de ajustamento para a família e (d) padrões construtivos e problemáticos de macronível em suas interações que parecem estar influenciando os problemas presentes. O terapeuta e a família, então, identificam as prioridades de mudança, além de algumas intervenções com potencial para aliviar os problemas. Esse é também um momento importante para explorar possíveis obstáculos à terapia conjugal ou familiar (tais como o medo das mudanças que os familiares julgam estressantes e difíceis) e resolver problemas relativos às medidas que poderiam ser tomadas para reduzir o estresse. O terapeuta ainda precisa considerar a mudança que irá ocorrer na dinâmica familiar e como isso afeta a homeostase.

Mecanismos de mudança clínica e intervenções terapêuticas específicas para educar casais e famílias sobre o modelo cognitivo-comportamental

É extremamente importante educar os casais e as famílias para o modelo cognitivo-comportamental de tratamento. A estrutura e natureza colaborativa da abordagem exigem que os cônjuges ou membros da família entendam claramente os princípios e métodos envolvidos. O terapeuta inicialmente fornece um apanhado geral didático do modelo e periodicamente menciona determinados conceitos durante a terapia. Além de apresentar essas "minipalestras" (Baucom e Epstein, 1990), o terapeuta muitas vezes pede aos clientes que leiam trechos de livros populares relacionados, como *Love is never enough*, de Beck (1988), e *Fighting for your marriage*, de Markman, Stanley e Blumberg (1994). Também é importante explicar aos casais e membros da família que certos exercícios entre as sessões serão parte essencial do tratamento, e que a biblioterapia é um tipo de tarefa de casa que ajuda a orientá-los ao modelo de tratamento. Conhecer o modelo mantém todas as partes sintonizadas com o processo de tratamento e reforça a idéia de assumir a responsabilidade por seus próprios pensamentos e ações.

O terapeuta informa aos clientes que irá estruturar as sessões de forma a manter a terapia concentrada na realização dos objetivos que eles concordaram em perseguir durante o processo de avaliação (Epstein e Baucom, 2002; Dattilio, 1994, 1997). Parte do processo de estruturação exige que o terapeuta e o casal ou família fixem uma agenda explícita no início de cada sessão. Outro aspecto da estruturação das sessões envolve o estabelecimento de regras básicas de comportamento do cliente dentro e fora das sessões; por exemplo, as pessoas não devem revelar ao terapeuta segredos que não possam ser compartilhados com os outros membros da família, todos os membros devem participar de cada sessão, a menos que terapeuta e família decidam de outra forma, sendo que o comportamento verbal e físico agressivo é inaceitável.

Intervenções para modificar cognições distorcidas e extremadas

Ensinar os participantes a identificar pensamentos automáticos, emoções e comportamentos associados

Um pré-requisito fundamental para modificar as cognições distorcidas ou extremadas que os membros da família têm sobre si mesmos e sobre os outros é aumentar sua capacidade de identificar pensamentos automáticos. Depois de apresentar o conceito de pensamentos automáticos que surgem espontaneamente na mente, o terapeuta ensina os casais e membros da família a observar seus padrões de pensamentos associados a reações emocionais e comportamentais negativas uns com os outros. No modelo cognitivo-comportamental, monitorar nossas experiências subjetivas é uma habilidade que pode ser desenvolvida adicionalmente, se necessário. Para aperfeiçoar a habilidade de identificar pensamentos automáticos, normalmente pede-se aos clientes que mantenham à mão um caderno e que, entre as sessões, descrevam sucintamente as circunstâncias em que se sentiram estressados com o relacionamento ou se envolveram em conflito. Esse diário também deve incluir uma descrição dos pensamentos automáticos que tiveram, bem como da reação emocional resultante e das eventuais reações emocionais dirigidas a outros membros da família. Uma versão modificada do Registro Diário de Pensamentos Disfuncionais (Beck et al., 1979) foi inicialmente desenvolvida para a identificação e modificação de pensamentos automáticos na terapia cognitiva individual. Com esse tipo de registro, o terapeuta é capaz de demonstrar a casais e famílias como seus pensamentos automáticos estão ligados a reações emocionais e comportamentais e ajudá-los a entender os temas de macronível específicos (p. ex., questões de limites) que os estressam em seus relacionamentos. Esse procedimento também aumenta a consciência dos membros da família de que suas reações emocionais e comportamentais negativas uns com os outros podem ser controladas examinando-se sistematicamente as cognições a elas associadas. Desse modo, o terapeuta está ensinando cada indivíduo a assumir maior responsabilidade por suas próprias reações. Um exercício que freqüentemente se mostra muito útil é fazer com que os casais e famílias examinem seus registros escritos e indiquem os vínculos entre pensamentos, emoções e comportamentos. O terapeuta então pede a cada pessoa que explore as cognições alternativas que poderiam produzir diferentes reações emocionais e comportamentais à situação.

Identificar e nomear as distorções cognitivas

É útil que os membros da família se tornem peritos na identificação dos tipos de distorções cognitivas envolvidas em seus pensamentos automáticos. Um exercício que muitas vezes é eficaz é fazer com que cada cônjuge ou membro da família utilize a lista de distorções do Quadro 25.1 e dê nome às distorções nos pensamentos automáticos que ele registrou durante a semana. Isso pode ser feito utilizando-se o Registro Diário de Pensamentos Disfuncionais apresentado na Figura 25.1. O terapeuta e o cliente podem discutir os aspectos dos pensamentos que foram inadequados ou extremados e como a distorção contribuiu para as eventuais emoções e comportamentos negativos na ocasião. Essas análises dos registros escritos podem, no curso de diversas sessões, aumentar a capacidade dos participantes de identificar e avaliar seus pensamentos contínuos sobre os relacionamentos.

Se o terapeuta acredita que as distorções cognitivas de um membro da família estão associadas a algum tipo de psicopatologia individual, tal como depressão clínica, ele deve averiguar se essa psicopatologia pode ser tratada no contexto da terapia conjugal ou familiar, ou se o indivíduo precisa de um encaminhamento para terapia individual. Como mencionado anteriormente, os procedimentos para avaliar o funcionamento psicológico dos membros da família individualmente estão fora do escopo deste capítulo, mas é importante que os terapeutas conjugais e familiares se habituem com a avaliação de psicopatologias e façam encaminhamentos a outros profissionais conforme a necessidade.

Testando e reinterpretando os pensamentos automáticos

O processo de reestruturar pensamentos automáticos envolve a consideração de explicações alternativas por parte do indivíduo. Para isso, ele deve examinar as evidências referentes à validade de um pensamento e/ou sua adequação para sua situação familiar. Identificar uma distorção em seu modo de pensar ou um modo alternativo de ver o que acontece no relacionamento pode contribuir para diferentes reações emocionais e comportamentais aos outros membros da família. Perguntas como as listadas a seguir costumam ajudar na orienta-

QUADRO 25.1 Distorções cognitivas comuns

Inferência arbitrária: Conclusões tiradas na ausência de comprovadas evidências concretas; com freqüência envolvidas em atribuições e expectativas inválidas. Por exemplo, um homem cuja esposa chega em casa do trabalho com meia hora de atraso conclui: "Ela deve estar fazendo algo escondido de mim". Os cônjuges e membros da família disfuncionais freqüentemente fazem atribuições negativas sobre as causas das ações positivas de cada um. Por exemplo, se um adolescente começa a melhorar seu comportamento, os pais pensam em algum motivo oculto.

Leitura de pensamentos: Trata-se de um tipo de inferência arbitrária em que uma pessoa acredita que sabe o que outra está pensando ou sentindo sem se comunicar diretamente com ela. Por exemplo, um marido nota que a esposa está particularmente quieta e conclui: "Ela está infeliz com nosso casamento e deve estar pensando em me abandonar".

Abstração seletiva: Informações são tiradas de contexto e certos detalhes são destacados, enquanto outras informações importantes são ignoradas; esta distorção está envolvida na atenção seletiva à interação familiar. Por exemplo, uma mãe cujo filho não responde a seu cumprimento pela manhã conclui: "Ele está me ignorando", ainda que o filho tenha aberto um espaço para ela na mesa do café quando ela entrou na sala. O esquema de uma pessoa em relação a outro membro da família pode produzir uma "cegueira" em que ela só percebe aspectos do comportamento do outro que se coadunam com a concepção global que tem dele. Por exemplo, a mãe mencionada anteriormente pode só perceber situações em que o filho não se envolve com ela se achar que o filho tem um traço de "egocentrismo".

Hipergeneralização: Um incidente isolado é visto como uma representação de situações semelhantes em outros contextos, relacionados ou não-relacionados; muitas vezes contribui para a atenção seletiva. Por exemplo, depois de saber que não poderá sair no sábado à noite, uma adolescente conclui: "Meus pais não vão me deixar ter *nenhuma* vida social".

Maximização e minimização: Um caso ou circunstância é julgado como tendo maior ou menor importância do que é adequado; com freqüência causa estresse quando a avaliação viola os modelos que a pessoa tem de como os membros da família "deveriam" ser. Por exemplo, um pai zangado fica nervoso e enraivecido quando descobre que o filho ficou detido na escola por brigar no pátio e pensa: "Ele está se tornando um delinqüente juvenil".

Personalização: Eventos externos são atribuídos a si mesmo, quando não existem evidências suficientes para tirar uma conclusão; é um caso especial de inferência arbitrária que costuma estar envolvido em erros de atribuição. Por exemplo, uma mãe percebe que sua família não está comendo a comida do jantar como ela havia previsto e conclui: "Eles detestam minha comida".

Pensamento dicotômico: Também chamado de *pensamento polarizado*; as experiências são classificadas em categorias extremas mutuamente exclusivas, tais como êxito completo ou fracasso total; costuma contribuir para a atenção seletiva, assim como para a violação de modelos pessoais. Por exemplo, uma marido passa várias horas trabalhando na limpeza do porão desarrumado da casa e separa uma quantidade considerável de coisas para vender. Entretanto, quando a esposa entra no porão, olha em volta e exclama: "Que bagunça! Quando você vai melhorar?", e o marido fica zangado porque seus esforços não foram apreciados.

Rotulação: A tendência de representar a si mesmo ou a outra pessoa em termos de traços estáveis globais, com base em ações passadas; rótulos negativos estão envolvidos em atribuições que os membros da família fazem sobre as causas das ações uns dos outros. Por exemplo, depois que a esposa comete vários erros no orçamento familiar e no equilíbrio das finanças, o marido conclui: "Ela é uma pessoa negligente", e deixa de considerar condições circunstanciais que podem ter levado a esses erros.

ção de cada membro da família no exame de seus pensamentos:

- De suas experiências passadas ou do que ocorreu recentemente em sua família, que evidências apóiam esse pensamento? Como você poderia obter informações adicionais para ajudá-lo a julgar se seu pensamento está correto?

- Quais seriam as explicações alternativas para os comportamentos de seu parceiro? O que mais pode tê-lo levado a se comportar dessa maneira?

- Foram apresentados diversos tipos de distorções cognitivas que podem influenciar as opiniões de uma pessoa sobre os outros membros da família e contribuir para que fique chateada com eles. Que distorções cognitivas, se houver, você identifica nos pensamentos automáticos que você teve sobre...?

Por exemplo, um adolescente que acreditava que seus pais estavam sendo irrealistas nas restrições às suas atividades descreveu os pensamentos automáticos: "Eles gostam de me punir. Eu nunca consigo fazer nada", os quais estavam associados à raiva e à frustração em relação aos pais. O terapeuta ajudou-o a identificar que ele estava "lendo pensamentos", sendo que seria importante investigar mais sobre os sentimentos dos pais. Incentivou-o a pedir aos pais que descrevessem seus sentimentos, e ambos responderam que se sentiam tristes e culpados por terem que restringir a liberdade do filho, mas que seus temores pelo bem-estar dele, com base no envolvimento anterior do filho com drogas, estavam sendo mais importantes do que sua necessidade de dar-lhe mais liberdade. O filho foi capaz de ouvir que sua inferência podia não ser precisa, e o terapeuta disse à família que eles provavelmente se beneficiariam com diálogos para tratar da questão de que tipos de restrições eram mais apropriadas. De modo semelhante, o terapeuta ajudou o filho a analisar o pensamento "Eu nunca consigo fazer nada", levando-o a relatar diversas situações em que seus pais lhe permitiram algumas atividades sociais. Assim, o filho reconheceu que estava pensando dicotomicamente. O terapeuta discutiu com a família sobre o perigo de pensar e falar em termos extremos, pois são raros os fatos que ocorrem "sempre" ou "nunca".

Assim, reunir e pesar as evidências para o que pensamos é uma parte integrante da terapia cognitivo-comportamental. Os membros da família podem fornecer um retorno valioso que lhes ajudará a avaliar a validade ou a adequação de suas cognições, contanto que eles usem boas habilidades de comunicação, as quais serão descritas posteriormente. Depois de contestarem seus próprios pensamentos, os indivíduos devem classificar sua crença nas explicações alternativas e na inferência ou crença original, talvez em uma escala de 0 a 100. Pensamentos corrigidos podem não ser assimilados se não forem considerados dignos de crédito.

Testando as previsões com experiências comportamentais

Embora um indivíduo possa ter êxito utilizando uma análise lógica para reduzir suas expectativas negativas sobre o que vai acontecer nas interações conjugais ou familiares, muitas vezes evidências diretas são necessárias. A terapia cognitivo-comportamental costuma orientar os membros da família na elaboração de experimentos comportamentais, em que eles testam suas previsões de que determinadas ações acarretarão certas respostas de outros membros. Por exemplo, um homem que guarda a expectativa de que a esposa e os filhos resistirão a sua inclusão nas atividades de lazer quando ele retornar do trabalho faz planos para tentar se envolver com a família quando chegar em casa nos próximos dias e ver o que acontece. Quando esses planos são criados durante sessões terapêuticas com toda a família, o terapeuta pode pedir aos outros membros que prevejam quais serão suas reações durante o experimento. Com a previsão dos possíveis obstáculos ao êxito do experimento, ajustes apropriados podem ser feitos. Além disso, o comprometimento explícito dos membros da família na cooperação com o experimento muitas vezes aumenta a probabilidade de êxito.

Uso de imagens, recordação de interações anteriores e técnicas de role-play

Durante as sessões terapêuticas, quando os membros da família procuram identificar seus pensamentos, emoções e comportamentos ocorridos em situações anteriores fora das sessões, eles podem ter dificuldades para recordar informações pertinentes sobre as circunstâncias anteriores e as reações de cada pessoa, principalmente quando a interação da família foi emocionalmente carregada. Técnicas que utilizam imagens e/ou dramatizações (role-

plays) podem ser extremamente úteis para recuperar memórias relativas a essas situações. Além disso, essas técnicas muitas vezes voltam a despertar as reações dos membros da família, e o que começa como dramatização pode rapidamente se transformar em uma interação *in vivo*. Embora o relato de fatos passados possa fornecer informações importantes, a capacidade do terapeuta de avaliar e intervir nas reações cognitivas, afetivas e comportamentais problemáticas dos membros da família enquanto elas ocorrem durante as sessões oferece a melhor oportunidade para mudar os padrões familiares (Epstein e Baucom, 2002).

Os membros da família também podem ser instruídos a inverter os papéis durante os exercícios, com o objetivo de aumentar a empatia pelas experiências dos outros (Epstein e Baucom, 2002). Por exemplo, pode-se pedir aos cônjuges que representem o papel um do outro na recriação de uma discussão que tiveram recentemente sobre finanças. Concentrar-se na estrutura de referência e nos sentimentos subjetivos da outra pessoa fornece novas informações que podem modificar a concepção que se tem do outro. Assim, quando o marido representou o papel de sua esposa, ele pôde compreender melhor a ansiedade e o comportamento conservador dela em relação a gastar dinheiro, com base em suas experiências de pobreza durante a infância.

Muitos casais disfuncionais já desenvolveram um modo estreito de ver os problemas de seu relacionamento na época em que procuram terapia, e assim o terapeuta pode pedir-lhes que descrevam suas recordações dos pensamentos, emoções e comportamentos ocorridos durante o período em que se encontraram, namoraram e desenvolveram sentimentos amorosos um pelo outro. O terapeuta pode se concentrar no contraste entre comportamentos e sentimentos passados e presentes como evidência de que o casal foi capaz de se relacionar de uma forma muito mais satisfatória e que pode ser capaz de regenerar interações positivas com o devido esforço.

Técnicas que utilizam imagens devem ser usadas com cautela e perícia, e provavelmente devem ser evitadas se houver história de abuso no relacionamento. De modo semelhante, técnicas de dramatização não devem ser utilizadas antes que o terapeuta sinta segurança de que os membros da família serão capazes de conter reações emocionais intensas e abster-se de comportamentos abusivos entre si.

Seta descendente

A *seta descendente* é uma técnica utilizada pelos terapeutas cognitivos (p. ex., Beck et al., 1979; Beck, 1995) para rastrear as associações entre os pensamentos automáticos de um indivíduo, nas quais um pensamento inicial aparentemente favorável descrito por uma pessoa pode ser perturbador por estar vinculado a outros pensamentos mais significativos. Por exemplo, uma criança pode relatar intensa ansiedade associada ao pensamento automático "Meu pai vai ralhar comigo se eu não tiver notas boas na escola". A intensidade da resposta emocional torna-se mais clara quando o terapeuta faz uma série de perguntas do tipo "E se isso acontecesse, o que significaria para você?" ou "O que isso acarretaria?" A criança, por fim, afirma: "Ele ficará tão chateado comigo que vai pensar que eu sou um fracassado e desejar ter outra pessoa como filho". Casais e membros da família podem avaliar a probabilidade de que a catástrofe prevista aconteça. Em alguns casos, isso leva à modificação da previsão catastrófica subjacente do indivíduo; em outros casos, pode revelar um problema real na interação familiar, tal como a necessidade de que o pai da criança pense em mudar sua atitude de julgamento e rejeição.

A técnica da seta descendente também é utilizada para identificar os pressupostos e padrões subjacentes aos pensamentos automáticos. Isso é feito pelo reconhecimento do pensamento inicial, fazendo o indivíduo se perguntar: "Nesse caso, o quê?", descendo até que ele identifique a crença nuclear pertinente. Assim, a criança do exemplo anterior também pode ter desenvolvido padrões perfeccionistas para seu desempenho escolar e em outras atividades com base nos sistemas de crença de seus pais; mesmo que o pai não o rejeite, os pensamentos automáticos negativos do filho podem estar atrelados a uma crença subjacente do tipo "Sou um fracasso se não tirar notas altas na escola".

Intervenções para modificar os padrões de comportamento

Os principais tipos de intervenções utilizadas para reduzir o comportamento negativo e aumentar o comportamento positivo são: (a) treinamento em comunicação relativo à capacidade de expressão e escuta; (b) treinamento na resolução de problemas; e (c) acordos para mudança de comportamento. Eles são brevemente descritos a seguir, e os leitores podem, ainda, consultar textos como Guerney (1977), Robin e Foster (1989), Jacobson e Christensen (1996), Baucom e Epstein (1990), Epstein e Baucom (2002) para procedimentos pormenorizados.

Treinamento em comunicação

Melhorar a capacidade dos casais e da família de expressar pensamentos e emoções, bem como de ouvir eficazmente uns aos outros, é um dos tipos mais comuns de intervenção entre as abordagens teóricas terapêuticas. Na terapia cognitivo-comportamental, isso é considerado uma pedra angular do tratamento porque pode ter impactos positivos nas interações comportamentais problemáticas, reduzir as cognições distorcidas que os membros da família têm uns dos outros e contribuir para o equilíbrio na experiência e na expressão de emoções. Os terapeutas começam apresentando instruções aos casais e membros da família sobre os comportamentos específicos envolvidos em cada tipo de habilidade de expressão e escuta. As diretrizes do falante incluem reconhecer a subjetividade dos pontos de vista de cada um (não sugerindo que os pontos de vista dos outros sejam inválidos), descrever as próprias emoções e pensamentos, assinalando os positivos e também os problemas, falar de termos específicos e não globais, ser conciso para que o ouvinte possa absorver e lembrar o conteúdo e fazer uso de tato e diplomacia (p. ex., não discutir assuntos importantes quando o cônjuge está se preparando para sair à noite). As diretrizes de escuta empática incluem demonstrar atenção por atos não-verbais (como contato visual, acenos), demonstrar aceitação pela mensagem do falante (o direito da pessoa de ter seus próprios sentimentos), quer o ouvinte concorde ou não, procurar compreender ou se identificar com a perspectiva do outro e demonstrar seu entendimento parafraseando o que ouviu o falante dizer. Cada integrante da família recebe um folheto descrevendo as diretrizes de comunicação para que possa consultá-las sempre que necessário durante as sessões e em casa. Com o tempo, espera-se que essas diretrizes se tornem parte de seu repertório pessoal.

Os terapeutas com freqüência servem de modelo da capacidade de boa expressão e escuta para os clientes. Eles podem utilizar exemplos filmados como os que acompanham o livro *Fighting for your marriage*, de Markman, Stanley e Blumberg (1994). Durante as sessões, o terapeuta treina o casal ou a família a seguir as diretrizes de comunicação, partindo de discussões de assuntos relativamente agradáveis para que emoções negativas não prejudiquem as habilidades construtivas. À medida que os clientes demonstram boas habilidades, pede-se a eles que continuem praticando os exercícios em casa, com tópicos cada vez mais conflituosos. Conforme os membros da família exercitam suas habilidades de comunicação, eles recebem mais informações sobre os motivos e desejos de cada um, uma importante forma de invalidar algumas cognições distorcidas de uns acerca dos outros. A utilização das diretrizes muitas vezes também aumenta a percepção de cada indivíduo de que os outros são respeitosos e têm boa vontade.

Treinamento na solução de problemas

Os terapeutas cognitivo-comportamentais também utilizam instruções verbais e escritas, modelagem e ensaio e treinamento comportamental para facilitar a solução de problemas com casais e membros da família. As principais etapas envolvidas na solução de problemas compreendem obter uma definição específica e clara do problema em termos de comportamentos que estão ou não estão ocorrendo, produzir soluções comportamentais específicas para o problema sem julgar as próprias idéias ou as dos outros integrantes da família, avaliar as vantagens e as desvantagens de cada solução alternativa e selecionar uma que pareça exeqüível e atraente a todos os envolvidos, acordar um período de teste para a implantação da solução escolhida e avaliar sua eficácia. Praticar as habilidades fora das sessões é importante para sua aquisição (Dattilio, 2002; Epstein e Baucom, 2002).

Acordos para mudança de comportamento

Os contratos para a troca de comportamentos desejados ainda têm um importante papel na terapia cognitivo-comportamental com casais e famílias. Os terapeutas tentam evitar que a mudança de comportamento de um membro da família dependa da do outro, e assim o objetivo é que cada pessoa identifique e apresente o comportamento específico que provavelmente seria agradável aos outros membros da família, independentemente de como os outros ajam. O principal desafio do terapeuta é encorajar os participantes a evitar "fazer cerimônia", esperando que os outros tomem a iniciativa para ser positivo. Apresentações didáticas breves sobre reciprocidade negativa em relacionamentos disfuncionais, o fato de que só podemos ter controle sobre nossas ações e a importância de se comprometer pessoalmente para melhorar a atmosfera familiar são algumas intervenções que podem reduzir a relutância dos indivíduos em fazer a primeira contribuição positiva.

Intervenções para déficits e excessos de reações emocionais

Embora às vezes se afirme que a terapia cognitivo-comportamental negligencia as emoções, isso não é verdade, pois diversas intervenções são utilizadas para aumentar as experiências emocionais de indivíduos inibidos ou para moderar respostas emocionais extremadas (vide Dattilio, 2002; Epstein e Baucom, 2002, para detalhes dos procedimentos). Para um membro da família que diz experimentar pouca emoção, o terapeuta pode estabelecer diretrizes claras de comportamento dentro e fora das sessões, para que consiga se expressar sem que haja recriminação de outros membros; utilizar questionamento descendente para investigar emoções e cognições subjacentes; treinar a pessoa na percepção de indicações internas de seus estados emocionais; repetir frases que tenham impacto emocional sobre o indivíduo; redirecionar a atenção a tópicos emocionalmente relevantes quando o indivíduo tenta mudar de assunto; e envolvê-lo em *role-play* de papéis ligados a questões de relacionamento importantes com o intuito de provocar reações emocionais. Com um indivíduo que experimenta emoções intensas que afetam negativamente a si e os que lhe são importantes, o terapeuta pode ajudá-lo a compartimentalizar as respostas emocionais fixando horários específicos para discutir tópicos estressantes; treinar o indivíduo em atividades que possam tranqüilizá-lo, tais como técnicas de relaxamento; aperfeiçoar a capacidade da pessoa de monitorar e contestar pensamentos automáticos disfuncionais; encorajar o indivíduo a procurar apoio social da família e dos outros; desenvolver sua capacidade de tolerar sentimentos desagradáveis; e aumentar sua capacidade de expressar emoções de maneira construtiva para que os outros possam dar-lhe atenção.

EFICÁCIA DA TERAPIA COGNITIVO-COMPORTAMENTAL PARA CASAIS E FAMÍLIAS

A terapia cognitivo-comportamental para casais recebeu avaliações mais abrangentes em estudos controlados de resultados do que qualquer tipo de terapia de casais ou famílias. Uma revisão não-sistemática de estudos que empregaram critérios rigorosos de eficácia indicou que o tratamento cognitivo-comportamental é eficaz para reduzir a disfuncionalidade no relacionamento (Baucom et al., 1998). A maioria dos estudos sobre terapia de casais se restringiu a avaliações dos componentes comportamentais do treinamento de comunicação, treinamento na solução de problemas e contratos comportamentais e constatou que essas intervenções são mais eficazes para reduzir disfuncionalidade do que controles de lista de espera e condições placebo. Um pequeno número de estudos sobre outras abordagens como terapia de casais orientada às emoções e orientada à compreensão profunda (p. ex., Johnson e Talitman, 1997; Snyder, Wills, Grady-Fletcher, 1991) sugere que elas têm resultados comparáveis ou, em alguns casos, melhores do que abordagens de orientação comportamental, mas estudos adicionais são necessários para tirar conclusões sobre sua eficácia. Poucos estudos investigaram o impacto de acrescentar intervenções de reestruturação cognitiva aos protocolos comportamentais (p. ex., Baucom, Sayers, Sher, 1990), normalmente pela substituição de algumas sessões orientadas ao comportamento por sessões de intervenção cognitiva, a fim de manter igual o número de sessões entre os tratamentos que são comparados. Também existe um livro de estudos de casos que integra as estratégias cognitivo-comportamentais com mais de 16 modalidades de terapia de casal e familiar (Dattilio, 1998). Os resultados gerais desses estudos indicam que a terapia cognitivo-comportamental mista é tão eficaz quanto as intervenções comportamentais, embora as intervenções de orientação cognitiva tendam a produzir mais mudança cognitiva e as intervenções comportamentais tendam a modificar mais as interações comportamentais (Baucom et al., 1998). Epstein (2001) assinalou que é preciso fazer pesquisa sobre uma terapia cognitivo-comportamental verdadeiramente integrada que aborde os problemas cognitivos, comportamentais e afetivos específicos de um casal conforme sua intensidade, em vez de oferecer um número fixo de sessões para cada tipo de intervenção a todos os casais. Além disso, Whisman e Snyder (1997) argumentam que os testes de intervenções cognitivas têm sido limitados por não avaliarem a extensão das cognições problemáticas (atenção seletiva, expectativas, atribuições, pressupostos e padrões) identificadas por Baucom e colaboradores (1989). Os estudos também têm se limitado a amostras de casais em sua maioria brancos de classe média, de modo que a eficácia com outros grupos raciais e socioeconômicos é desconhecida. Assim, a pesquisa sobre a eficácia da terapia cognitivo-comportamental com casais tem sido encorajadora, ainda que existam muitas perguntas sem resposta.

As abordagens cognitivo-comportamentais na terapia familiar têm-se concentrado sobretudo no tratamento de determinados transtornos em membros individuais, mais do que no alívio do conflito e da disfuncionalidade geral dentro da família. Por exemplo, muitos estudos demonstraram a eficácia de treinar os pais em intervenções comportamentais para os transtornos de conduta dos filhos, com base no modelo de aprendizagem social de Patterson, embora uma taxa de abandono de aproximadamente 50% indique limitações nessa abordagem (Estrada e Pinsof, 1995). O estudo de Estrada e Pinsof (1995) também indica que o treinamento dos pais melhora a adesão e a agressividade em crianças diagnosticadas com o transtorno de déficit de atenção/hiperatividade (TDAH), embora tenha muito menos impacto nos sintomas centrais de desatenção, impulsividade e hiperatividade. Conseqüentemente, a terapia familiar comportamental normalmente é utilizada em conjunto com outras intervenções (p. ex., medicação e treinamento de autocontrole) dirigidas especificamente a outros sintomas do TDAH (Barkley, 1998).

A terapia familiar comportamental psicoeducacional para transtornos mentais como esquizofrenia e transtorno bipolar (Falloon et al., 1984; Miklowitz e Goldstein, 1997; Mueser e Glynn, 1995) inclui componentes de (a) psicoeducação sobre etiologia, sintomas e fatores de risco para a exacerbação de sintomas (p. ex., estresses de vida incluindo conflito familiar) e atuais tratamentos eficazes; (b) treinamento da capacidade de comunicação; (c) treinamento da capacidade de resolução de problemas; e (d) manejo de recaídas e crises. Pesquisas realizadas nos Estados Unidos, Inglaterra, Alemanha e China com famílias de diversos grupos raciais e socioeconômicos demonstraram a eficácia dessa abordagem na redução do estresse familiar e da recaída do paciente (Baucom et al., 1998).

Essas aplicações da terapia cognitivo-comportamental familiar têm sido moldadas para o tratamento de um problema imediato de um membro individual, mais do que para problemas de adaptação às mudanças de desenvolvimento ligadas aos estágios de vida ou às áreas importantes de conflito (p. ex., questões referentes ao parentesco por segundo casamento e conflitos entre pais e adolescentes sobre nível adequado de autonomia) de toda uma família. Infelizmente, tem havido uma constrangedora falta de pesquisas qualitativas envolvendo a terapia familiar cognitivo-comportamental por diversos motivos, entre eles a falta de verbas e a dificuldade de envolver mais do que dois membros da família (Dattilio, 2003). Entretanto, os resultados dos diversos estudos indicam eficácia das intervenções cognitivo-comportamentais no aperfeiçoamento do funcionamento familiar.

Integração e terapia cognitivo-comportamental

Os terapeutas hoje se confrontam com uma ampla gama de orientações teóricas, mais do que em qualquer outro momento da história da terapia conjugal e familiar; por vezes, os proponentes de abordagens diferentes assumiram posições antagônicas, proclamando aos outros a superioridade de seus modelos (Dattilio, 1998). Como assinalado anteriormente, as atuais evidências empíricas tendem a indicar que diversas abordagens teóricas têm graus comparáveis de eficácia, embora a maioria das abordagens ainda não tenha sido testada ou comparada com outras (Baucom et al., 1998). De certa forma, essas circunstâncias oferecem aos terapeutas um estímulo para explorar a integração das abordagens de terapia conjugal e familiar, com o entendimento de que nenhum modelo pode captar plenamente a complexidade dos relacionamentos humanos íntimos.

A terapia cognitivo-comportamental sem dúvida alcançou sua maioridade como abordagem empiricamente estabelecida adotada cada vez mais por terapeutas de casais e famílias (Dattilio, 2002). Uma vez que o modelo cognitivo-comportamental sempre foi uma modalidade flexível, compartilhando com muitos outros modelos de tratamento o pressuposto de que a mudança nos relacionamentos familiares envolve alterações nos domínios cognitivo, afetivo e comportamental, ele tem grande potencial de integração com outras abordagens (Dattilio, 1998, 2001).

Infelizmente, a flexibilidade e o potencial de integração da terapia cognitivo-comportamental para casais e famílias não foram coerentemente reconhecidos no campo da terapia familiar, devido ao que parece ser uma concepção estreita do modelo como dirigido à cognição e aos processos causais lineares. Essa concepção provavelmente tem por origem a literatura cognitivo-comportamental inicial, que se concentrava nos simples processos de aprendizagem e nos pressupostos que as cognições distorcidas rotineiramente causam em interações familiares negativas. Desenvolvimentos na TCC com casais e famílias captam mais plenamente os processos circulares que envolvem fatores cognitivos, afetivos e comportamentais, bem como influências de fatores contextuais mais amplos, tais como ambiente interpessoal e físico da família (Epstein e Baucom, 2002). Existem alguns trabalhos que destacaram o poder de integração da terapia cognitivo-comportamental nos tratamentos de indivíduos (Alford e Beck, 1997) e com casais e famílias (Dattilio, 1998, 2001). Por sua vez, os terapeutas cognitivo-comportamentais têm cada vez mais incorporado conceitos e métodos de outras abordagens; por exemplo, os conceitos de limites sistêmicos, hierarquia (controle) e capacidade da família de se adaptar às mudanças de desenvolvimento enfatizados na terapia familiar estrutural (Minuchin, 1974) são proeminentes no trabalho de Epstein e Baucom (2002) com casais.

Em geral, pode não ser plausível integrar completamente uma abordagem cognitivo-

REGISTRO DE PENSAMENTOS DISFUNCIONAIS								
	Instruções: quando você notar que seu humor está piorando, pergunte a si mesmo: o que estou pensando neste exato momento? Assim que possível, anote o pensamento ou a imagem mental na coluna de pensamento automático.						
DATA HORA	SITUAÇÃO	PENSAMENTOS AUTOMÁTICOS	EMOÇÕES	DISTORÇÃO	RESPOSTA ALTERNATIVA	RESULTADO
	DESCREVA: 1. Evento real que causa emoção desagradável, ou 2. Corrente de pensamentos, devaneios ou recordação que causa emoção desagradável ou 3. Sensações físicas desagradáveis.	1. Descreva o(s) pensamento(s) automático(s) que precede(m) a(s) emoção(ões). 2. Avalie quanto você acredita no(s) pensamento(s) automático(s) de 0 a 100%.	DESCREVA: 1. Especifique se triste, ansioso, zangado, etc. 2. Classifique o grau de emoção de 0 a 100%.	1. Pensamento "tudo ou nada". 2. Supergeneralização. 3. Filtro mental. 4. Desqualificação do positivo. 5. Tirar conclusões precipitadas. 6. Maximização ou minimização. 7. Raciocínio emocional. 8. Afirmações de dever. 9. Rotulação. 10. Personalização.	1. Descreva uma resposta racional ao(s) pensamento(s) automático(s). 2. Avalie quanto você acredita na(s) resposta(s) alternativa(s) de 0 a 100%.	1. Reavalie o quanto você acredita em pensamento(s) automático(s) de 0 a 100%. 2. Especifique e avalie as emoções subseqüentes de 0 a 100%.
	Perguntas para ajudar a formular uma RESPOSTA ALTERNATIVA: (1) Quais são as evidências de que o pensamento automático é verdadeiro? Falso? (2) Existe uma explicação alternativa? (3) O que de *pior* poderia acontecer? Eu sobreviveria a isso? O que de *melhor* poderia acontecer? Qual é o resultado mais realista? (4) O que eu deveria fazer a esse respeito? Que efeito tem o fato de eu acreditar no pensamento automático? Qual poderia ser o efeito de mudar minha forma de pensar? (6) Se *(nome da pessoa)* estivesse nessa situação e tivesse esse pensamento, o que eu diria a ele(a)?					

FIGURA 25.1 Registro de Pensamentos Disfuncionais.

comportamental a diversos outros modelos devido a algumas incompatibilidades entre conceitos e métodos. Por exemplo, terapeutas orientados a soluções evitam dar atenção a aspectos presentes e passados dos atuais problemas das famílias, em vez disso enfatizam os esforços para a implantação das mudanças desejadas (vide análise de Nichols e Schwartz, 2001). Embora os terapeutas cognitivo-comportamentais também desejem desenvolver as virtudes presentes dos clientes e aperfeiçoar sua resolução de problemas, eles avaliam e intervêm nos aspectos cognitivos, afetivos e comportamentais dos padrões problemáticos que muitas vezes estão enraizados e são difíceis de mudar. Uma vez que as respostas negativas freqüentemente são aprendidas em excesso, e a pesquisa demonstre que as ações negativas e positivas dos membros da família tendem a ter efeitos independentes na satisfação do relacionamento (Epstein e Baucom, 2002), os terapeutas cognitivo-comportamentais supõem que focalizar o aumento do comportamento positivo será, muitas vezes, insuficiente para diminuir os padrões negativos. Assim, os profissionais de abordagens alternativas precisam determinar o grau em que os conceitos e os métodos cognitivo-comportamentais realçam ou são contrários a aspectos fundamentais de seus modelos. Enquanto os terapeutas cognitivo-comportamentais continuarem testando empiricamente os efeitos do acréscimo de intervenções derivadas de outros modelos, o potencial de integração na prática clínica deve continuar aumentando.

REFERÊNCIAS BIBLIOGRÁFICAS

ADLER, A. *Problems of neurosis*. New York: Harper Torch, 1964. Obra original publicada em 1929.

_____. Cooperation between the sexes: writings on women, love, and marriage, sexuality and its disorders. In: ANSBACHER, H.; ANSBACHER, R. (Eds.). New York: Anchor, 1978.

ALEXANDER, P.C. The therapeutic implications of family cognitions and constructs. *Journal of Cognitive Psychotherapy*, v.2, p.219-36, 1988.

ALFORD, B.A.; BECK, A.T. *The integrative power of cognitive therapy*. New York: Guilford, 1997.

_____. *Social learning theory*. Englewood Cliffs: Prentice-Hall, 1977.

BANDURA, A.; WALTERS, R.H. *Social learning and personality development*. New York: Holt, Rinehart, and Winston, 1963.

BARKLEY, R.A. *Attention-deficit hyperactivity disorder*: a handbook for diagnosis and treatment. 2. ed. New York: Guilford, 1998.

BAUCOM, D.H. Attributions in distressed relations: how can we explain them? In: DUCK, S.; PERLMAN, D. (Eds.). *Heterosexual relations, marriage and divorce*. London: Sage, 1987. p. 177-206.

BAUCOM, D.H.; EPSTEIN, N. *Cognitive-behavioral marital therapy*. New York: Brunner/Mazel, 1990.

BAUCOM, D.H.; SAYERS, S.L.; SHER, T.G. Supplementing behavioral marital therapy with cognitive restructuring and emotional expressiveness training: an outcome investigation. *Journal of Consulting and Clinical Psychology*, v.58, p.636-45, 1990.

BAUCOM, D.H. et al. Assessing relationship standards: the inventory of specific relationship standards. *Journal of Family Psychology*, v.10, p.72-88, 1996.

BAUCOM, D.H. et al. Cognitions in marriage: the relationship between standards and attributions. *Journal of Family Psychology*, v.10, p.209-22, 1996.

BAUCOM, D.H. et al. Empirically supported couples and family therapies for adult problems. *Journal of Consulting and Clinical Psychology*, v.66, p.53-88, 1998.

BAUCOM, D.H. et al. The role of cognitions in marital relationships: definitional, methodological, and conceptual issues. *Journal of Consulting and Clinical Psychology*, v.57, p.31-8, 1989.

BEAVERS, W.R.; HAMPSON, R.B.; HULGUS, Y.F. The Beavers systems approach to family assessment. *Family Process*, v.24, p.398-405, 1985.

BECK, J.S. *Cognitive therapy*: basics and beyond. New York: Guilford, 1995.

BECK, A.T. et al. *Cognitive therapy of depression*. New York: Guilford, 1979.

BECK, A.T. *Love is never enough*. New York: Harper & Row, 1988.

BEDROSIAN, R.C. Cognitive therapy in the family system. In: FREEMAN, A. (Ed.). *Cognitive therapy with couples and groups*. New York: Plenum, 1983. p. 95-106.

BRADBURY, T.N.; FINCHAM, F.D. Attributions in marriage: review and critique. *Psychological Bulletin*, v.107, p.3-33, 1990.

CHRISTENSEN, A. Dysfunctional interaction patterns in couples. In: NOLLER, P.; FITZPATRICK, M.A. (Eds.). *Perspectives on marital interaction*. Clevedon: Multilingual Matters, 1988. p.31-52.

DATTILIO, F.M. A guide to cognitive marital therapy. In: KELLER, P.A.; HEYMAN, S.R. (Eds.). *Innovations in clinical practice*: a source book. Sarasota: Professional Resource Exchange, 1989. v. 8, p. 27-42.

_____. Cognitive techniques with couples and families. *The Family Journal*, v.1, n.1, p.51-6, 1993.

_____. Families in crisis. In: DATTILIO, F.M.; FREEMAN, A. (Eds.). *Cognitive-behavioral strategies in crisis intervention*. New York: Guilford, 1994. p. 278-301.

_____. Family therapy. In: LEAHY, R.L. (Ed.). *Practicing cognitive therapy*: a guide to interventions. Northvale: Jason Aronson, 1997. p. 409-50.

_____. *Case studies in couples and family therapy*: systemic and cognitive perspectives. New York: Guilford, 1998.

_____. Cognitive-behavior family therapy comes of age. In: LEAHY, R.E. (Ed.). *New advances in cognitive therapy*: festschrift for Aaron T. Beck. New York: Guilford, 2003.

_____. Cognitive behavioral family therapy: contemporary myths and misconceptions. *Contemporary Family Therapy*, v.23, n.1, p.3-18, 2001.

_____. Homework assignments in couple and family therapy. *Journal of Clinical Psychology*, v.58, n.5, p.570-83, 2002.

DATTILIO, F.M.; EPSTEIN, N.N. Cognitive-behavior couple and family therapy. In: SEXTON, T.L.; WEEKS, G.R.; ROBBINS, M.S. (Eds.). *Handbook of family therapy*. New York: Brunner-Routledge, 2003. p.147-75.

DATTILIO, F.M.; PADESKY, C.A. *Terapia cognitiva com casais*. Porto Alegre: Artmed, 1995.

EIDELSON, R.J.; EPSTEIN, N. Cognition and relationship maladjustment: development of a measure of dysfunctional relationship beliefs. *Journal of consulting and Clinical Psychology*, v.50, p.715-20, 1982.

ELLIS, A. The nature of disturbed marital interactions. In: ELLIS, A.; GRIEGER, R. (Eds.). *Handbook of rational-emotive therapy*. New York: Springer, 1977. p. 170-6.

_____. Rational-emotive family therapy. In: HORNE, A.M.; OHLSEN, M.M. (Eds.). *Family counseling and therapy*. Itasca: Peacock, 1982. p.302-28.

ELLIS, A.; HARPER, R.A. *A guide to rational living*. Englewood Clips: Prentice-Hall, 1961.

ELLIS, A. et al. *Rational-emotive couples therapy*. New York: Pergamon, 1989.

EPSTEIN, N.B. Cognitive-behavioral therapy with couples: empirical status. *Journal of Cognitive Psychoterapy: an International Quarterly*, v.15, p.299-310, 2001.

_____. Cognitive therapy with couples. *American Journal of Family Therapy*, v.10, p.5-16, 1982.

_____. Marital therapy. In: FREEMAN, A.; DATTILIO, F.M. (Eds.). *Comprehensive casebook of cognitive therapy*. New York: Plenum, 1992. p.267-75.

EPSTEIN, N.; BAUCOM, D.H. Cognitive-behavioral marital therapy. In: FREEMAN, A. (Eds.). *Comprehensive handbook of cognitive therapy*. New York: Plenum, 1989. p. 491-513.

_____. *Enhanced cognitive-behavioral therapy for couples*: a contextual approach. Washington: American Psychological Association, 2002.

EPSTEIN, N.; EIDELSON, R.J. Unrealistic beliefs of clinical couples: their relationship to expectations, goals and satisfaction. *American Journal of Family Therapy*, v.9, n.4, p.13-22, 1981.

EPSTEIN, N.; SCHLESINGER, S.E. Treatment of family problems. In: REINECKE, M.A.; DATTILIO, F.M.; FREEMAN, A. (Eds.). *Cognitive therapy with children and adolescents*: a casebook for clinical practice. New York: Guilford, 1996. p. 299-326.

EPSTEIN, N.; SCHLESINGER, S.E.; DRYDEN, W. Concepts and methods of cognitive-behavioral family treatment. In: _____. (Eds.). *Cognitive-behavioral therapy with families*. New York: Brunner/Mazel, 1988. p.5-48.

ESTRADA, A.U.; PINSOF, W.M. The effectiveness of family therapies for selected behavioral disorders of childhood. *Journal of Marital and Family Therapy*, v.21, p.403-40, 1995.

FALLOON, I.R.H.; BOYD, J.L.; MCGILL, C.W. *Family care of schizophrenia*. New York: Guilford, 1984.

FINCHAM, F.D.; BEACH, S.R.H.; NELSON, G. Attribution processes in distressed and nondistressed couples: 3. Causal and responsibility attributions for spouse behavior. *Cognitive Therapy and Research*, v.11, p.71-86, 1987.

FREDMAN, N.; SHERMAN, R. *Handbook of measurements for marriage and family therapy*. New York: Brunner/Mazel, 1987.

GOLDENBERG, I.; GOLDENBERG, H. *Family therapy*: an overview. Belmont: Brooks/Cole, 2000.

GOTTMAN, J.M. *What predicts divorce?* Hillsdale: Lawrence Erlbaum, 1994.

GROTEVANT, H.D.; CARLSON, C.I. *Family assessment*: a guide to methods and measures. New York: Guilford, 1989.

GUERNEY JR., B.G. *Relationship enhancement*. San Francisco: Jossey-Bass, 1977.

HEYMAN, R.E. et al. Factor analysis of the Marital Interaction Coping System (MICS). *Journal of Family Psychology*, v.9, p.209-15, 1995.

HUBER, C.H.; BARUTH, L.G. *Rational-emotive family therapy*: a systems perspective. New York: Springer, 1989.

JACOBSON, N.S.; CHRISTENSEN, A. *Integrative couple therapy*: promoting acceptance and change. New York: Norton, 1996.

JACOB, T.; TENNENBAUM, D.L. *Family assessment*: rationale, methods, and future directions. New York: Plenum, 1988.

JOHNSON, S.M.; DENTON, W. Emotionally focused therapy: creating secure connections. In: GURMAN, A.S.; JACOBSON, N.S. (Eds.). *Clinical handbook of couple therapy*. 3.ed. New York: Guilford, 2002. p.221-50.

JOHNSON, S.M.; TALITMAN, E. Predictors of success in emotionally focused marital therapy. *Journal of Marital and Family Therapy*, v.23, p.135-52, 1997.

KELLY, G.A. *The psychology of personal constructs*. New York: Norton, 1955.

L'ABATE, L. *Family psychopathology*: the relational roots of dysfunctional behavior. New York: Guilford, 1998.

LEAHY, R. *Cognitive therapy:* basic principles and applications. Northvale: Jason Aronson, 1996.
LIEBERMAN, R.P. Behavioral approaches to couple and family therapy. *American Journal of Orthopsychiatry*, v.40, p.106-18, 1970.
LINEHAN, M.M. *Cognitive-behavioral treatment of borderline personality disorder*. New York: Guilford, 1993.
MARGOLIN, G.; WEISS, R.L. Comparative evaluation of therapeutic components associated with behavioral marital treatments. *Journal of Consulting and Clinical Psychology*, v.46. p. 1476-86, 1978.
MARKMAN, H.J.; STANLEY, S.; BLUMBERG, S.L. *Fighting for your marriage*. San Francisco: Jossey-Bass, 1994.
MIKLOWITZ, D.J.; GOLDSTEIN, M.J. *Bipolar disorder:* a family-focused treatment approach. New York: Guilford, 1997.
MINUCHIN, S. *Families and family therapy*. Cambridge: Harvard University, 1974.
MOOS, R.H.; MOOS, B.S. *Family environment scale:* manual. Palo Alto: Consulting Psychologists, 1981.
MUESER, K.T.; GLYNN, S.M. *Behavioral family therapy for psychiatric disorders*. Boston: Allyn and Bacon, 1995.
NICHOLS, M.P.; SCHWARTZ, R.C. *Family therapy:* concepts and methods. 5.ed. Boston: Allyn and Bacon, 2001.
PRETZER, J.; EPSTEIN, N.; FLEMING, B. Marital attitude survey: a measure of dysfunctional attributions and expectancies. *Journal of Cognitive Psychotherapy: an International Quarterly*, v.5, p.131-48, 1991.
REINECKE, M.A.; DATTILIO, F.M.; FREEMAN, A. (Eds.). *Cognitive therapy with children and adolescents:* a casebook for clinical practice. New York: Guilford, 2003.
ROBIN, A.L.; FOSTER, S.L. *Negotiating parent-adolescent conflict:* a behavioral-family systems approach. New York: Guilford, 1989.
ROEHLING, P.V.; ROBIN, A.L. Development and validation of the family beliefs inventory: a measure of unrealistic beliefs among parents and adolescents. *Journal of Consulting and Clinical Psychology*, v.54, p.693-7, 1986.
ROTTER, J.B. *Social learning and clinical psychology*. Englewood Cliffs: Prentice-Hall, 1954.
SCHWEBEL, A.I.; FINE, M.A. *Understanding and helping families:* a cognitive-behavioral approach. Hillsdale: Erlbaum, 1994.
SKINNER, H.A.; STEINHAUER, P.D.; SANTA-BARBARA, J. The family assessment measure. *Canadian Journal of Community Mental Health*, v.2, p.91-105, 1983.
SNYDER, D.K.; AIKMAN, G.G. The marital satisfaction inventory – Revised. In: MARUISH, M.E. (Ed.). *Use of psychological testing for treatment planning and outcomes assessment*. Mahwah: Erlbaum, 1999. p.1173-210.
SNYDER, D.K.; WILLS, R.M.; GRADY-FLETCHER, A. Long-term effectiveness of behavioral versus insight-oriented marital therapy: a 4-year follow-up study. *Journal of Consulting and Clinical Psychology*, v.59, p.138-41, 1991.
SNYDER, D.K. et al. Marital and family assessment: a multifaceted, multilevel approach. In: MIKESELL, R.H.; LUSTERMAN, D.D.; MCDANIEL, S.H. (Eds.). *Integrating family therapy:* handbook of family psychology and systems theory. Washington: American Psychological Association, 1995. p.163-82.
SPANIER, G.B. Measuring dyadic adjustment: new scales for assessing the quality of marriage and similar dyads. *Journal of Marriage and the Family*, v.38, p.15-30, 1976.
STRAUS, M.A. et al. The revised conflict tactics scales (CTS2): development and preliminary psychometric data. *Journal of Family Issues*, v.17, p.283-316, 1996.
STUART, R.B. Operant-interpersonal treatment for marital discord. *Journal of Consulting and Clinical Psychology*, v.33, p.675-82, 1969.
TEICHMAN, Y. Family therapy with adolescents. *Journal of Adolescence*, v.4, p.87-92, 1981.
_____. Family treatment with an acting-out adolescent. In: FREEMAN, A.; DATTILIO, F.M. (Eds.). *Comprehensive casebook of cognitive therapy*. New York: Plenum, 1992. p.331-46.
THIBAUT, J.W.; KELLEY, H.H. *The social psychology of groups*. New York: Wiley, 1959.
TOULIATOS, J.; PERLMUTTER, B.F.; STRAUS, M.A. (Eds.). *Handbook of family measurement techniques*. Newbury Park: Sage, 1990.
WALSH, F. *Strengthening family resilience*. New York: Guilford, 1998.
WEISS, R.L. Cognitive and strategic interventions in behavioral marital therapy. In: HAHLWEG, K.; JACOBSON, N.S. (Eds.). *Marital interaction:* analysis and modification. New York: Guilford, 1984. p.309-24.
WEISS, R.L.; HEYMAN, R.E. A clinical-research overview of couples interactions. In: HALFORD, W.K.; MARKMAN, H.J. (Eds.). *Clinical handbook of marriage and couples interventions*. Chichester: Wiley, 1997. p.13-41.
WEISS, R.L.; HOPS, H.; PATTERSON, G.R. A framework for conceptualizing marital conflict, a technology for altering it, some data for evaluating it. In: HAMERLYNCK, L.A.; HANDY, L.C.; MASH, E.J. (Eds.). *Behavior change:* methodology, concepts, and practice. Champaign: Research, 1973. p. 309-42.

Tratamento associado de terapia cognitiva e farmacoterapia*

JESSE H. WRIGHT

A farmacoterapia e a terapia cognitivo-comportamental (TCC) são as duas formas mais estudadas de tratamento para transtornos do Eixo I. Ambas estão bem estabelecidas como terapias eficazes para depressão, transtornos de ansiedade, transtornos de alimentação e outros transtornos não-psicóticos (Marangell et al., 2002; Dobson, 1989; Robinson, Berman, Neimeyer, 1990; Wright, Beck e Thase, 2002). Embora a psicofarmacologia geralmente seja aceita como tratamento padrão para psicoses, recentemente demonstrou-se que a TCC tem efeitos significativos na redução dos sintomas de esquizofrenia (Drury et al., 1996; Kuipers et al., 1997; Tarrier et al., 1998; Pinto et al., 1999; Sensky et al., 2000; Rector e Beck, 2001).

Uma vez que a TCC e a psicofarmacologia são intervenções eficazes para uma ampla gama de transtornos, poderia ser vantajoso associar estas abordagens empiricamente comprovadas em um pacote integrado de tratamento. Possíveis formas de interação entre a TCC e a farmacoterapia são detalhadas aqui. Estudos sobre o tratamento associado para quatro grupos de transtornos – depressão, transtornos de ansiedade, bulimia nervosa e psicoses – são então analisados, em busca de evidências dos efeitos da interação. O capítulo conclui com uma discussão sobre os métodos de facilitação da associação de TCC e medicação na prática clínica.

POSSÍVEIS INTERAÇÕES ENTRE TCC E FARMACOTERAPIA

A possibilidade de que medicação e psicoterapia tenham influências significativas uma sobre a outra intriga pesquisadores e clínicos desde a época em que foram introduzidos medicamentos eficazes (*Group for the Advancement of Psychiatry*, 1975). Quando antidepressivos tricíclicos e outros medicamentos tornaram-se disponíveis, na década de 1950, os profissionais de orientação psicanalítica temiam que o tratamento psicofarmacológico reduzisse prematuramente os sintomas e, assim, diminuísse a motivação do paciente para a terapia. Advertências vigorosas eram feitas sobre os possíveis problemas de utilizar medicação quando os pacientes estivessem em psicoterapia. Outros, contudo, acreditavam que o advento de uma nova era da psicofarmacologia teria uma influência positiva na prática psicoterápica e que a psicoterapia poderia favorecer a resposta à medicação (Uhlenhuth et al., 1969; *Group for the Advancement of Psychiatry*, 1975).

Uhlenhuth e colaboradores (1969) propuseram diversos cenários distintos para as intera-

---

* Capítulo originalmente publicado em: *New Advances in Cognitive Therapy. Festschrift for Aaron Beck* Grilford Press: New York, 2003.

ções entre psicoterapia e farmacoterapia, os quais incluíam: (1) *adição* – os tratamentos ministrados em conjunto produzem resultados maiores do que a ação de cada um dos componentes isoladamente; (2) *potenciação* (ou sinergia) – uma interação positiva maior do que a soma dos efeitos dos tratamentos individuais; e (3) *inibição* (ou subtração) – os resultados do tratamento são prejudicados pela associação das terapias. A maioria das pesquisas sobre interação de tratamentos nas três décadas subseqüentes visava medir os resultados da associação de medicação e psicoterapia sobre as avaliações dos sintomas ao final do tratamento, assim determinando se os dois tratamentos juntos eram superiores, iguais ou inferiores às terapias administradas isoladamente.

O modelo biopsicossocial de etiologia e tratamento dos transtornos mentais (Wright, Thase, 1992; Wright, Thase e Sensky, 1993) oferece um ponto de vista útil para avaliar as possíveis interações entre os tratamentos. Esse modelo especifica que pode haver influências de múltiplos sistemas (p. ex., biológico, cognitivo, interpessoal e social) sobre o desenvolvimento e a expressão dos transtornos mentais. Uma ampla gama de estudos (que serão abordados neste capítulo) confirma os relacionamentos significativos entre elementos do modelo biopsicossocial. A aplicação do modelo biopsicossocial ao estudo do tratamento associado sugere que o resultado poderia ser melhor dirigindo-se o tratamento a mais de um sistema simultaneamente ou promovendo interações com possíveis influências favoráveis (Wright e Schrodt, 1989; Gabbard e Kay, 2001).

O Quadro 26.1 apresenta uma lista de possíveis interações entre TCC e farmacoterapia no processo de tratamento (*Group for the Advancement of Psychiatry*, 1975; Wright e Schrodt, 1989). A maioria dos estudos se concentra na comparação do resultado do tratamento com medicação *versus* psicoterapia ou tratamento associado em vez de avaliar possíveis mecanismos de interação (ver, neste capítulo, Tabela 26.1 para uma análise desses estudos). Assim, somente algumas das interações propostas no Quadro 26.1 foram investigadas de maneira sistemática.

Os efeitos dos diferentes tipos de medicamentos sobre a aprendizagem e o funcionamento da memória foram investigados em um grande número de estudos farmacológicos. Por exemplo, constatou-se que normalmente os antidepressivos tricíclicos com fortes propriedades anticolinérgicas (Curran, Sakulsriprong e Lader, 1988; Knegtering, Eijck e Huijsman, 1994, Richardson et al., 1994) e os benzodiazepínicos (Hommer, 1991; Wagemans, Notebaert e Boucart, 1998; Verster, Volkerts e Verbaten, 2002) enfraquecem a capacidade de aprendizagem. Em contraste, os inibidores da recaptação da serotonina (Hasbroucq et al., 1997; Levkovitz et al., 2002; Harmon et al., 2002) e os medicamentos antipsicóticos mais recentes (Harvey et al., 2000; Stevens et al., 2002; Weiss, Bilder e Fleischhackler, 2002) geralmente melhoram o funcionamento cognitivo. Esses estudos demonstram que os efeitos cognitivos das medicações podem variar amplamente dependendo do tipo de medicamento, da dosagem, das medidas psicológicas utilizadas e de outros fatores. A aprendizagem e o funcionamento da memória raramente foram investigados como um possível mecanismo de interação entre TCC e farmacoterapia. Um grupo de pesquisadores determinou que o benzodiazepínico alprazolam interferia no desempenho em uma tarefa de recordação de palavras, mas não na memória, em pacientes tratados com terapia de exposição (Curran et al., 1994). Contudo, as possíveis ações de outros medicamentos sobre o funcionamento cognitivo em pacientes recebendo TCC continuam pouco exploradas.

Diversas investigações documentaram os possíveis efeitos da TCC na melhora da aderência ao tratamento (Cochrane, 1984; Perris e Skagerlind, 1994; Lecompte, 1995; Basco e Rush, 1995; Kemp et al., 1996). Cochrane (1984) constatou que os pacientes em tratamento com lítio que recebiam uma intervenção de TCC para melhorar a aderência eram mais propensos a aderir ao regime de tratamento do que aqueles que recebiam atendimento usual. As pessoas que recebiam TCC também tinham taxas significativamente menores de suspensão do lítio sem a prescrição médica, reinternação ou episódios de doença precipitados por não-aderência. Perris e Skagerlind (1994) constataram que a TCC aumentava a adesão ao tratamento em esquizofrênicos tratados em pensões protegidas. Lecompte (1995) também descreveu métodos de TCC para aumentar a

QUADRO 26.1 Associação entre TCC e farmacoterapia

Possíveis mecanismos de interação	
Interações positivas	**Interações negativas**
As medicações aumentam a concentração mental e assim facilitam a TCC. As medicações reduzem emoções dolorosas e/ou excitação fisiológica, aumentando assim a acessibilidade à TCC. As medicações podem diminuir o pensamento distorcido ou irracional, somando-se assim ao efeito da TCC. A TCC aumenta a aderência à medicação. A TCC ajuda os pacientes a melhor compreender e lidar com a doença. A TCC pode facilitar a retirada da medicação quando desejado. A TCC tem efeitos biológicos e pode funcionar de comum acordo com a medicação para influenciar anormalidades bioquímicas.	As medicações prejudicam a aprendizagem e a memória, o que influencia negativamente a TCC. As medicações podem causar dependência, o que prejudica a eficácia da TCC. As medicações trazem alívio prematuro dos sintomas e enfraquecem a motivação para continuar em terapia. A TCC traz estresse aos pacientes portadores de doenças biológicas, sendo um fardo para aqueles que deveriam ser tratados com medicação.

aderência ao tratamento em pacientes com esquizofrenia e observou que essa intervenção acarretava uma diminuição na freqüência de reinternações.

Uma intervenção de TCC específica para aderência ao tratamento na esquizofrenia foi desenvolvida e testada por Kemp e colaboradores (1996). Em um estudo controlado randomizado, estes autores demonstraram que uma breve intervenção de TCC (4 a 6 sessões de 10 a 60 minutos) melhorava significativamente as atitudes em relação à terapia medicamentosa e a aderência ao tratamento. Um estudo de seguimento dos mesmos autores (1998) com 74 pacientes internados tratados com sua intervenção para aderência constatou efeitos positivos duradouros que incluíam vantagens significativas na aderência ao tratamento, no funcionamento social geral e na prevenção de reinternação.

A TCC também poderia interagir favoravelmente com a farmacoterapia auxiliando no gerenciamento de problemas associados à administração de drogas, tais como dependência ou efeitos colaterais. A dependência pode ser observada com benzodiazepínicos, mas não é um problema significativo com antidepressivos, estabilizadores de humor ou antipsicóticos. Dois grupos de pesquisadores descreveram intervenções de TCC que aumentavam o êxito terapêutico na abstinência de benzodiazepínicos. Spiegel e colaboradores (1994) utilizaram um protocolo de TCC comparado ao tratamento usual (retirada gradual de medicação) para pessoas que tinham sido tratadas para pânico com alprazolam. Ao final do tratamento, ambos os grupos tinham taxas muito elevadas de descontinuação do alprazolam. Embora não houvesse diferenças entre as terapias ao final do tratamento, os pacientes que receberam TCC tinham muito menor propensão a retomar o uso de alprazolam. Otto e colaboradores (1993) também obtiveram evidências de um efeito positivo da TCC sobre a descontinuação de benzodiazepínicos. Estes pesquisadores observaram que a TCC em grupo foi superior à retirada gradual sem TCC no auxílio a pacientes com abstinência de alprazolam ou clonazepam. Ao final do tratamento, 76% dos que recebiam TCC foram capazes de descontinuar a medicação, comparados com 25% dos controles. Além disso, a TCC foi eficaz na redução da taxa de recaída.

A possível contribuição da TCC para auxiliar os pacientes a lidar com os efeitos colaterais continua pouco explorada. Entretanto, estudos recentes demonstram que a TCC pode ser muito eficaz no tratamento da insônia (Edinger et al., 2002; Backhaus et al., 2001; Rybarczyk et al., 2002). Os resultados dessas investigações sugerem que a TCC poderia ser um tratamento eficaz para a insônia induzida por inibidores seletivos da recaptação da serotonina (ISRSs). Outros efeitos colaterais que podem responder a uma abordagem cognitivo-comportamental possivelmente incluem ganho de peso, ansiedade, agitação e problemas associados às reações extrapiramidais dos medicamentos antipsicóticos.

A possibilidade de que a psicoterapia tenha efeitos biológicos sobre o sistema nervoso central, que poderiam ocorrer independentemente da medicação ou realçar as ações da farmacoterapia, tem atraído considerável interesse (Wright e Thase, 1992; Gabbard e Kay, 2001). Contudo, poucos estudos sobre a atividade biológica da TCC foram realizados. Baxter e colaboradores (1992) e Schwarz e colaboradores (1996) relataram que as intervenções comportamentais da TCC têm os mesmos efeitos em imagens tomográficas do cérebro que a fluoxetina. Em um estudo, o tratamento bem-sucedido com terapia comportamental ou fluoxetina estava associado a uma reversão das anormalidades tomográficas no núcleo caudado (Baxter et al., 1992). Uma investigação posterior realizada por este mesmo grupo (Brody et al., 1998) revelou que o grau de normalização do metabolismo do córtex órbito-frontal em imagens tomográficas era um preditor de resposta ao tratamento comportamental e à fluoxetina. Os efeitos da TCC sobre a função cerebral também foram investigados no tratamento de fobia social. Furmark e colaboradores (2002) constataram que os pacientes tratados com TCC e citalopram compartilhavam das mesmas alterações na atividade tomográfica: menor fluxo sangüíneo cerebral regional na amígdala, hipocampo e áreas cerebrais adjacentes envolvidas nas reações de defesa à ameaça.

Os registros eletrencefalográficos durante o sono são outro marcador biológico para transtornos mentais que foi estudado em pacientes que recebem TCC. Thase e colaboradores (1994) assinalaram que o tratamento com TCC estava associado à normalização da densidade do sono REM. Joffe, Segal e Singer (1996) investigaram a influência da TCC nos níveis hormonais tireóideos. Nesse estudo, os níveis de tireoxina sérica diminuíram nos pacientes que respondiam à TCC, mas aumentaram nos que não respondiam ao tratamento. Embora a pesquisa sobre SNC e ações neuroendócrinas da TCC ainda esteja em um estágio inicial, parece haver diversos indícios de que a TCC exerce efeitos biológicos significativos que poderiam trazer vantagens na associação à farmacoterapia.

Os possíveis mecanismos das interações negativas entre TCC e medicação listados no Quadro 26.1 receberam pouca atenção em estudos controlados. As preocupações sobre as influências negativas da medicação sobre a TCC (i.e., interferência na aprendizagem e na memória, dependência) dirigiram-se sobretudo ao tratamento com benzodiazepínicos (Curran et al., 1994). Embora os antidepressivos tricíclicos com forte atividade anticolinérgica possam prejudicar o funcionamento da memória, há carência de informações sobre problemas cognitivos induzidos por esses antidepressivos em pacientes que estejam recebendo TCC. Alguns estudos de desfechos clínicos têm utilizado medidas de avaliação de sintomas em busca de possíveis efeitos de subtração no tratamento associado, mas existem poucas informações à disposição sobre os processos pelos quais ações negativas podem ocorrer.

Os profissionais mais fortemente favoráveis à TCC do que à farmacologia podem supor que a medicação tem o efeito de minar a motivação para a terapia ou de produzir outros resultados negativos. Inversamente, psiquiatras biológicos convictos podem acreditar que a TCC representa uma preocupação desnecessária para pessoas que deveriam ser tratadas apenas com farmacoterapia. Contudo, os estudos de desfechos clínicos analisados a seguir revelam poucas evidências de que a maioria dos tipos de medicação prejudica a participação na TCC ou de que a TCC tem efeitos adversos em tratamentos biológicos. Em vez disso, a maioria das evidências apóia o conceito de que a TCC e a farmacoterapia com freqüência se complementam, aumentando a resposta ao tratamento.

PESQUISAS DE RESULTADOS

Depressão

Blackburn e colaboradores (1981) realizaram o primeiro estudo controlado comparando TCC isoladamente, farmacoterapia (antidepressivos tricíclicos) e tratamento associado para depressão. Foram tratados, em um desses três grupos, em um ambulatório hospitalar ou em um consultório de clínica geral. Os resultados diferiram conforme o local de tratamento. O tratamento associado foi superior à medicação, tanto nos pacientes ambulatoriais quanto nos da clínica geral, e à TCC isoladamente nos pacientes ambulatoriais. A TCC isolada saiu-se tão bem quanto o tratamento associado nos pacientes da clínica geral, mas a resposta muito fraca da farmacoterapia no consultório de clínica geral (redução de 13,4% nos escores de Inventário Beck de Depressão [IBD] contra 71% no tratamento associado) sugere que o tratamento medicamentoso pode ter sido inadequado ou que os pacientes não estavam aderindo ao tratamento nesse grupo da amostra. Os resultados gerais deste estudo apóiam um efeito aditivo da TCC e do tratamento com antidepressivos.

Outro estudo que comparou a TCC com um antidepressivo tricíclico (Murphy et al.; 1984) não constatou qualquer vantagem significativa do tratamento associado. Foram tratados pacientes ambulatoriais com depressão com TCC, farmacoterapia, TCC mais placebo, ou tratamento associado. Ao final do tratamento, todas as terapias se mostraram igualmente eficazes. Entretanto, o percentual de pacientes com melhor resultado (IBD $\leq$ 9) foi maior no tratamento associado (78%) do que nos outros tratamentos (TCC mais placebo = 65%; TCC = 53%; farmacoterapia = 56%). Um estudo posterior de Hollon e colaboradores (1992) testou a eficácia da TCC, imipramina ou terapia associada no tratamento de 107 pacientes ambulatoriais não-psicóticos. A taxa de abandono neste estudo foi alta (40%), mas não houve diferença nesta taxa entre os três grupos de tratamento. Este achado contradiz a hipótese de que a medicação diminui a motivação para o tratamento e conseqüentemente acarreta um término prematuro da terapia (Quadro 26.1). O nível de depressão nessa amostra encontrava-se na categoria de leve a moderada (os escores médios de IBD antes do tratamento situavam-se na faixa de 29,0 a 31,1).

A resposta geral ao tratamento no estudo de Hollon e colaboradores (1992) foi excelente em todos os grupos. Embora não se tenha constatado vantagem significativa do tratamento associado, houve uma tendência de resultados superiores nos pacientes que receberam tanto TCC quanto farmacoterapia. Por exemplo, os escores na Escala Hamilton de Avaliação da Depressão (HAM-D) foram menores para o tratamento associado (4,2) do que para a TCC (8,8) e para a farmacoterapia (8,4; significância = 0,17). Verificou-se uma tendência semelhante nos resultados obtidos com a Escala Raskin de Avaliação de Depressão (tratamento associado = 3,7; TCC = 5,2; farmacoterapia = 5,3; significância = 0,08). Os escores médios de depressão no Inventário Multifásico de Personalidade de Minnesota (MMPI) foram significativamente menores em pacientes tratados com tratamento associado (61,4) do que nos tratados com TCC (71,8) ou farmacoterapia (72,5; significância = 0,04).

Um estudo mais recente sobre o tratamento associado na depressão concentrou-se na *depressão dupla* (depressão acrescida de distimia). Miller, Norman e Keitner (1999) randomicamente submeteram 26 pacientes internados com depressão dupla a 20 semanas de tratamento com farmacoterapia ou terapia cognitiva associada a antidepressivos. Ao final do tratamento, aqueles que receberam tratamento associado apresentaram uma melhora significativamente maior nos sintomas depressivos e no funcionamento social. As diferenças entre a farmacoterapia e o tratamento associado foram bastante grandes neste estudo. Os escores médios da Escala Hamilton após o tratamento foram de 25,8 para farmacoterapia e

13,1 para tratamento associado. Este estudo tinha limitações significativas devido ao pequeno tamanho da amostra e à falta de um grupo de comparação de TCC. Contudo, os resultados parecem apontar um efeito aditivo do emprego da TCC em pacientes deprimidos internados que estejam recebendo antidepressivos em ambiente hospitalar.

A mais recente investigação sobre tratamento associado na depressão foi relatada por um grande grupo multicêntrico liderado por Keller e McCullough (Keller et al., 2000). Este influente estudo tinha uma amostra de tamanho particularmente grande (n=662). Os pacientes com depressão crônica foram aleatoriamente encaminhados à farmacoterapia com nefazadona (antidepressivo com propriedades agonistas à serotonina e norepinefrina), ao tratamento com o sistema psicoterápico de análise cognitivo-comportamental (SPACC) ou ao tratamento associado. O SPACC é uma espécie de TCC com modificações para depressão crônica (McCullough, 2000). As taxas de resposta ao tratamento dos pacientes que completaram o estudo foram de 55% com nefazadona, 52% com SPACC e 85% com tratamento associado. Uma vantagem significativa do tratamento associado também foi constatada na análise por intenção de tratar. As taxas de abandono foram muito semelhantes em todos os grupos de tratamento (26% com nefazadona, 24% para SPACC e 21% com tratamento associado).

Transtornos de ansiedade

Os estudos sobre TCC para transtornos de ansiedade em comparação à farmacoterapia e à associação de TCC e medicações de diversos tipos foram objeto de três grandes análises (Spiegel e Bruce, 1997; Westra e Stewart, 1998; Bakker, van Balkom e van Dyck, 2000) e de uma metanálise (Van Balkom et al., 1997). A maioria dos estudos analisados por estes autores investigou a eficácia de um benzodiazepínico em relação a uma intervenção de TCC, tal como terapia de exposição, ou a uma abordagem de tratamento associado. Spiegel e Bruce (1997) concluíram que os benzodiazepínicos sozinhos podem ser altamente eficazes para o transtorno de pânico, mas as taxas de recaída de 50% ou mais são comuns mesmo quando a medicação é retirada gradualmente. Além disso, os benzodiazepínicos podem estar associados à tolerância e à dependência. Os autores não encontraram evidência consistente de vantagem do tratamento associado a benzodiazepínicos, nem qualquer interação negativa durante o tratamento agudo, detectando, porém, uma sugestão de enfraquecimento da eficácia a longo prazo da terapia de exposição após a retirada do alprazolam. Westra e Stewart (1998) chegaram às mesmas conclusões em relação ao tratamento associado a benzodiazepínicos. Eles assinalaram que benzodiazepínicos de maior potência com meias-vidas mais longas, tais como o diazepam, não parecem ter os efeitos negativos constatados com o alprazolam.

O mais importante estudo que identificou uma influência negativa de longo prazo do alprazolam na TCC foi relatado por Marks e colaboradores (1993), que compararam alprazolam em dose alta (5 mg por dia) mais exposição, alprazolam mais relaxamento, placebo mais exposição e placebo mais relaxamento para transtorno de pânico com agorafobia. O tratamento continuou por um período de oito semanas, após o qual o alprazolam foi retirado gradualmente até ser suspenso na décima sexta semana. Os efeitos agudos do tratamento foram mais favoráveis à exposição do que ao alprazolam, mas ambos os tratamentos foram eficazes. Avaliações de seguimento indicaram que as pessoas tratadas com exposição e medicação associadas não estavam tão bem quanto aquelas que receberam só a exposição. De uma perspectiva farmacológica, os resultados deste estudo podem ser questionados em função da alta dose do alprazolam e da curta duração do tratamento. Normalmente, na prática clínica, os pacientes não seriam tratados com alprazolam em dose alta por apenas oito semanas. Contudo, este estudo sugere que o alprazolam (se for suspenso) pode diminuir a eficácia da terapia de exposição para transtorno de pânico com agorafobia.

Westra e Stewart (1998) também analisaram estudos de eficácia de antidepressivos para transtornos de ansiedade e observaram que o tratamento associado com antidepressivos tricíclicos era mais eficaz para tratamento agudo do que a monoterapia com medicação ou TCC isoladamente. Entretanto, avaliações de seguimento de até dois anos após o tratamento geralmente não indicavam vantagem. Estudos naturalistas de seguimento que avaliaram a eficácia do tratamento associado são difíceis de interpretar porque os pacientes muitas vezes suspendem a medicação quando isto não é recomendado, ou procuram outras formas de tratamento. Por exemplo, Herceg-Baron e colaboradores (1979) observaram que os pacientes que abandonavam seu estudo sobre psicoterapia *versus* farmacoterapia e que iniciavam outro tratamento costumavam procurar médicos que oferecessem as duas modalidades de tratamento.

Existem poucos estudos de inibidores seletivos da recaptação da serotonina (ISRSs) associados à TCC para transtornos de ansiedade (De Beurs et al., 1995; Sharp et al., 1997; Westra e Stewart, 1998). Ainda é cedo para saber se os estudos com ISRSs para transtornos de ansiedade terão resultados diferentes daqueles obtidos com antidepressivos tricíclicos. Entretanto, uma análise dos estudos de ISRSs associados à TCC constatou que o tratamento associado obteve melhores resultados terapêuticos (Bakker, van Balkom e van Dyck, 2000). Os possíveis efeitos dos ISRSs no aumento da aprendizagem e da memória (Levkovitz et al., 2002), comparados com as ações negativas dos antidepressivos tricíclicos sobre o funcionamento cognitivo (Curran, Sakulsriprong e Lader, 1988), sugerem que os ISRSs podem ter um perfil de interação mais favorável com a TCC do que os antidepressivos mais antigos.

O maior e mais recente estudo clínico sobre tratamento associado utilizando um antidepressivo tricíclico e TCC para transtorno de pânico foi realizado pelo grupo de Barlow (2000) em diversos centros. Pacientes com transtorno de pânico com ou sem agorafobia leve (n=312) foram aleatoriamente distribuídos em grupos tratados com TCC apenas, imipramina, placebo, TCC mais imipramina ou TCC mais placebo. A fase de tratamento agudo durou três meses. Os pacientes foram avaliados mensalmente por seis meses na fase de manutenção da terapia, sendo então acompanhados por mais seis meses após a suspensão da mesma. Ao final do tratamento agudo, todos os tratamentos ativos eram eficazes e superiores ao placebo. Embora não houvesse vantagem estatisticamente significativa para o tratamento associado, a taxa de resposta foi mais alta para a TCC mais imipramina (60,3%), comparada com 57,1% para TCC mais placebo, 48,7% para a TCC apenas e 45,8% para imipramina. Após seis meses de terapia de manutenção, a TCC mais imipramina mostrava-se claramente superior aos outros tratamentos ativos (taxa de resposta de 57,1% para tratamento associado, comparado com 39,5% para TCC e 37,8% para imipramina). Entretanto, essa vantagem desapareceu ao final do período de seis meses subseqüencias. Na avaliação de seguimento, os melhores resultados foram observados no grupo de TCC mais placebo.

Uma metanálise dos estudos sobre tratamento farmacológico, cognitivo-comportamental e associação dos dois para transtorno de pânico, incluindo um total de 5.011 pacientes, foi realizada por Van Balkom e colaboradores (1997). Os resultados dessa metanálise são compatíveis com as conclusões de Westra e Stewart (1998). A associação de antidepressivos à terapia de exposição mostrou-se o tratamento mais eficaz para transtorno de pânico. O tamanho de efeito médio para o tratamento associado de agorafobia foi de 2,47, comparado com 1,00 para benzodiazepínicos, 1,02 para antidepressivos, 1,38 para exposição isoladamente e 0,32 para grupos controle.

Bulimia nervosa

A maior parte das pesquisas sobre tratamento associado para bulimia nervosa constatou vantagens no uso de TCC conjuntamente com um antidepressivo (Bacaltchuk et al., 2000). Por exemplo, o grupo de Agras (1992) constatou que a desipramina e a TCC administradas por 24 semanas obtinham o melhor efeito terapêutico. Foram aleatoriamente tratados com TCC, desipramina ou ambas 71 pacientes com bulimia nervosa. Na décima sexta semana, a TCC e o tratamento associado mostravam-se superiores à farmacoterapia, mas na trigésima segunda semana, somente o tratamento de associação foi mais eficaz do que a medicação isolada. As taxas de abstinência da ingestão compulsiva de alimentos eram significativamente mais altas nos tratados por 24 semanas com tratamento associado (70%) do que nos tratados com TCC (55%) ou com desipramina (42%). Na avaliação de seguimento de um ano, 78% dos pacientes que receberam tratamento associado estavam livres da ingestão compulsiva de alimentos seguida de vômito, comparados com apenas 18% dos que receberam desipramina (Agras et al., 1994).

Goldbloom e colaboradores (1997) encontraram respostas semelhantes às do grupo de Agras (1992) em um estudo de 76 pessoas com bulimia tratadas com TCC, fluoxetina e tratamento associado. Entretanto, em contraste com o estudo de Agras e colaboradores, o tratamento não continuou depois de 16 semanas. Goldbloom e colaboradores (1997) observaram que o tratamento associado era superior à fluoxetina em alguns aspectos. Após 16 semanas de tratamento, não foram constatadas vantagens claras do tratamento associado sobre a TCC. O desenho do estudo não permitiu comparações após 16 semanas, como as relatadas por Agras e colaboradores (1992), que indicavam a superioridade do tratamento associado em relação a todas as outras abordagens.

O maior estudo sobre tratamento associado para bulimia nervosa foi realizado por Walsh e colaboradores (1997), os quais distribuíram randomicamente 120 mulheres para tratamento com TCC mais medicação, TCC mais placebo, terapia psicodinâmica mais medicação, terapia psicodinâmica mais placebo ou apenas medicação. O regime farmacoterápico incluía uma experiência inicial com desipramina, a qual seria substituída por fluoxetina após oito semanas se a resposta não fosse satisfatória ou se os efeitos colaterais fossem significativos. Assim, a pesquisa foi metodologicamente organizada para oferecer a melhor farmacoterapia. Constatou-se uma vantagem significativa para o tratamento associado em relação à psicoterapia mais placebo. Além disso, a TCC mais medicação era superior à medicação apenas.

Os resultados de sete estudos sobre tratamentos psicológicos administrados em associação à farmacoterapia para bulimia nervosa foram examinados em uma metanálise de Bacaltchuk e colaboradores (2000). Cinco dos sete estudos considerados incluíam um grupo de TCC. Embora esta metanálise tenha fatores de confusão pela inclusão de diferentes formas de psicoterapia, os resultados gerais favoreceram o tratamento associado comparado à medicação ou à psicoterapia isoladamente. Os autores observaram, nestes estudos, que a taxa de remissão (100% de redução nos episódios de ingestão compulsiva de alimentos) foi de 42% para o tratamento associado e 23% para a medicação isoladamente. A remissão era igualmente mais provável com o tratamento associado do que com a psicoterapia isolada. Comparações do tamanho dos efeitos na metanálise demonstraram resultado superior para o tratamento associado.

Psicose

Foram realizados diversos estudos pioneiros sobre o impacto de adicionar TCC à medicação para doenças psicóticas. A maioria dos pacientes nesses estudos apresentava esquizofrenia ou transtornos relacionados. Em função da severidade da doença e da forte evidência para a eficácia dos medicamentos antipsicóticos, não foram realizados estudos que investigassem a eficácia do tratamento associado comparado à TCC isoladamente. Em vez disso, os pesquisadores se concentraram em saber se a TCC se soma ao efeito do tratamento usual. Todos os estudos concluídos até agora demonstram benefícios do tratamento associado.

O primeiro estudo controlado randomizado foi feito pelo grupo de Drury (1996), que acrescentou TCC individual ou em grupo ao tratamento usual em pacientes internados (n=40) com psicoses não-afetivas. O grupo controle recebeu um número equivalente de horas de terapia de apoio. Os dois grupos permaneceram sob medicação antipsicótica. Após a conclusão do tratamento, as avaliações de sintomas positivos na Psychiatric Assessment Scale (PAS) eram fortemente favoráveis ao tratamento associado. Diferenças muito significativas foram observadas na sétima semana de tratamento, sendo que a vantagem do tratamento associado se manteve durante todos os nove meses de observação. Na avaliação de seguimento aos nove meses, 95% dos pacientes do grupo de tratamento associado relatavam nenhum ou poucos delírios e alucinações. Somente 44% do grupo controle alcançou esse nível de melhora.

Outros estudos controlados randomizados que obtiveram efeitos favoráveis ao tratamento associado de pacientes psicóticos foram relatados por Kuipers e colaboradores (1997), Tarrier e colaboradores (1998), Pinto e colaboradores (1999), Sensky e colaboradores (2000). O estudo de Sensky e colaboradores (2000) é particularmente notável por seu número relativamente grande de sujeitos (n=90), uso de manuais de tratamento, cuidadosa supervisão de terapeutas, inclusão de psicoterapia confiável para os controles, equivalência geral no uso de medicação antipsicótica nos grupos de tratamento e inclusão de medidas de avaliação para sintomas positivos e negativos. Pacientes esquizofrênicos foram tratados por até nove meses com medicamentos antipsicóticos ou medicação mais "contato amigável". Ambas as psicoterapias foram realizadas pelos mesmos profissionais. O contato amigável consistia em contato empático e não-diretivo com o terapeuta pela mesma quantidade de tempo oferecida na TCC. Ao final do período de nove meses de tratamento, ambos os grupos apresentaram melhora substancial nos sintomas positivos e negativos. Embora não tenham sido constatadas diferenças significativas entre os grupos ao término do tratamento, uma clara vantagem para o tratamento associado foi observada na avaliação de seguimento. Os pacientes tratados com contato amigável perderam parte de suas melhoras anteriores, enquanto os tratados com TCC continuaram melhorando.

Uma metanálise de estudos controlados sobre TCC associada à medicação para psicose (Rector e Beck, 2001) constatou vantagens significativas no uso de TCC e medicação em conjunto. Os tamanhos dos efeitos médios para sintomas positivos foram 1,31 para TCC mais medicação e assistência de rotina; 0,04 para medicação e assistência de rotina; e 0,63 para terapia de apoio mais medicação e assistência de rotina. Descobertas semelhantes foram observadas para sintomas negativos. Considerados em conjunto, os resultados dos estudos de TCC em pacientes psicóticos indicam que a associação TCC e medicação tem efeitos aditivos significativos. Essas descobertas de pesquisa fizeram com que a TCC fosse incluída nas diretrizes de tratamento para manejo clínico da esquizofrenia no Reino Unido.

INTERPRETAÇÃO DAS PESQUISAS DE TRATAMENTOS ASSOCIADOS

As divergências entre as descobertas dos estudos controlados sobre tratamento associado para depressão leve ou moderada tornam difícil tirar conclusões seguras sobre o valor relativo da monoterapia em comparação com tratamento com um antidepressivo mais TCC. Hollon, Shelton e Loosen (1991) assinalaram que a maioria dessas pesquisas teve problemas metodológicos e insuficiente poder estatístico. O pequeno tamanho das amostras representa uma dificuldade a mais. Uma vez que tanto os antidepressivos quanto a TCC costumam funcionar muito bem, pode haver um "efeito teto". Se a resposta média é excelente em todos os grupos, existe pouco espaço para indicar resultados superiores para qualquer tratamento (ver, por exemplo, Hollon et al., 1992). Amostras muito grandes seriam necessárias para que houvesse poder estatístico para demonstrar uma verdadeira diferença. Alternativamente, uma população resistente ao tratamento ou gravemente doente (como na investigação de Keller et al., 2000) teria que ser estudada para observar diferenças entre tratamentos.

Entsuah, Huang e Thase (2001) reconheceram esse problema na pesquisa e recomendaram uma técnica de "meganálise", na qual dados de estudos com metodologia semelhante ou do mesmo centro de tratamento são reunidos para testar hipóteses. Utilizando esta técnica, os autores descobriram uma significativa vantagem da venlafaxina em relação a outros antidepressivos para obtenção de remissão da depressão. Essa superioridade não foi detectada nos estudos individuais utilizados na meganálise. Thase e colaboradores (1997) também realizaram uma meganálise de dados reunidos de estudos realizados na Universidade de Pittsburgh sobre TCC ou terapia interpessoal (TIP) isolada (n=243) *versus* a associação de farmacoterapia e TIP (n=352) para depressão. Uma amostra de TCC mais farmacoterapia não estava disponível para comparação nesse centro de tratamento, mas os resultados foram fortemente favoráveis ao tratamento de associação (TIP mais medicação) em relação à monoterapia para pacientes com depressão mais grave.

Existem muitos outros motivos para se ter cautela na interpretação dos resultados de investigações de tratamento associado para depressão e outros transtornos – como transtornos de ansiedade, transtornos de alimentação e psicoses – analisados neste capítulo (Wright e Schrodt, 1989). O tipo de tratamento de associação utilizado nos estudos geralmente não apresenta o tratamento como um modelo ou método integrado. Como os tratamentos são ministrados separadamente por dois profissionais diferentes, que podem não se comunicar regularmente nem desenvolver uma abordagem de equipe, o tratamento associado pode não ter sido realizado da melhor forma nos estudos tradicionais. Além disso, exigências metodológicas dos estudos de eficácia podem incluir quadros clínicos diferentes daqueles encontrados na prática clínica. Fora dos limites estritos de um estudo randomizado controlado, os profissionais são livres para desenvolver uma abordagem flexível que mescle criativamente as contribuições dos tratamentos biológicos e da TCC.

Um grupo de pesquisa responsável por um dos primeiros estudos de eficácia posteriormente realizou uma investigação que levantou uma questão importante sobre o tratamento farmacoterápico isolado (Murphy et al., 1995). Muitas vezes, nos estudos sobre tratamento associado, presume-se que a TCC mais farmacoterapia está sendo comparada à medicação sem psicoterapia. Entretanto, muitos psiquiatras podem utilizar métodos psicoterápicos em sessões de "manejo da medicação". Em um estudo engenhoso, Murphy e colaboradores (1995) deram instruções específicas aos psiquiatras que estavam administrando a medicação para que *não* fizessem psicoterapia. Embora um grupo de tratamento associado não tenha sido utilizado nesta investigação, a farmacoterapia foi significativamente prejudicada pela remoção do componente psicoterápico da administração da medicação. Os sujeitos que receberam TCC eram expressivamente mais propensos a satisfazer critérios predeterminados (p. ex., IBD $\leq$ 9) do que aqueles que receberam apenas farmacoterapia (TCC = 82% de resposta, antidepressivo = 29% de resposta).

Outro problema com a interpretação dos resultados dos estudos de eficácia é a utilização de critérios de inclusão e exclusão que produzem grupos homogêneos de sujeitos. Muitos dos pacientes desafiadores vistos na prática clínica que podem ser especialmente adequados para o tratamento associado possivelmente são excluídos desses estudos. Por exemplo, um paciente gravemente deprimido com tentativa de suicídio não seria qualificado para a maioria dos estudos analisados anteriormente. Entretanto, o tratamento associado com medicação e psicoterapia seria escolhido por muitos clínicos como abordagem preferencial para este quadro clínico.

Os estudos de eficácia podem obscurecer ou não levar em conta os efeitos de interação por não examinarem os processos ou mecanismos de interação (Quadro 26.1). A ausência de diferenças significativas entre tratamento associado e monoterapia não prova conclusivamente que não houve interações. É possível que tenham ocorrido interações positivas em alguns sujeitos e negativas em outros (ou mesmo interações positivas e negativas no mesmo sujeito), as quais não são detectadas quando os dados reunidos e os escores médios são relatados ao final do tratamento. No caso dos estudos de depressão, um paciente pode ter os efeitos colaterais de um antidepressivo (p. ex., insônia, agitação ou sedação) que interfere na concentração, mas outro podeobtermelhora da aprendizagem e memória depois de iniciar a farmacoterapia.

Apesar das limitações dos estudos controlados de eficácia tradicionais, as investigações aqui analisadas fizeram importantes contribuições para nosso entendimento da utilidade relativa de diferentes tratamentos para depressão. Os resultados das pesquisas controladas sobre tratamento associado para depressão, transtornos de ansiedade, transtornos alimentares e psicoses encontram-se resumidos na Tabela 26.1. Não houve quaisquer evidências de uma interação negativa entre antidepressivos e TCC nas respostas de tratamento agregadas de pacientes deprimidos. Foi obtido algum apoio para uma interação aditiva do tratamento associado na depressão leve a moderada, mas os resultados dos estudos foram inconsistentes. Para depressão grave e crônica, as evidências disponíveis apontam para uma distinta vantagem no uso de antidepressivos e TCC em conjunção.

Demonstrou-se que os antidepressivos têm um perfil favorável de interação com a TCC para transtornos de ansiedade. Em contraste, a maioria dos estudos com diazepínicos não consta benefícios do tratamento de associação com TCC. A pesquisa sobre transtornos alimentares e psicose observou resultados superiores quando TCC e medicação são utilizadas em conjunto. A única evidência consistente de interações negativas entre TCC e medicação foi no tratamento de transtornos de ansiedade com alprazolam. Não foram constatadas interações negativas replicáveis com qualquer outro transtorno ou medicação.

TABELA 26.1 Associação entre TCC e farmacoterapia

Resumo dos resultados das pesquisas de desfecho clínico		
Quadro clínico	Efeitos aditivos	Efeitos de subtração
Depressão	+	0
Depressão crônica ou grave	+++	0
Transtornos de ansiedade (tratamento com alprazolam)	0	++
Transtornos de ansiedade (outros benzodiazepínicos)	+/0	0
Transtornos de ansiedade (tratamento com antidepressivos)	++	0
Bulimia nervosa	++	0
Psicose	+++	0

Legenda: 0 = Nenhuma evidência consistente de interação
+ = Efeitos de interação leves
++ = Efeitos de interação moderados
+++ = Efeitos de interação acentuados

ASSOCIAÇÃO DE TCC E FARMACOTERAPIA NA PRÁTICA CLÍNICA

Embora em geral os resultados dos estudos de desfechos clínicos tenham evidenciado efeitos aditivos entre os tratamentos, o tratamento associado pode ter sido um pouco desfavorecido nessas investigações. A maioria dos estudos pretendia contrapor um tratamento ao outro, assim criando um ambiente competitivo ao invés de cooperativo. O tratamento associado pode ter mais chances de ser eficaz na prática clínica real se for oferecido em um pacote unificado por profissionais que compreendam e endossem uma abordagem plenamente integrada de tratamento.

Um modelo cognitivo-biológico abrangente para tratamento de associação foi descrito anteriormente por Wright e Thase (1992). Este modelo (diagramado na Figura 26.1) pressupõe que:

1. Os processos cognitivos modulam os efeitos do ambiente externo (p. ex., eventos de vida estressantes, relacionamentos interpessoais, fatores sociais) sobre o substrato do sistema nervoso central (p. ex., função neurotransmissora, ativação de vias do SNC, respostas autonômicas e neuroendócrinas) da emoção e do comportamento.
2. Cognições disfuncionais podem ser produzidas por influências tanto psicológicas quanto biológicas.
3. Os tratamentos biológicos podem alterar as cognições.
4. As intervenções cognitivas e comportamentais podem mudar os processos biológicos.
5. Os processos ambientais, cognitivos, biológicos, emocionais e comportamentais devem ser conceitualizados como parte do mesmo sistema.
6. É válido buscar modos de integrar ou associar intervenções cognitivas e biológicas para aumentar o resultado do tratamento.

O primeiro pressuposto é um componente do modelo cognitivo básico (Wright, Beck e Thase, 2002). O segundo, terceiro, quarto e quinto pressupostos são apoiados pela pesquisa analisada anteriormente neste capítulo sobre os efeitos da terapia cognitiva sobre o funcionamento do SNC (vide, por exemplo,

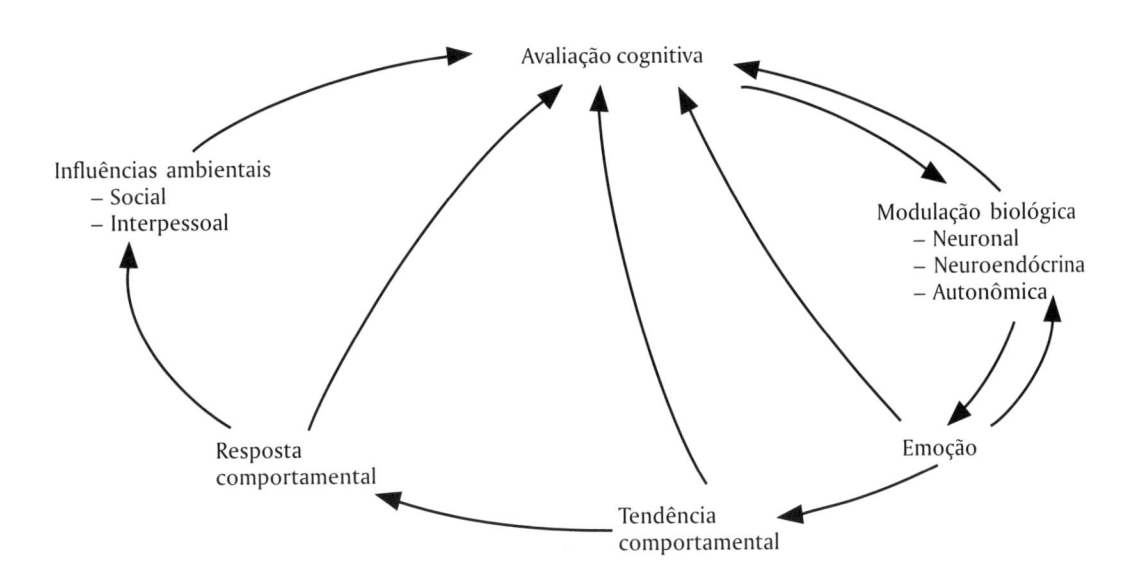

FIGURA 26.1 Modelo cognitivo-biológico para tratamento associado de farmacoterapia e psicoterapia. (Adaptada de Wright, Thase e Sensky)

Baxter et al., 1992; Furmark et al., 2002), pelos estudos da influência da farmacoterapia sobre cognições disfuncionais (Blackburn e Bishop, 1983; Simons, Garfield, Murphy, 1984) e pelas formulações integradoras de Akiskal e Mckinney (1975), Kandel (1979) e outros. O sexto pressuposto é apoiado pelos resultados geralmente favoráveis nos estudos de desfechos clínicos das estratégias de tratamento associado.

O modelo cognitivo-biológico pode ser implantado na prática clínica de duas formas principais: (1) por um psiquiatra treinado tanto em TCC quanto em farmacoterapia, ou (2) por equipes compostas de médicos e terapeutas não-médicos. O tratamento integrado mais comum é um trabalho de equipe. Porém, é crescente o número de centros de tratamento em que os psiquiatras são terapeutas cognitivos qualificados e podem ministrar todo o tratamento (medicação e terapia cognitiva) em um pacote abrangente e/ou trabalhar com terapeutas cognitivos não-médicos para realizar uma assistência integrada. A recente ordem, nos Estados Unidos, de que psiquiatras residentes adquiram competência em TCC pode aumentar a probabilidade de que psiquiatras ministrem sozinhos terapia cognitiva e biológica associada e também participem de equipes de tratamento cognitivo-biológico.

Quando a TCC e a medicação são administradas por profissionais diferentes, diversas medidas podem ser tomadas para promover a cooperação e aumentar o impacto dos tratamentos de associação (Wright, 1987; Wright e Thase, 1992). Em primeiro lugar, os profissionais devem trabalhar juntos regularmente, sempre que possível. O esquema ideal é que o terapeuta cognitivo e o farmacoterapeuta façam parte da mesma equipe ou clínica terapêutica. Os clínicos devem entrar em acordo sobre uma formulação geral para o tratamento associado, tal como o modelo cognitivo-biológico descrito anteriormente ou o modelo biopsicossocial. Eles também precisam combinar o que será dito ao paciente em relação ao uso conjunto de dois tratamentos e apresentar uma opinião informada e favorável sobre o tratamento integrado. Pode ser de muita ajuda que um terapeuta não-médico esteja familiarizado com os mecanismos de ação, indicações e efeitos colaterais da medicação. Assim, o terapeuta cognitivo pode ajudar a educar o paciente sobre a farmacoterapia, responder a perguntas gerais e promover a aderência ao tratamento. De modo análogo, um farmacoterapeuta conhecedor dos princípios da TCC pode auxiliar o trabalho de um terapeuta cognitivo, reforçar a adesão às tarefas e estimular o uso das habilidades da terapia cognitiva para lidar com os sintomas.

Métodos específicos para integração da TCC e farmacoterapia foram descritos anteriormente (Wright e Schrodt, 1989; Wright e Thase, 1992; Wright, Thase e Sensky, 1993). A estrutura da terapia oferece uma excelente oportunidade para integrar diferentes abordagens de tratamento. As técnicas de estruturação, tais como definição de agenda, tarefas e *feedback*, são um elemento central da TCC. De modo semelhante, a farmacoterapia se organiza em torno das avaliações dos sintomas, monitoramento dos efeitos colaterais, instruções para tomar a medicação e prescrição de receitas. Se o mesmo terapeuta ministrar tanto a farmacoterapia quanto a TCC, a agenda da sessão deve conter um ou mais elementos de cada abordagem (p. ex., efeitos colaterais, interações entre as drogas, tarefas, melhora da auto-estima, enfrentamento de um problema externo). Os dois tratamentos devem ser valorizados da mesma maneira, ainda que o tempo dedicado a cada um possa variar em diferentes sessões. Segundo a experiência do autor com tratamento associado, as sessões geralmente tendem mais para intervenções da TCC do que às discussões sobre farmacoterapia.

Se houver dois terapeutas, a realização da agenda da sessão pode ser utilizada para relacionar os tratamentos. Por exemplo, o farmacoterapeuta pode colocar itens como "Progresso no uso de TCC" e "Como vai a tarefa?" na agenda, e o terapeuta cognitivo pode ajudar o paciente a avaliar tópicos como "Pensamentos automáticos em relação à medicação". Desse modo, os dois terapeutas podem transmitir a importância de tratar o paciente de forma integrada e utilizar um método semelhante de realização da agenda da sessão para ajudar a conciliar os diferentes elementos terapêuticos.

A psicoeducação, outra importante característica comum à TCC e à farmacoterapia, pode ser utilizada para criar um método integrado de tratamento. A terapia cognitivo-comportamental é conhecida por utilizar procedimentos psicoeducacionais para auxiliar os pacientes no aprendizado de novos padrões de pensamento e comportamento. Os métodos educacionais típicos incluem: explanações do modelo cognitivo e de outros tópicos específicos, prescrição de leituras, fitas de áudio e vídeo, aprendizado por meio de programas multimídia, modelagem, tarefas e ensaios cognitivo e comportamental (Wright, Beck e Thase, 2002).

Os farmacoterapeutas utilizam métodos psicoeducacionais para ajudar os pacientes a adquirir conhecimento sobre transtornos psiquiátricos, modelo biológico, medicações e efeitos colaterais. Técnicas comumente utilizadas incluem pequenas apresentações didáticas nas sessões de tratamento, vídeos e leitura de livros ou panfletos. Para combinar tratamentos efetivamente, os profissionais devem avaliar com cuidado os materiais educativos fornecidos aos pacientes, a fim de minimizar a apresentação de informações contraditórias ou muito tendenciosas (p. ex., panfletos da indústria farmacêutica que exaltam o valor de seu produto em vez de oferecer uma visão equilibrada e abrangente do tratamento).

Existem diversos livros para o público geral que discutem tanto a TCC quanto a farmacoterapia com uma perspectiva positiva e que ajudam os leitores a entender como ambas podem ser usadas no tratamento psiquiátrico. *Getting Your Life Back: The Complete Guide to Recovery from Depression* (Wright e Basco, 2001) apresenta um método de tratamento cognitivo-biológico plenamente integrado. *Feeling Good* (Burns, 1980) inclui uma seção sobre medicamentos. Uma tecnologia recém-desenvolvida, a TCC via DVD-ROM, está hoje à disposição para ensinar habilidades da TCC aos pacientes com o auxílio do computador. Programas empiricamente testados como *Good Days Ahead: The Multimedia Program for Cognitive Therapy* (Wright et al., 2002; Wright, Wright, Beck, 2003) e *Fear Fighter* (Kenwright, Liness, Marks, 2001) podem ser utilizados pelos profissionais para ajudar os pacientes a compreender e utilizar os métodos da TCC.

A aderência às recomendações de tratamento é um elemento crítico para a implantação tanto da TCC quanto da farmacoterapia. Na TCC, o comparecimento nas sessões de terapia e a realização de tarefas inter-sessões são importantes para o sucesso terapêutico. Na farmacoterapia, a aderência à medicação, o relato preciso dos efeitos colaterais e a aderência ao tratamento de manutenção são componentes-chave do tratamento bem-sucedido. Intervenções de TCC são particularmente adequadas para a integração de tratamentos e para a promoção da aderência a todos os componentes do plano terapêutico (Cochrane, 1984; Wright e Thase, 1992; Basco e Rush, 1995; Kemp et al., 1996).

Intervenções comportamentais simples, tais como utilização de cartões-lembretes, associação da tomada do medicamento às atividades rotineiras (p. ex., escovar os dentes, refeições) e contratos comportamentais, podem ser integradas às sessões de farmacoterapia e utilizadas pelos terapeutas cognitivos para aumentar a aderência ao tratamento. Intervenções mais detalhadas, como programas de reforço e análises comportamentais dos obstáculos à aderência ao tratamento medicamentoso, também podem ser empregadas quando necessário.

Cognições mal-adaptativas sobre a medicação ou o tratamento médico são outro possível alvo para TCC e farmacoterapia associadas. A aderência ao tratamento pode ser prejudicada por cognições disfuncionais relacionadas com crenças e pressupostos tais como: (1) fraqueza pessoal (p. ex., "Tomar um remédio significa que sou fraco", "Eu deveria ser capaz de fazer isso sozinho"); (2) falta de confiança no relacionamento terapêutico (p. ex., "Os médicos só tentam empurrar remédio, em vez de compreender as pessoas", "Não se pode confiar nos médicos"); (3) temores de dependência (p. ex., "Vou ficar dependente da medicação", "Não vou estar no controle"); e (4) temor dos efeitos da medicação (p. ex., "Eu sempre sofro os efeitos colaterais", "Essas drogas são perigosas") (Wright e Schrodt, 1989; Wright e Thase, 1992). Pensamentos automáticos e crenças nucleares negativas como essas podem passar despercebidas se o terapeuta não averiguar as reações do paciente à prescrição da medicação. Quando respostas mal-adaptativas à farmacoterapia são reveladas, os terapeutas podem utilizar métodos de TCC, tais como registro de pensamentos (RPD) e exame de evidências, para desenvolver cognições realistas que apóiem a aderência ao tratamento.

Uma abordagem flexível e otimizada para cada caso na "dosagem" e *timing* das intervenções pode oferecer uma oportunidade a mais para aumentar os efeitos do tratamento associado. Na maioria dos estudos de desfechos clínicos, todos os pacientes recebem essencialmente a mesma dose de medicação e psicoterapia durante um período de tempo rigorosamente controlado. Na prática clínica, contudo, os terapeutas podem tirar proveito dos atributos específicos das diversas medicações e intervenções de TCC para organizar uma seqüência e um esquema de doses que auxiliem a realização das metas de tratamento. Por exemplo, no trabalho do autor com pacientes internados altamente suicidas, a desesperança e a ideação suicida são abordadas com intervenções de TCC no dia da hospitalização, de modo a rapidamente reduzir o risco de suicídio e disforia. Embora o tratamento com antidepressivos também seja iniciado imediatamente, estes medicamentos tendem a não exercer efeitos positivos antes que alguns dias tenham se passado. Uma situação clínica diferente é a de um paciente gravemente maníaco ou psicótico, que exige estabilização com a medicação antes que uma psicoterapia significativa possa ser iniciada.

A resposta, ou falta de resposta, ao tratamento pode igualmente exigir ajustes na abordagem terapêutica de associação. Entre as considerações psicofarmacológicas, poderiam estar incluídas o aumento da dose do medicamento se não houver alívio suficiente dos sintomas, a utilização de estratégias medicamentosas para diminuir a resistência ao tratamento, ou o acréscimo de uma medicação antipsicótica se características psicóticas forem identificadas. De modo paralelo, as intervenções de TCC podem ser intensificadas, reformuladas ou modificadas para atender problemas e necessidades específicas de cada paciente. Quando se utiliza uma abordagem terapêutica plenamente integrada, esses ajustes fazem parte de um plano abrangente de tratamento, que procura tirar o melhor tanto da TCC quanto da farmacoterapia para maximizar as possibilidades de resposta terapêutica.

RESUMO

Os estudos de desfecho clínico da associação de TCC e medicação têm-se concentrado em testar a superioridade das terapias ao final do tratamento; assim, não ajudam a elucidar os possíveis mecanismos de interação e não estimulam o desenvolvimento de modelos de tratamento integradores. Não obstante, os resultados das pesquisas de desfechos clínicos em geral apóiam efeitos aditivos entre os tratamentos para a maioria dos transtornos e combinações de intervenções terapêuticas. Existem fortes evidências de melhora na resposta ao tratamento nas associações de antidepressivos e TCC para depressão grave ou crônica, transtornos de ansiedade e transtornos alimentares. A mais nova área de pesquisa, o tratamento de associação para psicose, documentou consistentemente vantagens decorrentes do acréscimo de TCC ao tratamento com medicação antipsicótica. A única forma de tratamento associado que pode apresentar interações negativas é a utilização de alprazolam a curto prazo em pacientes que estejam recebendo TCC.

Possíveis rumos para futuras pesquisas sobre TCC e farmacoterapia poderiam incluir: estudos com amostras maiores e/ou meganálises (Entsuah, Huang e Thase, 2001) para detectar efeitos que possam ser obscurecidos em estudos menores; investigações sobre tratamento associado para sintomas graves e de resistência ao tratamento; e exploração de maneiras de tornar a terapia associada mais eficiente ou eficaz. Além disso, pesquisas dirigidas aos possíveis processos de interação poderiam ajudar no desenvolvimento de métodos de tratamento mais refinados e mais específicos para utilização de uma abordagem terapêutica de associação. Exemplos de tais refinamentos poderiam ser titulação da dose de medicação para níveis ideais que melhorem a aprendizagem e o funcionamento da memória ou reduzam outros obstáculos ao êxito da psicoterapia, ou o desenvolvimento de métodos de TCC diretamente dirigidos à facilitação dos efeitos da farmacoterapia sobre o SNC. A pesquisa sobre as ações biológicas da TCC oferece uma oportunidade importante para compreender como as intervenções cognitivas e comportamentais poderiam agir de comum acordo com a medicação para aumentar a resposta ao tratamento.

A implementação clínica da abordagem terapêutica associada pode variar muito dependendo da orientação teórica dos profissionais e do grau de comunicação entre eles. Recomenda-se que os profissionais adotem um modelo cognitivo-biológico integrado, desenvolvam um plano terapêutico unificado e abrangente para cada paciente e utilizem as vantagens tanto da TCC quanto da farmacoterapia para selecionar intervenções. Embora a TCC e a psiquiatria biológica tenham origens teóricas e científicas diferentes, estas duas importantes abordagens terapêuticas têm muitas coisas em comum. Elas compartilham de uma forte base empírica, de uma ênfase na estrutura e na psicoeducação, de uma visão prática da terapia e do objetivo comum de reduzir os sintomas psiquiátricos ao máximo. Ambos os tratamentos influenciam os pensamentos, as emoções e o substrato biológico do comportamento humano. Uma parceria entre a terapia cognitivo-comportamental e a farmacoterapia oferece a possibilidade de aperfeiçoar o tratamento dos transtornos mentais.

REFERÊNCIAS BIBLIOGRÁFICAS

AGRAS, W.S. et al. One-year follow-up of psychosocial and pharmacologic treatments for bulimia nervosa. *J. Clin. Psychiatry*, v.55, p.179-183, 1994.

AGRAS, W.S. et al. Pharmacologic and cognitive-behavioral treatment for bulimia nervosa: a controlled comparison. *Am. J. Psychiatry*, v.149, p.82-87, 1992.

AKISKAL, H.A.; MCKINNEY, W.T. Overview of recent research in depression: integration of ten conceptual models into a comprehensive clinical frame. *Archives of General Psychiatry*, v.32, p.285-305, 1975.

BACALTCHUK, J. et al. Combination of antidepressants and psychological treatments for bulimia nervosa: a systematic review. *Acta Psychiatr Scand.*, v.101, p.256-264, 2000.

BACKHAUS, J. et al. Long-term effectiveness of a short-term cognitive-behavioral group treatment for primary insomnia. *European Archives of Psychiatry & Clinical Neuroscience*, v.251, p.35-41, 2001.

BAKKER, A.; VAN BALKOM, A.J.; VAN DYCK, R. Selective serotonin reuptake inhibitors in the treatment of panic disorder and agoraphobia. *International Clinical Psychopharmacology*, v.15, p.25-30, 2000. Suppl 2.

BARLOW, D.H. et al. Cognitive-behavioral therapy, Imipramine, or their combination for panic disorder: a randomized controlled trial. *JAMA*, v.283, p.2529-2536, 2000.

BASCO, M.R.; RUSH, A.J. Compliance with pharmacotherapy in mood disorders. *Psychiatric Annals*, v.25, p.269-279, 1995.

BAXTER, L.R. et al. Caudate glucose metabolic rate changes with both drug and behavior therapy for obsessive-compulsive disorder. *Arch. Gen. Psychiatry*, v.49, p.681-689, 1992.

BECK, A.T.; RECTOR, N.A. Cognitive therapy of schizophrenia: a new therapy for the new millennium. *Am. J. Psychotherapy*, v.54, p.291-300, 2000.

BLACKBURN, I.M.; BISHOP, S. Changes in cognition with pharmacotherapy and cognitive therapy. *Brit. J. Psychiat.*, v.143, p.609-617, 1983.

BLACKBURN, I.M. et al. The efficiency of cognitive therapy in depression: a treatment using cognitive therapy and pharmacotherapy, each alone and in combination. *British Journal of Psychiatry*, v.139, p.181-189, 1981.

BRODY, A.L. et al. FDG-PET predictors of response to behavioral therapy and pharmacotherapy in obsessive compulsive disorder. *Psychiatric Research*, v.84, p.1-6, 1998.

BURNS, D.D. *Feeling good*: the new mood therapy. New York: Avon Books, 1999.

COCHRANE, S.D. Preventing medical noncompliance in the outpatient treatment of bipolar affective disorders. *Journal of Consulting and Clinical Psychology*, v.52, p.873-878, 1984.

CURRAN, H.V. et al. Memory functions, alprazolam and exposure therapy: a controlled longitudinal study of agoraphobia with panic disorder. *Psychological Medicine*, v.24, p.969-976, 1994.

CURRAN, H.V.; SAKULSRIPRONG, M.; LADER, M. Antidepressants and human memory: an investigation of four drugs with different sedative and anticholingergic profiles. *Psychopharmacology*, v.95, p.520-527, 1988.

DE BEURS, E. et al. Treatment of panic disorder with agoraphobia: comparison of fluvoxamine, placebo, and psychological panic management combined with exposure and of exposure in vivo alone. *Am. J. Psychiatry*, v.152, p.683-691, 1995.

DOBSON, K.S. A meta-analysis of the efficacy of cognitive therapy for depression. *Journal of Consulting and Clinical Psychology*, v.57, p.414-419, 1989.

DRURY, V. et al. Cognitive therapy and recovery from acute psychosis: a controlled trial. I. Impact on psychotic symptoms. *British Journal of Psychiatry*, v.169, p.593-601, 1996.

EDINGER, J.D. et al. Cognitive behavioral therapy for treatment of chronic primary insomnia: a randomized controlled study. *JAMA*, v.285, p.1856-1864, 2001.

ENGEL, G.L. The need for a new medical model: a challenge for biomedicine. *Science*, v.196, p.129-136, 1977.

ENTSUAH, R.A.; HUANG, H.; THASE, M.E. Response and remission rates in different subpopulations with major depressive disorder administered venlafaxine, selective serotonin reuptake inhibitors, or placebo. *J. Clin. Psychiatry*, v.62, p.869-877, 2001.

FURMARK, T. et al. Common changes in cerebral blood flow in patients with social phobia treated with citalopram or cognitive-behavioral therapy. *Arch. Gen. Psychiatry*, v.59, p.425-433, 2002.

GOLDBLOOM, D.S. et al. A randomized controlled trial of fluoxetine and cognitive behavioral therapy for bulimia nervosa: Short-term outcome. *Behav. Res. Ther.*, v.35, p.803-811, 1997.

GROUP FOR THE ADVANCEMENT OF PSYCHIATRY. *Pharmacotherapy and psychotherapy*: paradoxes, problems, and progress. New York: Mental Health Materials Center, 1975. v. 9. (Report Number 93).

HARMER, C.J. et al. Acute administration of citalopram facilitates memory consolidation in healthy volunteers. *Psychopharmacology*, v.163, p.106-110, 2002.

HARVEY, P.D. et al. Practice-related improvement in information processing with novel antipsychotic treatment. *Schizophrenia Research*, v.46, p.139-148, 2000.

HASBROUCQ, T. et al. Serotonin and human information processing: fluvoxamine can improve reaction time performance. *Neuroscience Letters*, v.229, p.204-208, 1997.

HERCEG-BARON, R.L. et al. Pharmacotherapy and psychotherapy in acutely depressed patients: a study of attrition patterns in a clinical trial. *Comprehensive Psychiatry*, v.20, n.4, p.315-325, 1979.

HOLLON, S.D.; SHELTON, R.C.; LOOSEN, P.T. Cognitive therapy and pharmacotherapy for depression. *Journal of Consulting and Clinical Psychology*, v.59, p.88-99, 1991.

HOLLON, S.D. et al. Cognitive therapy and pharmacotherapy for depression: singly and in combination. *Arch. Gen. Psychiatry*, v.49, p.774-781, 1992.

HOMMER, D.W. Benzodiazepines: cognitive and psychomotor effects. In: ROY-BYRNE, P.P.; COWLEY, D.S. (Eds.). *Benzodiazepines in clinical practice*: risks and benefits. Washington: American Psychiatric Press, 1991.

JOFFE, R.; SEGA, Z.; SINGER, W. Change in thyroid hormone levels following response to cognitive therapy for major depression. *Am. J. Psychiatry*, v.153, n.3, p.411-413, 1996.

KANDEL, E.R. Psychotherapy and the single synapse: the impact of psychiatric thought on neurobiological research. *New England J. of Medicine*, v.301, p.1028-1037, 2001.

KANDEL, E.R.; SCHWARTZ, J.H. Molecular biology of learning: modulation of transmitter release. *Science*, v.218, p.433-443, 1982.

KELLER, M.B. et al. A comparison of nefazodone, the cognitive behavioral-analysis system of psychotherapy, and their combination for the treatment of chronic depression. *The New England Journal of Medicine*, v.342, p.1462-1470, 2000.

KEMP, R. et al. Compliance therapy in psychotic patients: randomised controlled trial. *BMJ*, v.312, p.345-349, 1996.

KEMP, R. et al. Randomised controlled trial of compliance therapy: 18-month follow-up. *Brit. J. Psychiatry*, v.172, p.413-419, 1998.

KENWRIGHT, M.; LINESS, S.; MARKS, I. Reducing demands on clinicians by offering computer-aided self-help for phobia-panic: feasibility study. *The British Journal of Psychiatry*, v.11, p.456-459, 2001.

KNEGTERING, H.; EIJCK, M.; HUIJSMAN, A. Effects of antidepressants on cognitive functioning of elderly patients: a review. *Drugs & Aging*, v.5, p.192-199, 1994.

KUIPERS, E. et al. London-East Anglia randomised controlled trial of cognitive-behavioural therapy for psychosis. I: Effects of the treatment phase. *The British Journal of Psychiatry*, v.171, p.319-327, 1997.

LECOMPTE, D. Drug compliance and cognitive-behavioral therapy in schizophrenia. *Acta Psychiat. Belg.*, v.95, p.91-100, 1995.

LEVKOVITZ, Y. et al. The SSRIs drug Fluoxetine, but not the noradrenergic tricyclic drug Desipramine, improves memory performance during acute major depression. *Brain Research Bulletin*, v.58, p.345, 2002.

MARKS, I.M. et al. Alprazolam and exposure alone and combined in panic disorder with agoraphobia: a controlled study in London and Toronto. *The British Journal of Psychiatry*, v.162, p.776-787, 1993.

MARRANGELL, L.B. et al. Psychopharmacology and electroconvulsive therapy. In: HALES, R. E.; YUDOFSKY, S. C.; TALBOTT, J.A. (Eds.). *Textbook of clinical psychiatry*. 4th.ed. Washington: American Psychiatric Press, 2002. p.1245-1284.

MCCULLOUGH JR., J.P. *Treatment for chronic depression, cognitive behavioral analysis system of psychotherapy*. New York: Guilford, 2000.

MILLER, I.W.; NORMAN, W.H.; KEITNER, G.I. Combined treatment for patients with double depression. *Psychotherapy and Psychosomatics*, v.68, p.180-185, 1999.

MURPHY, G.E. et al. Cognitive behavior therapy, relaxation training, and tricyclic antidepressant medication in the treatment of depression. *Psychological Reports*, v.77, p.403-420, 1995.

MURPHY, G.E. et al. Cognitive therapy and pharmacotherapy: singly and together in the treatment of depression. *Arch. Gen. Psychiatry*, v.41, p.33-41, 1984.

OTTO, M.W. et al. Discontinuation of benzodiazepine treatment: efficacy of cognitive-behavioral therapy for patients with panic disorder. *Am. J. Psychiatry*, v.150, p.1485-1490, 1993.

PERRIS, C.; SKAGERLIND, L. Cognitive therapy with schizophrenic patients. *Acta Psychiatr. Scand.*, v.89, p.65-70, 1994. Suppl. 382.

PINTO, A. et al. Cognitive-behavioral therapy and clozapine for clients with treatment-refractory schizophrenia. *Psychiatric Services*, v.50, p.901-904, 1999.

RECTOR, N.A.; BECK, A.T. Cognitive behavioral therapy for schizophrenia: an empirical review. *The Journal of Nervous and Mental Disease*, v.189, p.278-287, 2001.

RICHARDSON, J.S. et al. Verbal learning by major depressive disorder patients during treatment with fluoxetine or amitriptyline. *International Clinical Psychopharmacology*, v.9, p.35-40, 1994.

ROBINSON, L.A.; BERMAN, J.S.; NEIMEYER, R.A. Psychotherapy for the treatment of depression: a comprehensive review of controlled outcome research. *Psychological Bulletin*, v.108, p.30-49, 1990.

RYBARCZYK, B. et al. Efficacy of two behavioral treatment programs for comorbid geriatric insomnia. *Psychology and Aging*, v.17, p.288-298, 2002.

SCHWAB, J.J.; SCHWAB, M.E. *Sociocultural roots of mental illness*. New York City: Plenum Medical Book, 1978.

SCHWARTZ, J.M. Neuroanatomical aspects of cognitive-behavioural therapy response in obsessive-compulsive disorder: an evolving perspective on brain and behaviour. *British Journal of Psychiatry*, v.35, p.38-44, 1998. Suppl.

SCHWARTZ, J.M. et al. Systematic changes in cerebral glucose metabolic rate after successful behavior modification treatment of obsessive-compulsive disorder. *Arch. Gen. Psychiatry*, v.53, p.109-113, 1996.

SCOTT, J.; TACCHI, M.J. A pilot study of concordance therapy for individuals with bipolar disorders who are non-adherent with lithium prophylaxis. *J. Bipolar Disorders*, 2002. No prelo.

SENSKY, T.; WRIGHT, J.H. Cognitive therapy with medical patients. In: WRIGHT, J.H. et al. (Eds.). *Cognitive therapy with inpatients*: developing a cognitive Milieu. New York: Guilford, 1993.

SENSKY, T. et al. A randomized controlled trial of cognitive-behavioral therapy for persistent symptoms in schizophrenia resistant to medication. *Arch. Gen. Psychiatry*, v.57, p.165-172, 2000.

SHARP, D.M. et al. Global measures of outcome in a controlled comparison of pharmacological and psychological treatment of panic disorder and agoraphobia in primary care. *British Journal of General Practice*, v.47, p.150-155, 1997.

SIMONS, A.D.; GARFIELD, S.L.; MURPHY, G.E. The process of change in cognitive therapy and pharmacotherapy for depression. *Arch. Gen. Psychiatry*, v.41, p.45-51, 1984.

SPIEGEL, D.A.; BRUCE, T. J. Benzodiazepines and exposure-based cognitive behavior therapies for panic disorder: conclusions from combined treatment trials. *Am. J. Psychiatry*, v.154, p.773-781, 1997.

SPIEGEL, D.A. et al. Does cognitive behavior therapy assist slow-taper alprazolam discontinuation in panic disorder? *Am. J. Psychiatry*, v.151, p.876-881, 1994.

STEVENS, A. et al. Implicit and explicit learning in schizophrenics treated with olanzapine and with classic neuroleptics. *Psychopharmacology*, v.160, p.299-306, 2002.

TARRIER, N. et al. Randomised controlled trial of intensive cognitive behaviour therapy for patients with chronic schizophrenia. *BMJ*, v.317, p.303-307, 1998.

THASE, M.E. et al. Polysomnographic studies of unmedicated depressed men before and after cognitive behavioral therapy. *Am. J.Psychiatry*, v.151, n.11, p.1615-1622, 1994.

VAN BALKOM, A.J.L. et al. A meta-analysis of the treatment of panic disorder with or without agoraphobia: a comparison of psychopharmacological, cognitive-behavioral, and combination treatments. *The Journal of Nervous and Mental Disease*, v.185, p.510-516, 1997.

VASTERLING, J. et al. Cognitive distraction and relaxation training for the control of side effects due to cancer chemotherapy. *Journal of Behavioral Medicine*, v.16, p.65-80, 1993.

VERSTER, J.C.; VOLKERTS, E.R.; VERBATEN, M.N. Effects of alprazolam on driving ability, memory functioning and psychomotor performance: a randomized, placebo-controlled study. *Neuropsychopharmacology*, v.27, n.2, p.260-269, 2002.

WAGEMANS, J.; NOTEBAERT, W.; BOUCART, M. Lorazepam but not diazepam impairs identification of pictures on the basis of specific contour fragments. *Psychopharmacology*, v.138, p.326-323, 1998.

WALSH, B.T. et al. Medication and psychotherapy in the treatment of bulimia nervosa. *Am. J. Psychiatry*, v.154, p.523-531, 1997.

WEISS, E.M.; BILDER, R.M.; FLEISCHHACKER, W.W. The effects of second-generation antipsychotics on cognitive functioning and psychosocial outcome in schizophrenia. *Psychopharmacology*, v.162, p.11-17, 2002.

WEISSMAN, M.M. et al. The efficacy of drugs and psychotherapy in the treatment of acute depressive episodes. *American Journal of Psychiatry,* v.136, p.555-558, 1979.

WESTRA, H.A.; STEWART, S.H. Cognitive behavioural therapy and pharmacotherapy: Complementary or contradictory approaches to the treatment of anxiety? *Clinical Psychology Review,* v.18, p.307-340, 1998.

WRIGHT, J.H. Cognitive therapy and medication as combined treatment. In: FREEMAN, A.; GREENWOOD, V. (Eds.). *Cognitive therapy:* applications in psychiatric and medical settings. New York: Human Sciences Press, 1987.

WRIGHT, J.H.; BASCO, M.R. *Getting your life back:* the complete guide to recovery from depression. New York: The Free Press, 2001.

WRIGHT, J.H.; BECK, A.T.; THASE, M.E. Cognitive therapy. In: HALES, R.E.; YUDOFSKY, S.C.; TALBOTT, J.A. (Eds.). *Textbook of clinical psychiatry.* 4th. ed. Washington: American Psychiatric Press, 2002. p.1245-1284.

WRIGHT, J.H.; SCHRODT JR., G.R. Combined cognitive therapy and pharmacotherapy. In: FREEMAN, A. et al. (Eds.). *Comprehensive handbook of cognitive therapy.* New York: Plenum, 1989. p.267-282.

WRIGHT, J.H.; THASE, M.E. Cognitive and biological therapies: a synthesis. *Psychiatry Annals,* v.22, n.9, 1992.

WRIGHT, J.H.; THASE, M.E.; SENSKY, T. Cognitive and biological therapies: a combined approach. In: WRIGHT, J.H. et al. (Eds.). *Cognitive therapy with inpatients:* developing a cognitive Milieu. New York: Guilford, 1993.

WRIGHT, J. H.; WRIGHT, A.S.; BECK, A.T. *Good days ahead:* the multimedia program for cognitive therapy. Louisville: Mindstreet, 2003.

WRIGHT, J.H. et al. Development and initial testing of a multimedia program for computer-assisted cognitive therapy. *American Journal of Psychotherapy,* v.56, p.76-86, 2002.

Terapia cognitivo-comportamental na clínica médica

27

LÍGIA M. ITO

Na última década houve um redimensionamento na abordagem e nas estratégias terapêuticas de condições médicas gerais, a partir da determinação de barreiras psicológicas, comportamentais e socioambientais na otimização do tratamento e da prevenção dessas doenças. Da mesma forma que os desencadeantes biológicos, pressões advindas do meio familiar, social e profissional são consideradas fontes de ameaça ao equilíbrio físico e emocional de um indivíduo. No desenvolvimento de algumas condições médicas são identificados comportamentos de risco, como abuso de substâncias psicoativas, alimentação inadequada, vida sedentária e irregularidade no sono. Associados a esses fatores, o aumento da intensidade de emoções como raiva e tristeza e a percepção distorcida da realidade também estão relacionados com o agravamento de muitas doenças, tais como as psiquiátricas.

Estilo de vida disfuncional e meio ambiente de alta exigência emocional podem se tornar rotina na vida de inúmeras pessoas. Quando esse padrão não é interrompido, ocorre uma desadaptação no funcionamento físico e emocional, resultando em sentimentos de impotência, frustração, perda de controle e submissão à situação. O desencadeamento e agravamento de quadros gastrintestinais, respiratórios, hormonais, de hipertensão, diabete, cefaléias e cardiopatias, entre outros, são relacionados a esse tipo de circunstância (Blumenthal et al., 1993; Ford et al., 1998; Christenson, Moran, Wiebe, 1999). A doença, nestes casos, emerge como uma falha ou inabilidade do organismo para adaptação em situações de grande demanda ou exigência, que podem, por sua vez, gerar estresse. Uma situação é avaliada como estressante quando a pessoa a percebe como uma ameaça à vida, ao bem-estar ou à segurança emocional. Portanto, a percepção da pessoa sobre uma determinada situação exerce um papel fundamental sobre a magnitude dos efeitos fisiológicos e psicológicos subseqüentes.

Os manuais de classificação de doenças psiquiátricas indicam a relação entre fatores psicológicos e comportamentais e uma condição médica geral. A Associação Psiquiátrica Americana (APA), em seu último manual de classificação de diagnósticos (DSM-IV-TR, 2000), determina que esses fatores podem (1) influenciar o curso da doença, no seu desenvolvimento e exacerbação, ou no retardo da recuperação; (2) interferir na resposta ao tratamento; (3) constituir risco de saúde adicional para o indivíduo. Além disso, respostas fisiológicas relacionadas a estresse podem precipitar ou exacerbar sintomas de uma condição médica geral como úlcera, hipertensão, arritmia, cefaléia, entre outras. Transtornos mentais ou sintomas (depressão, ansiedade ou sintomas depressivos e ansiosos), traços de personalidade (negação patológica, hostilidade) e comportamentos insalubres (sedentarismo, sexo não-seguro, alimentação inadequada) também afetam uma condição médica (APA, 2000). O sistema de Classificação Internacional de Doenças (OMS, 1992), em sua última revisão, CID-10, descreve de forma semelhante a relação entre fatores psicológicos e comportamentais e alteração do curso de uma doença.

Uma condição médica crônica pode se tornar grave se a instabilidade do quadro clínico e os desafios impostos pelo mesmo, como restrição alimentar, uso contínuo de medicação, limitação de algumas atividades físicas e medo de possíveis complicações e até mesmo da morte, não forem identificados, aceitos e vencidos pelo paciente e seus familiares. Além disso, inúmeras vezes o insucesso do tratamento está relacionado à presença de problemas psicológicos ou de sintomas ansiosos e depressivos. Nesse sentido, a indicação de uma intervenção psicológica, que considere esses aspectos e promova a alteração dos mesmos, torna-se indispensável.

Estudos utilizando abordagens comportamentais em pacientes com diferentes doenças da clínica médica indicam maior adesão à farmacoterapia, redução de sintomas psicológicos associados e melhora do quadro clínico (Engel, Glasgow, Garder, 1983; Sensky, 1989). Os alicerces teóricos subjacentes aos trabalhos com terapia comportamental em doenças médicas baseiam-se na premissa de que um fator psicológico pode ser equacionado como o resultado da interação entre as suas respostas subjetiva, fisiológica e comportamental. Intrínseca ao modelo está a noção de que uma intervenção dirigida a uma determinada resposta teria por conseqüência um efeito sobre as demais. Assim, um procedimento cognitivo, por exemplo, poderia produzir uma alteração nas respostas fisiológica e comportamental, ou seja, a alteração da percepção de perigo de uma determinada situação pode reduzir sintomas físicos de medo e de esquiva dessa mesma situação. Essa premissa tornou-se a base fundamental de trabalhos subseqüentes da medicina comportamental.

Entre os modelos teóricos, o de Richard Lazarus (1966) é um dos pioneiros a destacar a importância dos aspectos cognitivos no desencadeamento de reações fisiológicas. Este modelo ressalta a maneira como o indivíduo percebe, avalia e lida com eventos estressantes. Segundo o autor, a reação ao estresse depende: (a) da avaliação individual sobre um determinado evento; (b) da crença individual na capacidade de lidar com o evento; e (c) da atitude em relação ao significado que resultará desse evento. Dessa forma, a avaliação cognitiva do indivíduo sobre a situação é que determina as reações fisiológicas e emocionais subseqüentes, e não a situação em si. Eventos estressantes, incluindo desastres naturais, mudança ou redução do suporte social, pressões no ambiente de trabalho, entre outros, são considerados fatores de risco para o desenvolvimento de uma doença.

A terapia cognitivo-comportamental (TCC) tem demonstrado eficácia na abordagem de diversas condições médicas, sendo que o resultado alcançado tem se mantido alguns anos após o seu término (Ito et al., 1997; Patel, 1997; Lustman et al., 1998; Keefe et al., 1999). Por meio de seu enfoque psicoeducacional, a TCC, nos casos da clínica médica, visa a identificar um padrão de funcionamento geral dos indivíduos que adoecem e desenvolver estratégias de intervenção que facilitem a mudança de padrões comportamentais, cognitivos e emocionais relacionados com o desenvolvimento e a manutenção dessas doenças.

O presente capítulo descreve, de forma esquemática, as etapas e os procedimentos terapêuticos da abordagem cognitivo-comportamental de pacientes portadores de doenças da clínica médica. Um caso clínico é descrito para ilustrar a aplicação do modelo.

TRATAMENTO

Características gerais

A terapia, cujo tempo de duração é limitado, enfoca a fase atual de vida do paciente. O principal objetivo é fornecer ao paciente estratégias que facilitem a identificação e alteração de comportamentos relacionados ao desencadeamento e à manutenção da doença e de problemas associados e que permitam maior aceitação das limitações impostas pela situação/doença. As metas são definidas em comum acordo, a partir das informações fornecidas, sendo que terapeuta e paciente trabalham em colaboração no planejamento para o alcance das mesmas, por meio de estratégias para lidar com dificuldades claramente identificáveis. Cada estratégia utilizada para a solução de um determinado problema deve ser incorporada ao repertório do paciente, como uma nova habilidade adquirida. As situações vividas são examinadas em consulta, buscando-se um aprendizado mais adaptado dentro e fora do contexto de terapia. Grande parte do tratamento é desenvolvida pelo próprio paciente entre as consultas, pela aplicação das técnicas orientadas pelo terapeuta.

Etapas

Avaliação

Esta etapa tem como objetivo caracterizar o problema principal e seus componentes: história, tempo de duração, crenças que contribuem para a manutenção do problema e os recursos que o paciente utiliza para lidar com ele, interferência nas atividades diárias do paciente e o respectivo grau de comprometimento, a esquiva de determinadas situações e o nível de incapacitação. Uma forma de coleta dessa informação é pedir ao paciente que descreva o seu estilo de vida e hábitos freqüentes (atividade física, alimentação, sono, uso de drogas, etc.), fatores de desequilíbrio físico e emocional, com especial ênfase às suas reações, incluindo comportamentos, sintomas fisiológicos, sentimentos e cognições. Na presença de sintomas e/ou doenças clínicas e psiquiátricas associadas, e na eventual necessidade de medicação, o paciente deve ser devidamente encaminhado ao profissional da área implicada.

Ao final da avaliação, o tratamento deve ser explicado em todos os seus detalhes, sendo importante transmitir ao paciente, logo no início, a noção de que sua condição médica pode ser atenuada pela modificação de sua rotina e dos fatores cognitivos, afetivos e comportamentais implicados. Além disso, deve-se transmitir que, com a terapia, é possível ter uma postura ativa diante do problema apresentado e aprender a solucioná-lo, sendo a colaboração imprescindível para o sucesso do tratamento. Para facilitar a adesão à terapia, é importante estabelecer um contrato claro sobre a freqüência e a duração, com a proposta de metas definidas para a alteração de comportamentos e atitudes em períodos previstos.

Problemas e objetivos

Nesta etapa, determina-se o perfil emocional, cognitivo e comportamental do paciente, que contribuiu para o surgimento e a manutenção dos sintomas; os aspectos de funcionamento a serem reforçados; e os de insatisfação a serem minimizados ou eliminados, destacando-se o desenvolvimento de um papel ativo na solução do problema. Definem-se, então, os problemas que serão enfocados e os respectivos objetivos a serem atingidos, considerando-se os recursos disponíveis pelo paciente e os limites impostos pela situação. É importante que o terapeuta ajude o paciente a definir claramente os objetivos, uma vez que estes raramente envolvem a cura da doença, mas sim mudanças de atitudes que deverão ocorrer a longo prazo, visando a promoção do bem-estar ante a adaptação psicológica e comportamental a um processo, que muitas vezes pode ser crônico.

Em cada sessão, discussões sistemáticas sobre o problema enfocado são aliadas a tarefas comportamentais, para auxiliar o paciente a identificar e a relacionar atitudes e padrões de pensamentos com estados de humor e de saúde geral negativos. As tarefas escolhidas para serem realizadas entre as consultas devem estar associadas a um problema que necessite intervenção imediata, considerando a capacidade do paciente para executá-las de forma gradual. Para cada dificuldade apresentada, exemplos ilustrativos são discutidos em detalhe, formas alternativas de abordagem devem ser sugeridas pelo paciente e, sempre que possível, uma determinada técnica ou procedimento pode ser oferecido e explicado, para facilitar sua execução. As intervenções mais comumente utilizadas em pacientes portadores de doenças crônicas buscam aumento de adesão ao tratamento clínico, redução de estresse e ansiedade, treino em habilidades para lidar com problemas e desenvolvimento de auto-estima para o cuidado de si mesmo. A finalidade dessas estratégias é explicada repetidamente ao longo do tratamento, sempre que necessário. A seguir, encontra-se a descrição das principais técnicas e procedimentos utilizados na TCC de pacientes portadores de doenças da clínica médica.

Técnicas e procedimentos

Psicoeducacional e orientação comportamental

É quando o paciente recebe todas as informações e os esclarecimentos sobre o seu problema e as formas de controle clínico. Em primeiro lugar, deve-se investigar o nível de informação que o paciente já possui sobre sua doença e garantir que todos os esclarecimentos sejam prestados pelo terapeuta e pelo médico implicado no caso. Condutas de rotina, como administração, ingestão e efeitos colaterais de medicamentos, dietas alimentares, exercícios físicos, sono, atividades de lazer, ocupação profissional e grau de satisfação, devem ser discutidas, buscando-se a alteração dos aspectos nocivos, a melhor adaptação àqueles que não podem ser alterados e a consolidação e reforço dos que promoverem bem-estar e saúde. O paciente deve ser capaz de reconhecer o papel que o estilo de vida tem sobre a doença, principalmente os fatores desencadeantes e/ou de agravamento do quadro, e sugerir formas alternativas que promovam melhor adaptação e qualidade de vida.

Orientação de familiares

Na presença de conflitos conjugais ou familiares, uma orientação deve ser considerada antes do início do tratamento propriamente dito. Em geral, o objetivo não é o de uma terapia familiar, mas de delimitar o tipo de interação familiar e sua representação para o paciente, buscando facilitar a adesão e a resposta ao tratamento. Entretanto, muitas vezes torna-se necessário o tratamento da família, como é, por exemplo, o caso de adolescentes diabéticos com pais obesos, em que hábitos familiares constituem um obstáculo ao tratamento. É importante ressaltar para os familiares o papel dos eventos que antecedem e seguem os comportamentos disfuncionais do paciente, para a identificação e modificação de situações-problema. O envolvimento de familiares em uma determinada intervenção é, muitas vezes, fundamental para a evolução do tratamento e deve consistir da integração de todos os membros às novas rotinas impostas pela doença, reforçando os comportamentos positivos do paciente, e não apenas punindo os negativos.

Relaxamento

Duas técnicas de relaxamento têm sido aplicadas com sucesso em pacientes com transtornos psiquiátricos e psicológicos. O relaxamento muscular progressivo, desenvolvido por Jacobson (1938) e modificado por Wolpe (1958), visa ao controle de sensações corporais, diminuindo a freqüência e intensidade dos sintomas, e pode ser complementado com exercícios de imaginação e auto-sugestão. É um exercício que envolve a prática de contração e descontração dos principais grupos musculares do corpo, facilitando a distinção entre os músculos tensos e os relaxados. Com a repetição, a tensão é identificada na sua forma inicial e neutralizada com a aplicação da descontração até obtenção de relaxamento total. Estimula-se essa prática até que o paciente esteja apto a utilizá-la nas situações desencadeantes de emoções negativas.

  O treino de respiração tem a finalidade de prevenir a hiperventilação, regulando o ritmo e a freqüência respiratória e produzindo relaxamento (Clark, Salkovskis, Chalkey, 1985). A mente deve estar sempre concentrada no ato de respirar, o qual envolve inspirações e expirações lentas com o auxílio dos músculos abdominais. O exercício deve ser praticado regularmente, visando a ocorrência espontânea dessa forma de respiração.

Estratégias para lidar e solucionar problemas

As estratégias de solução de problemas têm por finalidade auxiliar o indivíduo a emitir respostas destinadas a alterar a natureza de uma situação difícil, de uma reação emocional negativa à situação, ou ambas. É importante diferenciar os repertórios e as habilidades disponíveis daqueles possíveis de serem executados, uma vez que os primeiros necessitam de aperfeiçoamento, e os segundos, de preparação e treino.

O treino de habilidades ajuda a moderar emoções como irritabilidade e ansiedade, pelo aumento da capacidade de autocontrole em situações-problema. A estratégia envolve associar técnicas de relaxamento à imagem de situações consideradas tensas. Este exercício deve ser repetido várias vezes, até que o desconforto físico associado à situação imaginada diminua. Além do relaxamento físico, há a monitoração do diálogo interno, que consiste da substituição de frases ou pensamentos negativos e temerosos por aqueles realistas e neutros. Uma vez que esta técnica for dominada na imaginação, deve-se iniciar gradualmente o confronto com as situações ao vivo, partindo-se das menos para as mais estressantes.

O treino de assertividade auxilia o indivíduo a expressar seus sentimentos e seus direitos pessoais em situações de dificuldade, visando a diminuir os momentos de passividade/paralisação e de explosões de raiva. Neste procedimento, primeiro identifica-se a situação problemática, depois planeja-se um roteiro com as diferentes etapas para a modificação de um determinado comportamento que necessite maior assertividade: a) definição da situação específica; b) sentimentos implicados; c) expressão clara dos desejos e das necessidades como preferência; e d) alternativas escolhidas caso a necessidade não seja atendida. O paciente deve praticar a situação primeiramente na imaginação, com todos os elementos implicados, e, uma vez que se sinta confiante e apto, confrontar a situação ao vivo.

Esses procedimentos praticados nas situações de rotina podem auxiliar o desenvolvimento de novas atitudes nas relações interpessoais, reduzir emoções negativas como raiva e impotência e aumentar a autoconfiança e segurança. Maiores detalhes da aplicação em Davis, Eshelman e Mckay (1982).

Diários

O diário é um registro escrito de descrições precisas de sintomas físicos e psíquicos, pensamentos negativos e outras dificuldades, com as respectivas situações e graus de desconforto vividos pelo paciente durante a semana. É importante enfatizar o valor da coleta acurada e consistente durante toda a terapia, pois isso possibilita que, em consulta, seja feita a identificação dos fatores antecedentes e conseqüentes de um episódio problemático. Ao reconhecer a relação entre um determinado comportamento, afeto ou pensamento e a ocorrência de um determinado sintoma, o paciente passa a ter noção de que é um agente ativo no processo de adoecer. Os diários devem ser revistos e seu conteúdo discutido em todas as consultas, explorando-se as estratégias de solução utilizadas, reforçando as alternativas adequadas e aprimorando aquelas de maior dificuldade. Para pacientes com uma doença que tenha seu correlato fisiológico, a coleta da medida em questão (por exemplo, pressão sangüínea, nível de açúcar no sangue, freqüência de dores, etc.) em um diário de atividades pode funcionar como uma forma de identificar a oscilação do sintoma em função de um determinado acontecimento e, com o decorrer da terapia, comparar essas medidas, avaliar o progresso e a eficácia do tratamento.

Abordagem cognitiva

A identificação de pensamentos e emoções negativas relacionados com a doença clínica constitui etapa fundamental no processo de mudança de atitude do paciente perante o seu problema. Incertezas sobre a doença geram ansiedade, a qual, por sua vez, pode influenciar a interpretação de informações médicas, mudanças físicas ou sensações corporais. A abordagem cognitiva visa ajudar o paciente a reconhecer suas distorções cognitivas e a avaliar realisticamente o significado de seus sintomas, por meio da alteração de pensamentos e da conversa consigo mesmo, reduzindo a interferência negativa sobre as emoções e, conseqüentemente, sobre a doença.

O diálogo interno negativo é um monólogo mental típico que surge em situações estressantes, nas quais a pessoa tende a superestimar as dificuldades existentes e a subestimar sua capacidade para lidar com as mesmas. Esse padrão deve ser identificado e alistado por escrito, sentença por sentença. Em oposição a cada sentença, uma alternativa construtiva deve ser desenvolvida, a princípio com a ajuda do terapeuta, e depois somente pelo paciente. Essas sentenças devem representar realmente o que o paciente sente e acredita e, com a prática, devem ser desenvolvidas apenas em pensamento. Esse procedimento é uma forma de diálogo interno guiado, que encoraja o paciente a ter uma atitude ativa sobre o seu problema e a melhorar o controle cognitivo.

É importante discriminar que significado o paciente dá a sua saúde de forma geral. Crenças irracionais caracterizadas por distorções cognitivas de minimização de riscos pessoais, do tipo "não é nada, sinto-me bem e não preciso repetir os exames", levam à falta de cuidado pessoal e baixo controle sobre a doença. Da mesma forma, crenças supervalorizadas e pensamentos negativos associados aos sintomas, como "uma crise pode me levar à morte", "não posso lidar com essa dor", produzem ansiedade, sentimentos de impotência e muitas vezes contribuem para a piora do quadro clínico. Esses pensamentos devem ser identificados e desafiados em experimentos comportamentais, como, por exemplo, seguir as orientações médicas, para que haja desconfirmação da crença. O procedimento de desafio aos pensamentos negativos também auxilia o paciente a identificar os reais fatores desencadeantes de sintomas e a descartar aqueles creditados indevidamente. É importante o paciente perceber que muitos comportamentos disfuncionais são desenvolvidos a partir de algumas crenças, tais como "exercícios físicos sobrecarregam meu coração", para prevenir a ocorrência de sintomas. Tais comportamentos só podem ser alterados se as crenças forem abordadas, desafiadas e modificadas (Salkovskis, 1989). Maiores detalhes sobre o manejo da abordagem cognitiva ver em Beck (1976) e Hawton e colaboradores (1989).

Finalização

O término do tratamento é uma decisão do terapeuta e do paciente com relação ao alcance das metas estipuladas. Isso deve ser devidamente discutido, evitando-se o prolongamento desnecessário da terapia ou um término precoce. Uma vez definido, o paciente é orientado a dar continuidade ao emprego das técnicas aprendidas para a manutenção da melhora obtida. É importante que o terapeuta discuta com o paciente suas expectativas em relação ao futuro, sobre o manejo e controle dos sintomas e de sua habilidade em lidar com futuras dificuldades. É útil oferecer um impresso contendo os passos principais do tratamento e lembretes importantes sobre o manejo das técnicas, de modo que o paciente possa utilizá-las a longo prazo para a prevenção da recorrência do quadro. Sessões de seguimento quinzenais ou mensais podem ajudar a esclarecer dúvidas e diminuir inseguranças quanto ao futuro.

Aplicação do modelo a um caso clínico

Sexo masculino, advogado, 42 anos, casado, encaminhado por médico endocrinologista, com quadro clínico de diabete e temperamento explosivo e irritável. Esses traços psicológicos foram, pelo paciente e seu médico, relacionados com aumento de concentração de açúcar no sangue e, portanto, com o descontrole da doença. Além disso, apresentava vida social restrita e insatisfação em seu relacionamento conjugal e familiar. Havia feito avaliação com médico psiquiatra que considerou desnecessário o uso de medicação, reforçando a indicação de psicoterapia.

Na avaliação, o paciente afirmou desconhecer os desencadeantes de seu mau humor ou de suas crises de descontrole glicêmico. Desde o diagnóstico de diabete, havia cinco anos, esforçava-se para manter o controle metabólico, administrando insulina conforme horários prescritos pelo médico. Porém, sua rotina o impedia de seguir alimentação regular e adequada e de praticar atividades físicas. Associava seu sucesso profissional ao fato de ser uma pessoa bastante dedicada, exigente e intolerante a erros próprios e alheios. Assim, reconhecia o trabalho como fonte de estresse, mas considerava essa condição natural e necessária à sua eficiência profissional. Admitia que a extrema dedicação ao trabalho contribuía para o deterioramento de sua vida familiar e para seu isolamento social, porém não acreditava que pudesse modificar tal situação.

Os dados da avaliação indicaram um perfil psicológico de negação das necessidades emocionais, com crenças cognitivas disfuncionais ora rígidas, ora de incapacitação, e comportamentos que refletiam pouca aceitação e adaptação à sua condição médica. Havia recebido, juntamente com a família, extensa orientação de seu médico sobre a doença, porém evitava parecer fragilizado ou demonstrar as limitações decorrentes de seu quadro. Ao mesmo tempo, ressentia-se com sua esposa e com seu filho pela falta de cuidado e atenção e afastava-se do convívio familiar, dedicando-se intensamente ao trabalho.

Paciente e terapeuta determinaram os seguintes pontos a serem enfocados, visando a um maior controle sobre a doença e a uma melhor qualidade de vida: 1) rever limites impostos pela doença (medicação, dieta, exercícios) e analisar sua adesão ao tratamento; 2) avaliar a relação custo-benefício de seus comportamentos em sua vida profissional; 3) identificar os pontos de atrito em sua vida familiar, a implicação de seus comportamentos e o grau de envolvimento emocional para solucioná-los; 4) estabelecer as consequências de seu isolamento social em sua vida afetiva e para o seu bem-estar.

Diante do desconhecimento dos fatores desencadeantes ou de agravamento do seu quadro, ficou estabelecido o uso de diários como forma de registro de sintomas físicos, relacionados ao controle glicêmico, e psíquicos, incluindo pensamentos negativos, crises de mau humor e de irritabilidade. Havia observado que mesmo em dias tranqüilos, como finais de semana, sua taxa glicêmica se alterava. Esse tipo de observação reforçava a crença de que sua conduta não alterava a condição clínica, aumentando o sentimento de impotência. Em sessão, no entanto, percebeu que o que identificava como tranqüilo era o fim de semana, desconsiderando as tensões advindas da sua relação conjugal e a desatenção aos horários de alimentação. A análise baseada nos diários tornou-se parte de sua rotina e, em pouco tempo, era capaz de relacionar desconforto a um fator antecedente, em geral um comportamento disfuncional, desconfirmando a crença de que nada alteraria sua condição médica.

Uma das principais etapas da terapia envolveu os aspectos cognitivos e consistiu em avaliar o papel da extrema racionalidade do paciente sobre suas emoções e a doença, visando a correção de crenças rígidas e irracionais estabelecidas entre seu desempenho profissional e seu sucesso pessoal. Além disso, muitos comportamentos de intolerância e exigência com seus colegas de trabalho foram associados ao mau humor, irritabilidade e isolamento social. A coleta de pensamentos e emoções negativas foi utilizada para a identificação de crenças irracionais: "Se não me comportar assim, não serei eficiente e produtivo"; "Se me mostrar doente, não serei valorizado"; "Tenho muito trabalho a fazer, não posso parar agora, consigo ficar sem comer mais algumas horas". Esse trabalho facilitou a identificação e aceitação do papel de pensamentos negativos e de atitudes disfuncionais sobre a doença, porém um tempo maior foi necessário para a modificação de comportamentos.

O treino de habilidades foi utilizado para moderar emoções negativas como raiva e ansiedade, visando estimular a capacidade de autocontrole. Exercícios de relaxamento foram associados à imagem de situações de conflito familiar consideradas de difícil manejo, com monitoração do diálogo interno. Este procedimento facilitou uma adaptação para a abordagem de uma situação de alta demanda emocional até o desenvolvimento de autoconfiança para o confronto ao vivo. Essa situação incluiu aproximação gradual de seu filho, mesmo que este o rejeitasse. A abordagem cognitiva também foi necessária na redução da crença de que não havia possibilidade de mudança no posicionamento de papéis nessa família. Um diálogo entre os membros da família foi iniciado a partir da operação dessas estratégias.

Estratégias foram desenvolvidas para impedir o isolamento social, visando a reaproximação dos amigos e a melhora das atividades de lazer. Esse processo foi lento em função das disponibilidades reais de tempo, mas a falta de motivação e interesse já não representavam mais um impedimento.

Ao término do tratamento, o paciente tinha melhor controle sobre sua doença, mas apresentava dificuldades para aceitar suas limitações. Conseguia identificar os desencadeantes de desconforto físico e psicológico, mas nem sempre os evitava. Sua maior conquista foi analisar os efeitos de sua racionalidade sobre suas emoções e reconhecer o papel das mesmas sobre sua saúde e bem-estar. Melhorou sua vida social e a associou a atividades físicas, convidando amigos para praticar esportes. Reaproximou-se de seu filho e ficou satisfeito com a qualidade de seu relacionamento. Foi encaminhado para terapia de casal para maior aprofundamento de suas dificuldades conjugais.

CONCLUSÃO

Poucos estudos têm investigado sistematicamente a eficácia das psicoterapias em condições médicas gerais. Isso impossibilita responder a questões como, por exemplo, se existe melhor resposta terapêutica quando um procedimento específico é aplicado a um determinado tipo de doença. Também não se sabe se a melhora decorrente desses programas de tratamento é semelhante em pacientes com história recente da doença e em pacientes crônicos. Ainda não existem intervenções que ajudem pacientes a lidar com a doença em função de uma adaptação satisfatória a complicações a longo prazo e com as necessidades psicológicas decorrentes dessa situação. Sabe-se, no entanto, que um procedimento psicoterápico eficiente deve considerar o desenvolvimento de estratégias que produzam compreensão e modificação dos processos físicos e psicológicos do adoecimento, promovendo o conhecimento sobre a capacidade existente para lidar com essa situação. Esse é o objetivo da TCC, a qual tem se destacado como a abordagem que melhor faz a interação dos aspectos emocional, cognitivo e social que determinam o comportamento humano.

REFERÊNCIAS BIBLIOGRÁFICAS

APA. AMERICAN PSYCHIATRIC ASSOCIATION. *Manual diagnóstico e estatístico de transtornos mentais*. (DSM-IV). 4.ed.rev. Porto Alegre: Artmed, 2002.

BECK, A.T. *Cognitive theory and the emotional disorders*. New York: International Universities, 1976.

BLUMENTHAL, J.A. et al. Hipertension affects neurobehavioural functioning. *Psychosomatic Medicine*, v.55, p.44-50,1993.

CHRISTENSON, A.J.; MORAN, P.J.; WIEBE, J.S. Assessment of irrational health beliefs: relation to health practices and medical regimen adherence. *Health Psychology*, v.18, p.169-76, 1999.

CLARK, D.M.; SALKOVSKIS, P.M.; CHALKEY, A.J. Respiratory control as a treatment for panic attacks. *Journal of Behaviour Therapy and Experimental Psychiatry*, v.16, p.23-30,1985.

DAVIS, M.; ESHELMAN, E.R.; McKAY, M. *Manual de relaxamento e redução do stress*. São Paulo: Summus, 1982.

ENGEL, B.T.; GLASGOW, M.S.; GAARDER, K.R. Behavioral treatment of high blood pressure: III. Follow-up results and treaatment recommeendations. *Psychosomatic Medicine*, v.45, n.1, p.23-30,1983.

FORD, D.E. et al. Depression ia a risk factor for coronary disease in men. *Archives of Internal Medicine*, v.158, p.1422-6, 1998.

HAWTON, K. et al. *Cognitive behaviour therapy for psychiatric problems*: a practical guide. Oxford: Oxford University, 1989.

ITO, L.M. et al. *Terapia cognitivo-comportamental para os transtornos psiquiátricos*. Porto Alegre: Artmed, 1997.

JACOBSON, E. *Progressive relaxation*. Chicago: University of Chicago, 1938.

KEEFE, F.J. et. al. Spouse-assisted coping training in the management of knee pain in osteoarthritis: long-term follow-up results. *Arthritis Care and Research*, v.12, p.101-11, 1999.

LAZARUS, R.S. *Psychological stress and the coping process*. Nova York: McGraw-Hill, 1966.

LUSTMAN, P.J. et al. Cognitive-behaviour therapy for depression in type-2 diabetes mellitus: a randomized controlled trial. *Annals of Internal Medicine*, v.129, p.613-21, 1998.

ORGANIZAÇÃO MUNDIAL DE SAÚDE. *Classificação dos transtornos mentais e comportamentais:* descrição clínica e manual diagnóstico (CID-10). 10. ed. Genebra, 1992.

PALMER, S.; DRYDEN, W. *Counselling for stress problems*. Londres: Sage, 1995.

PATEL, C. Stress management and hipertension. *Acta Psysiologica Scandinavica*, v.640, p.155-7, 1997. Suppl.

PAVITT, S.D. Cognitive therapy: efficacy of current applications. *Psychiatric Annals*, v.22, p.474-8, 1996.

SALKOVSKIS, P.M. Somatic problems. In: HAWTON, K. et al. *Cognitive behaviour therapy for psychiatric problems*: practical guide. Oxford: Oxford University, 1989. p.235-76.

SCOTT, M.J.; STRADLING, S.G., DRYDEN, W. *Developing cognitive-behavioural counseling*. London: Sage, 1995.

SENSKY, T. Cognitive therapy with parients with chronic physical illness. *Psychotherapy Pssychosomatic*, v.52, n.1, p.26-31, 1989.

WOLPE, J. *Psychoterapy by reciprocal inhibition*. Stanford: Stanford University, 1958.

Reeducação alimentar

28

ELISABETH MEYER

Indivíduos que desejam emagrecer têm, geralmente, uma longa história de dietas. Provavelmente já procuraram diferentes profissionais da área da saúde e, na maioria das vezes, o que alcançaram foi o reforço da idéia de que "emagrecer e manter-se magro é muito difícil, complicado ou mesmo impossível". Outra idéia muito comum para quem já fez mais de uma tentativa para redução de peso é a de que emagrecer até é possível, mas não o é a manutenção, a longo prazo, do emagrecimento conquistado. Em nossa experiência clínica, constatamos que a maioria dos pacientes beneficia-se de um tratamento que associe a terapia cognitivo-comportamental (TCC) aos aspectos nutricionais.

Grande parte dos pacientes que nos procuram não apresenta uma patologia específica que justifique o sobrepeso apresentado. Na verdade, mostram-se possuidores de maus hábitos alimentares associados, muitas vezes, a erros alimentares e pouca ou total falta de atividade física. Definimos aqui como *mau hábito alimentar* o repetir desnecessário, omitir ou trocar refeições como almoço por lanches, "beliscar", manter longos períodos de jejum entre as refeições ou comer em grande quantidade. Considera-se *erro alimentar* a dieta pouco balanceada, o deixar de comer determinados alimentos por acreditar serem "engordantes" e abusar de alimentos *diet/light* pelo motivo oposto.

Cabe ao nutricionista elaborar e acompanhar a evolução do plano alimentar que permitirá alcançar o emagrecimento e a manutenção do peso desejado. Desde o início do tratamento, é aconselhável que sejam respeitadas as preferências alimentares e a rotina diária do paciente. É assinalada a importância da introdução de determinados alimentos para prevenir e/ou suprir carências nutricionais e da redução do excesso de gorduras, principalmente as saturadas, visando a uma alimentação balanceada e saudável.

Também é importante reforçar a real necessidade da prática regular de atividade física, tanto na fase de emagrecimento como na de manutenção. Essa idéia é reforçada por Brownell e O'Neil (1999) quando afirmam que "a atenção ao domínio cognitivo é essencial, se o cliente vai aderir às mudanças de exercício e dietéticas recomendadas, lidar com desejos e contratempos e desenvolver habilidades de manutenção".

Neste capítulo são apresentadas técnicas cognitivo-comportamentais com enfoque na reeducação alimentar. O programa de reeducação alimentar inclui registros alimentares e de atividade física, monitoramento das situações consideradas de risco e aprendizagem de habilidades para lidar com elas, reestruturação cognitiva, treinamento de assertividade, técnicas para atingir saciedade e diminuir a ingesta, reforço da auto-eficácia e treinamento de estratégias, assim como a prevenção da recaída. Não é possível prever o tempo despendido na redução de peso corporal; por essa razão, é difícil pré-estabelecer a duração do programa. As consultas, inicialmente, são semanais e, na fase de manutenção do peso, mais espaçadas. Conforme aponta Ito (1998), "entre as vantagens da aplicação da TCC em relação a outras psicoterapias, encontram-se seu baixo custo, brevidade e fácil aplicação por diferentes profissionais, tais como médicos, psicólogos e enfermeiros, desde que devidamente treinados".

PRIMEIRA CONSULTA

Na primeira consulta de TCC, investigamos a história de sobrepeso do paciente. Começamos pela idade de início do sobrepeso, o maior e menor peso já alcançados, as tentativas anteriores de emagrecimento e os fatores precipitantes de recaídas. Dando seqüência à coleta de dados, procuramos observar quais as expectativas relacionadas ao peso desejado. Isso significa saber quanto o paciente deseja pesar ao final do tratamento, como espera que seja a evolução do emagrecimento e quais serão as conseqüências da perda de peso, tanto intrapsíquicas quanto extrapsíquicas.

A paciente Maria, 38 anos, 72 kg, mostra-nos, na primeira consulta, o que espera alcançar quando chegar ao peso desejado (56 kg):

T: "O que você acha que vai acontecer quando conseguir alcançar 56 kg?"
M: "Se eu fosse magra, – diria tudo o que penso."
– demonstraria a minha raiva."
– exigiria clareza nas relações."
– faria mais por mim."
– saberia o que eu quero" para mim."

Aqui já aparecem com clareza as distorções cognitivas que levam a uma idealização dos resultados do programa. Anotamos essas declarações para, posteriormente, trabalharmos sobre as distorções observadas. As frustrações das expectativas mágicas estão entre as principais causas das recaídas e não podem passar despercebidas ao terapeuta. Devem ser ativamente buscadas no material e registradas, para serem trabalhadas com o paciente no momento oportuno. Os pensamentos disfuncionais, como esses de Maria, devem ser corrigidos e substituídos por outros mais realistas.

Ainda na primeira consulta, buscamos saber o padrão de comportamento alimentar, que vem a ser a forma como o paciente se relaciona com a comida, com ênfase nos fatores perpetuadores do aumento e manutenção do sobrepeso e no padrão de atividade física. É muito comum, nesse momento, ouvirmos declarações do tipo:

– "Se, para emagrecer, tenho que comer verduras, então esqueça."
– "Eu odeio exercícios... é melhor não contarmos com isso."

Faz parte desse primeiro encontro a investigação da forma como o paciente avalia as manifestações relacionadas ao seu emagrecimento no seu meio social e que tipo de apoio espera receber dele. É interessante verificar as contradições que aparecem quando perguntamos de que forma ele espera receber ajuda das pessoas com quem convive.

T: "Está me dizendo, Maria, que gostaria que seu marido a ajudasse com o plano de emagrecimento. Como espera que ele faça isso?"
M: "Eu gostaria que ele me ajudasse a emagrecer, mas não se metesse."

Com essa declaração, fica claro que a paciente precisará, entre outros aspectos, trabalhar a assertividade, que é a capacidade de manifestar de forma clara e adequada o que se está pensando e querendo.

É importante anotar as declarações dos pacientes no que diz respeito à avaliação dos sucessos e fracassos em outras tentativas de emagrecimento e a forma como atribuem a si e aos outros esse resultado. A auto-eficácia, que vem a ser o grau de segurança que o indivíduo tem a respeito de sua capacidade para lidar de forma efetiva com uma situação específica, é fator importante para a manutenção do peso e irá predizer a perda e o ganho de peso. Stuart (1978) refere uma pesquisa realizada com 700 antigos pacientes do "Vigilantes do Peso", na qual foi observado que "os pacientes que voltaram a engordar ainda pensavam primordialmente nas suas fraquezas pessoais, pensavam em si mesmos como *antigos gordos* e duvidavam da sua capacidade de estabilizar-se no peso desejado". As declarações seguintes, de diferentes pacientes, podem dar uma idéia desses aspectos cognitivos:

— "Quando chego perto de 60 kg, torna-se muito difícil."
— "Ir às festas e não comer de tudo é impossível."
— "Eu nunca conseguirei mudar certos hábitos."
— "Se você tivesse a minha família, também seria gordo."
— "Eu engordei porque minha mãe comprou uma torta enorme no meu aniversário e tive de comer."
— "Ninguém gosta mais de comer do que eu."

Antes de terminar a primeira consulta, é indicado elaborar, junto com o paciente, a lista de problemas. Essa atividade funciona como uma apresentação, ao paciente, da dinâmica do tratamento, em que fatos relevantes serão sempre anotados. Ito (1998) propõe que mantenhamos o foco no problema atual e na busca de condições para solucioná-lo, por meio da aprendizagem de condutas adaptativas que oportunizarão o autocontrole.

Ana, 29 anos, 8 kg de sobrepeso, listou nesse primeiro momento os seguintes problemas:

— comer fora
— doces
— compulsão – "se eu abro algo tenho que comer tudo"
— repetir
— não falar com o pai sobre emagrecer
— lidar com a dependência dos pais
— lidar com a mãe

Quando considerou que a lista estava concluída, Ana foi orientada a levá-la consigo, rever os problemas até a consulta seguinte e efetuar modificações, se assim desejasse. É vital para o tratamento que, desde o início, o paciente compreenda que as mudanças no comportamento e nas cognições irão depender de seu engajamento ativo. Na segunda consulta, Ana refizera a lista de problemas:

— morar com os pais
— não ter um salário
— não ter um namorado
— emagrecer

A possibilidade de rever os problemas permitiu que Ana, por si só, corrigisse algumas distorções e apresentasse uma lista de problemas mais realista. Ao listar e identificar o que considera seus problemas atuais, Ana poderá, junto com o terapeuta, estabelecer uma lista de metas.

Como última etapa dessa sessão e de todas as demais, deveremos convidar o paciente a dar um resumo da consulta. O retorno do paciente aumenta o vínculo, educa quanto à participação de forma ativa e estruturada no tratamento e permite verificar a percepção do paciente quanto ao que foi trabalhado. Conforme Beck (1997), "às vezes, o terapeuta e o paciente têm uma perspectiva diferente sobre o que ocorreu em uma sessão de terapia". O exemplo a seguir apresenta um modo pelo qual o terapeuta pede o retorno do paciente.

T: "Eu gostaria de saber se ficou alguma dúvida sobre o que falamos hoje e se há alguma outra coisa que você ainda gostaria de saber."
A: "Para mim está tudo bem. Eu gostei da consulta e entendi que tenho que dividir meus problemas e tentar resolvê-los um por vez. Também gostei disso de tentar descobrir meus pensamentos, não sabia que se podia tratar dessa forma e fiquei pensando que ultimamente o pensamento que mais me vem à cabeça é que eu não vou conseguir."

T: "É mais complicado se pensamos, a todo o momento, que não vamos conseguir, mas poderíamos aproveitar esse seu exemplo de pensamento para fazer um exercício, em casa, até a próxima consulta. Eu gostaria que você fizesse o controle de ingesta e relesse a lista de problemas que fizemos, acrescentando itens ou modificando, está bem?"
A: "Tá, eu gostei."

SEGUNDA CONSULTA EM DIANTE

Iniciamos a segunda consulta com a revisão da tarefa combinada no encontro anterior. Desde o início do tratamento, o paciente e o terapeuta devem escolher juntos tarefas possíveis de serem executadas. Não é incomum observarmos pacientes que definem atividades pouco realistas, desnecessariamente rigorosas ou fantasiosas. A melhor estratégia é escolher, inicialmente, objetivos simples e facilmente conquistáveis e, gradativamente, avançar na escolha de atividades mais complexas. Conforme Marlatt e Gordon (1993), "deste modo, a auto-eficácia é aumentada gradualmente e até mesmo o cliente mais resistente e desmotivado pode experimentar um senso de maior domínio que se acumula ao longo do tempo".

A paciente Ana, mencionada anteriormente, teve como primeira tarefa revisar a lista de problemas e fazer o controle de ingesta, mas em sua quarta consulta, ao rever as tarefas combinadas na consulta anterior, já encontramos um roteiro bem diferente:

– "Fui ao super e só comprei o que necessitava."
– "Caminhei bastante e com prazer."
– "Cheguei em casa mais cedo, fiquei fazendo outras coisas e não comi."
– "Várias situações sociais com exposição de comida, em que quase não abusei... algumas vezes podia não ter repetido, mas as quantidades foram menores."

Ao revisarmos a tarefa combinada, temos a oportunidade de mostrar ao paciente como se desenvolve o raciocínio disfuncional e a forma como a TCC poderá auxiliar a modificação de hábitos arraigados. Desde o início do tratamento, buscamos a crença central e as subjacentes. Crenças são idéias que o indivíduo tem a respeito de si próprio. Conforme vivencia e avalia as diferentes experiências de sua vida, as idéias sobre si mesmo resultarão em verdades incontestáveis.

O paciente Luís, 50 anos, várias tentativas anteriores de emagrecimento e com peso inicial de 105,5 kg, relata em sua segunda consulta:

– "O meu normal é comer muito."
– "Fui acostumado a comer até sentir dor no estômago."

Aqui percebemos que o nível de consumo de Luís ajusta-se a essas crenças, que são validadas pela repetição. Na décima consulta, então com 97,5 kg, Luís relata: "Se eu pensar antes de partir para demolir o regime, vou fazer diferente." Nesse estágio do tratamento, esse paciente já reconhece a maior parte de suas crenças e desenvolveu outras mais realistas e funcionais.

AUTOMONITORAMENTO

O preenchimento do diário de ingesta, que é uma planilha semanal de alimentação, permite ao paciente visualizar de forma clara como é seu padrão alimentar. A revisão do controle alimentar facilita a observação da ingesta excessiva, o levantamento de dúvidas quanto às quantidades e tipos mais adequados de alimento, o jejum e a verificação de círculos viciosos e recorrentes. Para Miller e Rollnick (2001), o diário de monitoramento "é outra forma de *feedback* que demonstra causar impacto". Por vezes, solicitamos ao paciente que pontue o seu dia ou que foque apenas os horários ou as situações em que considera ter mais dificuldade para lidar com a comida. A avaliação do comportamento alimentar transmite claramente as situações que o paciente não consegue enfrentar e permite-nos prever o comportamento futuro, além de ser uma excelente ferramenta para a prevenção de recaída. A análise desse instrumento torna possível, ao paciente e ao terapeuta, planejar estratégias para lidar com as dificuldades encontradas e explorar outras alternativas. As recomendações de Cordioli (1998) para o registro de tarefas propostas, tempo despendido e emoções verificadas vêm ao encontro do controle de ingesta por nós utilizado.

BUSCA DE EVIDÊNCIAS

Uma das formas de trabalharmos as distorções cognitivas é pela busca de evidências que sustentem ou invalidem determinado pensamento. Com a observação da realidade externa, reflexão e estabelecimento de uma relação entre as diferentes particularidades do problema, oportunizamos condições para a mudança no comportamento. É bastante comum o paciente iniciar a consulta afirmando que na última semana engordou ou emagreceu. Essa é uma excelente oportunidade para exercitarmos o paciente quanto à busca de evidências.

M: "Hoje estou chateada, pois tenho certeza de que meu peso aumentou."
T: "Veja, Maria, esta é uma ótima oportunidade de fazermos o exercício da busca de evidências de que seu pensamento está correto. Vamos dividir a folha do seu caderno em três colunas. Na primeira vamos escrever motivos para engordar, na segunda motivos para emagrecer e na terceira motivos para manter o peso. O que lhe parece?" (Quadro 28.1)
M: "Parece legal."
T: "Revendo a lista que fizemos, qual é a idéia que fica?"

M: "Embora eu me sinta mais gorda, olhando o que escrevemos parece-me que emagreci, mas é difícil acreditar. Só subindo na balança."

A paciente efetivamente havia emagrecido. Após a pesagem e constatação do emagrecimento, aproveitamos para trabalhar a crença de que "se sinto, então é" e a importância de exercitar a busca das evidências que comprovam ou não o que se está pensando.

QUESTIONANDO PENSAMENTOS AUTOMÁTICOS

Os pensamentos automáticos aparecem de forma espontânea e, muitas vezes, podem passar totalmente despercebidos. Geralmente são aceitos como legítimos e dificilmente merecem, por parte de quem os expôs, o exame do seu conteúdo. Conforme Beck e Rush (1999), a maior parte das pessoas não relaciona sentimentos desconfortáveis com pensamentos e tampouco percebe que os pensamentos automáticos antecedem as emoções.

Um fragmento da sessão da paciente Janice nos permite constatar a avaliação de um pensamento automático. O terapeuta guiou a paciente, por meio de perguntas, permitindo que ela chegasse às suas próprias conclusões.

J: "Na quarta-feira saí para almoçar com uma amiga e comi como gente normal."
T: "O que quer dizer comer como gente normal?"
J: "Eu tomei vinho e comi o que quis."
T: "E qual é o contrário de comer como gente normal?"

QUADRO 28.1 Busca de evidências

Engordar	Emagrecer	Manter
– lanches do avião – uma barra de chocolate – ainda como um pouco depois de satisfeita	– caminhei bastante – não belisquei – comi muito menos do que comeria em outra situação – não traduzi sofrimento em comida	– não acredito que esteja com o mesmo peso da semana passada

J: "É ficar cuidando o que come, o que bebe, a qualidade dos alimentos."
T: "Se eu entendi bem, para você as pessoas normais bebem vinho no almoço durante a semana e comem o que querem."
J: "É isso mesmo."
T: "O quanto considera verdadeira essa afirmação?"
J: "Eu estou 100% certa disso. As pessoas normais podem beber em todos os almoços um copo de vinho e comem o que bem entendem."
T: "Quantas pessoas da sua relação bebem vinho e comem o que bem entendem em todos os almoços?"
J: "Na verdade, tomar vinho no almoço, todo dia, não se faz. A minha sogra toma... estou pensando que as pessoas que conheço... nenhuma. Meus amigos bebem no final de semana e, eventualmente, em uma ocasião especial durante a semana. No geral, as pessoas têm tentado manter hábitos mais saudáveis, essa é que é a verdade."
T: "De que outra maneira você poderia definir o que é comer como gente normal?"
J: "Acho que cada vez mais o normal é alimentar-se assim, cuidando os alimentos e deixando para beber no final de semana."
T: "Como você avalia agora a afirmação de que as pessoas normais bebem vinho em todos os almoços durante a semana e comem o que querem?"
J: "Agora é até engraçado pensar que, por um minuto, isso me parecia 100% verdadeiro."

O uso da técnica do questionamento socrático facilita, conforme Beck e colaboradores (1999), uma atmosfera sem julgamentos. Esse ambiente proporciona uma maior colaboração entre o paciente e o terapeuta. As perguntas permitem que o paciente examine seu pensamento, perceba que suas conclusões podem ser distorcidas e descubra soluções melhores para os problemas.

TÉCNICA DA SETA DESCENDENTE

Marilu, 29 anos, tem uma filha de 3 anos e está na oitava semana de gestação. Na primeira gravidez, teve um aumento de 21 kg e procurou auxílio para manter-se, nesta gestação, dentro de uma faixa de aumento de peso adequada.

M: "Para mim, estar grávida é sinônimo de engordar."
T: "E o que isso quer dizer exatamente?"
M: "Já que vou ficar gorda, por que ficar pensando no que comer?"
T: "E qual é o significado disso?"
M: "Pensar no que se vai comer é muito cansativo."
T: "E isso é sinal de..."
M: "Para mim, parar de comer é um sacrifício tão grande que não posso agüentar."
T: "E isso mostra para você..."
M: "Que eu me sinto anormal e infeliz."
T: "Se isso fosse verdade, que você é anormal, o que isso significa?"
M: "Que a comida exerce um imenso poder sobre mim."
T: "E o que é pior do que não ter controle sobre a comida?"
M: "É ver que eu não tenho solução."
T: "E isso dá a entender que..."
M: "Isso faz eu entender que, por mais que me esforce, não vai dar em nada."
T: "E se seu esforço não dá em nada, então..."
M: "Ninguém vai me dar valor."
T: "E daí..."
M: "Mais uma vez vou ter de reconhecer que ninguém vai gostar de mim."

A técnica da seta descendente permite que o terapeuta explore com o paciente o significado de um pensamento automático, e essa prática é muito utilizada para identificar crenças. Conforme Beck (1999), perguntar o significado de um pensamento automático nos leva, na maioria das vezes, a uma crença intermediária. Para este autor, perguntar o que esse pensamento automático sugere sobre o paciente geralmente nos dirige à crença central.

EMAGRECIMENTO X REESTRUTURAÇÃO COGNITIVA

Alguns pacientes emagrecem de forma tão rápida que a meta de peso é alcançada antes que se tenha efetivado a reestruturação cognitiva. Os pacientes Carlos e José ilustram muito bem essa situação.

Carlos tem 45 anos e emagreceu 10 kg em dois meses. José tem 43 anos e emagreceu 10 kg em oito meses. Ambos receberam como tarefa, ao entrar na fase de manutenção, ou seja, quando alcançaram o peso desejado e acertado com a nutricionista, elaborar uma lista a partir do seguinte texto: Entrei em manutenção. O que mudou na minha conduta em relação à comida? Quais os pensamentos e sentimentos neste momento?

Carlos

– "Gostei de estar mais magro."
– "Entusiasmei-me com o tempo que levei para emagrecer, e isso é prazeroso."
– "Tenho medo de perder a conquista."
– "Talvez fosse melhor sair da manutenção."
– "Não tenho comido mais por estar com ansiedade."
– "Tenho feito exercícios três vezes por semana."

José

– "Satisfaço-me com pouca quantidade."
– "Quando asso o churrasco, não fico beliscando."
– "Coisas gordurosas não apetecem mais."
– "A freqüência das frutas é muito maior."
– "Não me sinto mais pesado."
– "Eu não me sinto mais me cuidando, controlando ou vigiando. Eu naturalmente e sem pensar faço meu controle."
– "O que mais me chama a atenção é que as porções diminuíram muito e não tenho me privado."
– "Eu me sinto bem comigo mesmo em todos os sentidos."

SOLUÇÃO DE PROBLEMAS

Os pacientes que desejam emagrecer geralmente dispõem-se a não comprar uma série de alimentos ou deixam de freqüentar situações sociais que envolvam comida. Optar por essa conduta apenas reforça a crença da incapacidade de lidar com essas situações, que afinal fazem parte do cotidiano de todos. É importante preparar com o paciente estratégias que irão permitir o crescimento pessoal e oportunizarão mudanças internas, em vez de optar por uma série de evitações. Quem deseja emagrecer e tem como objetivo final a manutenção do peso necessita mudar a sua relação com a comida. Isso só é possível se o paciente aprender o que deve fazer nas diferentes situações em que se envolve com comida e não se propor apenas a evitar o que acredita não ter capacidade de manejar.

Para montar um bom plano de ação positiva, o paciente deve ter em mente os seguintes passos:

1) reconhecer as diferentes situações de risco e identificar as circunstâncias que as antecedem e sucedem;
2) apreciar o maior número possível de soluções;
3) fazer a avaliação da eficácia e viabilidade de cada uma;
4) determinar qual é a solução mais eficaz;
5) confrontar-se com a situação de risco e fazer uso da estratégia;
6) refletir sobre as conseqüências da conduta adotada.

Para Brownell e O'Neil (1999), "antecipar os possíveis problemas e desenvolver um conjunto de respostas a serem usadas quando os problemas forem encontrados pode fortalecer grandemente a auto-eficácia de um cliente e a capacidade resultante para lidar com as ameaças encontradas diariamente, tanto durante a perda de peso como na manutenção".

Juliana tem 47 anos e buscou atendimento para emagrecer 12 kg. Até o momento, já emagreceu 8 kg. Desde o início do programa de reeducação alimentar, mostra muita preocupação quando o grupo com quem convive, aos finais de semana, combina jantares em restaurantes, principalmente os que servem bufê ou a quilo. Neste fragmento da sessão de Juliana, vemos como foi abordada a proposta para uma próxima ida ao restaurante com os amigos.

J: "O pessoal combinou de irmos naquele restaurante maravilhoso, de que já lhe falei, e eu realmente não gostaria de ir lá. Quando a gente se encontra na casa de alguém ou quando vamos a um restaurante com cardápio, eu me sinto mais confiante, pois, hoje em dia, consigo passar bem por essas situações."

T: "O que lhe preocupa nessa ida ao restaurante?"

J: "É que nas últimas semanas eu tenho conseguido fazer tão bem a minha proposta que não gostaria de estragar tudo."

T: "Exatamente o que lhe preocupa nessa saída?"

J: "Eu já te falei como é difícil chegar num restaurante desse tipo e não pensar: 'Já que estou pagando...'"

T: "Será que não existe outra alternativa além de não ir?"

J: "Eu não sei, apenas não queria me testar."

T: "E o que de pior pode acontecer se você for lá e testar?"

J: "Se eu não conseguir, vou ficar chateada e frustrada comigo... se bem que algumas vezes consegui ir a esse tipo de restaurante e não estourei a boca do balão, mas também não foi como deveria ser."

T: "Qual é a idéia que está lhe ficando?"

J: "Que poderia me preparar melhor desta vez."

T: "E como poderia resolver isso?"

J: "Eu posso cuidar para, durante o sábado, fazer todas as refeições e lanches combinados e assim não chegar com fome no restaurante."

T: "Além disso, o que mais poderia fazer?"

J: "Podia fazer aquele truque de beber um bom copo de água com gás antes de comer qualquer coisa. Isso sempre me ajuda a não sair atacando o aperitivo, tipo pão com manteiga e azeitonas. O salgado não é mais meu problema, mas o doce é mais complicado."

T: "Alguma idéia de como lidar com a sobremesa?"

J: "Não comer, nem pensar. O máximo que posso me propor é não repetir."

T: "Pois isso me parece muito bom."

Na consulta seguinte, Juliana relatou como conseguira executar as estratégias elaboradas na sessão anterior. Sentia-se muito feliz e confiante por ter conseguido não repetir a sobremesa. Dizia-se orgulhosa de si mesma. A pergunta feita a Juliana, "como resolver isso?", dirigiu a paciente para o processo de solução do problema.

PREVENÇÃO DA RECAÍDA

Para Stemberg (1993), usualmente os tratamentos para diminuição de peso não abordam ou pouco focam a possibilidade de o paciente ter uma recaída. Desde o início do tratamento, devemos trabalhar e exercitar estratégias para preveni-la ou dar condições ao paciente de desenvolver habilidades para solucionar ou diminuir o dano causado pela recaída. O paciente deve perceber que tem ferramentas suficientes para lidar com essa situação, até certo ponto esperada, e saber-se capaz de interrompê-la e regressar ao estágio anterior em qualquer momento. Beck (1997) enfatiza a necessidade de preparar o paciente para períodos de oscilações e retrocessos, o que evita uma reação negativa diante desses eventos.

Selma é uma paciente de 54 anos. Emagreceu 17 kg, está em fase de manutenção e, nesta etapa, sua consulta é mensal. Sua crença central era de desamor. Quando atingiu o peso desejado, crenças mais realistas e funcionais estavam instaladas e fortalecidas. Um trecho da sessão serve de exemplo para o início de uma recaída.

S: "Eu estou desgostosa com a minha *performance* alimentar."

T: "Poderia deixar mais claro o que quer dizer com *performance* alimentar?"

S: "Está claro para mim que estou com a síndrome do domingo."

T: "E como é isso?"

S: "Eu me pego, no sábado ou domingo, ou em ambos os dias, pensando coisas do tipo: 'já que comi a torta ao meio-dia' ou 'já que já comi essa comida bem gorda' e aí libero de vez."

T: "E isso leva a pensar que..."
S: "Que eu estou em um momento em que não vou resistir."
T: "E o que de pior pode acontecer se não resistir?"
S: "É voltar a ficar com uma sensação de fracasso. Eu fico com a impressão de que não vou me controlar."
T: "E qual o significado disso?"
S: "Eu não posso lidar com a idéia de que investi e não deu certo. Isso é devastador."
T: "Quando você fala que investiu e não deu certo, do que está falando exatamente?"
S: "Da minha proposta de emagrecer e mudar minha conduta diante da comida."
T: "E quais são as evidências de que investiu e não deu certo?"
S: "O fato de voltar a pensar 'já que' me assusta muito. Eu tenho medo de perder o controle."
T: "E efetivamente o quanto perdeu do controle?"
S: "Na verdade, perder o controle eu não perdi... eu apenas me dei conta de que nesses dois últimos finais de semana me peguei pensando assim."
T: "E quando perceber que estava pensando assim, o que aconteceu?"
S: "Eu fiquei mais atenta e fiz, como nunca, o que devo fazer em relação à manutenção."
T: "E isso vem a ser..."
S: "Não deixar de caminhar, fazer o lanche ao final da tarde e não esquecer de beber bastante líquido."
T: "Qual é a idéia que está ficando?"
S: "Que, na verdade, eu pensei que poderia estar perdendo o controle e isso me deixou inquieta... Eu já fiz esse exercício da busca de evidências tantas vezes com você... eu podia ter feito sozinha, no final de semana, evitando me sentir tão angustiada."

T: "E o que você acaba aprendendo com isso?"
S: "Eu fiquei me lembrando daquela frase que batemos tanto aqui, da 'se sinto, então é'. Acho que esqueci de me ajudar. Talvez eu tenha criado um problema para mim, para não ter de pensar que precisarei me posicionar quanto àquela oferta de emprego de que já tinha lhe falado."

Nesse momento, Selma dá-se conta de que tem ferramentas para utilizar ao enfrentar diferentes situações e finaliza a sessão muito aliviada e agradecida.

A paciente aceitou a nova proposta de emprego, o que implicou a mudança de país. Eventualmente manda notícias por *e-mail* e informa que continua mantendo seu peso.

REFERÊNCIAS BIBLIOGRÁFICAS

BECK, A.T. et al. *Terapia cognitiva de las drogodependencias*. Barcelona: Paidós, 1999.

BECK, J.S. Terapia cognitiva: teoria e prática. Porto Alegre: Artmed, 1997.

BECK, A.T.; RUSH, A.J. Terapia cognitiva. In: KAPLAN, H.I.; SADOCK, B.J. *Tratado de psiquiatria*. 2.ed. Porto Alegre: Artmed, 1999. p.1987-8.

BROWNELL K.; O'NEIL P. Obesidade. In: BARLOW, D. *Manual clínico dos transtornos psicológicos*. 2.ed. Porto Alegre: Artmed, 1999. p.355-403.

CORDIOLI A.V.; CONSTANTINO E.M.F. Psicoterapias no transtorno obsessivo-compulsivo. In: CORDIOLI, A.V. *Psicoterapias: abordagens atuais*. 2.ed. Porto Alegre: Artmed, 1998. p.311-28.

ITO, L. et al. *Terapia cognitivo-comportamental para transtornos psiquiátricos*. Porto Alegre: Artmed, 1998.

MARLATT, G.A. *Mudança no estilo de vida*. In: MARLATT, G.; GORDON, J. *Prevenção de recaída*. Porto Alegre: Artmed, 1993. p.249-310.

MILLER, W.R.; ROLLNICK, S. *Entrevista motivacional:* preparando as pessoas para a mudança de comportamentos adictivos. Porto Alegre: Artmed, 2001.

STEMBERG, B. *Recaída no controle de peso:* definições, processos e estratégias de prevenção. In: MARLATT, G.; GORDON, J. *Prevenção de recaída*. Porto Alegre: Artmed, 1993. p.464-86.

STUART, R. *Pense magro e emagreça*. 6.ed. Rio de Janeiro: Record, 1995.

Terapia racional-emotivo-comportamental

29

BERNARD RANGÉ, DANIEL FENSTER

HISTÓRIA E INFLUÊNCIAS QUE FAVORECERAM A TREC

A terapia racional-emotivo-comportamental (TREC) foi desenvolvida por Albert Ellis, um psicanalista norte-americano, em 1955. Ellis estava cada vez mais insatisfeito com a sua prática psicanalítica, e resolveu voltar-se à filosofia, à sua própria experiência pessoal (Ellis e Blau, 2000) e a outras correntes psicológicas (Watson e Rainer, 1920; Cover-Jones, 1924) para desenvolver uma teoria e uma terapia que se mostrasse eficiente em aliviar as perturbações emocionais de seus pacientes e, ao mesmo tempo, propiciasse uma mudança filosófica profunda neles. A abordagem da TREC é indicada para indivíduos que desejam um tratamento científico, focalizado no aqui-agora, e uma abordagem ativa para lidar com as dificuldades da vida. A eficácia da TREC, a sua natureza de ser uma intervenção de curto prazo e de trabalhar as questões do cliente no aqui-agora e o custo baixo são as principais razões para sua popularidade.

O filósofo grego Epicteto propôs que não somos perturbados pelos acontecimentos, mas sim pela percepção destes, uma idéia que foi acolhida e desenvolvida pela TREC. Outras influências podem incluir o filósofo romano Marco Aurélio, assim como filósofos asiáticos como Gautama Buddha e Lao-Tsu. O desenvolvimento da terapia racional-emotivo-comportamental foi particularmente influenciado pelos escritos de Karen Horney (1942), uma psicanalista influente nos anos 40, que desenvolveu o conceito da "tirania dos deverias". Outra grande influência foi a do também psicanalista Alfred Adler (1927), por sua ênfase no interesse social e sua visão humanista do ser humano. A TREC é também proximamente identificada com as bases de um humanismo ético como o de Bertrand Russel (1930), especialmente na idéia de que os humanos deveriam aceitar-se como tais e se livrar de idéias de serem super-homens ou sub-homens. Além disso, a TREC tem raízes distintamente existenciais. Nessa área, foi influenciada pelas idéias de Paul Tillich (1953) e de Martin Heidegger (1949). Como este, os teóricos da TREC concordam que os humanos estão "no centro do seu universo (mas não *do* universo) e têm o poder de escolha (mas não de escolhas ilimitadas) com relação a seu domínio emocional" (Dryden e Ellis, 1986). A TREC sofreu também influências de behavioristas como Watson e Rainer (1920) e Mary Cover-Jones (1924).

A NATUREZA DA SAÚDE PSICOLÓGICA

As pessoas tendem a viver num contexto físico e social e perseguir metas, como permanecer vivas e desfrutar a vida, solitariamente ou em grupo. Podem manter relações de intimidade com determinadas pessoas ou não, encontrar um sentido de vida pela educação e pela experiência, levar a cabo objetivos relacionados com uma vocação e desfrutar o ócio e o jogo. Seus valores irão provavelmente incluir a sobrevivência e a felicidade, viver mais longamente e minimizar o desconforto emocional e a ocorrência de comportamentos autoderrotistas. Muitos procurarão atualizar-se constantemente, de modo a viver uma vida mais plena e feliz. Assim, se as pessoas estiverem preparadas para pensar de forma mais racional, flexível, científica, elas estarão mais capacitadas a viver mais longamente e a ser razoavelmente mais felizes.

A NATUREZA DO TRANSTORNO PSICOLÓGICO

A TREC acredita que os determinantes mais importantes de um distúrbio emocional (não-orgânico) são as crenças irracionais que um paciente possui. As crenças irracionais são dogmáticas e inflexíveis por natureza, sendo que geralmente aparecem sob a forma de "tenho-quês", "deverias" e de "ser-absolutamente-necessário". Exemplos dessas crenças incluem: "Eu tenho que passar nesta prova", "Ele não devia ter agido assim comigo", "O mundo não deveria ser tão injusto", "É absolutamente necessário que eu seja querido por todos próximos de mim". Essas exigências dogmáticas sobre si mesmo, os outros e o mundo constituem o âmago do distúrbio emocional segundo a TREC. Nem todas as crenças irracionais aparecem sob essa forma, uma vez que podem também existir sob a forma de generalizações ("Eu nunca vou conseguir uma outra namorada", "Eu sempre fracasso", etc.).

Há três imposições absolutistas que Ellis e Crawford (2000, p.57-58) descobriu e às quais chamou de *musturbation* (em português, *más-turbações*):

1. *Imposições dirigidas contra si mesmo.* Exemplos: *"Tenho que, de qualquer maneira,* conseguir fazer bem todas as coisas importantes que me proponho"; *"Devo ser totalmente* querido ou, pelo menos, ter toda a aprovação do mundo por parte das pessoas que são significativas para mim"; "Devo ser destacado ou perfeito nos projetos que escolho levar a cabo". Esta forma tão comum de más-turbação, que todas as pessoas do mundo manifestam em muitos momentos de suas vidas, leva-as a se sentirem ansiosas, inseguras e deprimidas, pois crêem que não têm valor e se odeiam cada vez que não conseguem realizar seus objetivos.

2. *Imposições dirigidas a outras pessoas.* Exemplos: "Os outros *devem* me ajudar a conseguir o que quero e a evitar o que não desejo"; "Os outros *devem* me querer e me dar aprovação sempre que eu o deseje". Esta outra forma de más-turbação conduz à raiva, ira, fúria, violência, guerras, genocídio, quando os outros não seguem as ordens que alguém estabeleceu.

3. *Imposições dirigidas contra o conjunto das condições de vida.* Exemplos: "As condições de trabalho *devem* ser estabelecidas de maneira que eu consiga o tipo de emprego do qual eu goste e que me pague bem"; "*É absolutamente necessário* que o tempo fique de um jeito que eu aprecie muito, oferecendo-me o tipo de dia que eu exija"; "As condições político-econômicas *devem* ser sempre as que eu desejo e não ir contra os meus interesses pessoais". Esta forma de más-turbação produz baixa tolerância à frustração, depressão, tendência a procrastinar as coisas, adicções e outros tipos de conseqüências negativas.

Além das exigências em forma de "deverias" e "tenho-quês", existem três derivativos destas: a "terrivelização", o "não-agüentite" e a "condenação" (Rangé, 2001). Na terrivelização, o paciente acredita que um evento é (ou será) 100% ruim, o pior que poderia acontecer. Além disso, o paciente também crê que esse acontecimento não deveria ocorrer, e que ele não conseguirá ter nenhuma alegria enquanto esse "terrível" evento não for eliminado. Um exemplo de terrivelização inclui a idéia de que "É terrível não passar no vestibular".

Um outro derivativo, o "não-agüentite", geralmente revela a baixa tolerância à frustração de um paciente, que pode ser definida como uma "falta de habilidade percebida em lidar com um desconforto" (Dryden e Neenan, 1996). Por exemplo, um paciente poderia relatar o seguinte: "Eu não consigo suportar que fulana não me ame".

Finalmente, o terceiro derivativo, a "condenação", reflete a tendência humana de condenar a si mesmo, os outros e o mundo quando suas exigências não são correspondidas. Exemplo: "Fulano é mau porque não me deu valor naquela ocasião e por isso mesmo tem que ser punido".

Segundo Ellis (1976), além de os seres humanos aprenderem essas crenças em seu meio social, eles têm uma tendência inata de construir crenças irracionais a partir de suas experiências. Vale ressaltar que a TREC não vê as crenças irracionais como o único determinante do distúrbio emocional, mas sua prática terapêutica foi desenvolvida partindo do pressuposto de que essas crenças possuem um papel importante no desenvolvimento e na propagação do distúrbio emocional. Ellis propõe a hipótese de que se não transformássemos nossas preferências ("Eu gostaria de passar nesta prova importante") em exigências dogmáticas ("Eu tenho que passar nesta prova"), dificilmente nos perturbaríamos emocionalmente.

A BASE BIOLÓGICA PARA A IRRACIONALIDADE HUMANA

Ellis (1976) declara que todos os seres humanos, incluindo os mais brilhantes e competentes, mostram evidências das principais irracionalidades humanas. Virtualmente todas as irracionalidades que causam perturbações ("deverias", "tenho-quês") encontradas em nossa sociedade também são vistas em praticamente todos os grupos sociais e culturais que já foram estudados histórica e antropologicamente. Muitos dos comportamentos irracionais nos quais nos engajamos, tais como procrastinação e falta de disciplina, contrariam os ensinamentos dos pais, dos pares e da mídia. Os psicoterapeutas, que, presumivelmente, deveriam ser modelos adequados de racionalidade, agem com freqüência de modo irracional na vida pessoal e profissional.

As pessoas tendem a achar mais fácil aprender comportamentos autoderrotistas do que auto-engrandecedores; assim, com freqüência, as pessoas comem demais e têm muita dificuldade para fazer uma dieta adequada, bebem demais, usam drogas em excesso, etc.

O ABC DA TERAPIA RACIONAL-EMOTIVO-COMPORTAMENTAL

Com o objetivo de ajudar os pacientes a terem uma maior compreensão do processo terapêutico, a TREC propõe um modelo denominado "ABC dos distúrbios emocionais". Na verdade, o ABC também envolve "D" e eventualmente "E", como pode ser observado na Figura 29.1 (Lega, Caballo e Ellis, 1997). Note as relações entre A, B, C, D e E.

Identificando os "A"

O "A", na TREC, significa "acontecimento ativador" ou "adversidade". Um acontecimento ativador pode ser definido como aquilo que ativa as crenças de um indivíduo. O "A" pode ser uma observação confirmável por qualquer outro observador ("minha mulher bateu a porta") ou uma interpretação ("ela nunca mais vai voltar"). Esse acontecimento ativador pode contribuir para o desenvolvimento de uma perturbação emocional, mas não é a causa. Provavelmente não existiriam distúrbios emocionais não-orgânicos se não houvesse adversidades em nossas vidas. Como não se conhece nenhum ser humano que não tenha passado por algum tipo de adversidade, a TREC acredita que A × B = C. Em outras palavras, os acontecimentos interagem com nossas crenças irracionais para favorecer o distúrbio emocional.

```
┌───┐ Acontecimentos                ┌───┐ Crenças (Beliefs), idéias    ┌───┐ Conseqüências
│ A │ ativadores                    │ B │                              │ C │ das crenças em A
└───┘                               └───┘ Avaliações, interpretações de A └───┘
```

```
┌─────────────────────┐     ┌──────────────────────────┐     ┌──────────────────────────────┐
│ Descrição da situação│     │ rB Crenças funcionais,   │────▶│ Ced Conseqüências emocionais │
│ problemática: o que  │────▶│ lógicas, empíricas       │     │ desejáveis                   │
│ aconteceu? Como o    │     └──────────────────────────┘     └──────────────────────────────┘
│ paciente percebeu o  │                                      ┌──────────────────────────────┐
│ que aconteceu?       │                                   ───▶│ Ccd Conseqüências            │
└─────────────────────┘     ┌──────────────────────────┐  /    │ comportamentais desejáveis   │
                            │ iB Crenças disfuncionais │ /     └──────────────────────────────┘
                       ────▶│ dificultam o funcionamento│      ┌──────────────────────────────┐
                            │ eficaz; ocorre um         │────▶│ Cei Conseqüências emocionais │
                            │ pensamento dogmático      │      │ indesejáveis                 │
                            └──────────────────────────┘      └──────────────────────────────┘
                                                              ┌──────────────────────────────┐
                                                           ──▶│ Cci Conseqüências comportamentais│
                                                              │ indesejáveis                 │
                                                              └──────────────────────────────┘
```

┌───┐ Debate ou questionamento das crenças irracionais
│ D │
└───┘

Estratégias cognitivas	*Estratégias emocionais*	*Estratégias comportamentais*
Perguntas para o questionamento: lógicas; de comprovação da realidade; pragmáticas; outras	Questionamento por meio da imaginação: imaginação racional-emoção negativa; imaginação racional-emoção positiva	Questionamento por meio de condutas: condutas opostas às idéias irracionais; ensaio de conduta; inversão de papel racional

┌───┐ Efeitos do debate ou do questionamento das
│ E │ crenças irracionais
└───┘

Efeitos cognitivos (Crenças racionais)	**Efeitos**	*Efeitos comportamentais* (Comportamentos desejáveis)

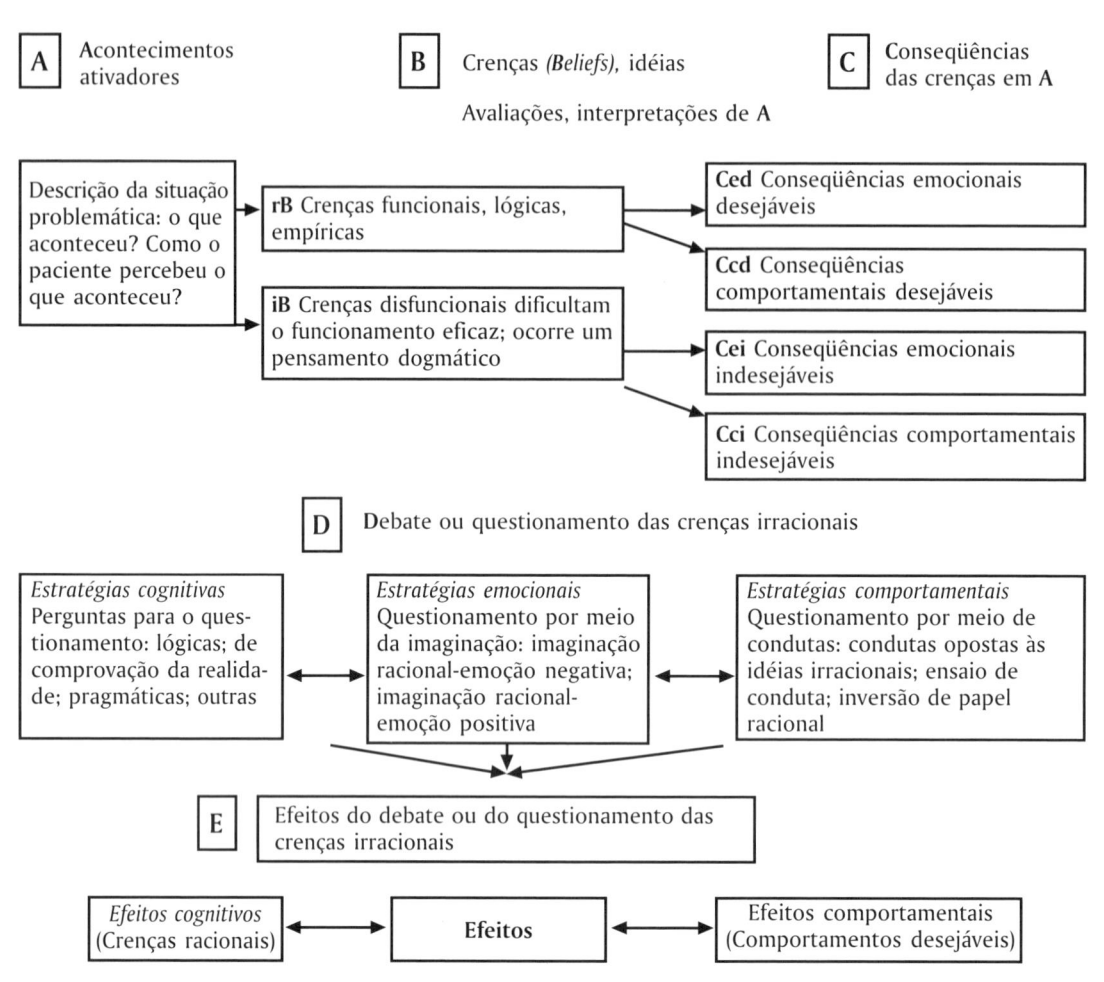

FIGURA 29.1 Modelo ABC da TREC.

Identificando os "B"

O "B" origina-se do inglês *beliefs* (crenças). Em português, podemos referir-nos ao "B" como "Busque a crença!". São cognições avaliativas e não-descritivas, como, por exemplo:

- "Helena deveria me olhar."
- "É terrível que a Helena esteja zangada comigo."
- "Não posso suportar que Helena me ignore!"

Os "B" referem-se a crenças avaliativas racionais ("É desagradável ser ignorado por Helena") ou irracionais. Existem três maneiras de identificar as crenças irracionais de um paciente:

1. Quando este, durante a sessão, exprime como está avaliando uma situação específica (Exemplo: "Ela não devia ter feito isso comigo").
2. Quando a emoção destrutiva é identificada corretamente, os terapeutas mais experientes conseguem inferir quais as possíveis crenças irracionais que se encontram por trás do distúrbio emocional. Por exemplo, quando um paciente está com raiva, ele pode estar usando as seguintes crenças irracionais: "Fulana não devia ter

me frustrado; ela é má por ter agido assim comigo".
3. Quando o terapeuta indaga: "Quando este evento ocorreu, que exigências você fez sobre a situação?". Vale ressaltar que essa pergunta apresenta desvantagens, porque corremos o risco de estar convencendo o paciente de que ele possui uma crença irracional quando não a possui. Por isso, ela deve ser usada com cautela e tato.

Como terapeutas, podemos demonstrar aos pacientes que entre um acontecimento ativador e o nosso sentimento existe um elemento crucial: nossas crenças avaliativas. Eis aqui o princípio de responsabilidade emocional: os acontecimentos da vida em si ou as outras pessoas não têm, por si só, o poder de nos perturbar emocionalmente. Os seres humanos perturbam-se pela avaliação que fazem dos eventos da vida por meio de suas exigências dogmáticas. Reformulando a frase de Epicteto, poderíamos dizer que "as pessoas são perturbadas não somente pelos acontecimentos de sua vida, mas sim pelas visões rígidas e extremadas destes" (Dryden, 2001).

A TREC distingue entre crenças racionais e irracionais. Uma crença racional pode ser definida como uma crença que é flexível e relativa, expressa por uma preferência ("Eu gostaria de fazer um bom trabalho", "Seria preferível passar nesta prova", "Eu quero terminar minha faculdade"). É constituída de *desejos*, não de exigências. Crenças racionais favorecem emoções saudáveis, enquanto crenças irracionais geralmente causam sentimentos destrutivos.

Uma crença irracional é dogmática, absolutista e expressa por exigências rígidas. As crenças racionais descritas há pouco se tornariam irracionais da seguinte forma: "Eu *tenho* que fazer um bom trabalho"; "É *absolutamente necessário* que eu passe nesta prova"; "Eu *preciso* terminar minha faculdade". Além disso, uma crença irracional é inconsistente com a realidade social e, conseqüentemente, não pode ser confirmada ou validada. Enquanto existem evidências que apóiam que seria preferível fulano passar na prova, não há evidências que confirmem que ele tenha absolutamente que passar na prova.

A TREC acredita que, na maioria dos casos, os pacientes apresentam simultaneamente crenças racionais e irracionais, cabendo ao terapeuta ajudar o paciente a distinguir entre uma e outra. Por exemplo, um paciente com transtorno obsessivo-compulsivo (TOC) pode simultaneamente expressar uma preferência e uma exigência: "Eu gostaria de parar com minhas compulsões. Eu *tenho* que parar!"

Principais crenças irracionais que favorecem emoções destrutivas

Ellis acredita que cada ser humano possui várias crenças irracionais, mas que estas podem ser categorizadas dentro das seguintes 11 crenças:

1. É absolutamente necessário para qualquer ser humano adulto ser amado ou aprovado por qualquer outra pessoa significativa da sua comunidade.
2. Uma pessoa deve ser inteiramente competente, adequada e realizadora em todos os aspectos possíveis para se considerar valiosa.
3. É terrível e catastrófico quando as coisas não são do jeito que uma pessoa gostaria que elas fossem.
4. Certas pessoas são más, perversas e maldosas e elas deveriam ser severamente responsabilizadas e punidas por sua maldade.
5. A infelicidade humana é externamente causada, e as pessoas têm pouca ou nenhuma capacidade para controlar seus infortúnios e distúrbios.
6. Se alguma coisa é ou pode vir a ser perigosa ou assustadora, uma pessoa deve ficar terrivelmente preocupada e ficar ruminando sua possível ocorrência.
7. É mais fácil evitar do que enfrentar certas dificuldades ou responsabilidades da vida.
8. A idéia de que uma pessoa deve ser dependente de outras e de que ela necessita de alguém mais forte em quem se apoiar.

QUADRO 29.1 Algumas diferenças entre crenças irracionais (**iB**) e crenças racionais (**rB**)

Crenças Irracionais (**iB**)	Crenças Racionais (**rB**)
É terrível, espantoso	É desagradável, inconveniente
Não posso suportar	Posso tolerar o que não gosto
Sou um(a) estúpido(a)	Meu comportamento foi estúpido
É um(a) imbecil	Não é perfeito(a)
Isso não devia acontecer	Isso ocorre porque faz parte da vida
Você não tem o direito	Você tem o direito de fazer o que quiser, mesmo que eu prefira que você não o faça
Devo ser condenado	Foi culpa minha e mereço uma sanção, mas não tenho que ser condenado
Necessito que ele(ela) faça isso	Quero (desejo, prefiro) que ele (ela) faça isso, mas não necessariamente devo consegui-lo
Tudo sempre dá errado	Às vezes, talvez até freqüentemente, as coisas dão errado
Cada vez que tento, eu falho	Às vezes fracasso
Nada funciona	As coisas às vezes falham mais freqüentemente do que eu gostaria
Isso é toda a minha vida	Isso é uma parte importante da minha vida
Isso deveria ser mais fácil	Desejaria que fosse mais fácil, mas amiúde o que me convém é difícil de acontecer
Deveria tê-lo feito melhor	Preferiria tê-lo feito melhor, mas fiz o que pude naquele momento
Sou um fracasso	Sou uma pessoa que às vezes fracassa

9. A história passada de alguém é um determinante definitivo do seu comportamento atual, e se algo afetou fortemente a sua vida alguma vez, isso continuará tendo um efeito similar indefinidamente.
10. O mundo deve absolutamente ser favorável e justo.
11. A idéia de que há invariavelmente uma solução certa, precisa e perfeita para os problemas humanos, e que é catastrófico se essa solução perfeita não for encontrada.

Identificando os "C"

O "C" representa as conseqüências (emocionais e comportamentais) de um paciente. A TREC escolhe preferencialmente ajudar um paciente a lidar com seus distúrbios emocionais antes de atacar os seus problemas comportamentais. Em outras palavras, esta teoria parte do pressuposto de que a grande maioria de nossos comportamentos destrutivos (procrastinação, adicções) provêm de distúrbios emocionais. São os "C" que motivam os pacientes a procurar ajuda, pois além de produzirem conseqüências emocionais positivas apropriadas, como tristeza, desgosto, desapontamento e tédio, também provocam emoções negativas inapropriadas, como ansiedade, depressão, ira e comportamentos não-saudáveis, como atacar outras pessoas, gritar ofensas, usar drogas, evitar situações sociais, etc.

A TREC distingue emoções negativas saudáveis, que nos ajudam a alcançar nossos objetivos, de emoções negativas destrutivas, que geralmente nos freiam na busca de nossos objetivos. Como mencionado anteriormente, a TREC concebe que emoções negativas saudáveis decorrem de crenças racionais, enquanto as emoções negativas não-saudáveis provêm de crenças irracionais. As principais emoções negativas destrutivas e suas alternativas saudáveis podem ser descritas da seguinte forma (Quadro 29.2):

Um dos principais objetivos da TREC é diminuir a freqüência, a intensidade e a duração das emoções não-saudáveis negativas. Ao

QUADRO 29.2 Principais emoções destrutivas e suas alternativas saudáveis

Ansiedade	→	Preocupação
Depressão	→	Tristeza
Culpa	→	Arrependimento
Vergonha	→	Desapontamento
Raiva	→	Frustração

contrário do que muitos críticos erroneamente sugerem, ela não busca a eliminação das emoções, uma vez que a TREC reconhece as emoções saudáveis negativas como motivadoras e benéficas para a saúde mental das pessoas. Em outras palavras, tristezas ou frustrações profundas são consideradas saudáveis na TREC, enquanto depressões ou raivas são consideradas prejudiciais ao paciente. Conseqüentemente, somente estas últimas serão objeto de intervenção terapêutica.

A TREC propõe que, além das emoções negativas destrutivas, os pacientes podem apresentar distúrbios emocionais secundários. Em outras palavras, podem se deprimir por estarem deprimidos, ficar com culpa por estarem ansiosos, ficar raivosos por estarem com vergonha, etc. Preferencialmente, deve-se intervir no distúrbio emocional secundário antes de no primário, uma vez que este pode dificultar o sucesso da intervenção terapêutica.

Após esquematizar conjuntamente com o paciente o ABC de seu distúrbio emocional, o terapeuta pode então entrar no processo de disputa (D).

Utilizando o "D": debater

Os principais estilos de debate são o socrático, o didático, o auto-revelador e o humorístico. O primeiro se caracteriza por uma sucessão de perguntas com o objetivo de fazer com que o paciente perceba uma contradição ou irracionalidade nas suas avaliações. O didático tem o objetivo de o terapeuta ensinar ao paciente aspectos relacionados a crenças irracionais. O auto-revelador diz respeito ao terapeuta descrever experiências suas para que o paciente possa tomá-las como exemplo em seu próprio funcionamento pessoal. E o humorístico usa o exagero como uma maneira de mostrar ao cliente o seu próprio modo irracional de funcionar. As estratégias abrangem um questionamento sobre a falta de fundamento lógico e empírico ou centram-se no aspecto pragmático/prático de manter as crenças irracionais.

Mudar crenças irracionais é o verdadeiro trabalho terapêutico da TREC e ocorre no "D", de *debater*. Debater significa combater, discutir ou desafiar o sistema de crenças irracionais do cliente e é, portanto, um processo lógico-empírico em que o paciente é ajudado a pensar racionalmente, de modo a poder internalizar uma nova filosofia que envolva uma *solução elegante*. Isso será feito por questionamentos de natureza cognitiva, imaginária e/ou comportamental.

Rangé (2001) apropriadamente destacou que o D consiste em dois estágios básicos: (1) examinar e desafiar o modo de pensar atual; e (2) desenvolver modos de pensar mais funcionais, racionais e elegantes. E isso pode ser feito em níveis diferentes de abstração, como no exemplo seguinte:

1. Minha mulher tem que fazer o jantar quando eu quiser.
2. Minha mulher deve fazer as tarefas domésticas quando eu quiser.
3. Minha mulher deve fazer as coisas do jeito que eu quero.
4. Minha família deve fazer as coisas do jeito que eu quero.
5. As pessoas das minhas relações devem fazer as coisas do jeito que eu quero.
6. Todas as pessoas devem fazer as coisas do jeito que eu quero.
7. O mundo deve ser do jeito que eu quero.

Esses pensamentos manifestam um contínuo de abstração clinicamente significativo, pois, se um cliente apenas pensasse como na primeira frase, ele seria perturbado por uma pequena quantidade de acontecimentos ativadores; mas, quanto maior o nível de abstração, mais freqüentemente perturbado ele ficaria na sua vida diária. O mesmo também se aplica a pensamentos racionais: quanto menos abstratos, menor a sua capacidade de se generalizar.

O instrumento mais importante no D é o uso de perguntas. Se na fase de diagnóstico (A, B, C) é recomendável evitar perguntas com "por quê", nesta fase é particularmente útil. A resposta a um "por quê" em geral envolve uma necessidade de provas ou uma justificação da crença e, uma vez que não haverá provas da veracidade de uma crença irracional, o paciente pode se dar conta das razões de abandoná-la. Essas perguntas foram selecionadas de argumentos lógicos que focalizam se o pensamento irracional do cliente deriva de um raciocínio que ele usa para defender-se. Por exemplo, quando se pergunta para a maioria dos clientes "Por que o mundo deve ser do jeito que você acha que ele deve ser?", eles tentam explicar que assim seria mais *desejável*. A discussão clássica de Ellis aponta que, pelo fato de uma coisa ser desejável, não se segue logicamente que o mundo deva oferecer o que é desejável.

Algumas das principais perguntas usadas num combate lógico são descritas a seguir:

1. Há uma lógica correta aqui?
2. Isso é verdade?
3. Por que não?
4. Como você sabe?
5. Você pode estar generalizando demais?
6. Se um amigo tivesse essa idéia, você a aceitaria?
7. Por que essa é uma afirmação não verdadeira? Em que sentido?
8. Essa é uma prova muito boa?
9. Quais comportamentos você pode apresentar como prova?
10. Por que tem que ser assim? Que lei do universo diz isso?
11. Onde isso está escrito?
12. Pode ver uma inconsistência em suas crenças?
13. O que isso significaria sobre você como pessoa?
14. O que há de errado com a noção de que você é "especial"?
15. Por que você deve?
16. Vamos assumir o pior. Você está fazendo coisas más. Agora, por que você não deveria fazê-las? (Walen, DiGiuseppe, Dryden, 1992)

O segundo grupo de perguntas requer do cliente que ele avalie se suas crenças estão consistentes com os dados da realidade social. Por exemplo, as crenças de "exigência" podem ser demonstradas como sendo inconsistentes com a realidade. Não importa o quanto os clientes pensem que o mundo "deva" ser do jeito que eles querem, o universo usualmente não muda para atingir seus "deves". Os clientes que têm baixa tolerância à frustração podem ser recorrentemente lembrados que mesmo que digam não conseguir agüentar as adversidades, na verdade continuam agüentando. As principais perguntas que são usadas para um teste da realidade são:

1. Que provas demonstram que o que você acredita é verdade?
2. Onde estão as evidências?
3. Que aconteceria se (A) ocorresse?
4. Você conseguiria agüentar?
5. Vamos ser cientistas: o que os dados mostram?
6. Por que ele/ela deve fazer isso? Ele/ela tem que fazer?
7. Se isso for verdade realmente, qual o pior que poderia acontecer?
8. E daí, se acontecer? O que seria tão terrível?
9. Por que uma desvantagem é tão horrível?
10. Pergunte-se: é ainda possível encontrar a felicidade?
11. Que coisas boas podem acontecer se (A) ocorrer?
12. Você pode se sentir feliz mesmo se você não conseguir o que quer?
13. Qual é a probabilidade de uma conseqüência ruim?
17. Como o seu mundo ficaria destruído se (A) ocorresse? (Walen, DiGiuseppe, Dryden, 1992)

O terceiro grupo de disputa não ataca diretamente a lógica, mas questiona o valor hedônico do sistema de crenças de um paciente. Uma determinada idéia ajuda um cliente a resolver um problema pessoal? Atingir uma meta? Oferece outras conseqüências positivas? Abranda um turbilhão emocional? As principais perguntas que são usadas para uma análise pragmática ou funcional são:

1. Na medida em que você acredita nisso, como você se sente?

2. "Qualquer coisa que eu queira eu devo conseguir". Aonde esse comando pode levar você?
3. Vale a pena o risco?
4. Quando você pensa desse jeito, como se sente?
5. Esse pensamento motiva você a ir trabalhar?
6. E aonde isso leva você?
7. O que acontece quando você pensa assim?
8. Por que você mantém uma crença que lhe causa tanto sofrimento? (Walen, DiGiuseppe, Dryden, 1992)

Vejamos a seguir alguns aspectos importantes da prática clínica da TREC.

Exemplos de "E" saudáveis

Considerando uma pessoa que tenha sido rejeitada por fulana:

1. Razão alguma exije que eu necessariamente tenha que conseguir aprovação da fulana, apesar de isso ser altamente desejável. Entretanto, vou fazer o que for possível para consegui-lo.
2. Fracassar nessa tentativa de aprovação me converte numa pessoa que falhou, não numa pessoa inadequada.
3. Não há evidências de que se eu não conseguir a aprovação dela não vou ser capaz de ter um relacionamento satisfatório no futuro. Se continuar tentando, provavelmente vou acabar conseguindo.
4. Minha crença de absoluta necessidade de aprovação da fulana vai seguramente me levar à depressão e, portanto, vou ser menos capaz de conseguir a aprovação de quem quer que seja.

TÉCNICAS UTILIZADAS NA PRÁTICA CLÍNICA

A TREC utiliza uma variedade de técnicas cognitivas, emocionais e comportamentais em sua clínica.

Técnicas cognitivas

Uma das principais técnicas cognitivas utilizadas nesta teoria é a disputa das crenças irracionais do paciente. Depois de identificar as crenças do paciente e discriminar as crenças racionais das irracionais, o terapeuta pode optar por entrar no processo de disputa. Por meio de um questionamento diretivo e persuasivo, o terapeuta procura mostrar ao paciente a irracionalidade de sua crença, com o objetivo de ajudá-lo a gradualmente enfraquecer sua convicção na mesma e desenvolver uma crença racional alternativa. Esta, quando assimilada, favorecerá emoções negativas saudáveis e lhe ajudará a atingir seus objetivos. Ellis propõe que esse processo seja feito preferencialmente de uma forma vigorosa e enérgica, a fim de promover a diminuição do espaço entre o que o paciente acredita racionalmente (*insight* intelectual sobre a recém desenvolvida crença racional) e o que acredita emocionalmente (*insight* emocional sobre a crença irracional enraizada há anos). O objetivo desse processo não é eliminar as crenças irracionais do paciente, mas sim enfraquecer o quanto ele acredita, racionalmente e "emocionalmente", nessas exigências dogmáticas.

A seguir, podemos observar exemplos de aplicações freqüentes do debate ou do questionamento:

- Em casos de *autodesvalorização* (ou autocondenação):
  iB[1] "Devo agir sempre bem para provar que sou uma boa pessoa."
  Conseqüência emocional (**Ce**): Depressão, ansiedade.
  Debate filosófico: Desvalorizar o comportamento, não a pessoa.
  Por exemplo, mesmo que me desempenhe mal *quase* 100% das vezes, como posso provar que *um* papel me define como ser humano, o que inclui a totalidade dos meus papéis passados, presentes e futuros, reais e potenciais? Poderia usar-se como analogia a conclusão de

[1] *Irrational Belief* = Crença Irracional.

que um recipiente (a essência) é bom ou mau se as frutas (papéis) são boas ou más.
Debate empírico: Avaliar se o comportamento foi mau em *todas* as vezes que ele ocorreu ou simplesmente numa *percentagem* das vezes.
Por exemplo, como posso comprovar que desempenhar uma atividade mal um certo número de vezes implica que eu a tenha desempenhado mal 100% das vezes?
Pensamento racional (**E**[2]): "Eu *preferiria* agir corretamente. Cometer erros não significa que não sou humano, mas sim alguém falível."
Nova conseqüência emocional (**Ce**): A depressão se converte em tristeza, e a ansiedade, em preocupação ou contrariedade.

- Em casos de *desvalorização/condenação dos outros*:
  iB "Os outros devem me tratar com consideração e justiça, pois, do contrário, são seres indesejáveis e maus, que merecem ser castigados."
  Conseqüência emocional (**Ce**): Ira.
  Debate filosófico e empírico: (ver o exemplo anterior).
  Pensamento racional (**E**): "Eu *preferiria* ser tratado com consideração, mas se isso não ocorrer, vou tentar uma solução possível a um comportamento injusto junto à pessoa que está me tratando sem a consideração que eu desejo receber. Se isso não acontecer, posso aceitar que os outros têm o direito de decidir, mesmo que eu não goste da decisão, em vez de ficar perdendo meu tempo e minha energia pensando nisso e em meus desejos de vingança."
  Nova conseqüência emocional (**Ce**): A ira se transforma em aborrecimento, irritação, enfado.
- Em casos de *catastrofização*:
  iB ".... (algo)..... é terrível e catastrófico."
  Conseqüência emocional (**Ce**): Pânico.

Debate filosófico: Se (A) fosse assim, implica que haveria *momentos* muito desagradáveis. Entretanto, como isso prova que *minha vida*, em todos os seus aspectos, seria horrível, uma verdadeira catástrofe?
Debate empírico: Algo ser catastrófico e terrível implica que (A) é *totalmente* ruim, o que não está de acordo com a realidade, já que sempre poderia ser *pior*. Também não pode ser *mais* que ruim ou 101% ruim.
Pensamento racional (**E**): "Isto (A) poderia chegar a ser muito inconveniente, mas não horrível, catastrófico ou insuportável."
Nova conseqüência emocional (**Ce**): O pânico se transforma em preocupação, desagrado.

- Em caso de *baixa tolerância à frustração*:
  iB "O mundo/a vida *devem* ser justos, não muito difíceis, nem requerer muito esforço, já que, do contrário, não vou conseguir *tolerar* esse desconforto".
  Conseqüência emocional (**Ce**): Ansiedade (situacional).
  Debate filosófico: Pelas leis da probabilidade nada é 100% garantido. Alguns fatores podem *aumentar* a probabilidade, mas não podem *assegurar* resultado algum. Mais ainda, quem disse que a vida é *sempre* justa e que *desejar* algo implica que eu tenho que obtê-lo, não importando quando e como?
  Debate empírico: O desconforto é *suportável* e posso tolerá-lo, pois já me senti desconfortável muitas vezes antes e não morri.
  Pensamento racional (**E**): "Mesmo que eu esteja verdadeiramente incomodado e não possa fazer nada para mudar isso, posso continuar vivendo e encontrar felicidade em outros aspectos da minha existência."
  Nova conseqüência emocional (**Ce**): A ansiedade se transforma em desconforto.

A seguir, podemos observar um exemplo do processo de disputa da TREC. Neste

---

[2] *Effective new philosophy:* Nova filosofia racional.

caso, o paciente tinha um problema de relacionamento com um de seus melhores amigos e relatava freqüentemente sentir-se raivoso e deprimido.

Crença irracional a ser disputada: "Eu tenho que ser respeitado pelo meu amigo."

T: "Por que ele tem que respeitá-lo?"
P: "Porque eu quero assim."
T: "Então tudo que você quer, você tem que conseguir?"
P: .... (silêncio do paciente)
T: "Qual lei do universo declara que nossos amigos têm, sob qualquer circunstância, que nos respeitar?"
P: "Só a lei da minha cabeça."
T: "Pelo fato de que você gostaria que ele o respeitasse, podemos concluir então que ele deve respeitá-lo?"
P: "Acho que não."
T: "Aonde esta crença vai levá-lo? Por exigir que ele o respeite, você irá mudá-lo?"
P: "Não, não tenho o poder de mudar os outros, somente a mim mesmo."

Outra técnica cognitiva utilizada na TREC é a mudança semântica das frases que repetimos para nós mesmos. Após uma prova malsucedida, um paciente repetia-se freqüentemente que ele era um fracasso, e conseqüentemente ficava deprimido. O paciente foi incentivado pelo terapeuta a alterar sua afirmação generalista "Eu sou um fracasso total" para "Eu fracassei nesta prova, mas isso não significa que eu seja um fracasso como pessoa".

Técnicas emocionais

A principal técnica emocional proposta pela TREC denomina-se *imaginação racional-emotiva* (Maultsby e Ellis, 1974). Veja os passos a seguir para o uso de imagens racional-emotivas:

1. Imagine uma das piores coisas que podem acontecer com você, como ser rejeitado por alguém de quem você goste muito, ficar muito doente, fracassar num projeto importante, etc. Tente conseguir isso da forma mais vívida possível. Pense também em todos os problemas que essa situação pode trazer para sua vida.

2. Tente experimentar tão intensamente quanto possível as conseqüências emocionais (**Ce**) que o perturbam e o impedem de se sentir feliz, como ansiedade, depressão, ira, autocompaixão, etc. Assegure-se de que isso é realmente o que você sente e experimenta numa situação dessas, e não o que você acredita que deveria sentir. Deixe que esses sentimentos aflorem de forma tão realista, espontânea e intensa quanto possível.

3. Quando você conseguir se sentir muito aflito, derrotado e com dificuldades para funcionar adequadamente ao imaginar essa situação, conserve esse sentimento por uns dois minutos. A seguir, substitua-o por um sentimento que, apesar de negativo, possa ser mais funcional e apropriado. Você mesmo pode escolhê-lo e prescrevê-lo (Quadro 29.3).

4. Ao fazer a substituição de emoções negativas inadequadas por outras negativas mas mais funcionais, assegure-se de que você não está mudando o acontecimento (**A**), mas mantendo exatamente a mesma imagem aversiva (**A**) que evoque a sua emoção inadequada (**Ce # 1**), para que, logo após, ela seja substituída por uma adequada (**Ce # 2**). Assim, no exemplo anterior, a ira não se

QUADRO 29.3 Substituição de emoções negativas inadequadas por emoções negativas mais funcionais

Acontecimento	Ce # 1	Ce # 2
Ser tratado de forma injusta	Ira	Desagrado
Desempenho ruim numa entrevista	Pânico	Preocupação
Quaisquer acontecimentos negativos	Depressão, culpa	Tristeza, arrependimento

transforma em desagrado pelo fato de a outra pessoa não estar mais lhe tratando tão injustamente.
5. Também não utilize, como único recurso, mecanismos de distração como relaxamento, *biofeedback* ou meditação para mudar as suas emoções, já que isso é uma solução apenas temporal que não muda a causa real do problema, que é o pensamento irracional e dogmático.
6. As verdadeiras imagens racional-emotivas são aquelas em que se trabalha para produzir mudanças nas emoções que são geradas espontaneamente, de negativas inapropriadas para negativas funcionais. Isso se faz por meio de um diálogo consigo mesmo(a), em que você apresenta, de maneira enérgica e repetitiva, uma crença racional (**rB**) ou uma frase adquirida como estratégia de questionamento da crença irracional (**iB**). Por exemplo, ainda no exemplo citado, pensando (**rB**):
    "Sim, eu detesto o seu comportamento, mas não detesto você como pessoa"; ou "Fui tratado de uma forma muito desagradável. O fato de eu preferir que não tivesse sido assim não os obriga a se comportarem de acordo com meus desejos. Posso tentar dizer isso para eles sem me sentir furioso por acreditar que estejam agindo de forma injusta. Assim, talvez eu consiga que mudem, mesmo que eu não tenha nenhuma garantia. Se isso continuar a acontecer, poderei me retirar e deixar de ter a companhia deles".
7. Se a técnica das imagens racional-emotivas for utilizada de forma correta, você se dará conta de que a mudança emocional só demora uns poucos minutos. Persista! Não se dê por vencido! Lembre que é você mesmo quem cria seus próprios sentimentos de pânico, depressão e ira como conseqüência da sua forma irracional de ver as coisas. Insista até que você se sinta de forma apropriada e funcional, isto é, com uma emoção prescrita por você mesmo como substituta das suas emoções iniciais autodestrutivas.
8. Uma vez tendo conseguido isso, você poderá usar as imagens racional-emotivas para lidar com sentimentos perturbadores secundários, como a culpa (**Ce** inicial que se transforma em **A**), conseqüência de ter se enfurecido com alguém (**nova Ce** ou **Ce secundária**).
9. Ainda que você possa usar imagens racional-emotivas para criar emoções apropriadas no lugar das inapropriadas, é necessário repeti-las muitas vezes; por exemplo, durante 30 dias seguidos para *cada* emoção negativa. Isso poderá inclusive ajudar a lidar melhor com novas situações reais, gradualmente tornando-as mais automáticas. Assim, a utilização consistente de imagens racional-emotivas poderá fazer com que você fique não apenas menos perturbado(a), mas menos perturbável.
10. Atribua-se como tarefa para casa uma prática diária de imaginação racional-emotiva, durante várias semanas, com o propósito de superar um sentimento negativo em particular. Se cumprir com sua tarefa num dia determinado, você pode se dar como um prêmio ou reforço positivo algo de que você goste, que lhe dê prazer, como ouvir música, comer uma comida especial, dar um passeio, etc. Por outro lado, se você não fizer o exercício, atribua-se um castigo, algo que lhe desagrade fazer, como uma doação a uma causa que você deteste, limpar o piso do banheiro, etc.

Utilizando cartões de enfrentamento de uma forma rigorosa

Suponhamos que, após o processo de debate, um paciente desenvolva uma nova filosofia racional que o ajude a superar sua fobia social. Em vez de acreditar fortemente que "tem que ser aprovado por todos", ele desenvolve uma filosofia de que "ser aprovado pelas pessoas é preferível, porém não absolutamente necessário". O paciente é então instruído a levar consigo um cartão de enfrentamento com a seguinte filosofia: "Posso ser eu mesmo; não necessito da aprovação dos outros". O terapeuta pode pedir que o paciente repita, em voz alta, de uma forma vigorosa, esse cartão, a fim de que gradualmente assimile emocionalmente o conteúdo dessa afirmação. Quando isso não for possível, o paciente pode gravar as filosofias racionais em uma fita e escutá-las várias vezes durante o dia. Além disso, a TREC também propõe que os pacientes repitam essas afirmações vigorosamente na frente de um espelho, para aumentar o impacto emocional das novas filosofias.

Outra técnica emocional proposta pela TREC é o exercício do ataque de vergonha (Rangé, 2001), muito utilizado com pacientes tímidos ou apresentando fobia social. Por exemplo, uma paciente tímida e com medo de rejeição poderia ser instruída a abordar vários estranhos em uma discoteca, com o objetivo de tolerar a vergonha e a ansiedade que essa situação lhe provoca. Com o tempo e a repetição do exercício, ela gradualmente acreditará "emocionalmente" que não é nenhuma vergonha abordar um estranho em uma discoteca. Além disso, este exercício diminuirá a intensidade de sua ansiedade pelo mecanismo de habituação.

Técnicas comportamentais

A TREC propõe que, se quisermos diminuir o quanto acreditamos em nossas crenças irracionais e aumentar a convicção em nossa nova filosofia, devemos agir de uma forma que se opõe a nossas crenças irracionais e simultaneamente sustenta nossa nova filosofia. Por exemplo, uma pessoa que tinha fobia de entrar em hospitais possuía a seguinte crença irracional: "Eu não devo entrar em hospitais (uma vez que eu posso ser contaminada), e ser contaminada será horrível". Neste caso, não será suficiente disputar cognitivamente a crença irracional do paciente. Enquanto este continuar evitando entrar em hospitais, estará anulando o efeito da estratégia cognitiva. Em outras palavras, enquanto ele não se expuser "comportamentalmente" ao seu medo, não podemos supor que a intervenção cognitiva foi um sucesso.

Para melhorar a baixa tolerância à frustração de seus pacientes ("Eu não consigo suportar o desconforto de enfrentar meus medos"), a TREC preferencialmente utiliza a inundação, em lugar da dessensibilização gradual. Por exemplo, em vez de expor esse paciente a um hospital por semana, o terapeuta racional-emotivo o incentivaria a freqüentar alguns hospitais durante a semana. Com essa intervenção, não queremos aumentar o sofrimento do paciente, mas sim lhe demonstrar, o mais rapidamente possível, que provavelmente nada de terrível lhe acontecerá ao enfrentar seus medos. Obviamente, dependendo do caso e da motivação do paciente, o terapeuta pode abdicar desta estratégia e incentivá-lo a expor-se gradualmente aos seus medos.

Como mencionado anteriormente, e com o objetivo de aumentar a adesão às tarefas de casa, a TREC utiliza o princípio de reforço e penalidade para aumentar a probabilidade de que o paciente execute a tarefa preestabelecida. Por exemplo, imaginemos que, durante a sessão, terapeuta e paciente conjuntamente decidam que o último irá se expor a uma situação ansiogênica duas vezes ao dia. Após uma exposição com sucesso, o paciente se gratificaria imediatamente com algo que adora (ver um programa de televisão, correr na praia). Inversamente, toda vez que evitasse enfrentar seus medos, ele se comprometeria a fazer uma atividade que detesta (limpar o banheiro, telefonar a um amigo chato, etc.) logo após o seu ato de esquiva.

AUTO-ESTIMA *VERSUS* ACEITAÇÃO INCONDICIONAL DE SI MESMO E DOS OUTROS

A noção de auto-estima que prevalece em nossa sociedade apresenta mais prejuízos do que benefícios. O conceito de auto-estima aparentemente é condicional; isto é, parte do pressuposto de que somente podemos nos aceitar porque, por exemplo, temos um bom trabalho, muitos amigos ou somos respeitados como psicólogos, médicos, professores, etc. O risco da aceitação condicional é que, uma vez que perdemos nosso trabalho ou deixamos de ser profissionais respeitados, toda a nossa auto-estima cai por água abaixo. Além disso, se baseamos nossa estima na realização de conquistas externas, teríamos que constantemente alcançar nossos objetivos (o que é privilégio de poucos) para nos darmos valor.

A outra alternativa, proposta pela TREC, sugere que ensinemos nossos pacientes a se aceitarem incondicionalmente, independente de qualquer comportamento que apresentem. A aceitação incondicional de si mesmo propõe que nos aceitemos simplesmente porque somos humanos e estamos vivos, ou meramente porque decidimos assim. Esta teoria acredita que, se decidimos nos aceitar incondicionalmente, a incorporação e a prática disso nos ajudará a melhorar nossa saúde emocional. Propõe-se aqui que o valor de um ser humano é intrínseco, e não extrínseco. Em outras palavras, nosso valor não depende de realizações exteriores. A TREC argumenta que todos os humanos possuem o mesmo valor, simplesmente porque estão vivos, e não por causa de mais conquistas ou de certas características pessoais.

A TREC também nos ajuda a não nos culparmos como pessoa por termos agido de forma errada. Ela afirma que todo ser humano é falível e imperfeito e, conseqüentemente, tem o direito inalienável de errar. Alguém conhece um ser humano perfeito, que nunca tenha cometido erros? Certamente não. Similarmente, Jesus foi muito feliz em afirmar que "aquele que nunca pecou que jogue a primeira pedra", reconhecendo que a condição humana está sempre sujeita ao erro. Shakespeare também expressou a mesma idéia: "Errar é humano" (Ellis, 2000). Isso não significa que devemos nos conformar com nossos erros. Podemos optar por reconhecê-los, aprender com eles e, preferivelmente, mudá-los no futuro.

Outro conceito primordial da TREC é o de *aceitação incondicional dos outros*. Essa posição implica aceitar (não necessariamente gostar) os outros como humanos falíveis, independentemente de qualquer comportamento que eles venham a apresentar. O objetivo é aceitar o pecador, porém não o pecado. Em outras palavras, separar a pessoa do comportamento. A hipótese central desse conceito é que as pessoas não são aquilo que fazem, uma vez que elas fazem coisas boas e más, e não poderiam ser definidas como boas quando agem bem e perversas quando agem mal. Além disso, como podem sempre mudar seus comportamentos no próximo segundo, não devem ser estereotipadas. As pessoas são extremamente complexas e fluidas e, conseqüentemente, não podem ser definidas pelo seu comportamento, nem ser avaliadas por algum valor global. Definir a pessoa por um ato seria reducionismo, uma vez que, em um único dia, agimos de dezenas de maneiras diferentes. Além disso, definir uma pessoa como "má" (ou "boa") seria complicado, visto que, se ela agisse bem (ou mal) no próximo segundo, nosso conceito sobre ela desmoronaria.

Por exemplo, imaginemos que o nosso pai faleça, e que uma de nossas sobrinhas não compareça ao enterro. Teremos a tendência natural de classificar essa sobrinha como má e insensível, e provavelmente nos afastaremos dela. Segundo a TREC, podemos optar por aceitar a essência de nossa sobrinha (como uma pessoa falível como todos nós), porém não necessariamente concordar com seu comportamento. Conseqüentemente, sem raiva poderemos expor o quão descontentes ficamos por esse ato ruim e tentar explicar e sugerir que ela mude seu comportamento no futuro. Se estivéssemos com raiva, provavelmente nos afastaríamos da sobrinha e não daríamos a ela a oportunidade de aprender com seu erro e modificar seu comportamento.

Em prol de nossa saúde emocional, podemos classificar os atos como ruins ou bons de acordo com nosso sistema de valores (neste caso, "é errado não comparecer a enterros de família; conseqüentemente, esse ato é ruim"), mas podemos, com muito esforço, nos abster de dar qualquer valor global ao ser humano que cometeu o ato ruim. Em outras palavras, não existem seres humanos bons ou maus, santos ou perversos, uma vez que a essência humana é extremamente complexa e não-classificável. Ser perfeito e nunca errar é tarefa dos deuses, não dos humanos.

Não atribuir valores globais a uma pessoa vai contra a tendência natural dos seres humanos, uma vez que somos treinados desde a infância a distinguir entre pessoas boas e más. Porém, vale ressaltar que nem tudo que é contra a natureza humana é impossível de alcançar. Há 50 anos, nunca pensaríamos em escrever algo apertando teclas em um computador, porém hoje isso faz parte de nosso cotidiano.

Nossa sociedade ignora completamente esse conceito, categorizando e estereotipando indivíduos por um único comportamento que apresentam. Portanto, se alguém mata, é logo denominado "criminoso" ou "assassino", como se esse único comportamento, por mais errado que seja, pudesse definir um ser humano em sua completude.

CONCLUSÃO

É inegável o pioneirismo de Albert Ellis nas abordagens cognitivas em psicoterapia. Ellis conseguiu integrar conceitos filosóficos com psicológicos para desenvolver um sistema de terapia com base na tolerância e na eficiência clínica. A TREC não garante felicidade absoluta, mas pode ajudar seus pacientes a tornarem-se menos perturbáveis diante das adversidades da vida. A TREC prega o não-dogmatismo e, por essa razão, não deve ser seguida como verdade absoluta. A simplicidade aparente da TREC é enganosa, pois o seu fundador argumenta que este método poderia dar conta de 85% dos problemas emocionais mais usuais.

REFERÊNCIAS BIBLIOGRÁFICAS

ADLER, A. *Understanding human nature*. New York: Garden City, 1927.
BECK, A.T. et al. *Cognitive therapy of depression*. New York: The Guilford, 1979.
BECK, A.T.; EMERY, G.; GREENBERG, R.L. *Anxiety disorders and phobias*: a cognitive perspective. New York, Basic Books, 1985.
BECK, A.T. et al. *Cognitive therapy of personality disorders*. New York, Guilford, 1990.
COVER-JONES, M. The elimination of children's fears. *Jounal of Experimental Psychology*, v.7, p.382-90, 1924.
DRYDEN, W. *Dealing with anger problems*: a rational-emotive therapeutic interventions. Sarasota: Professional Resource Exchange, 1990.
_____. *Reason to change*: a rational emotive behaviour therapy workbook. Philadelphia: Taylor and Francis, 2001.
DRYDEN, W.; ELLIS, A. Rational-emotive therapy. In: DRYDEN, W.; GOLDEN, W.L. (Orgs.). *Cognitive-behavioural approaches to psychotherapy*. London: Harper & Row, 1986.
DRYDEN, W.; NEENAN, M. *Dictionary of rational emotive behaviour therapy*. London: Whurr, 1996.
ELLIS, A. *Reason and emotion in psychoterapy*. Lyle Stuart: New York, 1962.
_____. Changing rational-emotive therapy (RET) to rational-emotive-behavior therapy (REBT). *The Behavioral Therapist*, v.16, n.10, p.257-8, 1993.
_____. Do I really hold that religiouness is irrational and equivalent to emotional disturbance? *American Psychologist*, v.47, n.3, p.428-9, 1992a.
_____. Group rational-emotive and cognitive-behavioral therapy. *International Journal of Group Psychoterapy*, v.42, n.1, p.63-80, 1992b.
_____. How to fix empathy self. *American Psychologist*, v.46, n.5, p.539-40, 1991.
_____. *Humanistic psychoterapy:* the rational-emotive approach. New York: McGraw-Hill, 1973.
_____. Let's not ignore individuality. *American Psychologist*, v.45, n.6, p.781-90, 1990.
_____. My early experiences in developing the practice of psychology. *Professional Psychology: Research and Practice,* v.23, n.1, p.7-10, 1992c.
_____.Teoria racional-emotiva. In: BURTON, A. *Teorias operacionais da personalidade*. Rio de Janeiro: Imago, 1978.
_____. The biological basis of human irrationality.*Journal of Individual Psychology,* v.32, p.145-68, 1976.
_____. The theory of rational-emotive therapy. In: ELLIS, A.; WHITELEY, J.M. (Orgs.). *Theoretical and empirical foundations of rational-emotive therapy*. Monterey: Brooks-Cole, 1979.
ELLIS, A.; BLAU, S. *Vivir en una sociedad irracional*. Buenos Aires: Paidós, 2000.
ELLIS, A.; BERNARD, M.E. *Clinical applications of rational-emotive therapy*. New York: Plenun, 1985.
ELLIS, A.; CRAWFORD, T. *Making intimate connections*: seven guidelines for great relationships and better communication. California: Impact, 2000.
ELLIS, A.; DRYDEN, W. *The practice of rational-emotive therapy*. New York: The Guilford, 1987.
HEIDEGGER, M. *Existence and being*. Chicago: Henry Regnery, 1949.
HORNEY, K. *Self-analysis*. New York: Norton, 1942.
LEGA, L.; CABALLO, V.; ELLIS, A. *Teoría y práctica de la terapia racional-emotivo-conductual*. Madrid: Siglo XXI, 1997.
MAULTSBY, M.C.; ELLIS, A. *Technique for using rational-emotive imagery*. New York: Institute for Rational-Emotive Therapy, 1974.
RANGÉ, B.P. Psicoterapia racional-emotiva-comportamental. In: _____. (Org.). *Psicoterapias cognitivo-comportamentais:* um diálogo com a psiquiatria. Porto Alegre: Artmed, 2001.
RUSSEL, B. *The conquest of happyness*. New York: New American Library, 1930.
TILLICH, P. *The courage to be*. New Haven: Yale University, 1953.
WALEN, S.R.; DIGIUSEPPE, R.; DRYDEN, W. *A practitioner's guide to rational-emotive therapy*. Oxford: Oxford University, 1992.
WATSON, J.B.; RAINER, R. Conditioned emotional reactions. *J. Exp.Psychol.,* v.3, p.1-14, 1920.

Treinamento em habilidades sociais

30

VICENTE E. CABALLO, MARIA JESÚS IRURTIA

Atualmente há um certo consenso de que boa parte dos transtornos psicológicos ou psiquiátricos tem um importante componente de problemas de comunicação e relações interpessoais (Davison, Neale, Kring, 2003; Barlow e Durand, 2002), chegando, em alguns casos, a ser este o núcleo central do transtorno (por exemplo: fobia social, transtorno da personalidade esquiva, problemas de casal, etc.) (APA, 2000; Caballo, 2001a; Caballo, Andrés, Bas, 2003). As habilidades sociais constituem os pilares básicos da comunicação eficaz entre as pessoas, sendo que sua inadequação provoca inúmeras dificuldades nas diferentes áreas do funcionamento do indivíduo, especialmente no nível social, mas também no laboral (Hayes, 2002) ou da saúde (Gil e León, 1998).

Já faz tempo que a importância dos déficits nas habilidades sociais na psicopatologia vem sendo abordada (Phillips, 1978). Uma série de trabalhos realizados por Zigler e Phillips (Phillips e Zigler, 1961; Zigler e Levine, 1973; Zigler e Phillips, 1962) demonstrou, por exemplo, que o nível de competência social anterior ao ingresso hospitalar de um paciente psiquiátrico era o melhor indicador da adaptação posterior à saída do hospital. Além disso, essa relação não se via afetada nem pela ficha diagnóstica do paciente nem pelo tratamento recebido durante a hospitalização. Esses trabalhos sugeriram que o funcionamento social pobre poderia levar à psicopatologia, em vez de originar-se dela. Lentz, Paul e Calhoun (1971) descobriram que o nível de funcionamento social estava relacionado com a alta do hospital e a taxa de recaída, sendo que Argyle, Bryant e Trower (1974) observaram que um terço dos pacientes entre 17 e 50 anos com neurose e transtornos da personalidade que procuravam uma clínica psiquiátrica ambulatorial, durante um período de seis meses, eram considerados socialmente inadequados. A inadequação social pode ser considerada um fator que predispõe os indivíduos a desenvolverem uma categoria de transtornos psicológicos ou, alternativamente, uma conseqüência ou um sintoma de psicopatologia. O treinamento em habilidades sociais vem sendo empregado há muito tempo para remediar os problemas de inadequação social e hoje é uma das melhores opções para o clínico na hora de abordar problemas de fobia social (Stravynski e Amado, 2001), personalidade esquiva (Alden, Mellings, Ryder, no prelo) ou dificuldades gerais nos relacionamentos. Os problemas de relações interpessoais são especialmente comuns hoje em dia entre as pessoas que procuram tratamento devido a um problema psicológico, e o treinamento em habilidades sociais é uma técnica utilizada com muita freqüência. Apresentamos, a seguir, um trecho de uma entrevista realizada com um paciente que procurou tratamento devido ao problema de estresse no trabalho. Embora essa tenha sido a razão apresentada pelo paciente, o que foi surgindo ao longo das diferentes entrevistas foi um problema de personalidade esquiva.

Alvaro (A.R.) é um jovem de 29 anos, formado em informática, que trabalha em uma empresa fazendo programações. "É algo de que eu gosto", ele diz, e pede tratamento porque acha que o trabalho está acima de suas forças, pois ultimamente gera nele grande tensão.

Trata-se de um homem com poucos interesses a que possa se dedicar e com uma tendência quase constante a se centrar em seu mundo interior. Há um ano encontra-se com mais responsabilidade e pressão devido ao andamento de um importante projeto para a empresa, do qual é responsável direto; diz frases como "não me sinto capaz, não me atrevo a dar um basta", "não consigo expressar o que penso a meus colegas".

Alvaro trabalha nessa empresa desde antes de terminar seus estudos; o trabalho não é uma circunstância nova em sua vida, o que é novo é a exposição contínua a que se vê submetido agora. Ele se reconhece perfeccionista e auto-exigente.

T: "O que mais está preocupando você?"
A.R.: "A imagem de bom moço está me pesando" – fala em tom extremamente baixo e mal estabelece contato visual – "faz meses que estou com essa tensão e todo esse estresse" – enquanto fala realiza diferentes automanipulações repetidas e não pára de mexer as pernas, mostrando inquietação e tensão – "uma amiga que foi sua paciente me disse que você poderia me ajudar".
T: "Como isso está afetando você?"
A.R.: "Preocupa-me porque falo cada vez menos e não páro de colocar e recolocar as coisas em seu lugar no trabalho quando alguém quer me pedir algo... começo a parecer cada dia mais estranho."

Ele se define como introvertido e justifica sua falta de relacionamento com mulheres pela falta de tempo. Também menciona uma grande ansiedade antecipatória quando vão apresentar-lhe alguém do sexo oposto.

T: "Como você se sente ao conhecer uma nova pessoa?"
A.R.: "Se for do mesmo sexo, não passo tão mal".

Está se refugiando no trabalho a tal ponto que nos finais de semana também vai ao escritório.

T: "Para que ir ao escritório no final de semana?"
A.R.: "Assim adianto o trabalho de segunda-feira..." "Tomei comprimidos mas não me fazem nada, continuo ficando nervoso quando tenho de falar com os demais; o que você me diz sobre expressar sentimentos... só de pensar... nem tento fazer isso!"

A inter-relação exata entre a inadequação social e a psicopatologia tem um interesse mais que estritamente acadêmico. Se a competência social predispõe, mantém ou aumenta o transtorno psicológico de um indivíduo, é muito óbvio, então, que se transforme em um objetivo básico de tratamento. Dessa forma, parece também que os déficits em habilidades sociais estão associados não só com as formas principais de psicopatologia, mas também com outras condutas disfuncionais (Gil, León, Jarama, 1992).

A aplicação do treinamento em habilidades sociais tem sido muito ampla e abrangeu inúmeros transtornos psicológicos (ver Caballo, 2003). A seguir, vamos transcrever sessões de alguns dos transtornos mais comumente tratados por meio do treinamento em habilidades sociais.

HABILIDADES SOCIAIS E TRANSTORNO DA PERSONALIDADE ESQUIVA

Este transtorno se define por um padrão generalizado de inibição social, sentimentos de inadequação e hipersensibilidade diante da avaliação negativa (APA, 2000). Os sujeitos com o transtorno se caracterizam por sintomas relativos à esfera interpessoal, como evitar atividades que impliquem um contato interpessoal significativo devido às críticas, desaprovação ou rejeição. Ao não se relacionar com pessoas a não ser que esteja seguro de que será aceito por elas, o paciente mostra inibição nas relações íntimas devido ao temor de passar vergonha ou ridículo e, apesar dos desejos de se relacionar, preocupa-se em excesso com a possibilidade de ser criticado ou rejeitado em situações sociais. Alguns outros sintomas se referem à imagem problemática de si mesmo, como o sentir-se inibido em novas situações interpessoais devido a sentimentos de inadequação e perceber-se socialmente inapto, pessoalmente pouco interessante ou até mesmo inferior aos demais. Outras características estão relacionadas com o estado de ânimo, como o recusar-se a correr riscos pessoais ou não se envolver em atividades novas porque podem resultar embaraço (APA, 2000; Caballo, 2001b; Caballo et al., no prelo). Continuamos com alguns dados da entrevista com Alvaro:

> Os objetivos que Alvaro se propõe são: (1) "eu gostaria de ser capaz de me relacionar com os outros de uma maneira natural e espontânea, sem que isso me custasse tanto e me causasse tantas dúvidas e inseguranças"; (2) "eu gostaria de ser capaz de trabalhar melhor, não trabalhar menos ou trabalhar mais, mas de maneira menos estressante e desgastante, sem me sentir pressionado quando não faço as coisas bem, quando não digo as coisas da melhor maneira ou no melhor momento ou quando não faço tudo o que eu queria fazer"; e (3) "eu gostaria de poder desfrutar a vida, sem estar continuamente dando voltas em tudo, sem estar sempre tão esgotado e sem vontade de fazer nada". Ele diz que se sente limitado, que não pode manifestar o que sente, que seu corpo fica rígido quanto tem de defender seus direitos ou expressar abertamente seus sentimentos.

A ansiedade pode ser, de alguma maneira, um enganoso estado a ser avaliado, em parte porque pode se referir a acontecimentos em uma ou mais de três áreas: somática, comportamental e cognitiva. Os sintomas somáticos da ansiedade se referem, principalmente, a acontecimentos fisiológicos do sistema nervoso autônomo e podem ser indicados como mudanças na resposta galvânica da pele, pressão sangüínea, batimento cardíaco, tensão muscular, respiração, temperatura periférica da pele, etc. As medidas de comportamento implicam tradicionalmente condutas motoras, que se supõe sejam manifestações da ansiedade (por exemplo, tremor, perturbações da fala, falta de contato visual, etc.), ou ainda comportamentos de evitação. O treinamento em habilidades sociais (em suas origens como treinamento assertivo) foi inicialmente concebido para ser aplicado ao descondicionamento de hábitos desajustados de respostas de ansiedade que se apresentavam diante das pessoas com as quais os pacientes interagiam (por exemplo, Wolpe, 1958; Wolpe e Lazarus, 1966). Continuamos com a transcrição de algumas das sessões com o paciente evitador.

3ª sessão. Nessa sessão, Alvaro conseguiu incorporar com naturalidade os exercícios de autocontrole respiratório em suas respostas. Esses exercícios de autocontrole consistem em respirações abdominais que o paciente pratica inicialmente quando se encontra em uma situação de repouso. Embora ainda não as tenha praticado em situações produtoras de ansiedade, ele o fará num futuro próximo.

Relata que sofreu um aumento de pressão no trabalho e expressa inúmeras justificativas para evitar as exposições a outras pessoas, embora tenha praticado os exercícios visuais diante do espelho. Os exercícios visuais, para esse paciente, consistiam em olhar-se diante de um espelho de corpo inteiro, devendo ir observando seus pés, pernas, mãos, braços, tórax, etc., deixando o rosto para o final. Após repassar todo seu corpo, deveria olhar o rosto, a boca, as bochechas, a testa, terminando com o intercílio e, finalmente, os olhos. Com este exercício, auxiliamos o paciente a começar a olhar as pessoas no intercílio, algo que provoca menos ansiedade do que olhar diretamente nos olhos. Finalmente, o paciente olhará as pessoas nos olhos, embora seja freqüente que consiga fazê-lo sem que isso tenha sido programado especificamente.

T: "Qual a razão para que não realize todas as tarefas de exposição?"
A.R.: "Falta-me tempo", "não parece ser um exercício muito importante... você não acha?", "sinto-me ridículo..."
T: "Mas você voltou a trabalhar quando não precisava..."
A.R.: "Ainda não sou capaz de dizer que não" – seu discurso continua sendo baixo e monótono, embora o contato visual tenha melhorado.

4ª sessão. O paciente demonstra uma disposição maior para a exposição, em seu discurso não são observadas tantas justificativas para evitar os exercícios de exposição.

T: "Então... você comprovou que expressar algo positivo para com os outros também é agradável para você..."
A.R.: "Essa história das habilidades sociais é muito difícil, mas já estou conseguindo olhar nos olhos. Agora entendo o sentido dos exercícios do espelho e os ensaios que fazemos com o telefone aqui na consulta, por exemplo. Eles me ajudam demais."

Os exercícios com o telefone são realizados da seguinte maneira: primeiro, o paciente faz os exercícios de respiração abdominal que vimos anteriormente. Em seguida, escreve num papel o que irá perguntar em sua ligação telefônica (freqüentemente a um lugar de informações). O terapeuta diz ao paciente que represente a situação – como faria a ligação. Ele serve de modelo e realiza a ligação fictícia. Depois o paciente faz a ligação, prestando atenção nas diferenças marcadas pelo terapeuta em relação à ligação que ele fez em primeiro lugar. Ocorre uma interação artificial entre paciente e terapeuta. Isso se repete várias vezes até que o paciente diz que já saberia como fazê-lo na vida real. Finalmente, o exercício realizado em sala de terapia é programado como tarefa para casa.

T: "Devemos melhorar a entonação e a rigidez corporal."

A.R.: "É que pedir algo é difícil para mim... mesmo que seja a hora, eu me sinto desconfortável."

Trabalhando com o vídeo na retroalimentação, o paciente se expressa com mais espontaneidade.

T: "Descreva o adequado".
A.R.: "Parece que não faço tantas besteiras ao falar, você notou? Eu me vejo mais capaz." Ele realizou as tarefas de casa com menor dificuldade e expressa sua alegria abertamente.

"Eu perguntei a hora até para uma garota da minha idade... e bonita. No trabalho também fiz perguntas e a voz não tremia."

Em seguida, faz um ensaio para expressar gentilezas. O terapeuta se faz passar por modelo e depois o paciente ensaia o comportamento representado pelo terapeuta.

A.R.: "Fazer uma gentileza, olhar nos olhos e sorrir é pior do que aprender a dirigir; de qualquer modo, eu acho que com você é mais fácil."

5ª sessão.
A.R.: "Estou feliz com as tarefas, se você pudesse me ver fazendo gentilezas... quando minha mãe me ouviu, não sabia como reagir."

Nessa sessão é feito um ensaio de defesa dos direitos. No trabalho de Alvaro, costumam pedir que venha ao escritório à tarde, quando seu horário é intensivo de manhã. A situação é a seguinte: o terapeuta faz o papel da pessoa que pede que ele venha à tarde. Esta diz: "Por favor, você pode vir pela tarde para adiantar o trabalho com prazos menores?" O paciente costuma responder: "Não acho legal, mas se você considera que é necessário, então eu venho". O outro diz: "Rapaz, seria bom, porque não temos tempo com os dias que nos restam. Eu viria, mas tenho de resolver problemas familiares". O paciente termina dizendo: "Bom, pois então não se preocupe, que eu adianto o trabalho". Isso é gravado em vídeo. A visualização com o vídeo é feita da seguinte maneira: primeiro se tem uma visão global da situação gravada. Depois passa-se para uma visualização sem voz e, após, para uma audição sem imagem. Dessa forma, o paciente discrimina com facilidade os aspectos não-verbais dos paralingüísticos. Sempre se pede ao paciente que, ao realizar a avaliação de seu comportamento, diga primeiro quais aspectos considera adequados e, depois, quais pode melhorar.

T: "O que você observa de adequado?"
A.R.: "No vídeo escuto minha voz mais firme... parece incrível..."
T: "O que você observa que possa ser melhorado?"
A.R.: "Eu me esqueço de retirar o olhar quando você me fala exigindo..." (Ele era treinado a manter o olhar quando tinha de dizer não para a exigência de seu colega de trabalho e, em seguida, desviar o olhar para resolver outras coisas e não ficar prendendo o olhar do outro).

O paciente conta que sente estar avançando e que consegue trabalhar alguns dias (mais ou menos a metade) em suas coisas no horário previsto, e não em coisas impostas por favores pedidos pelos demais.

T: "Como você resolveu..."
A.R.: "Eu pude dizer a mais de uma pessoa que teria de esperar eu terminar meu trabalho. Além disso, pude iniciar a atividade da piscina como comentamos, o que você acha?" (O paciente não tinha atividades de ócio. Lembrou-se de fazer algo de seu agrado e foi nadar na piscina. Além disso, essa atividade era incompatível com o fato de trabalhar às tardes, fora do horário de serviço. É preciso destacar que na primeira vez se sentiu culpado).

6ª sessão. Mostra preocupação e ansiedade antecipada diante dos ensaios de elevação da voz. Trabalhou-se com o volume da voz, que era um pouco baixo. Punha-se música em um volume mais alto do que seu tom de voz, aumentando o volume da música gradativamente. Quando se alcançava um nível um pouco mais alto do que o conversacional, cortava-se a música rapidamente na metade da frase, para que o paciente escutasse sua própria voz.

A.R.: "É mais fácil quando você põe a música alta, mas quando abaixa eu me sinto ridículo gritando..."; "já sei que me percebem melhor e já não pedem que repita tanto quando falo, mas é muito difícil para mim"; "de qualquer modo, por telefone já não tenho problemas..." Nos ensaios, ele tem mais dificuldade para avaliar os componentes não-verbais que realiza adequadamente (é muito difícil para ele aceitar seu aspecto físico observável) do que os paralingüísticos (a melhora destes últimos elementos é muito reforçadora para ele).

T: "Que aspectos você vê como adequados?"
A.R.: "Noto que as palavras saem mais soltas do que antes."
T: "Você se refere à maior fluidez."
A.R.: "Sim."

A autocrítica sobre sua conduta não-verbal continua sendo muito alta.

T: "Procure localizar aspectos a melhorar..."
A.R.: "Meu aspecto parece insosso... não tenho graça com o corpo... pareço artificial quando falo."
T: "A avaliação negativa não nos ajuda, tente localizar aspectos não-verbais concretos a melhorar."
A.R.: "Meu corpo está tenso, e quase não sorrio... não me mexo, e sei que não é a televisão..."

7ª sessão. Após os ensaios e as tarefas de exposição desde a sessão anterior, o contato visual se mostra mais adequado, assim como sua expressão facial; consegue manter o sorriso e está com a expressão mais relaxada, da mesma forma que seu corpo.

T: "Você se mostra notavelmente mais relaxado e desinibido..."
A.R.: "Eu estou cada vez mais calmo, já não penso com quem vou estar nem como vou fa-

zer... bom, às vezes um pouco... preocupa-me o que podem pensar." Reconhece estar mais ativo e melhorando em sua comunicação, vai sair de férias com um colega, depois de muito tempo sem conseguir. Menciona sentir-se, em geral, muito melhor e mais centrado, assim como mais seguro.

8ª sessão. Pede para adiantar o encontro, principalmente porque teve um enfrentamento no trabalho. Queriam mudar as datas de suas férias e ele defendeu as que eram de direito. Acha que pode ter se comportado de maneira agressiva.

T: "Você conseguiu defender seus direitos..."
A.R.: "Não sei se exagerei em não querer mudá-las... tinha tudo planejado e outra pessoa queria alterar isso, não era justo, mas talvez eu pudesse ter cedido..."; "Estou feliz por ter me mantido firme"; "Não me causou nenhum problema de trabalho, mas me preocupava minha imagem e precisava saber se agora estava exagerando..."
T: "Você acha que abusou de sua autoridade?"
A.R.: "Não."
T: "Então... você acha que passou por cima dos direitos de seu colega?"
A.R.: "É claro que não..."
T: "Então... você defendeu seus direitos sem atrapalhar os dos demais?"
A.R.: "Acho que sim, eu havia pedido com bastante tempo..."
T: "Então..."
A.R.: "É que nunca me impus em nada..."
T: "Você acha que é uma questão de imposição?"
A.R.: "Não, agora estou mais calmo..."

HABILIDADES SOCIAIS E ANSIEDADE SOCIAL

Em 1983, Leary definia a ansiedade social como "um estado de ansiedade proveniente da expectativa ou presença da avaliação interpessoal em lugares sociais imaginados ou reais" (p.67). Este autor assinalava que todos os casos de ansiedade social estão caracterizados por uma preocupação sobre como o indivíduo que a sofre está sendo percebido e avaliado pelos outros. Não é muito diferente a definição que hoje se encontra no DSM-IV-TR (APA, 2000) da fobia social, que seria um tipo de ansiedade social (extremo). Este sistema de classificação define a fobia social como um medo intenso e duradouro a uma ou mais situações sociais em que a pessoa se expõe a ser observada pelos demais e experimenta o temor de fazer algo ou de se comportar de uma maneira que possa resultar em humilhação ou embaraço para ela. Essa ansiedade social pode ocorrer em resposta a encontros *reais* dos quais o indivíduo está participando ou a encontros *imaginados,* em que a pessoa considera uma interação que se aproxima ou simplesmente pensa em sua participação em uma determinada interação (Caballo, Andrés, Bas, 2003).

Vamos considerar agora um exemplo de uma paciente com fobia social que procurou tratamento psicológico porque não era capaz de falar em aula, sentia-se inferior aos demais e sofria de crise de hiperventilação.

Cristina (C.G.) é uma jovem de 21 anos, estudante do segundo ano de magistério, que vem acompanhada dos pais. Apresenta um rosto desanimado, grande tensão corporal e olhar fugidio. Menciona ficar nervosa em situações sociais.

T: "Desde quando você percebe que isso acontece?"
C.G.: "Há muito tempo... sempre fui... (longo silêncio)... muito tímida... me dá um branco e não sei o que dizer". Este último comentário é expresso muito rapidamente. Ao longo da entrevista, mal estabelece contato visual, mostra uma perceptível respiração entrecortada e sonora, rubor, suor no rosto e freqüentemente coça o pescoço e o colo, que está visivelmente avermelhado. As respostas que emite são monossilábicas, rápidas e com um volume de voz muito baixo. Em seu breve discurso, mal se pode perceber a entonação, e sua tensão aumenta diante das perguntas abertas.
T: "Você acha que se critica com freqüência?"
C.G.: "Sim... sim... muito..."

T: "Você se compara com as outras pessoas ou somente com alguém específico?"
C.G.: "Com todo mundo... com meu irmão, com minha irmã..."

Cristina reconhece uma grande autocrítica e uma freqüente comparação com sua irmã, sete anos mais nova, que parece extrovertida e com bom manejo das habilidades sociais.

C.G.: "Essa sim não tem problemas..."

Também reconhece um grande temor ao fracasso e à avaliação negativa.

C.G.: "Tenho pânico de fazer algo errado."

Expressa uma grande limitação em sua vida, que afeta todo seu ambiente familiar e social. Tomou a decisão de procurar tratamento empurrada por sua mãe. Esta diz: "Sempre foi muito tímida. Não se atreve a nada, não conseguimos que tenha vida normal e cada vez se fecha mais em casa; sua irmã menor não pára em casa, esta, não há jeito de tirá-la. Deixa-nos nervosos quando respira assim, não sei se quer chamar a atenção ou o quê... mas parece que vai ter algo e acreditamos que isso não é normal".

Cristina tem sofrido ultimamente freqüentes crises de ansiedade diante da possibilidade de ter de expor trabalhos em grupo ou em sala de aula.

T: "Diante de quantas pessoas você se sente capaz de falar?"
C.G.: "De uma... ou duas... sou um desastre, faço tudo errado..."

Esse problema afetou seu relacionamento amoroso, que se deteriorou progressivamente:

T: "Por que você acha que afetou o relacionamento com seu namorado?"
C.G.: "Meu namorado... (silêncio prolongado)... me disse... (longo silêncio) que... não podia... agüentar... (longo silêncio) meu... meu... meu... silêncio."

É um silêncio que sente como imposto, já que gostaria de ser capaz de "falar normal". Relata que é difícil para ela manter e terminar as conversações.

T: "Quando você encontra maior dificuldade, ao começar ou ao finalizar?"
C.G.: "Começar... é mais fácil... com pouco... a outra... pessoa... já... começa a falar."

Numa segunda sessão, Cristina fica muito tensa diante dos exercícios de respiração-relaxamento, e é difícil para ela manter os olhos alguns instantes fechados, assim como controlar a respiração.

T: "O que você teme que possa acontecer por fechar os olhos alguns segundos?"
C.G.: "É muito difícil para mim."

Após criar um clima de confiança, consegue expressar que se sente ridícula nessa situação. A seguir, ao comparar as pontuações de antes e depois dos exercícios de respiração abdominal no tensiômetro (que serve para avaliar a pressão sangüínea e os batimentos cardíacos), diz com um discurso entrecortado:

C.G.: "Sinto-me melhor e... acho que... no melhor dos casos... posso me curar..."

4ª sessão. Cristina ganhou segurança diante do medo do ridículo e em um dos ensaios se expressa da seguinte forma:

T: "Hoje, no ensaio de pedir informação telefônica, você não teve dúvida, qual sua opinião ao se escutar no gravador?" (Ela se escuta e expressa com maior segurança).
C.G.: "Hoje não pareço eu, me escuto normal!"

Informa que se sente menos nervosa quando se comporta assertivamente (nos ensaios, quando se escuta no gravador ou quando se vê no vídeo).

Esses dados estão na mesma linha do que Wolpe e Lazarus (1966) já haviam assinalado sobre a contraposição entre ansiedade e assertividade. Orenstein, Orenstein e Carr

(1975) afirmavam também que a assertividade está inversamente relacionada com a ansiedade, tanto em homens como em mulheres. Dessa forma, podemos constatar que a ansiedade e a fobia social estão associadas com a falta de habilidade social (por exemplo, McNeil et al., 2002; Stravynski e Amado, 2001). Continuamos com o relato do caso de ansiedade social.

5ª sessão. Nessa sessão, expressa suas limitações para as tarefas de exposição, como perguntar a hora na rua e o preço de algo em uma grande loja (essas são tarefas de casa habitualmente passadas para pessoas com problemas generalizados de habilidades sociais). As pontuações de seu auto-registro das tarefas para casa são baixas, mas seu discurso tem melhorado quanto à fluidez. O contato visual também é mais adequado e ela é capaz de reforçar o que fala com a cabeça e as mãos.

T: "Como você se sente depois de realizar as tarefas?"
C.G.: "Eu me sinto muito bem depois de fazê-lo, embora ainda tenha pensamentos ridículos; o que acontece é que como você me passa como uma tarefa, eu me obrigo a fazê-lo..."

Nessa sessão é capaz de falar de seus pensamentos negativos mais autodestrutivos. Pedimos que, entre as sessões, escreva esses pensamentos no papel ou que os envie por celular ao telefone do consultório para poder registrá-los, já que para ela é tão difícil falar deles e reconhecê-los devido à vergonha. Descobrimos muitos pensamentos destrutivos (não vale a pena viver assim, sou um peso para todo mundo, não sou capaz de fazer nada sozinha, o melhor é acabar com tudo, nunca serei normal, minha família não merece que eu seja como sou, etc.). Conseguiu um certo equilíbrio escrevendo-os; dessa forma, pode detê-los e a ansiedade pára.

T: "Tente descrever esses pensamentos derrotistas e autodestrutivos que tantas vezes você diz que a dominam."
C.G.: "É que acho que não valho nada e que nada tem sentido, para mim é difícil fazer coisas que todos fazem sem nenhum esforço... são coisas simples, bobas, ninguém vê como um problema... não têm importância..."
T: "Mas para você têm importância, portanto, serão importantes no tratamento..."
C.G.: "Sim."
T: "Podemos tentar avaliar de forma objetiva esses pensamentos e ver sua importância..."
C.G.: "É que começo a pensar e já não posso fazer nem dizer nada... não posso com eles..."
T: "Você quer que eu mostre as mensagens na secretária eletrônica para que você entre em contato com elas?"
C.G.: "Que vergonha!... não conseguirei escutá-las..."
T: "Vamos tentar? Facilitará nossa conversa sobre elas..."
C.G.: (Depois de um longo silêncio)... "Está bem... eu tento... obrigada..."

6ª sessão. Vem para a consulta muito expressiva e feliz. Conseguimos que participe de um coral para amadores. Era uma atividade de que ela gostava, e nunca antes havia se atrevido a tentar. Em casa já consegue cantar com os fones de ouvido e bloqueia os pensamentos autocríticos. Essa tarefa consistia em pôr os fones de ouvido com um tema musical atual, mas com um volume baixo, e depois começar a cantarolar. Percebe que quando canta não pode estar pensando. Então vai aumentando o volume pelos fones, passando a cantar com um volume de voz mais alto, sentindo-se confortável nesse exercício. Ela grava seu canto em uma fita cassete. Essa fita é levada para o próximo encontro com o terapeuta e ambos a escutam. Nesse momento, são avaliados os elementos paralingüísticos do que se ouve, isso serve para ajudar a paciente a ser mais objetiva com sua própria voz.

T: "Como você se sentiu cantando no coral?"
C.G.: "No início achava que não ia entrar, mas por ir acompanhada... não fui capaz de voltar atrás... é incrível! Lá ninguém fica olhando e você pode cantar sem problema... e é verdade que quando canto eu me divirto e não penso..."

7ª sessão. Mostra tensão diante da câmera de vídeo na hora de gravar o ensaio. O primeiro ensaio consistia em perguntar a hora (por exemplo: "Boa tarde, você pode me dizer a hora, por favor?").

T: "Hoje, como já sabe, vamos trabalhar com a câmera de vídeo."
C.G.: "Não, por favor, acho que não estou preparada, isso é horrível... podemos deixar para outro dia?"

Começa a respirar com hiperventilação e precisa praticar os exercícios de respiração. Uma vez mais calma...

T: "Não temos porque fazer isso hoje... se você quiser, podemos tentar, caso contrário, deixamos para depois" (silêncio...).
C.G.: "Está bem, eu tento... é que aqui é tudo mais fácil..."

Ela é filmada para que o vídeo possa ser avaliado posteriormente pelo terapeuta e pela paciente. No momento da visualização do ensaio no vídeo, a paciente apresenta muita tensão e reiteradas negativas de se ver no vídeo, até que o terapeuta opta por deixá-la sozinha, para que possa primeiro ver-se na intimidade durante alguns minutos e, em seguida, vê-lo conjuntamente e avaliá-lo em seus elementos não-verbais, paralingüísticos e verbais. Depois do ensaio e da visualização do mesmo, é terminada a retroalimentação:

T: "E agora que o conhece, o que você acha de trabalhar com o vídeo?"
C.G.: "Pensei que seria pior... para mim é muito difícil olhar nos olhos quando tenho de falar ao mesmo tempo, parece que as palavras não querem sair uma atrás da outra..." Os silêncios ainda entrecortam algumas frases, mas é possível notar a melhora na entonação e no volume. Essa forma de agir tem sido de grande utilidade para a paciente. A avaliação conjunta teve um êxito importante e Cristina se mostrou muito satisfeita por tê-la feito.

A paciente está apresentando cada vez mais expressividade no que sente, embora os pensamentos negativos persistam ainda com intensidade.

8ª sessão. Traz seus auto-registros com pontuações mais altas.

T: "São pontuações muito boas. Você se tornou benevolente consigo mesma?"
C.G.: Ela ri – "Eu perguntei o endereço de uma rua a um rapaz... e chamei uma garota conhecida para tomar um café... você pode acreditar? Mas... de vez em quando ainda me dá um treco e começo a pensar essas coisas horríveis... é difícil para mim detê-las... embora sejam menos freqüentes, são muito fortes..." É capaz de falar disso mantendo mais contato visual e sem se envergonhar, conseguindo falar com maior fluidez de si mesma e de acontecimentos da vida cotidiana.

Atualmente, Cristina está se preparando para participar de um treinamento em habilidades sociais em grupo.

Conforme assinalam diversos autores, a ansiedade social é um acompanhamento normal de muitos de nossos encontros sociais. Pode ser uma característica útil da vida social, proporcionando a força dinâmica que dá energia a nossas interações e nos impulsiona a buscar estimulação social. No entanto, em suas manifestações clínicas, a ansiedade social é desagradável e destrutiva; pode ser uma fonte de transtornos contínuos e incessantes para algumas pessoas, apresentando como resultado a evitação do contato social e a consecução de uma fria e solitária existência (Alden e Crozier, 2001; Caballo, Andrés, Bas, 2003; Hofmann e DiBartolo, 2001; Marzillier e Winter, 1983).

HABILIDADES SOCIAIS E SOLIDÃO

Ter amigos é considerado um aspecto normal e desejável da vida social atual. Os meios de comunicação de massas estão cheios de imagens de todo tipo de pessoas, que trabalham e relaxam com um ou mais amigos. Os estudos empíricos apóiam essa imagem dos amigos como uma parte importante da vida social normal. Lowenthal, Thurner e Chirboga (1975) realizaram um extenso estudo dos padrões de amizade dos adultos nos Estados Unidos. Puderam ver que, em termos médios, as pessoas dizem ter aproximadamente seis relacionamentos que podem ser chamados de amizades. No entanto, esse número varia de modo previsível com as etapas da vida. Mas, até mesmo com flutuações, está claro que as pessoas têm um número substancial de amigos ao longo do ciclo da vida.

No entanto, existe o fato de que algumas pessoas dizem não ter amigos, e isso se transforma em parte da demanda terapêutica. Os estudos de Lowenthal e colaboradores encontraram uma faixa de 0 a 24 amigos. Diferentes estudos mostraram que a condição de estar completamente sem amigos realmente não é algo pouco comum. Em 1981, Bell fez uma entrevista sobre a amizade em adultos e observou que 10% dos homens diziam não ter amigos íntimos. Em uma revisão de estudos sobre a amizade em crianças, Asher e Renshaw (1981) mostraram que, em qualquer estudo sociométrico, 10% das crianças não eram selecionadas como amigas por nenhuma outra criança. Em um estudo com adolescentes, 20% diziam não ter amigos (Bell, 1981). Em 1969, Lopata mostrou que 16% das viúvas de mais idade indicavam não ter amigos antes nem depois de sua perda. Uma conclusão razoável desses dados é que muitas pessoas vivem suas vidas diárias sem amigos.

Em que medida o fato de não ter amigos afeta as pessoas? Quem não tem amigos sofre de solidão? Existem várias razões para supor que é isso o que acontece. Parece provável que uma pessoa que não tem amigos em uma cultura que valoriza a amizade sofrerá problemas tanto sociais como psicológicos. Existe uma ampla evidência que sugere que a solidão, assim como a amizade, é um fenômeno comum. No entanto, somente alguns poucos estudos tentaram fazer uma conexão direta entre a falta de amigos e a solidão. A seguir, apresentamos um caso de uma paciente que procura ajuda por medo de provas, mas cujo sintoma central é a solidão (embora ela não mencione isso no momento da admissão).

Nieves (N.C.) tem 23 anos e está sozinha. Não consegue fazer nem conservar amizades, mas também não consegue se manter em uma atividade o tempo suficiente para pertencer a um grupo. Iniciou três cursos e nos três primeiros meses os deixou. Seus pais relatam que não entendem porque ela sempre sai fugindo "até do que mais gosta". Comentam isso porque, ultimamente, ela se inscreveu em um curso de inglês que desejava muito e, no final, não pôde continuar; o mesmo aconteceu com as aulas de direção.

T: "Por que você acha que abandona as atividades que começa?"
N.C.: (Após um curto espaço de tempo de tentativas falhas de começar a falar com uma sílaba – "eu... eu... eu..." – definitivamente consegue falar) "Tudo é muito difícil para mim, começar a falar, começar algo novo, tudo... e depois não consigo manter, quando vejo que as pessoas já se conhecem, que é preciso falar de algo mais pessoal, ou de si mesmo... aparece o medo..."
T: "Você consegue expressar algo em um grupo pequeno?"
N.C.: "Não, é como se não estivesse ali, não falo... sou um zero à esquerda..."
T: "Você pode tomar a iniciativa de chamar ou convidar alguém para sair..."
N.C.: "Impossível!"
T: "Poderia falar de algo cotidiano, sem importância..."
N.C.: "Não sou capaz."
T: "Você pode reforçar o que os outros contam com monossílabos ou com movimentos de cabeça..."
N.C.: "É extremamente difícil para mim, costumo só rir..."

Parece haver pontos de acordo muito importantes na forma como os pesquisadores vêem a solidão. Primeiro, a solidão provém das deficiências nas relações sociais de uma pessoa. Segundo, é uma experiência subjetiva; não é sinônimo de isolamento social objetivo. As pessoas podem estar sozinhas sem se sentirem sós. Terceiro, a experiência da solidão é desagradável e penosa.

Segundo Gambrill (1988), as pessoas que estão sozinhas apresentam algumas respostas comportamentais, cognitivas e emocionais a serem consideradas (ver Caballo, 2003):

1. envolvem-se em menos auto-revelações, o que, por sua vez, faz com que os outros compartilhem menos com elas;
2. fazem menos perguntas pessoais, referem-se menos a outros e acompanham menos os temas de conversação dos demais *(estilo de interação centrado em si mesmo e pouco contestador)*;
3. são mais passivas;
4. são menos assertivas;
5. são menos reforçadoras, agradam menos e confiam menos nos demais;
6. oferecem menos sinais sociais que indiquem agrado;
7. respondem mais lentamente;
8. falam muito ou quase nada;
9. sorriem menos;
10. iniciam menos conversações;
11. apresentam muitos comportamentos de não-participação (mantêm distância dos demais, evitam o contato visual).

Sobre os aspectos cognitivos, podemos dizer que as pessoas que se dizem tímidas, socialmente ansiosas ou que estão sozinhas (Gambrill, 1988):

1. culpam pelo fracasso as características pessoais estáveis, em vez da falta de esforço ou o emprego de estratégias incorretas e, como conseqüência, desanimam mais facilmente;
2. têm uma informação incorreta ou inadequada sobre os relacionamentos;
3. são menos empáticas com as necessidades, os interesses e os sentimentos dos outros;
4. têm suposições irracionais;
5. deleitam-se com seus fracassos;
6. têm baixa auto-estima;
7. preocupam-se mais com a avaliação negativa;
8. são menos capazes de pensar em maneiras de resolver problemas interpessoais;

9. estão menos dispostas a compartilhar suas opiniões.

Sobre os aspectos emocionais da solidão, podemos dizer que é uma experiência desagradável, e que as pessoas solitárias normalmente se sentem ansiosas e se descrevem como tensas, inquietas e entediadas. Também podem se sentir hostis para com os demais. As razões dadas pelos sujeitos para a falta de estabelecimento de relacionamentos estão associadas a seis fatores (Gambrill, 1988):

1. falta de informação sobre as relações sociais;
2. falta de habilidades para se relacionar;
3. falta de habilidades para mudar a si mesmo;
4. temor pela avaliação negativa;
5. crenças negativas ou incorretas;
6. obstáculos ambientais.

Weiss (1973) e outros sugeriram que uma falta de habilidades sociais, talvez proveniente da infância, pode estar associada à solidão. Em alguns casos, a pessoa com habilidades sociais adequadas pode ficar inibida para agir de forma eficaz devido à ansiedade. Em outros casos, os indivíduos podem não ter aprendido habilidades sociais essenciais. Qualquer que seja a causa, os jovens solitários falam sobre uma *sociabilidade inibida*, isto é, problemas para fazer amigos, apresentar-se, participar em grupos, desfrutar das festas, fazer ligações telefônicas para iniciar atividades sociais, etc. Observamos também que as pessoas com poucas habilidades sociais têm menos relações sociais satisfatórias e experimentam uma notável ansiedade nas mesmas. A seguir, um pequeno trecho da entrevista com a paciente Nieves:

T: "Você costuma sair com um grupo de rapazes e garotas..."
N.C: "Sim, às vezes... mas são os amigos de minha irmã, e acho que não vão muito com a minha cara..."
T: "Mas você gosta de sair com eles?"
N.C.: "Às vezes... é que como não participo, fico muito nervosa... e se me olham ou fazem

algum comentário para que eu responda, passo muito mal... depois demoro muito para tornar a sair com eles..."

Já faz seis meses que a paciente não sai com nenhuma pessoa, somente com seus pais. Não tem amigos(as). Mal fala com as pessoas (diz que "está desabituada a falar"). Algumas situações sociais simples que para ela produzem medo são: ir comprar pão, comprar em uma banca ou supermercado, atender ao telefone em casa, abrir a porta, etc. Não parece ter nenhuma tolerância à frustração. O trabalho inicial com a paciente consistiu nos exercícios de respiração abdominal. Também foram realizados ensaios comportamentais de fazer uma ligação telefônica e de ir a uma loja próxima e perguntar preços e outras informações. Todos estes são exercícios típicos de treinamento em habilidades sociais para pessoas com problemas generalizados de relações sociais. Temos de assinalar, no entanto, que a paciente parece ter em seu repertório muitos comportamentos socialmente adequados, mas seus pensamentos negativos a impedem, de forma drástica, de colocá-los em prática. Esses e outros exercícios comportamentais estão ajudando a paciente a expressar comportamentos socialmente adequados, a mudar suas cognições negativas e desajustadas por outras mais positivas e a melhorar notavelmente sua vida social e interpessoal. Faz pouco tempo que a paciente começou a terapia e sua evolução no tratamento é claramente satisfatória.

As estratégias de enfrentamento da solidão podem ser classificadas em três amplos grupos. Elas podem alterar: 1. O nível desejado de contato social; 2. O nível conseguido de contato social; e 3. A importância e/ou a magnitude percebida entre os níveis de contato desejados e os conseguidos.

Talvez a maneira mais óbvia de vencer a solidão seja estabelecer ou melhorar as relações sociais e encontrar um par. É possível pensar em muitas formas de conseguir um maior contato social: tornar-se mais atraente fisicamente, associar-se a clubes, iniciar conversações com outras pessoas, aprofundar as relações existentes, etc. Mas o treinamento em habilidades sociais nos dá a chave da resolução de muitas situações de inibição social. Peplau e Perlman (1982) sugerem que as pessoas podem, muitas vezes, subestimar a importância das causas situacionais da solidão e superestimar o papel dos fatores pessoais.

Os esforços para reduzir a solidão têm de ir além do indivíduo, para considerar fatores culturais e sociais que fomentam a solidão e o isolamento. Conforme assinala Gordon (1976), "a solidão das massas não é somente um problema que os indivíduos envolvidos possam enfrentar, é uma indicação de que as coisas funcionam muito mal no nível social". As instituições sociais poderiam considerar modos efetivos de ajudar os grupos de risco, como os novos estudantes ou os executivos que se mudam com suas famílias. Da mesma forma, seriam úteis programas sociais para outros grupos, como os recém-viúvos ou separados e trabalhadores que, pela mobilidade do trabalho, se deslocam sozinhos, de forma não definitiva, para seu novo local de trabalho. Parece provável que as intervenções voltadas para problemas específicos, como aposentadoria, incapacidades ou mudanças para um novo lugar, possam ser mais eficazes do que as intervenções voltadas globalmente para a solidão.

A falta de habilidades sociais está envolvida em uma ampla gama de problemas (Caballo, 1996, 2003). O treinamento em habilidades sociais foi empregado e/ou recomendado para casos de: depressão, esquizofrenia, problemas de casal, abuso de substâncias psicoativas, delinquência, agressores sexuais, falta de habilidades na busca de emprego, melhora de habilidades de comunicação em pessoas incapacitadas, aquisição de habilidades básicas em adultos e crianças mentalmente atrasados, desvios sexuais, obsessões e compulsões, agorafobia, agressividade e crianças socialmente isoladas (Caballo, 2003).

O treinamento em habilidades sociais, como acabamos de ver, foi empregado no tratamento de uma grande quantidade de problemas. A melhora das relações interpessoais dos indivíduos serviu, além disso, para que desaparecessem outros sintomas que estavam escondidos e/ou acompanhavam um funcionamento social inadequado. Na prática clínica, pudemos constatar o que foi dito por Eisler (1976) há vários anos: a maioria dos pacientes que chegam à clínica começa a falar sobre seus problemas pessoais em termos de ansiedade, depressão, problemas de casal, etc., em vez de falar sobre sua incapacidade para manejar as relações sociais.

CONCLUSÕES

Com base em nossa prática clínica, enfatizamos que para melhorar as relações sociais dos pacientes devem ser aplicados procedimentos comportamentais na hora de realizar o treinamento em habilidades sociais. Utilizamos preferencialmente o ensaio comportamental, por meio do qual vamos modificando os comportamentos não-adaptados manifestos que, por sua vez, servem para modificar os pensamentos negativos ou causadores de obstáculos para a expressão das condutas socialmente adequadas. Embora consideremos os aspectos cognitivos elementos muito importantes na manifestação da conduta socialmente habilidosa (podendo facilitar ou inibir tal conduta), cremos que a modificação direta dos comportamentos observáveis constitui uma forma mais rápida e eficaz para a eliminação ou mudança dos pensamentos negativos e/ou aquisição dos positivos. E acreditamos, sobretudo, que é uma maneira extremamente eficaz de melhorar as relações interpessoais (e com isso a qualidade de vida) de nossos pacientes.

REFERÊNCIAS BIBLIOGRÁFICAS

ALDEN, L.E.; CROZIER, W.R. Social anxiety as a clinical condition. In: CROZIER, W.R.; ALDEN, L. (Org.). *International handbook of social anxiety*: concepts, research and interventions relating to the self and shyness. Chichester: Wiley, 2001. p.327-34.

ALDEN, L.E.; MELLINGS, T.M.B.; RYDER, A.G. El tratamiento del trastorno de la personalidad por evitación: una perspectiva cognitivo-interpersonal. In: CABALLO, V.E. (Org.). *Manual para la descripción, evaluación y tratamiento de los trastornos de personalidad*. Madri: Síntesis. No prelo.

AMERICAN PSYCHIATRIC ASSOCIATION. *Diagnostic and statistical manual of mental disorders*: DSM-IV-TR. 4. ed. Washington, 2000.

ARGYLE, M.; TROWER, P.; BRYANT, B. Explorations in the treatment of personality disorders and neuroses by social skills training. *British Journal of Social Psychology*, v.47, p.63-72, 1974.

ASHER, S.R.; RENSHAW, P.D. Children without friends: social knowledge and social skill training. In: ASHER, S.R.; GOTTMAN, J.M. (Org.). *The development of children's friendships*. Nova York: Cambridge, 1981.

BARLOW, D.H.; DURAND, V.M. *Abnormal psychology*. 3. ed. Wadsworth, 2002.

BELL, R.R. *Worlds of friendship*. Londres: Sage, 1981.

CABALLO, V.E. O treinamento em habilidades sociais. In:_____. (Org.). *Manual de técnicas de terapia e modificação do comportamento*. São Paulo: Santos, 1996. p.361-98.

_____. Tratamientos cognitivo-conductuales para los trastornos de la personalidad. *Psicología Conductual*, v.9, p.579-605, 2001a.

_____. *Manual de avaliação e treinamento das habilidades sociais*. São Paulo: Santos, 2003.

_____. Una introducción a los trastornos de la personalidad en el siglo XXI. *Psicología Conductual*, v.9, p.455-69, 2001b.

CABALLO, V.E.; ANDRÉS, V.; BAS, F. Fobia social. In: CABALLO, V.E. (Org.). *Manual para o tratamento cognitivo-comportamental dos transtornos psicológicos*. São Paulo: Santos, 2003. p.25-87.

CABALLO, V.E. et al. El trastorno de la personalidad por evitación. In: CABALLO, V.E. (Org.). *Manual para la descripción, evaluación y tratamiento de los trastornos de personalidad*. Madri: Síntesis. No prelo.

DAVISON, G.C.; NEALE, J.M.; KRING, A.M. *Abnormal psychology*. 9. ed. Nova York: Wiley, 2003.

EISLER, R.M. Behavioral assessment of social skills. In: HERSEN, M.; BELLACK, A.S. (Org.). *Behavioral assessment*: a practical handbook. Oxford: Pergamon, 1976.

GAMBRILL, E.D. *Decreasing shyness and loneliness*: helping clients make and keep friends. Workshop apresentado no 3rd World Congress on Behavior Therapy, Edimburgo, 1988.

GIL, F.; LEÓN, J.M. (Org.). *Habilidades sociales*: teoría, investigación e intervención. Madri: Síntesis, 1998.

GIL, F.; LEÓN RUBIO, J.M.; JARAMA EXPÓSITO, L. *Habilidades sociales y salud*. Madri: Eudema, 1992.

GORDON, S. *Lonely in America*. Nova York: Simon and Schuster, 1976.

HAYES, J. *Interpersonal skills at work*. Hove: Routledge, 2002.

HOFMANN, S.G.; DIBARTOLO, P.M. (Org.). *From social anxiety to social phobia*: multiple perspectives. Boston: Allyn and Bacon, 2001.

LEARY, M.R. Social anxiousness: the construct and its measurement. *Journal of Personality Assessment*, v.47, p.66-75, 1983.

LENTZ, R.J.; PAUL, G.L.; CALHOUN, J.F. Reliability and validity of three measures of functioning with hard-

core chronic mental patients. *Journal of Abnormal Psychology*, v.77, p. 313-23, 1971.
LOPATA, H.Z. Loneliness: forms and components. *Social Problems,* v.17, p.248-61, 1969.
LOWENTHAL, M.F.; THURNER, M.; CHIRBOGA, D. *Four stages of life.* São Francisco: Jossey-Bass, 1975.
MARZILLIER, J.S.; WINTER, K. Limitations of the treatment for social anxiety. In: FOA, E.B.; EMMELKAMP, P.M.G. (Org.). *Failures in behavior therapy*. Nova York: Wiley, 1983.
MCNEIL, D.W. et al. In: HERSEN, M. (Org.). *Clinical behavior therapy; adults and children*. Nova York: Wiley, 2002. p.90-105.
ORENSTEIN, H.; ORENSTEIN, E.; CARR, J.E. Assertiveness and anxiety: a correelational study. *Journal of Behavior Therapy and Experimental Psychiatry,* v.6, p.203-7, 1975.
PEPLAU, L.A.; PERLMAN, D. Perspectives on loneliness. In: _____. (Org.). *Loneliness:* a sourcebook of current theory, research and therapy. Nova York: Wiley, 1982.
PHILLIPS, E.L. *The social skills basis of psychopathology.* Nova York: Grune and Stratton, 1978.

PHILLIPS, L.; ZIGLER, E. Social coompetence: the action-thougt parameter and vicariousness in normal and pathological behaviors. *Journal of Abnormal and Social Psychology,* v.63, p.137-46, 1961.
STRAVYNSKI, A.; AMADO, D. Social phobia as a deficit in social skills. In: HOFMANN, S.G.; DIBARTOLO, P.M. (Org.). *From social anxiety to social phobia:* multiple perspectives. Boston: Allyn and Bacon, 2001. p.107-29.
WEISS, R.S. *Loneliness:* the experience of emotional and social isolation. Cambridge: MIT, 1973.
WOLPE, J. *Psychotherapy by reciprocal inhibition*. Palo Alto: Stanford University, 1958.
WOLPE, J.; LAZARUS, A. *Behavior therapy techniques.* Nova York: Pergamon, 1966.
ZIGLER, E.; LEVINE, J. Premorvid adjustment and paranoid-non-paranoid status in schizophrenis: a further investigation. *Journal of Abnormal Psychology,* v.82, p.189-99, 1973.
ZIGLER, E.; PHILLIPS, L. Social competence and the process reactive distinction in psychopathology. *Journal of Abnormal and Social Psychology*, v.65, p.215-22, 1962.

Teoria e prática da entrevista motivacional

31

MARGARETH DA SILVA OLIVEIRA, RONALDO LARANJEIRA

A entrevista motivacional (EM), também conhecida como *Motivacional Enhancemnt Therapy* (Miller et al.,1995), é uma técnica de tratamento psicossocial descrita por Miller e Rollnick (2001) para auxiliar os clientes no conflito motivacional, aumentando a conscientização e a necessidade de fazer algo em relação ao problema-alvo. Seu objetivo principal é ajudar os clientes que desenvolveram comportamentos dependentes, tais como: tabagismo, alcoolismo, abuso de drogas, jogo patológico, comer compulsivo e outros comportamentos compulsivos, no processo de motivação para as mudanças comportamentais.

A técnica é breve e pode ser realizada em uma única entrevista ou como um processo terapêutico planejado em até oito sessões. Inspira-se em várias teorias psicológicas, como behaviorismo e cognitivismo, combinando elementos diretivos e não-diretivos das terapias cognitiva, comportamental, sistêmica e centrada na pessoa (Miller e Rollnick, 2001). A entrevista motivacional é uma ferramenta que o técnico especializado nos tratamentos em comportamentos de dependência deverá empregar como recurso terapêutico, sendo útil em muitas fases do tratamento, especialmente em casos nos quais os clientes estão ambivalentes e resistentes à mudança. Como é uma técnica breve e diretiva, pode ser indicada em vários *settings*, ambulatoriais e hospitalares, individuais e grupais, sendo também recomendada pelas vantagens da relação custo/benefício para serviços com grande demanda de clientes e poucos recursos técnicos especializados.

Existem pontos centrais na prática da entrevista motivacional que vão dar sustentação ao modelo de intervenção, os quais são descritos por Moyers e Rollnick (2002):

Expressar empatia usando escuta reflexiva para conduzir o entendimento da comunicação do cliente, num relacionamento de igual para igual, favorecerá a relação terapêutica e tornará mais útil a discussão eliciadora para mudança.

Desenvolver a discrepância entre os mais profundos valores e o comportamento corrente do cliente. O terapeuta faz colocações sobre os valores e as metas do cliente, observando como são discrepantes do comportamento manifesto.

Evitar argumentação, pois a argumentação direta gera atitudes de defesa, provocando a "reatância" nos clientes; é comum o cliente reagir defendendo seu ponto de vista em oposição ao terapeuta.

Acompanhar a resistência abordando mais a reflexão do que o confronto, pois a persuasão direta não é efetiva. É mais provável aumentar a resistência quando o cliente não tem opção de escolha.

Estimular a auto-eficácia construindo o sentimento de confiança no seu processo de mudança. Os sujeitos só irão considerar a possibilidade de mudança quando perceberem que elas são alcançáveis. Este ponto é um elemento básico no processo de motivação para mudança.

A auto-eficácia é definida como um processo cognitivo, já que lida com julgamentos percebidos ou avaliações feitas pelas pessoas sobre sua competência para desempenhar adequadamente numa situação ou tarefa específica (Marllat e Gordon, 1993, p.116).

Tal conceito foi elaborado por Bandura (1977), que considerou essa capacidade como um importante mediador cognitivo do comportamento.

Na operacionalização da entrevista motivacional, a *ambivalência* é o primeiro princípio norteador do processo de mudança. Segundo Davidson (1997), trabalhar a ambivalência nos comportamentos de dependência é trabalhar a essência do problema. As respostas dos pacientes como "sim, mas..." demonstram a existência de um conflito motivacional, significando que, embora a pessoa manifeste desejo de mudar, ela também quer continuar igual, mantendo o seu *status quo*, uma vez que esse comportamento foi hiperapreendido.

O conflito motivacional gera, muitas vezes, tomada de decisões para manter o comportamento-problema, pois este é gerador de prazer. Dificilmente as pessoas que estão vivendo esse conflito têm consciência dos problemas reais que estão enfrentando ou podem enfrentar com o uso continuado. Exemplificando: um usuário de tabaco que ouve constantemente na mídia sobre os malefícios desse hábito é informado pelo seu médico dos problemas que o vício pode causar à sua saúde. Isso será suficiente para que ele deixe de fumar? Provavelmente não; muitas vezes esse comportamento será modificado quando o problema de saúde já estiver instalado ou em estágio avançado. As respostas dos clientes tipo "sim, mas...", freqüentemente observadas no caso dos fumantes, exemplificam a expressão do conflito motivacional – manter o comportamento de fumar ou parar de fumar – e, supostamente, sugerem uma negação que, ao que tudo indica, foi provocada pelo terapeuta quando este tentou persuadi-lo. Os terapeutas menos avisados podem entender como resistência, e não como um conflito na interação terapeuta/cliente (Rollnick, Kinnersley, Stott, 1993).

Mas Rollnick, Heather e Bell (1992) afirmam que a entrevista motivacional explora a ambivalência e os conflitos, encorajando os pacientes a expressarem suas preocupações a respeito das mudanças. O cliente e o terapeuta dividem responsabilidades em relação à motivação no processo de mudança. Essa motivação pode ser entendida, numa visão abrangente, não como algo que a pessoa "tem ou não tem", mas como algo que pode fazer, existindo várias maneiras de auxiliá-la a se mover em direção ao reconhecimento do seu problema e à ação efetiva para a mudança.

O segundo princípio da entrevista motivacional é o modelo transteórico de Prochaska e DiClemente (1982), que descreve a prontidão para a mudança como estágios nos quais o indivíduo transita. Este modelo tem como base a premissa de que a mudança comportamental é um processo, e que as pessoas têm diversos níveis de motivação e de prontidão para mudar. Os autores identificaram cinco estágios motivacionais bem definidos, confiáveis e relacionados entre si: pré-contemplação, contemplação, preparação, ação e manutenção.

Prochaska, DiClemente e Norcross (1999) consideram que a *pré-contemplação* é um estágio em que os sujeitos não apresentam intenção de mudança e nem consciência de seus problemas. Freqüentemente, as pessoas ao seu redor percebem que algo não vai bem, mas o indivíduo não está consciente dos riscos ou dos problemas associados a um comportamento em particular.

Contemplação é o estágio no qual os sujeitos estão conscientes de que existe um problema e consideram a possibilidade de mudar seu comportamento. Não há compromisso real com a mudança, não iniciaram, concretamente, nenhum tipo de ação. Observa-se nos comentários: "Eu tenho que fazer alguma coisa, mas...". Esta etapa é caracterizada, basicamente, por ambivalência.

Preparação é um ponto que reúne intenção com comportamento. Geralmente surge quando a ambivalência diminui e caracteriza as pessoas que já fizeram algo no sentido da mudança e estão decididas a fazer alguma coisa de concreto no futuro imediato para mudar seu comportamento.

Ação é o estágio em que o cliente toma uma atitude, escolhe uma estratégia de mudança e vai em busca da mesma. As modificações do comportamento de risco, neste estágio, tendem a ser mais visíveis e recebem o reconhecimento externo. Durante este estágio, é importante que o sujeito tenha como base o senso de auto-eficácia. Ele precisa acreditar que tem autonomia para mudar seu modo de viver (Moyers e Rollnick, 2002).

Manutenção é o estágio em que se trabalha a prevenção à recaída e a consolidação dos ganhos obtidos durante a ação. Tradicionalmente, a manutenção é vista como um estágio estático, no entanto, trata-se de um estágio dinâmico, pois é entendida como a continuação do novo comportamento para mudança, que demora algum tempo para se estabelecer (Jungerman e Laranjeira, 1999). A estabilização do comportamento em foco, evitando a recaída, é a principal marca do estágio de manutenção (Prochaska, DiClemente, Norcross, 1999).

A recaída é considerada uma situação que marca o final do estágio de ação ou manutenção e deve ser encarada como um estado de transição. Marlatt e Gordon (1993) sugerem que a recaída faz parte do processo de mudança e que, muitas vezes, é o modo como a pessoa apreende e recomeça o tratamento de uma forma mais consciente.

No entanto, conforme Prochaska, DiClemente e Norcross (1999), o indivíduo não caminha pelos estágios de forma linear-causal (em que há uma causa, um efeito e uma conseqüente alteração no comportamento dependente). As mudanças de estágios são dinâmicas, sendo que as pessoas podem progredir ou regredir várias vezes sem ordenação lógica.

Segundo os autores, a maioria dos sujeitos com problemas relacionados a comportamentos de dependência são pré-contempladores, isto é, não estão prontos para considerar a proposta de mudança. Na entrevista motivacional, tais sujeitos poderão debater suas dúvidas com o terapeuta.

Este modelo fornece ao terapeuta uma avaliação do momento atual do cliente e de sua evolução. Exemplificando: se a pessoa responde como um pré-contemplador, o profissional vai dedicar-se a aumentar sua percepção dos riscos e dos problemas; caso o cliente se encontre na fase da preparação, irá auxiliá-lo nas estratégias para iniciar a ação e reforçar o movimento nessa direção.

A *reatância psicológica* (Brehm e Brehm, 1981) refere-se à introdução prematura de intervenção baseada na ação. O cliente, se não se encontra com prontidão para mudança, aumenta, então, a resistência.

As estratégias empregadas na entrevista motivacional para manejar o conflito podem utilizar:

Reflexão simples:
P: "... não sou eu que tenho problemas, estou sempre comendo porque ele me irrita".
T: "Parece que a razão de você comer em excesso são seus problemas conjugais". O objetivo é explorar melhor a situação, e não aumentar as defesas.

Reflexão amplificada:
P: "...eu consigo controlar a minha ingestão alimentar".
T: "Então quer dizer que você não tem dificuldades no controle da alimentação, o peso não é um problema para você". É uma forma de devolver ao cliente o que ele disse de maneira amplificada.

Reflexão de dois lados:
P: "Está bem, eu tenho problemas com peso, mas..."
T: "Você gostaria de reduzir seu peso e está tendo dificuldade em encontrar tempo para atividades físicas". Os argumentos contra e a favor da mudança são oferecidos num único momento. O valor desse tipo de resposta reflexiva é que pode provocar um exame de discrepância entre o comportamento atual e as metas do cliente.

Mudança de foco:
P: "Eu sei que você quer propor cirurgia de estômago, mas isso eu não vou fazer..."

T: "Ei, nós estamos começando a conversar. Eu ainda não tenho condições de dizer o que é melhor para você, por isso não vamos ficar nesse assunto. Agora, o que devemos fazer é...". O terapeuta pode transferir totalmente o foco lembrando ao cliente que ninguém pode forçá-lo a nada, somente ele pode decidir se a mudança irá ou não acontecer.

Concordar, mas com alguma mudança: "Não sei por que você e meu pai pegam no meu pé por causa do meu comportamento. E dos problemas dele, ninguém fala?" O terapeuta muda a direção sem discordar: "... você tem razão, temos que ter uma visão mais ampla, esses problemas envolvem sempre a família".

Enfatizar escolha e controle pessoal: "Ninguém pode mudar o seu comportamento, pois, no final, quem decide é você". O foco é na responsabilidade e na escolha do cliente.

Reinterpretar: "Eu não agüento mais tentar parar e não conseguir". Recontextualizando as verbalizações do cliente, o terapeuta pode dizer: "É difícil enxergar uma luz no fim do túnel. Eu percebo seu esforço em parar, mas lembre-se do processo de mudança de que já falamos, quanto mais vezes você passar por essas fases, mais possibilidades de chegar à manutenção você terá".

Paradoxo terapêutico: Terapeuta: "Você deve continuar fazendo o que faz". É uma estratégia que exige muita experiência e deve ser usada com cuidado. Empregada de forma calma, o cliente pode, resistindo ao terapeuta, propor que não quer mais continuar com o comportamento-alvo.

Em resumo, as estratégias de manejo durante as entrevistas podem transformar-se na chave para um tratamento eficaz. Essas respostas específicas são intervenções importantes para reduzir a resistência.

A motivação do terapeuta poderia enfatizar a natureza de igualdade do relacionamento, devido ao seu papel estressante como um treinador para qualquer mudança que o cliente deseja fazer (Moyers e Rollnick, 2002).

Miller e Sanchez (1993) enumeraram seis elementos-chave para o delineamento da intervenção, indispensáveis para trabalhar estratégias de mudanças. Estes elementos podem ser sumarizados pelo acrônimo inglês FRAMES: *Feedback, Responsability, Advice, Menu, Empathy e Self-efficacy.*

Feedback (devolução): é o uso da informação com base nos resultados obtidos da avaliação inicial (estruturada e objetiva) das reais condições do cliente. Leva-se em consideração a história familiar, a gravidade da dependência e os perfis dos exames laboratoriais e neuropsicológicos. A simples participação na avaliação pode produzir um efeito motivacional. O cliente recebe informações sobre os efeitos do seu problema no organismo, podendo isto refletir na sua situação presente (Orford e Edwards, 1977).

Dessa forma, o cliente poderá refletir sobre as conseqüências negativas que o hábito está causando em seu organismo e, com isso, adquirir mais uma ferramenta palpável para tomada de decisão sobre a mudança de seu comportamento dependente. Viabilizar resultados pessoais é proporcionar informações pertinentes e claras sobre a real situação do paciente e auxiliá-lo no monitoramento do processo terapêutico.

Responsability (responsabilidade): é a ênfase na responsabilidade pessoal do cliente e na liberdade de escolha. O terapeuta não pode mudar os comportamentos do seu cliente ou fazer com que ele mude, pois depende de cada um escolher entre continuar com um problema ou fazer mudanças. Ninguém pode mudar ou decidir por outra pessoa (Bien, Miller, Tonigan, 1993).

Advice (aconselhamento): é proporcionar ao cliente conselhos claros e diretos sobre como obter a mudança. A chave é recomendar a mudança de maneira enfática. Algumas vezes, são orientações específicas, em outras, a prescrição é a abstinência total, como em situações de dependência alcoólica (Edwards et al., 1976).

Estudos têm demonstrado que conselhos e intervenções breves podem desencadear mudanças mais efetivas que tratamentos longos (Bien, Miller, Tonigan, 1993).

Menu (alternativas): é fornecer opções de escolha para o cliente, mostrando alternativas para a mudança. Um exemplo de intervenção pode ser: "Existem maneiras diferentes de as pessoas mudarem com sucesso seus hábitos de bebida, eu vou dizer alguns deles e você vai escolher o que faz mais sentido para você" *(Hester e Miller, 1995, p.91)*.

Empathy (empatia): o terapeuta vai mostrar ao paciente, pela sua postura, a aceitação em relação ao seu processo, buscando entender sem julgá-lo, escutando-o de forma reflexiva. O estilo, descrito por Carl Rogers, tem contribuído com o sucesso no tratamento de transtornos dependentes. A ambivalência é aceita como parte da experiência humana, sendo um dos elementos mais significativos da entrevista motivacional. Estudos revelam que ela é um fator determinante para a mudança do cliente (Orford e Edwards, 1977; Miller, 1995; Oliveira, 2001).

Self-efficacy (auto-eficácia): o cliente acredita na própria capacidade de mudança, sendo um preditor de resultados positivos em comportamentos dependentes. O otimismo do terapeuta também é um fator de motivação do cliente, pois este percebe que o seu terapeuta busca auxiliá-lo, o que favorece uma maior propensão para o estabelecimento de um vínculo consistente e, conseqüentemente, a adesão ao tratamento.

Outras estratégias também são utilizadas para trabalhar a motivação do cliente para a mudança. Aspectos ligados à identificação de barreiras, tais como o acesso dos clientes ao serviço, o transporte, os horários, entre outros obstáculos que podem ser removidos, favorecem o estabelecimento e o fortalecimento do vínculo terapêutico.

Negociar um plano de mudanças é uma etapa na intervenção que implica ajudar o cliente a estabelecer suas metas. Normalmente, existe uma discrepância entre a meta e o estado atual do cliente. Será mediante o *feedback* pessoal e a capacidade de o cliente entender sua ambivalência (caso ele esteja no estágio de contemplação) que se tornará mais consciente do problema e amadurecerá a decisão de mudar.

Yahne e Miller (1998) apontam, há algum tempo, que é possível aumentar a motivação para o tratamento e provocar significativas mudanças com apenas uma ou duas sessões de aconselhamento com impressionante consistência. Estudos controlados com intervenções breves têm demonstrado uma redução significativa no uso do álcool, em comparação com o grupo controle, que não recebia intervenção breve.

O *checkup* das atuais condições do cliente torna-se o ponto de partida para o sucesso no tratamento. O cliente necessita ter clareza do que está acontecendo, tanto nos aspectos físicos como psicológicos. As intervenções breves, com freqüência, fazem uso de resumos gráficos personalizados que ilustram os riscos para a saúde, baseando-se em dados de auto-relato fornecidos previamente. A visualização dos resultados dos testes e de outras informações pode contribuir para aumentar a compreensão e a fixação dos dados (Dimeff et al., 2001).

AVALIAÇÃO DO CONSUMO

O exame do consumo (por exemplo, ingestão episódica, padrão habitual e ocasional de ingestão) é uma peça fundamental, pois examina os riscos relacionados ao álcool e às conseqüências negativas da ingestão alcóolica. Descobre também uma variedade de comportamentos e de estilos de vida (uso de outras drogas, tabaco, transtornos de alimentação e comportamentos sexuais).

É interessante que o profissional possa fazer um levantamento detalhado dos hábitos, da freqüência, da quantidade e do tempo dispensado para a ingestão, objetivando detectar os padrões de consumo. É aconselhável empregar entrevistas estruturadas como o Form-90 (Miller,1996).

Tomamos como exemplo o caso a seguir: um cliente informou beber diariamente uma garrafa de cachaça e, na entrevista, confirmou-se que era uma medida costumeira, considerada padrão. Então, multiplicou-se essa medida por sete dias da semana e obteve-se o consumo semanal do paciente, que, no caso, era de 4.200 ml (cada garrafa continha 600 ml). Sendo a referência em unidades de álcool, usou-se o cálculo do SEC (*Standard Ethanol Content*), chegando-se à conclusão de que o cliente ingeria 140 unidades de álcool semanalmente. O teor alcóolico, para fins de cálculo das unidades de cachaça, foi uma concentração de 50%. A apresentação desses dados começa com a retroalimentação e com o aconselhamento. O terapeuta apresenta, na ficha de resultados personalizados, um resumo do material da avaliação. O objetivo principal, nesse momento, é o de aumentar a percepção que a pessoa tem sobre o quanto e com que freqüência consome bebidas alcoólicas e o quanto esse comportamento está discrepante da maioria da população.

O diálogo ilustra como podemos, de maneira consistente com as estratégias da EM, acentuar as preocupações sobre as informações, num esforço para aumentar a percepção do próprio sujeito em mudar.

T: "Muito bem, você disse que habitualmente bebe uma garrafa de pinga por dia."
C: "É por aí, está certo."
T: "Comparando a freqüência, a quantidade do seu consumo e o tipo de bebida que toma, você apresenta resultados referentes aos limites extremos, como podemos ver na tabela de freqüência de consumo de álcool em adultos. Isso significa que só 1% de todas as pessoas bebe mais do que você, e que 99% bebem menos que você."
C: "Eu não bebo tudo isso!" (surpreso).
T: "Você não esperava por isso?"
C: "Não, isso é demais."
T: "Esta tabela mostra que o consumo acima de 51 unidades semanais acarreta graves riscos à saúde."
C: "Puxa vida! Eu acho que a maioria dos seus amigos bebe como eu."
T: "É esperado, pois a gente acha que os outros são como a gente. Assim, você e seus amigos bebem muito e acham que a maioria bebe como vocês."
C: "É verdade, eu realmente não tinha noção de que era assim..."

MOTIVAÇÃO PARA MUDANÇA

A avaliação do nível de motivação para a mudança do paciente, mediante instrumentos, poderá ser útil tanto para o *feedback* quanto para o processo de mudança.

As medidas que avaliam a motivação para mudança podem ser empregadas como medidas de resultados ou como medidas que permitem ao terapeuta promover alterações no modo de uso da substância ou outro comportamento-problema.

A escala SOCRATES (*The Stages of Change Readiness and Treatment Eagerness Scale*) é específica para problemas relacionados ao uso de álcool. Criada por William Miller e colaboradores (Miller e Tonigan, 1996), na versão 8 A, é composta por 19 itens, sendo as alternativas de respostas do tipo *Likert* (1 – discorda totalmente; 2 – discorda; 3 – indeciso; 4 – concorda; e 5 – concorda totalmente). É subdividida nas subescalas Reconhecimento (7 itens), Ambivalência (4 itens) e Ação (8 itens).

A subescala Reconhecimento é constituída por itens que investigam a preparação (P) e a determinação (D). Na subescala Ambivalência, foi incluído o item de contemplação (C), e na subescala Ação, itens que englobam ação (A) e manutenção (M). Essa escala foi empregada com o intuito de auxiliar o tratamento pela identificação dos estágios motivacionais em que o paciente se encontra. Estudos de padronização da escala foram realizados por Figlie na UNIAD/Escola Paulista de Medicina (1999) e por Oliveira (2001).

A escala URICA (*University of Rhode Island Change Assessment Scale*) (McConnaughy, Prochaska, Velicer, 1983) é constituída por 32 itens, divididos em quatro subescalas: Pré-contemplação (8 itens), Contemplação (8 itens), Ação (8 itens) e Manutenção (8 itens). Foram realizados estudos de padronização no Brasil (Figlie, 2000).

O objetivo da URICA é similar ao da escala SOCRATES, porém a primeira é uma escala que pode ser empregada para os diversos comportamentos de dependência, referindo-se ao "problema-alvo" do cliente.

EXAMES LABORATORIAIS

As análises laboratoriais são recursos fundamentais no tratamento da dependência química; provavelmente o método mais popular é a análise de urina, para verificar a presença ou não de drogas no organismo. Os exames de sangue são descritos como métodos para detectar a presença recente de álcool ou outras drogas, assim como para o exame dos prejuízos causados pelo uso crônico de álcool na função hepática. O *screening* comumente avalia as enzimas no fígado por meio de provas de função hepática: GGT (Gamaglutamiltransferase), TGO (Transaminase Glutâmica Oxalacetica) e TGP (Transaminase Glutâmica Piruvica).

AVALIAÇÃO DA GRAVIDADE DA DEPENDÊNCIA

A gravidade da dependência é uma dimensão necessária em todas as avaliações, principalmente para direcionar o enfoque do tratamento. Segundo Edwards, Marshall e Cook (1999), não é fácil estabelecer regras absolutas para os níveis de gravidade da dependência. No entanto, no caso do álcool, quando uma pessoa experiencia sintomas de abstinência diariamente, por 6 a 12 meses, e bebe para obter alívio desses sintomas durante o mesmo período, essa pessoa está gravemente dependente do álcool. Os autores dizem que "quanto mais um indivíduo tiver repetido ciclos de abstinência e alívio, mais grave será sua dependência" (p.49). Na avaliação da dependência do álcool para determinar a gravidade que o cliente apresenta na relação com o mesmo, recomenda-se a utilização do SADD *(Short Alcohol Dependence Data)*, instrumento com padronização brasileira (Jorge e Masur, 1986).

AVALIAÇÃO DOS SINTOMAS DE ANSIEDADE E DEPRESSÃO

Os sintomas de ansiedade e depressão, nos comportamentos de dependência, tornam qualquer distúrbio ainda pior (Vaillant, 1999). Estudos revelam que o uso crônico deixa os sujeitos mais retraídos, menos autoconfiantes, mais ansiosos e, freqüentemente, mais deprimidos, com uma elevada ideação suicida (MacNamee et al., 1968; Tamerim et al., 1970; Nathan et al., 1970; Allman et al., 1972; Logue et al., 1978, apud Vaillant, 1999).

Os sintomas depressivos são comuns durante a abstinência alcoólica, especialmente depois de um consumo pesado. Edwards, Marshall e Cook (1999) relatam que são encontrados níveis de depressão clinicamente significativos entre pacientes internados por problemas com bebida durante os estágios iniciais de admissão (Brown e Schuckit, 1988). Estudos de seguimento em longo prazo também sugerem que a experiência depressiva diminui com a continuação da abstinência. No entanto, os sintomas depressivos podem persistir, e o paciente deprimido pode achar extremamente difícil parar de beber; assim, a depressão não tratada pode prosseguir, tornando a evolução ainda mais complicada e prolongada.

Em relação à ansiedade, paradoxalmente, o álcool parece aumentá-la em indivíduos dependentes. Os sintomas de abstinência alcoólica podem imitar o transtorno de ansiedade e de pânico, e é possível que exista, por trás de ambos, um processo neuroquímico comum (Edwards, Marshall, Cook, 1999).

Considera-se um procedimento de rotina aplicar um instrumento para identificar a intensidade desses sintomas. São indicados os inventários de auto-relato: o Inventário de Ansiedade de Beck (BAI) (Beck, 1993) e o Inventário de Depressão de Beck (BDI) (Beck, 1993), validados para a população brasileira por Cunha (2001).

FUNÇÕES COGNITIVAS

É de grande importância a utilização da avaliação neuropsicológica em pacientes com diagnóstico de dependência de álcool, visto que essa substância provoca um efeito depressor sobre o sistema nervoso central do sujeito, afetando diretamente as funções cognitivas.

As pesquisas, há muito, relacionam as perdas das funções cognitivas com o alcoolismo, tendo em vista que o abuso crônico de álcool, na maior parte dos casos, traz como conseqüência prejuízos significativos nas habilidades de todo esse processo mental (Evert e Oscar-Berman, 1995).

Considerando dados etiológicos de outros estudos, temos indicadores de que alguns prejuízos cognitivos em alcoolistas são reversíveis. Pesquisas relatam não só recuperações espontâneas das funções cognitivas em alcoólicos abstinentes, como resultado da abstinência, mas também diversas outras mudanças proporcionadas pelo *setting* terapêutico, como uma melhor nutrição e a oportunidade de melhora nas interações sociais (Albert et al., 1982; Grant et al., 1984; Goldman, 1986/1987, apud NIAAA, 1989). Segundo esses autores, a experiência prática e o treino cognitivo podem facilitar a reversão desses prejuízos.

Identificar as perdas cognitivas causadas pelo comportamento-problema tem implicações fundamentais para o sucesso do tratamento, principalmente nas primeiras semanas de abstinência, pois esses prejuízos podem dificultar o desenvolvimento e a recuperação de habilidades que são importantes componentes do tratamento, bem como limitar os benefícios potenciais da proposta terapêutica.

O teste das Figuras Complexas de Rey, em sua forma A (Rey, 1999), visa à identificação dos prejuízos na percepção visual e na memória visual imediata. Esse teste tem demonstrado ser um instrumento extremamente útil no *checkup* das funções cognitivas (Oliveira, 2001).

Os subtestes da WAIS (*Wechsler Adult Intelligence Scale*): Vocabulário, Cubos e Símbolos Numéricos (Wechsler, 1981) são capazes de identificar déficits cognitivos em usuários de substâncias psicoativas.

O subteste Vocabulário mede a estimativa da inteligência pré-mórbida e avalia os conhecimentos adquiridos e a diminuição de outras funções (como a de juízo e pensamento conceitual). Tem sido tradicionalmente usado como uma medida básica para avaliar índices de deterioração mental. O subteste de Cubos identifica a formação de conceitos, envolvendo análise, síntese, organização visuomotora e flexibilidade na solução de problemas. Já o subteste Símbolos Numéricos implica coordenação motora, atenção, concentração e exige rapidez, precisão, motivação e persistência numa atividade. É um subteste vulnerável a efeitos do comprometimento cerebral (Cunha, 2000).

Outros itens do *checkup* são essenciais nos comportamentos de dependência, sendo necessário avaliar questões como o grau de dependência, a quantidade de substância consumida, suas conseqüências, a freqüência com que o cliente emite o comportamento-problema, as maneiras do uso, assim como a proposição de uma reflexão acerca das vantagens e desvantagens do comportamento-problema e a verificação do comprometimento com a mudança. Alguns clientes são, após algum tempo, capazes de compreender sua maneira destrutiva de uso de substâncias. Quando percebida, tal informação passa a ser útil no desenvolvimento do plano de mudança (Oliveira, 2001).

Outro ponto nessa busca de conscientização é a história familiar da bebida, pois caracteriza elementos ricos e relevantes no processo de entendimento, por parte do cliente, sobre sua dificuldade com o abuso de substâncias e sobre as conseqüências negativas que o uso inadequado acarreta em sua vida.

Há razões para acreditar que a motivação para mudança pode ser eficaz com intervenções relativamente breves. Ensaios clínicos randomizados indicaram que os bebedores problemáticos que receberam uma breve entrevista motivacional mostraram resultados significativamente melhores do que aqueles de controle não tratados ou que tiveram um tratamento mais extenso (Miller, Benefield, Tonigan, 1993).

Moyers e Yahne (1998) sustentam que a entrevista motivacional é indicada como tratamento precursor para tratamentos tradicionais e criticam a indicação de que é o tratamento certo para todas as pessoas, em todos os momentos. Considera-se uma técnica essencialmente útil para trabalhar com dependência química, independentemente da gravidade da mesma. Oliveira (2001) realizou ensaio clínico e obteve resultados importantes para bebedores crônicos numa população do sul do Brasil. A amostra estudada foi composta por 152 sujeitos do sexo masculino internados em unidades especializadas em dependência química, os quais se beneficiaram com a entrevista motivacional; especialmente o grupo submetido ao tratamento motivacional, que mostrou maior adesão ao tratamento, mais dias de abstinência, menor quantidade de bebida ingerida e maior conscientização no processo de mudança.

Por outro lado, deve-se enfatizar que a habilidade interpessoal e a empatia produzem melhores resultados nos pacientes e na estabilidade da aliança terapêutica. A empatia é um critério forte na entrevista motivacional, como em qualquer terapia. "Parece provável que um terapeuta empático reflexivo e compreensivo seja a variável-chave para orientar uma pessoa na direção da resolução de sua ambivalência" (Davidson, 1997, p.167).

Esses dados confirmam os estudos citados por Hester (1997), os quais dizem que investigações na área de motivação, intervenções breves, modelos de mudança e treinamento de autocontrole têm posto o foco nas características do terapeuta. Concretamente, a empatia parece influenciar substancialmente os resultados, corroborando estudos que apontam como fator-chave a empatia terapêutica nos resultados positivos a longo prazo (Miller et al.,1998).

Finney e Moos (1998) discutem posições sobre a entrevista motivacional, parecendo esta ser mais efetiva em pacientes com relativos problemas de saúde e sistema de suporte comunitário; pacientes com dependência grave, co-morbidades psiquiátricas e déficits sociais são candidatos mais apropriados para um longo e intensivo tratamento. No entanto, em nossa sociedade, a entrevista motivacional pode auxiliar em relação aos custos sociais e também ser o ponto de partida para candidatos com indicação para tratamento longo e intensivo; o processo de mudança é iniciado pelo *feedback*, que serve de auxílio para alguns pacientes que nunca tinham esclarecido informações recebidas dos seus médicos.

ENTREVISTA MOTIVACIONAL INDIVIDUAL

O tratamento é planejado com sessões bem estruturadas, seguindo as necessidades de cada cliente. Vamos exemplificar pelo programa desenvolvido em quatro sessões (Oliveira, 2001).

Na primeira entrevista é fornecido o *feedback* dos resultados obtidos no exame inicial, sendo cada item tratado com atenção especial. A consigna exemplifica a aproximação com o cliente.

Você esteve, por bastante tempo, completando vários questionários. Eu agradeço o tempo que dedicou a eles. Hoje podemos fazer bom uso das informações obtidas. Nós falaremos dos resultados de alguns dos questionários com detalhes. Como você sabe, esta é a primeira das quatro sessões que teremos, durante as quais conversaremos sobre o que está acontecendo com você e tentaremos ajudá-lo. Vamos acompanhá-lo durante os próximos meses.

O foco do *feedback* não é tanto a necessidade de mudar, mas sim a necessidade de manter os esforços, de ver e rever o progresso que está sendo feito e poder ter isso como um tópico adicional na motivação para a mudança. É explicado o processo de mudança por meio dos estágios motivacionais.

O cerne do conflito é a aproximação-evitação. A pessoa é atraída e repelida por um único objeto e não é totalmente racional (Miller e Rollnick, 2001); exemplificando com a verbalização de um paciente: "Eu sei que preciso mudar... mas parece que não é tão sério assim"; ou então, um paciente internado com sérios problemas, ao tomar conhecimento dos seus resultados pelo *feedback* pessoal, diz: "Eu tenho problemas com álcool, mas não estou tão mal. Alcoolista é quem está na sarjeta".

São trabalhados com o cliente todos os itens da avaliação com a clareza que for necessária. No caso de um cliente que apresenta resultados alterados nos exames laboratoriais, como o GGT (Gama-glutamiltransferase), explica-se o que significa essa alteração no seu funcionamento clínico, bem como os comprometimentos hepáticos causados. A quantidade e a freqüência do consumo da substância são examinadas com o cliente com base no consumo da população normal.

Um material que podemos empregar para auxiliar no *feedback,* com o objetivo de informação e esclarecimento, são as tabelas sobre o consumo de álcool e o risco à saúde.

TABELA 31.1 Risco à saúde X consumo de álcool

Risco	Mulheres	Homens
Baixo	Menos de 14 unidades por semana	Menos de 21 unidades por semana
Moderado	De 15 a 35 unidades por semana	De 22 a 50 unidades por semana
Alto	Mais de 36 unidades por semana	Mais de 51 unidades por semana

Fonte: Laranjeira e Pinsky, 1997, p.14.

QUADRO 31.1 Balança decisacional

Continuar bebendo	
Vantagens	Desvantagens
Ajuda-me a desinibir Fico mais alegre Tenho mais amigos	Prejudica minha saúde Continua a briga familiar Atrapalha meu trabalho
Fazer mudanças no meu hábito de beber/parar	
Vantagens	Desvantagens
Não tenho confronto com a família Não estarei sozinho no futuro Vai melhorar minha saúde	Não terei mais os mesmos hábitos (boêmia) Perderei os meus amigos de festa

Na segunda e nas demais entrevistas, o processo de mudança é revisado. São trabalhadas com o cliente as técnicas da balança decisacional: medida dos prós e contras que facilitará a exploração da ambivalência. O cliente é convidado a listar as vantagens e desvantagens de manter o comportamento-problema. O seguinte caso ilustra esses procedimentos:

Caso Y, 55 anos, casado, professor, dependente grave de álcool, usando 133 unidades de álcool semanais – acima de 21 unidades há riscos à saúde.

Nesse momento, é fundamental ter os subsídios da avaliação, para que o terapeuta possa fornecer argumentos palpáveis no auxílio à diminuição da ambivalência. O paciente é convidado a considerar os prós e os contras na mudança em sua maneira de beber. A entrevista é sumarizada e se propõe a elaboração do plano de metas.

Na terceira entrevista, é construído com o cliente o plano de metas. O vínculo, estando estabelecido entre terapeuta e cliente, favorecerá o exame do plano e a observação das dificuldades que o cliente está encontrando nesse processo de mudança, na ordem pessoal ou familiar, fornecendo *feedbacks* constantes sobre suas aquisições.

Plano de metas: é construído pelo cliente Y, sendo que a importância de cada passo é examinada com o terapeuta.

– As mudanças que eu quero fazer são:
Melhorar a minha auto-estima.
Mudanças na minha qualidade de vida.
– As razões mais importantes para fazer mudanças:
O conhecimento da minha dependência de álcool.
A idade e os problemas de saúde.
– Os passos que eu pretendo seguir para a mudança são:
Reprogramar a minha vida, evitando aproximações de risco.
Honestidade comigo mesmo.
– Os caminhos em que outras pessoas podem me ajudar são:
Entender o que está acontecendo comigo e, se possível, participar de grupos de AA.
– Como vou saber se meu plano está funcionando:
Não sendo "bobo alegre".
Sendo útil na família.

– O que pode interferir nos meus planos:

A desmotivação existencial, o desamor, a desesperança e o descrédito da minha família nas minhas ações.

Na quarta entrevista, monitoram-se as aquisições e os possíveis lapsos, sendo que, em muitos casos, é utilizada uma entrevista adicional. Textos informativos são fornecidos aos clientes para auxiliar na elucidação de questões pertinentes ao alcoolismo, o que em terapia cognitivo-comportamental chama-se biblioterapia, pois é fonte informativa e esclarecedora para o paciente. Muitas vezes, essas informações são o caminho para a mudança das crenças acerca dos efeitos positivos do uso da substância.

Se o cliente cumpriu com sucesso esta etapa, sugere-se que continue um programa de prevenção da recaída, uma terapia cognitiva para trabalhar habilidades de enfrentamento das situações de risco ou uma reestruturação cognitiva.

A entrevista motivacional, em seu formato individual, tem sido amplamente utilizada como modelo de tratamento para o alcoolismo, tabagismo e outras drogas de abuso (Miller e Rollnick, 2001; Project Match, 1993). A terapia de grupo também tem sido muito empregada para esse objetivo, sendo considerada uma abordagem tipicamente oferecida pelos centros de tratamento de dependência química (Yalom, 1995; Falkowski, 1996; Van Horn e Bux, 2001). Entretanto, a utilização e o estudo dessas duas abordagens em conjunto se resumem a poucos e pioneiros trabalhos (Foote et al., 1999; Laranjeira, Almeida, Jungerman, 2000; Ingresoll, Wagner, Gharib, 2000; Van Horn e Bux, 2001).

ENTREVISTA MOTIVACIONAL EM GRUPO

O modelo apresentado se baseia no trabalho de Ingresoll, Wagner e Gharib (2000) e está sendo estudado em nosso meio (Jaeger, 2002). Este modelo prevê um formato de quatro encontros, sendo que, em cada um deles, trabalham-se tópicos específicos.

No primeiro encontro, tem-se por objetivo dar início ao processo de devolução dos resultados dos exames laboratoriais e cognitivos realizados anteriormente. Começa com a apresentação do terapeuta e dos participantes e o estabelecimento de todas as combinações, como número de encontros, horários e regras de funcionamento; o terapeuta distribui um formulário no qual se encontram os resultados dos exames realizados. Esse formulário é personalizado, ou seja, cada paciente recebe o seu, contendo somente os resultados de sua avaliação. Essas informações são trabalhadas com o grupo de maneira didática, utilizando-se um quadro negro para a exposição do que esses resultados significam em termos orgânicos e o que podem acarretar para a saúde de cada indivíduo. Tais informações podem ser difíceis de suportar em um primeiro momento, o que pode gerar resistência por parte do paciente. Para evitar que isso aconteça, o terapeuta utiliza técnicas como a escuta reflexiva e o encorajamento e se posiciona de maneira empática diante do desconforto e sofrimento do paciente.

No segundo encontro, o objetivo principal é a exploração do estilo de vida do paciente. O grupo inicia conceituando o que é estilo de vida e segue trazendo os seus próprios exemplos. Desenvolve-se um entendimento dos dias típicos e da semana típica, descrevendo-os no quadro. Explora-se o quanto esse estilo de vida influencia a saúde, a vida emocional, as relações, a segurança financeira, etc. Posteriormente, questiona-se sobre o uso de álcool e o papel deste no estilo de vida do sujeito.

No terceiro encontro, utiliza-se a técnica da balança decisional, trabalhando-se os prós e os contras de mudar ou continuar na mesma situação. Nos primeiros minutos, o terapeuta pergunta aos clientes qual é a definição da palavra "motivação", colocando no quadro as respostas corretas. Logo depois, pergunta "o que influencia a motivação" e novamente lista no quadro as respostas apropriadas. Ele apresenta, então, uma definição mais ampla, apontando a existência da ambivalência como algo normal diante da tomada de uma decisão difícil, ressaltando a importância de se ver "os dois lados dos sentimentos ao mesmo tempo". Os pacientes recebem um material com um quadro a ser preenchido com os prós e os contras de usar e não usar o álcool. Após preenchê-lo, os pacientes são estimulados a dividir as suas respostas com o grupo. O terapeuta coloca as afirmações mais adequadas no quadro-negro. Antes do término da sessão, os pacientes recebem um material para leitura, denominado "O álcool e você" (Miller et al., 1992), que será discutido no próximo encontro.

No quarto encontro, fornece-se suporte para a auto-eficácia e para o estabelecimento de um plano de mudança. No primeiro tópico, estimula-se cada participante a relembrar e compartilhar uma situação passada de mudança, na qual obteve sucesso; por exemplo, conseguir iniciar o tratamento, passar por algum período de abstinência, ter completado o colégio, entre outras. Cada paciente recebe uma folha para anotar essas informações, que depois serão compartilhadas com os demais companheiros.

Para exemplificar, transcrevemos o relato de uma intervenção apresentado por Jaeger (2002).

T: "Nesses formulários estão contidos os resultados da avaliação que realizamos com vocês durante os últimos dias."
A: "O que eles avaliavam mesmo? E o que quer dizer este grave aqui?"
B: "Pois é, o meu também tem um grave aqui!"
T: "Bem, o que vocês acham de a gente ir conversando junto sobre o resultado de cada teste?"

Para reforçar a responsabilidade pessoal do paciente, é importante que a mensagem transmitida seja a de que a decisão de conversar sobre esses resultados ou qualquer outro assunto é deles.

T: "O.k., este número que aparece primeiro é a quantidade de álcool ingerida por semana em mililitros (ml) e em unidades de álcool." (O terapeuta explica o que significa unidades de álcool.)
C: "É a quantidade por semana, não por dia?"
T: "É a quantidade por semana."
B: "Nossa, mas não pode ser tanto! Eu não estava bebendo tudo isso!"
T: "É difícil de acreditar que a quantidade que você ingeriu seja esta." (Reflexão simples.)
B: "Sim, é difícil. Porque eu bebo todos os dias, mas nem sempre fico embriagado. E agora eu vejo este número enorme, isso até assusta!"
T: "A quantidade de álcool que você vinha ingerindo é maior do que você pensava, e isto lhe causa preocupação." (Reflexão simples.)
D: "O meu deu uma quantidade alta também. Nunca pensei que eu bebia tudo isso numa semana."
A: "O meu também deu alto. Isto só mostra como a gente bebe muito, só que às vezes a gente não vê ou não quer ver isso."
T: "A quantidade de álcool ingerida é muito alta, e às vezes é difícil encarar isso." (Reflexão simples.)
A: "É difícil mesmo, eu até penso que o melhor talvez seja nem saber."
T: "Deve ser realmente duro ficar sabendo desses fatos. Vocês estão tendo muita coragem ao querer saber mais sobre o seu consumo de álcool." (Encorajar.)

Saber o resultado de uma avaliação pode ser uma coisa muito angustiante para o paciente. Nesse momento, é essencial que o terapeuta seja empático, escute reflexivamente e encoraje o paciente a enfrentar essas informações.

T: "No número dois, então, nós temos os resultados dos exames laboratoriais."
E: "O TGO, o TGP e o GGT são os exames laboratoriais?"

(GGT: Gama-glutamiltransferase; TGO: Transaminase Glutâmica Oxalacetica; TGP: Transaminase Glutâmica Piruvica).

T: "Sim."
E: "O meu deu mais alto que o limite, o que isso quer dizer?"
T: "Estes exames se referem ao estado atual do fígado." (O terapeuta explica de forma simples o que significam os exames.)

E: "Quer dizer que isso é um sinal de alerta?"
T: "Sim, um sinal de alerta. Um sinal de que o fígado está começando a se prejudicar com o uso de álcool."
C: "Então o meu já está muito prejudicado, pois o número está bem alto."
T: "O seu resultado está alto, e isso está deixando você preocupado." (Reflexão simples.)
C: "Sim, bem preocupado. Mas será que eu vou ter que parar de beber por causa disso?"
T: "O seu consumo de álcool está começando a prejudicar seu fígado. Se você continuar bebendo da maneira como vem bebendo até agora, ele provavelmente se prejudicará ainda mais. Se você parar de ingerir álcool, o seu fígado irá se recuperar gradualmente, mês após mês, podendo vir a ficar praticamente normal novamente." (Recomendações.)

Sintetizando, a entrevista motivacional é empregada para proporcionar uma retroalimentação pessoal, mas também para promover uma reflexão sobre as crenças comuns a respeito dos efeitos do abuso das substâncias psicoativas, confrontar com normas sociais, discutir as modificações comportamentais, redefinir objetivos de mudança e, finalmente, para possibilitar uma maior conscientização do problema por meio da resolução da ambivalência.

REFERÊNCIAS BIBLIOGRÁFICAS

BANDURA, A. Self-efficacy: toward a unifying theory of behavior change. *Psychology Review*, v.84, p. 191-215, 1977.

BECK, A.T.; STEER, R.A. *Beck anxiety inventory*: manual. San Antonio: Psychological Corporation, 1993.

BIEN, T.H.; MILLER, W.R.; TONIGAN, J.S. Brief interventions for alcohol problems: a review. *Addiction*, v.88, p.315-36, 1993.

BREHM, S.S.; BREHM, J.W. *Psychological reactance*: a theory of freedom and control. New York: Academic Press, 1981.

BROWN, S.A.; SCHUCKIT, M.A. Changes in depression amongst abstinent alcoholics. *Journal of Studies on Alcohol*, v.49, p.412-17, 1988.

CUNHA, J.A. Escalas Wechsler. In: CUNHA, J.A. et al. *Psicodiagnóstico-V*. Porto Alegre: Artmed, 2000. p.529-602.

_____. *Manual da versão em português das escalas Beck*. São Paulo: Casa do Psicólogo, 2001.

DAVIDSON, R. Questões motivacionais no tratamento do comportamento aditivo. In: EDWARDS, G.; DARE, C. (Org.). *Psicoterapia e tratamento de adições*. Porto Alegre: Artmed, 1997. p.159-72.

DICLEMENTE, C.C. Motivational interviewing and the stages of change In: MILLER, W.; ROLLNICK, S. (Org.). *Motivational interviewing preparing people to change addictive behavior*. New York: Guilford, 1991. p.191-201.

DIMEFF, L.A. et al. *Alcoolismo entre estudantes universitários*: uma abordagem de redução de danos – BASICS. São Paulo: UNESP, 2001.

EDWARDS, G.; MARSHALL, E.J.; COOK, C.H. *O tratamento do alcoolismo*: um guia para profissionais da saúde. 3.ed. Porto Alegre: Artmed, 1999.

EDWARDS, G. et al. Alcohol: related problems in disability perspective. *Journal of Studies on Alcohol*, p. 1361-81, 1976.

EVERT, D.L.; OSCAR-BERMAN, M. Alcohol-related cognitive impairments: an overview of how alcoholism may affect the workings of the brain. *Alcohol, Health and Research World*, v.19, p.89-96, 1995.

FALKOWSKY, W. Terapia de grupo e as adições. In: EDWARDS, G.; DARE, C. *Psicoterapia e tratamento das adições*. Porto Alegre: Artmed, 1996.

FIGLIE, N.B. *Motivação em alcoolistas tratados em ambulatório específico para alcoolismo e em ambulatório de gastroenterologia*. São Paulo, 1999. Dissertação (Mestrado) – UNIFESP/EPM.

_____. *Estudos de fidedignidade realizados na escola paulista de medicina*. UNIAD: Relatório FAPESP, 2000.

FINNEY, J.W.; MOOS, R.H. Psychosocial treatments for alcohol use disorders. In: A GUIDE to treatment that work. New York: Oxford, 1998. p.156-66.

FOOTE, J. et al. A group motivational treatment for chemical dependency. *Journal of Substance Abuse Treatment*, v.17, n.3, p.181-92, 1999.

HESTER, R.K. Resultados de la investigación. In: GALANTER, M.; KLEBER, H.D. (Org.). *Tratamiento de los transtornos por abuso de substancias de la American Psychiatric Press*. Barcelona: Masson, 1997. p.35-43.

HESTER, R.K.; MILLER, W.R. *Handbook of alcoholism treatment approaches*: effective alternatives. Washington: Allyn e Bacon, 1995.

INGERSOLL, K.S.; WAGNER, C.C.; GHARIB, S. *Motivational group for community substance abuse programs*. Richmond: Mid-Atlantic Addiction Technology Transfer Center, 2000.

JAEGER, A. *Entrevista motivacional em grupo*. Curso de extensão: a entrevista motivacional e suas aplicações na dependênia química. PUCRS, 2,3,4 de maio, Porto Alegre, 2002.

JORGE, M.R.; MASUR, J. Questionários padronizados para a avaliação do grau de severidade da síndrome de dependência do álcool. *Jornal Brasileiro de Psiquiatria*, v.35, p.287-92, 1986.

JUNGERMAN, F.S.; LARANJEIRA, R. Entrevista motivacional: a teoria e uma experiência de sua aplicação em Grupos. In: FOCCHI, G.R.A. et al. *Dependência química*: novos modelos de tratamento. São Paulo: Rocca, 2001.

_____. Entrevista motivacional: bases teóricas e práticas. *Jornal Brasileiro de Psiquiatria*, v.48, n.5, p.197-207, 1999.

LARANJEIRA, R.; PINSKY, I. *O alcoolismo*. São Paulo: Contexto, 1997. (Col. Mitos e Verdades).

LARANJEIRA, R.; ALMEIDA, R.A.M.; JUNGERMAN, F.S. Grupos de motivação: estudo descritivo de um atendimento para dependentes de drogas. *Jornal Brasileiro de Psiquiatria*, v.3, p.61-8, 2000.

MARLATT, A.; GORDON, J. *Prevenção da recaída*: estratégia e manutenção no tratamento de comportamentos aditivos. Porto Alegre: Artmed, 1993.

MCCONNAUGHY, E.A.; PROCHASKA, J.O.; VELICER, W.F. Stages of change in psychotherapy: measurement and sample profiles. *Psychoterapy: Theory, Research & Practice*, v.20, p.368-75, 1983.

MILLER, W.R. Motivational interwing with problem drinkers. *Behavioural Psychotherapy*, v.11, p.147-72, 1983.

_____. Motivational interviewing: research, practice and puzzles. *Addictive Behavior*, v.21, n.6, p.835-42, 1996.

_____. Increasing motivation for change. In: HESTER, R.K.; MILLER, W.R. (Org.). *Handbook of alcoholism*: treatment approaches, effective alternatives. 2. ed. Washington: Allyn & Bacon, 1995.

_____. *FORM-90*: manual. National Institute on alcohol abuse and alcoholism. Rockville: NIAAA, 1996. v. 5. (Project MATCH Monograph Series).

MILLER, W. R.; ROLLNICK, S. *Entrevista motivacional*: preparando as pessoas para a mudança de comportamentos aditivos. Porto Alegre: Artmed, 2001.

MILLER, W.R.; SANCHEZ, V.C. Motivating young adults for treatment and lifestyle change. In: HOWARD, G. (Org.). *Issues in alcohol use and misuse by young adults*. Notre Dame: University of Notre Dame, 1993.

MILLER, W.R.; TONIGAN, J.S. Assessing drinker's motivation for change: the Stages of Change Readiness and Treatment Eagerness Scale (SOCRATES). *Psychology of Addictive Behaviors*, v.10, n.2, p.81-9, 1996.

MILLER, W.R.; BENEFIELD, R.G.; TONIGAN, J.S. Enhancing motivation for change in problem drinking: a controlled comparison of two therapist styles. *Journal of Consulting and Clinical Psychology*, v.61, p.455-61, 1993.

MILLER, W.R.; HEATHER, N.R.; HALL, W. Calculating standard drink units: international comparisons. *British Journal of Addiction*, v.86, p.43-7, 1991.

MILLER, W.R. et al. A wealth of alternatives-effective treatments behaviors alcohol problems. In: MILLER, W.R.; HEATHER, N.R. (Ed.). *Treating addictive behaviors*. 2.ed. New York: Plenum, 1998.

MILLER, W.R. et al. *Motivational enhancement therapy manual*: a clinical research guide for therapits treating individuals with alcohol abuse and dependence. Rockville: NIAAA, 1992. v.2. (Project MATCH Monograph Series)..

MILLER, W.R. et al. *Motivational enhancement therapy manual*: a clinical research guide for therapist treating individuals with alcohol abuse and dependence. Rockville: NIAAA, 1995. v.2. (Project MATCH Monograph Series).

MOYERS,T.B.; ROLLNICK,S. A motivational interviewing perspective on resistance in psychotherapy. *Journal of Clinical Psychology*, v.58, n.2, p.185-93, 2002.

MOYERS, T.B.; YAHNE, C.E. Motivational interviewing in substance abuse treatment: negotiating roadblocks. *Journal of Substance Misuse*, v.3, p.30-3, 1998.

NIAAA (National Institute on Alcohol Abuse and Alcoholism). *Alcohol Alert*, 4, PH 258, 1989.

OLIVEIRA, M.S. Entrevista motivacional. In: CUNHA, J.A. *Psicodiagnóstico-V*. Porto Alegre: Artmed, 2000.

_____. *Eficácia da intervenção motivacional em dependentes do álcool*. São Paulo, 2001. Tese (Doutorado) – UNIFESP, 2001.

ORFORD, J.; EDWARDS, G. *Alcoholism*. New York: Oxford Universities, 1977.

PROCHASKA, J.O.; DICLEMENTE, C.C. Transtheoretical therapy: toward a more integrative model of change. *Psychotherapy: Theory, Research and Practice*, v.20, p.161-73, 1982.

PROCHASKA, J.O.; DICLEMENTE, C.C.; NORCROSS, J.C. Search of how people change: applications to addictive behaviors. In: MARLATT, G.; VANDENBOS, G. (Org.). *Addictive behaviors*: readings on etiology, prevention and treatment. Washington: American Psychological Association, 1999. p.671-96.

PROJECT MATCH. Rationale and methods for a multisite clinical trial matching patients to alcoholism treatment. *Alcoholism: Clinical and Experimental Research*, v.17, n.6, p.1130-45, 1993.

REY, A. *Teste de cópia e reprodução de memória de figuras geométricas complexas*. São Paulo: Casa do Psicólogo, 1999.

ROGER, C.R. The necessary and sufficient conditions for therapeutic personality change. *Journal of Consulting Psychology*, v.21, p.95-103, 1957.

ROLLNICK, S.; HEATHER, N.; BELL, A. Negotiating behavoiur change in medical settings: the development of brief motivational interview. *Journal of Menthal Health*, p. 25-37, 1992.

ROLLNICK, S.; KINNERSLEY, P.; STOTT, N. Methods of helping patients with behaviour change. *BMJ*, v.307, p.188-90, 1993.

VAILLANT, G.E. *A história natural do alcoolismo revisitada*. Porto Alegre: Artmed, 1999.

VAN HORN,D.H.A.; BUX,J.M. A pilot test of motivational interviewing groups for dually diagnosed inpatients. *Journal of Substance Abuse Treatment*, v.20, p.191-5,1997.

VAN HORN, D.H.A.; BUX, D.A. A pilot test of motivational interviewing groups for dually diagnosed inpatients. *Journal of Substance Abuse Treatment*, v.20, p.191-5, 2001.

WECHSLER, D. *WAIS – Wechsler Adult Intelligence Scale:* manual. New York: Psychological Corporation, 1981.

YAHNE, C.; MILLER, W.R. Enhancing motivation for treatment and change. In: NATHAN, P.E.; GORMAN, J.A. (Org.). *Guide to treatment the work.* New York: Oxford, 1998. p.235-49.

YALOM, I.D. *The theory and practice of group psychotherapy.* 4.ed. New York: Basic Books, 1995.

A relação terapêutica

Eliane Falcone

32

Minha experiência como terapeuta cognitivo-comportamental, atendendo pacientes que me procuram no consultório, e como supervisora de estudantes de psicologia em clínica-escola tem contribuído para levantar questões pertinentes à adesão do paciente ao processo terapêutico.

O que leva determinados pacientes a aceitarem a lógica da terapia e a se engajarem no processo terapêutico, conseguindo melhora relativamente rápida, enquanto outros se recusam, de forma explícita ou dissimulada, a participar desse processo? Lembro-me de uma paciente com transtorno de pânico e agorafobia que vinha de uma experiência psicoterápica de sete anos, sem sucesso, e que ficou entusiasmada quando soube que iria superar o seu medo de sair sozinha por meio de um esquema gradual de enfrentamento. O trabalho com essa paciente foi bem-sucedido, e isso certamente se deveu a sua aceitação do estilo do tratamento. Por outro lado, outra paciente, com o mesmo transtorno, manteve-se na terapia sem apresentar resultados significativos e acabou desistindo do tratamento, aderindo a um procedimento medicamentoso e alegando que não conseguia aceitar a idéia de ter que enfrentar situações provocadoras de ansiedade.

O que faz com que certos pacientes, que buscam tratamento para aliviar o seu sofrimento, insistam em tentar provar ao terapeuta que aquela técnica não irá funcionar com eles, antes mesmo de fazer qualquer tentativa, chegando algumas vezes a adotar atitudes hostis direcionadas ao terapeuta, questionando até mesmo a competência deste?

Ao sugerir aos seus pacientes a leitura de um texto ensinando como lidar com a depressão, como forma de facilitar os efeitos de um tratamento de curta duração, Rush (1989, p.61) conclui:

> As respostas do paciente variam desde um significativo "sim, eu posso entender como os meus pensamentos negativos podem piorar a minha situação" até um hostil "eu não acho que esta abordagem tenha a ver comigo. Eu perdi o folheto". Outras respostas podem incluir "eu li o folheto e me senti mais deprimido" ou "eu estava muito deprimido para fazer isso".

Cada uma das respostas citadas revela cognições que vão desde "acho que esse tratamento irá me ajudar" até "eu não posso realizar essa simples tarefa. Nunca vou melhorar", significando que a adesão ao tratamento depende, pelo menos em parte, do significado que o paciente atribui ao método terapêutico.

As questões e afirmações anteriores podem indicar que os problemas de adesão ao tratamento são devidos a dificuldades do cliente. Embora isso possa ser parcialmente verdadeiro, a literatura recente tem apontado o tipo de abordagem como algo que contribui para a resistência do paciente em aderir ao tratamento. Por exemplo, as técnicas de reestruturação cognitiva, mostrando que o pensamento do paciente está errado, podem ser invalidantes, fazendo com que este se defenda, desvalorizando a terapia e/ou o terapeuta (Leahy, 2001; Safran, 2002). Além disso, as vulnerabilidades pessoais do terapeuta também podem contribuir para torná-lo defensivo, especialmente quando o paciente se mostra resistente, levando-o a adotar comportamentos hostis que podem ser prejudiciais ao tratamento e ao paciente (Leahy, 2001; Safran, 2002). Assim, como será visto neste capítulo, o modo como o terapeuta interage com o seu paciente certamente influenciará a adesão e o sucesso do tratamento.

Durante muito tempo a abordagem cognitivo-comportamental negligenciou o estudo da relação terapêutica. Isso não significa dizer que os terapeutas cognitivistas são pouco calorosos e empáticos com os seus pacientes. Pelo contrário, o modelo de intervenção proposto por Beck e colaboradores (p. ex., Beck et al., 1982; Beck e Freeman, 1993) enfatiza um estilo colaborativo, que inclui empatia e calor humano, além da solicitação freqüente de *feedback* por parte do terapeuta, que contribui para a construção de um bom vínculo na terapia, facilitando a mudança. Entretanto, essa forma calorosa e empática de interagir pode ser suficiente para alguns pacientes aderirem ao tratamento, mas não para aqueles mais difíceis, muitos dos quais apresentam transtornos da personalidade.

Os seguidores da abordagem cognitivo-comportamental investiram muito no aprimoramento das técnicas terapêuticas que visam a mudança e na exploração da psicopatologia envolvida nos diversos transtornos psicológicos. Como resultado de uma superconfiança na eficácia das técnicas, questões importantes da relação terapêutica, tais como a resistência, a transferência e a contratransferência, foram ignoradas ou pouco valorizadas (Freeman, 2001; Leahy, 2001). Entretanto, como propõe Safran (2002), existe uma interdependência entre os fatores técnicos e de relacionamento, de tal maneira que a ação das técnicas depende do contexto interpessoal em que elas ocorrem.

A preocupação em explorar as razões pelas quais uma quantidade considerável de pacientes não melhora com a psicoterapia (ver Leahy, 2001) tem levado diversos autores a investigar a influência da relação terapêutica nos resultados do tratamento. Uma revisão de estudos sobre empatia terapêutica realizada por Burns e Auerbach (1996) mostrou que pacientes de terapeutas mais calorosos e empáticos melhoraram significativamente mais do que os pacientes de terapeutas com medidas mais baixas de empatia, quando outros fatores (como realização de tarefas e técnicas terapêuticas) foram controlados.

Após uma revisão de investigações empíricas, Safran (2002) conclui que a qualidade da aliança terapêutica, avaliada nas primeiras fases da terapia, constitui um bom prognóstico de resultados em diferentes abordagens de tratamento. Por outro lado, as falhas empáticas e o estilo defensivo do terapeuta em lidar com situações difíceis na interação com o paciente prejudicam a aliança terapêutica, impedindo o progresso do tratamento e exercendo um impacto nocivo sobre os sentimentos e a auto-estima dos pacientes, tal como sugere uma investigação realizada por Henry, Schat e Strupp (1990, apud Burns e Auerbach, 1996).

Uma robusta variedade de pesquisas apontando a relação terapêutica como um poderoso agente de mudança tem encorajado a realização de estudos que buscam formas de identificar e compreender as variáveis envolvidas nos impasses da interação terapeuta-paciente, assim como de explorar estratégias de intervenção eficazes no manejo desses impasses (Leahy, 2001; Safran, 2002).

Leahy (2001) propõe que toda a terapia, independente da abordagem, apresenta as suas próprias demandas, que são compatíveis com o seu referencial teórico (por exemplo, fazer revelações sobre o passado, focalizar-se nas emoções, etc.). Essas demandas podem ser consideradas ameaçadoras para o paciente, fazendo com que ele resista ao processo terapêutico. Cada abordagem possui os seus próprios critérios para considerar se o paciente está resistindo ou não à terapia. Assim, o paciente pode estar resistindo à terapia quando ele focaliza pouco ou excessivamente as emoções, quando fala pouco ou excessivamente sobre o passado, quando não se lembra de eventos importantes, etc. Entretanto, alguns comportamentos do paciente podem ser considerados como resistência independente da modalidade de tratamento (por exemplo, não comparecer ou chegar atrasado às sessões, recusar-se a pagar a sessão, desvalorizar o terapeuta ou o tratamento ou terminar prematuramente o mesmo).

O conceito de resistência, segundo o enfoque cognitivo-comportamental, refere-se a

> qualquer ocorrência no comportamento, no pensamento, na emoção e no estilo interpessoal do paciente que interfere em sua capacidade para utilizar o tratamento e adquirir habilidades em lidar com problemas fora da terapia e após a terapia haver terminado (Leahy, 2001, p.11).

Safran (2002) aponta uma desvantagem na utilização do conceito de resistência, uma vez que este implica colocar o paciente como responsável pelo fracasso do tratamento, desconsiderando a natureza interativa do fenômeno. Alternativamente, o autor propõe o termo ruptura da aliança terapêutica, que "consiste em um impedimento ou uma flutuação na qualidade da aliança entre o terapeuta e o cliente" (Safran, 2002, p.175). Segundo Safran, as rupturas de aliança ocorrem dentro de um *continuum*, que varia desde uma demonstração excessiva, por parte do cliente, de sentimentos negativos dirigidos ao terapeuta até flutuações menos importantes na qualidade da aliança, difíceis de serem detectadas até por terapeutas experientes. Considerando-se que a resistência manifestada pelo paciente pode ser também atribuída, na literatura cognitivo-comportamental, às demandas da terapia e às falhas do terapeuta, além das dificuldades específicas do paciente (Golden, 1989; Trower e Dryden, 1989; Leahy, 2001), os termos resistência e ruptura de aliança serão utilizados, neste capítulo, como sinônimos.

A resistência do paciente ante as demandas da terapia pode ocorrer como resultado do tipo de abordagem, do modo como o terapeuta introduz as técnicas de tratamento e dos esquemas pessoais do paciente. Se o terapeuta não for capaz de identificar os motivos da resistência de seu paciente, ele poderá experimentar emoções negativas e tornar-se defensivo, adotando comportamentos hostis, que serão prejudiciais ao paciente e ao tratamento. A seguir, serão apresentadas as variáveis que interferem no processo terapêutico, com algumas sugestões que podem ser úteis no manejo de situações difíceis na relação terapeuta-paciente.

AS DEMANDAS DA TERAPIA COGNITIVO-COMPORTAMENTAL

A terapia cognitivo-comportamental tem a mudança de crenças disfuncionais como alvo. Suas demandas incluem: ênfase no aqui e agora; sessões estruturadas; continuidade entre as sessões; solução de problemas; reestruturação de pensamentos disfuncionais; colaboração com o terapeuta; psicoeducação e informação compartilhada; um papel ativo por parte do terapeuta e do paciente; responsabilidade na identificação e avaliação das metas, assim como a adesão às tarefas de auto-ajuda (ver Beck, 1997; Leahy, 2001; Wells, 1997). Desse modo, o terapeuta cognitivo-comportamental apresenta uma demanda social que chama pela responsabilidade do paciente. Leahy (2001) propõe que os terapeutas cognitivos tracem expectativas ou diretrizes processuais que têm como objetivo "aumentar a eficiência, a produtividade e o desenvolvimento do paciente em independência e competência para resolver os próprios problemas" (p.23, 24).

Entretanto, as pessoas que buscam tratamento não costumam abordar os seus problemas de acordo com essas diretrizes processuais. Em vez de estabelecer agendas e focalizar-se na solução de seus problemas, elas preferem abordar assuntos variados, reclamar de uma série de problemas e tentar convencer o terapeuta de que eles não têm solução. Alguns pacientes preferem falar sobre os danos experimentados na infância a focalizar-se no aqui e agora para obter progresso. Assim, as diretrizes processuais da terapia cognitivo-comportamental irão ativar esquemas e resistências no paciente que precisam ser resolvidos (Leahy, 2001).

A socialização no modelo da terapia cognitiva pode ser um recurso útil para trabalhar a resistência às diretrizes processuais. O paciente é informado sobre os princípios da terapia cognitiva, a necessidade da agenda, o enfoque na solução de problemas e na reestruturação de pensamentos automáticos disfuncionais, além da realização de tarefas entre as sessões. O *feedback* ao final das sessões também contribui para a identificação/prevenção da resistência ao procedimento terapêutico (Beck, 1997; Leahy, 2001; Wells, 1997).

Entretanto, mesmo sendo socializado, o paciente pode apresentar alguns problemas de adesão ao tratamento. Um deles se refere ao estabelecimento da agenda. Leahy (2001) cita algumas razões para o paciente não fazer ou cumprir a agenda. Por exemplo, o fato de que muitos pacientes preferem reclamar para obter validação do terapeuta. Neste caso, eles não estão primeiramente interessados na solução de problemas, mas sim em ter as suas queixas compreendidas pelo terapeuta. Outra razão para não fazer agenda é que esta implica responsabilidade para resolver os próprios problemas. Alguns pacientes colocam vários tópicos na agenda e se recusam a priorizar os assuntos, alegando que precisam trabalhar todos os problemas ou então não chegarão a nenhum lugar. Outros pacientes montam uma agenda e posteriormente se recusam a segui-la. Isso pode ocorrer porque o paciente reconhece, no decorrer da discussão, que outros tópicos importantes não foram incluídos na agenda, ou porque ele percebe que o tópico agendado é muito triste ou estressante.

Todas essas manifestações de resistência ao procedimento terapêutico constituem uma oportunidade para o terapeuta conhecer os esquemas pessoais do paciente que o impedem de aderir ao processo.

Outro problema comum na terapia cognitiva é o não-cumprimento das tarefas entre as sessões. Leahy (2001) sugere modelar a auto-ajuda, ensinando o paciente a preencher os formulários durante a sessão. Um outro recurso é designar um pensamento automático por dia para ser desafiado, com o objetivo de aumentar a adesão. Para os pacientes perfeccionistas que temem falhar na tarefa de casa e desapontar o terapeuta, pode-se modelar a lição de casa como prática e aprendizado, em vez de algo a ser avaliado. Alguns recursos da terapia cognitiva, tais como a avaliação de custos e benefícios, podem ser utilizados para identificar os pensamentos automáticos que contribuem para o não-cumprimento das tarefas de casa. Alguns pensamentos automáticos apontados por Leahy (2001) que constituem a base para a resistência à adesão às tarefas são: "Isso não me ajudará"; "Eu posso fazer isso mentalmente"; "Isso é para perdedores"; "Eu não tenho tempo"; "Isso é apenas racionalização"; "Eu devo ser um perdedor por precisar fazer isso"; "Meus problemas são reais"; "Eu não tenho obrigação de fazer isso"; "Se eu fizer o exercício de casa, você poderá me julgar" (p.41). Tais pensamentos podem ser avaliados pela utilização do método socrático (ver Beck, 1997).

A resistência do paciente ao procedimento terapêutico pode também ser decorrente de algumas falhas do terapeuta em conduzir o tratamento. Algumas dessas falhas são apontadas por Golden (1989) e incluem: 1) falha na identificação dos fatores causais e de manutenção do problema; 2) falha em avaliar certas conseqüências ameaçadoras da melhora do cliente (por exemplo, uma agorafóbica quer superar o seu medo e se tornar mais independente, mas isso poderá implicar uma crise conjugal); 3) utilização incorreta de técnicas apropriadas, geralmente por falta de experiência do terapeuta; 4) persistência, por parte do terapeuta, em prosseguir com o tratamento, embora o cliente não entenda ou não aceite a lógica do mesmo; 5) o tipo de intervenção é incorreto em relação aos objetivos do cliente; 6) uma determinada etapa no procedimento terapêutico é muito ameaçadora para o cliente e provoca intensa ansiedade; 7) a avaliação do problema do cliente consome muito tempo; 8) as técnicas de tratamento acessíveis são inadequadas a um problema particular; 9) ausência de *rapport* entre o terapeuta e o cliente.

Golden (1989) propõe duas abordagens básicas para lidar com a resistência: atuar de forma a preveni-la e dominá-la quando ela ocorre. No primeiro caso, as recomendações são: 1) fazer com que o cliente entenda e aceite a lógica do tratamento; 2) envolver o cliente na seleção de técnicas e na construção da avaliação do seu problema. A resistência é reduzida quando o cliente é provido de escolhas; 3) usar técnicas de automonitoria para aumentar o engajamento terapêutico; 4) solicitar *feedback* sobre a sessão terapêutica para esclarecer possíveis mal-entendidos; 5) certificar-se de que a intervenção terapêutica está atendendo aos objetivos e às expectativas do cliente; 6) preparar o cliente para possíveis dificuldades, uma vez que a terapia se processa com altos e baixos.

Dominar a resistência quando ela ocorre requer os seguintes procedimentos apontados por Golden (1989): 1) ao notar a resistência, o terapeuta deve convidar o cliente a explorar as razões da mesma; 2) examinar primeiro os fatores possíveis do terapeuta; 3) reavaliar as metas do cliente e seu entendimento do tratamento; 4) se certas mudanças provocam ansiedade extrema no cliente, propor mudanças pequenas; 5) conversar com o cliente sobre sabotadores intencionais e alertá-lo para isso. Quando existem sabotadores benevolentes, procurar chamá-los e transformá-los em aliados; procurar identificar pensamentos e avaliações ameaçadoras que interfiram na mudança, bem como ganhos secundários; 6) avaliar com o cliente as vantagens e as desvantagens da mudança.

Liotti (1989) criticou as contribuições cognitivo-comportamentais quanto à forma de avaliar as origens da resistência. Segundo o autor, os terapeutas orientados cognitivamente abordavam a questão da resistência identificando crenças irracionais, bloqueios cognitivos ou ansiedades mais elevadas, subjacentes à falha do paciente em aderir a um determinado procedimento terapêutico. Tais contribuições à avaliação das origens da resistência seriam limitadas, uma vez que se baseavam no "aqui e agora" e davam pouca atenção a uma investigação sobre quando, como e por que as crenças, bloqueios e ansiedades foram adquiridos no curso da vida do paciente. Liotti propunha que o significado da resistência do paciente, ou seja, o comportamento ou cognição rotulado de "resistência", poderia servir a um propósito adaptativo a partir do ponto de vista do paciente.

Leahy (2001) fornece uma contribuição atual, dentro do enfoque cognitivo-comportamental, sobre como compreender e abordar a resistência do paciente de acordo com uma exploração de como se formou o conteúdo esquemático deste. O modelo explicativo de Leahy sobre a resistência baseada nos esquemas será apresentado mais adiante.

ESQUEMAS PESSOAIS DO PACIENTE E RESISTÊNCIA

As demandas da terapia cognitivo-comportamental tendem a ser mais ameaçadoras para aqueles pacientes que apresentam esquemas cognitivos rígidos, geralmente característicos de transtorno da personalidade. Esses pacientes tendem a interpretar a terapia e o comportamento do terapeuta de acordo com os seus esquemas e passam a resistir ao tratamento.

Safran (2002) propõe que o modo como o paciente percebe o comportamento do terapeuta é determinado pela sua história de aprendizagem única. Assim, a mesma intervenção terapêutica pode ser interpretada de forma bastante variada por pacientes diferentes. Sobre a intervenção do terapeuta, Safran afirma:

> Enquanto um cliente pode entendê-la de uma forma que promova a aliança terapêutica, outro pode vê-la de forma a impedir tal aliança. Por isso, parece vital que se tenha um entendimento dos fatores que moldam a percepção que o cliente tem do significado das intervenções terapêuticas. (Safran, 2002, p.177)

Beck e Freeman (1993) apresentam um modelo de resistência no qual indivíduos com problemas crônicos ou recorrentes, muitas vezes coexistindo com transtorno da personalidade, possuem esquemas desadaptativos que foram construídos na infância. Esses indivíduos tendem a prestar uma atenção seletiva e a memorizar informações que confirmem seus esquemas. Os esquemas depressivos focalizam-se em perdas, falhas e faltas, enquanto esquemas de ansiedade focalizam-se em ameaças e em aspectos avaliados como perigosos ao domínio pessoal.

De acordo com o modelo de Beck e Freeman (1993), a *esquiva* e a *compensação* correspondem a dois estilos gerais que competem com os esquemas de personalidade. A *esquiva* refere-se a uma tendência a não entrar em ou a escapar de situações que ativem o esquema, enquanto a *compensação* corresponde a uma tendência a superar a ameaça da exposição ao esquema pelo engajamento em estratégias que reduzam essa ameaça. Assim, uma pessoa com personalidade dependente, por exemplo, irá *evitar* situações que demandem ações independentes (por exemplo, tomar decisões, mudar de cidade ou de trabalho) como estratégia de *esquiva*. Além disso, essa pessoa pode ser não-assertiva, agradável em excesso e obediente, para manter os seus relacionamentos e não ser abandonada, como estratégia de *compensação*.

A resistência à mudança por parte dos indivíduos com esquemas de personalidade decorre do fato de estes verem a terapia como ameaçadora para os seus esquemas. Nesse caso, a mudança é entendida como algo que provoca o abandono das estratégias de esquiva e de compensação, tornando-se, assim, ameaçadora. Considerando-se que a terapia cognitivo-comportamental focaliza principalmente a mudança, esta irá ativar os esquemas do paciente, com os seus estilos de esquiva e de compensação. A esquiva pode tomar a forma de uma presença pobre, respostas dissociativas, desvalorização da agenda e término prematuro do tratamento. A compensação pode se refletir em vínculo excessivo e tentativas de ser demasiadamente agradável com o terapeuta (Leahy, 2001).

Nos transtornos da personalidade, os esquemas são ativados na terapia e resultam em diferentes formas de manifestar resistência. Assim, um paciente com um esquema narcisista de ser especial irá considerar as intervenções cognitivas e comportamentais muito simplórias para os seus problemas, que necessitam de uma abordagem mais sofisticada. Além disso, o indivíduo narcisista resiste ao papel de ser um paciente, porque vê isso como humilhante. Sua compensação para essa condição "inferior" pode se manifestar pelo distanciamento e pela desvalorização do terapeuta. Este pode indicar que os pacientes precisam achar o seu modo especial de abordar os próprios pensamentos (Leahy, 2001).

O paciente obsessivo-compulsivo pode resistir à auto-ajuda por se acreditar incapaz de atingi-la caso não siga as orientações do terapeuta com total perfeição. Esse paciente pode telefonar entre as sessões para se certificar de que está fazendo corretamente a lição de casa. E se a lição não gerar uma solução perfeita, esta pode ser encarada como inútil. O terapeuta pode sugerir que, embora a perfeição seja uma meta para o paciente, o aprendizado e a prática são o processo. Assim, o paciente pode ser encorajado a aprender a se beneficiar de sua lição de casa imperfeita, uma vez que o progresso pode ser obtido de forma imperfeita (Leahy, 2001).

Alguns pacientes demandam entendimento, empatia e cuidado por parte do terapeuta. Eles se tornam sensíveis aos procedimentos da terapia cognitivo-comportamental quando suas distorções cognitivas são identificadas. O modelo dialético de validação e mudança de Linehan (1997) aponta que os indivíduos mais necessitados de validação ouviram coisas conflitantes sobre si (por exemplo, ao mesmo tempo em que eram chamados de incompetentes, esperava-se muitas coisas deles). As técnicas de reestruturação cognitiva e de avaliação de custos e benefícios, utilizadas com esses pacientes, acabam exercendo uma função invalidante. Além disso, as técnicas que buscam a solução de problemas podem ser muito rápidas para as pessoas que precisam primeiro ter os seus sentimentos validados. Os pacientes necessitados de validação consideram uma simples discordância do terapeuta como um sinal de invalidação ou até mesmo de traição e podem manifestar resistência de várias maneiras (Leahy, 2001): a) repetindo as queixas e recusando-se a considerar outros tópicos de discussão, numa tentativa de fazer com que o terapeuta reconheça que as coisas são realmente terríveis; b) escalando a intensidade da queixa, elevando a voz ou insistindo em argumentar que os seus problemas são realmente sérios; c) desvalorizando o terapeuta, dizendo que este não está ajudando, para que se sinta também invalidado e possa entender como eles se sentem; d) recusando-se a aceitar as próprias necessidades de validação, pelo fato de terem aprendido a antecipar a validação e assim evitar a punição ou o desapontamento por terem essa necessidade.

Para lidar com a resistência de validação, Leahy (2001) sugere que o terapeuta deve aceitá-la, abandonando, por um momento, a tentativa de mudar o paciente. Além disso, ele deve comunicar uma curiosidade autêntica sobre a necessidade de validação, explorando como o paciente pode atingi-la, como essa necessidade tem sido frustrada e como o paciente se sente em tê-la. Para aqueles que se recusam a admitir a própria necessidade de validação, por considerar isso uma fraqueza, o terapeuta deve "normalizar" essa necessidade, uma vez que todos nós necessitamos ter os nossos sentimentos validados. É útil também examinar o ambiente invalidante passado e presente do paciente. Pelo entendimento de como se formou a sua necessidade de validação, o paciente se torna mais colaborativo e receptivo aos procedimentos de mudança. Finalmente, o terapeuta deve admitir o dilema existente no esquema invalidante da mudança no enfoque cognitivo-comportamental. As análises de custo e benefício, o exame das evidências a favor e contra, a solução de problemas, etc. podem ser invalidantes quando o paciente se sente terrivelmente mal. Por outro lado, para obter melhora, pode ser útil encontrar meios adicionais de lidar com o problema. Por exemplo, propor que existem diferentes modos de pensar sobre o problema, cada qual com sua própria verdade. Pode existir verdade em cada pensamento, assim como também existe verdade em como o paciente se sente. Várias formas de declarações empáticas que validam os sentimentos e pensamentos do paciente foram apresentadas numa publicação anterior (Falcone, 2001).

Leahy (2001) e Linehan (1997) chamam atenção para a adequação entre a focalização na validação e na mudança. Um superfoco na validação com exclusão da mudança pode resultar na manutenção do papel de vítima exercido pelo paciente. Alguns pacientes esperam da terapia uma oportunidade para arejar as suas emoções, tendo um retorno empático do terapeuta que confirma como a vida tem sido dura para eles. Entretanto, quando o terapeuta assume uma posição de total audiência e apoio dessa visão, o paciente se sentirá entendido, mas ainda necessitado de mudança.

Liotti (1989) propõe que a resistência acontece durante o desenvolvimento do indivíduo, dentro ou fora da terapia, não constituindo assim um problema a ser considerado. De acordo com o autor, todo o ser humano constrói uma estrutura de significado a partir de experiências acumuladas (esquemas). À medida que vão surgindo experiências que desconfirmam ou põem em risco essa estrutura, o organismo entra em desequilíbrio. A partir daí, ele poderá alterar a sua estrutura de significado, incorporando esses dados novos, ou permanecer com a estrutura anterior. Quanto mais essa estrutura é fortalecida por experiências confirmatórias, mais resistente ela será à mudança. Mahoney (1982, apud Liotti, 1989) sustenta que há um sentido de sobrevivência na perpetuação de velhas construções da realidade. Se o indivíduo, ao se deparar com uma experiência que desconfirme suas crenças, sentir que isso pode ameaçar o seu autoconceito, ele tenderá a retornar ao esquema velho e familiar de significado.

O trabalho com a resistência deve acontecer primeiro com a reconstrução de experiências passadas que provocaram a construção de estruturas disfuncionais. Somente após o paciente reconhecer as origens históricas de sua construção da realidade é que ele deve ser encorajado pelo terapeuta a se descentrar desse modelo e a revisá-lo pelo enfrentamento com representações alternativas. Assim, o terapeuta deve trabalhar *com* a resistência, explorando os seus significados, em vez de *contra* a resistência, rotulando-a imediatamente de "irracional".

Safran (2002) afirma que o cliente percebe o significado das ações de outras pessoas a partir de expectativas generalizadas de interações com os outros ou de esquemas interpessoais, os quais têm como base experiências passadas. Quando esses esquemas são disfuncionais, eles ativam ciclos cognitivo-interpessoais mal-adaptativos. Nesse caso, o cliente cria expectativas que geram comportamentos, os quais acabam confirmando as expectativas disfuncionais. Como exemplo, Safran cita o caso de um indivíduo que antecipa ser abandonado pelos outros. Tal expectativa provoca comportamentos de dependência e carência, alienando as pessoas e confirmando as expectativas de ser abandonado.

O terapeuta não deve atuar de modo consistente com o esquema interpessoal disfuncional do cliente, uma vez que isso irá perpetuá-lo. Assim, se o terapeuta responde à hostilidade do cliente com hostilidade, poderá confirmar a crença de que o mundo é hostil e deve ser encarado com hostilidade. Por outro lado, se o terapeuta não participa do ciclo cognitivo-interpessoal do cliente, estará colaborando para desafiar as crenças disfuncionais do mesmo (Safran, 2002).

Em seu primeiro estudo Vanderbilt de psicoterapia, Strupp (1980, apud Safran, 2002) observou que a dificuldade dos terapeutas de estabelecer boas alianças com os seus pacientes relacionava-se a uma tendência de se prender a ciclos de interação disfuncionais, nos quais eles respondiam à hostilidade do paciente com contra-hostilidade. Essa complementaridade, por parte do terapeuta, na interação acaba contribuindo para o prejuízo da aliança e do próprio paciente.

A resistência ou ruptura de aliança constitui uma oportunidade de o terapeuta explorar o conteúdo esquemático do paciente, assim como a história que contribuiu para a construção desse esquema (Leahy, 2001; Safran, 2002). O sucesso na realização desse impasse, sem que o terapeuta se comporte de forma complementar ao esquema do paciente, agindo de modo diferente daquele apresentado pelas pessoas do contexto interacional do mesmo, permitirá que ele desconfirme as suas crenças disfuncionais sobre os outros.

Após um estudo empírico para identificar marcadores de ruptura de aliança, Safran (2002) encontrou sete maneiras de o cliente sinalizar a existência de ruptura, que permitem a investigação dos esquemas interpessoais do mesmo: 1) expressão excessiva de sentimentos negativos, em que o cliente ataca diretamente a competência do terapeuta ou o acusa de ser frio e insensível; 2) comunicação indireta de sentimentos negativos ou hostilidade, expressa por sarcasmo, comportamento não-verbal ou comportamento passivo-agressivo; 3) desacordos a respeito de objetivos e tarefas da terapia; 4) consentimento do cliente pelo temor de ameaçar a sua relação com o terapeuta, levando a ressentimentos por parte do primeiro; 5) manobras de evitação, em que o cliente se torna evasivo às intervenções do terapeuta ou muda de assunto; 6) operações para aumentar a auto-estima, expressa por justificativas ou autodefesas, para readquirir um senso de amor-próprio que está enfraquecido; 7) falta de responsividade à intervenção, em que o cliente deixa de responder positivamente ou de fazer uso de uma determinada intervenção terapêutica.

Para resolver rupturas na aliança, Safran (2002) propõe um processo de metacognição, que se refere a falar a respeito do que está ocorrendo naquele momento no relacionamento terapêutico. Os mais importantes processos de metacognição do terapeuta sugeridos pelo autor são: 1) prestar atenção a rupturas na aliança; o terapeuta deve cultivar uma prontidão perceptiva para os sinais de ruptura; 2) ter consciência dos próprios sentimentos, que funcionarão como um termômetro valioso na qualidade do relacionamento; 3) aceitar a responsabilidade, reconhecendo o próprio papel na relação como parte da interpretação da transferência (por exemplo: "Eu sinto que estou envolvido em uma luta com você e não sei o que está acontecendo. Isso tem alguma conexão com a sua experiência?" Safran, 2002, p.186); 4) ter empatia para com a experiência do cliente durante a ruptura de aliança; 5) manter uma postura de observador participante, para verificar se a metacognição não está sendo funcional.

ESQUEMAS PESSOAIS DO TERAPEUTA E CONTRATRANSFERÊNCIA

Os esquemas disfuncionais do paciente podem fazer com que este se comporte na terapia de maneira hostil, dependente, exigente, manipuladora ou exploradora. Tais comportamentos podem ativar os esquemas individuais do terapeuta. Quando o paciente desvaloriza o terapeuta, isso significa que ele provavelmente está desvalorizando as outras pessoas em seu contexto interacional. Assim, o terapeuta que é capaz de identificar as próprias emoções e vulnerabilidades desencadeadas pelo comportamento do paciente na sessão poderá entender como o comportamento desse paciente afeta os outros e como se desenvolveu esse modo de interagir. Isso possibilita que o terapeuta seja mais efetivo na relação, provendo um modelo de papel para o paciente, sem desvalorizá-lo, ajudando-o a desenvolver modos mais apropriados de comunicação. Por outro lado, quando o terapeuta ignora ou negligencia os próprios esquemas e vulnerabilidades, ativados a partir da interação com o seu paciente, os seus comportamentos (como esconder-se atrás das técnicas, rotular o paciente, etc.) podem sabotar a terapia (Leahy, 2001).

Entretanto, como aponta Strupp (1980, apud Safran, 2002), qualquer terapeuta, assim como qualquer ser humano, pode ter dificuldade para permanecer imune a reações negativas de seu paciente, especialmente quando estas se manifestam de forma moderada ou severa. Ao penetrar no mundo interior do paciente, o terapeuta pode não resistir à necessidade de lidar com sua própria resposta às demonstrações de resistência dele. No estudo de Strupp, mesmo os terapeutas experientes e analisados apresentaram tendência a responder a pacientes hostis com contra-hostilidade, manifestada por frieza, distanciamento e outras formas de rejeição. Tal constatação chama a atenção para a necessidade de um aprimoramento do entendimento do terapeuta no sentido de lidar mais eficazmente com pacientes problemáticos.

Leahy (2001) oferece um modelo de auto-ajuda a terapeutas que atuam dentro do enfoque cognitivo-comportamental, o qual permite identificar e reestruturar as cognições dos terapeutas quando estes experimentam sentimentos negativos em resposta aos comportamentos de seus pacientes. O autor afirma que a decisão de ser um terapeuta cognitivo-comportamental pode ser resultado da busca de um senso de competência, superioridade e aparente eficácia. Muitos se sentem atraídos pela possibilidade de "curar" os seus pacientes em dez sessões, a partir do que encontraram na literatura. Essa ilusão de competência, segundo Leahy, pode levar o terapeuta a

> buscar, inconscientemente, outras metas, tais como a necessidade de ter poder ou controle ou a necessidade de compartimentalizar, intelectualizar e se isolar de seus próprios problemas (Leahy, 2001, p.240).

De fato, muitas das dificuldades do terapeuta em lidar com a resistência de seus pacientes decorrem de seus próprios esquemas religiosos, culturais, familiares, pessoais, etc. Tais esquemas irão influenciar até mesmo a escolha da carreira de terapeuta, em vez de outra área de trabalho (Freeman, 2001).

Freeman (2001) afirma que, mesmo sendo a contratransferência um bom construto, ela foi renegada durante muito tempo pelos comportamentalistas, uma vez que estes consideravam uma heresia a utilização de termos psicanalíticos. Segundo Freeman (2001, p.18),

> a questão da contratransferência é, na maioria das vezes, evitada na terapia comportamental e na terapia comportamental-cognitiva. A maioria dos textos tem ignorado o termo e a idéia da contratransferência, incluindo-a em uma ou duas orações, ou considerando-a uma questão de baixa prioridade na relação terapêutica.

A contratransferência na abordagem cognitivo-comportamental é definida como "a resposta, ante o paciente, que está enraizada nos esquemas ativos e inativos do terapeuta" (Freeman, Pretzer, Fleming e Simon, 1990, apud Freeman, 2001, p.21).

Leahy (2001) propõe que o nosso superotimismo com relação ao poder das técnicas e planos de tratamento oferecidos pela abordagem cognitivo-comportamental fizeram com que, durante muito tempo, ignorássemos a contratransferência. Ao falar sobre a importância dessa reação, Leahy (2001, p.239) afirma:

> O trabalho da terapia é difícil, recompensador e, para alguns, ameaçador. Nenhum de nós está livre da contratransferência – e nem deveria estar. Entender as nossas próprias limitações, nossa própria resistência à mudança é descobrir mais sobre o paciente e sobre nós mesmos: quando nós aprendemos como o comportamento do paciente afeta a nossa contratransferência, nós também aprendemos como o paciente afeta os outros.

Após identificar as razões pessoais para ignorar a contratransferência e reconhecer algumas perdas de pacientes como conseqüência, Leahy (2001) tem se dedicado a entender como a contratransferência afeta os terapeutas. Em sua experiência como supervisor, ele encontrou alguns problemas típicos de contratransferência entre seus supervisados: 1) ambivalência com relação ao uso de técnicas pelo medo de indispor o paciente; 2) culpa ou medo da raiva do paciente; 3) sentimentos de inferioridade no trabalho com pacientes narcisistas; 4) desconforto quando o paciente é sexualmente atraente; 5) inabilidade para impor limites em pacientes sexualmente provocantes ou hostis; 6) sessões terapêuticas estendidas além dos limites usuais; 7) ausência de asserção na cobrança do preço ou no cumprimento do contrato; 8) inibição na coleta adequada da história sexual; 9) raiva de pacientes que telefonam entre as sessões; 10) catastrofização sobre as questões relativas a hospitalizar um paciente.

Leahy (2001, p.239) também aponta alguns pensamentos automáticos distorcidos de terapeutas na contratransferência: "Esse paciente é resistente" (rotulação); "Ele nunca vai melhorar" (adivinhação); "Ele não está melhorando" (pensamento tudo ou nada); "O paciente ainda está deprimido por minha culpa" (personalização); "Eu não posso agüentar as lamentações do meu paciente" (catastrofização); "O paciente deveria fazer a tarefa de casa" (deverias); "Meus pacientes não irão melhorar" (hipergeneralização).

Da mesma maneira que os esquemas do paciente resultarão em resistência, os esquemas individuais do terapeuta irão afetar a contratransferência. A seguir serão descritos alguns esquemas mais comuns de terapeutas, apontados por Leahy (2001), que afetam a contratransferência.

Padrões elevados de exigência ou perfeccionismo do terapeuta

Terapeutas perfeccionistas costumam ver os seus pacientes como irresponsáveis, auto-indulgentes e preguiçosos. Eles possuem expectativas irrealistas sobre si mesmos (por exemplo, "Eu devo ser capaz de curar os meus pacientes"; "Eu devo saber tudo sobre os problemas do paciente"; "As sessões devem seguir de acordo com os meus planos") e sobre o paciente (por exemplo, "O paciente deve fazer o trabalho de casa"; "O paciente deve ser mais responsável"). Sua ênfase na eficiência do tempo pode ser útil em manter o foco nas sessões, mas reflete um descuido na compreensão do distúrbio emocional do paciente.

A crença de que o paciente precisa "resolver o problema" faz com que o terapeuta exigente apresente dificuldade em manifestar empatia. Como conseqüência, o paciente se sente incompreendido e/ou controlado, ou pode também sentir que falhou com o terapeuta.

A necessidade de perfeição dos terapeutas exigentes decorre de um medo de falhar. Para tentar evitar os seus esquemas, eles podem se recusar a atender casos difíceis ou exigir cada vez mais do paciente.

Preocupação com abandono

Alguns terapeutas que são preocupados com abandono vêem a resistência do paciente como rejeição pessoal e temem ser abandonados por este. O excesso de apego por parte desses terapeutas faz com que eles: evitem tópicos difíceis na sessão; deixem de confrontar os pensamentos distorcidos e os comportamentos destrutivos do paciente; estendam o tempo das sessões; forneçam terapia gratuita pelo telefone; e protestem vigorosamente e defensivamente quando o paciente ameaça deixar a terapia.

Para combater os seus esquemas, o terapeuta com sentimentos não resolvidos de abandono pode também evitar o apego, livrando-se da ameaça de abandono.

O lado positivo das intervenções dos terapeutas que temem abandono é que eles são mais propensos a validar as necessidades do paciente. Em contrapartida, não conseguem aplicar os procedimentos que focalizam a mudança.

Os pacientes narcisistas costumam intimidar o terapeuta que teme o abandono, explorando os seus medos e ameaçando abandonar a terapia, por meio de comportamentos tais como chegar atrasados às sessões, desvalorizar o terapeuta, etc. À medida que o terapeuta apegado expressa a sua vulnerabilidade, estendendo privilégios ou tornando-se defensivo, confirma o esquema narcisista do paciente de que pode ser tratado como especial ou de não confiar em pessoas com sentimentos semelhantes aos seus.

Crenças de ser superior e especial

A terapia é vista pelo terapeuta narcisista como uma oportunidade de brilhar e demonstrar os próprios talentos. Se o paciente não manifesta o progresso esperado, pode ser alvo da raiva e punição do terapeuta.

Inicialmente, o terapeuta narcisista idealiza o paciente, o modelo da terapia cognitivo-comportamental ou a si mesmo como um especialista. Uma vez que as "falhas" do paciente em melhorar são incongruentes com a crença do terapeuta em seus próprios talentos especiais, este último passa a desvalorizar o paciente, tornando-se distante (por exemplo, demonstrando aborrecimento, não respondendo às ligações ou demonstrando pouco interesse), humilhando ou ridicularizando o paciente.

As reações do terapeuta narcisista fazem com que o paciente veja essa relação terapêutica como prova de que ninguém o entende ou é confiável. Tais constatações culminam em abandono da terapia, confirmando o esquema do terapeuta de que o paciente realmente não queria mudar.

Necessidade de aprovação

O terapeuta "agradável com as pessoas" possui uma motivação excessiva para fazer com que o paciente se sinta bem, evitando qualquer coisa que possa irritá-lo ou frustrá-lo. Sua necessidade de aprovação faz com que ele evite abordar assuntos perturbadores para o paciente.

Os comportamentos do terapeuta "amigo" podem fazer com que o paciente acredite que o primeiro não se importa com seus comportamentos mais negativos. Assim, ele pode sabotar a terapia, chegando atrasado, faltando às sessões ou não fazendo as tarefas.

O terapeuta com necessidade elevada de aprovação entende a resistência do paciente como um sinal de que falhou em seu trabalho (p. ex., "Se o paciente está com raiva é porque falhei").

Embora sendo altamente habilidoso em demonstrar empatia, validando o paciente, o terapeuta "agradável" acaba levando este último a reconhecer que não está melhorando, podendo abandonar o tratamento.

Senso superdesenvolvido de autonomia

Terapeutas com necessidade de autonomia focalizam-se na produtividade e na eficiência. Assim, eles se tornam estressados quando o paciente se lamenta ou busca ajuda telefônica com freqüência. Pensamentos automáticos característicos nesses terapeutas são: "Eu não agüento isso. Esse paciente está tentando me impedir de fazer o meu trabalho"; "Ele vai tomar conta da minha vida".

Terapeutas autônomos costumam ter baixa tolerância às manifestações emocionais de seus pacientes. Eles vêem a necessidade de validação do paciente como uma invasão de limites e se sentem ansiosos e zangados quando o paciente solicita cuidados extras. Costumam dirigir a terapia em termos de pacotes de tratamento, que podem não ser adequados àqueles pacientes que necessitam de validação.

Os sentimentos negativos do terapeuta ante a resistência do paciente podem ser uma fonte de crescimento enriquecedora para a díade. Tais sentimentos podem ser um indicativo de que as pessoas do contexto interacional do paciente também se sentem de maneira semelhante.

Leahy (2001) sugere que o terapeuta deve utilizar os recursos da terapia cognitiva, identificando os seus sentimentos e desafiando os seus pensamentos automáticos e suposições na contratransferência. Em seguida, ele deve investigar como os outros reagem ao paciente e de que maneira essas reações têm mantido o esquema do mesmo, partindo do princípio de que os indivíduos procuram os relacionamentos que os levam a manter os seus transtornos (por exemplo, pacientes narcisistas podem selecionar indivíduos dependentes, que serão subservientes, ou indivíduos narcisistas, para compartilhar um senso de superioridade por meio de contratos de gratificação mútua).

Após identificar o esquema interpessoal do paciente, o terapeuta deve especular, na história deste, como os outros o fizeram se sentir daquela maneira. Esse entendimento permite que o próprio paciente compreenda o seu esquema, possibilitando posterior negociação entre terapeuta e paciente.

Em vez de rotular o paciente como *borderline*, narcisista, etc., o terapeuta deve tirar proveito das experiências vivenciadas na relação terapêutica para refletir sobre suas emoções e esquemas ativados pelas reações do paciente. Dessa forma, tanto o paciente quanto o terapeuta irão se beneficiar com o autoconhecimento, aumentando o vínculo e favorecendo a mudança para ambos.

CONCLUSÕES

A terapia cognitivo-comportamental tem se tornado cada vez mais popular pelos seus resultados bem-sucedidos no tratamento de diversos transtornos psicológicos. Entretanto, existe ainda uma quantidade significativa de insucessos, que demandam mais investigações sobre a qualidade da relação terapeuta-paciente.

Este capítulo procurou, por meio de uma revisão da literatura, fornecer alguma contribuição para o entendimento da resistência do paciente, assim como dos esquemas pessoais do terapeuta que podem ser negativos para o paciente e para o resultado do tratamento.

A partir dessa revisão, verifica-se que a terapia cognitivo-comportamental apresenta demandas que ativam os esquemas dos pacientes. Essa ativação promove comportamentos de resistência, que, por sua vez, irão ativar os esquemas do terapeuta. Pela identificação dos próprios sentimentos provocados pela reação do paciente, o terapeuta pode explorar os esquemas interpessoais desse e ajudá-lo a encontrar outras formas mais construtivas de reagir aos conflitos interpessoais. Além disso, essa experiência também é benéfica para o crescimento pessoal do terapeuta, contribuindo para o vínculo e para a mudança.

A construção de um modelo cognitivo da relação terapêutica que explica a resistência, a transferência e a contratransferência constitui uma inovação da terapia cognitivo-comportamental. Espera-se que esse modelo possa contribuir para aumentar a eficácia dos tratamentos com base nessa abordagem.

REFERÊNCIAS BIBLIOGRÁFICAS

BECK, A.; FREEMAN, A. *Terapia cognitiva dos transtornos de personalidade*. Porto Alegre: Artmed, 1993.
BECK, A. et al. *Terapia cognitiva da depressão*. Rio de Janeiro: Zahar, 1982.
BECK, J.S. *Terapia cognitiva:* teoria e prática. Porto Alegre: Artmed, 1997.
BURNS, D.; AUERBACH, A. Therapeutic empathy in cognitive-behavioral therapy: does it really make a difference? In: SALKOVSKIS, P.; RACHMAN, S. (Eds.). *Frontiers of cognitive therapy*. New York: Guilford, 1996.

FALCONE, E.O. A função da empatia na terapia cognitivo-comportamental. In: MARINHO, M.L.; CABALLO, V.E. (Orgs.). *Psicologia clínica e da saúde*. Londrina: UEL, 2001.

FREEMAN, A. Entendiendo la contratransferência: um elemento que falta em la terapia cognitiva y del comportamiento. *Revista Argentina de Clinica Psicológica*, v.10, v.1, p. 15-31, 2001.

GOLDEN, W.L. Resistance and change in cognitive-behaviour therapy. In: DRYDEN, W.; TROWER, P. (Eds.). *Cognitive psychotherapy:* stasis and change.London: Cassell, 1989.

LEAHY, R.L. *Overcoming resistance in cognitive therapy*. New York: Guilford, 2001.

LINEHAN, M.M. Validation and psychotherapy. In: BOHART, A.C.; GREENBERG, L.S. (Eds.). *Empathy reconsidered:* new directions in psychotherapy. Washington: APA, 1997.

LIOTTI, G. Resistance to change in cognitive psychotherapy: theoretical remarks from a constructivistic point of view. In: DRYDEN, W.; TROWER, P. (Eds.). *Cognitive psychotherapy:* stasis and change.London: Cassell, 1989.

RUSH, A.J. The therapeutic alliance in short-tem cognitive-behaviour therapy. In: DRYDEN, W.; TROWER, P. (Eds.). *Cognitive psychotherapy:* stasis and change.London: Cassell, 1989.

SAFRAN, J.D. *Ampliando os limites da terapia cognitiva:* o relacionamento terapêutico, a emoção e o processo de mudança. Porto Alegre: Artmed, 2002.

TROWER, P.; DRYDEN, W. 'Resistance' in a process approach to social skills training: the role of cognitive blocks and how these can be overcome. In: DRYDEN, W.; TROWER, P. (Eds.). *Cognitive psychotherapy:* stasis and change.London: Cassell, 1989

WELLS, A. *Cognitive therapy of anxiety disorders:* a practice manual and conceptual guide. Chichester: Wiley, 1997.

Construindo possibilidades e tolerando a dúvida e a ambigüidade*

KATHLEEN A. MOONEY, CHRISTINE A. PADESKY

Os clientes procuram terapia em busca de ajuda para resolver seus problemas. Geralmente suas metas são sentir-se melhor, desfrutar de seus relacionamentos e sentir satisfação no trabalho e na vida. Tipicamente, na terapia cognitiva começamos identificando as situações problemáticas e os sentimentos e pensamentos automáticos correspondentes do cliente. Terapeuta e cliente então trabalham colaborativamente em áreas problemáticas utilizando diversos métodos empíricos, incluindo registros de pensamentos e experimentos comportamentais. Grande parte do enfoque clínico consiste em testar os pensamentos automáticos disfuncionais de fácil acesso associados a um problema e humor específico (Beck et al., 1979; Hawton et al., 1989; Greenberger e Padesky, 1995). Determinadas intervenções clínicas são idealmente adequadas para testar cognições em cada um dos três níveis. Pensamentos automáticos podem ser formalmente testados com Registro de Pensamentos Disfuncionais (RPDs) (Greenberger e Padesky, 1995). Pressupostos subjacentes, regras condicionais do tipo "Se... então...", são melhor testadas com experimentos comportamentais. Crenças nucleares – crenças absolutas sobre si mesmo, os outros e o mundo ("Sou defeituoso; os outros são críticos; o mundo exige sacrifícios irracionais") – podem ser melhor testadas pelo uso de um *continuum* e de registros de crenças nucleares (Padesky, 1994; Padesky e Greenberger, 1995).

Entretanto, muitos clientes têm problemas que se repetem por toda a sua vida, tais como múltiplos episódios de depressão ou ansiedade, embates crônicos com o manejo da raiva, repetidas dificuldades de relacionamento, estresse constante com questões profissionais ou dificuldades sociais em áreas como timidez, namoro ou socialização. Quando os clientes com problemas recorrentes buscam terapia, o foco tende a rapidamente se transferir dos pensamentos disfuncionais para as crenças nucleares ou esquemas, com o intuito de "testar e desconfirmar" seu conteúdo. Essa mudança ocorre devido à teoria cognitiva de que os pensamentos e comportamentos automáticos disfuncionais originam-se de crenças nucleares disfuncionais (Beck et al., 1990; Beck, 1995). Por exemplo, a crença nuclear "Sou defeituoso" pode estar associada à depressão crônica e/ou a um padrão há muito existente de evitar relacionamentos íntimos.

Muitos textos de terapia cognitiva sustentam que, quando as crenças nucleares começam a aparecer na terapia, o terapeuta identifica, categoriza e apresenta essas crenças ao cliente na

---

* Capítulo originalmente publicado em *Journal of Cognitive Psychotherapy: An International Quaterly*, Vol. 14(2), 2000, pp. 149-161.

forma de uma conceitualização (Young, 1990; Beck et al., 1990; Beck, 1995; Layden et al., 1993). O cliente é então colaborativamente envolvido em um processo que tenta progressivamente testar de maneira empírica a validade das crenças nucleares. Por meio de evidências de desconfirmação, o terapeuta espera convencer o cliente de que suas crenças nucleares são errôneas e não representativas da totalidade de suas experiências de vida. Espera-se que o predomínio de evidências sirva para refutar a crença nuclear à qual o cliente se agarra firmemente, e que ele gradualmente desenvolva uma crença nuclear mais realista (Beck, 1995) ou modifique e reestruture suas antigas crenças (Layden et al., 1993).

Nosso próprio trabalho enfatiza quatro diferenças sutis porém críticas em relação a essas abordagens. Em primeiro lugar, pedimos diretamente aos clientes que definam suas crenças nucleares, em suas próprias palavras. Em segundo, quando os clientes identificam suas crenças nucleares, solicitamos que desenvolvam crenças nucleares mais desejáveis totalmente novas, mais uma vez utilizando suas próprias palavras. Em terceiro, reconhecemos que as novas crenças nucleares não são necessariamente o oposto temático das crenças nucleares presentes, nem estão lingüisticamente ligadas a elas (p. ex., "Eu não sou importante" *versus* "Eu tenho valor"). Quarto, os esforços terapêuticos são dirigidos sobretudo à construção e ao fortalecimento dessas novas crenças definidas pelo cliente mais do que à modificação de crenças antigas (Padesky, 1994; Padesky e Greenberger, 1995; Padesky e Mooney, 1998).

PROBLEMAS RECORRENTES E PRESSUPOSTOS SUBJACENTES

Pressupostos subjacentes (PS) são regras e crenças condicionais que podem ser enunciadas no formato "se... então" ("Se alguém me pede alguma coisa, então eu devo tentar satisfazer essa necessidade"). Uma vez identificados, os pressupostos subjacentes podem ser testados por meio de experimentos comportamentais. Quando os clientes têm problemas recorrentes, precisamos ficar alertas para a possibilidade de que existam numerosos conjuntos disseminados de regras condicionais (pressupostos subjacentes) que regem e mantêm o comportamento recorrente.

Em vez de dirigir o foco terapêutico às crenças nucleares firmemente mantidas (sobre as quais o cliente tem clareza e certeza), defendemos o enfoque nos pressupostos subjacentes. Isso é especialmente útil porque os PS são mais fáceis de testar do que o sistema de crenças nucleares firmes que promove essas regras.

Além disso, sugerimos que clientes e terapeutas que desejam transformar os problemas recorrentes enfatizem a construção de novos pressupostos subjacentes em lugar de desmantelar as regras antigas. Assim como a mudança nas crenças nucleares ou esquemas ocorre mais rapidamente se terapeuta e cliente se concentrarem na construção de novos esquemas e não simplesmente na testagem do antigo esquema (Padesky, 1994), sugerimos que uma mudança mais rápida ocorre se um cliente se concentrar na criação de novos PS em vez de simplesmente testar os antigos.

O enfoque sobre o novo, em lugar do velho, tem diversas vantagens terapêuticas. Em primeiro lugar, tanto cliente quanto terapeuta desde o início se engajam colaborativamente em um processo criativo, mais do que em um processo revisionista. Em segundo, encorajar os clientes a criar novas possibilidades (novas regras) pode aumentar sua motivação e interesse. Em terceiro, mudanças maiores podem ocorrer quando todas as possibilidades são consideradas, e não quando nosso campo de visão se concentra estreitamente na modificação de padrões antigos.

APLICANDO A CRIATIVIDADE DO CLIENTE A PROBLEMAS RECORRENTES

Em nossos *workshops* para terapeutas cognitivos, observamos que muitos terapeutas realizam a maior parte do trabalho clínico (Padesky e Mooney, 1996, 1997, 1998). Embora colaborativamente envolvidos com os clientes nas tarefas do tratamento, eles desenvolvem uma conceitualização cognitiva e identificam pressupostos subjacentes e crenças nucleares para seus clientes. Na criação de novos pressupostos subjacentes, é importante que o conteúdo seja desenvolvido pelo cliente por diversos motivos. O cliente é um especialista nos recursos de sua vida. Também é o único que pode realmente saber que esperanças e sonhos tem. Se o terapeuta construísse as regras condicionais, ele se colocaria no papel de juiz que sabe o que é melhor para o cliente. Ao invés de o terapeuta indicar o caminho, é melhor que o cliente seja o arquiteto de seus novos construtos. Fazendo isso, utilizamos um potente recurso, o recurso mais importante na terapia: o cliente e seu potencial criativo (Tallman e Bohart, 1999).

Os clientes que experimentam problemas recorrentes geralmente despendem muito tempo, energia emocional e esforço físico tentando mudar o modo como se sentem e como vivem. Eles procuram terapia porque não conseguem efetuar uma mudança duradoura. São atormentados por uma miríade de crenças de que mudar é impossível ou de que eles são intrinsecamente defeituosos. Para muitos terapeutas, nossa recomendação de que o cliente criativamente desenvolva novas regras para viver parece, num primeiro exame, bastante irrealista. Os terapeutas são inundados de dúvidas ante a ambigüidade desse processo e sentem desconforto em pedir ao cliente que faça coisas que possam trazer mais desconforto. Entretanto, confiar na criatividade do cliente e tolerar a ambigüidade e a dúvida são fundamentais para o processo terapêutico que propomos.

Criatividade do cliente

O *Random House Webster's College Dictionary* (1991) define "criar" como "desenvolver a partir de nossa imaginação". A terapia cognitiva pelo prisma da criatividade envolve recorrer às esperanças, desejos, sonhos e imaginação dos clientes sobre como a vida poderia ser e depois ajudá-los a definir e criar essa nova visão de vida. O processo criativo explora possibilidades, deixando probabilidades em segundo plano. Pedimos aos clientes que construam um novo sistema de comportamento e pensamento que gostariam de ter. Ao solicitar ao cliente que avance no tempo para construir um novo futuro, concentramo-nos em ajudá-lo a desenvolver e implantar essa nova forma de ser, em vez de despender tempo desfazendo e corrigindo o passado e o presente. Utilizamos com os clientes um modelo e métodos que podem facilitar uma mudança de paradigma (Kuhn, 1970) em lugar de uma modificação de idéias antigas. Os métodos da terapia cognitiva podem então se concentrar em auxiliar o cliente a desenvolver e implantar esse novo jeito de ser.

O papel da ambigüidade e da dúvida

Para que o processo criativo ocorra, é preciso permitir novas possibilidades. No processo de criar algo novo, entretanto, evocamos a dúvida. Nos problemas recorrentes, os clientes sentem bastante certeza de que sabem o que vai acontecer se fizerem algo da mesma maneira. Eles sabem como irão se sentir e acreditam saber como os outros se comportarão. Eles podem não gostar de seu sistema, mas o conhecem e compreendem extremamente bem. Seu mundo é previsível.

Assim que pedimos aos clientes que criem algo novo, eles precisam abandonar a certeza e clareza de seu jeito de ser. É essa incerteza e ambigüidade que aceitamos no processo de criar novas possibilidades. Em vez de representarem perigo e dificuldade, a ambigüidade e a dúvida são repensadas como sinalizadores de que estamos em novo território e não apenas refazendo o velho sistema previsível. Quando o resultado é incerto, a resposta é desconhecida. O desconhecido contém grande potencial; é por potencialidades que nos empenhamos quando tentamos ajudar os clientes a mudar problemas e padrões recorrentes. O físico Richard Feynman, ganhador de Prêmio Nobel, enfatizou a importância crítica de combinar empirismo com tolerância à dúvida:

> Todo conhecimento científico é incerto. Essa experiência com a dúvida e a incerteza é importante. Acredito que ela seja de grande valor, e que não se restringe às ciências. Acredito que para resolver qualquer problema que nunca foi resolvido, é preciso deixar a porta do desconhecido

entreaberta. É preciso aceitar a possibilidade de que ainda não compreendemos tudo com exatidão. Do contrário, se já nos decidimos, podemos não resolver nada. (Feynman, 1998, p.26-27.)

A ambigüidade e a dúvida podem ser acompanhadas de ansiedade no terapeuta e no cliente. Concordamos com a recomendação de Mahoney (1988, p.312) de que os terapeutas "meticulosamente tolerem e semeiem (ao invés de eliminar) a ambigüidade... questionem por completo tanto as respostas quanto as perguntas com as quais investigam". Alguns terapeutas têm dificuldade para aderir fielmente à linguagem de hipóteses e à verdadeira descoberta e permanecem abertos ao desconhecido e ao inesperado. Os terapeutas podem sentir atração pela "certeza" de falar a linguagem das probabilidades e achar a linguagem da possibilidade desconfortável.

Porém, por mais atraentes que sejam os enunciados da probabilidade, eles têm potencial limitado para mudar os problemas recorrentes dos clientes, especialmente se a mudança estiver ligada a emoções fortes. Epstein (1994) descreve a existência de dois sistemas de conhecimento: um sistema experiencial (que é mais intuitivo e emocional) e um sistema racional (que é mais lógico e embasado em evidências). Quando existe um conflito entre esses dois sistemas de conhecimento, as pessoas reagem mais à sua mente experiencial (que está mais intimamente ligada à emoção) do que a argumentos exclusivamente racionais (Epstein, 1994, p.719). Quando as pessoas estão emocionalmente estimuladas, existe uma preferência ainda maior pelo conhecimento experiencial ao conhecimento racional.

Conforme a definição de Epstein, o conhecimento experiencial está mais intimamente ligado à fantasia, metáfora, narrativa e imagens do que às palavras e lógicas específicas que caracterizam o pensamento racional. A linguagem da probabilidade dirige-se principalmente à mente analítica. Uma vantagem para os terapeutas que aprendem a tolerar a ambigüidade e a dúvida é que a linguagem da possibilidade dirige-se à mente experiencial de um cliente e, assim, tem mais chance de tocar seu coração (Padesky e Mooney, 1998). Uma mudança substancial diante de problemas recorrentes exige comprometer-se com o coração tanto quanto com a mente.

Escrever novas regras (pressupostos subjacentes)

Em vez de o terapeuta interpretar o conteúdo do sistema de crenças (crenças nucleares) e das regras que regem esse sistema (pressupostos subjacentes), propomos pedir diretamente ao cliente que construa isso por nós. Nas primeiras etapas da terapia, os clientes nos ajudam a identificar seus atuais pressupostos subjacentes (junto com seus pensamentos automáticos e crenças nucleares) que mantêm os problemas recorrentes. Pedimos então aos clientes que construam novas possibilidades por si mesmos. Perguntamos a eles: "Como você gostaria que fosse? Como você quer que seja?" Utilizamos uma linguagem que enfatiza a construção de novas crenças e comportamentos ao invés da desconstrução de crenças e comportamentos problemáticos. Isso ajuda a promover o otimismo e uma terapia mais criativa. Coloca-se o cliente em uma busca criativa perguntando algo do tipo "O que você quer fazer/sentir/experimentar/ser em vez disso?" Veja as diferenças de linguagem no Quadro 33.1.

Os clientes muitas vezes ficam atônitos e rapidamente retornam às respostas baseadas na realidade, ao pensamento racional e/ou à desesperança: "Como é que as coisas poderiam ser diferentes, se é assim que eu sou?" ou "Assim é a vida". Uma resposta dessas estimula muitos terapeutas a serem mais diretivos e a recomendarem novas crenças ao cliente. Nesse momento crítico, o terapeuta precisa promover energia, apoio e encorajamento aos esforços criativos do cliente para construir novas possibilidades. O terapeuta precisa resistir à tentação de fazer isso pelo cliente, ou de levá-lo na direção em que ele (o terapeuta) acredita que o cliente precisa avançar.

Propomos que o terapeuta encoraje o cliente a cogitar *todas* as possibilidades. Ícones culturais ou modelos podem ajudar a romper impasses criativos. Perguntamos aos clientes: "Você conhece alguém que vive a vida como você gostaria de viver a sua? Ou você gostaria de ser parecido com algum

QUADRO 33.1 Linguagem construtiva e desconstrutiva

Use a linguagem desconstrutiva quando você quer ajudar os clientes a entender as experiências complexas do passado e do presente, dividindo-as em partes menores. Use a linguagem construtiva quando você quer ajudar o cliente a visualizar novas formas de ser, pensar, sentir e agir. Isto ajuda na motivação dos clientes ao estimular os sonhos mais importantes.		
Comentário/situação	**Resposta desconstrutiva**	**Resposta construtiva**
"Estou sempre decepcionando as pessoas."	De que forma você decepciona as pessoas?	O que você gostaria de fazer ao invés disso?
"Não suporto ficar tão ansiosa."	Que nível de ansiedade você acha que tem, numa escala de 0 a 10?	Como você gostaria de se sentir?
"Eu sempre fui assim."	O que você quer dizer? Explique melhor.	Como você gostaria de ser? Que regras você precisaria seguir para ser assim?
"Não consigo mudar."	O que o faz pensar assim?	O que teria que acontecer para tornar a mudança possível?
"Sou um fracasso."	Em que aspecto você acha que falhou?	Como você gostaria de ser?
"Eu não quero pensar sobre isso."	O que acontece quando você pensa sobre isso?	O que faria com que pensar sobre isso valesse a pena?
Escore alto na medição do humor (p. ex., Inventário Beck de Depressão BDI)	Vejo que você ainda está muito _ _ _ _ _ _ (deprimido ou ansioso).	Vejo que progredimos pouco para ajudá-lo a sentir-se melhor. Vamos entender o que faria mais diferença.
Definição de agenda	Em que problemas você gostaria de trabalhar hoje?	O que você gostaria de realizar hoje?
Queixa do cliente	Por que isso é um problema para você?	Como você gostaria que fosse?
Pensamento negativo do cliente	Como você se sente quando pensa assim?	Você consegue imaginar uma forma de pensar sobre isso que o ajudaria a sentir-se melhor?
Foco no humor do cliente	Como você se sentiu essa semana (muito ou pouco ansioso, deprimido, zangado)?	Houve momentos nessa semana em que você se sentiu (tranqüilo, feliz, calmo)?
Sondagem sobre experimento comportamental	Você teve problemas com o experimento essa semana?	Que tipos de coisa você descobriu ou aprendeu com o experimento essa semana?
Problema recorrente	O que você fez para resolver isso anteriormente?	Vamos fazer uma lista de todas as opções que você tem.

personagem ficcional ou mítico, por mais improvável que isso possa parecer?" No caso clínico que apresentamos, o terapeuta utiliza diversas técnicas para alcançar essa meta, sempre com a ênfase de estimular a criatividade do cliente. Os detalhes e as nuances das novas crenças partem do cliente. Ao promover-se a criatividade do cliente, tanto ele quanto o terapeuta precisam tolerar a ambigüidade e a dúvida.

Em suma, ao trabalhar com clientes que têm problemas recorrentes, recomendamos que o terapeuta (1) se concentre no desenvolvimento de novos pressupostos subjacentes, (2) promova a criatividade do cliente e (3) aceite a ambigüidade e a dúvida como pistas de que um novo território psicológico está sendo explorado. Ilustramos esses temas com um breve exemplo clínico.

EXEMPLO CLÍNICO

Rena, 35 anos, solteira, sofre de distimia crônica. Ela reclama para o terapeuta que está sempre comprometida com coisas demais e está cronicamente atrasada no trabalho e nas responsabilidades pessoais. Por exemplo, ela costuma pagar as contas com atraso mesmo quando tem dinheiro, tem pilhas de trabalho e projetos inacabados no escritório e em casa e normalmente entrega suas tarefas de trabalho com atraso.

Rena tem dificuldade para dormir e para se concentrar e oscila entre comer em excesso e fazer as dietas da moda. Às vezes ela sente vontade de se suicidar, mas nunca tentou. Gosta de sair à noite com os amigos mas acha que eles não lhe dão atenção suficiente. Há pouco tempo começou a namorar uma pessoa que cada vez mais demonstra estar interessada nela. Quando se lembra do sonho que sempre teve de criar uma família, ela fica muito desanimada: "Se não consigo gerenciar a minha própria vida, como vou ter uma família?" Ela fez terapia cognitiva convencional para depressão há alguns anos e acha que isso a ajudou muito. Parou o tratamento assim que aprendeu a registrar pensamentos e começou a se sentir melhor. Agora ela está retornando à terapia e dizendo: "De que adianta continuar fazendo todo esse esforço para me sentir melhor? Estou tão atrasada em tudo que nunca vou me recuperar".

Problemas recorrentes *versus* possibilidades

Os clientes muitas vezes iniciam terapia sentindo-se arrasados por seus problemas. Um terapeuta que trabalhasse com Rena provavelmente identificaria como primeira tarefa fazer escolhas sobre por onde começar. Para ajudar nesse processo, costumamos fazer uma lista de problemas e definimos metas em relação a esses problemas (Persons, 1989). As metas inicialmente são bastante vagas, mas nos oferecem possibilidades de como Rena gostaria que fosse sua vida. Imagine a diferença, para Rena, entre fazer uma lista de problemas e uma lista de possibilidades (ver Quadro 33.2). Diante de sua lista de problemas, Rena se sentiu desencorajada e sobrecarregada. Quando olhou sua lista de possibilidades, ela sentiu uma centelha de esperança e um desejo crescente de ter uma vida assim. A criação de uma lista de possibilidades implicitamente sugere que uma mudança profunda é possível.

Depois de rever sua lista de possibilidades, Rena escolheu "uma vida organizada" como aquilo que mais queria. Ela acreditava que muitos dos problemas de sua lista desapareceriam se ao menos ela tivesse uma "vida organizada". Além disso, pensava que as outras possibilidades da lista seriam mais fáceis de realizar. A possibilidade de ser organizada mantém viva a esperança de Rena, mas, como por muito tempo ela não conseguiu alcançar essa meta, sente-se desesperançada. Por isso, a possibilidade de mudar lhe escapa.

QUADRO 33.2 O problema de Rena e as listas de possibilidades

Problemas	Possibilidades
Deprimida	Uma vida organizada
Muitas coisas para fazer	Tempo para relaxar
Sempre atrasada (p. ex., contas pagas com atraso)	Sentir-me bem comigo mesma
Problemas de sono	Divertir-me com os amigos
Problemas de alimentação	Casar-me
Pensamentos suicidas	Ter um filho
Amigos me ignoram	

Identificar os pressupostos subjacentes

Depois que o cliente produziu uma lista de possibilidades, como o terapeuta pode ajudá-lo a concretizar essas possibilidades e a estabelecer novas metas mais específicas? Como dito anteriormente, quando os clientes têm padrões de comportamento recorrentes, a terapêutica mais eficaz costuma ser focalizar os pressupostos subjacentes, pois as regras condicionais que temos determinam nossos padrões de comportamento.

Rena apresenta uma excelente oportunidade para observarmos as regras que a prendem a seus padrões de vida atuais e a cegam para as possibilidades de mudança. Seus padrões de inadaptação recorrentes nos dão uma pista de que existe um sistema de regras que ela segue que sustenta os próprios comportamentos que ela quer mudar. O segredo para mudar é (1) identificar as regras que sustentam o *status quo* e (2) imaginar que novas regras poderiam apoiar os comportamentos e sentimentos que ela quer alcançar.

Em primeiro lugar, como o terapeuta pode ajudar Rena a identificar seus pressupostos subjacentes? Uma vez que os PS podem ser enunciados como regras do tipo "Se... então...", uma forma de ajudar o cliente a identificá-los é dar-lhe uma série de enunciados iniciados por "se" que descrevem seus comportamentos recorrentes e pedir a ele que complete com a parte do "então" da regra. É bastante fácil ajudar os clientes a identificar pressupostos subjacentes. Eles muitas vezes ficam fascinados pela identificação das regras que os conduzem. Entretanto, é importante enfocar os pressupostos subjacentes que são centrais aos padrões recorrentes que o cliente deseja mudar. Uma forma de manter esse foco é estimular a identificação de regras diretamente relacionadas aos comportamentos que o cliente percebe como fundamentais na manutenção do *status quo*.

Por exemplo, Rena identificou um comportamento que contribuiu para o caos de trabalhos no escritório. Quando recebia as correspondências do dia, ela empilhava aquilo que parecia interessante num canto da mesa para ler depois. Quando essa pilha atingia mais ou menos uns 20 centímetros de altura, ela a colocava numa caixa. Atualmente, Rena tinha três caixas de correspondência pendente no escritório.

A terapeuta de Rena ajudou-a a identificar um pressuposto subjacente com a seguinte regra: "Se algo é interessante eu preciso separá-lo, porque assim...", e Rena rapidamente completou: "eu posso lê-lo integralmente mais tarde". Depois, como Rena comentou que tinha pilhas de papéis de trabalho acumuladas na sala de casa, a terapeuta enunciou: "Se eu tiver alguma coisa do trabalho para ler, então...", e Rena explicou: "vou lê-la mais tarde, quando puder me concentrar melhor. Provavelmente vai me tomar um tempo porque é importante". Rena e sua terapeuta escreveram o seguinte resumo:

> Situação: A papelada de trabalho está caótica e empilhada em todo lugar.
>
> Regras: "Se algo for interessante eu preciso separá-lo, porque assim posso lê-lo integralmente mais tarde". "Se eu tiver alguma coisa do trabalho para ler, então vou lê-la mais tarde, quando puder me concentrar melhor. Provavelmente vai me tomar um tempo porque é importante".

Nesse ponto, era fundamental identificar os custos e benefícios que essas regras envolviam. O Quadro 33.3 apresenta os custos e benefícios que Rena identificou. Geralmente é melhor examinar primeiro os benefícios, porque isso ajuda tanto o cliente quanto o terapeuta a terem uma visão compassiva dos padrões de Rena há muito existentes. Isso também ajuda a reduzir a vergonha do cliente em relação aos padrões de comportamento que aparentemente só trazem problemas.

Importância crítica de construir novos pressupostos subjacentes

Os custos e benefícios identificados pelo cliente oferecem-lhe uma estrutura para que forme uma meta relacionada a novas possibilidades. O terapeuta pode estimular a curiosidade do cliente perguntando: "Que meta você poderia

QUADRO 33.3 Regras antigas e novas de Rena ligadas ao problema e à nova meta

Problema	Pilhas de papel acumuladas
Comportamento	Constantemente separando trabalho para ler depois
Regras que sustentam esse comportamento	"Se algo for interessante eu preciso separá-lo, porque assim posso lê-lo integralmente mais tarde." "Se eu tiver alguma coisa do trabalho para ler, então vou lê-la mais tarde, quando puder me concentrar melhor. Provavelmente vai me tomar um tempo porque é importante."
Benefícios	Guardar informações que podem ser interessantes ou importantes.
Custos	Acumular tantas informações que elas não podem ser localizadas quando é preciso. Sentir-se sobrecarregada por causa das grandes pilhas de material para leitura.
Nova meta	Manter informações interessantes ou importantes (mas uma quantidade muito menor delas) organizadas, para facilitar sua localização.
Novas regras	"Se algo for interessante, eu posso criar um arquivo e guardá-lo." "Se eu tiver que ler algo para o trabalho, irei lê-lo assim que chegar em minha mesa. Pode ser importante ou não."

ter que mantivesse alguns desses benefícios mas eliminasse alguns desses custos?" A nova meta precisa ser um exemplo mais específico das possibilidades amplas desejadas pelo cliente. A primeira prioridade de Rena entre suas possibilidades era ser melhor organizada. À luz dos custos e benefícios específicos de seus atuais comportamentos, Rena escolheu como meta manter as informações interessantes e importantes (mas uma quantidade muito menor delas) organizadas, para poder encontrá-las quando quisesse.

Com essa nova meta em mente, a terapeuta perguntou a Rena: "Que regras poderiam ajudar a tornar esse sonho uma realidade para você?" Intrigada, Rena sugeriu que as seguintes regras seriam úteis: "Se algo é interessante, eu posso criar um arquivo e guardá-lo". "Se eu tiver que ler algo para o trabalho, irei lê-lo assim que chegar em minha mesa. Pode ser importante ou não."

A focalização em novas regras e estratégias transforma o trabalho, que poderia parecer algo maçante, em um processo mais criativo. Rena e sua terapeuta podem trabalhar juntas para começar a testar imediatamente abordagens alternativas para seus problemas e experiências cotidianas. Veja no Quadro 33.4 as metas de possibilidades e criação de novos pressupostos subjacentes.

Experimentos comportamentais

Rena e sua terapeuta decidiram, então, montar um experimento comportamental para testar suas novas regras. O objetivo era identificar novos comportamentos apoiados pelas novas regras e descobrir se eles a aproximariam de sua meta de ter uma vida organizada. Uma vez que os experimentos comportamentais exigem novos comportamentos com resultados desconhecidos, os níveis de ansiedade e desconforto podem aumentar. Nesse momento, terapeuta e cliente precisam estar alertas para o papel positivo que a ambigüidade e a dúvida desempenham. Não será um verdadeiro experimento se Rena ou sua terapeuta souberem do resultado. Ambas podem fazer previsões sobre os possíveis resultados, mas é preciso dar ênfase à experimentação de novos comportamentos e à observação de seus efeitos. Rena decidiu montar o seguinte experimento:

> Na segunda-feira, quando retornar ao trabalho, ela verificará toda a correspondência recebida (isso se conforma com a nova regra, "Se eu tiver que ler algo para o trabalho, irei lê-lo assim que chegar em minha mesa. Pode ser importante ou não"). Ela irá decidir o que deve ser lido e o que tem a ver com seu atual projeto de traba-

QUADRO 33.4 Meta de possibilidades e criação de novos pressupostos subjacentes

Fase desconstrutiva	Fase construtiva
Fazer lista de problemas Identificar pensamentos subjacentes (PS) importantes ligados ao problema presente Explorar benefícios e custos do PS	Fazer lista de possibilidades Definir meta de possibilidades detalhadamente Identificar novos PS ligados à meta de possibilidades Realizar experimentos comportamentais para avaliar o novo PS Desenvolver tolerância à ambigüidade e à dúvida Estratégias para manter a mudança

lho. Se algum item exigir tempo para ser lido, Rena irá imediatamente examinar o artigo e ver o que é relevante para suas necessidades de trabalho. Se for relevante, ela continuará lendo, fará pequenos apontamentos e depois passará o artigo adiante (é o que ela deve fazer). Se não for relevante, ela o lerá superficialmente e o passará adiante.

Rena prevê que irá se sentir ansiosa e se preocupa: "Posso deixar passar algo importante. Posso não ter tempo de ler o que precisa ser lido". Entretanto, ela está disposta a realizar o experimento porque ele conduz diretamente à sua meta de ter uma vida mais organizada. A terapeuta assinala que as preocupações de Rena em relação a esse experimento são diferentes daquelas que a levaram à terapia ("De que adianta continuar fazendo todo esse esforço para me sentir melhor? Estou tão atrasada em tudo que nunca vou me recuperar"). Rena comenta que se sente um pouco esperançosa de que uma experiência como essa, se bem-sucedida, poderia ajudá-la a não se atrasar tanto. Ela identifica muitos benefícios no resultado do experimento, mas os custos potenciais são a maior ansiedade e preocupação de que irá deixar passar alguma coisa.

Compare esse experimento sobre o novo pressuposto subjacente com outro que poderíamos ter construído usando o antigo PS "Se algo for interessante eu preciso separá-lo, porque assim posso lê-lo integralmente mais tarde". Rena poderia fazer um experimento semelhante para testar esse antigo PS não separando nada e vendo como seria a experiência.

Mas se isso fosse feito apenas para testar o antigo PS, os custos potenciais (ansiedade e preocupação) não seriam contrabalançados por um foco no ganho potencial (uma vida organizada). O experimento pode parecer muito arriscado sem o contexto de novas possibilidades. A realização de experimentos comportamentais em conexão com novas regras aumenta a probabilidade de que o cliente explore um território diferente com novas esperanças e expectativas.

Quando Rena retornou, após uma semana de experimentação, ela contou que conseguiu ler algumas das coisas que chegaram, mas que começou a se preocupar com a possibilidade de estar esquecendo algo. Começou a fazer cópias de partes dos artigos e guardá-las para ler posteriormente. Ela tinha receio de cometer um erro.

A terapeuta perguntou-lhe: "E se você cometesse um erro, o que aconteceria?", ao que ela respondeu: "Eu causaria problemas e os outros iriam se decepcionar comigo".

Em vez de discutir essas conseqüências previstas ou a necessidade de evitar erros, esse é um momento oportuno para apelar à criatividade do cliente para resolver o problema. A terapeuta pode indagar se Rena conhece pessoas organizadas às quais respeita e admira. Como elas lidam com os erros, com a possibilidade de deixar algo passar e com a decepção dos outros? Que regras utilizam?

Rena descreveu uma colega de trabalho, Diane, que parecia sempre organizada. Ela percebeu que nunca havia cogitado que Diane pudesse esquecer de alguma coisa ou cometer erros de vez em quando. A terapeuta pediu para Rena utilizar Diane como modelo. "Como você acha que Diane lidaria com o fato de que cometeu um erro e descartou algo importante?" Rena pensou um pouco e respondeu: "Eu acho que Diane viria até a equipe e diria: 'Eu não tenho as informações sobre essas taxas de seguro, será que alguém tem?'" A terapeuta perguntou: "Que regras Diane deve ter para fazer isso?" Depois de refletir, Rena conjecturou: "Se ela não tiver todas as informações das quais precisa, então não faz mal pedir ajuda". Para manter o foco na criatividade de Rena, a terapeuta perguntou: "Você acha que uma regra como essa a ajudaria, ou você escolheria outra?".

Assim, Rena e sua terapeuta continuaram desenvolvendo novas regras que apoiassem a mudança de comportamento. Rena continuou fazendo experimentos diários com a leitura da correspondência e começou a fazer pequenos experimentos de pedir ajuda para obter as informações que faltassem. Seus novos experimentos, portanto, incorporavam o exame de estratégias que poderiam ser utilizadas para lidar com falta de informações ou erros.

A terapeuta encorajou Rena a permanecer concentrada na experimentação com o novo, sem voltar para corrigir suas antigas regras ou evitar sentimentos de desconforto. Rena concordou em continuar. Mantendo o enfoque no novo, Rena tem a oportunidade de abordar as coisas que lhe fazem sentir-se desconfortável, tomar decisões e aprender a lidar com os resultados dessas decisões. Seu antigo sistema a protegia de ter que decidir o que era importante e o que não era. Utilizando as antigas regras, ela conseguia convencer a si mesma de que guardando as leituras importantes não perderia nada. Na verdade, ela perdia tudo, porque nunca tinha tempo de ler todas as pilhas de trabalho. Embora isso pudesse ser demonstrado testando-se os antigos pressupostos, afirmamos que Rena irá aprender muito mais rapidamente e melhor se for encorajada a criar um novo sistema e torná-lo exeqüível. Ela já tem muitos anos de experiência que justificam seu antigo sistema de regras para facilmente mudar esse sistema.

Depois de várias semanas, Rena disse que estava muito menos preocupada com cometer erros ou esquecer algo importante. Ela teve diversas oportunidades de lidar com erros, e suas novas regras pareciam funcionar bem. Após seis semanas de terapia, Rena havia realizado muitos experimentos com as novas regras. Esses experimentos também lhe permitiram ver como suas regras antigas não poderiam ajudá-la a alcançar suas metas.

Papel da ambigüidade e da dúvida

Como se vê nesse exemplo clínico, a ambigüidade e a dúvida promovem o processo criativo quando são aceitas, e não eliminadas por racionalização. As experiências de Rena com ambigüidade ("E se eu perder alguma coisa?") e dúvida ("Eu posso cometer um erro") levaram à identificação de regras adicionais que mantinham seus hábitos desorganizados. Em lugar de tentar eliminar esses medos discutindo sobre o risco de cometer erros ou o significado catastrófico dos mesmos, a terapeuta encorajou Rena a tolerar a ambigüidade e a dúvida e perguntou: "Como posso lidar com essas experiências? O que aconteceria se eu cometesse um erro? Como será isso? Como serei eu?" Em vez de explorar as probabilidades dos erros e seus resultados catastróficos, a terapeuta convidou Rena a focar as possibilidades inerentes a essas ocorrências. Pedindo à Rena para pensar em um modelo, sua colega Diane, a terapeuta ajudou-a a encontrar um novo caminho criativo para lidar com esse possível bloqueio à mudança.

Envolvendo a criatividade do cliente

Rena teve facilidade para identificar um modelo que a ajudasse a resolver seu problema, mas alguns clientes rejeitam essa idéia. Pessoas sem esperança, altamente racionais ou com pensamento muito modesto podem ter dificuldade para sonhar com novas formas de ser. Em vez de projetar seus próprios sonhos no cliente, o terapeuta pode pedir a ele que pense em histórias, contos de fadas, filmes, ícones ou outras pessoas (reais ou imaginárias) que exemplifiquem seus desejos de vida, mesmo que, nesse momento, eles lhe pareçam estranhos.

Podemos utilizar palavras como "possibilidades" e "sonhos" e perguntar ao cliente: "Em um mundo perfeito, como você gostaria que você, os outros, o mundo fosse?" Quando um cliente experimentalmente identifica uma figura ideal, o terapeuta pode encorajá-lo a explorar esse ícone potencial expressando interesse e curiosidade em saber como tal figura pode ser representativa de algum *insight* útil ao cliente. Por exemplo, uma cliente não conseguia imaginar agir com coragem em face do medo até pensar em Eleanor Roosevelt. Um homem usou Davy Crockett como ideal de um homem de família, cuidando de suas obrigações diárias mas, ao mesmo tempo, mantendo-se fiel às suas convicções.

Alguns terapeutas têm maiores problemas com clientes que se vêem como excessivamente exuberantes em seus sonhos. A utilização de modelos ou ícones é um exercício de criatividade, sendo importante não refrear os sonhos do paciente. Um cliente que deseja ser um escritor bem-sucedido pode ser encorajado a nutrir o sonho de ser como um escritor famoso, mesmo que o terapeuta não considere isso realista. Por outro lado, se os sonhos prediletos do cliente estão repletos de mudanças que os outros devem fazer, o terapeuta pode pedir-lhe para imaginar possibilidades que estejam mais em seu controle. Por exemplo, em vez de sonhar algo como: "As pessoas vão sempre concordar comigo", pode-se perguntar ao cliente: "Como vamos fazer para que todo mundo concorde com isso? Não conhecemos todas as pessoas, elas são tão diferentes. Estou aqui para ajudá-lo mesmo quando as pessoas discordam de você. Como você gostaria de ser, mesmo quando alguém discorda de você?" O cliente pode propor: "Eu posso aprender a lidar com a discordância com charme, como Jessica Fletcher (personagem da televisão)".

RESUMO

Neste capítulo, tentamos explicar e demonstrar diversos elementos importantes no trabalho com clientes que têm problemas recorrentes. Enfatizamos a construção de possibilidades que promovem a esperança. Encorajamos o uso constante da criatividade do cliente na produção de novas regras para viver que apóiem e mantenham uma nova visão de ser e sentir. E, finalmente, afirmamos que a ambigüidade e a dúvida são ingredientes fundamentais na mudança criativa. O foco no futuro nos permite explorar possibilidades ainda não imaginadas, resolver problemas em sua aplicação em nossa vida diária e vivenciar uma mudança transformadora no modo paradigmático com o qual experimentamos nosso mundo. Construir possibilidades, concentrar-se no novo, fomentar a criatividade e aceitar a ambigüidade e a dúvida ajudam os clientes a integrar sua compreensão cognitiva/analítica e seu conhecimento emocional/experiencial. São processos que auxiliam os clientes a utilizar tanto a cabeça quanto o coração para superar problemas recorrentes no cotidiano.

REFERÊNCIAS BIBLIOGRÁFICAS

BECK, A.T. et al. *Cognitive therapy of depression*. New York: Guilford Press, 1979.

BECK, A.T. et al. *Cognitive therapy of personality disorders*. New York: Guilford Press, 1990.

BECK, J. *Cognitive therapy:* basics and beyond. New York: Guilford Press, 1995.

EPSTEIN, S. Integration of the cognitive and the psychodynamic unconscious. *American Psychologist*, v.49, n.8, p.709-724, 1994.

FEYNMAN, R.P. The *meaning of it all:* thoughts of a citizen scientist. Reading: Addison-Wesley, 1998.

GREENBERGER, D.; PADESKY, CA. *Mind over mood:* change how you feel by changing the way you think. New York: Guilford, 1995.

HAWTON, K. et al. *Cognitive behavior therapy for psychiatric problems*: a practical guide. New York: Oxford University, 1989.

KUHN, T.S. *The structure of scientific revolutions*. 2. ed. Chicago: University of Chicago, 1970.

LAYDEN, M.A. et al. *Cognitive therapy of borderline personality disorder*. Boston: Ailyn and Bacon, 1993.

MAHONEY, M.J. Constructive metatheory: II. Implications for psychotherapy. *International Journal of Personal Construct Psychology,* v.1, p.299-315, 1988.

PADESKY, C.A. Schema change processes in cognitive therapy. *Clinical Psychology and Psychotherapy*, v.1, n.5, p.267-78, 1994.

PADESKY, C.A.; GREENBERGER, D. *Clinician's guide to mind over mood*. New York: Guilford, 1995.

PADESKY, C.A.; MOONEY, K.A. *The therapist-client relationship*. Workshop apresentado no Camp Cognitive Therapy IV, Palm Desert, 1996.

_____. *Therapist factors in cognitive therapy*. Workshop apresentado no Camp Cognitive Therapy V, Palm Desert, 1997.

_____. *Underlying assumptions:* rules that bind and blind. Workshop apresentado no Camp Cognitive Therapy VI, Palm Desert, 1998

PERSONS, J.B. *Cognitive therapy in practice:* a case formulation approach. New York: W.W. Norton & Company, 1989.

RANDOM House Webster's College Dictionary. New York: Random House, 1991.

TALLMAN, K.; BOHART, A.C. The client as a common factor: clients as self-healers. In: HUBBLE, M.A.; DUNCAN, B.L.; MILLER, S.D. (Eds.). *The heart and soul of change:* what works in therapy. Washington: American Psychological Association, 1999. p.91-131.

YOUNG, J.E. *Cognitive therapy for personality disorders:* a schema-focused approach. Sarasota: Professional Resource Exchange, 1990.

Índice

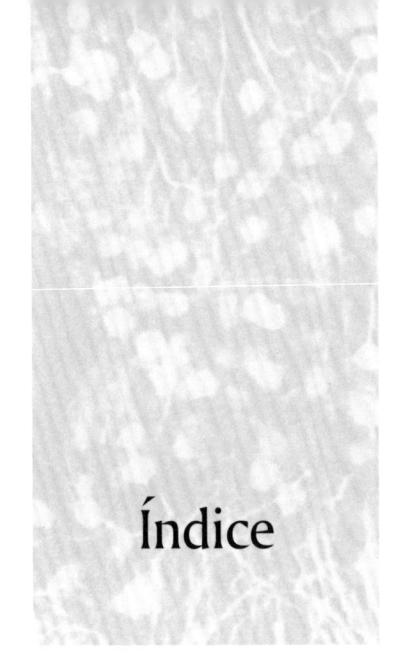

A

Aaron Beck 19, 90, 202, 280
ABC 441-447
Abordagem(ns) 319
    cognitiva 363-366, 425-426
    colaborativa 388
    comportamentais 366-369
    focada nos esquemas 314-316
    geral 345-347
    narrativa 51
    no transtorno afetivo bipolar 319
    pós-racional 51
    racional 51
    técnica 363-369
Abstração seletiva 33
Acordos para mudança de comportamentos 395
Adequação histórica 147
Adesão
    à psicofarmacologia 317
    à terapia 423
    ao tratamento 403, 415, 424, 483
    às tarefas 485
Adição 403
Adivinhação 33
Agenda 36, 414
Agendamento e monitorização 286
Agente de mudança 484
Agir "como se" 149
Albert Ellis 19, 439-440
Aliança terapêutica 331-332,
    ruptura de 490
Alucinações, modelo cognitivo 101-129
    comunicação e comunicador 105-106
    instalação inicial e reativação de vozes 103-105
        precipitadores 105
        vulnerabilidades 105
    qualidade verbal e conteúdo 103
    esquizofrenia 101
    precursores, formação e manutenção das alucinações 106-126
    fatores cognitivos e alucinações 106-107
        cognições hiperativas 106-107
    fatores cognitivos e delírios 107-121
        esquemas cognitivos hiperativos 107-108
        fixação inicial 112-121
        percepção 110-112
        predisposição para imaginações auditivas 108-110
    fatores na manutenção das alucinações 121-126
        sistema delirante de crenças 121
        comportamentos confirmatórios 121
        crenças acerca das vozes 121-124
        relacionamento com as vozes 124
        enfrentamento e segurança 124-126
Alvos comportamentais 157
Ambigüidade
    papel da ambigüidade e da dúvida 498-499
Ambivalência 469
Análise A→B→C 136-138
Análise de custo-benefício 141
Análise semântica 144
Anorexia nervosa 299, 304-308
Anormalidades funcionais
    em neurotransmissores cerebrais 174
Ansiedade; Ver *Transtorno de Ansiedade Generalizada*
    antecipatória 218, 230, 236, 251
    em crianças e adolescentes 351-357
    social 459-462
Aprendizagem
    associativa 254
    de condutas adaptativas 432
    de habilidades 430
    social 194, 379
Assertividade 215
    treinamento de 157, 180, 286, 430
Atenção autofocada 228
Auto-avaliação 365
Autocontrole

exercícios de 456
terapia de 50
Autocrítica exagerada 181
Auto-eficácia 30, 34, 430, 431
Auto-estima 451-453
    desenvolvimento 418, 424
Auto-instrução 333, 364
    treinamento de 49, 276, 278, 330
Automonitoramento 30, 153-155, 180, 200, 325, 356, 433-434
    planilha de 154
Autoprocessamento 234,
Auto-recompensa 158
Auto-sugestão 424
Avaliação 177-179, 322, 342-344, 422, 423
    crítica das distorções cognitivas 32-34
    da gravidade da dependência 474
    de custos e benefícios 486
    de pressuposições disfuncionais 337-338
    de pensamento automático 434
    do paciente 196, 231-233
    e modificação de crenças 286
    e questionamento de PA 286
    funcional 231
    interpessoal 459
    métodos de avaliação clínica e 384-389
    retorno aos clientes 388-389

B

Balança decisacional 477
Bandura 43, 194, 379
Barlow 271
Beck, Aaron 19, 90, 202, 280
BAI; Ver *Inventário de Ansiedade de Beck*
BDI; Ver *Inventário de Depressão de Beck*
BHS; Ver *Escala de Desesperança de Beck*
Biblioterapia 337, 389
Bipolar; Ver *Transtorno afetivo bipolar*
Bower 90
Bulimia nervosa 161-162, 299, 301-304, 307-308, 408-409,
Busca
    de evidências 434
    de significados 135-136

C

Cartões de enfrentamento 286, 450-451
Cartões-lembrete 146
Cartografia reentrante 67
Casais e famílias 377-401
    eficácia da TCC 395-399
    influência da perspectiva sistêmica 380
    modelo cognitivo-comportamental de tratamento 380-395
        distorções cognitivas 381-382
        educação sobre o modelo cognitivo-comportamental 389

        esquemas subjacentes 381
    métodos de avaliação clínica 384-389
        entrevistas conjuntas iniciais 384-385
        entrevistas individuais 387-388
        identificação de pensamentos automáticos 389-390
        identificação e nomeação de distorções cognitivas 390
    modificação de cognições distorcidas e extremadas 389-394
        testagem de previsões com experiências comportamentais 392
        testagem e reinterpretação dos pensamentos automáticos 390-392
        uso de imagens 392-393
    modificação de padrões de comportamento 394-395
        acordos para mudança de comportamento 395
        treinamento em comunicação 394
        treinamento na solução de problemas 394-395
    teoria da aprendizagem 377
Catastrofização 33, 301
Catecolaminas 273
Cérebro e tomada de decisões 71-88
    anatomia das funções executivas 77-78
    emoção e razão 81-85
    funções executivas e tomada de decisões 74-77
        inibição comportamental 75-76
        working memory 76-77
    representação cerebral 71
    SCRP; ver *sistemas cerebrais de recompensa e punição*
    sistemas cerebrais de recompensa e punição 78-81
        falta de prazer e motivação 78
    tempo e tomada de decisões 72-74
    valência afetiva 71
Ciências cognitivas 89
Clark 228
Clínica médica, TCC na 421-429
    avaliação 422
    estratégias de intervenção 422
    fatores psicológicos e comportamentais e condição médica geral 421
    mudança de padrões cognitivos, emocionais e comportamentais 422
    tratamento 422-428
Cognições
    disfuncionais 301, 415
    distorcidas 345
        modificação 389-394
    hiperativas 106-107
    mal-adaptativas 415
    "quentes" 107, 118-121
Colaboração 485
    entre paciente e terapeuta 435
Co-morbidade 196-197
Compensação 24, 488
    do esquema 148
    esquemas de 316
Comportamento(s); Ver *Neurobiologia do comportamento*
    alimentar 431

compensatório 302
confirmatório 121
de automutilação 163
de evitação 356
de segurança 228, 234
disfuncionais 426
distinção de 143
inibitório 359-360
medidas de 456
padrões 312, 313, 394-395, 422,
Compulsão alimentar; Ver *Transtorno da compulsão alimentar periódica*
Comunicação
   déficits nas habilidades de 382
   e comunicador 105-106
   treinamento 157, 394
Conceitualização cognitiva 27-28, 179
   Diagrama de 28-29
Condicionamento
   clássico 195, 251, 269
   operante 195, 256, 269
Conduta
   Adaptativa, aprendizagem 432
   evitativa 219
Consciência 68-69
Contemplação 469
Continuum 496
Contra-indicação(ões)
   da TCC 159-167, 197-198
Contratransferência 30, 491-494
Cortisol 273
Crenças
   alternativas 282
   antecipatórias 282
   avaliação e modificação de 286
   central 235, 281, 433
   de alívio 282
   de controle 283
   disfuncionais 196, 200, 202, 282, 311, 485
      origem 311
   identificação de 203, 286, 320
   irracionais 440, 443-444
   irrealistas 373
   nucleares 22-23, 147-153, 314, 496, 497
      de desamor 23
      de desamparo 23
      de desvalor 23
      evocar e identificar 147
      examinar e modificar 147
      negativas 416
      registro de 149-151, 496
      teste histórico 152
   permissivas ou facilitadoras 281, 282, 284-285
   sexuais femininas 342
   subjacentes (intermediárias) 144-147
   técnicas de modificação 329
Crianças e adolescentes
   transtornos de ansiedade 351-357
      automonitoramento 356

      comportamentos de evitação 356
      estratégias cognitivas 356
      exposição gradual *in vivo* 356
   histórico e avanços da TCC 351-352
      deficiências cognitivas 351
      depressão de jovens 352
      impulsividade 351
      manejo de raiva 351
      orientação para os pais 351
      solução de problemas 351
   pensamentos disfuncionais 356
   transtornos de ansiedade na infância e adolescência 352
      modelo de TCC 353-355
   transtorno de déficit de atenção/hiperatividade (TDAH) 358-373
      distorções do pensamento 358
      déficit no comportamento inibitório 359-360
      processo de avaliação do TDAH 360-363
         abordagens cognitivas 363-366
         abordagens comportamentais 366-369
      modelo esquemático de TCC para TDAH 369-370
      reestruturação cognitiva 369
      estudos de eficácia 370
      dicas clínicas 371
Custo
   avaliação de 486
   de resposta 368
Custo-benefício
   análise de 141

D

Darwinismo neural 66
Defesa dos direitos, ensaio de 457
Deficiências
   cognitivas 351, 358
Déficits 177, 359-360, 382-384, 395
Definição de termos 141
Dependência química 280-298, 474
   formulação cognitiva 281-282
   intervenções 282-286
      Inventário de crenças sobre fissuras 283
      Inventário de crenças sobre o uso de substâncias 283
   crenças disfuncionais 282
      situações de risco 282
   fissura 284
   pensamentos automáticos (PA) 283-284
   plano de ação e implementação 285
   lapso 285
   técnicas utilizadas 286-291
Depressão 30-31, 135-136, 160, 168-192, 352, 406-407, 474
   modelo cognitivo 174-177
      anormalidades funcionais em neurotransmissores cerebrais 174
      distorções cognitivas 174
      hipóteses descritivas 176-177

pensamentos automáticos, crenças e esquemas 174-175
    vulnerabilidade cognitiva 175
    personalidade autônoma 177
    personalidade sociotrópica 177
    tríade cognitiva da depressão 174
neuroquímica 168-171
    depressão e atenção 170
    depressão e memória 170
    eixo hipotálamo-hipófise-adrenal 169
    mecanismos neurobiológicos 168
protocolo de tratamento 183-186
TC e farmacoterapia, eficácia da associação de 171-174
terapia cognitiva da 177-182
    avaliação 177-179
        conceitualização cognitiva 179
        familiarização 179
    intervenções cognitivas e comportamentais 179-182
    objetivos 179
        lista de problemas e de metas 179
    prevenção da recaída 182
    término 182
Desamor, crenças nucleares de 23
Desamparo, crenças nucleares de 23
Descatastrofização 142
Descoberta guiada 30-31, 135-136
Desesperança 181, 183
Dessensibilização 333
    gradual 451
    sistemática 194, 222,259, 278
Desvalor, crenças nucleares de 23
Determinismo 65-66
Diagrama de conceitualização cognitiva 28-29
Diálogo interno negativo 426
Diários 200, 286, 425,
    ingesta 433
Dimensões das TCCs 52
Disfunções sexuais 340-350
    etiologia 342
        crenças sexuais femininas 342
    tratamento 342-350
        avaliação 342-344
            fatores predisponentes e mantenedores das disfunções 343
        abordagem geral 345-347
            focalização sensorial não-genital e genital 346
            reestruturação cognitiva 345-346
            treino de auto-estimulação 346-347
        técnicas específicas 347-350
            anorgasmia e retardo ejaculatório 348-349
            diminuição da excitação sexual 347-348
            diminuição do desejo sexual 347
            ejaculação precoce 349
            vaginismo 349-350
Dispepsia não-ulcerosa 163
Distinção de comportamentos de pessoas 143
Distorções
    cognitivas 20, 32-34, 140, 174, 358, 382, 390, 431, 434
Distração 286, 303

Dramatização 286, 355
Dúvida e ambigüidade
    continuum 496
    criatividade e problemas recorrentes 497-500
        criatividade do cliente 498
        novo sistema de comportamento e pensamento 498
        novas regras 499-500
        papel da ambigüidade e da dúvida 498-499
    reestruturação de crenças antigas 497
    Registro de Crenças Nucleares 496
Duplo padrão 204-205

E

Educação
    família 324
    modelo cognitivo-comportamental 363, 389
    paciente 323-324
    psicoeducação 147-149, 219, 363, 415, 485
    reeducação alimentar 430-438
    TDAH 363
    transtornos, sobre os 143
Eixo hipotálamo-hipófise-adrenal (HHA) 169
Ellis, Albert 19, 439-440
Emoções
    expressão de 383-384
    identificação de 138-140
Empachamento 303
Empirismo colaborativo 28-30, 138
Enfrentamento
    ansiedade 219-221
    cartões de 450-451
    estratégias de 25, 465
    segurança 124-126
Ensaios
    comportamentais 157, 465
    defesa dos direitos 457
Entrevista motivacional 468-482
    ambivalência 469
    elementos-chave 471
    entrevista motivacional em grupo 478-480
    entrevista motivacional individual 476-478
        balança decisacional 477
        plano de metas 477
    estágios motivacionais 469-470
    estratégias de mudanças 471
    funções cognitivas 474-476
        avaliação neuropsicológica 474
    gravidade da dependência, avaliação da 474
    motivação para mudança 473
        escala SOCRATES 473
        escala URICA 473
    prontidão para a mudança 469
    reatância psicológica 470
    recaída 470
    reinterpretação 471
Erro alimentar 430

Escala de Desesperança de Beck 183
Escuta
    ativa, treinamento 157
    empática 394
Esquemas 23-24, 314-316, 486
    cognitivos hiperativos 107-108
    compensação 316
    evitação 315-316
    familiares 381
    hipervalente 275
    manutenção 315
    paciente 487-489
    precoces não-adaptativos 314
    primitivos mal-adaptativos 24
    terapeuta 491-494
Esquiva 270, 488, 423
    fóbica 256
Esquizofrenia 328-339
    TCC e transtornos psicóticos, objetivos 331
        aliança terapêutica 331-332
            formulação cognitiva 332
        estratégias cognitivas e comportamentais 332-333
        estratégias para o manejo das "vozes" 335-337
        avaliação de pressuposições disfuncionais 337-338
        consolidação de uma nova perspectiva 338
    sintomas negativos 330-331
        estratégias de TCC 330-331
    técnicas de modificação de crenças 329
Estímulos
    condicionado 251, 269
    emocional, intolerância ao 210
    hierarquia de respostas 157-158
    incondicionado 251
Estratégias 206, 330-331, 335-337
    cognitivas 332-333, 356
    compensatórias 25, 312
    comportamentais 302-303, 332-333
    enfrentamento 25, 465
    evitativas 249, 251
    intervenção, de 422
    manutenção 265
    mudanças, de 471
    segurança 219
    solução de problemas 425
    treinamento de 431
Estresse; Ver Transtorno de estresse pós-traumático
Evidências
    desconfirmação 497
    exame das 140, 489
    prática clínica e 159-160
Evitação 24, 315-316
    comportamento de 356
    do esquema 24
    esquemas de 315-316
    estratégias de 249
Exame 138
    contradições internas 143
    evidências 140, 489
    laboratoriais 473-474

    vantagens e desvantagens 286
Exercícios 34
    A→B→C 137
    ataque de vergonha 451
    autocontrole 456
    exposição 457
    físico 286
    respiração abdominal 465
    respiratório 290
    telefone, com o 457
    visuais 456
Experimentos comportamentais 34, 145, 205, 496
Exposição 200, 230, 236, 241, 304, 307, 355, 457
    à preocupação 213-214
    ao vivo 222
    e prevenção da resposta 157, 193, 194
    exercícios de 457
    gradual 259-261, 279, 333, 356,
    imaginária 262-263
    interoceptiva 222
    simulada 241
Extinção das memórias 58-62
    extinção 58-62
        extinção como terapia 61
        formação da memória 61
        memórias associativas 58
    memória 58
        memórias não-associativas 58
        reflexos condicionados 58

F

Falta de prazer 78, 181
Fairbum 301
Família; Ver *Casais e famílias*
Familiares 381
    orientações aos 424
Family Beliefs Inventory 386
Farmacoterapia
    e prática clínica 413-416
    e terapia cognitiva 402-420
Feedback 28, 37, 414, 484
Fibromialgia 160
Fissura (*craving*) 281
    Inventário de crenças sobre 283
Flashbacks 93
Fobia social 226-247
    diagnóstico e epidemiologia 227
    efetividade da TCC 229-230
        exposição 230
        reestruturação cognitiva 230
    fatores preditivos de resposta ao tratamento 242-245
    modelos cognitivos atuais 228-229
        atenção autofocada 228
        comportamentos de segurança 228
    sistema dopaminérgico 227
    TCC e fobia social 230-233
        ansiedade antecipatória 230

formulação do caso 231
TCC em grupo 238-242
  discussão dos componentes 240-242
  exposição simulada 241
  reestruturação cognitiva 241
  tarefas de casa 242
  modelo 239-240
  tarefas 238
  vantagens 238-239
  técnicas cognitivas 234-235
  técnicas comportamentais 235-238
Fobias específicas 248-266
  aspectos diagnósticos 248-250
    estratégias de evitação 249
  aspectos etiológicos e mantenedores 250-258
    aspectos cognitivos 263-264
    estratégias de manutenção 265
    exposição gradual 259-261
      dessensibilização sistemática 259
      lista de hierarquias 259
    exposição imaginária 262-263
      relaxamento muscular progressivo 262
    hiperexposição 263
    inundação 263
    modelação 261-262
    relaxamento aplicado 264
    tratamento farmacológico 264-265
Formulação cognitiva 281, 322
Funcionamento
  da memória 403
  mnemônico nos transtornos de ansiedade 92
Funções
  cognitivas 474-476
  executivas, anatomia das 77-78
  executivas e tomada de decisões 74-77

G

Generalizada,
  fobia social 227
  transtorno de ansiedade 162, 209-216
Gradual, exposição 259-261, 279
  dessensibilização sistemática 259
  e dificuldade crescente 286
  in vivo 356
  lista de hierarquias 259
Grupo
  entrevista motivacional em 478-480
  TCC em 238-242
    discussão dos componentes 240-242
    formação do grupo 240
    modelo 239-240
    vantagens 238-239

H

Habilidades sociais, treinamento em 454-467
  solidão e habilidades sociais 462-466

sociabilidade inibida 464
transtorno da personalidade esquiva 455-459
  sentimentos de inadequação 456
  treinamento assertivo 456
Hábitos alimentares; Ver *Reeducação alimentar*
Habituação 194, 222, 236
Hiperatividade; Ver *Transtorno de déficit de atenção/hiperatividade*
Hiperexposição 263
Hipergeneralização 33, 301
Hipervigilância 218
Hipótese(s)
  da especificidade 21
  descritivas 176
Humor
  memória congruente com 90
  revisão do 35

I

Ideação suicida 182
Idealização, na reeducação alimentar 431
Identificação
  crenças distorcidas 203
  crenças e pensamentos automáticos 320
  emoções 138-140
  evocação dos pensamentos automáticos 134
  nomeação de distorções cognitivas 390
  pensamentos automáticos 354, 389-390, 203, 286
  pensamentos disfuncionais 138
  pressupostos e regras 144
  temáticas recorrentes 145
Imaginação
  racional-emotiva 449
  treino da 213, 354
  uso da 146-147
Imaginário 143-144
Imperativos ("deveria" e "tenho-que") 33
Impulsividade 351
Inaptidão social 456
Inatividade 180
Indecisão 181
Indicações e contra-indicações da TCC 159-167
Informação(ões)
  personalidade, processamento da 311-312
  processamento 21, 89
  processamento inadequado de 217
  psicoeducativas 198-199
Inibição 403
  dos comportamentos impulsivos 76
Inoculação do estresse 49, 274-276, 278
Insônia 160-161, 405
Interação
  in vivo 393
  mecanismos de 404
Interações entre TCC e farmacoterapia 402
Interpretações
  catastróficas 217
  distorcidas 195

Intervenções
cognitivas e comportamentais 179, 415
de contingência 366
déficits e excessos de reações emocionais 395
modificar padrões de comportamento 394
principais 354-355
Intolerância
estímulo emocional 210
Inundação 263, 451
Inventário de Ansiedade de Beck 183
Inventário de crenças sobre o uso de substâncias 283
Inventário de crenças sobre fissuras 283
Inventário de Depressão de Beck 35
Inventory of Beliefs Regarding Obsessions 122
Irracionalidade humana, base biológica 441
Isolamento social 182

J

Jogo da concordância 365
Jogo patológico 163
Jovens, depressão de 352

L

Lapso 285
Lazarus, Richard 19, 422
Leitura mental 33, 301
Lista
atividades 303, 367
de hierarquias 199-200, 259
metas 214, 432
possibilidades 501
problemas 31, 432
hierarquia dos sintomas 199-200

M

Mahoney 19
Manejo
comportamental 369
da ansiedade 49, 236-237, 354
de raiva 351
de recompensa 354
do tempo 214-215
assertividade 215
lista de fixação de metas 214
terapêutico 211
Manifestações fisiológicas da ansiedade 353
Manutenção
das alucinações 106-126
do esquema 24
esquemas de 315
estágio motivacional 470
estratégias de 265
Marcadores somáticos 83

Marlatt 280, 433, 470
Materialismo 66
Maximização 33
Mecanismos de interação 404
Mecanismos de resistência 36
Mecanismos neurobiológicos 168
Medicação 178-179
Medicina baseada em evidências 159
Medidas de comportamento 456
Meichenbaum 19
Memórias, Extinção das 58-62
extinção como terapia 61
memórias associativas 58
Memória 58, 89-94, 274-275
de trabalho 76
e depressão 170
esquema hipervalente 275
explícita 93
implícita 93
inoculação do estresse 274
mapa da memória 274
não-associativas 58
reflexos condicionados 58
Menu de recompensas 366
Metas 423
lista de 214, 432
plano de 477
problemas e 31
Método socrático 486
Métodos de avaliação clínica 384-389
Minimização 33, 301
Modelagem 157, 200-201, 261-262, 251, 368-369, 394
Modelo cognitivo 174-177, 195-196, 280-281
familiarização com 32
de psicopatologia 20-22
de alucinações 101-129
Modelo cognitivo-comportamental 210-211
de tratamento 380-395
educação sobre 363, 389
pensamento catastrófico 210
Modelo comportamental 194-195
Modelo de TCC 353-354, 369-370
Modelos 269-274
condicionamento clássico 269
condicionamento operante 269
condicionamento skinneriano 269
estímulos condicionados 269
respostas condicionadas 269
revivência 270
teoria de inoculação do estresse 276
teoria do desamparo aprendido 270
teoria dos dois fatores 269
Modificação de cognições distorcidas 389-394
observação comportamental 388
questionários/inventários 385-387
recordação de interações anteriores 392-393
retorno da avaliação aos clientes 388-389
seta descendente 393-394
técnicas de *role-play* 392-393

testagem de previsões com experiências comportamentais 392
testagem e reinterpretação dos pensamentos automáticos 390-392
uso de imagens 392-393
Modificação de padrões de comportamento 394-395
   acordos para mudança de comportamento 395
   treinamento em comunicação 394
   treinamento na solução de problemas 394-395
Monitoramento
   das situações de risco 430
   dos comportamentos alimentares 302
Motivação
   para mudança 473
   para o tratamento 259
Mowrer 269
Mudanças 471
   de padrões cognitivos 324-326, 422
   de padrões comportamentais 395, 422
   de padrões emocionais 422
   estratégias de 471
   motivação para 473
   prontidão para 469

N

Naturalismo 65
Neurobiologia do comportamento 63-70
   consciência 68-69
      consciência reflexiva 69
   neurociências 63
   organização do cérebro 66-68
      cartografia reentrante 67
      darwinismo neural 66
      repertório primário 67
      repertório secundário 67
   pressupostos metafísicos 65-66
      determinismo 65-66
      materialismo 66
      naturalismo 65
      unicidade 66
   reducionismo metodológico 63
   reducionismo ontológico 63
   reducionismo teórico 63
Neurociências 63
Neuroquímica da depressão 168-171
Neurotransmissores cerebrais 174

O

Objetivos
   da TCC 230, 318-322
   das sessões 200, 324
   do tratamento 423-424
Observação comportamental 388
Obsessivo-compulsivo, transtorno 161, 193-208
Operante, condicionamento 195, 256, 269

Organização do cérebro 66-68
Orientação
   comportamental, psicoeducacional e 424
   de familiares 424
   para os pais 351

P

Padrões
   cognitivos 422
   de comportamento 312, 313, 394-395, 422
   de enfrentamento 179
   duplos 142
   emocionais 422
Pavlov 251
Pavloviano, modelo 269
Pensamentos automáticos (PA) 283-284, 496
   avaliação e questionamento de PA 286
   características 26
   disfuncionais, registro diário de 286
   disfuncional, registro do 284
   evocar e identificar 134
   examinar e modificar 138
   identificação de PA 286
   perguntar diretamente 134
   pressupostos subjacentes 496-497
   problemas recorrentes 497
   utilidade dos 25
   catastrófico 210, 354
   controle do 333
   dicotômico 301
   disfuncionais 302, 356, 431
      identificação de 138
      reestruturação de 485
      registro de (RPD) 138, 284, 286, 325, 364, 496
   leitura do 301
Percepção 110-112
   auditiva e visual 110
Personalidade
   autônoma 17, 177
   borderina 163
   esquiva, Transtorno da 455-459
   sociotrópica 17, 177
   TC em transtornos da 312-314
   tipos de 21
   transtornos da 163, 311-316
Personalização 33
Peso desejado e expectativas 431
Pesquisas
   de resultados 406-410
   teoria e 378-379
   tratamentos associados, interpretação das 410-412
Planilha 36, 433
Plano
   alimentar 302, 430
   de metas 477-478
Polarização (pensamento tudo-ou-nada) 33
Potenciação 403

Precipitadores (gatilhos) 105
Pré-contemplação 469
Predisposição
    para alucinações 108
    para imaginações auditivas 108-110
Preparação 469-470
Pressupostos e regras 145
    desenvolvimento de 146
    identificar 144
Pressupostos metafísicos, do comportamento 65-66
Pressupostos subjacentes 24-25, 496-497
Prevenção
    da recaída 34-35, 173-174, 182, 205-206, 302, 307, 431, 437-438
    da resposta 157, 193-194, 201, 214, 307
Problema(s)
    estratégia para solução de 423, 425
    habilidades para lidar com 424
    treinamento na solução de 394-395
    resolução de 351, 382
    reconceituação 354
    lista de 31, 179, 367, 432
Processamento
    cognitivo em esquizofrenia 114
    da informação e personalidade 311-312
    inadequado de informações 217
Processos de reação ao estresse 272
Processo terapêutico, extinção das memórias no; Ver *Extinção das memórias*
Programação de atividades 155, 333
Prontidão para a mudança 469
Protocolo de tratamento 183-186
Psicoeducação 147-149, 219, 363, 415, 485
Psicofarmacologia 317
Psicologia cognitiva 89-100
Psicopatologia, modelo cognitivo de 20
Psicose 409-410
Psicoterapia
    construtivista 51
    efeitos biológicos sobre o sistema nervoso central 405
Punições 368

Q

Questionalização 33
Questionamento
    de pensamentos automáticos 134-135, 286, 434-435
    do duplo padrão 204-205
    socrático 30-31, 287, 435
Questionários/inventários 385-387

R

Raciocínio
    autônomo 31
    circular 116
    disfuncional 433
    emocional 33
    tendencioso 116-118
Reatância psicológica 470
Reatribuição 142
Recaída; Ver *Prevenção da recaída*
Recompensa
    auto-recompensa 158
    manejo de 354
    menu de 366
    sistemas cerebrais de recompensa e punição 78-81
Reconceituação dos problemas 354
Reducionismo 63
Reeducação alimentar 430-438
    aprendizagem de condutas adaptativas 432
    aprendizagem de habilidades 430
    auto-eficácia 431
    automonitoramento 433-434
    busca de evidências 434
    crença central 433
    distorções cognitivas 431
    emagrecimento e reestruturação cognitiva 435-436
    idealização 431
    lista de problemas e de metas 432
    monitoramento das situações de risco 430
    peso desejado e expectativas 431
    plano alimentar 430
    prevenção da recaída 437-438
    questionamento de pensamentos automáticos 434-435
    reeducação alimentar 430
    reestruturação cognitiva 430
    solução de problemas 436-437
Reestruturação
    cognitiva 134, 230, 234, 241, 304, 354, 369, 345-346, 430, 484
    de Beck 312
    de crenças antigas 497
    de memórias 153
    de pensamentos disfuncionais 485
    emagrecimento e 435-436
    racional sistemática (RRS) 48
Reflexos condicionados 58
Reforçador(es)
    de grupo 368
    do comportamento 368
    individual 368
Reforçamento negativo 256
Reforço da auto-eficácia 430
Registro(s) 200
    de pensamentos disfuncionais 138, 284, 286, 325, 364, 496
    de Crenças Nucleares 149, 496
Regras
    condicionais 496
    desenvolvimento de 146
    disfuncionais 314
    gerais da TC 205
    identificar pressupostos e 144
    novas 499-500
Reinterpretar 471

Relação terapêutica 312, 483-495
    adesão ao tratamento 483
    como agente de mudança 484
    demandas da TCC 485-487
    esquemas pessoais do paciente e resistência 487-489
        ruptura de aliança 490
    esquemas pessoais do terapeuta e contratransferência 491-494
    estilo colaborativo 484
    feedback 484
    resistência 485
Relaxamento 286, 354, 424-425
    aplicado 264
    muscular progressivo 215, 220-221, 236, 262, 279, 290, 303
    treino de 158, 215, 333
Repertório
    do paciente 423
    primário 67
    secundário 67
Representação
    cerebral 71
    interna 111
    de tempo 74
Resistência 485, 487
    de validação 489
    esquemas pessoais do paciente e 487-489
Resolução de problemas 89, 94-98, 382
    terapia de 50
Respiração
    abdominal, exercícios de 465
    diafragmática 215, 219-220, 279
    treinamento de 236
Resposta(s)
    ao tratamento, fatores preditivos de 242-245
    cognitivas 464
    comportamentais 464
    condicionadas 251, 269
    custo de 68
    emocionais 464
    exposição com prevenção da 157, 193, 194
    fatores preditivos de má 197-198
    incondicionada 251
    prevenção da 157, 193-194, 201, 214, 307
Ressignificação 142
Resumos 36-37
Revisão
    da tarefa 36, 433
    do humor 35
    semanal 35
    sistemática 159
Revivência 270
Role-play
    racional-emocional 146
    técnicas de *role-play* 392-393
Rotulação 33
Ruptura de aliança 490

S

Salkovskis 194
Saúde psicológica, natureza da 439-440
Segurança
    comportamentos de 228, 234
    enfrentamento e 124-126
    estratégias de 219
Seligman 270
Sentimentos de inadequação 456
Sessão
    agenda 36, 414
    com os pais 367
    estrutura da sessão 35-37, 389
    feedback 37
    objetivos das sessões 324
    ponte com a sessão anterior 35-36
    resumos 36-37
    revisão da tarefa 36
    revisão do humor semanal 35
Seta descendente, técnica 144, 286, 393-394, 435
Síndrome da fadiga crônica 162
Sistema
    experiencial 199
    racional 499
    de fichas 366-368
    delirante de crenças 121
    dopaminérgico 227
Sistemas cerebrais de recompensa e punição 78-81
Situações de risco 282
    monitoramento das 430
Skinner 256, 269
Skinneriano, condicionamento 269
Sobrepeso 430
Social, fobia 162
Sociotrópica, personalidade 17
SOCRATES, escala 473
Socrático, questionamento 30-31, 287, 435
Solidão e habilidades sociais 462-466
Solução de problemas 156-157, 214, 286, 303, 330, 351, 354, 364-365, 436-437, 485
    estratégia para 423
    processo de 28
    treinamento na 394-395
Substâncias
    Inventário de crenças sobre o uso de 283
    transtorno por uso de 162
Suicídio, risco de 178
Superestimação 210

T

Tarefa 34, 180, 200, 213, 219, 238, 242, 325-326, 354, 368, 414, 423, 451, 457
    adesão 485
    não-adesão 34

prescrição de 155-156
revisão da 36, 433
Terapia cognitiva
   farmacoterapia, e 402-420
      interpretação das pesquisas 410-412
      pesquisa de resultados 406-410
         bulimia nervosa 408-409
         depressão 406-407
         psicose 409-410
         transtornos de ansiedade 407-408
      possíveis interações 402-406
         adição 403
         aprendizagem 403
         efeitos colaterais da medicação e TCC 404
         inibição 403
         insônia e TCC 405
         potenciação 403
         psicoterapia, efeitos biológicos sobre o sistema nervoso central 405
   farmacoterapia, TCC e prática clínica 413-416
   história e futuro 42-52
      características comuns e distintas 52-53
         cinco dimensões das TCCs 52-53
      características definidoras 42-43
         Bandura 43
         proposições fundamentais 42
      escopo 43-44
         pontos em comum 43
      principais terapias 46-52
         outras formas de terapia 48-50
         cognitiva 47-48
         racional-emotivo-comportamental 46
         construtivistas 50-52
         estruturais 50-52
   indicações e contra-indicações 159-167
   possíveis indicações 161-164
   prática clínica baseada em evidências, busca da 159-160
      eficácia da TCC 159
      medicina baseada em evidências 159
      revisões sistemáticas 159
   técnicas 133-158
      técnicas cognitivas 133-153
         crenças nucleares 147-153
         crenças subjacentes (intermediárias) 144-147
         pensamentos automáticos 134-144
      técnicas comportamentais 153-158
   princípios fundamentais 19-41
      mitos e concepções equivocadas 37-39
      princípios práticos 26-37
         afeto, comportamento, pensamento 26-27
         conceitualização cognitiva 27-28
         estrutura da sessão 35-37
         métodos terapêuticos 28-35
      princípios teóricos 20-26
         estrutura organizacional do pensamento 22-26
         modelo cognitivo de psicopatologia 20-22
   psicologia e, 89-100
      ciências cognitivas 89
      memória 89, 90-94
         congruente com o humor 90
         de estresse pós-traumático 93
         explícita 93
         flashbacks 93
         funcionamento mnemônico nos transtornos de ansiedade 92
         implícita 93
         processamento da informação 89
      psicologia cognitiva 89
      resolução de problemas 89, 94-98
Terapia racional-emotivo-comportamental (TREC) 439-453
   ABC dos distúrbios emocionais 441
      debatendo 445-447
      efeitos do debate 447
      principais crenças irracionais 443-444
   auto-estima 451-453
      aceitação incondicional de si mesmo 451-153
      aceitação incondicional dos outros 452
   história e influências 439
   irracionalidade humana, base biológica 441
   prática clínica, técnicas 447-451
      técnicas cognitivas 447-449
      técnicas comportamentais 451
      técnicas emocionais 449-451
   saúde psicológica, natureza da 439-440
   transtorno psicológico, natureza do 440-441
Transtorno afetivo bipolar 163, 317-327
   educação do paciente 323-324
      educação de pacientes e membros da família 324
      importância da família 324
   mudanças cognitivas em mania 324-326
   objetivos da TC 318-322
      abordagem 319
      detecção precoce de sintomas 320
      fases do tratamento e tópicos das sessões 322
      identificação de crenças e pensamentos automáticos 320
   prática cognitiva em bipolares 322-323
Transtorno de ansiedade generalizada 162, 209-216, 351-357, 407-408
   exposição à preocupação 213-214
   manejo terapêutico 211
   modelo cognitivo comportamental 210-211
   na infância e adolescência 352-355
   prevenção do comportamento preocupado 214
   solução de problemas 214
   treinamento em relaxamento 215
Transtornos de comportamentos infantis 161
Transtorno de estresse pós-traumático (TEPT) 93, 162, 267-279
   memória 274-275
      mapa da memória 274
      inoculação do estresse 274
      esquema hipervalente 275
   modelos 269-274
   técnicas cognitivas e comportamentais 276
Transtorno de pânico 161, 217-225
   ansiedade antecipatória 218
   hipervigilância 218

indicações 223
interpretações catastróficas 217
processamento inadequado de informações 217
sessões 222-223
terapia cognitivo-comportamental 219-222
vulnerabilidade biológica 217
vulnerabilidade psicológica 218
Transtorno obsessivo-compulsivo 161, 193-208
   exposição e prevenção da resposta 193
   fundamentos da TCC do TOC 194-196
      estabelecimento da relação terapêutica 198-199
      indicação e contra-indicações da TCC 196-198
      informações psicoeducativas 198-199
      lista hierárquica dos sintomas 199-200
      modelação 201
      modelo cognitivo 195-196
      modelo comportamental 194-195
      prevenção de recaídas 205-206
      sessões da terapia 200
      técnicas cognitivas 202-205
      técnicas comportamentais 200-201
Transtorno por uso de substâncias 162
Transtornos alimentares 299-310
   anorexia nervosa 299
   bulimia nervosa 299
   evidência científica para a TCC nos transtornos alimentares 307-308
   TCC e antidepressivos 308-309
   TCC para transtornos alimentares 301-307
   transtorno da compulsão alimentar periódica 299
   transtornos não-especificados 299
   tratamentos 299-301
Transtornos da personalidade 311-316
   abordagem focada nos esquemas 314-316
      esquema 314
      esquemas de compensação 316
      esquemas de evitação 315-316
      esquemas de manutenção 315
      esquemas precoces não-adaptativos 314
   processamento da informação e personalidade 311-312
      estratégias compensatórias 312
      origem das crenças disfuncionais 311
   TC em transtornos da personalidade 312-314
Tratamento 299-301, 342-350, 353-354, 380-395, 422-428
   adesão ao 415, 424
   etapas do 350
   farmacológico 264-265
   fases do 322
   fatores preditivos de resposta ao 242-245
   melhora da aderência ao 403

motivação para 259
protocolo de 183-186
tempo de duração do 312
término do 35
Treinamento
   assertividade 157, 180, 286, 430, 456
   auto-instrução 49, 276, 278, 330
   comunicação 157, 394
   escuta ativa 157
   habilidades sociais 180, 237-238, 276, 330, 333, 454-467
   imaginação 213
   inoculação de estresse 49, 278
   manejo da ansiedade 49
   relaxamento 158, 215
   respiração 236
   solução de problemas 394-395
Tríade cognitiva 48, 174
Tricotilomania 163

U

Unicidade 65-66
URICA, escala 473
Uso
   da imaginação 146-147
   de imagens 392-393

V

Vaginismo 349-350
Valência afetiva 71
Validação, resistência de 489
Vitimização 33
Vozes
   crenças acerca das 121-124
   estratégias para o manejo das 335-337
   evolução de "cognições quentes" para 118-121
   instalação inicial e reativação de 103-105
   relacionamento com as 124
Vulnerabilidade(s) 105
   biológica 217, 271
   psicológica 218

W

Wolpe 194, 220
Working memory 76-77